普外科临床实习教程

主　审　赵　宏
主　编　高　凌　薛小峰　杨　勇
副主编　王　斌　郭兴坡

苏州大学出版社

图书在版编目(CIP)数据

普外科临床实习教程 / 高凌,薛小峰,杨勇主编
. --苏州:苏州大学出版社,2023.9
ISBN 978-7-5672-4503-7

Ⅰ.①普… Ⅱ.①高… ②薛… ③杨… Ⅲ.①外科学
-实习-医学院校-教材 Ⅳ.①R6-45

中国国家版本馆 CIP 数据核字(2023)第 149119 号

书　　名:普外科临床实习教程

主　　编:高　凌　薛小峰　杨　勇
责任编辑:吴　钰
助理编辑:何　睿

出版发行:苏州大学出版社(Soochow University Press)
社　　址:苏州市十梓街 1 号　邮编:215006
印　　装:广东虎彩云印刷有限公司
网　　址:www. sudapress. com
邮　　箱:sdcbs@ suda. edu. cn
邮购热线:0512-67480030
销售热线:0512-67481020

开　　本:889 mm×1 194 mm　1/16　印张:31.5　字数:976 千
版　　次:2023 年 9 月第 1 版
印　　次:2023 年 9 月第 1 次印刷
书　　号:ISBN 978-7-5672-4503-7
定　　价:98.00 元

凡购本社图书发现印装错误,请与本社联系调换。服务热线:0512-67481020

编者简介

高凌　主任医师，副教授，硕士生导师，医学博士。2002年7月毕业于苏州大学医学院后在苏州大学附属第一医院普外科工作至今，曾在英国谢菲尔德大学医学院和伦敦圣马克医院以及美国加利福尼亚州大学洛杉矶分校医学院进修学习。从事普外科医、教、研工作多年，擅长胃肠道疾病的外科诊治特别是腔镜微创治疗。在国内外期刊上发表论文20余篇，主持国家自然科学基金面上项目1项，江苏省教育厅、苏州市课题各1项，获江苏肿瘤医学科学技术二等奖、江苏医学科技三等奖、苏州市科技进步三等奖各1项。

薛小峰　主任医师，副教授，硕士生导师，医学博士。2012年7月毕业于南京医科大学临床医学专业后在苏州大学附属第一医院普外科工作至今。曾先后于德国波鸿圣约瑟夫医院及江苏省人民医院胰腺中心进修学习。从事普外科医、教、研工作多年，擅长肝、胆、胰疾病的外科规范化诊断及治疗。近年来在国内外期刊上发表论文20余篇，主持国家自然科学基金青年项目1项，江苏省自然科学基金青年项目1项，以及市厅级课题数项。

杨勇　副主任医师，讲师，医学博士。2005年本科毕业于南通大学医学院，2008年毕业于苏州大学医学院获得外科学硕士学位，毕业后就职于苏州大学附属第一医院，师从著名普外科专家李德春教授，其间获得医学博士学位。工作10余年来一直从事普外科临床工作，同时担负医学院的教学任务。现主要从事甲状腺、乳腺恶性疾病的临床与基础研究，熟练开展甲状腺、乳腺常见疾病的外科诊治及微创治疗，尤其是恶性肿瘤的早期诊断及规范化治疗。在国内外期刊上公开发表专业论文10余篇。

王斌 副主任医师，讲师，外科学博士。2012 年 7 月毕业于南京医科大学，同年入职苏州大学附属第一医院工作至今。从事普外科医、教、研工作多年，擅长胃肠道恶性肿瘤规范化治疗及各类疝的微创治疗。工作以来发表 SCI 及中文核心期刊论文数篇，主持苏州大学横向课题 1 项，参与国家自然科学基金项目 2 项及苏州市科技项目 2 项。获 2019 年苏州市医学新技术项目二等奖及第二届结直肠外科精英团队临床技能全国总决赛三等奖。

郭兴坡 主治医师，讲师，临床医学硕士。2015 年毕业于苏州大学医学院，毕业后于苏州大学附属第一医院普外科工作至今。长期从事普外科相关疾病的临床和教学工作，擅长胃肠外科常见疾病的诊治。多次获得"优秀实习带教老师"和"博习能手"等荣誉，在国内外期刊上发表学术论文数篇。

序 言

　　医学教育关乎人民的身心健康，一直以来深受党和国家的重视。党的二十大指出，要深入贯彻以人民为中心的发展思想，在病有所医等方面建成世界上规模最大的医疗卫生体系。三年新冠疫情的肆虐，使国家更加注重医学人才的培养。医学是一门实践性很强的学科，单纯的课堂理论教学远远不能满足医学人才培养的需求。实习是医学人才培养中的一个重要环节，是医学理论和医学实践之间的一个纽带，在医学人才培养中占有举足轻重的地位。普外科实习内容涵盖面广，内容繁杂，同时也是其他外科实习的基础。为了解答同学们在实习中的一些困惑，提高学习质量和效率，促进医学生的成长，苏州大学苏州医学院第一临床学院外科学总论和普外科教研室共同组织了多位有丰富临床教学经验的专家、教授联合编撰本书，旨在为临床各专业临床实习阶段的学生提供一本实用的、有指导意义的教材。

　　本书编写的内容符合实习医师的实际需求，从围手术期对医师的具体要求，到手术过程中的具体操作细节，再到临床常见疾病的深入介绍，通过图文并茂的方式将这些内容呈现在读者面前，解答了同学们在实习过程中的种种困惑。同时，本书还融入了近些年来普外科的一些新技术、新进展，可以使读者开阔视野，了解医学前沿进展。

　　"宝剑锋从磨砺出，梅花香自苦寒来"。医学生的成长要历经千锤百炼，希望本教材能为杏林中成长的莘莘学子提供帮助。

2022 年 12 月 1 日 于苏州

前 言

　　普外科是普通外科的简称，是我国医院的主要科室之一，也是外科系统中最大的专科。普外科涉及肝脏、胆道、胰腺、胃肠、肛肠、血管疾病、甲状腺和乳房的肿瘤与外伤以及其他疾病的治疗工作，涉及面较为广泛、知识整体性较强，是临床各科的基础。因此，普外科临床实习是外科专业教学体系中最重要的一环，是巩固基础理论知识、夯实临床实践技能的重要过程。在普外科临床实习过程中，医学生的身份将由学生变为一名医师，养成自主采集、分析、处理疾病信息的能力，成长为实践能力强、理论水平强的医师。为帮助医学生顺利完成这一身份转换，笔者结合自身多年临床、科研与教学的经验编撰此教材，本教材兼重理论与实践，可供临床、影像、护理、基础、预防、口腔、法医等专业本科学生临床实习使用。

　　本教材以普外科实习生临床教学指导为目的，紧扣临床实习要求、教学大纲与统编教材。本教材主要包括三部分内容，即普外科实习的基础知识、各类伤口的临床治疗方法和常见普外科疾病的治疗方法。其中，第一部分包含第一章，开宗明义地阐述了外科实习的基本环节与基本知识，为全书定下基调；第二部分包含第二章至第八章，讲述了各类外科伤口的临床治疗方法；第三部分包含第九章至第二十一章，重点分析了各类普外科常见疾病的临床治疗方法，为实习生提供详细丰富的指导与教学，以期帮助实习生顺利完成临床实习，提升自身理论与实践能力。

　　受编撰时间限制，加之作者自身水平与经验有限，本书内容难免尚存若干不足之处，烦请广大读者阅后提出宝贵意见，以便再版时修订。

编者

2022 年 12 月

目 录

第 一 章

外科实习的基本知识

第一节　外科手术的基本环节

一、术前

作为一名外科实习生,对术前准备要有基本的概念,在老师的指导下,有步骤、有目的地完成各项工作。

1. 认真、主动完成外科大病历

许多实习生对没完没了的大病历书写持消极态度,认为是可有可无的工作,既浪费时间又没有多少实用价值。其实,书写大病历是一种锻炼方式,大病历从头到尾分许多项目,包括病史、体检、诊断和处理原则等,能全面、系统地反映患者的身体情况。作为一名实习生,只有反复书写大病历,才能在以后自己直接接触患者的工作中,不至于因遗漏病史和重要体征而做出错误的诊断和治疗。在书写大病历前,应该详细地询问病史,包括现病史、既往史、个人史、月经史、婚姻和家族史等,为疾病的诊断提供重要线索或依据。同时要认真、全面地进行体检,力求发现所有的阳性体征,还要收集患者此次就诊前的辅助检查资料。根据收集到的这些信息,用准确、合理的语言书写大病历,其中要包括诊断和处理原则。也许你做出的诊断和治疗原则不一定对,甚至完全错误,不要灰心,要分析错误的原因或者请教老师。

2. 参与开医嘱,学会填写各种化验单

各家医院的工作方式可能并不完全一样,但是有许多共性。医嘱内容一般包括护理等级、饮食、体位、常规和特殊检查及用药情况等,应根据患者的病情决定医嘱内容。如呕吐者,一般要禁食、胃肠减压,检查电解质、X线平片,甚至行钡餐、超声等检查及全量补液,并要考虑液体的额外损失量和累积损失量等。

3. 了解术前检查的内容、目的和意义

一般认为术前检查包括常规检查和特殊检查。其目的有二:第一,帮助疾病的诊断和治疗方案的选择,主要依靠特殊检查。如胃癌患者术前做胃镜检查以取得病理诊断,行钡餐检查以了解肿瘤的部位和侵犯范围,以选择手术的方式。第二,了解有无手术适应证和禁忌证。如胃癌患者术前行肝胆胰和腹膜后超声检查,若超声发现肿瘤已广泛转移和扩散,则应列为根治性手术的禁忌证而不宜再行根治性手术,除非患者存在贲门或幽门梗阻,才可以做胃空肠造瘘或胃空肠吻合术。很多实习生不了解术前检查的意义,在诊断明确的情况下,甚至认为某些常规检查毫无必要。如果在术前不做这些常规检查,可能会遗漏对患者并存疾患的发现和处理,这样贸然手术往往会酿成大祸。例如,某胆石症患者合并有隐性糖尿病,术前未做血糖等检查,因此也不可能对其进行必要的处理,术后患者可能发生严重的酮症酸中毒或腹腔

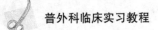

内感染,甚至可能会因感染性休克而死亡。

二、术中

进手术室前应换好专用衣裤和鞋子,戴好口罩和帽子。进手术室后观察或帮助老师摆好患者的体位。不同的手术,有不同的体位。大部分普外科手术取平卧位即可,如阑尾炎和胃的手术;有些手术须采取特殊体位,如甲状腺手术一般要垫高患者肩部,使患者头后仰,颈部两侧放置沙袋;直肠癌手术时一般要取截石位。体位摆好后,接着就是洗手、铺无菌巾、穿无菌衣。要先让老师选择手术台边的位置,切不可先站到主刀的位置上。通过参加手术操作,应在以下几个方面有所收获。

1. 牢固树立无菌观念

无菌观念是外科的基本原则,主要是在手术中培养的,直接关系到手术的成败和术后感染率的高低。

2. 基本了解各种手术器械的用途和使用方法

常用的手术器械,如手术刀、电刀、吸引器、组织钳、压肠板、有齿镊、无齿镊及各种血管钳和拉钩等,要在手术中了解它们的用途和使用方法。

3. 学会正确使用拉钩

拉钩虽然是一项体力活,但其中也有许多学问和技巧。如胆囊手术时,拉钩使用得好,可以帮助老师清楚地暴露术野,且不影响手术者的操作;反之,如果拉钩使用不当,不但不能暴露术野,而且影响老师的操作,甚至引起副损伤,如肝破裂等。

4. 大致了解手术步骤

要了解常见的手术步骤,如切皮、进腹、探查、游离、切除、吻合、清洗、放置引流和关腹等。这些内容在动物实验课上可能已经学过,但动物与人体毕竟不完全一样。因此,参与手术时仍需认真学习,如有不懂或与动物实验不一样的地方,要主动向老师求教。

5. 留心观察,掌握外科手术基本操作技术

掌握外科手术基本操作技术如切皮、打结、缝合等。这里强调要留心观察,只有用心去体会、去观察,才能真正学会某项技术,并可能达到事半功倍的效果。反之,如果不能细心观察、虚心请教,有时可能会事倍功半。因此,手术时要做有心人。当然,术后在空闲时间,多找一些机会练一练,也是必不可少的。

6. 基本学会一些简单的外科手术操作

在老师的指导下,独立地完成如体表包块切除术、阑尾炎切除术、大隐静脉高位结扎加抽剥术、腹股沟斜疝修补术等。

三、术后

手术成功结束,患者术后回到病房或监护室,整个治疗过程刚刚完成一半。术后还有更加繁重而复杂的工作需要完成。术后处理主要包括术后观察和防治并发症,以促进患者早日恢复健康,按期出院。术后对患者情况仔细观察,可以及时发现问题,并及时处理。反之,如果不仔细观察,则极有可能疏于发现已经出现的并发症而不能做必要的处理,造成严重的后果。然而,在此期间,实习生又需要做什么呢?

（一）术后观察

术后观察的内容很多,包括患者的神志,重要脏器功能,重要生命体征,手术区局部体征,引流管是否通畅,引流液的性质、量和颜色,有无发热、呕吐、伤口疼痛和尿潴留,以及尿量的多少等。所有实习生均应经常到患者床边巡视、查看患者。如有异常,应及时向上级医生汇报,并做好记录。

（二）防治术后并发症

1. 常规治疗

消化道手术后一般应禁食,全量补充液体和电解质,维持酸碱平衡,如无特殊情况,一般等肛门排气、

肠功能恢复后,便可从少量流质饮食开始逐步过渡到普食;非消化道手术用局麻者,术后当天即可进食,如为全麻,等患者完全清醒后或次日方可进食;营养不良、长时间禁食及重大手术患者还要给予肠内或肠外营养。术后6小时内患者一般采用平卧位,然后根据需要改用其他体位,但腹部手术后应改为半卧位,以利腹内残余液体引流至盆腔,避免膈下脓肿的形成。凡未完全清醒的患者,床边要备吸引器,以吸去呼吸道内的分泌物,保持呼吸道通畅;患者清醒后要鼓励其咳嗽,以促进呼吸道内的残余分泌物排出。除个别手术外,患者术后一般要应用抗生素,以预防感染。手术创伤较大、术中出血较多者,术后应用止血治疗,必要时还需要输血。凝血机制不佳者,除用止血治疗外,还要改善其凝血机制。要继续改善重要脏器功能,避免使用有损肝、肾功能的药物。伤口要定期换药,按期拆线;对于有营养不良、合并有结核病和糖尿病的患者,应适当延长拆线时间,或先采用间隔拆线的方法,发现伤口愈合良好时方可拆除全部缝线;如遇伤口感染化脓,要及时拆开引流。各种引流管包括胃肠减压管要予以妥善保护,并保持其通畅,必要时用生理盐水或抗生素液冲洗。

2. 特殊要求

不同的病种和手术有不同的要求。如急性胰腺炎患者术后禁食时间要长,仍应使用抑制胰腺外分泌的药物;甲亢手术后仍应口服碘剂,有时尚需使用激素,以预防甲状腺危象;颈部大手术后一般在床边常规准备气管切开包,以备患者突然出现窒息时抢救用。各种引流管如无液体引出,要在老师的指导下拔除。放置T管引流者,一般在术后2周左右行T管造影;如无异常,继续开放引流数日后拔除T管;如有狭窄或残余结石,可通过气囊扩张或胆道镜取石。根据需要,肿瘤患者拆线后,如一般情况好,可适时安排放化疗等。

3. 具体并发症的治疗

尽管医生在术前、术中和术后已做了最大的努力,但受主、客观条件的限制,这只可能将并发症发生率降至最低程度,而不可能完全避免其发生。所以,有些并发症的出现是在所难免的。一旦发现患者术后出现了并发症,则应果断采取治疗措施。具体某一并发症的治疗请参看相应的章节。

4. 其他

在做上述工作的同时,应详细地对各种观察的结果、采取的处理方法及效果进行记录。当患者病情恢复或要求出院时,应认真填写患者的出院小结。患者出院时可以根据病情让其带部分所需的药物,并嘱其按要求服用,还要向患者或其家属交代清楚,定期到医院复诊。

外科手术的基本操作知识

一、外科手术基本器械

(一) 手术刀

1. 手术刀的种类

医用手术刀有固定刀柄和活动刀柄两种。前者刀片部分与刀柄为一整体,目前已很少使用;后者刀片与刀柄分离,可以随时更换刀片。

刀柄与刀片根据不同需要设计有多种型号。图1-2-1所示为几种常用的刀柄与刀片。

最常用刀片(10号、20号、21号、22号)为有肋状背缘及圆突的刀刃的刀片。小型刀片(15号)因其运行较为灵活、精确,常用于整形及小儿外科等精细手术。有几种为特殊用途而设计的异形刀片:一种为形如钩状的12号刀片,用于拱形切开鼓膜以引流中耳感染;另一种为刺刀状的11号刀片,用于反挑式切开脓肿及精细解剖分离。与不同类型刀片配合使用的刀柄,常用者为4号刀柄,用于安装较大刀片;3号

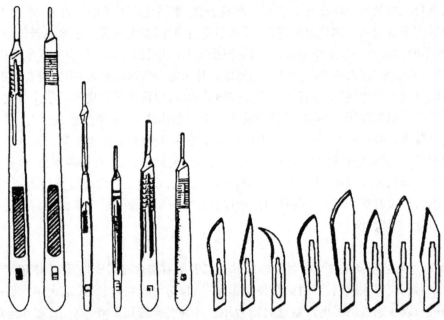

图 1-2-1　常用手术刀柄及刀片

刀柄用于安装小型刀片。此外,尚有细长的 7 号及 9 号刀柄,其前端与 3 号刀柄等大,可用同形刀片。7号刀柄常用于眼、耳鼻喉等科手术。3 号刀柄则多用于整形外科。

2. 更换刀片法

手术刀片可以更换。更换刀片时,左手握持刀柄,右手用持针器(或血管钳)夹住刀片近侧端轻轻抬起并向前推,使刀片与刀柄脱离(图 1-2-2)。安装新刀片时,与上述动作相反,先使刀柄尖端两侧浅槽与刀片中孔上端狭窄部分衔接,然后向后拉刀片使其根部就位。

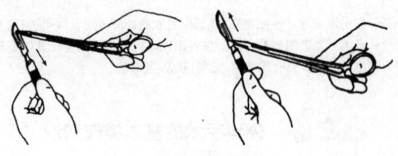

图 1-2-2　更换刀片法

3. 执刀法

使用手术刀时要求既能牢稳地控制又能灵活地运行,使其能在切口全长范围内比较一致地达到预期的切开深度。行刀主要靠腕部及手指各关节的活动。执刀方法有 4 种,如图 1-2-3 所示。

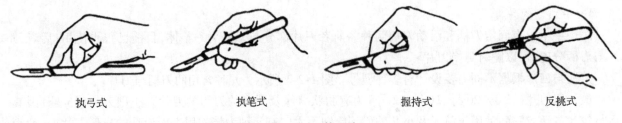

执弓式　　　　　执笔式　　　　　握持式　　　　　反挑式

图 1-2-3　执刀法

(1) 执弓式:用右手拇指与第三、四指捏住刀柄,示指放在刀片背缘上。用刀片的最圆突部分,即刀片最锐利的部分切开。此法运行灵活,动作范围大,切开平稳有力,适用于作较长的皮肤切口。

（2）执笔式:执刀方法与执铅笔姿势相同,用刀片的尖部切割。此法动作轻巧、精细,用于作短小切口或分离血管、神经。

（3）握持式:全手握持刀柄,拇指与示指紧捏刀柄的刻痕处。此法用于切割较坚韧或体积较大的组织。例如,截肢切断肌肉时常用此法。

（4）反挑式:常配用 11 号刀片。刀刃向上,刀尖刺入皮肤后向上挑以扩大切口。此法多用于小脓肿切开,可以避免损伤深层组织。

（二）手术剪

手术剪是使用频率仅次于手术刀的常用手术器械。

1. 组织剪

组织剪又名解剖剪。其刃部有直、弯两型;柄部有长短不同的尺码。各型组织剪的刃部均较线剪短而厚。其尖端较圆钝光滑(图 1-2-4)。除剪开组织外,组织剪有时也用于分离组织,扩大组织间隙,以便剪开表浅组织;弯组织剪用于剪开伤口内的深部组织。

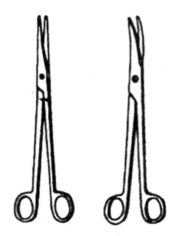

图 1-2-4　组织剪

2. 线剪

线剪刃部比组织剪薄而略长。其两刃部顶端或均尖锐,或一尖一圆或均圆钝(图 1-2-5)。两刃部顶端均圆钝者,通常剪线时使用,尤其适用于深部剪线。一端或两端尖锐者,除可用于浅部剪线及拆除缝线外,还可用于某些手术中,在狭小空间内进行细微剪开。例如,指(趾)甲部分切除术时即须将剪刀的尖端伸至甲下剪除部分指(趾)甲。另有一种改形的线剪,在一侧刃部上有凹口,可利用该凹口紧紧钩住将要剪断的缝线,以避免用普通线剪时缝线在刃部上滑动,适用于拆除缝线。

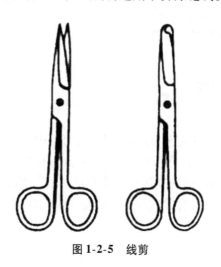

图 1-2-5　线剪

执剪刀时,拇指与无名指分别插入两侧环内,中指置于无名指前,示指压在剪刀轴上(图1-2-6)。如此可以很牢稳地控制住剪刀,以减少颤动。

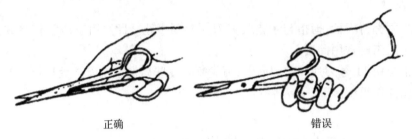

正确　　　　　　　　　　　错误

图1-2-6　执剪法

在一般情况下使用剪刀刃部的远侧部分进行剪切。若遇坚韧组织需剪开时,需用剪刀刃的根部剪开,以防损伤剪刀刃的前部。为了避免误伤重要组织结构,必须在清楚地看见两个尖端时再闭合剪刀。在伤口或胸、腹腔等深部位置剪线有可能误伤重要组织结构,不得使用前端尖锐的剪刀。

（三）手术镊

手术镊主要用于夹持或提起组织,以便于剥离、剪开或缝合。手术镊的种类很多,名称亦不统一。

1. 有齿镊

有齿镊又称外科镊或组织镊。镊子两侧尖端相对面上有两至数个齿可以互相咬合(图1-2-7)。齿可分粗齿及细齿。粗齿夹持力强,但对组织损伤较重,用以夹持皮肤、皮下组织、筋膜等坚实的组织,夹取时不易滑脱。细齿镊用于肌腱缝合及整形等精细手术。不能用有齿镊夹持空腔脏器或血管、神经等纤弱器官、结构,以免造成损伤。

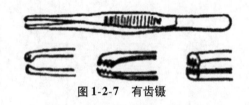

图1-2-7　有齿镊

2. 无齿镊

无齿镊又称解镊或平镊。无齿镊用于夹持纤维组织及器官,其两侧前端相对面上有横纹防止夹持物滑脱(图1-2-8)。精细的无齿镊对组织损伤极轻,用于血管、神经手术或夹取嵌入组织内的异物碎片。

执镊时用拇指与示、中二指捏住镊子的中部(图1-2-9)。左、右手均可使用。在手术过程中常用左手持摄夹住组织,右手持手术刀或手术剪进行解剖,或持针进行缝合。

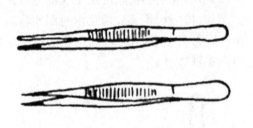

图1-2-8　无齿镊

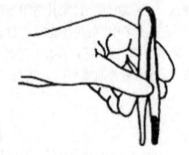

图1-2-9　执镊法

（四）血管钳

血管钳又名止血钳,用以钳夹血管或出血点及钝性分离组织用。血管钳分直、弯,有齿、无齿,大、中、小及蚊式等规格(图1-2-10)。浅部止血多用直钳,深部止血常用弯钳。有齿血管钳对组织创伤较大,多用于夹持较厚的坚韧组织或拟行切除的病变组织以防滑脱。在精细的手术或钳夹小血管时须用蚊式血管钳。在使用血管钳时要尽量少夹组织,以免造成不必要的组织损伤,也不要用血管钳夹持坚硬的组织,以免损坏血管钳。

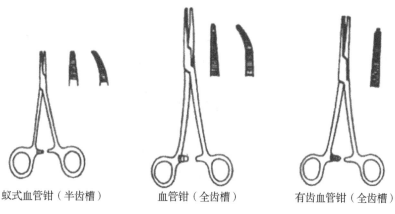

蚁式血管钳（半齿槽）　　　　血管钳（全齿槽）　　　　有齿血管钳（全齿槽）

图 1-2-10　各种类型血管钳

执血管钳法(图 1-2-11)与执剪法基本相同,拇指及无名指分别插入血管钳的两环内,示指放在轴上起稳定血管钳的作用,特别是用长血管钳时可避免钳端摆动。松开血管钳时用左、右手均可。用左手松血管钳时,拇指与示指捏住一个钳环,拇指向下压,中指及无名指向上顶推另一钳环即可松开;用右手松血管钳时,将拇指及无名指分别置于两个钳环内,捏紧使钳环松动,再将拇指内旋即可松开(图 1-2-12)。另一用右手松血管钳法为用右手拇指与中指、无名指捏住一钳环,示指抵住另一环,拇指向下压的同时用示指桡侧向上推另一环即可将钳松开。

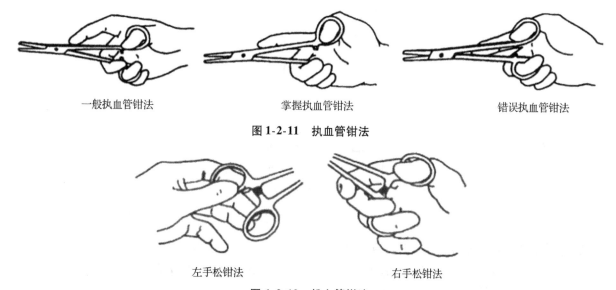

一般执血管钳法　　　　　　掌握执血管钳法　　　　　　错误执血管钳法

图 1-2-11　执血管钳法

左手松钳法　　　　　　　　　右手松钳法

图 1-2-12　松血管钳法

（五）组织钳

组织钳又称鼠齿钳或 Allis 钳。此钳弹性较大,尖端有细齿,夹持组织时不易滑脱(图 1-2-13)。常用以牵拉皮肤、筋膜、肌肉、腹膜或肿瘤包膜。牵拉皮肤时,要夹在紧贴皮肤的皮下组织上,以免造成皮肤坏死。组织钳不能用以夹持或牵拉内脏或神经、血管等脆弱组织。

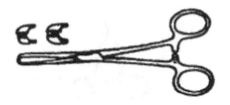

图 1-2-13 组织钳

（六）巾钳

巾钳前端有两个尖锐的弓形钩齿（图 1-2-14），常用以固定铺在手术切口周围的手术巾。使用巾钳时，要注意避免刺伤皮肤。巾钳有时也用于牵拉肋骨、髌骨等坚硬组织。

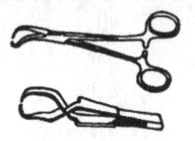

图 1-2-14　巾钳

（七）环钳

环钳柄长，两顶端各有一卵圆形环，故又名卵圆钳。其前端分直、弯，内面上分有、无横纹（图 1-2-15）。其内面光滑者用于夹持内脏；内面上有横纹者可以夹持纱布，因而又名为海绵钳，用于皮肤消毒、吸净深部伤口内的出血或吸净积液。

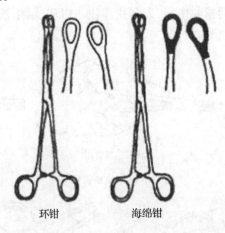

环钳　　　海绵钳

图 1-2-15　环钳与海绵钳

（八）肠钳

肠钳用于肠吻合时夹持肠管。肠钳有直、弯两种，两臂薄而长且富有弹性，对组织损伤小。其内侧相对面上有纵向平行浅齿槽，可防止肠管滑脱（图 1-2-16）。使用时常在一侧或两侧套上软橡胶管，可以进一步减少对肠壁的损伤。

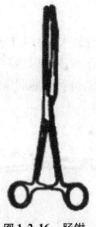

图 1-2-16　肠钳

（九）牵开器

牵开器又名牵引钩或拉钩,用于牵开浅层组织或器官,改进术野的暴露,便于深部手术的进行。牵开器有许多类型,可根据其使用方法分为两大类:一类由助手握持;另一类不需要人力握持,由牵开器自身机械力使切口保持在开放状态。

1. 握持式牵开器

握持式牵开器顶端有扁平形、鞍形、耙形等,各形顶端均有宽窄、长短不同规格(图1-2-17)。扁平及鞍形顶端者可用于牵拉各种组织。牵拉肌肉或瘢痕组织时,常须用耙形牵开器,甚至齿端尖锐的耙形牵开器以防滑脱。但须注意避免刺伤组织内血管、神经或空腔脏器。

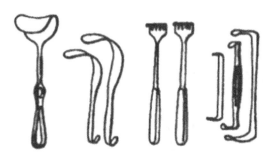

图 1-2-17　握持式牵开器

使用握持式牵开器时,助手采取手掌向上的握式可以维持较长时间(图1-2-18)。

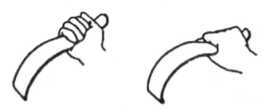

图 1-2-18　牵开器握持法

2. 制动式牵开器

制动式牵开器又称固定牵开器,两顶端分开时靠机械作用力将切口两侧组织撑开并维持在此位置,不需要助手握持,直至手术结束(图1-2-19),其用于腹腔手术者还可附加一个侧拉牵引钩,在下腹部或盆腔手术时牵拉膀胱用;中上部腹部手术时可将其卸下。

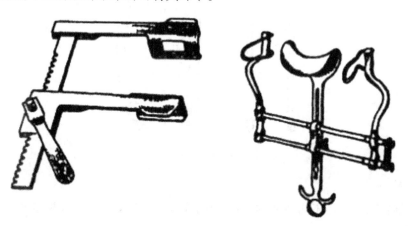

图 1-2-19　制动式牵开器

使用任何类型牵开器时均须注意:在牵开器顶端与被牵开组织之间要衬垫湿纱布垫,以保护被牵开的组织或器官,并防止牵开器滑脱;不可用暴力牵拉,以防造成组织损伤。

（十）探针

探针一般为铜制或银制。质软易于弯曲。常用的有三种，如图 1-2-20 所示。

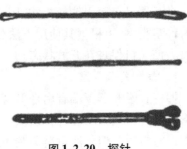

1. 圆头探针

两端均为圆珠形钝头，用于探查伤口、窦道或瘘管。

2. 有槽探针

在探入拟行切开的瘘管或脓腔后，用刀片刃侧向上，背侧沿沟槽进行切开，可避免切开时偏离瘘管或脓腔。

图 1-2-20　探针

3. 有孔探针

一端圆钝，杆上无槽，另一端有孔，可以引线或纱布条贯穿瘘管。

在使用探针时，应缓缓深入，不得用暴力，以免穿透正常组织或误伤重要器官。

（十一）刮匙

刮匙用以刮除瘘管、窦道等病灶内及壁部的肉芽及坏死组织。根据手术需要设计有多种不同长度、弯度及弯曲方向的刮匙（图 1-2-21）。使用刮匙时也应注意动作轻柔，以防损伤重要器官或大血管。

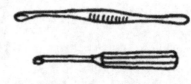

图 1-2-21　刮匙

（十二）吸引器头

吸引器头用于抽吸伤口或胸、腹腔内积血、积液或排空空腔脏器。其用于胸腔者为一较长且轻度弯曲的单腔管，后端膨大为手柄，端部以橡胶管连接于吸引器或负压瓶上，顶端圆钝，上有数个小孔。用于腹腔时，需用套管式吸头，其内管顶端开口，外管上有许多小孔，用以防止大网膜及肠壁等组织被吸附而将内管开口堵塞。脑外科手术使用的吸头带有侧孔，可以调节吸液时的负压（图 1-2-22）。

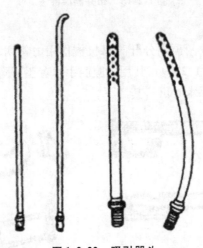

图 1-2-22　吸引器头

（十三）缝合针

缝合针简称"缝针"，为适应不同部位、不同组织的缝合设计有多种型号和规格，并再以粗细及长短自成系列（图 1-2-23）。

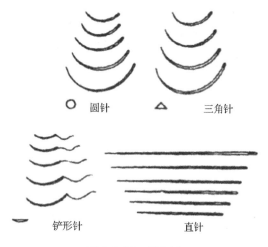

圆针　　○　　　△　　　三角针

铲形针　　　　　　　直针

图 1-2-23　缝合针

（1）形状:缝针分弯针及直针两种。弯针缝合组织较深,并可在深部腔穴内操作,应用范围较广。用弯针进行组织缝合时,须用持针器夹住缝针。直针用于操作空间较宽阔的表浅组织缝合,应用范围不如弯针广泛,由于用直针缝合不需要持针器,故操作较弯针简便。

（2）断面:针的横断面可为圆形或两侧带有切刃。横断面为圆形者为圆针,横断面有两刃呈三棱形者称为三棱针(或三角针),一般软组织缝合均应选用圆针。三棱针因其两侧带有利刃,穿透力强,但对组织损伤也较大,一般限于缝合皮肤,有时也用于缝合软骨及粗壮的韧带等坚韧组织。

（3）针尾:针尾部有针孔者有两种。一种是普通孔,缝线由针孔穿入,较为常用。另一种是弹机孔,缝线可由针尾部裂隙压入针孔,其优点为挂线比普通孔快,缺点为缝线容易脱出,且缝线因挤过裂隙而磨损易断。此外,因其裂隙尾部两翼张开,缝合时针尾造成组织损伤较普通孔的圆钝尾部严重,故弹机孔针现已较少应用。另有一种缝针为无创伤缝针,其尾部没有针孔,以衔夹方法带有细丝线,用于血管、神经等纤细组织缝合。

（十四）持针器

持针器又名持针钳,用于夹持弯针进行缝合。用直针缝合不需要用持针器。持针器也因应用场合不同而有多种型号。

所有持针器均有较宽阔的前端,其相对面上有不同类型的刻痕,用以增加执针的稳定性(图 1-2-24)。持针器夹针时应夹在针体中后 1/3 交界处。若夹在针的尖端,则不能穿透较多的组织;若夹在针的尾部,缝合时容易将针折断。尽量用持针器喙部前端 1/4 部夹针,因喙后部(近轴部)变宽,若用该部夹针容易将针折断或夹直、损伤缝针及组织。

使用持针器的姿势有两种。一种为手掌把握持针器的后半部分(图 1-2-25 左),各手指均在环外,示指放在近

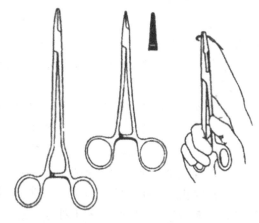

图 1-2-24　持针器

钳轴处。用此种握持法进行缝合时缝针穿透组织准确有力,且不易断针,故应用较多。另一种同执剪法(图 1-2-25 右),拇指及无名指分别置于一钳环内,用于缝合纤细组织或在手术野狭窄的腔穴内进行缝合。第二种握持法缝针不易穿透较厚、韧的组织,在外科使用较少。用持针器夹持弯针进行缝合时,在针尖刺入组织后、循针的弯度旋转腕部将针送出。拔针时也应循针的弯度拔出。

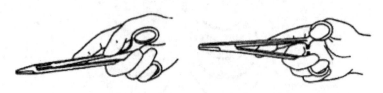

图 1-2-25　握持针器法

二、外科手术基本操作

尽管手术名目繁多,难易程度也各有不同,但任何手术都是由切开、术野暴露、止血、结扎、分离、缝合、剪线等基本操作来完成的。因此,手术基本技术操作是否正确,熟练程度如何,可以直接影响手术效果。例如,若止血结扎不牢或结扎方法不正确,可能发生线结滑脱,轻者可以发生血肿,影响组织愈合;重者可以发生致命性大出血。

(一)切开

1. 切口的选择

切开病变表层组织(切口)是暴露、处理病变的开始。切口选择是否得当,关系到手术区的暴露,因而直接影响到手术能否顺利进行及手术效果。除面部、手、乳晕、肛门等特殊部位外,切除位于皮肤皮下组织内体积较小、位置表浅的病变,一般多于病变表面作皮肤切口。对某些特殊部位、深部病变,包括胸、腹腔内脏及四肢关节等部位手术须作较长切口时,要考虑以下几点。

(1)切口应尽可能在病变附近,以便能通过最短途径暴露患处。根据患者的体型、病变位置的深浅、病变性质、手术难度及麻醉条件等因素来计划切口的位置及长度。切口不应过长,以免引起不必要的组织损伤;但也不宜过短,因暴露深部困难而用力牵拉,也可造成组织挤压或撕裂性损伤,因而影响组织愈合,或在出现意外情况时不便处理。

(2)切口应避免损伤较大血管、神经等重要组织结构,并在必要时可将切口延长。因此,在乳房上所作切口要在以乳头为中心的辐射线上,以保护乳腺小叶及乳腺管,乳晕区切口则应沿乳晕边缘作弧形切开,以保护在乳头下集结成束的乳腺导管。

(3)考虑到切口及其愈合后所成瘢痕可能影响局部的正常功能活动和美观,应尽量按照皮肤纹理(Langer 氏线)走行方向设计切口,以减少皮肤切口张力,有利于组织愈合及避免切口愈合后瘢痕过宽。在四肢的手术切口应避免垂直通过肘窝、腋窝、腘窝等关节活动部位及指端掌侧面、手掌及足底等敏感或负重部位。在手指侧面切开引流指端或腱鞘脓肿时,切口不得越过指纹横纹,以防影响指间关节的活动。

2. 组织切开

拟作较长或特殊位置切口时,可用棉签蘸 1% 甲紫溶液画上切口标记,然后进行皮肤消毒及铺无菌巾。也可于切开皮肤前先用刀尖背侧轻轻划出痕迹,并作数条与切口垂直的短线,以便术后准确缝合。在作较长切口时,由术者与助手各用其左手尺侧将切口两侧皮肤固定,然后在两手间作切口。行短小切口时,由术者用左手拇指及示指将切口两侧皮肤固定,然后在此二指间作切口。

切开皮肤时,先将刀柄向上用刀刃尖部切开皮肤全层后,逐渐将手术刀放平至与皮肤成 30° ~ 45° 角,用刀刃圆突部分进行切开。至计划切开之全长时,再将刀柄抬高,用刀刃尖部结束皮肤切口。切开时用力要均匀、适中,要求能一次将皮肤全层整齐、深浅均匀地切开(图 1-2-26)。应避免用力不均、切开深度不一致或反复切割造成皮肤切口边缘呈锯齿状。平时可在废书上练习匀力切开,检视切开纸张页数及切口曲直,作为初期练习。

剪开筋膜或肌膜时,可先在筋膜或肌膜上作一小切口,用组织剪伸入其深面,张开剪刀,使之与深层组织分离后再行剪开。

切开腹膜时,为了避免伤及腹腔内器官,一般先由术者用有齿镊夹起腹膜,助手用弯血管钳或有齿镊在距术者所夹腹膜对侧约 1 cm 处另将腹膜夹起。然后术者与助手分别交替放开并再重新将腹膜夹起。每次交替时均应尽量减少所夹腹膜。在两镊间将腹膜切开。注意有无气、液溢出。术者将左手示、中二指伸入腹腔,检查腹膜深面。证实无腹腔内器官与腹膜粘连后,在两手指间将腹膜剪开至与浅层组织切口等长(图 1-2-27)。

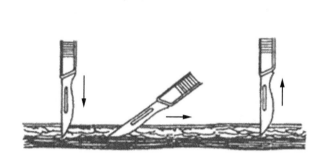

图 1-2-26 皮肤切开法

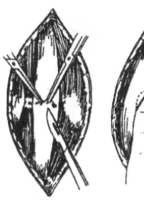

图 1-2-27 膜切开法

3. 切开的注意事项

(1)组织切开必须按照层次逐层切开,要尽量按该组织的纤维方向切开。防止刺入过深,以免损伤深部组织或重要神经、血管。在深部行组织切开时,尤应谨慎。应结合组织分离在直视下进行。

(2)切开时手术刀必须与所切开组织保持纵向垂直,不得向左或右侧倾斜。在皮下脂肪层较厚的患者作切口时,注意勿将皮下脂肪向一侧牵拉,以免偏离切开线。

(3)手术刀必须锐利。刀刃变钝不但给拟行切开的组织带来不必要的挤压伤,而且因用力不易掌握,有时刀刃会突破浅层组织伤及深部重要组织。

(二)止血

在手术过程中,组织切开、剥离、切除等操作均可导致出血。及时并彻底地止血不仅是手术过程中保证良好暴露、使手术得以顺利进行、尽量减少出血量等基本要求的重要措施,而且还直接涉及术后愈合、并发症的发生,乃至患者的安全。

1. 结扎止血法

结扎止血法多用于皮下组织等浅层结构或有相当空隙的深部内小血管出血。先以血管钳尖端与出血组织面垂直准确夹住出血点,要尽量少夹出血血管以外的组织。助手将血管钳轻轻提起,使之尖端向下。术者将结扎线绕过血管钳。助手将血管钳放平,尖端轻轻挑起,并将血管钳侧立,使一侧钳端外露。术者在钳端下面结扎。打完第一个单结后,术者保持结扎线紧张,助手将血管钳轻轻放开并向后撤出,术者将第一单结进一步拉紧后,再打第二个单结。结扎时应避免突然用力,并应于拉紧结扎线时保持两手与结扎处三点在一条直线上,避免向任何方向牵拉,以防组织撕伤或将结扎线折断或线结滑脱。

结扎血管时,应选择粗细适宜的丝线。过细的线容易勒破血管壁,过粗则不易扎紧。结扎较粗血管时,应作三重结扎或贯穿缝扎。结扎处不宜离血管断端过近;所留结扎线尾也不宜过短,以防线结滑脱。如出血血管包埋在大块组织内,应将其分离后再结扎。

结扎止血方法简便,不需要特殊设备,应用广泛。但若钳夹出血点时钳夹组织过多,结扎后伤口内留有较多坏死组织,或因结扎线过粗或线尾过长而致伤口内异物过多,均可成为伤口感染或切口愈合不良的诱因。

2. 缝扎止血法

缝扎止血法又名贯穿缝合止血法,多用于较大血管出血结扎有困难或结扎线可能滑脱时。须用血管钳将血管及其周围组织横行钳夹,在血管钳下面缝针两次穿过组织作"8"字形贯穿缝合。两次进针处应尽量靠近,以免将血管遗漏在贯穿缝扎之外(图1-2-28)。但要注意避免刺伤血管,否则可发生血肿或出血。对较粗血管应先用中号或粗丝线作一道结扎,然后在结扎线的远侧再作贯穿缝扎。

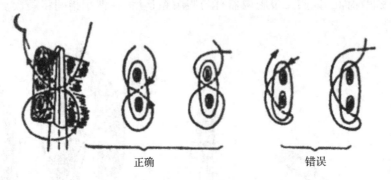

正确　　　　　　　错误

图 1-2-28　缝扎止血法

3. 电凝止血法

电凝止血法适用于较大面积的小血管出血。先用血管钳将出血点逐个钳夹。进行电凝止血时轻轻向上提起血管钳,使之除所夹的出血点外,不与周围组织接触。擦净血管钳端周围组织上的血液,将电凝器与血管钳接触,待所钳夹组织发烟,即可停止电凝,松开血管钳,完成止血。由于电凝止血不易控制电灼深度,故电凝时间不宜过长,以免烧伤组织范围过大,坏死组织过多而影响切口愈合。在空腔脏器、大血管附近及皮肤等处不能用电凝止血,以防发生并发症。对较大血管出血仍应以结扎或缝扎止血法为宜,以免术后因纤维蛋白溶解、凝血块或坏死组织脱离而发生继发性出血。

4. 压迫止血法

(1)指压法:适用于意外性较大血管出血。发生出血时,迅速用手指将出血点压迫,然后找出出血点,用血管钳夹住再做进一步处理。

(2)纱布或纱布垫压迫法:适用于剥离创面渗血。用干纱布或浸有热生理盐水的湿纱布压迫渗血创面,靠自身凝血机制止血。一般小量渗血可以停止,较大的出血点需进行结扎或缝扎法止血。

5. 止血剂止血法

不能用一般压迫法或结扎法止血的创面,例如,肝脏上的创面或骨髓腔渗血可用局部止血剂。创面渗血时用明胶海绵。用时拭净创面渗血,迅速贴敷明胶海绵片,轻压片刻即可止血。骨髓腔渗血可用骨蜡填塞骨髓腔止血。

(三) 结扎

手术中的出血点和缝合均需结扎,因此,结扎技术的熟练程度与结扎方法是否正确,可直接影响手术的进度、效果和预后。

1. 结的种类

正确的结有方结、三重结与外科结,若操作方法不正确,可以出现假结或滑结,后二者应避免其发生(图1-2-29)。

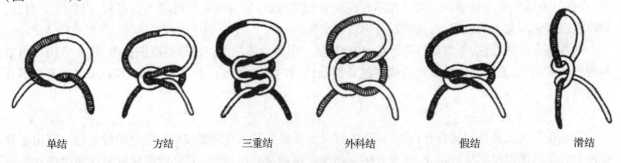

单结　　　　　　方结　　　　　　三重结　　　　　　外科结　　　　　　假结　　　　　　滑结

图 1-2-29　结的种类

（1）单结：单结也叫半结，是最简单的结，也是所有绳结的基本结。

（2）方结：方结又称平结，由两个方向相反的单结组成。此结比较牢固，不易滑脱，为手术中最常用的结。

（3）三重结：三重结是在方结的基础上再加上一个与第二个单结相反（与第一个单结相同）的单结。用于深部或较大血管的结扎及内脏、大血管等重要的组织缝合。

（4）外科结：打第一个单结时绕线两次以增加摩擦面，故打第二个单结时，第一个单结不致因组织张力而松动。此结比较牢固可靠，但因操作复杂、且因第一个单结过宽使第二个单结不易拉紧，故不常用。

（5）假结：假结又名十字结。打第二个单结时动作与第一个单结相同，故两个单结方向一致，形成假结，此结易滑脱，不应采用。

（6）滑结：打方结时，两手用力不均，只将一个线头拉紧或紧线方向错误，均可产生滑结，滑结极易滑脱，应注意避免。

2．打结法

有单手打结法、双手打结法及器械打结法三种。

（1）单手打结法：最常用的打结法，操作简便迅速，左右手均可作结。一手持线一端打结时，需要另一手持另一线端进行配合，否则会因用力不均或紧线方向错误而出现滑结。图1-2-30所示为右手单手打结法。右手持短线端，左手持较长线端或线轴。若结扎线的游离短头在结扎点的右侧［图1-2-30（1）］，可依次先打第一个单结，然后再打第二个单结。若游离短头在结扎点的左侧，则应先打第二个单结，然后再打第一个单结。若游离短头在结扎点的左侧，也可用左手照正常顺序进行打结。

用右手拇指与示指捏住位于结扎点右侧的短头，左移右手至左手所持线长头之下［图1-2-30（1）］。翻转右手，使短头落在中指与无名指的掌侧面上，并在长头下面与长头交叉［图1-2-30（2）］。屈右手中指，钩压长头，至中指位于短头之下［图1-2-30（3）］。用右手中指挑起短头，并用中指与无名指夹住短头，放开拇指与示指［图1-2-30（4）］自线圈内撤出中指与无名指及二指间所夹持的短线头，立即再用拇指与示指将短线头捏住。右手经左手之上向左前方，左手在右手之下向右后方将两线端拉紧，完成第一个单结［图1-2-30（5）］。右手拇指与无名指捏住短头，示指前伸挑起短头，并使短头在长头之上与长头垂直交叉［图1-2-30（6）］，屈示指、钩住长头［图1-2-30（7）］，挑起短头［图1-2-30（8）］，出线圈后，右手拇指与示指捏住短头，左右手分别向两侧将线拉紧，完成方结［图1-2-30（9）］。

（2）双手打结法：最可靠的打结法，不易出现滑结，但其操作步骤较单手打结法略繁琐。适用于深部、较大血管的结扎或组织器官的缝合。左、右手均可为打结的主手，但以左手为主者多见。第一、第二两个单结的顺序可以颠倒。

屈左手中指、无名指及小指握住线的长头。伸直左手拇指与示指。在该两指间用右手向后牵拉线的短头［图1-2-31（1）］，左手拇指压住短线头，至长线头之下［图1-2-31（2）］，向后伸左手拇指使长头在短头之上形成线襻［图1-2-31（3）］，右手将短头在长头上向上返折，置短头于左手拇指末节的掌侧面上［图1-2-31（4）］，用左手拇指与示指捏住短头［图1-2-31（5）］，示指伸入线襻内，拇指退出，将短头送入线襻内，右手拇指与示指捏住短头［图1-2-31（6）］，此时因结扎线的长短两端处于交叉状态，故右手捏住短头后两手需进行交叉以使线结平坦［图1-2-31（7）］，注意，在开始结扎时长头原在左侧，打完第一个单结后，则位于右侧，但仍握在左手中。

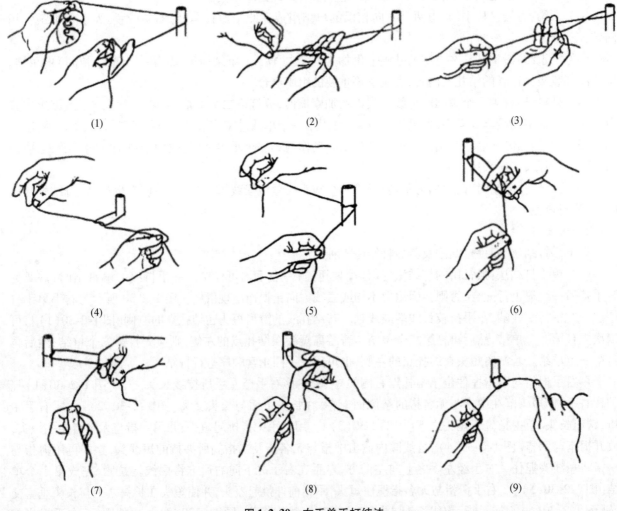

(1)　　　　　　　　　(2)　　　　　　　　　(3)

(4)　　　　　　　　　(5)　　　　　　　　　(6)

(7)　　　　　　　　　(8)　　　　　　　　　(9)

图 1-2-30　右手单手打结法

开始打第二个单结时,两手回到正常位置,左手中指、无名指继续握住长头,右手拇指与示指继续捏住短头[图 1-2-31(8)]。左手拇指经长头的右侧转至长头之下,并将长头挑起[图 1-2-31(9)]。将右手所持短头左移,越过左手拇指,放在拇指与示指间,与长头形成一线襻[图 1-2-31(10)]。将左手拇指与示指对合[图 1-2-31(11)]。拇指退出,示指伸入线襻内。右手将短头向下反折后置于左手拇指与示指间[图 1-2-31(12)]。左手示指退出,将短头重新送入线襻内[图 1-2-31(13)]。右手再次握住短头[图 1-2-31(14)]。两手分别向左、右拉紧[图 1-2-31(15)],完成第二个单结。

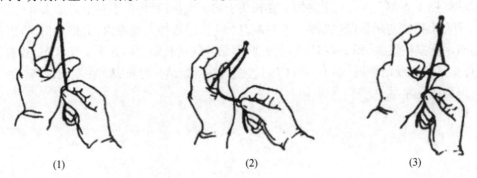

(1)　　　　　　　　　(2)　　　　　　　　　(3)

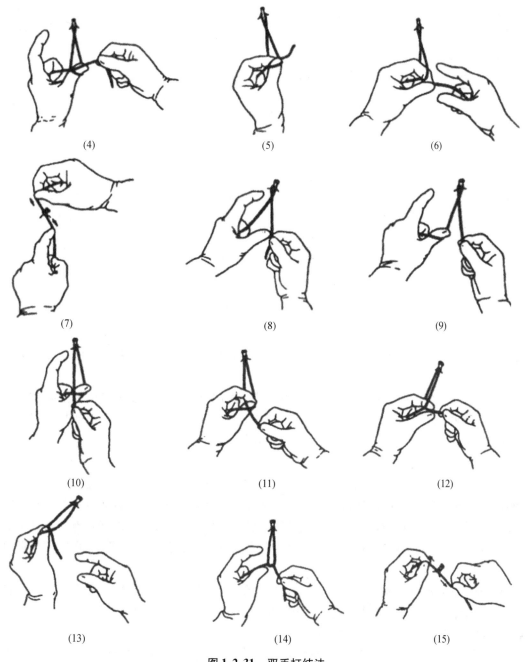

(4)　　　　　　　　　　(5)　　　　　　　　　　(6)

(7)　　　　　　　　　　(8)　　　　　　　　　　(9)

(10)　　　　　　　　　　(11)　　　　　　　　　　(12)

(13)　　　　　　　　　　(14)　　　　　　　　　　(15)

图 1-2-31　双手打结法

（3）器械打结法:用持针器或血管钳进行打结。器械打结法适用于结扎线过短或创口深处空间狭窄,不便用手打结时。器械打结法不易拉紧,因而不能用于张力较大或重要组织器官的缝合。左手执结扎线的长头,右手执持针器或血管钳,先将持针器放在长线之上[图 1-2-32(1)],左手将长头以逆时针方向缠绕持针器一周。此时右手内的持针器也以相同方向动作进行配合[图 1-2-32(2)]。用持针器夹住短头后[图 1-2-32(3)],左手向右前方,右手向左后方交叉拉紧完成第一个单结[图 1-2-32(4)]。打第二个单结时,持针器放在结扎线长头之下[图 1-2-32(5)],以顺时针方向将长头缠绕持针器一周[图 1-2-32(6)]。夹住位于结扎点左侧的结扎线短头[图 1-2-32(7)]。左、右手分别向两侧拉紧,完成第二个单结[图 1-2-32(8)]。

若开始结扎前,线短头在左侧,可以先打第二个单结,完成后再打第一个单结。

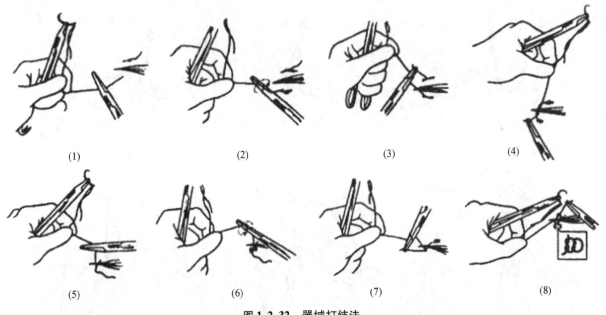

(1)　　　　　　　(2)　　　　　　　(3)　　　　　　　(4)

(5)　　　　　　　(6)　　　　　　　(7)　　　　　　　(8)

图1-2-32　器械打结法

3. 结扎及缝合用线

结扎血管及缝合组织用线有许多种,以其是否能长期存在于组织分为能被组织吸收和不被组织吸收两大类。

(1) 能被组织吸收线:主要为羊肠线(简称"肠线"),为用羊小肠的黏膜下层所制。此类缝线能在一定期限内被组织吸收,不致长期作为异物停留在组织中。肠线又可分为未经铬酸等药物处理的普通肠线和经过药物处理的铬制肠线。两种肠线被吸收时间不同。

① 普通肠线:普通肠线又称素肠线,用于缝合胆管及输尿管的黏膜层,结扎皮下出血点或缝合皮肤。因其只能在组织内存留7天左右即被组织吸收而消失,故不能用于缝合有张力的组织。

② 铬制肠线:铬制肠线能较长时间存在于组织内,分轻度铬制、中度铬制及重度铬制三种。中度铬制肠线在组织内存在2~3周开始被吸收,较常用。铬制肠线应用较广泛,常用以缝合胃、肠、膀胱等空腔脏器的黏膜层及腹膜等。因其在被吸收过程中抗张强度逐渐消失,故不宜用于肌肉、筋膜等有张力的组织缝合。

普通肠线能在较短时间内被组织吸收,所引起的组织反应较铬制肠线者轻。所有肠线均可自周围组织内吸收水分而增粗,有可能使线结滑脱。故用肠线作结扎或缝合时,除要求打结方法必须正确外,线结必须要用三重结,所留线头要稍长约0.5 cm。

根据粗细及抗张强度不同,肠线有多种规格。由细至粗分别为00000、0000、000、00、0、1、2、3 等号。其中以0000 至2 号者常用。例如,胃肠吻合的内层缝合用0000 或000 号铬制肠线,缝合筋膜时用0 号铬制肠线,结扎小血管则用00000 号素肠线,缝合腹膜须用1 号铬制肠线。

(2) 不被组织吸收线:品种及应用范围均较可被吸收线多,其中常用者为丝线。此外尚有棉线、尼龙线、不锈钢丝及钽丝等。

① 丝线:丝线在组织内能长期存在,所引起的组织反应轻;质地柔软而抗张力强;易于结扎,不易滑脱;且价廉易得。丝线被普遍应用于血管结扎及多种组织缝合。其最大缺点为在组织内不能被吸收,一旦发生感染,可以形成经久不愈的窦道,直至线头全部被清除才能愈合。

丝线也按其粗细分成不同规格。最细者为11-0,用于微血管手术;最粗可至10 号,用于张力缝合。其中以0000、000、00、0、1、4 号等最常用。一般情况下将丝线分成细丝线(0000 至0 号,用于胃肠吻合)、中号丝线(1~4 号,用于皮肤及筋膜缝合)及粗丝线(7 号以上,用于坚韧组织及张力缝合)。

应选择使用黑色丝线,避免使用白色,因白色丝线染上血液后不易与组织区别。

② 棉线:组织反应也较轻,也便于打结,价格也较丝线便宜,但拉力较差。除心血管手术外,几乎所有使用丝线的场合均可用棉线代替。使用棉线的注意事项与丝线同。

③ 尼龙线:组织反应轻微且可制成很细的尼龙丝。多用于小血管缝合及整形手术。用于小血管缝合时,常用带有细尼龙丝的无损伤缝合针线。因尼龙线结扎后线结有松脱趋向,结扎时需要打 3～6 个单结。结扎过紧时尼龙线易在线结处折断,故不适于有张力的深部组织缝合。目前尼龙线还不能代替丝线。

④ 金属丝:各种缝合用材料中引起组织反应最轻微的一种,可用于有可能发生感染的创口。金属丝拉力较强,但其缺点为不易打结,且有切割或嵌入组织的可能。金属丝在许多场合可以代替不同规格的丝线。细的不锈钢丝用于缝合肌腱、筋膜或神经;较粗的不锈钢丝用于缝合骨骼及软骨或腹部切口等部位的减张缝合。用于减张缝合时,应在不锈钢丝下垫以剖开的橡胶管,以防钢丝切入皮肤。钽丝可用于缝合神经和肌腱。

（四）分离

分离是解剖、剥离某组织或器官外围筋膜、粘连或结缔组织,暴露该深部组织或器官以便观察及进行操作。分离法有锐性分离及钝性分离两种。二者常互相穿插结合使用。

1. 锐性分离

用手术刀或组织剪进行解剖分离,锐性分离常用于腱膜、鞘膜和瘢痕等致密组织的剥离。此法动作精细、准确,组织创伤面积较小。但必须在直视下作短距离切开,逐步扩大分离面,逐层深入解剖以减少出血及避免损伤深部组织或器官。

用手术刀进行锐性分离时,宜选用 11、15、23、25 等号刀片及 3 或 7 号刀柄,以执笔法持刀。小指半屈,抵压在附近组织上。利用拇指、示指、中指各指间及掌指关节的伸、屈动作进行解剖。

用组织剪进行锐性分离时,先将组织剪闭合,伸入拟行分离组织的深面,轻轻张开剪刀进行钝性分离。观察所分离范围内无重要组织后,将浅层组织剪开。

2. 钝性分离

钝性分离为经过组织间隙内疏松结缔组织或粘连的分离。常用于经组织层次间的解剖或良性肿瘤及实质脏器经包膜外间隙的游离。钝性分离常用的工具有血管钳、组织剪、刀柄、用血管钳夹持的小纱布团(称之为"花生米")、夹有折叠纱布的海绵钳、骨膜剥离器、硬脑膜剥离器等,也常用手指(有时裹以纱布以防滑落)。进行钝性分离时,须特别注意操作要轻柔,否则可能造成组织撕伤或空腔脏器穿孔。遇有粘连牢固或分离较坚韧组织时,常需结合使用锐性分离。

进行钝性分离的范围常较广泛,有可能导致不同程度的渗血或出血。对微量渗血或小血管出血可用压迫法或结扎法止血。若遇较大血管支,应先将该血管游离,钳夹两把血管钳,在两钳间切断,将两断端分别结扎后再继续进行钝性分离。要尽量避免将肌肉横行切断,可按其纤维方向进行分离,要注意保留至该肌的血管、神经支。

（五）术野暴露

术野暴露是否充分,是直接影响手术能否顺利进行的重要条件之一。良好的术野暴露要求解剖层次清晰,能比较充分地暴露病变组织以便于检查及处理,出血较少,能完全或基本上在直视下进行手术,可以避免损伤其他组织或器官。

影响术野暴露的因素有以下几点。

1. 麻醉

其具体包括麻醉方法的选择、麻醉效果、麻醉前及手术过程中辅助用药,要在照顾到患者全身情况的条件下争取必要的肌肉松弛。尤其是深部手术,肌肉是否松弛可以直接影响术野的暴露。

2. 体位

手术患者在手术台上的体位因手术内容不同而异,选择合适的体位可使深部组织器官获得良好的暴露。例如,行右半结肠手术时常将手术台面略向左侧倾斜,这样可使大部小肠坠向左侧,便于暴露右侧结肠;胆囊或胆管手术时,常将右侧腰部垫高;行膀胱或盆腔内手术时,常将臀部垫高,以便使大网膜及小肠等腹内脏器坠向上腹,盆腔内深部组织结构位置变浅。

在选择体位时,除考虑手术切口及便于深部操作的需要外,还应考虑到体位对呼吸幅度、气体交换、肢体与全身循环血量的影响及神经是否受压或过度牵拉。

3. 切口

切口位置及长度是否合适对于术野的暴露至关重要。切除皮下组织等部位内的潜在病变时,可直接在病变表面作皮肤切口。深部手术时,也应尽量选择通过最简便的组织分离途径暴露病变。切口过长可造成不必要的组织损伤;但若切口过短,暴露深部组织病变常需要向两侧强力牵拉,可以造成切口两缘或两端的挤压伤或撕裂伤,且不能取得理想的暴露效果。

4. 助手的配合

任何较大手术均需要有助手协助进行。助手的主要职责之一即为协助暴露深部组织器官。助手主要通过利用牵开器,有时需要直接用手推开或牵开浅层组织,因此要求助手必须了解手术的全过程以便密切配合主刀医生。

（六）缝合

1. 缝合的种类

缝合方法甚多,可依缝合后两侧组织边缘的位置将常用的缝合方法归纳为单纯对合缝合法、内翻缝合法、外翻缝合法。每类缝合法又各分为间断缝合法及连续缝合法两种。

（1）单纯对合缝合法:缝合后切口两侧组织彼此平齐靠拢。

① 单纯间断缝合法:最常用的一种缝合法,可用于皮肤、皮下组织、筋膜等多种组织缝合。缝针在距创缘 3~8 mm(边距依缝合组织类别而定)处进入组织,以相同边距自对侧穿出(图 1-2-33)。缝合较厚组织时,要注意尽力接近垂直方向进针与出针,否则将形成两侧边缘内翻或外翻。

② "8"字形缝合法:常用于缝合腱膜及腹直肌前鞘。此缝合法使组织对合牢固、节省时间。缝合由两个相连的间断缝合组成,缝扎牢靠,不易滑脱(图 1-2-34)。或自距边缘 5 mm 左右刺入,以对角线方向斜向对侧穿出,再从开始侧刺入点平齐处穿出。缝线应在腱膜深面交叉,若在腱膜浅层交叉,于扎紧后可使腱膜隆起。

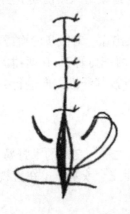

图 1-2-33 单纯间断缝合法

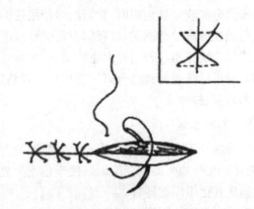

图 1-2-34 "8"字形缝合法

③ 单纯连续缝合法:常用于腹膜及肠吻合时吻合口后壁缝合,如病情危急需要迅速结束手术时,也可用此法缝合腹壁全层。开始先作一单纯间断缝合,打结后剪去缝线短头,再用其长头连续缝完切口全长(图 1-2-35),结束时将线尾留在穿入侧与缝针所带的双股缝线结扎。此种缝合法具有缝合速度快、打结少、创缘对合严密、止血效果较佳等优点。但抽线过紧,可使环形缝合口缩小,且若有一处断裂或因伤口

感染而需要剪开部分缝线做引流时,均可导致伤口全层裂开。

④ 连续锁边缝合法:连续锁边缝合法又名毯边缝合法,开始与结束方法与单纯连续缝合法同,只是每针自前一针缝合所成线襻内穿出(图 1-2-36)。优缺点与前者同,其防止边缘外翻及止血作用较单纯连续缝合法更佳。但缝合时必须始终将缝线拉紧,锁过一针后难以将锁过的缝线拉紧。

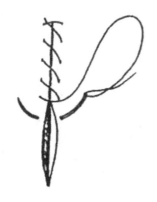

图 1-2-35 单纯连续缝合法

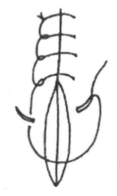

图 1-2-36 连续锁边缝合法

⑤ 皮内连续缝合法:选用细小三角针和细丝线(0 号或 00 号)或细的可吸收缝线,缝针与切缘平行方向交替穿过切缘两侧的真皮层,最后抽紧(图 1-2-37)。此法的优点是皮肤表面不留缝线,切口瘢痕小而整齐。此法多用于外露皮肤切口的缝合,如颜面部、颈部手术切口。

⑥ 减张缝合法:可减少切口的张力,常用于较大张力切口的加固缝合。如张力较大的腹部切口依常规方法缝合术后可能发生切口裂开,此时可在常规缝闭腹壁各层组织的同时,每间隔 2 ~ 3 针加缝一针减张缝合,针距 3 cm 左右。其方法是采用粗丝线或不锈钢丝线,于切口一侧距切缘 2 cm 处皮肤进针,达腹直肌后鞘与腹膜之间出针,再从切口对侧的腹直肌后鞘与腹膜之间进针,穿过除腹膜外的腹壁各层达切口对侧皮肤的对应点出针。为避免缝线割裂皮肤,在结扎前缝线需套上一段橡胶管或硅胶管以做枕垫,降低缝线对皮肤的压强(图 1-2-38)。

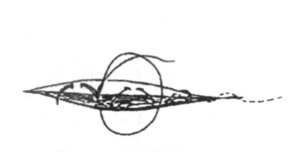

图 1-2-37 皮内连续缝合法

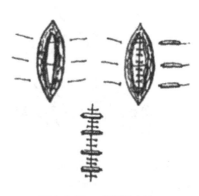

图 1-2-38 减张缝合法

(2) 内翻缝合法:要求缝合后两侧组织边缘内翻。主要用于胃肠道吻合手术,利用内翻缝合法使两侧肠壁内翻,使吻合口周围浆膜层互相粘连,加强吻合口愈合。胃肠道吻合常作两层缝合。内层缝合为穿透肠壁所有层次的全层缝合。为防止肠腔内污染液经针孔渗出造成肠腔外感染,常在内层缝合之外再加一层只包括肠壁浆膜肌层的内翻缝合,将内层缝合的针孔包埋。

① 单纯间断全层内翻缝合法:于距缝合组织浅层边缘 3 ~ 5 mm 处进针,距深层边缘 2 mm 处穿透全部层次出针,再于对侧作相反方向缝合。结扎后使浅层组织内翻(图 1-2-39)。用于胃肠道吻合内层缝合时,要自一侧肠腔内刺入,行针至肠腔外,然后再由对侧肠腔外进入肠腔内。注意针孔在浆肌层的边距大于在黏膜层上者。如此即可在肠腔内结扎,使线结留在肠腔内,便于两侧浆膜肌层的互相黏着愈合。

② 单纯连续全层内翻缝合法:可用于胃肠道吻合,其进出针方法同单纯间断全层内翻缝合法,只是用

一根缝线完成吻合口前后壁的缝合。现已很少使用,因缝合不当可引起吻合口狭窄。

③ 连续全层平行褥式内翻缝合法(Connell 缝合法):适用于胃肠道前壁全层的吻合。其方法是开始第一针作肠壁全层单纯对合缝合,即从一侧浆膜进针通过全层,对侧黏膜进针浆膜出针,打结之后,于距线结0.3～0.4 cm的一侧浆膜进针穿过肠壁全层,再从同侧肠壁黏膜进针,浆膜出针引出缝线,缝针达对侧肠壁,同法进针和出针,收紧缝线使切缘内翻。如此连续缝合整个前壁后打结。同侧进、出针点距切缘0.2 cm,进、出针点连线应与切缘平行(图 1-2-40)。

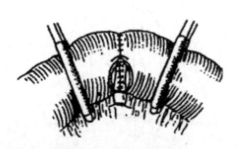

图 1-2-39 单纯间断全层内翻缝合法

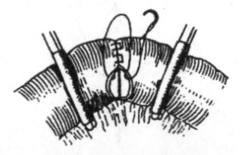

图 1-2-40 连续全层平行褥式内翻缝合法(Connell 缝合法)

④ 间断垂直褥式内翻缝合法(Lembert 缝合法):胃肠道手术最常用的浆肌层内翻缝合法,可在胃肠道全层吻合后加固吻合口、减少张力。其特点是缝线穿行方向与切缘垂直,缝线不穿透肠壁黏膜层。具体缝合方法是于距一侧切缘0.5 cm处浆膜进针,缝针经浆肌层与黏膜层之间自同侧浆膜距切缘0.2 cm处引出,跨吻合口于对侧距切缘0.2 cm处浆膜进针,经浆肌层与黏膜层之间自距切缘0.4～0.5 cm处浆膜引出,打结后,吻合口肠壁自然内翻包埋(图 1-2-41)。

⑤ 间断水平褥式内翻缝合法(Halsted 缝合法):可用于胃肠道吻合口前壁浆肌层的吻合。进出针类似于 Connell 缝合法作褥式缝合,缝针仅穿过浆肌层而不是全层,缝线穿行于浆肌层与黏膜层之间,缝一针打一个结(图 1-2-42)。

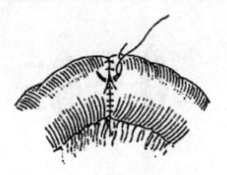

图 1-2-41 间断垂直褥式内翻缝合法
(Lembert 缝合法)

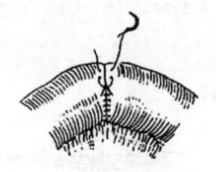

图 1-2-42 间断水平褥式内翻缝合法
(Halsted 缝合法)

⑥ 连续水平褥式浆肌层内翻缝合法(Cushing 缝合法):可用于胃肠道前后壁浆肌层的吻合,缝合方法类似于 Connell 缝合法,只是缝合的层次有所不同。这种方法缝针仅穿过浆肌层而不是全层,缝线穿行于浆肌层与黏膜层之间(图 1-2-43)。

⑦ 荷包缝合法:用于埋藏阑尾残端,缝合胃肠穿孔或固定胃、肠、膀胱及胆囊造瘘等引流管。缝合方法为连续浆膜肌层内翻缝合,但缝线两端待缝合完毕后才行结扎(图 1-2-44)。缝合完毕后,先作一单结,并轻轻向上牵拉,同时将组织如阑尾残端或肠道穿孔边缘内翻。若助手从与线结相对部位上提缝线,将有助于内翻组织的包埋。将内翻组织包埋后拉紧缝线,完成结扎。

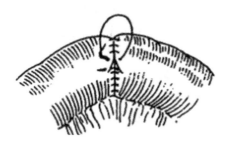

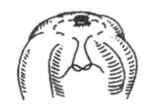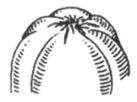

图 1-2-43　连续水平褥式浆肌层内翻缝合法（Cushing 缝合法）　　　　　　图 1-2-44　荷包缝合法

（3）外翻缝合法：常用于血管的吻合和较松弛皮肤的吻合。血管吻合后吻合口两侧的血管边缘组织向外翻出，而血管内壁光滑，遗留线头少，避免血栓形成；也有人将此法应用于缝合腹膜或胸膜，可使腹、胸腔内衬更光滑，减少内脏与腹或胸壁的粘连；松弛的皮肤缝合后皮肤切缘外翻，真皮层和表皮层对合良好，利于皮肤伤口的愈合。

① 间断垂直式外翻缝合法：用于阴囊、腹股沟、腋窝、颈部等处较松弛皮肤的缝合。方法是距切缘 5 mm 处进针，穿过表皮和真皮，经皮下组织跨切口至对侧于距切缘 5 mm 的对称点穿出，接着再从出针侧距切缘 1～2 mm 处进针，对侧距切缘 1～2 mm 处穿出皮肤，由 4 个进出针点连接的平面应与切口垂直，结扎使两侧皮缘外翻（图 1-2-45）

② 间断水平褥式外翻缝合法：适用于血管破裂孔的修补、血管吻合口有渗漏处的补针加固，与连续水平褥式外翻缝合法所不同的是此法每缝合一针便打一个结（图 1-2-46）。

③ 连续水平褥式外翻缝合法：适用于血管吻合或腹膜、胸膜的缝闭。血管吻合的具体方法是采用无损伤血管针线在吻合口的一端作对合缝合一针打结，接着距线结 2～3 mm 于线结同侧血管外膜进针，内膜出针，对侧内膜进针，外膜出针；收紧缝线使切缘外翻。如此连续缝合整个吻合口后打结。同侧进、出针点连线应与切缘平行（图 1-2-47）

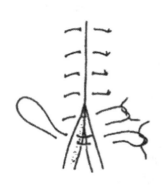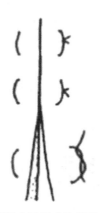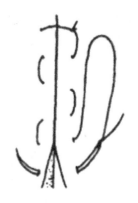

图 1-2-45　间断垂直式外翻缝合法　　　图 1-2-46　间断水平褥式外翻缝合法　　　图 1-2-47　连续水平褥式外翻缝合法

2. 缝合的注意事项

（1）组织分层缝合、严密对合、勿留死腔，是保证伤口愈合的前提，不同的组织对合将致伤口不愈，如表皮对筋膜、空腔脏器的黏膜对浆膜、伤口深面积液等都是导致伤口延迟愈合或伤口感染的主要原因。

（2）根据不同的组织器官类型，选择适当的缝针、缝线和缝合方法。皮肤伤口的缝合宜选用三角针，软组织的缝合一般选用圆针。粗丝线可耐受较大的张力和避免脆性组织的割裂，细丝线可减少组织反应，可吸收缝线在伤口愈合后被机体组织吸收而不留异物，无损伤针线用于血管吻合可避免在血管内壁形成血肿。内翻缝合法一般用于胃肠道和膀胱的缝合，既避免了黏膜外露所致的伤口不愈或瘘的形成，又可使伤口表面平滑，粘连较少。

（3）针距、边距应均匀一致，整齐美观，过密和过稀均不利于伤口愈合。

（4）缝合线的结扎松紧度取决于缝合的对象,如血管缝扎的打结应稍紧一些,而皮肤切口的缝扎应以切口两侧边缘靠拢对合为准,缝线结扎张力过大时,即结扎太紧易致切口疼痛或局部血液循环障碍,组织肿胀,缺血坏死,切口感染化脓,愈合后遗留明显的缝线瘢痕;结扎过松则不利于切缘间产生纤维性粘连,影响切口愈合,甚至遗留间隙或死腔而形成积液,导致伤口感染或延迟愈合。

（七）剪线

1. 剪结扎线

结扎后须将线尾剪短,剪线时线剪刀部大部分闭合。将其未闭合的小部分(1.5 ~ 2 cm)刃部沿结扎线下滑至线结,旋转剪刀前端至需要保留的长度,闭合剪刀,剪断结扎线（图1-2-48）。所留线尾长度要适当。深部组织缝合时,若用可被吸收缝线(肠线),线尾长度需留5 mm;若用不被吸收缝线(丝线),仅需留1 ~ 2 mm线尾即可防止线结松开。留线过长,可致异物反应加重。用丝线缝合皮肤时,剪断结扎线所留线尾长度以 1 ~ 1.2 cm 为宜。过短时不便于拆线,过长则易与相邻缝合线纠缠或陷入切口内。

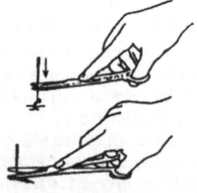

图1-2-48 剪线法

2. 拆线

皮肤切口愈合后即须将皮肤缝线拆除,皮肤缝线的保留日期过长,可发生缝线激惹及针眼感染。要参考患者全身情况、组织愈合能力、缝合张力、缝线种类等因素定拆线日期。用肠线缝合皮肤者,不需要拆线。用丝线缝合者,头颈部手术后要早日拆线。因该部血运丰富,组织愈合快。若手术时皮下组织及筋膜等深层组织缝合严密,皮肤切口张力不大时,可于术后2 ~ 4 日将缝线间隔拆除一半,1 ~ 2 日后再将余线拆除。胸腹部及四肢缝线可于术后5 ~ 7 日拆除。若切口愈合不良,可适当推迟拆线时间。若缝线周围发生感染,应考虑提前拆除部分缝线。

拆线前先用75% 乙醇消毒缝线及其周围皮肤。拆线时左手用镊子轻提线尾,并用剪刀轻压线结侧皮肤,露出原来埋在皮下的部分缝线,剪断。用镊子将缝线自对侧皮肤针孔抽出（图1-2-49）,注意勿使原来露在皮肤外面的缝线拉入针孔。

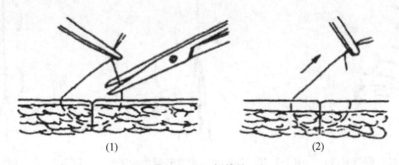

(1)　　　　　　　　　　(2)

图1-2-49 拆线法

（八）引流

为了预防和清除血液、渗出液、脓液及空腔脏器内液在组织间或胸、腹腔内的聚积,常需要适当地安置引流物以便使各种异常积液及时排出体外,以预防、治疗感染,减少毒素吸收,促进组织愈合。

1. 引流物的种类及应用

（1）纱布条:可用浸有常温生理盐水或抗生素等药液的湿纱布条。适用于较浅的化脓性伤口。较大脓腔可用浸有凡士林的油纱布填充、引流。慢性脓腔也可用碘仿纱布条,除引流分泌物外还可杀菌,刺激肉芽组织生长。纱布条不能全部放在脓腔内,必须在脓腔外留有相当部分,以防其遗漏在脓腔内。

（2）橡皮条:将废乳胶手套剪成条状即成。此种引流物质软,不损害组织,适用于皮下组织及其他表浅伤口的引流。安置橡皮条引流时,其外露端须用皮肤缝线线尾结扎固定,以防其滑入并被包埋于组织内,成为异物。一般于手术后24～48小时更换敷料时一次取出。

（3）烟卷引流:用薄橡皮条或废旧手套包裹纱布条,用胶水将橡皮条黏合或用细丝线将之缝成形状及粗细均与烟卷相似的引流物。此种引流物表面光滑、质软而有弹性,能防止伤口两侧组织完全闭合,有利于引流,又不易损伤邻近组织。分泌物或脓液可沿管壁与组织间的空隙流出,也可借管腔内纱布条的毛细管作用将脓液吸出,适用于腹腔、深部组织间隙或脓腔的引流。在烟卷引流的外露部分必须放置安全别针以防其滑入深部腔隙内。术后每天更换敷料时,须将烟卷引流转动360°并剪除1～2 cm,以防脓液堵塞引流空隙及烟卷引流与肠壁、大网膜等深部组织粘连。然后重新放上安全别针。

（4）引流管:常用者为软橡胶管或乳胶管。用以引流深部组织腔隙、体腔或空腔脏器。根据用途不同选用不同规格及前部形状的引流管。一般应用较软的引流管,以免压迫或损伤附近的组织。但在开放式胸腔引流时,常选较硬的橡胶管以防压扁或曲折。

引流管的体外部分须用皮肤缝线结扎或用胶布固定,注意勿使引流管曲折或管腔变窄。

2.注意事项

（1）各种引流物虽具有预防及治疗感染、引流积液、促进组织愈合的积极作用,但任何引流物均为异物,如选用不当或留置时间过久,均可不同程度地引起组织反应和增加继发感染的机会,反而影响组织愈合。腹腔内引流还可引起肠粘连。手术时要适当考虑是否需要放置引流,放置引流物的种类、安放位置及引流途径。术后要妥善处理并及时取出引流物以减少并发症的发生。

（2）任何引流物不应直接放在吻合口或修补缝合处,只能放置在其附近,以防因引流管直接损伤或炎性反应造成缝合处漏液。切不可放置在大血管、神经附近,以防压迫损伤。

（3）放置引流物的种类、数量、安放位置在手术记录中均应有记载。术后观察引流液性质、数量及引流物变化情况,均应记录在病程记录内。

（4）术后更换敷料、处理引流物或引流瓶等操作,均应严格遵守无菌操作技术要求以防继发感染。

（王　斌）

第二章

外 科 休 克

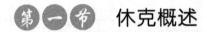 休克概述

一、基本概念

(一) 定义

休克是有效循环容量锐减,以组织器官微循环灌注急剧下降为基本特征的急性循环功能衰竭,是一种由多种病因引起的综合征。其结果是组织的代谢需要得不到满足,炎性介质释放、细胞损伤、细胞功能障碍、器官损害和患者死亡。目前,人们认为休克是从亚临床阶段的组织灌注不足到多器官功能障碍综合征(MODS)的连续发展过程。

(二) 休克的共同特点

组织灌注不足,若组织的灌注能得到及时恢复,则细胞损伤可逆;否则,就不可逆。因此,恢复对组织细胞的供氧、促进其有效利用,重新建立氧的供需平衡和保持正常细胞功能,是治疗休克的关键环节。组织器官灌注不足不是同时发生的,最早是发生在肠系膜血管,之后是骨骼肌,最后才是肾和肝。

有效循环血量是指单位时间内通过心血管系统进行循环的血量,不包括储藏于肝、脾或留于毛细血管内的血量。有效循环血量的维持主要依赖充足的血容量、有效的心排出量和良好的周围血管张力。其中周围血管张力分为阻力血管(后负荷,主要指动脉和小动脉)、毛细血管和容量血管(前负荷)。动脉系统的阻力改变、血液的重新分布、毛细血管的开放充盈程度、动静脉分流的改变、静脉容量血管的扩张、血容量的变化和心功能的改变决定了休克的不同特性,也在很大程度上影响了休克治疗方法的实施。

二、分类

1. 按病因分类

根据病因的不同,休克可分为失血性休克、烧伤性休克、创伤性休克、感染性休克、过敏性休克、心源性休克和神经源性休克。

2. 按发生休克的起始环节分类

按影响有效循环血量的三大因素分为以下四类。

① 低血容量性休克:见于循环容量丢失。

② 心源性休克:基本机制是泵功能衰竭,心排血量(CO)下降。

③ 血管源性休克:又称分布性休克,基本机制是血管的舒缩调节功能异常。在血管源性休克中,一部

分表现为体循环阻力降低,导致血液重新分布,主要见于感染性休克;另一部分表现为体循环阻力正常或增高,主要是容量血管扩张、循环血量相对不足,见于神经阻断、脊髓休克等神经损伤和麻醉药过量。

④梗阻性休克:基本机制是血流的主要通道受阻,又可进一步分为心内梗阻性休克和心外梗阻性休克。见于腔静脉梗阻、心包缩窄或填塞、心瓣膜狭窄、肺动脉栓塞及主动脉夹层动脉瘤。

3. 解剖学分类

休克可以分为3个水平:心性休克,包括心外异常(如心脏压塞)和心内异常(如心肌梗死性心衰竭或心脏挫伤引起的泵衰竭);大血管性休克,如大血管损伤出血;小血管水平的问题,如神经功能障碍或脓毒症。

三、动物模型

久负盛名的 Wiggers 失血性休克模型是先对脾切除后的狗进行动脉插管,给狗放血观察血压下降的效应。当抽血后狗的血压降至预设点[一般在 40 mmHg(1 mmHg = 0.133 kPa)]后,随着体液自动进入血管腔,实验狗的血压会自动迅速回升。血容量的补充分别来自细胞内液和细胞外液。

为了将实验狗的血压维持在 40 mmHg,Wiggers 不得不在休克代偿期不断抽血。在休克代偿期,实验狗都能依靠其自身的储备能力存活下来。机体为了生存会设法维持必需的血流量。然而,在一段时间之后,为了将实验狗的血压依旧维持在预设点 40 mmHg,就必须将抽出的血液回输,这个阶段就称为"失代偿性或不可逆性休克"。最终,在不可逆性休克一段时间后,实验狗死亡。

如果实验狗还未进入休克失代偿期,无论用何种液体进行液体复苏狗都会存活,即使不进行液体复苏,狗也可能通过体内的水获得自身液体复苏。然而,一旦这些狗进入休克失代偿期,其体内储备被耗竭,即使回输血液,还需要额外输入某种液体才会改善生存率。目前,人们将出血性休克模型分为控制性出血和非控制性出血两大类。Wiggers 失血性休克模型属于控制性出血模型,又称为血压-控制性出血模型。另一种控制性出血性休克的动物模型是容量-控制性出血模型(一般保留40%容量)(图 2-1-1)。

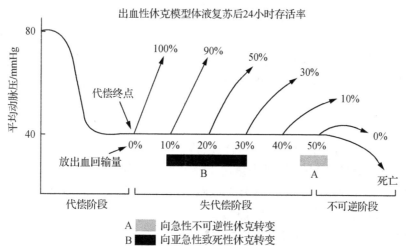

图 2-1-1 出血性休克模型分析

四、病理生理

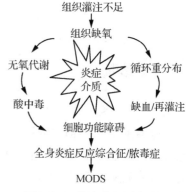

休克的本质是灌注不足导致的组织和细胞缺氧所致的一系列结局(图 2-1-2,表 2-1-1),也就是氧需求(VO_2)和供给(DO_2)之间出现了不协调。当 VO_2 超过 DO_2 时,即形成氧债。低血容量性休克、心源性休克和梗阻性休克的共同特点是 DO_2 减少。所以这三类休克的治疗原则是控制原发疾病和提高 DO_2。感染所致的分布性休克则表现出了极为不同的特性,由于全身炎性反应,氧的需求增加和利用障碍,尽管 DO_2 在

图 2-1-2 休克发展示意图

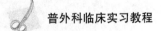

正常范围,甚至高于正常范围,仍有氧债。

表 2-1-1 休克的病理生理

症状	表现
组织缺氧	氧是维持细胞代谢和功能的重要营养底物。组织缺氧的主要环节是 DO_2 不足、VO_2 增加或氧利用障碍(线粒体功能不良)
酸中毒	血乳酸值升高,提示有氧债。乳酸值升高与死亡率呈正相关,但是,血乳酸值升高并不一定都伴细胞缺氧。肝功能不佳时,乳酸不能被清除,血乳酸可持续升高,细胞并无缺氧。有氧高代谢时,血乳酸也可升高
循环重分布	循环对低灌注和低氧血症的反应是产生某些介质导致选择性循环重分布。减少皮肤、皮下组织、肌肉和胃肠道的血流,从而保证心、脑等重要脏器的 DO_2。久之,肠道发生不可逆性损害
肠道在休克中的作用	肠道功能障碍是休克的表现之一,也是各类休克后期的共同归途,是不可逆休克和 MODS 的加速器。肠道损伤的机制是黏膜缺氧和再灌注损伤。正常内脏血流占心排出量的 15%~20%。休克时,内脏血流明显减少,黏膜缺血、细胞缺氧、再灌注损伤接踵而至,使病情进一步恶化。肠黏膜损伤的结局是黏膜通透性增加,肠内细菌或细菌毒素移位进入循环,发生全身炎症反应综合征、触发 MODS

五、临床表现

休克可以分为两期(阶段)四度。休克的典型心血管表现不是在每个患者都可以见到的。一定要认识到临床检查的局限性,把缺乏典型体征的休克患者识别出来。

1. 代偿期

健康人血容量丢失 10%~15% 时,血液灌注开始重分布,内脏、皮肤和肌肉血流减少。这类患者主要出现口渴、倦怠症状;除了心率加快、手足湿冷外,可以没有低血容量的其他临床体征。尿液检查示尿渗透压增加、尿钠降低,饮水后即可改善。因此,对口渴者要注意评估容量情况。

休克的代偿是以内脏、皮肤和肌肉血流减少为代价的。全身性代谢性酸中毒,低灌注组织的缺血-再灌注效应导致体液和细胞因子激活,为 MODS 的发生和患者死亡埋下了祸根。隐性低灌注患者尽管尿量和心肺生命体征可以正常,但是,一定会存在代谢性酸中毒。如果这种低灌注持续超过 12 小时,患者的感染、MODS 和死亡发生率都会显著上升。

2. 失代偿期

循环容量进一步丢失并超出人体的代偿能力时,肾脏、肺和心血管就会发生失代偿。一般来讲,循环血容量丢失在 15% 以内时血压还能顺利维持,丢失量达 20% 时血压才会下降。

(1)轻度:起初表现为心动过速、呼吸急促、尿量轻度减少、焦虑。血压正常,但脉压差缩小。手足湿冷、毛细血管再充盈时间延长(脓毒性分布性休克除外)。

(2)中度:由于肾脏的代偿机制和肾灌注下降,尿量下降,少于 0.5 mL/(kg·h)。心率进一步加快,血压开始下降。患者嗜睡,伴轻度意识错乱。

(3)重度:有严重心率加快和低血压,尿量为零,患者神志不清伴劳力性呼吸困难。

六、诊断

(一)一般监测

血容量减少最早的体征是直位性心率加快,然后是直立性低血压和卧位低血压。血压、心率、血细胞比容、尿量、毛细血管再充盈时间和皮肤温度等指标异常,已非休克早期表现;反之,这些指标正常,也不能反映休克逆转情况,因为它不能反映氧债和组织灌注情况,即使尿量可、平均动脉压(MAP)>10.7 kPa 也不能说明组织没有隐性缺氧。由于机体的代偿机制极为复杂,加上复苏用药的效应交互作用,有时肺毛细血管楔压(PCWP)也不能完全反映血容量情况。

1. 精神状态

精神状态反映脑组织灌流。例如,患者神志清楚,对外界的刺激能正常反应,说明患者循环血量已基本足够;相反,若患者表情淡漠、不安、谵妄或嗜睡、昏迷,反映脑血液循环不良。

2. 肢体温度、色泽

肢体温度、色泽反映体表灌流。如患者的四肢温暖、皮肤干燥、毛细血管充盈时间正常,表明末梢循环已恢复、休克好转;反之则说明休克情况仍存在。但肢体温度、色泽的判断影响因素很多,客观性差。肤色灰白伴甲床苍白都说明血容量严重不足。

3. 血压

血压的个体差异很大。收缩压(SBP)反映全身血管阻力(SVR),舒张压(DBP)反映血容量,脉压反映 CO 和血容量。脉压的大小往往表示休克的存在与否。脉压 < 40 mmHg 提示 CO 降低。脉压 < 20 mmHg,SBP 正常,提示组织灌注不足。脉压正常,SBP 80~90 mmHg,提示组织灌注尚可。维持稳定的血压在休克治疗中十分重要。血压并不是反映休克程度最敏感的指标,观察血压情况时还要强调比较。通常认为 SBP < 90 mmHg 或高血压患者较原基础水平下降 20% 以上、脉压 < 20 mmHg、尿量 < 25 mL/h 是休克诊断的重要依据;血压回升、脉压增大则是休克好转的征象。

4. 脉搏

脉率和脉搏强度往往比血压更灵敏。脉搏增快是血容量不足最早的体征,之后才出现直立性血压下降和卧位血压下降。当血压还较低,但脉率已恢复且肢体温暖者,常表示休克趋向好转。触及桡动脉脉搏示血压≥80 mmHg,扪及股动脉脉搏示血压≥70 mmHg,未及颈动脉搏动示收缩压 < 60 mmHg。通常情况下心率只有 50 次/分的年轻健康人,一旦心率达到了 80 次/分,就很不正常。此外,有些穿入性损伤的年轻患者(有出血但组织损伤不重),表现为相反的心动过缓,而不是休克状态的心动过速。服用 β 受体阻滞剂或安装心脏起搏器的患者不会发生心率增快。

休克指数在低血容量性休克时与左心每搏功呈密切的负相关关系,但在感染性休克时则不然。

5. 尿量

尿量反映肾灌流状况,<20 mL/h 表示休克严重,>30 mL/h 反映肾脏血流灌注良好。

6. 心电图

心电图变化反映心肌有无缺血。

(二)血流动力学监测

1. 中心静脉压(CVP)

正常人的 CVP 在 5~10 cmH$_2$O(1 cmH$_2$O = 0.098 kPa),休克时要求 CVP 维持在 5~8 cmH$_2$O 的理想水平。休克患者没有 CVP"正常值"可言,因为临床上很难根据 CVP 测得值来判断休克患者的容量状态。有些患者的 CVP 达 5 cmH$_2$O 即可,而另一些患者需要达 5 cmH$_2$O 或更高。再者,在休克时心室的顺应性也在不断变化,CVP 不能反映舒张末期容量(前负荷)。因为 CVP 受血管容量、右心功能、胸腔内压及血管张力等诸多因素影响,仅当补液试验前后或利尿试验前后测得动态 CVP 才可正确解读。

CVP 高(>14 cmH$_2$O)提示容量超负荷或右心衰竭,也可以是胸腔内压高或血管强烈收缩。也就是说在心功能和血管张力异常时,CVP 值就很难反映容量状态。此时,应结合血压和尿量分析鉴别。

CVP 低提示容量不足,也可能是急性左心室衰竭。

在无充血性心力衰竭的患者,颈静脉充盈度改变反映了血容量的改变,也间接反映了全身钠含量的改变。

仰卧时,颈静脉塌陷提示血容量不足,需要输含钠溶液。

2. PCWP

肺动脉飘浮导管(Swan-Ganz 管)头部的球囊充盈后在呼气末测得的压力称为 PCWP,正常值 6~

15 mmHg,该压力反映的是左房压力和左心室功能,严重二尖瓣狭窄除外。PCWP 能比 CVP 更准确地反映血容量,尤其在重症患者。充血性心力衰竭前,PCWP 就明显升高。

PCWP 提供的是左室充盈压。要注意的是 PCWP 和右房压不仅受循环血量影响,而且受血管收缩程度、左右心的顺应性及疼痛和激动等交感张力影响。PCWP 低提示低血容量,PCWP 高并不代表血容量充足。

> **注** Swan-Ganz 导管技术属于有创操作,且有发生严重并发症的可能,临床应用时应该严格掌握其使用适应证。肺动脉插管时,3% ~5% 的人可发生并发症,如气胸、血胸、动脉损伤、气栓、静脉血栓形成、肺动脉破裂、导管打结、瓣膜损伤、导管全身性感染和心律失常。

3. CO

通过热稀释法可测得 CO,该数值应在呼吸周期的同一时相反复测定,取其均值。正常值为 4 ~6 L/min。CO 是判断心源性休克的良好指标,但是,对大多数外科患者来说,CO 并不是一个良好指标。

4. 心脏指数(CI)

CI = CO(L/min)/体表面积(m^2)。正常值为 2.5 ~3.5 L/(min · m^2)。

(三)氧代谢监测

脉搏血氧饱和度仪(脉氧仪)或 Swan-Ganz 管可提供许多血流动力学参数和 DO_2 资料,有助于指导治疗和维持心功能。

1. DO_2 与 VO_2

间断动态监测 DO_2、VO_2 和氧摄取率(O_2ext)可早期发现休克,了解组织灌注的纠正情况(图 2-1-2)。

① DO_2 指单位时间内由左心室送往全身组织的氧的总量:DO_2(mL/min) = CaO_2(mL/L) × CO(L/min),正常值为 1 000 mL/min[550 ~650 mL/(min · m^2)]。CaO_2 为动脉血氧含量,主要取决于动脉血氧饱和度(SaO_2)和血红蛋白(Hgb)含量。

$$CaO_2(mL/L) = [SaO_2 \times 1.34 \times Hgb(g/dL) + 0.023 \times PaO_2(kPa)] \times 10$$
$$CaO_2(mL/L) = [SaO_2 \times 1.34 \times Hgb(g/dL) + 0.003 \times PaO_2(mmHg)] \times 10$$

式中,$SaO_2 \times 1.34 \times Hgb$ 为结合氧,而 $0.023 \times PaO_2$ 为物理溶解氧。据此,可以认为 DO_2 主要受循环系统(CO)、呼吸系统(SaO_2)和血液系统(Hgb)影响。正常 Hgb 为 15 g/dL,SaO_2 为 97%,PaO_2 为 10.7 kPa(80 mmHg),CaO_2 = 200 mL/L。

② VO_2 指单位时间内组织从循环中摄取的氧量:VO_2 = ($CaO_2 - CvO_2$) × CO(CvO_2 为静脉血氧含量),也可通过代谢仪直接测定。

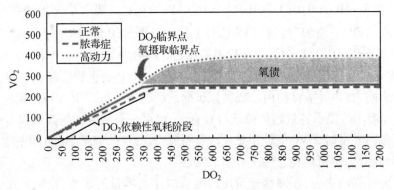

图 2-1-2 DO_2 与 VO_2 的关系

> 注 体重 70 kg 的正常人静息 DO_2 约为 1 000 mL/min,VO_2 为 DO_2 的 25%,约为 250 mL/min。当 DO_2 减少时,在一定范围内,VO_2 依然稳定,此称氧供非依赖性氧耗;当 DO_2 继续减少至临界点以下时,VO_2 开始随之下降,此称氧供依赖性氧耗,见于休克状态。在休克及恢复过程中,机体存在氧债,并且会出现高动力阶段,高动力阶段是循环系统偿还氧债的阶段。

③ O_2ext 指全身组织对动脉氧的摄取率:$O_2ext = VO_2/DO_2 = (CaO_2 - CvO_2)/CaO_2$,正常值为 0.25。$O_2ext > 0.35$ 提示组织摄取氧增多,DO_2 不足。低血容量或心源性休克时,DO_2 降低明显,而反映 O_2ext 的动静脉氧差增大。

2. 混合静脉血氧饱和度(SvO_2)和心肌耗氧量(MvO_2)

抽取肺动脉血检测,正常 SvO_2 为 75%,MvO_2 为 5.3 kPa。SvO_2 由 DO_2 与 VO_2 决定。SvO_2 低提示 DO_2 不足(CO 低、Hgb 低或 SaO_2 低)或 VO_2 增加,混合静脉血氧监测可早期发现 DO_2 不足或血流动力学紊乱。感染性休克的早期即可出现氧输送依赖性氧耗,表现为 SvO_2 不降低或上升、动静脉氧差缩小。这种氧代谢的障碍可能与细胞水平上氧利用障碍,或是微循环中动静脉短路开放、血流分布不当有关。

MvO_2 增高提示 VO_2 减少、A-V 短路、PaO_2 增高或 Hgb 氧离曲线左移。MvO_2 降低提示 VO_2 增加,$MvO_2 < 3.6$ kPa 时细胞代谢已不能维持,< 2.7 kPa 为不可逆性休克。部分组织高灌注,另一部分组织低灌注,MvO_2 可表现为正常。

3. 动脉血乳酸盐

血乳酸盐正常值 1～1.5 mmol/L。血乳酸水平升高能反映低灌注及休克的严重程度,与休克患者的存活率呈负相关。当血乳酸 > 8 mmol/L 时,死亡率 $> 90\%$。

血乳酸盐/丙酮酸盐(L/P)比值是判断细胞有无缺氧的良好指标。正常 L/P 比值 < 10。无氧酵解时 L/P 比值明显升高,L/P > 15 提示细胞缺氧。

轻度酸血症(pH > 7.2)时儿茶酚作用为主:心率增快,CO 增加,血管收缩。

重度酸血症(pH < 7.2)时酸的作用为主:心率降低,CO 降低,血管扩张,甚至恶性心律失常和弥散性血管内凝血(DIC)。

4. 动脉血气

测 pH、HCO_3^-、PaO_2 和 $PaCO_2$。正常值:PaO_2 为 10.7～13 kPa(80～100 mmHg),$PaCO_2$ 为 4.8～5.8 kPa(36～44 mmHg),pH 为 7.35～7.45。$PaCO_2$ 超过 5.9 kPa(45 mmHg),常提示肺泡通气功能障碍;PaO_2 低于 8.0 kPa(60 mmHg),吸入纯氧仍无改善者可能是急性呼吸窘迫综合征(ARDS)的先兆。

5. 胃肠黏膜内 pH(pHi)

在休克组织灌流中胃黏膜首先受影响,而复苏后恢复最迟,pHi 可反映局部缺氧情况。

(四)DIC 监测

对疑有 DIC 的患者,应了解血小板的数量和质量、凝血因子的消耗程度及反映纤溶活性的多项指标。当下列 5 项指标中出现 3 项以上异常,加之临床上有休克及微血管栓塞症状和出血倾向,便可诊断 DIC。这 5 项指标包括:血小板计数低于 80×10^9/L;凝血酶原时间(PT)比对照组延长 3 秒以上;血浆纤维蛋白原低于 1.5 g/L 或呈进行性降低;血浆鱼精蛋白副凝(3P)试验阳性;血涂片中破碎红细胞超过 2%。

七、治疗

目标是增加 CO 和改善组织灌注。有学者强调 DO_2 和 VO_2 超常值的复苏概念,要求达到下列标准:$DO_2 > 600$ mL/(min·m²),$VO_2 > 170$ mL/(min·m²),CI > 4.5 L/(min·m²)。最终目标是防止 MODS。

实施方案:病因治疗(止血、感染灶引流),改善前负荷(恰当输液,如平衡盐溶液),改善心肌收缩力(用正性肌力药物),纠正酸碱紊乱和电解质异常(动脉血 pH < 7.2 时,用碱性药物碳酸氢钠,注意钾和钙的水平)。

（1）一般紧急措施：维持呼吸道通畅，用面罩或鼻导管给氧。尽快控制活动性出血，压迫、包扎出血创口。尽早建立外周静脉通道，采集血样以供血型及交叉配型试验，开始液体复苏治疗。充气式抗休克裤适用于休克患者院前急救。患者须身体平躺，头胸部稍抬高以利呼吸，下肢抬高 20°～30° 以利静脉回流，注意保暖。

> **注** 除了胸部损伤伴低血容量性休克的患者外，紧急静脉切开已经不常用。不过，静脉切开仍然是外科医生的一项基本功。常用的静脉切开部位及静脉是内踝上方 1 cm 处的大隐静脉、卵圆窝处的大隐静脉（汇入股静脉处）、肱骨内侧踝上 1 cm 处的正中贵要静脉和肘窝外侧的头静脉。切开皮肤全层后，要用血管钳在皮下平行血管走向钝性分离静脉，不要垂直分离，也不要用剪刀分离，以免伤及塌陷的静脉及其周围的皮神经。

（2）保持理想的 DO_2：理想的 DO_2 依赖于 SaO_2、Hgb 浓度和 CO，应保持 $SaO_2 > 90\%$（图 2-1-3）。如扩容效果不理想，应考虑输入红细胞，一般主张将 Hgb 维持在 110～130 g/L。增加 DO_2 最有效的环节是提高 CO。

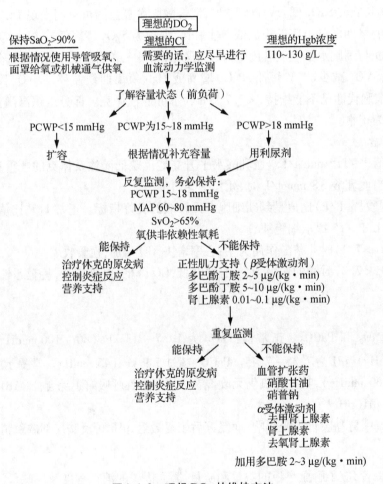

图 2-1-3　理想 DO_2 的维持方法

> **注** 休克治疗的重中之重是液体复苏。绝对不要一味地把时间花在休克的病因诊断方面，而耽误了液体复苏。不过，液体复苏的时机和特性取决于休克的类型及机体受伤害的时机和严重程度。快速临床检查就能为初步诊断提供足够线索（即使出血或脓毒症的源头尚不清楚）。如果一开始休克的病因难以确定，比较安全的办法是假定其病因为低血容量性休克并着手液体复苏，然后评估机体对输液的反应。
>
> 对活动性出血患者（严重创伤、主动脉瘤破裂、消化道出血），在出血点未得到控制的情况下实施大容量的液体复苏，其结局会事与愿违。血压上升会增加出血，输液降低了患者的体温，还稀释了体内的凝血因子。对这类患者，手术控制出血不得延误，液体复苏应该与外科手术同时进行。
>
> 相反，对肠梗阻患者和低血容量性休克患者，就必须在外科手术前进行满意的液体复苏，否则，外科手术带来的额外损伤和造成的低血容量会加重炎症过程的活化，增加终末器官损害的发生率和严重程度。

轻度休克,单用输液即可纠正,不必监测血流动力学。

中、重度休克应该用 Swan-Ganz 管来指导治疗,以获得最佳 CO(>4.5 L/min)和 DO$_2$[>600 mL/(min·m^2) 或输送非依赖性氧耗]。扩容至 PCWP 在 6 ~ 15 mmHg、SvO$_2$ >65%、MAP 8 ~ 10.7 kPa(60 ~ 80 mmHg)、输送非依赖性氧耗最理想。无条件用 Swan-Ganz 管来指导治疗时,复苏的目标为:血压恢复[SBP >16 kPa (120 mmHg) 或 MAP 8 ~ 10.7 kPa]、心率下降(<90 次/分)、尿量增多[>60 mL/h 或 0.5 ~ 1 mL/(kg·h)]、酸中毒纠正。

休克时输液的速度、量及种类取决于体液丢失的程度。开始时可按 10 ~ 25 mL/(kg·h)快速输入乳酸钠林格液,严重容量不足者可以在开始 10 ~ 15 分钟快速输入 1 000 ~ 1 500 mL。若晶体液扩容效果不理想,应考虑输入红细胞(保证理想的 Hgb)或胶体液。晶体液扩容的缺点是时效短、效力低,1 小时后,仅 25% 存留于血管内。胶体液可根据情况选用中分子羟乙基淀粉、右旋糖酐或白蛋白。要注意的是,大量输注胶体液对肺和肾功能不利。

> **注**　液体复苏的要诀是医生坐在患者床旁,反复对患者的临床指标进行评估。在什么情况下可以认为液体复苏的目标达到了,有时很困难。必须结合尿量、血乳酸值和碱剩余一并分析,不能仅凭生命体征判断。
> 机械地按照预先计算的方案进行补液或依据"远程会诊"意见对休克患者做液体复苏,其代价很可能是患者的死亡率增加。

主张胶体液复苏者认为大分子物质在血管内滞留时间长,有利于血压的维持;主张晶体液复苏者认为白蛋白会漏至血管外,休克时更容易漏出,因此,用晶体液复苏更安全,且晶体液价格低廉、来源丰富。作者认为,如果目的是增加前负荷、增加 CO 和血液,用晶体液即可;若目的是提高氧输送,则应该补充红细胞。

补液试验可动态观察心血管系统对快速输液的反应,用于判断休克的状态。

方法:在 10 分钟内快速输入晶体液 250 mL,观察心率、血压和 CVP(PCWP)的变化,根据这些变化将患者分类。

① 正常人的反应是 CVP 升高 2 ~ 5 cmH$_2$O(PCWP 升高 3 ~ 7 mmHg)后又在 10 ~ 20 分钟内逐渐恢复至原先水平。若 CVP 升高 2 cmH$_2$O(PCWP 升高 3 mmHg),提示容量不足,应扩容;若 CVP 升高 >5 cmH$_2$O(PCWP 升高 7 mmHg),提示容量不足或心功能不全,应停止输液。

② 高反应是指在快速液体输入后,CVP 大幅度升高并长时间维持,提示前负荷高、心功能障碍或容量超负荷。

③ 有反应是指在快速液体输入后,患者的心血管状态有改善,并能维持。这种患者没有活动性体液丢失,但是,还需要补充至正常容量状态。

④ 短暂反应是指在快速液体输入后,患者的心血管状态有改善,但很快就在 10 ~ 20 分钟内回到之前的状态。这种患者有中等程度的持续性体液丢失(显著出血或体液转移,结果是血管内容量缩减)。

⑤ 无反应是指在补液试验后 CVP 不变,提示患者存在严重容量不足,还可能存在比较严重的持续性出血。

3. 心血管药物

休克时应用血管加压药物的主要目的是提高组织的血流灌注。药物输注时最好采用输液泵,精确调控,并监测血压、脉搏、CVP 等,通常应维持 SBP 在 14.7 ~ 17.3 kPa(110 ~ 130 mmHg),DBP 在 8.0 ~ 10.6 kPa(60 ~ 80 mmHg)。

前负荷补足后,若病情无好转,应该考虑用正性肌力药物,常用于休克治疗的正性肌力药物有多巴酚丁胺、肾上腺素及去甲肾上腺素,应用哪种药物最佳无定论。要注意的是,在严重酸中毒情况下,这些正性肌力药物难以发挥作用。

4. 治疗原发病

导致休克的原发病也是治疗的重中之重,针对原发病的治疗会对休克有明显的改善。

5. 纠正酸碱失衡

休克的根本治疗措施是改善组织灌注,并适时和适量地给予碱性药物。目前对酸碱平衡的处理多主张"宁酸勿碱",酸性环境能增加氧与血红蛋白的解离从而增加向组织释氧,对复苏有利。另外,使用碱性药物须首先保证呼吸功能完整,否则会导致 CO_2 潴留和继发呼吸性酸中毒。

第二节 低血容量性休克

低血容量性休克(hypovolemic shock)是外科临床上最常见的一种休克,特点是循环容量丢失,结果 CO 减少,DO_2 减少。体液丢失的原因各异:失血多见于创伤、肝脾破裂、上消化道出血等;血浆及细胞外液丢失可见于创伤、烧伤、急性胰腺炎或肠梗阻等。

一、临床表现

高级创伤生命支持(ATLS)教程把休克分为 4 个等级(表2-2-1)。一般而言,这种归类主要适用于出血性休克,有助于血液丢失的粗略评估和指导治疗。其要点包括以下几点。

① 血容量减少最早的体征是直立性心率 >100 次/分时血容量丢失至少20%(1 000 mL),然后是直立性低血压(1 500 mL)和卧位低血压(2 000 mL)。

② α 或 β 受体阻滞剂及心脏起搏器会妨碍人体的血流动力学反应,这些患者在低血容量情况下的第一征象是严重低血压。这种患者休克与充血性心力衰竭的分界线很窄,需要借助 Swan-Ganz 管指导补液。

③ 大量失血的患者也可以有心动缓慢。

④ 低血压一般提示需要输血或补入含钠溶液。

表2-2-1 出血性休克的4种程度(引自 ATLS 教程)

指标	I级	II级	III级	IV级
血容量丢失	0~15%	15%~30%	30%~40%	>40%
体重70 kg男性失血量/mL	<750	750~1 500	1 500~2 000	>2 000
中枢神经系统	微焦虑	轻度焦虑	焦虑或意识模糊	意识模糊或嗜睡
脉率/(次·分$^{-1}$)	<100	>100	>120	>140
血压	正常	直立下降	下降	下降
脉压	正常	下降	下降	下降
呼吸频率/(次·分$^{-1}$)	14~20	20~30	30~40	>35
尿量/(mL·h^{-1})	>30	20~30	5~15	少得难以计量
输液	晶体	晶体	晶体+血	晶体+血

ATLS 教程最大问题在于缺乏严格的科学数据。这些生理改变在患者之间的差异可以很大,尤其在儿童和老人。一般来讲,即使在大量血液丢失的情况下,儿童的代偿能力比较好,因为儿童的体内含水量比较高。但是,一旦进入失代偿期,休克病程就会急转直下。老人的代偿能力比较差,一旦老人的休克进入生理衰竭期,休克病程就趋向于崩溃,因为老人的体液不那么容易进入血管内,心脏储备也比较差。

二、血流动力学

典型的低血容量休克表现为左、右充盈压均下降(CVP下降、PCWP下降),CO 减少或正常,外周阻力增加,以及 SvO_2 降低。

三、诊断

对创伤、发热、呕吐、腹泻、腹痛、烧伤的患者应及时考虑是否存在低血容量性休克。分别测定卧位、坐位和立位的血压及心率,有助于低血容量性休克的诊断。患者精神差,尿量明显减少,血流动力学检测也有助于本休克的诊断。

低血容量性休克复苏后临床征象改善不明显者,应置入中心静脉导管或肺动脉导管行血流动力学监测。仅当补液试验前后或利尿试验前后测得 CVP 或 PCWP 才可正确解读。

四、治疗

除了急性失血性休克需要同时补足容量和手术止血外,低血容量性休克的治疗要点是尽快补足容量,其次是病因治疗。低血容量性休克患者用正性肌力药物治疗很少有益。

1. 一般治疗

低血容量性休克治疗的"ABC":A,即保持呼吸道通畅;B,即保证良好的通气,必要时行气管插管或气管切开机械通气;C,即维持良好循环。

2. 补充丢失的血液或体液

低血容量性休克的主要治疗措施是尽快补足容量,要求依据临床诊断在数分钟内启动液体复苏,不要因等待实验室结果而耽误复苏的时间。先开通两条大口径输液通道(至少 16 G 针头)。这些静脉通路可通过经皮穿刺技术在非受伤肢体建立,然而,血容量严重丢失的患者外周静脉塌陷,建立静脉通路的唯一方法是静脉切开,踝部的大隐静脉适合此操作,也可选择经皮穿刺股静脉或行股静脉切开。锁骨下静脉和颈内静脉不适合立即建立静脉通路,因为塌陷的静脉穿刺难以成功,且容易发生血胸或气胸。在血容量得到纠正后,再行静脉穿刺插管就相对安全,还可置入 Swan-Ganz 管或中心静脉导管指导输液。无条件时,应输液至没有口渴、尿量达 $0.5 \sim 1.0$ mL/(kg·h)、尿液分析正常、MAP $65 \sim 70$ mmHg、代谢性酸中毒改善、心率正常、精神状态恢复为宜。

> 注 低血容量的处理要点是遵循补液过量原则,体液过多总比器官功能衰竭容易处理。患者一般不会死于低血红蛋白,但常常会死于低血容量,因此,在低血容量性休克怎么强调容量补充都不过分。

(1)快速扩容:无论是哪一种失液,在初期复苏时都输乳酸钠林格液(按 20 mL/kg)。休克严重时,可在 15 分钟内快速输入 2 L(小儿 20 mL/kg),此称为快速液体输入(fluid bolus)。同时,密切观察,随时调整输液速度,直至尿量满意。患者对补液的反应是指导下一步补液治疗的最佳指标。若经两次快速液体输入后,患者血流动力学仍无变化或有大出血临床表现,即为输全血或红细胞的指征。

失血性休克在出血控制前应该实行允许性低血压策略,目的是将无细胞液的用量降至最低,避免把血凝块冲脱。在出血控制后立即积极着手损害控制性复苏(damage control resuscitation),又称止血性复苏(hemostatic resuscitation)。要特别关注患者对输液的反应和液体复苏的终点,确保患者的体液完全复苏,减少器官衰竭的发生率和严重程度。

止血性复苏要点包括以下几点。

① 出血性休克的重点是外科止血。在外科出血得到确切控制前,采用允许性低血压策略。

② 尽量减少晶体液(如乳酸钠林格液和生理盐水)的应用,它们是创伤患者全身炎症反应和多脏器损害(ARDS、腹腔室综合征)的元凶。

③ 首选5%高张盐水(HTS)复苏。

④ 早期应用血制品。尽可能使用新鲜全血复苏。如果没有全血,就只能选择成分血输入,将压积红细胞(尽可能新鲜)鲜冻血浆和血小板按1:11输入。

⑤ 考虑用重组因子Ⅶa 或因子Ⅸ。

⑥ 注意保温,避免发生低体温。

（2）休克裤：充气后压迫腹部和两下肢，增加回心血量。不良反应是进一步加重了下肢灌注不足和缺氧。主要适用于紧急时或现场急救时，尤其适用于骨盆骨折。心源性休克、胸外伤、膈外伤和妊娠是休克裤的禁忌证。

（3）胶体液和高渗盐水：在低血容量性休克时，胶体液（鲜冻血浆、右旋糖酐、羟乙基淀粉）和高渗（3%~7.5%）盐水的应用仍然有分歧意见。理论上，这些液体的扩容效果比等渗液好，还可减轻肺间质水肿，因为等渗液在进入血管的同时也进入组织间隙。但是，在创伤性休克的复苏中，多中心前瞻性研究未显示其优越性。如休克系失血所致，并对晶体液复苏反应短暂，应尽快交叉配血后输血。失血量大、有贫血的休克患者应输血。紧急情况下可先抽取患者的血标本，然后再输入 1 单位不需要配型的 O 型 Rh 阴性浓缩红细胞。如因条件所限不能输血时，可适当给予血浆增量剂，如中分子右旋糖酐、羟乙基淀粉等。注意维持血细胞比容在 30%~35%，在此范围内血液流体特性维持得最好，并且有足够的携氧能力。

（4）对因治疗：立即找出失液或失血的原因，进行止血处理，必要时手术。严重心肺衰竭的出血性休克患者有时可以在急诊室剖胸夹闭降主动脉。

举例 1 男性，55 岁，血管外科手术后 14:00 回病房，没有疼痛，呼吸正常。吸入氧浓度为 40% 的情况下经皮血氧饱和度（SpO_2）为 98%，生命体征基本平稳，心率稍高（99 次/分）。前 3 个小时生理盐水的输入速度是 100 mL/h，尿量为 50 mL/h。16:00 时患者的生命体征如下：心率 137 次/分，血压 89/50 mmHg，体温 36.9 ℃，吸入氧浓度 55% 的情况下 SpO_2 92%，前 1 个小时尿量为 30 mL。腹部胀，皮肤苍白。心电图检查除心率加速外，未发现其他异常。根据上述情况，请给出该患者休克的病因诊断。

该患者手术刚结束，无发热，有腹胀，可以先排除感染性休克。没有疼痛，心电图正常，也没有其他心脏情况，基本可以排除心源性休克。根据临床情况，可能性最大的是低血容量性休克，依据有腹胀、心率加速、血压低、尿量少等表现，考虑内出血可能性最大。

举例 2 男性，72 岁，行腹主动脉瘤修补术后 18 小时，气管插管机械通气，呼之能睁眼，四肢能自主活动。体温 38.2 ℃（肛温），脉搏 120 次/分，呼吸 28 次/分，血压 10/6.7 kPa，前 3 小时尿量 10 mL。平卧位检查发现全身皮肤湿冷，甲床苍白有斑纹，颈静脉塌陷，心音正常，无奔马律，两肺呼吸音粗，腹胀。

从临床表现看，患者有休克。根据血压 = CO × SVR，该患者血压低、SVR 高（全身皮肤湿冷，甲床苍白），CO 必然低。CO = 每搏排出量 × 心率，该患者心率快，每搏排出量必然低。每搏排出量又与心脏前负荷、心肌收缩力及后负荷有关，该患者 SVR 高即后负荷增加，由于交感张力高，心肌收缩力可能增强，前负荷很可能低，即很可能有血容量不足。但还不能完全排除心功能不全，要测心功能指标。经检测初始 CVP 为 0~2 cmH_2O。快速输入乳酸钠林格液 1 L 后，CVP 为 2 cmH_2O，提示输液有效，再快速输入乳酸钠林格液 1 L 后，CVP 为 6 cmH_2O，心率降至 95 次/分，血压升至 14.7 kPa，尿量升至 55 mL/h。说明休克已基本纠正。

3. 纠正酸中毒

随着血容量补充与静脉回流恢复，乳酸大量进入血液循环，适当补充 5% 碳酸氢钠，有助于维持心肌收缩性及对血管加压药物的反应。

4. 复苏目标

应能保证 SaO_2 >90%，Hgb >100 g/dL，PCWP 在 2.0~2.4 kPa（15~18 mmHg），MAP 在 8.0~10.6 kPa（60~80 mmHg）。在没有 CVP 或 PCWP 监测情况下，复苏应达到使尿量维持在 0.5~1 mL/（kg·h）、心率与血压正常、神志清醒、毛细血管充盈良好的目标状态。

第三节　感染性休克

一、定义

血运感染是感染在局部未能得到控制,细菌得以进入血流而引起的感染。细菌在血液循环中繁殖、产生毒素出现全身性脓毒症(systemic sepsis)。细菌的外毒素和内毒素可以损害许多脏器的功能。大量内毒素可以导致感染性休克,每千克体重 1 μg 的内毒素在 2 小时内即可引发不可逆休克而死亡。

自我伤害性防御衰竭综合征(autoaggresive defense failure syndrome):该综合征还有许多其他名称,如全身炎症反应综合征、脓毒综合征和第三类腹膜炎。除了缺乏活动性感染灶的证据外,该综合征具有全身性脓毒症的所有特点。分离出来的往往是一些低致病性细菌,如多重耐药凝固酶阴性葡萄球菌、肠球菌和假单胞菌。该综合征一般在感染或感染性休克发作、在强效抗生素成功治疗后 3 周左右出现,主要原因是促炎与炎症调节过程失去控制。当下还无有效治疗方法。

二、病因和分类

大多数感染性休克是革兰阴性菌暴发性脓毒症,也可能是革兰阳性菌或真菌引起。常见病因有胆道系统感染、泌尿生殖系感染、肺部感染、伤口软组织感染、脓肿和静脉导管感染。

按照感染性休克的临床表现与血流动力学的某些特点,其可以分为高动力型、低动力型两种。前者表现为外周血管扩张、皮肤比较温暖、尿量与脉压基本正常、全身血管阻抗降低、CO 正常或增高,又称为高排低阻型;低动力型表现为脉搏细速、皮肤湿冷、外周血管收缩、全身血管阻抗增加、CO 减少,又称为低排高阻型。实际上这些不同类型可能只是感染性休克演变过程中不同时相的表现。

三、病理生理

进入血流或组织的病菌及其产物,刺激单核、巨噬细胞及内皮细胞生成炎性因子[白细胞介素(IL)-6、IL-8 等],诱生或释出大量的内源性介质(血小板激活因子、前列腺素、补体、一氧化氮等)。内源性介质可引起:心脏做功进行性减弱;血管张力降低、外周血管扩张;中性粒细胞与红细胞在毛细血管内黏附、集聚,凝血系统激活,微循环中微栓塞形成;血管内皮损伤及通透性的增加,使得血浆外渗、组织水肿,加剧容量减少且使氧弥散距离增加;毒素、介质对线粒体的直接、间接作用影响氧代谢,尽管 DO_2 并不下降甚至增加,但氧利用的障碍导致组织缺氧、无氧代谢增强,SvO_2 较高。

感染性休克时动静脉氧含量差减小,原因:动静脉短路开放;内毒素抑制细胞功能,线粒体对氧的利用受损;氧代谢下调;分布异常(微血栓、水肿、局部血管强烈收缩等原因所致的毛细血管梗阻)导致 VO_2 减少和 O_2ext 减少。全身性感染患者的病理性分流还未被证实,但可能存在生理性分流。许多全身性感染患者血 L/P 比值并不升高,不支持微循环灌注不足的理论。

四、临床表现

早期为高动力状态(暖休克),患者面部潮红、四肢暖、有精神错乱,血压下降,脉压差增大,SVR 明显降低,呼吸加快。CO 明显增加,可达每分钟 10 L。除高动力外,还有高代谢,表现为静息能耗增加、糖异生增加、分解代谢增加、VO_2 增加,因此高血糖、糖尿和呼吸性碱中毒的出现往往提示感染性休克早期。休克进一步发展,由于心肌功能减弱,后期为低动力状态(冷休克),低动力型休克是一种失代偿状态,特点是体温升高或降低、CO 减少、少尿、白细胞升高或减少、精神状态不佳。最终周围血管收缩,出现四肢

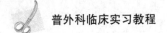

厥冷,患者出现低血容量性休克的一些特征。低动力型休克的死亡率比高动力性休克高。

血培养或感染部位病原菌的检出有助于脓毒症的确诊。

五、血流动力学

早期为 CI 升高、SVR 降低、周围动脉扩张、脉压差增大,但内脏血流灌注不足、CVP 一般降低。后期为低动力性,特点是 CI 减少、心率增加、血压下降、少尿、外周阻力增加或降低。感染性休克时,尿量往往不能完全代表肾灌注的真实情况,此时肾保钠减少、排水增多,若不注意输液可很快出现氮质血症。

六、治疗

感染性休克的治疗重点是控制原发感染灶(抗生素、引流、清除坏死组织),建立理想的 DO_2 和 VO_2,防止发生 MODS。在外科感染性休克患者,其存活率与外科干预和抗生素使用的早晚及正确与否息息相关。

(1)外科清创、切开引流。

(2)抗生素治疗。

① 覆盖革兰阳性和阴性菌的抗生素:哌拉西林他唑巴坦 3.375 g 静脉注射 + 头孢曲松 1 g 静脉注射,或亚胺培南 1 g 静脉注射。

② 有适应证时,加用抗生素如下:假单胞菌,加用庆大霉素或头孢吡肟;甲氧西林耐药金黄色葡萄球菌,加用万古霉素;腹腔内或头/颈部厌氧菌感染,加用克林霉素或甲硝唑;无脾患者,加用头孢曲松治疗脑膜炎奈瑟菌、流感嗜血杆菌;中性粒细胞减少患者,加用头孢曲松或亚胺培南。

(3)液体复苏和血管加压药:在静脉输入 2～3 L 液体后如果患者没有反应,开始用血管加压药(去甲肾上腺素、多巴胺等),逐渐增加至有效应。目标为 MAP > 65 mmHg。

(4)皮质激素:对疑有肾上腺功能障碍者,可用氢化可的松 100 mg 静脉推注。

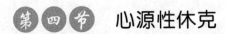 **第四节 心源性休克**

心源性休克是心脏泵功能不良,是心肌功能严重受损所致的 DO_2 极度减少。

一、病因

心源性休克最常见的原因是缺血性心脏病和心律失常。

二、临床表现

面色苍白、皮肤冷、毛细血管再充盈缓慢,患者表现安静或恐惧。心脏压塞者表现为颈静脉怒张、血压下降;张力性气胸者可见气管移位、病侧无呼吸音、呼吸困难。

三、血流动力学

CO 一般减少,外周血管阻力高,脉压差缩小,心脏压塞时 CVP 高。$CI \leqslant 2.2 \, L/(min \cdot m^2)$,在排除低血容量性休克后,可诊断为心源性休克。

四、诊断

心源性休克与低血容量性休克在血流动力学参数上的不同点是 CO 降低、CI 降低、CVP 和 PCWP 等心充盈压的指标增高。

心肌的功能和 CO 取决于：心肌收缩力，即心肌的正性肌力状态；前负荷，即舒张末期容积；后负荷，即心肌收缩时遇到的阻力；心率。这 4 点都可以通过 Swan-Ganz 管、CO、血气和其他检查了解。

从 CO 可判断心肌收缩力，增加心肌收缩力的药物有洋地黄类和多巴胺、异丙肾上腺素、去甲肾上腺素等拟交感药物。

CVP 和 Swan-Ganz 管可了解心脏的前负荷，借此决定输液和其他治疗措施。

必须警惕的是，心源性休克并不限于心脏疾病，低血容量性休克和感染性休克时也可并发心源性休克，此时的处理更需要临床医师的经验和智慧。

五、治疗

CO 与前负荷成正比，与心肌收缩力成正比，与后负荷成反比。心源性休克的治疗原则是在治疗原发病（如对心脏压塞者行心包穿刺）的同时，保证容量充足（前负荷）。治疗目标是保证 DO_2，尽可能不增加心肌氧耗，措施如下：

1. 尽可能增加前负荷

心源性休克的治疗首先是增加前负荷，因为增加前负荷仅增加很少的心肌氧耗。方法是快速输入 250 mL 液体（伴肺水肿时输液要小心），观察 PCWP 和 CO。如果 CO 增加而 PCWP 增加不多，可继续输液。反之，如果 CO 增加少而 PCWP 增加多，则应考虑第二步，即降低后负荷。

2. 降低后负荷

降低后负荷也不增加心肌氧耗，但可使 CO 增加。单纯降低后负荷的药物是血管扩张剂（硝普钠、酚妥拉明、硝酸甘油），用这些药物时务必使 SBP 维持在 12.7 ~ 13.3 kPa，DBP > 7.3 kPa，以保证冠状动脉灌注。

3. 用正性肌力药物改善心肌收缩功能

降低后负荷无效或不允许降低后负荷时，可用正性肌力药物，选用能增加心肌收缩力又很少增加心肌氧耗的药物。缺血、缺氧、水肿、酸中毒、肥厚、循环中存在的心肌抑制因子均可影响心肌收缩力。常用多巴胺 3 ~ 5 mg/(kg·min) 或多巴酚丁胺 5 ~ 10 μg/(kg·min)，一般不主张用异丙肾上腺素。多巴胺可能会增加心源性休克患者的死亡率，应用时要注意。同时需要收缩血管和增加心肌收缩力时，可用肾上腺素或去甲肾上腺素，此时心肌的氧耗增加。

4. 其他

对严重病例，可用机械干预（主动脉内球囊反搏）改善心肌功能，降低心肌 VO_2。心动过缓和心动过速均可使 CO 减少，前者可用起搏器处理，用利多卡因或洋地黄可奏效，也可用电转复。

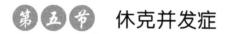 休克并发症

一、多器官功能障碍综合征

人们发现非感染性损伤（如创伤、胰腺炎、烧伤及大量输血）所造成的多器官功能障碍综合征（MODS）与细菌培养阳性的感染性 MODS 无区别。同时还发现许多不同的疾病，包括感染性和非感染性疾病，可引起相同的临床症状，提示在全身炎症反应综合征（SIRS）中有共同的中介因素参与。外科患者常见的感染源是消化道穿孔、胆道感染、泌尿道感染、烧伤及静脉导管感染。

（一）定义

下列指标达到 2 项或 2 项以上即可确诊 SIRS：体温（中心体温）> 38 ℃ 或 < 36 ℃；心率 > 90 次/分；呼吸 > 20 次/分（自主呼吸患者）或 $PaCO_2$ < 32 mmHg（4.27 kPa）；白细胞数 > 12×10^9/L 或 < 4×10^9/L 或外周血涂片未成熟（杆状核）粒细胞 > 10%。

脓毒症诊断标准则是 SIRS 的诊断标准 + 诊断明确的感染灶；重症脓毒症的诊断须满足脓毒症的诊断标准 + 器官功能障碍或组织低灌注。组织低灌注的指标：收缩压 < 90 mmHg；收缩压在正常的基础上下降 > 40 mmHg；乳酸酸中毒；少尿；急性神志改变。

感染性休克（又称脓毒性休克）：符合重症脓毒症诊断，同时患者伴有静脉输液复苏无效、需要用正性肌力药物或升压药维持收缩压的情况。

MODS 是指两个或两个以上的器官发生功能障碍，两个器官功能衰竭的患者病死率为 50%～60%，4 个或 4 个以上器官功能衰竭者，病死率几乎达 100%。

（二）病理生理

上述定义告诉我们，从 SIRS 到 MODS 在病理生理上是一个逐渐加重的连续过程。MODS 的发生机制目前流行的是二次打击学说：严重损害（如手术、创伤）构成第一次打击。第一次打击激活免疫细胞，使促炎症反应因子（PIC）释放，PIC 包括肿瘤坏死因子-α（TNF-α）、IL-1、IL-2、IL-6、IL-8、前列腺素 E_2（PGE_2）、γ-干扰素、磷脂酶（PLA）、血小板活化因子（PAF）、氧自由基，构成第二次打击。休克时，由于血流重新分布，肠道血流减少最为显著，缺氧最为严重。其中肠黏膜的缺血尤为显著。此外，还可发生淋巴细胞和内皮细胞的激活、炎性介质的释放。肠黏膜缺血和炎性介质释放均可造成肠黏膜损伤，结果发生毒素/细菌移位，导致 MODS。

（三）分类

MODS 分为原发性和继发性两种。

1. 原发性 MODS

原发性 MODS 是指第一次打击直接引起器官功能障碍，如胸部创伤直接引起肺挫伤、挤压伤所致的肌红蛋白性肾衰竭。在这类 MODS 的发病和进展中，SIRS 所占比重很低。

2. 继发性 MODS

继发性 MODS 不是损伤的直接后果，而与机体异常炎症反应引起的自身性破坏关系密切，即与第二次打击（图 2-5-1）有关。原发损伤引起 SIRS，而异常炎症反应继发性地造成远隔器官发生功能障碍。

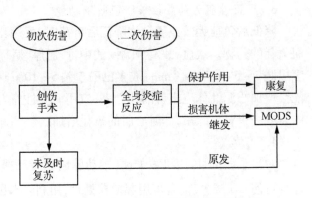

图 2-5-1 MODS 的二次打击学说示意图

（四）临床表现

SIRS 和 ARDS 的临床特点是发热、心率快、血压下降、少尿、精神状态改变。

1. 肺功能障碍

见本章第六节。

2. 胃肠功能障碍

胃炎、胃溃疡、消化道出血（24 小时内需输血 400 mL 以上）、肠麻痹、胰腺炎、非结石性胆囊炎、消化不良和黏膜萎缩。肠黏膜屏障破坏后易发生细菌/毒素移位。

3. 肝功能障碍

肝功能是否发生障碍，主要看胆红素、凝血酶原时间（PT）和活化的部分凝血活酶时间（APTT）、利多卡因代谢试验、GC 球蛋白测定。血胆红素 > 34 μmol/L,并伴有转氨酶较正常升高 1 倍以上,考虑有肝功能障碍。

4. 肾功能障碍

肾功能障碍主要表现为尿少和血肌酐浓度升高。血肌酐 > 177 μmol/L,或原有肾脏疾病者血肌酐浓度升高 1 倍以上为肾功能障碍。

（五）治疗

MODS 重在预防。与休克的治疗一样,MODS 的治疗目标也是建立理想的 DO_2 和 VO_2。通过合理地扩容、输红细胞及应用血管加压药物（β 受体激动剂、血管扩张剂,偶尔还可用 α 受体激动剂来增加心肌收缩力,降低后负荷,增加 MAP 和灌注压）。上述治疗应尽可能在肺动脉插管等侵入性监测指导下进行（表 2-5-1）。

在外科重症监护病房(SICU)中,由于病情的不同,患者的监测可以是脉搏和血压等一般监测,也可以是肺动脉压或 PCWP 等有创监测。一般来说,有创监测的多少反映了病情的严重程度,这就是管道定律:病情越重,所用的监测管道越多,患者存活可能性越小。还应该注意的是,有创监测会带来许多医源性并发症。应该避免顶级综合征(everest syndrome ）的发生,这种综合征确实存在。在做有创监测前,一定要分析该监测的必要性,能否用更安全、更廉价的方法替代有创监测。尽可能避免用动脉插管。同样,对鼻胃管、外周静脉管、Swan-Ganz 管和 Foley 尿管也应尽早拔除。

表 2-5-1 给氧时 FiO_2 的估计

给氧方式	100% 流速/(L·min⁻¹)	FiO_2/%
鼻导管	1	24
	2	28
	3	32
	4	36
	5	40
	6	44
面罩	56	40
	67	50
	78	60
面罩加贮气袋	6	60
	7	70
	8	80
	9	90
	10	>99

二、急性呼吸窘迫综合征

（一）定义

急性肺损伤(ALI)表述的是肺对广义伤害的一种反应,这些伤害可以直接作用于肺,也可以是机体其他部位的损伤或炎症作用于肺部的结果。ARDS 则代表了一种比 ALI 更严重的情况,是以肺泡和肺内皮屏障损伤、两肺满布急性炎症反应和高蛋白渗液性肺水肿,伴加速纤维化为特点的急性呼吸衰竭。

（二）病理生理

二次打击（炎症反应）使得肺毛细血管内皮细胞受损,血液成分渗漏,发生肺间质水肿。缺血和炎症反应引起肺泡Ⅱ型细胞损害、肺不张,最终发生 ARDS。

ARDS 的特点:通气-灌注失调、非心源性肺水肿、功能残气量减少、顽固性低氧血症、胸部 X 线示弥漫

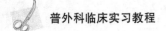

性浸润、肺顺应性降低。ARDS 的死亡率 >50% 。

（三）分期

1. 渗出期

在典型病例中，该期在起病后持续 1 周，由于肺泡上皮破坏，富含蛋白质的水肿液和白细胞溢入肺泡。肺 Ⅱ 型细胞破坏使得肺泡液的正常转运和表面活性物质的产生发生障碍，结果肺泡内充满液体、肺泡萎陷。组织学上表现为弥漫性肺泡损害（肺间质水肿和小片肺不张）。尸检可见两肺变重、变硬，由于含大量蛋白质，切面观并无渗液。起初，毛细血管内中性粒细胞增多，之后中性粒细胞逐渐出现于间质内和肺泡。一部分患者在该期后病变消退，另一部分患者则进入纤维增生期。肺间质水肿和小片肺不张导致肺顺应性降低。肺血管有收缩反应，血管内出现微栓，动静脉交通支分流增加，通气/血流比例失调和肺内分流量增加，引起顽固性低氧血症。

2. 增生期

在典型病例，该期在肺衰竭起病后第 2~3 周，持续 2 周，特点是渗出液机化（纤维化）。肉眼观间质增宽，肺 Ⅰ 型细胞坏死露出上皮基底膜，肺泡腔内充满白细胞、红细胞、纤维蛋白及细胞碎片。为了覆盖裸露的上皮面，肺泡 Ⅱ 型细胞开始增生并分化为 Ⅰ 型细胞。成纤维细胞出现于间质内，之后又出现于肺泡腔内。纤维化主要见于肺泡腔，间质也有纤维化。

3. 纤维期

该期从起病后 10 天开始。肉眼观两肺因纤维化呈鹅卵石样，脉管系统排列紊乱，肌内膜增厚和管壁纤维化使得血管狭窄。支气管肺泡灌洗可以发现中性粒细胞明显减少，淋巴细胞和巨细胞相对增多。在 ARDS 的早期，高水平的原胶原肽（procollagen peptides）和纤维化程度预示后果凶险。与以往观点不同，近年的证据表明增生期与纤维期有很多重叠。

由各种损害造成的肺损伤，还会因不恰当的机械通气而加重。简而言之，肺泡过度扩张可以引起促炎反应，而不恰当地运用低水平的呼气末正压通气（PEEP）所造成的肺泡反复开放和闭合会加重促炎反应。

（四）临床表现

（1）初期：呼吸快、窘迫感、吸氧不能缓解，无湿啰音，X 线片正常。心搏出量增加对低氧代偿，因而一度平稳。

（2）进展期：呼吸困难、双肺闻及湿啰音、X 线片上有点或片状阴影。气管插管机械通气才能缓解缺氧。

（3）末期：深昏迷、心率变慢。

（五）诊断

（1）ALI 诊断标准：急性起病；氧合指数（PaO_2/FiO_2）≤40.0 kPa（300 mmHg）（不考虑 PEEP 水平）；正位 X 线胸片显示双肺均有斑片状阴影；PCWP≤2.4 kPa（18 mmHg），无左心房压力增高的临床证据。

（2）ARDS 诊断标准：除 PaO_2/FiO_2≤26.66 kPa（200 mmHg）外，其余须满足 ALI 诊断标准。

（六）治疗

1. 呼吸治疗

（1）持续气道正压通气（CPAP）：缺点是胃内容物逆流后误吸，CO_2 潴留。

（2）PEEP：就恢复肺泡功能和功能残气量（FRC）而言，PEEP 比间歇性强制通气（IMV）优越。但长期用 >20 mmHg 的 PEEP 会降低 CO 和造成肺气压伤，故要联合用 IMV。正压通气还有气胸、CO 减少、颅内压增高、氧中毒等并发症。

（3）机械通气气压在肺内的分布是不均匀的。ARDS 时，肺的顺应性下降，因此过度扩张的常常是残留的正常肺泡。因此有人建议通气平台压不超过 35 cmH$_2$O。美国国立健康研究所（NIH）的调查表明，

ARDS 时,按 6 mL/kg 通气(吸气末平台压≤30 cmH$_2$O)比 12 mL/kg 通气(吸气平台压≤ 50 cmH$_2$O)好。

(4)俯卧位:由于 ARDS 时肺水肿和肺不张,肺内存在通气/血流比例失调,从而出现了低氧血症。通过改变体位可使相对正常的肺泡得到血流灌注,从而改善氧合。许多研究认为这种体位改变对大多数 ARDS 来说是有利的。

(5)体外生命支持(ECLS):即对 ARDS 患者进行体外膜肺氧合(ECMO)。在患者肺功能恢复后,逐渐减慢泵的速度。ECLS 在新生儿 ARDS 的成功率比小儿和成人高。

ECLS 的适应证:全静态肺顺应性 0.5 mL/(cmH$_2$O·kg 体重);当 FiO$_2$≥0.6 时,跨肺分流 >30%;呼吸衰竭可逆;机械通气 <10 天。

ECLS 的禁忌证:有严重出血的可能性;机械通气 >11 天(相对禁忌);体质差,如恶性肿瘤转移、严重中枢神经系统受损、四肢瘫;年龄 >60 岁。

2. 维护循环

对低血容量以输晶体液为主,适当输白蛋白或血浆。监测尿量、CVP、PCWP。

3. 抗感染

开始可以使用广谱抗生素抗感染治疗,等具体培养结果明确后,改用相应病原体敏感的抗生素。

4. 其他

激素[一般主张早期(3 天内)应用]肝素和营养治疗。

三、急性肾衰竭

急性肾衰竭(ARF)是肾小球滤过率(GFR)急剧下降导致含氮废物在体内积聚所形成的结果,并引起水、电解质、酸碱平衡失调及急性尿毒症症状。血尿素氮(BUN)和肌酐进行性升高提示 ARF 的存在。尿总量突然减少是肾功能受损最突出的表现。成人 24 小时尿总量少于 400 mL[<0.5 mL/(kg·h)]称为少尿,不足 100 mL 为无尿。亦有 24 小时尿总量超过 2 000 mL,而 BUN、肌酐呈进行性增高,称为非少尿型 ARF,多见于手术后和创伤后,易被忽略。

(一)病因分类及临床表现

ARF 是潜在致死性疾病,往往是多因素共同作用所致。对这些易引起 ARF 的因素进行及时准确的处理,可预防 ARF 的发生。ARF 的病因可分为肾前性、肾性和肾后性。

1. 肾前性(流入性)

(1)肾前性 ARF 的原因是肾血流灌注不足,在 ARF 中最常见,占 30% ~ 60%。早期阶段属于功能性改变,肾本身尚无结构损害,若不及时处理,可发展为肾实质性损害而成为肾性 ARF。

(2)细胞外液的量可以是增加的,也可以是减少的。前者见于充血性心力衰竭,后者见于缺水或失血。总之,肾有效灌注血量减少。

(3)肾通过保钠作用来增加有效循环血量,缓解肾灌注不足。此时,肾几乎不排钠,尿钠和尿氯浓度很低(0 ~ 20 mmol/L),尿渗透压超过血浆渗透压。

(4)肾重吸收尿素,但不重吸收滤出的肌酐,因此 BUN:肌酐 >10:1,称为肾前性氮质血症。

(5)肾灌注不足导致肾素分泌,使动脉收缩,血压升高。动脉有效血量不足引起继发性醛固酮增多,部分患者尿钾排出增多。

(6)尿沉渣镜检显示几乎没有有形成分,最多有些透明管型。

(7)长期呕吐或利尿治疗的患者会发生代谢性碱中毒伴肾前性氮质血症。这些患者尿中碳酸氢钠排出增多,尽管有肾衰竭,尿钠会增高,尿氯仍然低。

(8)肾病患者可以有轻度的肾前性氮质血症。由于血浆胶体渗透压降低,可以发生容量不足。

(9)肝肾综合征是一种严重的肾前性氮质血症,见于黄疸患者缺水导致肾衰竭。失代偿期肝硬化患者应用非甾体抗炎药也可引起肝肾综合征。肝肾综合征的临床表现是尿少、尿镜检无明显改变、尿钠浓度低(<10 mmol/L)。肾衰竭能否治愈完全取决于肝衰竭能否控制。

(10)处理要点:肾前性氮质血症都是继发性的。治疗的目标是去除肾灌注不足的病因。丢失的体液必须予以补充,不要用利尿剂。要求在缺血性肾损害发生前及时补液,恢复肾功能。若肾灌注不足的病因不是绝对容量不足,而是充血性心力衰竭等疾病所致的有效容量不足,则不宜补液,可先纠正心功能,心功能改善后,肾功能自然会恢复。仅当肾前性氮质血症是由充血性心力衰竭引起时才可以用利尿剂。

2. 肾性(肾实质性)

(1)肾性 ARF 的病因很多,这些病因可以损害小管、间质、小球或肾血管系统。缺血性损害又称急性肾小管坏死(ATN),是 ARF 最常见的单一成因。ATN 的发生与低血压、心血管衰竭、出血或中毒等所致的容量不足有关,常伴有溶血或横纹肌溶解。溶血或严重挤压伤(挤压综合征)后产生的血红蛋白、肌红蛋白形成色素管型,损害肾小管引起 ARF。

(2)ATN 常无明显的组织学异常。GFR 降低是 4 个因素共同作用所致:细胞碎片造成肾小管阻塞;小管中的滤出液经受损的肾小管上皮发生倒漏(back-leak);肾血流减少;肾小球毛细血管的超滤系数降低。

(3)预防 ATN 的最好方法是防治容量不足。一旦肾小管的坏死已经发生,只有靠支持治疗直至肾功能康复,此时企图用利尿剂或输液来减轻 ATN 的严重程度都是徒劳的。但是,若肾小管的阻塞是由破碎的血红蛋白产物所致,则可以考虑早期应用渗透性利尿剂甘露醇来减轻 ATN 的严重程度。

(4)由于肾小管发生了病变,其浓缩尿液的能力受损,钠的重吸收减少,结果尿钠浓度增高(>20 mmol/L)。由于肾小管对尿素的重吸收能力受损,BUN 与肌酐的比值在正常范围。尿渗透压基本等于血浆渗透压(<350 mmol/L)。ATN 患者尿中有棕色细胞管型和肾小管上皮细胞。小球或血管炎性疾病患者尿中有红细胞管型。血红蛋白尿或肌红蛋白尿患者的尿中有棕色颗粒管型,隐血试验阳性,但镜检无血尿。

(5)ATN 在临床上可以分为初期、少尿期和多尿期。初期的识别至关重要,早期纠正可以防止少尿期和多尿期的发生。也有些 ARF 患者无少尿期。这种非少尿型肾衰竭主要见于药物所致的肾中毒。

(6)若能在早期应用利尿剂(甘露醇、呋塞米)和肾血管扩张剂[多巴胺 1~5 mg/(kg·min)],一些少尿型肾衰竭有可能转变为非少尿型肾衰竭,这对顺铂或造影剂诱发的肾衰竭最为有效。少尿型肾衰竭的并发症发生率和死亡率都比非少尿型肾衰竭高。

(7)少尿期的持续时间从数天至数周不等,罕有超过 1 个月者。一般不会出现无尿,无尿提示有其他疾病存在,如皮质坏死、尿路梗阻、肾血管炎或肾动脉闭塞。

(8)尿量逐渐增加提示多尿期开始,是积聚在体内的水肿液利尿引起,积聚在体内的尿素也起渗透性利尿作用。有时,利尿作用可以很强烈,需要大量补液。

(9)肾小球功能的恢复要延迟到多尿期之后。尿量开始增加后,BUN 和血肌酐并不立即下降,需数天后才开始下降。BUN 是最先升,最后降,因此 BUN 是反映肾衰竭的一个良好指标。

(10)现在认为非少尿型肾衰竭表示肾功能的损害不甚严重。氨基糖苷类抗生素、强利尿剂、静脉造影剂和抗肿瘤药物(如顺铂)容易引起非少尿型肾衰竭。

3. 肾后性(流出性)

(1)泌尿系统任何部位均可发生阻塞引起尿的流出受阻。对 ARF 的患者或尿少的患者都应该考虑到尿路梗阻的可能性,尤其对无尿患者。此时,必须了解尿路是否通畅,但不一定要行器械检查。若肾的流出道完全阻塞持续超过 7 天,肾功能将发生不可逆性损害;若下尿路梗阻的诊断延误,膀胱将发生不可逆性失代偿。

(2)先检查腹部和直肠,如不能肯定膀胱是否充盈、前列腺是否增大,可以在无菌条件下经尿道插入 Foley 尿管。如有尿潴留,应将 Foley 尿管与密闭的引流袋连接。外伤患者尿道口有血迹时或前列腺向上移位"浮动(high riding)"状态者,则不宜插尿管。

(3)若患者无缺水表现,超声检查可以很好地了解肾盂是否有积水。CT扫描和大剂量静脉肾盂造影(IVP)对尿路梗阻的判断更清楚,但是造影剂有肾毒性。如果患者需要造影,应先补足容量,绝不能在缺水的状态下做造影。双侧逆行尿路造影对尿路梗阻的判断同IVP或CT一样清晰,且不需要经静脉注入造影剂。用钆做造影剂进行MRI检查可判断有无尿路梗阻,对肾脏也无毒性。

(4)梗阻解除后多尿的处理。尿路梗阻一旦解除,患者很快会发生多尿,伴大量钠和钾排出。严重多尿可以导致细胞外容量不足和周围血管萎陷。梗阻解除后多尿的原因是肾小管对盐和水的重吸收能力受损,因此对尿中丢失的水和电解质要适当补充。起初,应该用0.45%氯化钠溶液按前1小时尿量的80%~90%补入。

4. 腹腔室综合征腹腔内组织(肠管)

严重水肿和腹膜后出血均可以引起腹腔室综合征,常常是严重创伤的并发症。腹腔高压可以减少肾灌注,阻止肾静脉回流和尿液外流,因此腹腔室综合征的肾功能损害是肾前性、肾性和肾后性三者的结合。

(二)鉴别诊断

1. 准确记录每小时尿量

准确记录每小时尿量可以准确评估肾衰竭严重程度。

2. 尿常规检查

管型提示肾实质性病变,血红蛋白尿符合溶血性、血管炎病变,肌红蛋白尿提示横纹肌溶解。等比重尿(1.010)伴少尿提示肾损害(急性肾小管坏死或肾衰竭),但是,当尿中存在大量异常溶质(蛋白质、糖、造影剂、甘露醇)时,尿比重则不能反映肾脏的生理状态。

尿pH反映了血pH,有助于酸中毒或碱中毒的诊断,尿比重高而pH低提示肾前性。下列情况例外:低钾性碱中毒时的反常酸性尿,由于裂解尿素的细菌造成的感染引起的碱性尿。

3. 肾功能指标

(1)尿素:尿中尿素值减少(<180 mmol/24 h)。

(2)尿钠:正常尿钠浓度为20 mmol/L。ARF有肾实质性损害时,尿钠若在20~40 mmol/L之间,排钠分数(FE_{Na})>1%[FE_{Na}(%)=(尿钠×血肌酐)/(血钠×尿肌酐)×100],这表明患者正在由肾前性肾功能改变向ARF发展。鉴别肾前性与肾性氮质血症的最佳实验室指标就是FE_{Na},FE_{Na}≤1%提示肾前性肾灌注不足,>3%多为肾性(表2-7-1)。但是在有些情况下用尿电解质鉴别这两种少尿的正确性不高,如急性链球菌感染后肾小球肾炎,此时肾血流未受影响,但是肾小管流量降低导致不恰当的低FE_{Na};碘造影剂性肾病也会出现低FE_{Na};呕吐所致代谢性碱中毒伴体液量不足者尿中碳酸氢盐增多,FE_{Na}也增加,但是尿氯缺乏,此时尿氯比FE_{Na}更能反映容量情况;高张盐水输入(多进多排);利尿剂,所有利尿剂都会在增加尿量的同时增加钠和其他电解质的排出,以致在使用袢利尿剂36小时内尿电解质的结果都无参考价值。

全身体液量增加而有效动脉血量(EABV)减少的典型例子是充血性心力衰竭和低蛋白血症(可以继发于肾性,也可以继发于肝性),这种患者的FE_{Na}降低。

表2-7-1 根据尿电解质鉴别肾前性与肾性少尿

指标	肾前性	肾性
尿渗透压/(mmol·L^{-1})	>500	<350
尿钠/(mmol·L^{-1})	<20	>40
FE_{Na}%	>1	<1

(3)尿渗透压:ARF常低于400 mmol/L,肾前性ARF或肾小球肾炎时,常高于500 mmol/L。

（4）BUN 与血肌酐比值：低容量时 BUN 通常比血肌酐升高明显（BUN 重吸收，肌酐未重吸收），BUN：肌酐 >20:1。如果体检时发现颈静脉怒张、两肺啰音、心脏奔马律，则少尿的原因可能是心力衰竭导致肾灌注不足。在肾前性氮质血症时，尿渗透压 >500 mmol/L，FE_{Na} <1%；相反，急性肾小管坏死时，尿渗透压同血清（350 mmol/L），尿钠 >50 mmol/L。

4. 血清电解质、pH 或血浆 HCO_3^-

血清电解质、pH 或血浆 HCO_3^- 的测定对 ARF 的进程及代谢紊乱的发现和及时处理至关重要。

5. 补液试验鉴别肾性或肾前性

在 ARF 诊断明确后，要明确肾脏低灌注的原因是血容量不足还是心力衰竭往往比较困难。给心力衰竭患者补液会使病情恶化，而低血容量患者用利尿剂可能导致肾衰竭，所以这两者的鉴别至关重要。对没有心脏病史的年轻患者，可以在 20~30 分钟内经静脉快速输入生理盐水或乳酸钠林格液（出血患者可以输血）1 000 mL，要求 Foley 尿管的尿量 >30 mL/h。如果输液后少尿情况无改善，可以插 CVP 管或 Swan-Ganz 管测定右心或左心的充盈压。慢性充血性心力衰竭需要用利尿剂、控制输液和用心脏药物。超声检查肾萎缩提示慢性代谢病。

6. 肾性与肾后性 ARF 的鉴别

肾后性 ARF 常表现为突然无尿。B 超检查可显示肾输尿管积水，摄腹部平片可发现阳性结石影，必要时可行逆行尿路造影，了解肾是否增大，有无钙化、结石或梗阻性病变，借以鉴别少尿原因是否为肾后性梗阻。磁共振成像可不应用造影剂而显示尿路梗阻部位及程度，有条件者可采用。

（三）治疗

ARF 的治疗要依据 ARF 的分类进行，同时纠正体液失衡和电解质失衡。

1. 电解质失衡

（1）高钾血症是 ARF 的重要并发症之一，在术后或创伤后患者尤为突出，此时血钾浓度急速攀升。血钾浓度超过 6.5 mmol/L 是危急信号，应立即采取措施降低血钾浓度。

① 高钾血症的心电图变化滞后于血钾的上升，但心电图可以估计心脏毒性。主要表现有 T 波高耸，Q-T 间期延长，QRS 波增宽，P-R 间期延长，然后出现正弦波和心搏骤停。

② 聚苯乙烯磺酸钠（kayexalate）是一种能与钾结合的阳离子交换树脂，将聚苯乙烯磺酸钠 25~60 g 溶解至 50~250 mL，口服，每 3~4 小时 1 次；也可以灌肠，每 1~2 小时 1 次。同时口服 20% 山梨醇可以防止口服聚苯乙烯磺酸钠引起的便秘。

③ 用葡萄糖加胰岛素。静脉快速推注 25% 葡萄糖 100 mL 加正规胰岛素 10 U，可以使钾进入细胞内。

④ 用 $NaHCO_3$ 45 mmol 静脉推注，可以与葡萄糖、胰岛素合用来降钾。

⑤ 当血钾 >6.5 mmol/L 时，或心电图有明显改变时，或高钾血症经上述治疗无效时，应尽早采用血液透析。

⑥ 当血钾 >7.5 mmol/L 时，或心电图有明显改变时，可用钙剂（10% 氯化钙 5~10 mL 或 10% 葡萄糖酸钙 10 mL）静脉慢推（维持 2 分钟以上），每 0.5~2 小时 1 次。钙离子可拮抗高钾对心脏的作用。

（2）在非分解代谢状态下的少尿期患者，血钾通常增加 0.3~0.5 mmol/d。血钾上升速率超过此值提示内源性产钾（组织破坏）或外源性输入（食物、药物、输血）。含钾的药物有青霉素钾。ARF 时不要补钾，除非存在低钾血症，即使在这种情况下，补钾量应按丢失量补入。

（3）要测定尿钠的丢失量，并按量补入。低钠血症的病因是水过多，可以通过限制液体的输入和血液透析来纠正。

（4）随着肾功能的丧失，磷的排出减少，食物中的磷就在体内潴留。当血磷浓度高时，应限制饮食中磷的量，口服能结合磷的凝胶。含碳酸钙的止酸剂可结合磷，剂量可根据血磷下降情况调整。肾衰竭常用的止酸剂有碳酸钙片（TUMS）、Titralac（500 mg 碳酸钙和 60 mg 二甲硅油）、钙尔奇 600（3 000 mg 碳酸钙)和 Os-Cal500(1 250 mg 碳酸钙)。

（5）在 ARF 所致的高磷血症,含铝止酸剂的应用仍然很广泛。铝沉积于骨骼,使骨骼软化。氢氧化铝凝胶(Amphojel)、碱式碳酸铝凝胶(Basaljel)和高效氢氧化铝(Alterna-GEL)均应谨慎选用。

（6）在 ARF 时,应该限制镁的摄入。很多常用止酸剂都含大量镁,要禁用。ARF 患者禁用氢氧化铝加氢氧化镁加二甲硅油的制剂(Mylanta 或 Gelusi)以及氢氧化铝凝胶干制剂加三硅酸镁(Gavison)。血镁增高可以导致神经肌肉乏力、深腱反射迟钝或消失、完全性心脏传导阻滞、高血压和呼吸抑制。与高钾血症一样,静脉注射钙剂可以拮抗镁对心肌的作用。

（7）大多数 ARF 患者存在无症状的低钙血症。分解代谢患者,血白蛋白值也低,因此离子钙仅轻度减少。

（8）由于肾对酸性代谢产物的排出能力降低,因此所有 ARF 患者都有代谢性酸中毒。血液透析一般可以控制碳酸氢盐的浓度,但是,若血 HCO_3^- 低于 10 mmol/L,应该静脉输入碳酸氢钠溶液。静脉快速输入碱剂会降低离子钙水平,导致手足搐搦。

2. 体液失衡

（1）液体的输入量应限制在维持液量,即 10 mL/(kg·d),加胃肠和尿的丢失量。额外的体液丢失,如发热等非显性丢失,也应补入。体液处理良好的 ARF 患者应该控制体重每日下降 0.2 ~ 0.3 kg。体重下降过多提示容量丢失或高分解代谢,体重下降过少提示水和盐的输入过多。

（2）用同一台秤监测每日体重,评估体液状态。

（3）在临床处理上,ARF 患者的常见问题是体液过多,导致高血压和组织水肿。透析或血滤可以去除盐和水。应尽快控制明显的高血压,起初可以用钙通道阻滞剂(硝苯地平 10 mg)、静脉注射盐酸肼苯哒嗪(10 ~ 40 mg,每 6 小时 1 次)或甲基多巴(250 ~ 1 000 mg,每 6 小时 1 次),同时注意控制细胞外容量;对有生命危险的高血压,可以静脉注射二氮嗪 300 mg。若血压仍然不降,可将硝普钠 100 mg 加入 5% 葡萄糖溶液 1 000 mL 中持续静脉泵入,根据血压下降的情况调整泵入速率,但不要超过 10 μg/(kg·min)。水过多还可导致 CVP 过高、肺水肿和心脏扩大。但是,CO、组织氧合和循环时间正常。洋地黄不能纠正水过多所造成的异常,仅当存在充血性心力衰竭时才需要用洋地黄。为了防止洋地黄中毒,应经常监测血地高辛浓度。

（4）ATN 后很快会出现正常细胞正常色素性贫血。在 ARF,尤其是术后 ARF,有时需要输血将细胞比容维持在可接受的水平。若细胞比容迅速下降,应寻找血液丢失的原因。

3. 血液透析

（1）血液透析的指征是电解质异常无法纠正、心包炎、体液超载药物治疗无效、严重酸中毒、有症状的尿毒症,以及需要去除肾毒性物质。

（2）ARF 诊断确立后,应立即规划透析所需的血管通道。从一个上臂撤去所有静脉通道,并在该上臂标明"该上臂的任何部位都不准抽血,不准输液"。

（3）ARF 的透析要尽早进行。如果待患者已经发生了尿毒症才开始进行透析,处理往往很困难。术后或创伤后 ARF 患者常需要多次透析。高分解代谢患者和组织广泛破坏(创伤或手术后)的患者有大量钾进入细胞外液,对这些患者来说,血液透析比腹膜透析好。连续动静脉血滤对心血管系统不稳的患者来说是很有效的治疗手段。

（4）血液透析通常需要在全身抗凝条件下进行,但如果患者的病情不允许全身抗凝(如手术后患者),血液透析也可以在区域肝素化条件下进行。但是,外科医生要注意,在区域肝素化期间或之后,对患者的抗凝方案常变为全身抗凝。

4. 腹膜透析

（1）腹膜透析是利用腹膜将透析液与血流分开。由于需要经皮向腹腔内置入一异物(透析管),因此,无菌操作非常重要。紧急透析管(Tenkoff 或 Travenol)不一定有 Dacron 聚酯袖套,长期透析管一般有 2

个 Dacron 聚酯袖套防止感染。透析管的置入最好在手术室内在局部麻醉或全身麻醉下进行,术前排空膀胱。对有皮肤感染的患者或有胃肠道疾病(肠梗阻、腹腔粘连)的患者来说,最好不要选腹膜透析。

(2)透析管置入后,在标准透析液内加入抗生素,将透析液预温至38 ℃,在无菌操作下,一次灌入500~1 000 mL,1 小时内可以灌 2 次液。其后每次可灌入 2 000 mL,1 小时内可以灌 3 次液。在小儿,每次灌入量应相应减少至 100~500 mL。

(3)每升标准透析液含钠 132 mmol、氯 96 mmol、钾 0 mmol、钙 1.75 mmol、镁 0.25 mmol、乳酸根40 mmol、葡萄糖 15 g。该透析液从体内移出钠、氯、钾、磷、镁和水,葡萄糖和钙则被吸收入体内,血 pH 升高。如果需要移出更多的水,可以将透析液中葡萄糖的浓度加到 45 g/L。腹膜透析一般做 36~48 小时,根据需要,每周可以做 2~3 次。

5. 药物治疗

(1)少尿型肾性肾衰竭是否用袢利尿剂目前仍存在争议,除非患者存在心脏失代偿。然而,若能把少尿型肾衰竭转变成非少尿型肾衰竭,不仅有利于患者的预后,还有利于体液的处理。

(2)小剂量多巴胺能否改善 ARF 的病程,至今未得到证实。但是,有证据表明多巴胺对肝肾综合征患者有益,若能在 ARF 的前驱期应用,对 ARF 也有预防作用。动物 ARF 模型实验证实,联合应用呋塞米和多巴胺有协同保护作用。

(3)β 受体阻滞剂在 ARF 治疗中的效果也未得到广泛认同。对因缺血损伤而发生三磷酸腺苷耗竭的肾小管,若能在 ARF 病程的早期用钙通道阻滞剂,可以减少肾小管细胞内的含钙量。

(4)对有机酸(药物)、肌球蛋白及顺铂等有毒化合物所致的 ARF,碱化尿液和利尿已经证实是有益的。

6. 饮食

(1)为了降低分解代谢,成人患者每日至少应输入 100 g 葡萄糖。

(2)用必需氨基酸进行静脉营养可以促进患者的康复,减少透析的次数。

(3)有血液透析的支持,就不必限制蛋白的输入量。对分解代谢患者要提供蛋白。

(4)在未进行血液透析前,钾的限制是 ARF 处理中很重要的措施,但是在血液透析开始后就不必如此严格。

7. 神经系统表现的处理

(1)尿毒症可以引起发音困难、扑翼样震颤、震颤、肌阵挛,此后可出现谵妄和幻觉、手足抽搐和额叶抑制。尿毒症后期可出现惊厥,可以是局灶性发作,也可表现为全面运动性发作。高的血青霉素浓度会加重神经系统的病变。

(2)尿毒症惊厥可以通过缓慢静脉输注苯妥英钠治疗,开始为 50 mg/min,逐渐增至 15 mg/kg。苯妥英钠 100 mg,口服,每日 2 次,可防止再次发作。惊厥的另一种治疗方法是用地西泮 10~20 mg,在 3~5分钟从静脉缓慢推入。须注意的是,这种治疗方法可能造成呼吸骤停,因此要准备通气设施。苯巴比妥钠 90~180 mg/d 可有效地防止急慢性惊厥发作。若上述药物仍不能控制尿毒症惊厥,可以用利多卡因100 mg 静脉推注,然后用 30 μg/(kg·min)维持。

(3)在血液透析或腹膜透析后,常出现透析失衡综合征。患者诉头痛、恶心和肌肉痛性阵挛,表现为易激动、易烦躁,甚至谵妄、反应迟钝或惊厥。这些症状和体征的出现与透析的快速程度及彻底性直接相关,在透析初期很常见。水向脑组织迁移会引起透析失衡综合征。因此,透析初期要做得缓和,不要太彻底,使患者能适应透析时体液的变化。

8. 心脏并发症

30% 的 ARF 患者会发生室上性心律失常,已知的原因有充血性心力衰竭、电解质紊乱、洋地黄中毒、心包炎和贫血,能否成功处理发生的心律失常,取决于上述病因是否能被控制。

9. 感染

70% 的 ATN 患者合并有感染,致病菌可以是革兰阴性菌,也可以是革兰阳性菌。败血症也很常见。

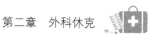

在 ARF 患者,白细胞总数变化不大。在感染的第 1 周,白细胞仅轻度升高,若白细胞持续升高超过 1 周,则提示有感染存在。

10. 中毒

许多药物的排出需要依靠肾的清除功能,因此在 ARF 时,所用药物的剂量要减小,以防中毒。仅有部分药物可以通过血液透析去除,其他药物在肾衰竭时就很难排出,应避免使用,还要避免使用有可能对肾产生毒性的药物。如今,许多药物的血浓度都可以监测,既保证了药物的有效血浓度,又避免了药物过量所造成的毒性。肾衰竭时肝脏对某些药物的清除功能也会相应改变。

(杨　勇)

第 三 章

外 科 止 血

第一节 止血过程

止血是出血（血液从受伤血管中流出）得到控制的过程，是一种生理过程，共有四个步骤：血管反应、血小板激活、凝血活化和纤溶系统激活。凝血障碍主要发生于前三个步骤。

（一）血管反应

血管反应又称血管收缩，是血管受伤后止血过程的第一步反应，血管收缩的主要因素是平滑肌收缩。

（二）血小板激活

血管收缩后，紧接着是血小板在破损的血管内皮下露出的胶原组织表面黏附、聚集，形成血小板血栓。从损伤开始到血小板血栓（白色血栓）形成可不依赖于凝血系统，血友病患者可产生正常的白色血栓。

1. 黏附

（1）血小板主要黏附于暴露出来的内皮下胶原，这一过程需要血管性血友病因子（von Willebrand 因子）参与。这是一种血小板因子，由内皮细胞产生，与凝血过程中的Ⅷ因子有关。

（2）血小板脱颗粒，释出二磷酸腺苷（ADP），后者使血小板疏松聚集。

2. 聚集

（1）血小板磷脂释出花生四烯酸，后者经环氧酶作用变成不稳定的环内过氧前列腺素 G_2（PGG_2）和前列腺素 H_2（PGH_2）。

（2）血栓素合成酶使 PGH_2 变成血栓素 A，后者使 ADP 进一步释放，增加血小板聚集。

（3）阿司匹林抑制环氧酶，使 PGG_2 和 PGH_2 形成减少，阻碍血小板聚集及血小板止血栓的形成，这种作用在血小板终生持续存在（血小板寿命 7~10 天）。

3. 血小板止血栓

聚集的血小板与凝血酶和纤维蛋白相互作用，融合形成止血栓。

（三）凝血活化

凝血活化是凝血酶原变成凝血酶最终形成纤维蛋白凝块的过程，其包括内源性和外源性两个凝血系统。

1. 内源性凝血系统

内源性凝血系统只有正常血液成分参与。

（1）Ⅻ因子（Hagemen 因子）与活化的细胞（血小板、内皮细胞）表面或内皮下组织接触后，被激活形成Ⅻa。

（2）Ⅻa因子（经血管舒缓肽原和高分子激肽原的放大作用）使Ⅺ因子激活形成Ⅺa。

（3）Ⅺa因子在钙的参与下使因子区激活，Ⅸa与钙和Ⅷ因子、血小板因子3共同激活因子Ⅹ形成Ⅹa。

（4）Ⅹa因子与Ⅴ因子一起使凝血酶原（Ⅱ因子）变成凝血酶。

（5）凝血酶去除纤维蛋白原上的一段短肽后形成纤维蛋白单体，纤维蛋白单体经Ⅷa因子（由凝血酶激活）作用交联形成稳定的血块。

2. 外源性凝血途径

外源性凝血途径需要组织磷脂（即组织凝血致活酶）参与。

（1）Ⅶ因子与钙和凝血致活酶（又称Ⅲ因子）形成复合物激活Ⅹ因子。在血小板黏附早期释出的血小板因子3与Ⅸa-Ⅷa-钙复合物共同作用激活因子Ⅹ。

（2）其后步骤如上所述（4）和（5）。Ⅻ、Ⅺ、Ⅸ和Ⅷ因子未参与外源性凝血过程。Ⅹa因子是共同通路的第一个酶。

3. 两个途径并存

现在的观点认为这两个途径是相互联系的。组织因子（TF）/Ⅶa复合物不仅活化Ⅹ因子，还活化内源性途径的Ⅸ因子。此外，尽管内源性途径完好，Ⅶ因子缺陷者仍然会出血不止。同样，若仅外源性途径完好，Ⅷ因子或Ⅸ因子缺陷所致的大出血患者也难以止血。

4. 合成部位

除Ⅷ因子（由内皮细胞合成）、钙、凝血致活酶和血小板因子外，其余凝血因子均由肝合成。

（四）纤溶系统激活

血管有一种机制使凝血过程处于平衡状态——在避免血栓无限扩展的同时又维持循环血处于液态。

（1）纤溶酶原是一种无活性的蛋白，在纤溶酶原激活物的作用下变成有活性的纤溶酶。

（2）血管内皮的破损启动血小板黏附和凝血级联，同时血管内皮也是纤溶酶原激活物的主要来源。

（3）纤溶酶使纤维蛋白、纤维蛋白原、因子Ⅴ和因子Ⅷ降解。

（4）内环境稳定功能。纤溶酶原进入增长的血栓中，血栓的功能一旦完成即被清除。

第二节　止血功能的术前估计

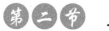

（一）询问病史

尤其是就医史、家族史和用药史对了解有无潜在出血危险性极为重要，问诊要直截了当，以便获取所要的信息。

1. 既往史

有无自发性出血史（如鼻衄或皮下淡斑、刷牙出血情况）、肝功能异常史（如肝炎或肝硬化）或肾衰竭史（如血小板功能不良）。缓慢增大的软组织血肿或关节腔积血是一种或多种凝血因子异常的典型表现。血小板疾病患者的特点是皮肤黏膜出血，表现为皮肤淡斑、青紫、鼻衄或月经过多以及轻微外伤后的出血不止。

有无恶性疾病或营养不良。静脉血栓的个人史或家族史，尤其是发病年龄小于50岁的静脉血栓史，预示围手术期血栓栓塞风险增加。

2. 个人就医史

询问以往手术后有无出血，如包皮环切、扁桃体切除和拔牙等手术后出血，对妇女应询问有无月经过

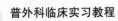

多和分娩出血情况。重要的是过去的手术史及所采取的止血措施。往往还需要咨询当年手术的当事外科医生。微小血管广泛出血,不形成血凝块,都提示凝血功能异常。

3. 家族史

许多凝血功能障碍性疾病都有遗传性,对亲属中有自发出血或术后出血史者应详查。家族中有50岁以下患静脉血栓形成者,其术后静脉血栓形成的发生率增加。

4. 用药史

阿司匹林、非甾体抗炎药(布洛芬)、避孕药、抗凝药、奎尼丁、西咪替丁、镇静剂及某些抗生素均可影响血小板的产生并影响其功能(使血小板环氧化酶不可逆地乙酰化,阻碍了血栓素 A2 的合成)(表3-2-1)。还应询问患者是否服用了非处方药物,许多药物制剂中都含阿司匹林。

表 3-2-1　常用药物对凝血功能的影响

药名	作用特点	作用持续时间	效应强弱
华法林	抑制 II、VII、IX、XI 因子的合成	5 ~ 7 天	强
肝素	抑制凝血因子激活,免疫性血小板减少	4 ~ 6 小时	强
阿司匹林	阻止血小板分泌、集聚	5 ~ 7 天	不一定
噻氯匹啶	不清楚	5 ~ 7 天	强
非甾体抗炎药	抑制血小板分泌、集聚	1 ~ 2 天	中
双嘧啶氨醇	抑制血小板集聚	1 ~ 2 天	轻
右旋糖酐	妨碍血小板黏附、聚集	3 ~ 5 天	中
钙通道阻滞剂	抑制血小板集聚(大剂量时)	1 天	轻
血管扩张剂	抑制血小板集聚	短	轻
奎尼丁	免疫性血小板减少	2 ~ 4 天	不一定
抗生素	抑制血小板聚集	数天	不一定

(二) 全面体格检查

在估计出血风险方面,体格检查不如病史重要,因为大多数轻中度出血性疾病的患者无阳性体征。

1. 皮肤、口腔黏膜和关节的隐匿出血体征

瘀点、瘀斑、紫癜。异常出血的患者一般会在静脉置管的穿刺部位发生瘀斑或血肿。

2. 巨脾

巨脾内可聚集血小板,使血液中血小板减少。

3. 肝硬化体征

黄疸、腹水、蜘蛛痣、肝肿大或肝缩小均提示肝功能不佳。因为大多数凝血因子都由肝脏制造,肝脏疾病可导致凝血缺陷(即凝血障碍)。

(三) 实验室检查

1. 外周血涂片

观察红细胞和白细胞形态,大致了解血小板数。每个油镜视野下正常血小板数为 15 ~ 30 个,低于 5 个为异常。

2. 血小板计数

正常值 100×10^9 ~ 400×10^9/L,低于 100×10^9/L 为血小板减少,但血小板在 50×10^9/L 时一般仍能满足外科止血。当血小板低于 20×10^9/L 时可发生自发性出血。需要注意的是,当血小板数量低于 40×10^9/L 时,自动分析法所测得的血小板数量往往不够精确,此时最好采用人工计数法,排除血小板聚集。此外,血小板计数正常并不等于血小板功能正常。

3. 出血时间

出血时间是对患者凝血功能总体评价的好指标,标准试验方法有多种,如 Duke 法和 Ivy 法。各种方法都要求操作熟练,结果可重复,才有参考意义。出血时间正常提示血小板数正常、功能正常、血管壁对损伤的反应正常。出血时间延长的原因有血小板减少、血小板功能差(可以是内源性的也可以是由阿司匹林等药物引起的)及血管壁异常(von Willebrand 病、血管炎病、结缔组织病)。

Ivy 前臂法是用标准柳叶刀在皮肤上戳一个标准深度的伤口,记录至出血停止的时间,正常值为 2 ~ 9.5 分钟。该试验操作麻烦,临床应用不多。

4. 凝血试验

(1)PT 和国际标准化比值(INR)综合反映外源性凝血系统,包括因子 I、II、VII、V 和 X,常用于监测口服华法林的抗凝作用。各实验室 PT 的正常对照值不一,因此出现了 INR。INR 是患者 PT 与标准 PT 的比值,评价患者的抗凝水平。INR 可统一多个实验室的数据用于一个患者的抗凝治疗,不同的研究结果也可相互比较。大多数患者 INR 在 2.0 ~ 2.5 之间已充分抗凝。肝功能不良或用香豆素者 PT 可以延长。肝功能不良者凝血因子 II、VII、V、X 的合成发生障碍,这些因子都是维生素 K 依赖性的。香豆素可妨碍这些因子的合成。

(2)活化部分凝血活酶时间(APTT)反映内源性凝血系统,即除了因子 VII 外的所有凝血因子,正常值为 45 秒。常用于监测肝素的治疗效果。

(3)活化凝血时间(ACT)。

(4)逐个检测凝血因子。

> 注 在没有使用肝素类药物的患者,千万不要忽视 PT 正常情况下的 APTT 轻微延长,它可能提示凝血因子病(如获得性因子 VI 缺乏),标志着致死性出血的可能,需要进一步做 APTT 混合试验鉴别。

5. 凝血酶时间(TT)

TT 是在外源性凝血酶参与下测定纤维蛋白原向纤维蛋白的转化率,常用于评估 DIC 及慢性肝脏疾病。TT 延长的原因:低纤维蛋白原血症(血浆纤维蛋白原 <1 g/L),纤维蛋白原异常,纤维蛋白降解产物存在,肝素存在。

6. 纤维蛋白溶解试验

纤维蛋白降解产物(FDP)是纤维蛋白或纤维蛋白原经纤溶酶作用后释出的蛋白碎片,可用免疫法测定。血浆中正常值为 0 ~ 10 mg/L。DIC 和其他纤溶状态时纤维蛋白降解产物增多。在肝脏疾病、肾脏疾病、血栓栓塞性疾病及妊娠时可见假阳性结果(>10 g/L)。

7. 肝功能试验

重点了解天门冬氨酸氨基转移酶(AST)、丙氨酸氨基转移酶(ALT)、总胆红素及碱性磷酸酶水平。肝脏合成凝血因子(II、VII、IV 和 XI)的功能异常可以引起出血不止。肝炎、肝淤血、肝硬化和肝缺血都可以引起肝功能障碍、蛋白合成能力减弱和凝血功能异常。医生对肝功能异常患者应提高警惕,注意询问有无出血倾向。碱性磷酸酶高提示胆道梗阻,常伴有维生素 K 依赖性凝血因子缺乏。

8. 肾功能试验

重点了解 BUN 和血肌酐水平。尿毒症患者往往有血小板功能异常,容易发生出血。这些患者血小板功能异常的机制很复杂,常常为多项缺陷,包括黏附缺陷、聚集缺陷及血小板收缩功能缺陷。

9. 血栓弹力图(TEG)

1948 年 Hartnet 就介绍了该方法,具有很好的可信性和正确性。这是一种用于判断凝血状态的床旁检测仪器,仅需 0.36 mL 全血。如果加入活化剂,20 分钟内就可以出结果。TEG 通过图像观察血液凝固的动态过程和纤维蛋白形成过程的动力学变化(图 3-2-2)反应凝血功能,目前已被广泛地应用于肝移植及体外循环中对凝血状态的监测。TEG 的优点是既有数字又有图像来表达凝血功能,一份标本即可判断高凝状态抑或低凝状态。缺点是存在操作者误差,以及难以做批量样本检测。

反应时间(R)延长或角度(a)减小提示凝血因子缺乏或酶抑制。至 20 mm 硬度时间(K)和最大幅度(MA)测定的是血凝块强度,反映血小板的变化。血凝块强度依赖血小板与纤维蛋白的交互作用。K 延长或 MA 减小都提示有纤维蛋白形成,但血小板功能不满意。通过 R、K、MA 和 a 等指标可以计算出凝血指数,判断总的凝血功能。

(四) 实验室检查的术前选用

在这个问题上,外科医生与血液科医生看法不一致。

1. 外科医生观点

对大多数择期手术来说,既往史阴性、血涂片和血小板计数正常作为筛选手段足矣。但也有人认为在术前筛选检查中还应该加 PT 和 APTT。不过若既往无出血疾病、外周血涂片正常,一般情况下 PT 和 APTT 很少异常。

2. 血液科医生观点

出血时间检查很重要,因为血小板计数不能反映血小板功能。

3. 依据具体情况

术前究竟应做哪些检查,应该由医生根据患者的病史、体检和手术特点来决定。

(1) 病史中有无出血对诊断很有帮助。

(2) 对以往手术无出血史的患者,可检查血小板计数、PT、APTT。

(3) 根据病史和前述三项检查进一步考虑是否做其他检查:出血时间延长提示血小板凝集障碍,血小板计数不能反映血小板功能,TT 用于诊断 DIC 和慢性肝病。

(五) 手术患者出血危险性评估

Rapaport 根据患者的病史和拟行的手术将患者出血风险分为 4 级。其术前试验如下。

第 1 级:病史阴性,手术比较小(如乳腺活检或癌修补术),不建议做筛选试验。

第 2 级:病史阴性,计划为大手术,但估计不会有大出血,建议查血小板计数、血涂片和 APTT,了解有无血小板减少症、循环抗凝物或血管内凝血。

第 3 级:病史提示有止血功能缺陷,或计划行对止血功能有损害的手术(如体外循环手术)、术后细小出血也有严重后果的手术(如颅内手术),建议查血小板计数和出血时间以估计血小板功能,查 PT 和 APTT 以了解凝血功能,孵育纤维蛋白凝块以了解有无异常纤维蛋白溶解。

第 4 级:病史强烈提示止血功能缺陷。应请血液科医师会诊,建议检查项目同第 3 级。对急诊手术患者,要用 ADP、胶原、肾上腺素和瑞斯托霉素(ristocetin)查血小板聚集功能,并检查 TT,了解有无纤维蛋白原功能障碍血症(dysfibrinogenemia)或循环中有无弱肝素样抗凝物。对肝脏疾病、肾衰竭、梗阻性黄疸及有播散性恶性肿瘤可能的患者,术前应检查血小板计数、PT 和 APTT。尿毒症患者最常见的缺陷是血小板的质异常,需要检查出血时间。

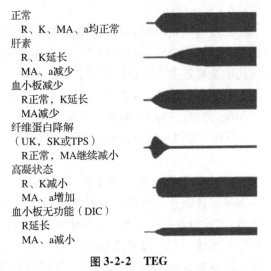

正常
　R、K、MA、a均正常
肝素
　R、K延长
　MA、a减少
血小板减少
　R正常、K延长
　MA减少
纤维蛋白降解
（UK、SK或TPS）
　R正常、MA继续减小
高凝状态
　R、K减小
　MA、a增加
血小板无功能（DIC）
　R延长
　MA、a减小

图 3-2-2　TEG

第三节　出血不止的疾病

一、血小板病

（一）血小板减少

血小板减少（$<100 \times 10^9/L$）是外科患者最常见的出血病因。外科止血要求血小板$\geq 70 \times 10^9/L$。血小板减少的原因有以下几类。

1. 血小板产生减少

血小板产生减少见于骨髓衰竭，可以是先天性的（如 Fanconi 综合征），也可以由放射或药物（尤其化疗药）对骨髓的毒性作用所致。骨髓也可因白血病细胞或其他新生物的细胞占据或因纤维化（骨髓纤维化）而丧失功能。最好的处理是消除药物作用或病变。需要手术时，可在术前输 6~8 单位血小板，将血小板提升至 $50 \times 10^9 \sim 100 \times 10^9/L$，术后务必使血小板保持在 $50 \times 10^9/L$ 以上。

2. 血小板成熟不良

血小板成熟不良见于巨幼红细胞性贫血，应补充缺乏的维生素（叶酸和/或维生素 B_{12}）。

3. 血小板分布异常

血小板分布异常见于巨脾，此时循环血中的血小板 30% 以上在脾内。

4. 血小板破坏增多或丢失

（1）自身免疫病：特发性血小板减少性紫癜（ITP）。

（2）药物过敏：有些药（奎尼丁、磺胺药）可作为半抗原，形成的抗原-抗体复合物与血小板膜结合，治疗方法是停药。肝素性血小板减少（HIT）分两型。10%~20% 的患者在应用肝素后会发生 I 型 HIT，这种 HIT 是血小板积聚所致，是暂时性的，患者的血小板一般多大于 $100 \times 10^9/L$，即使继续用肝素，病情也会在数日内缓解。II 型 HIT 的发生率为 1%~5%，与抗体形成有关，与肝素应用的时间长短、剂量、途径或频度无关，血小板一般多低于 $100 \times 10^9/L$。停药后血小板可恢复正常。对用肝素的患者至少应隔日查血小板数一次。

（3）DIC：具体见本节后文相应内容。

（4）出血：出血的结果是血小板与其他血液成分一起丢失。

（5）稀释性血小板减少：见于大量库血输入，因为库血中有功能的血小板几乎为零。

（二）血小板功能异常

此时虽然血小板数正常，但患者仍会出现出血不止。

1. 血小板功能异常的原因

（1）von Willebrand 病。

（2）尿毒症：急慢性肾衰竭均可影响血小板功能，使出血时间延长。

（3）遗传因素：如血小板无力症、巨大型血小板病和原发性血小板病。

（4）药物：阿司匹林及其他非甾体抗炎药通过阻断体内过氧化物 PGG_2 和 PGH_2 的合成妨碍血小板聚集。术前 1 周应停用阿司匹林等抗血小板药物。由于阿司匹林的血浆半衰期仅 15 分钟，因此停药的天数还可以根据血小板数来计算。例如，患者的血小板数为 20 万，按血小板的寿命为 10 天计算，每天新生成的血小板为 2 万，如果血小板的功能没有问题，停药 3 天新生的血小板量就应该能满足止血所需。青霉素 G、羟苯青霉素和羟盼青霉素也可影响血小板功能。

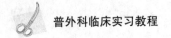

2. 血小板功能异常的治疗

术前输入正常血小板;如手术能推迟,则停用有关药物。

二、血管壁异常

尽管血小板数和功能正常,但严重血管壁异常者出血时间会延长。

(1) 维生素 C 缺乏病(坏血病)和库欣(Cushing)综合征都可影响血管壁结缔组织使血管壁变弱。

(2) 过敏性紫癜(又称 Henoch-Schonlein 紫癜)是一种过敏反应,引起毛细血管炎症使毛细血管通透性增加。控制这种疾病,手术中注意仔细止血可使这部分患者的并发症减少。

三、血液凝固异常

(一) 先天性血液凝固异常性疾病

先天性血液凝固异常性疾病的特点是患者都有特异性的遗传缺陷。下列疾病中,前 3 种疾病少见,后 8 种疾病罕见。必须注意哪项实验室指标异常。

(1) 血友病 A 是因子Ⅷ的促凝作用缺陷所致,其抗原性正常,患者 PT 正常,但 APTT 延长。这是一种性连锁隐性遗传病,发病率为 1/10 000。仅男性患病,血小板功能正常。

表现:严重程度取决于因子Ⅷ缺陷的程度。血浆活性在 5% 以下时才会发生自发出血;在 5%~25% 之间时,轻微损伤可引起出血;当其水平在 25% 以上时,需要手术或大创伤才造成出血。

治疗:要求维持因子Ⅷ在适当水平。去氨加压素(desmopressin,1-去氨-8-D 精氨酸加压素,dDAVP)是一种合成的抗利尿激素(ADH)同系物,在因子Ⅷ活性高于 1% 的患者应用可使因子Ⅷ水平提高 3 倍。也可用重组的人凝血因子Ⅷ替代。血友病患者可产生因子Ⅷ抑制物,术前要对这部分患者进行筛选。

(2) von Willebrand 病(vWD,假血友病,血管性血友病)以常染色体显性或隐性方式遗传,发病率与血友病 A 相仿。两性的发病率无明显差异,且常伴有血小板功能异常。

① 内皮细胞不能释出足量因子Ⅷ,从而影响血小板黏附,表现为出血时间异常,因子Ⅷ的抗原活性和促凝活性均减弱。

② 血友病时因子Ⅷ水平稳定,而 von Willebrand 病时因子Ⅷ水平变化不一。

③ 经典血友病所用的纯化Ⅷ因子中不含 von Willebrand 因子(因子Ⅷ:vWF),因此对该病无治疗作用。冷沉淀物中有因子Ⅷ复合物中的两种成分,可治疗出血异常,要求在手术前一日开始使用。

每袋冷沉淀为 1 单位,含因子Ⅷ约 100 U。血友病轻度出血者通常输 10~15 U/kg 体重,中度出血者 20~30 U/kg 体重,严重出血者 40~50 U/kg 体重。

(3) 血友病 B(Christmas 病)是因子Ⅸ的性连锁缺陷,仅见于男性。发病率约为血友病 A 的十分之一,其表现、严重程度及治疗均与血友病 A 相仿。APTT 一般均延长。

(4) 因子Ⅺ缺陷(Rosenthal 综合征)是一种罕见的常染色体显性遗传病。APTT 异常,PT 正常。男女均可患病。

(5) 因子Ⅻ缺陷一般无症状。

(6) 因子ⅩⅢ缺陷是常染色体显性或性连锁隐性遗传病。纤维蛋白单体不能交联,形成的血栓不牢固,血栓在 5 M 尿素溶液中会溶解。PT、APTT 和 TT 均正常。

(7) 因子Ⅴ缺陷是一种常染色体隐性遗传病。PT 和 APTT 均延长。

(8) 因子Ⅹ缺陷是一种常染色体隐性遗传病。PT 和 APTT 均延长。

(9) 因子Ⅶ缺陷是一种常染色体隐性遗传病。PT 延长,APTT 正常。

(10) 低凝血酶症(因子Ⅱ缺陷)是一种罕见的常染色体隐性遗传病。PT 和 APTT 均延长。

(11) 纤维蛋白原缺陷(无纤维蛋白原血症)是一种常染色体隐性遗传病,而纤维蛋白原的质异常(纤维蛋白原功能障碍血症)是常染色体显性遗传病。这两种病 PT、APTT 和 TT 均延长。纤维蛋白原在 1 g/L

以上时才能止血。

（12）遗传性毛细血管扩张症是常染色体显性遗传病。

（二）先天性凝血障碍患者的围手术期处理

1. 必备条件

择期手术前取得血液科医师的支持，与检验科取得联系做凝血因子快速测定，准备足量的所需的凝血因子。

（1）联系血库准备鲜冻血浆、冷沉淀物及浓缩的凝血因子，以便随时可取。

（2）凝血因子的水平用正常活性的百分比表示。30% 以上才能止血，凝血试验要求正常。浓缩凝血因子用单位度量，1 单位相当于 100% 活性的血浆 1 mL 所含因子量。

2. 手术计划

手术时，血浆中缺陷因子的活性水平应达到 100%，在术后 4 天中该因子的活性水平应维持在 60% 以上，然后将其水平维持在 40% 以上再持续 4 天或直至拆线、拔管。要对因子进行监测，根据因子的半衰期及时补充。

（三）获得性凝血障碍

1. DIC

DIC 是凝血和纤溶系统同时激活，是一些严重疾病如脓毒症、恶性肿瘤、创伤、休克或严重产科并发症的结局。

（1）表现：凝血和纤溶系统一经激活，血小板和凝血因子即开始消耗，释出纤维蛋白降解产物。临床上表现为广泛出血，PT 和 APTT 延长，由于微血管病性溶血，外周血涂片见红细胞变形（裂红细胞）。血小板减少、纤维蛋白原减少和纤维蛋白裂解产物增多均有助于诊断。

（2）治疗：主要治疗原发病，其他治疗方法均存在争议。有人主张用肝素阻止凝血，认为补充血小板和凝血因子是"火上加油"。但是，对广泛出血，在积极处理原发病的同时，补充一些血小板、鲜冻血浆和冷沉淀物是明智之举。

2. 维生素 K 缺乏

因子 Ⅱ、Ⅶ、Ⅸ 和 Ⅹ 是维生素 K 依赖性的，在肝脏合成。维生素 K 主要由肠道菌群制造产生。

（1）外科患者维生素 K 缺乏很常见，其原因有营养不良、应用抗生素使正常肠道菌群改变、梗阻性黄疸及肠外营养未补给维生素 K。

（2）维生素 K 缺乏时，开始 8 ~ 12 小时可给予维生素 K 10 ~ 20 mg，视病情每 12 小时重复一次，直至 PT 正常。急诊时，先用维生素 K 10 ~ 20 mg，并输鲜冻血浆。少数患者静脉输注维生素 K 后会发生致命性过敏反应，维生素 K 肌内注射的效果不稳定，因此建议尽可能口服维生素 K（起效与静脉用药同样迅速）。对严重出血、不能口服，而且不能使用鲜冻血浆的患者，可以考虑将维生素 K 溶于 5% 葡萄糖溶液 100 mL 中静脉滴入（维持 30 分钟以上）。

3. 肝脏疾病

除因子 Ⅷ 外，所有因子都减少。PT 延长，出血时间延长。如肝细胞功能受损严重，应用维生素 K 就难以起效。

4. 外源性抗凝剂

大多数获得性凝血障碍与用药有关。

（1）肝素抗凝可引起 APTT 和 TT 延长。肝素（高分子量肝素、天然肝素）可通过加速与抗凝血酶 Ⅲ 的结合，中和 Ⅸa、Ⅹa、Ⅺa、Ⅻa 因子及凝血酶而发挥作用。少于 18 个残基的低分子量肝素能与抗凝血酶 Ⅲ 结合，并中和 Ⅹa 因子（不中和凝血酶）；而 18 个残基以上的低分子量肝素仍保留抗凝血酶活性。临床用药时，应考虑到不同分子量肝素的生物特性。肝素的半衰期是 30 ~ 60 分钟，一般情况下停止肝素输注

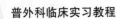

就可以控制出血。严重出血者可以按 90~100 U 肝素用 1 mg 鱼精蛋白来逆转肝素的作用,若肝素使用的时间已经超过 60 分钟,剂量减半。鱼精蛋白的输入速度应小于 50 mg/10 分钟,输注后 5 分钟测定 APTT 和 ACT。应用鱼精蛋白的三大风险是严重低血压(血管扩张作用)、过敏反应和肺动脉高压,所以在使用时要监测血压、指脉氧饱和度和心电图。

(2)华法林抑制肝凝血因子 II、VII、IX 和 X 的合成,使 PT 延长、APTT 稍延长、INR 延长。华法林所致的过度抗凝可以用维生素 K 治疗(尽量口服)。华法林的半衰期是 36~42 小时,在使用维生素 K 的情况下,一般停药 2 天后就可以考虑做择期手术。

"自发性"腹膜后出血的常见原因是治疗性抗凝状态,需要与高位股动脉或股静脉穿刺及肾癌或肾血管病变等情况鉴别,总死亡率近乎 20%。治疗原则是液体复苏和逆转抗凝作用。输鲜冻血浆和口服维生素 K 来逆转华法林的抗凝作用。用去氨加压素和输血小板来逆转阿司匹林的作用。氯吡格雷的作用仍无法逆转。对动脉性出血可以考虑介入栓塞术,一般不主张手术止血、减压,以免加重创伤和出血。

(3)阿司匹林和其他非甾体抗炎药干扰血小板功能。

5. 获得性血小板减少

有 4 种机制:骨髓中血小板生成减少(如恶性贫血),脾功能亢进使血小板破坏增多,酒精性肝衰竭、自身抗体(ITP、TTP)或药物(肝素)均可能增加脾对血小板的破坏,DIC。

6. 后天性血小板功能异常

有两种因素:一种是药物(阿司匹林或其他非甾体抗炎药),阿司匹林与其他非甾体抗炎药不同,它导致不可逆性血小板功能异常,因此择期手术前应停用阿司匹林 1 周以上;另一种是尿毒症,常伴血尿和出血征象,手术前需要进行透析来纠正血小板功能异常。

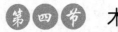 第四节 术中和术后出血

术中和术后大出血的常见原因是局部止血不彻底、输血并发症和不明原因的止血缺陷。

一、局部因素

创面某一部位出血,50% 的术后出血是因为术中止血不彻底(如血管未结扎),应及时查明原因并处理。

鲜红血(氧合血)从创口涌出提示动脉出血。四肢出血可以用手指压迫止血,出血不能控制时应该再次探查。暗红血提示静脉出血或陈旧血肿。术后静脉出血用压迫法往往能控制。并非所有的术后出血都能通过肉眼观察到,疑有出血时,仔细的体格检查往往能发现隐性出血灶。肥胖患者软组织中的出血需要出血量相当大时才能被发现,此外,胸腔、腹腔、盆腔和腹膜后出血也需要达到一定量才能被察觉。对胸腔手术后患者应该做仔细的听诊和叩诊,观察胸腔引流管引流液的性质(血性或浆液血性)和量。对腹部手术患者,应该了解腹痛、腹围及腰部瘀斑等情况。

1. 直接压迫

活动性出血的最好处理办法是用手指或纱布压迫,常可控制出血。

2. 电凝和缝扎

电凝比缝扎迅速,但是,单极电凝使用不当可造成较多组织坏死,甚至见到包皮环切使用单极电凝发生阴茎根部发热坏死者。双极电凝的组织损伤则比较轻。

3. 局部止血剂

局部止血剂主要用于控制术中针眼出血或组织分离面出血。吻合口出血最好用压迫止血或缝合止

血。局部止血剂止血的机制是为血栓形成提供基质。

（1）明胶海绵（Gelfoam）：本身没有止血作用，其止血机制是通过毛细现象吸收大量全血，从而为凝血提供平台。4～6周后被机体吸收，没有炎性反应。

（2）氧化再生纤维材料（Oxycel，Surgicel）：一种纤维素编织物，在吸收血液后膨胀，为血块形成提供支架。该物质在体内吸收缓慢，有异物反应。

（3）胶原止血海绵（Helistat）：由牛肌腱胶原制得，有利于血小板黏附，可为血块形成提供支架。和氧化再生纤维材料一样，该物质在体内吸收缓慢，有异物反应。

（4）微原纤维胶原（Avitene，Hemotene）：可以喷洒到创面或吻合口上，主要用于暴露困难部位的止血。其有利于血小板黏附，促进血栓形成。微原纤维胶原可以通过自身输血滤器，因此在用血液回输器的患者，不要用微原纤维胶原。

（5）外用凝血酶（topical thrombin）：多由牛血制得，冷冻干燥后形成粉末，可以直接放在上述各种止血敷料、纱布上或溶于生理盐水中，用于出血的创面，使其形成富含纤维蛋白的止血栓。多次使用牛凝血酶后机体会产生凝血酶或Ⅴ因子抑制物，一般不会表现出临床出血，但是凝血试验会变化。用抗凝剂的患者外用凝血酶有效。

（6）明胶基质（Floseal）：常常在术中与外用凝血酶合用。一般把牛凝血酶5 000 U撒在明胶基质上，然后用于出血部位。

（7）其他：外用冷沉淀可以和外用凝血酶一起喷洒到创面上，也可以与6-氨基己酸或抑肽酶合用。肾上腺素可使局部血管收缩，但不宜多用，以免吸收后起全身作用。

二、全身性疾病

1. 潜在性疾病

术中出血可由下列原因所致，如前文提及的先天性或获得性血小板病及凝血系统疾病（血友病A、低凝血酶原血症或DIC）。手术开始后最初30分钟内出现的止血异常往往提示患者原来就存在出血性疾病。

（1）纤维蛋白溶解：指外科患者的获得性低纤维蛋白原血症状态，有些疾病也可引起纤维蛋白溶解，如前列腺癌广泛转移、休克、全身性感染、缺氧、肿瘤、肝硬化和门静脉高压症等。纤维蛋白原和Ⅴ因子、Ⅷ因子减少亦可见到，因为这些都是纤维蛋白溶酶的作用底物。纯纤维蛋白溶解状态不伴有血小板减少。如能诊断出此潜在性疾病，其治疗可保证。6-氨基己酸（EACA）是一种纤维蛋白溶解的抑制剂，可能有效。

（2）骨髓增生性疾病（myeloproliferative diseases）：可用对骨髓增生性疾病的标准疗法处理血小板减少。最好将血细胞比容维持在<48%，血小板计数<400×10^9/L。46%的红细胞增多症患者在手术中或术后会发生并发症，包括16%的死亡（这些患者中80%的人疾病未得到控制）。本病最常见的并发症是出血，其次是血栓形成和感染。对这些患者，建议术前应用抗血小板制剂，如阿司匹林、双嘧啶氨醇（dipyridamole）和抗凝剂。

（3）肝脏疾病：长期肝病者凝血因子Ⅱ、Ⅴ、Ⅶ、Ⅹ和ⅩⅢ的合成减少。由于肝脏不能清除纤维蛋白溶解酶原激活物，亦可有纤维蛋白溶解增加。

2. 输血并发症

4～6小时内输入库血>10 U可引起异常出血，因为库血含血小板少、凝血因子少、钙少并且温度低。

3. 休克和严重创伤

休克和严重创伤可引起DIC、毛细血管渗出，血液大量丢失。继发性纤溶可能是DIC后异常出血的原因，休克、全身感染、过敏时更易发生。DIC的诊断是血小板减少，凝血因子减少，纤维蛋白降解产物存在。

（1）凝血障碍的原因有血液稀释、凝血因子消耗、低体温、代谢性酸中毒。低体温、凝血障碍和酸中毒合称致死三联征。

（2）血液稀释是创伤患者凝血障碍的主要原因，主要见于输血输液量达 1 个血容量时（如 5 L），可能会出现低钙。当输血输液量为患者自身血量的 1 倍时，仅有 35% ~ 40% 的血小板，此时，还有血小板在创面消耗。凝血障碍的主要表现是创面广泛渗血。由于 PT 和 APTT 的检测是在 37 ℃条件下进行，因此并不能反映凝血障碍。治疗方法是输血小板和鲜冻血浆。不要等化验结果。

5. 其他原因

循环中肝素残留、DIC 和凝血因子缺陷。

三、大出血的处理

遇到出血患者，首先应该考虑两个方面的问题：一方面，出血的原因是什么，如何止血；另一方面，该患者的血流动力学是否稳定，是否需要做损害控制手术。

（一）如何止血

千万不要本能地抓住一把止血钳在血泊中乱夹。在出血的血管已经缩入组织中或几乎看不见的情况下，血管钳是无能为力的，不仅不能控制出血，还会造成医源性损伤（伤及毗邻的血管、神经或器官）。它是外科医生慌乱和恐惧的表现。应该训练自己对每一种出血情况做具体分析，找出相应的有效止血手段。一般都有数种止血手段可供选用。你的任务是针对眼下的具体情况找出一种最适合的止血手段。止血的首要原则就是选择一种最简单、有效的应急止血手段。

1. 暂时止血

可以用手指压迫来控制心脏撕裂出血，可以用拇指和食指捏住控制肠系膜血管出血，可以用手指压迫来控制颈内静脉出血，可以将一根手指插入腹股沟的洞里把破口堵住，还可以用两只手的手掌捧住受损的肝脏，压迫止血。手指压迫止血不仅快捷、本能、毫无创伤，而且很有效。对具备一定临床经验的外科医生来讲，大多数出血的第一选择永远是"用手指（少数情况下可以用填塞）压住出血点暂时控制出血，其余什么都不做"。与此同时审时度势评估伤情、备血、备器械、备人员，拟定全面处置决策或请求后援（图 3-4-1）。

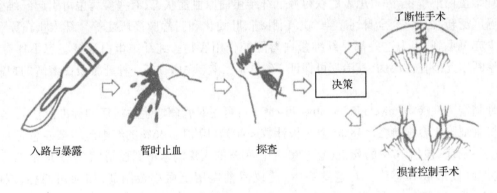

图 3-4-1　创伤患者大出血的处置思路

（1）手指压迫往往是最佳选项，一般不至于在肠管上揭一个窟窿或把颈动脉旁的迷走神经压断。有些轻微出血和小静脉出血（如脾脏浅表撕裂渗血）完全可以在压迫后依赖患者自身凝血机制完成止血。手指压迫止血的要诀是压迫的时间够长，要知道出血时间（Ivy 法）的正常值是 2 ~ 9.5 分钟。不过，对动脉出血来讲，压迫或填塞止血一般无效。

（2）控制血管蒂也是一项选择。要看眼下受伤的脏器是否有一个马上可以控制住的血管蒂，脾脏、肾脏、肺脏和肠襻都有一个马上可以控制住的血管蒂。可以用一把非压碎性（non-crushing）止血钳阻断血管蒂，或以肺门为轴心通过旋转肺脏来控制肺脏出血。

2. 是"小事一桩"或是"大事不妙"

"小事一桩"是指你采用直接的止血手法(止血钳、缝合或切除受伤脏器)能控制的出血,如脾脏破裂出血。"大事不妙"是一类复杂的、难以暴露的损伤,患者可能有生命危险。严重肝脏损伤、肠系膜根部的包裹性出血、髂静脉出血或下胸部位置深在的肋间后动脉出血都归为此类。这两种情况要求的心态和手术思路大相径庭。如果你不假思索就跳进去与"大事不妙"展开"肉搏战",你注定会败下阵来。一旦你暂时控制了出血,请把手术停下来,不要急不可耐地马上做了断性止血。"七次量衣一次裁"——好好盘算一下,如何打出最漂亮的"致命一拳"。

① 告诉麻醉医生患者可能会有大失血,敦促他们尽快补充血容量,准备8～10个单位血和快速输液装置。

② 备自体血回输装置,灌入预充液,并启动。

③ 请手术室人员打开、准备血管器械包和剖胸探查包。请洗手护士备几针聚丙烯缝线(一般用3-0～5-0)和恰当的持针器。

④ 可能的话,考虑一下接下来的2～3种止血选项是什么? 还需要其他物品(如Foley尿管或Fogarty导管)吗? 需要临时采用球囊压迫吗?

⑤ 评估一下你们手术室成员的能力。他们能驾驭那即将来临的惊心动魄场面吗? 还需要哪些帮助?

⑥ 改善暴露(延长切口,采用自动拉钩,重新安排助手的位置)。

⑦ 在所有这些准备进行期间,切忌挪动填塞的纱垫,继续用手按住,不要松动止血钳。

3. "8"字缝合止血

对无法看见的出血点或缩入组织内的出血点可以采用盲目缝合止血法处理。此时,你既然无法看清出血点,更谈不上对出血点进行钳夹或结扎,但是,你可以通过想象,假定出血点在那里。在择期手术和急诊手术中多次采用盲目缝合止血后,你对这种手段的使用自然会驾轻就熟、游刃有余。

(1)确认该部位的解剖特点是否适合使用盲目缝合止血法。如果出血点附近有一根未暴露的大血管,请你一定假设出血就来自这根大血管,先暴露这根大血管再说。

(2)取一根单股缝线,因为单股缝线穿过组织的方式是"滑过",而非"锯割"。令人费解的是,盲目缝合止血能否成功其关键因素并不在缝线,而在缝针的大小。请尽可能选择一枚适合该场合的大号缝针。

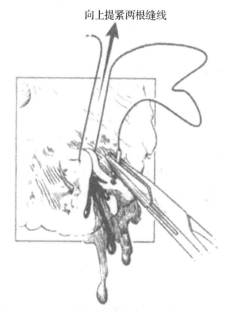

向上提紧两根缝线

图3-4-2　"8"字缝合止血法

(3)你缝的第一针要尽可能靠近出血点。第一针的目的不是止血,而是提住足够的组织,你只要用非优势手轻轻地提拉这根线的两端就可以将这块组织提起来。此时,你就可以看看到底是缝线的哪一侧在出血。接下来一针的目的是止血,由于目标已经完全锁定,这一针理应立见成效(图3-4-2)。

(4)"8"字缝合的初衷是在出血点的近侧和远侧各做一针兜底缝合达到止血目的。在理论上,这一点无懈可击,但是,在实践中,你根本搞不清楚深面的血管是如何走向。这就是为什么人们称之为盲目缝合止血。因此,多缝几针才能结束是司空见惯的事,切勿气馁。缝3～4针很正常,而不是缝2针,只要针针紧靠,就能奏效。我们把4针缝合称为双"8"字缝合。

(5)一般情况下,只要你将盲目缝合止血的线提起来,出血就会止住。此时,你必须做出判断,你是希望将这一针用作暂时止血手段,还是把结打紧作为永久性止血措施。如果你决定把结打紧,切记不要将线头剪短,以便你以后需要拆除之。

（6）在做盲目缝合止血的同时，盘算你的下一个止血手段。经验告诉我们，如果你在缝合4针后仍然未能将出血止住，你用这种手段控制出血的可能性就不大。千万不要深陷泥潭原地挣扎，要毫不犹豫地尝试其他手段。

4. 填塞止血

外科医生大多把填塞看作直觉技巧，一看就会。难道填塞还需要有外科天赋，不就是在出血的部位周围塞几块纱布吗？你完全错了！

（1）填塞的第一要诀是早填。由于填塞依靠的是血凝块形成，只有当患者有能力形成良好血凝块时，填塞才可能奏效。把填塞看作最后一招，等患者已经发生凝血功能障碍、创面到处渗血时才"请他出山"，必然是竹篮打水。

（2）填塞的第二要诀是内外两大填塞法：在受伤脏器的外围填塞（使之呈"三明治"状）和在内部填塞。外围填塞是将剖腹纱垫填在受伤脏器外围，使破裂口的组织对合。也就是说，必须创建两个相向的压力使得受伤的脏器位于其间，才能达到有效的止血效果；否则，填塞就不会奏效。填塞方法必须根据伤口的形状灵活变更。如果某一实质性脏器有多个创口或一个巨大的出血性创面，则采用外围填塞法。如果是缝隙状伤口在出血（如开放性骨盆骨折患者会阴部的深在伤口），可以采用内部填塞法。对严重肝脏损伤（如右肝穹顶部星状裂伤），往往可以联合应用这两种填塞法。

（3）填塞的第三要诀是避免过度填塞。在损伤肝脏外围进行填塞时，一定要关注患者的血压。如果血压突然下挫，麻醉师神情紧张，提示填塞可能压迫了下腔静脉，造成了下腔静脉回心血量骤减。此时应该慢慢抽去几块纱布，重新评估。

（4）填塞的第四（最后一个）要诀是对填塞有效性的确认应该达到苛刻的程度。你总要冒着填塞无效的风险，但是，要判断填塞是否有效一般都需要花费时间。剖腹纱垫具有惊人的吸水性，可能纱垫下的创面依旧在血流涌动，而你且被蒙在鼓里——浑然不知。如果患者的生理情况允许，你至少应该在数分钟后用高度怀疑的眼光再检查一遍填塞部位。那几个窝里是否有血液重新积聚？填塞的纱垫是否慢慢被血液浸透？如果你还拿不定主意，揭去"三明治"的最表层，好好看一眼深层的纱布。深层的纱布是否在变红、变湿润？如果回答是肯定的，也就是说填塞止血无效，你就必须移除这个"三明治"。绝对不能依靠患者自身的凝血机制来弥补无效填塞。确定出血已经获得控制的最佳时间是在你离开手术室之前，而不是在离开手术室2小时（且输了12单位的血）之后。

如果填塞无效怎么办？首先，将被血液浸透的纱垫一块一块移去，再仔细看一眼受伤部位。这块"三明治"周围是否有实质性的结构提供支撑，也就是说，这块"三明治"是否是一块没有支撑的、悬浮于半空中的"漂浮三明治"？你是否需要添加几块纱垫填塞？需要添加的是外围填塞还是内部填塞？损伤部位是否存在动脉出血？如果存在动脉出血，你就必须采用其他手段直接处理。为了控制出血，你还能做些什么？加用一些局部止血材料？盲目缝合止血？再次填塞，再次等待，直至你确信出血已经得到有效控制。

（二）血流动力学

对血流动力学不稳定（低血容量性休克）者，应该在立即静脉输液的同时，通过病史和体格检查来评估ABC。

A——保持呼吸道通畅，对神志不清的患者应气管插管。

B——保证氧合。通过体格检查或脉氧仪监测，通过鼻导管、面罩或气管插管给氧。

C——维持血流动力学稳定。血容量丢失15%，血压和心率不会发生变化；血容量丢失15%~30%，则出现脉压减小和心率加速；血容量丢失>30%，则出现收缩压下降、心率加速及休克的其他体征，如酸中毒、呼吸加快和少尿。

静脉输液可以很快恢复血容量。一般首选晶体液（生理盐水或乳酸钠林格液），同时查血型、配血、全血细胞计数、血生化。对成人，若在输入2 L液体后低血容量状态依然持续，可以考虑输血制品，如浓缩红细胞。局部压迫不能控制出血时,应该手术缝合或电凝止血。对非外科原因的出血,应该根据具体病因进行处理。

容量复苏常用的三类液体是晶体液、胶体液和血制品,各有其相应的适应证、优点和缺点。

(1)晶体液:晶体液容易获得,因此是低血容量患者的一线复苏溶液。其中最常用的是乳酸钠林格液和生理盐水。这两种溶液都是等渗液,大量输入后不会造成血浆电解质异常;其缺点是输入后很快平衡分布到组织间液去,还会造成血液稀释、体液超载,甚至引起全身炎症反应。近年主张在大出血时采用高渗盐水复苏,目的是使组织间液进入血管,增加循环血量。

(2)胶体液:胶体液在临床也很常用,但是,胶体液的真实价值仍然存在争议。与晶体液相比,胶体液很贵。胶体液的优点是分子量大(如蛋白或淀粉),留在血管内的时间比晶体液长。然而,胶体液的分子最终还是要分布到组织间隙,因此,这一短时间的优势也会随之消失。

(3)血制品:输血制品给受血者带来了诸多风险,虽然严格的血库制度可以使得风险降至最低,但是,有些患者仍然需要输血。成分血有许多优点,遗憾的是它不适用于外科大出血患者的处理,因为外科大出血患者需要的是新鲜全血。创伤性大出血处理要点是外科手术止血,将血压维持在恰当水平、血红蛋白在 7 g/L、血细胞比容在 0.25 即可。

(4)钙:钙对外源性凝血系统和内源性凝血系统都是重要的凝血因子。在多次输入浓缩红细胞后,钙逐渐降低。经验性的补钙方法是对低钙患者或大量输血的患者补入葡萄糖酸钙 1 g 或氯化钙 1 g。

第五节 高凝状态

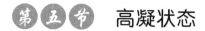

一、遗传性高凝疾病

1. 抗凝血酶缺乏

抗凝血酶缺乏是一种常染色体显性遗传性疾病,表现为静脉血栓栓塞反复发作,患者一般在 20 岁就开始发病。患者常有血栓反复形成家族史。实验室检查可以发现这种患者抗凝血酶降低。急性血栓栓塞的治疗是用肝素或低分子量肝素使 APTT 延长,使患者的抗凝血酶达到正常值的 50% 以上;若患者的抗凝血酶低于正常值的 50%,肝素难以奏效时,可以用浓缩抗凝血酶来治疗静脉血栓形成。抗凝血酶缺乏患者应该终身口服抗凝剂。抗凝血酶缺乏的妇女孕期应该用肝素或低分子量肝素预防深静脉血栓形成(DVT)。抗凝血酶缺乏患者最好在手术前或产前用浓缩抗凝血酶将抗凝血酶调整至正常活性值的 80% 以上。

2. 蛋白 C 缺乏和蛋白 S 缺乏

蛋白 C 缺乏和蛋白 S 缺乏者也容易发生静脉血栓形成。蛋白 C 缺乏或蛋白 S 缺乏时,Va 和Ⅷa 不易失活,因而凝血亢进。蛋白 C 缺乏除了遗传因素外,还见于肝衰竭患者和应用华法林的患者。这些患者出现症状后首选的处理是用肝素或低分子量肝素抗凝,然后用华法林。对蛋白 C 缺乏的患者,一定要在启用华法林抗凝前证实肝素抗凝有效,因为华法林可以使蛋白 C 水平暂时进一步降低,加重高凝状态。对蛋白 C 缺乏或蛋白 S 缺乏,但没有血栓形成个人史的患者,一般不需要预防用抗凝剂。

3. 活化蛋白 C 抵抗(凝血因子 V 的 Leiden 点突变)

这是凝血因子 V 的一种遗传突变,不容易被活化蛋白 C 降解。欧洲人种突变的发生率为 5%,杂合子患者静脉血栓形成的风险是无突变人群的 5~10 倍,纯合子患者的风险是无突变人群的 80 倍。研究表明,没有必要对无症状患者进行术前常规筛查。静脉血栓形成后的治疗是先用肝素,然后用华法林。杂合子患者发生一次静脉血栓形成后是否需要长期使用华法林或低分子量肝素尚无定论。

4. 高同型半胱氨酸血症(hyperhomocystinemia)

成人血浆同型半胱氨酸超过 95 百分位数(2.5 mg/L,18.5 μmol/L)称为高同型半胱氨酸血症。原因是同型半胱氨酸代谢酶的遗传变异及食物中缺乏将同型半胱氨酸转变成半胱氨酸所必需的维生素 B_{12} 或维生素 B_6。病例对照研究发现高同型半胱氨酸血症是颈动脉和冠状动脉粥样硬化症的独立危险因素,也是静脉血栓形成的独立危险因素。叶酸和维生素 B_{12} 治疗可以有效降低血同型半胱氨酸水平。

5. 凝血酶原基因突变

在高加索,当地人凝血酶原基因突变的发生率为 2%,这些患者的静脉血栓形成发生率比普通人群高 2~3 倍。当合并有凝血因子 V 的 Leiden 点突变时,静脉血栓形成的发生率更高。

二、获得性高凝疾病

1. 抗磷脂抗体

抗磷脂抗体是靶向血小板和内皮细胞磷脂抗原的 IgG、IgA 或 IgM 免疫球蛋白。本病可以通过检测狼疮抗凝物或抗心磷脂抗体等抗磷脂抗体得到确诊。这种患者容易发生动脉和静脉血栓形成、习惯性流产和血小板减少症。系统性红斑狼疮患者等自身免疫性疾病患者、感染人类免疫缺陷病毒(HIV)的患者以及应用易感药物(如氯丙嗪、苯妥英钠或盐酸肼苯哒嗪)的患者也可以有这些抗体。然而,高达 90% 的抗磷脂抗体患者找不到上述易感因素。对不明原因的血栓形成患者应该考虑本病,进一步的检查是 Russell 蝰蛇毒凝血时间测定(用于狼疮抗凝物测定)和抗心磷脂抗体免疫测定。与其他高凝状态疾病相比,用华法林治疗抗磷脂抗体病失败率高,因此推荐用抗血小板药或长期用低分子量肝素抗凝。未发生过血栓形成的患者是否需要预防用药尚无定论,除妊娠外,一般不主张用药。

2. 其他获得性高凝状态

其他获得性高凝状态包括脓毒症、恶性肿瘤、妊娠或雌激素治疗、血管内溶血(如溶血性贫血或体外循环手术后)及局部动脉容易发生血栓形成的患者(如近期动脉内膜切除术或血管成形术的患者及有人造血管置入的患者)。

(王 斌)

第 四 章

外 科 输 血

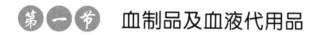

第一节 血制品及血液代用品

一、血制品

血制品可分为全血和各种血液成分。一般情况下,全血不常用,而是根据需要尽可能用成分输血。成分输血是将血液中的各种有效成分分离出来,做成制剂,针对患者的血液成分缺乏情况进行选择性输入,有效地利用血源。

（一）全血

加枸橼酸磷酸盐葡萄糖液(CPD)抗凝保存液后在 4 ℃条件下可储存 21 天。

1. 血液储存后的变化

（1）携氧能力下降:红细胞渐渐失去活力。例如,储存 21 天的血输入人体后,需要 24～72 小时才能恢复释氧能力。因此,大量输血时应该输入 1～2 单位储存 7 天以内的红细胞。正常红细胞的半衰期为 120 天,由于细胞中 2,3-二磷酸甘油酸(2,3-DPG)减少,红细胞携氧能力下降,氧合血红蛋白的解离曲线左移。

（2）凝血能力下降:凝血因子 V 和 Ⅷ 迅速破坏,血小板在 24 小时后失去活性。

（3）化学改变:pH 逐渐下降,在 4 周后为 6.7。此时钾浓度达 25～30 mmol/L,氨也渐渐增多。

2. 适 应 证

急性失血所造成的血容量不足是输全血的唯一指征。一般认为仅当失血量超过全身血量的 30%（1 500～2 000 mL）时才是输血的适应证。新鲜全血(24 小时以内)是治疗这种失血的理想用品,因为新鲜血中的血小板和凝血因子仍有活性,库血则有许多生化改变。血细胞比容 >35% 时,血液黏度骤然增加。应将出血性休克患者的血细胞比容维持在 25%,这对冠状动脉循环的氧输送很合适。若有高代谢因素存在,则血细胞比容应维持在 30%。

> **注** 外科出血,尤其是大出血,患者需要的是新鲜全血,不是成分血,更不是血浆增量剂。不得已时,只能用 1 单位红细胞(尽可能新鲜)、1 单位血小板和 1 单位鲜冻血浆按 1:1:1 输入。

（二）浓缩红细胞

浓缩红细胞是去除血浆后剩余的细胞,比容为 70%,1 单位约合 250 mL。对中等身材的成人(70 kg)而言,输入 1 单位的浓缩红细胞可以使血细胞比容提高 3%。输血后若血红蛋白和血细胞比容仍然不上升,提示有隐性出血。输入前要查 ABO 血型和 Rh 因子。仅当患者急需输血却无同型血时,才能输入 1 单位不需要配型的 O 型 Rh 阴性浓缩红细胞。必须常规检查供血有无肝炎病毒、HIV 或巨细胞病毒(CMV),力求使这些病的传染性降到最低。应用浓缩红细胞的主要目的是增加患者血液的携氧能力。即使是重症患者,30%~35% 的血细胞比容已完全能够满足其携氧需求。与全血相比,浓缩红细胞体积小,所含电解质少,浓缩红细胞的发热反应和过敏反应的发生率也低。感染传染病的危险性随输血量增大而上升。

1. 输血激发点

大量输血的并发症可以因输入量不足或过多而加重。低血容量患者通常的输血目标是维持血红蛋白浓度在 100 g/L。若把血红蛋白看作输血的唯一指标(又称"输血激发点"),则很可能会出现不必要输血,并因此冒并发症之险。若血红蛋白 >100 g/L,一般不需要输血;若血红蛋白 <70 g/L,一般需要输血;若血红蛋白在 70~100 g/L,应根据血流动力学、SvO_2 和 O_2ext 来判断是否需要输血。就创伤复苏而言,血流动力学的稳定性显然是关键指标。

2. 浓缩红细胞输入量的估算

(1) 计算全血量(TBV):TBV(mL) = 患者体重(kg)×7%×1 000。

(2) 计算输 1 单位浓缩红细胞后血细胞比容的增加量(INC):INC(%) = 1 单位浓缩红细胞的体积(mL)×浓缩红细胞的比容(%)÷TBV(mL)。

(3) 根据患者的血细胞比容计算浓缩红细胞的需要量:需要量 = 拟增加的血细胞比容÷INC。

例如,一位患者体重 70 kg,血细胞比容为 15%,则:

① TBV = 70×7%×1 000≈5 000 mL(5 L)。

② 1 单位浓缩红细胞液约 200 mL,输入体内后血细胞比容可提高:200 mL×70%÷5 000 mL = 0.028(≈3%)。也就是说,每单位浓缩红细胞液可以提升血细胞比容 3%。

③ 若希望将血细胞比容由 15% 提高至 40%(即提高 25%),此患者必须输入浓缩红细胞(单位):25÷3≈8 个单位。

④ 用血红蛋白浓度计算:血细胞比容正常值约为 45%,血红蛋白的正常值约为 15%,即 3% 的血细胞比容≈1% 的血红蛋白。也就是说,每单位浓缩红细胞液可以提升血红蛋白浓度 1%

(三) SAG-M 血

SAG-M 血是全血去除全部血浆后,用晶体液取代血浆的血液。这种晶体液每 100 mL 含氯化钠 877 mg、腺苷 16.9 mg、无水葡萄糖 181 mg 和甘露醇 525 mg。SAG-M 血能维持良好的红细胞活力,但不含蛋白,主要用于贫血。健康成人可以用 SAG-M 血 4 单位,然后用全血。如没有全血,可以继续用该 SAG-M 血 4 单位,但需要按每 2 单位输 4.5% 白蛋白 400 mL。输入 SAG-M 血 8 单位后就应该考虑输鲜冻血浆和血小板。

(四) 浓缩血小板

浓缩血小板一次供给 8~10 袋,每袋约 25~50 mL。浓缩血小板常用于再生障碍性贫血和血小板减少伴出血的患者,以及血小板计数正常但血小板功能不良的患者(如肾衰竭或体外循环手术后的患者)。每输 1 袋血小板,血小板计数通常会升高 5 000~10 000。血小板计数未相应升高提示潜在出血或血小板消耗(DIC)。若血小板低于 50,一般按每 10 kg 体重输入血小板 1 袋和鲜冻血浆 50 mL。

(五) 鲜冻血浆

鲜冻血浆是全血去除细胞后剩余的部分,含所有凝血因子及其他血浆蛋白,这是库血所不及的。1 单位鲜冻血浆为 200~250 mL。由于含因子 Ⅱ、Ⅶ、Ⅸ 和 Ⅹ,因此可很快纠正华法林所引起的凝血障碍。主要用于浓缩红细胞大量输入后凝血因子的补充,还可用于肝病和 DIC 时凝血因子异常。由于因子 Ⅴ 和 Ⅷ 不稳定,因此鲜冻血浆不是提供这些因子的良好制品。输鲜冻血浆不需要交叉配血,但和输红细胞一样有传染疾病的风险。若 PT 或 APTT 达对照组的 1.5 倍时,可以按 12 mL/kg 输入鲜冻血浆。

鲜冻血浆保存一年后即为普通冰冻血浆,此时,其因子 Ⅴ、因子 Ⅷ 与部分纤维蛋白原较鲜冻血浆稍低。

（六）冷沉淀

冷沉淀是鲜冻血浆在 4 ℃ 下溶解时的沉淀物。每袋冷沉淀 5～30 mL,含因子 Ⅷ 80～100 U、纤维蛋白原 100～250 mg 和血浆 von Willebrand 因子的 40%～70%。主要用于血友病 A 和 von Willebrand 病等因子 Ⅷ 缺乏症、大量输血的患者(原因是凝血因子稀释)及 DIC(原因是纤维蛋白原消耗)等无法控制的出血。冷沉淀由许多血浆混合后浓缩制得,因此传染疾病的风险更大。若纤维蛋白原低于 0.8 g/L,可以按 1～1.5 袋/10 kg 输入冷沉淀。

因子 Ⅷ 输入量的估算如下。

（1）计算血浆总体积(TPV):TPV(mL) = 患者体重(kg)×4%×1 000。

（2）计算因子 Ⅷ 需要量 Y:Y = (0.50 - 因子 Ⅷ 浓度)×TPV(mL)。

浓缩凝血因子用单位度量,1 单位相当于正常血浆 1 mL 中所含该凝血因子的量。一般只要将凝血因子水平提高到正常血浆量的 50%,即可控制大多数出血,因此只需要用 0.50 减去患者的基础凝血因子水平,再将结果乘以患者的血浆体积即可。

（3）计算所需冷沉淀的袋数(每袋含因子 Ⅷ 80 U):需要量 = Y÷80。

每袋冷沉淀中含有的 von Willebrand 因子与活性因子 Ⅷ 量相似。

例如,一位患者体重 70 kg,因子 Ⅷ 水平是 3%(APTT 法测得),则:

① 计算 TPV:TPV(mL) = 70×4%×1 000 = 2 800 mL(2.8 L)。

② 计算因子 Ⅷ 需要量 Y:Y = (0.50 - 0.03)×2 800 mL = 1 316 单位。

③ 计算所需冷沉淀的袋数:需要量(袋) = 1 316÷80 = 16.45 袋≈17 袋。

输注剂量按如下公式计算:需要输注的冷沉淀 FⅧ 或凝血酶原复合物 FⅨ 剂量(IU) = [输注后需要达到的 FⅧ:C 或 FⅨ:C 水平(%) - 输注前 FⅧ:C 或 FⅨ:C 水平(%)]×体重(kg)×8%×血体积比×1 000。

（七）特种浓缩凝血因子

因子 Ⅷ 和因子 Ⅸ 等特殊浓缩因子都用于已知的特定遗传性凝血因子缺乏症。血液科医生会诊有助于这些复杂患者的处理。

浓缩因子 Ⅷ 用于治疗血友病 A,但不能治疗 von Willebrand 病。浓缩因子 Ⅷ 的制备也是由许多血浆混合后浓缩制得,因此传染疾病的风险也更大。

重组人凝血 Ⅶa 因子(rhFⅦ)主要用于因子 Ⅷ 抑制的患者和创伤性凝血功能障碍患者,也可以用于其他止血困难的患者。

（八）白蛋白

有 5% 和 25% 两种浓度,主要用于扩容。与上述几种血制品不同,白蛋白经 60 ℃ 特殊处理,因此无传染肝炎的风险。

（九）血浆增量剂

经过加工处理或采用人工合成技术制成的血浆代用品,分子质量、胶体渗透压与血浆相近,能够在循环中维持一定浓度并在体内保留一定时间。不导致凝血机制改变,对人体无危害。临床常用右旋糖酐、羟乙基淀粉和明胶类代血浆。

1. 右旋糖酐

临床上常用的为 6% 的右旋糖酐,其相对分子质量为 75 000 左右,能降低血液黏度,改善微循环,减少红细胞凝集,用于低血容量性休克。缺点:干扰血小板功能,且不含凝血因子,24 小时内用量不应超过

1 500 mL;使红细胞呈"钱串状",影响血型测定和交叉配血,要求在输右旋糖酐前抽取血标本;过敏反应。

2. 羟乙基淀粉

羟乙基淀粉由玉米粉制成,无过敏性,用于扩充血容量,治疗休克。

3. 明胶类代血浆

明胶类代血浆常用的有琥珀明胶代血浆和多聚明胶。优点为不影响凝血机制,不干扰交叉配血,使用量不受限制,可有效提高胶体渗透压。适用于术中扩容、自体输血、血液稀释等。

二、血液代用品

人们寄希望于发展血液代用品,是因为输血有传播疾病[如肝炎、获得性免疫缺陷综合征(AIDS)]的风险。但是,现有的血液代用品还在探索中,未得到广泛使用。

1. 氟碳(Fluorocarbon)乳剂

与水相比,氟代烃中氧的溶解度增加了 10 ~ 20 倍。但是,高氟化合物不溶于水,必须制成乳剂,乳剂与氧的亲和力降低。此外,氧合血红蛋白的解离曲线呈"S"形,氧合氟碳的解离曲线为线形。氟碳最大剂量(40 mL/kg)的半衰期为 24 小时,轻中度贫血不必用该产品,重度贫血用该产品又不能满足需求。

2. 无基质血红蛋白溶液

该溶液的血红蛋白浓度为 70 g/L;P50(50% 时的氧分压)是 12 ~ 14 kPa,相当于正常血红蛋白的一半;混合静脉血的氧张力显著降低。此外,当血细胞比容为零时,氧耗、CO 和平均动脉压显著降低。

3. 多聚吡醇羟乙酯血红蛋白溶液

研制该溶液的目的是要求有正常的胶体渗透压、血红蛋白浓度(140 g/L)和 P50。该溶液的半衰期是40 ~ 48 小时,克服了无基质血红蛋白溶液的缺点。

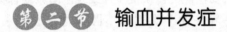

第二节 输血并发症

免疫反应:溶血反应、发热反应、输血后血小板减少、过敏性休克、荨麻疹、移植物抗宿主反应。

输血的其他并发症:细菌性脓毒症、栓塞(气、管形物、颗粒)、血栓性静脉炎、肺水肿、输血传染病(乙肝、丙肝、HIV 感染、CMV 感染、疟疾、布鲁菌病、梅毒)。

一、输血早期反应

1. 变态反应

变态反应最为常见,占输血并发症的 2% 以上。

(1)发热、畏寒、荨麻疹和瘙痒常在输血或输浓缩红细胞开始后 1 ~ 1.5 小时发生。严重者可发生喘鸣等呼吸道症状。

(2)轻症可用苯海拉明等抗组胺药控制,稍重病例可用肾上腺素或类固醇皮质激素治疗。

(3)如变态反应典型,并且治疗有效,则不必停止输血。疑有溶血反应时,应立即停止输血。

2. 发热反应

发热反应是患者对白细胞或血小板抗原的过敏反应,发生率与变态反应相仿。一般在输入 100 mL血后出现发热,可伴有畏寒,无荨麻疹及呼吸道症状。可用解热药控制发热。

3. 溶血反应

溶血反应是急性反应,一般原因是误输入异型血型血,见于误配血、血型定错、标签错误或输错患者。

(1)典型早期反应是在输入 50 ~ 100 mL 血时出现发热、畏寒、感胸背及腰部疼痛、呼吸困难,还可出现低血压及休克、血红蛋白尿、DIC 出血和 ARF（血红蛋白尿所致）。

（2）全麻手术中溶血反应首发表现是无法解释的弥漫性出血。

（3）溶血反应的治疗表现为输血后立即出现发热、胸部紧缩感、腰背疼痛、血压下降、血红蛋白尿、DIC 出血和 ARF（血红蛋白尿所致）。溶血反应是一种紧急情况，死亡率很高。怀疑有溶血反应时，应立即停止输血。将剩余的血和重抽的患者血样一并送实验室重新进行定型和交叉，并检查血中有无游离血红蛋白。抽血送细菌培养并检查有无 DIC。插入 Foley 尿管，快速输入甘露醇 25 g，同时输入乳酸钠林格液，使尿量保持在每小时 100 mL 以上。输入碳酸氢钠，碱化尿液，有助于预防肾小管损害。

（4）迟发溶血反应是对既往输血或妊娠的回忆反应，往往在输血后数日出现溶血和黄疸。

二、大量输入库血的并发症

大量输血（massive transfusion）尚缺乏统一定义。一般认为，1 小时输血超过半个血容量或 24 小时输血超过 1 个血容量称为大量输血。大量输血的目标是快速有效地维持适当的血容量，将血液成分维持在安全限度之内，其中包括止血、携氧能力、胶体压和生化成分。由于血液在储存中的变化，对大量输血的患者，应该常规监测血红蛋白、血小板计数、PT、APTT 和纤维蛋白原水平，用于指导成分补入。除了一般的输血并发症外，大量输血还可以发生下列并发症。

1. 氧亲和力变化

大量输入具有高氧亲和力的库血，不利于氧在组织中的释放。有关这方面的证据迄今还没有出现，不过，理智的方法是输入较为新鲜的红细胞（＜1 周）。不一定要用新鲜血（＜24 小时）。如此，在输血后血 2,3-DPG 浓度会快速上升，氧亲和力会在数小时内恢复正常。

2. 凝血缺陷

全血储存超过 24 小时，血小板及因子 V、Ⅷ 的活性全部消失，因此大出血者除输库血外，还应输入血小板和鲜冻血浆。创伤应激反应促使凝血因子产生。

（1）血小板减少：大量输血后必然会出现稀释性血小板减少，原因是血小板功能在储存数日后即下降至零。有证据表明，至少需要替代 1.5 倍的血容量临床上才会出现稀释性血小板减少所致的出血，除非患者存在 DIC 或者既往就有血小板减少病。

（2）凝血因子消耗：库血含有几乎所有凝血因子，唯独没有因子 V 和 Ⅷ。在创伤应激状态下，这些凝血因子的产量是增加的。因此，输血本身造成的凝血功能改变很轻微，如果患者有凝血功能障碍，其原因很可能是 DIC。DIC 是复苏不及时或不恰当所致，一般的凝血异常都无法用输血量来解释。

3. 低体温

血液未经预温，大量输入后会很快发生体温过低。低体温时乳酸盐和枸橼酸盐的代谢减慢，导致低钙血症和代谢性酸中毒，使得血红蛋白与氧的亲和力增加、红细胞的变形性受损、血小板功能障碍。体温在 30 ℃ 时易发生心律失常。输血时可将输血管道浸入接近体温的水浴中预温，但不要对储血容器直接加温。

4. 代谢疾病

（1）高钾血症：血液在储存过程中血浆钾浓度会升高，甚至超过 30 mmol/L。不过，一般不会发生高钾血症，除非大量库血快速输入。因此，在需要大量输血时，最好输用 2～3 天内的新鲜血，或者新鲜血与陈旧库血交替输用。

（2）低钾血症：相对高钾血症来讲，低钾血症更常见，原因是红细胞恢复代谢活性后，钾重新开始进入细胞内。

（3）低钙血症：每单位血约含枸橼酸盐 3 g，用于结合离子钙。正常成人的肝脏代谢 3 g 枸橼酸盐约需要 5 分钟。因此，输血过快（超过每 5 分钟 1 单位）或肝功能受损者可以发生枸橼酸酸中毒或低钙血症。低钙血症并不一定表现为明显的凝血异常，但是，患者会有短暂的搐搦和低血压。仅当低钙血症有生化、临床或心电图依据时才需要补钙。需要注意的是,低体温时患者的心肌对钙离子极为敏感。也有人主张在输血时与输血成比例地常规应用钙剂。按每升血用葡萄糖酸钙1.0 g比较安全,但最理想的方法是根据钙离子的实测值指导补钙。

(4) 酸中毒和枸橼酸中毒:库血中的乳酸浓度可达30~40 mmol/L。正常情况下,枸橼酸(输血所致)和乳酸(来自灌注不良的组织)可很快被代谢掉。当患者有血容量不足或休克时,由于肝血流减少,这些物质的代谢减慢,可发生严重酸中毒。而枸橼酸盐则被代谢成碳酸氢盐,严重代谢性碱中毒可能接踵而至。受血者最终的酸碱状态主要取决于组织的灌注、输血的速率及枸橼酸盐的代谢速率。有人主张在大量输血时常规应用 NaHCO$_3$,以减少 pH 变化。但必须谨慎,因为碱中毒与体温过低及 2,3-DPG 降低有协同作用,从而使氧离曲线左移,结果使组织的氧递减少。碱中毒还使钙离子水平降低,导致严重心律紊乱。因此,血液碱化不宜常规进行,应用时要以血气分析为依据。

5. ARDS

ARDS 的病因依旧不明了,已经发现的风险因素有多种。输血不足和输血过多都可以引发 ARDS,原因是血白蛋白低于 30 g/L。此外,库血中变性的血小板和白细胞可形成微栓子。当大量输入库血时,可引起肺损伤和呼吸功能不全。输血时应用微孔滤网可使此类并发症减少,输鲜全血或血小板时例外。

三、传播疾病

1. 肝炎

发生率约2%,但多数无症状。混合血制品(如浓缩凝血因子)的肝炎发生率增加。固定献血者中有肝炎时,其发生率也会增加。测定乙型肝炎表面抗原可筛出乙型肝炎携带者,但目前的输血后肝炎多为非甲非乙型肝炎。70%~80% 的输血后肝炎可以通过检查丙型肝炎抗体检出。输血后肝炎的发生率应控制在0.5%以下。

2. AIDS

AIDS 是一种严重的免疫系统缺陷疾病。患者易发生感染,易患卡波西(Kaposi)肉瘤等少见肿瘤。本病通过被感染者的血液进行传播。筛选试验可测该病毒的抗体,但在感染 HIV 的早期,血中测不出这种病毒的抗体。

3. 其他疾病

梅毒、布鲁菌病、疟疾和 CMV 感染均可通过输血传播。

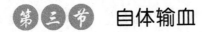

第三节 自体输血

对失血可能性很大的择期手术患者来说,自体输血具有安全和经济等优势。但是,需要强调的是,精细的手术本身就可以减少输血。

1. 自体预存献血(autologous predonation)

自体预存献血主要适用于择期手术、术中输血可能性较大者。高达20%的病例仍然需要输异体血,输血反应可能是标签书写错误所致。尽管自体预存献血有许多优点,但是价格-效益比并不高,有低中度输血风险。

2. 等容量血液稀释(isovolemic hemodilution)

等容量血液稀释是术前即刻抽取患者的全血,同时输入晶体液。抽出的血液储存于室温,在出血控制后输回患者体内。从减少异体血用量上考虑,中度血液稀释(血细胞比容在32%~33%)的效果等同于自体预存献血,但是更廉价。

3. 术中自体血回输（intraoperative autotransfusion）

术中自体血回输是将术野中的血液回收后输给患者，从而减少异体血的用量。该方法需要有设备来分离和洗涤回收的红细胞，肿瘤、肠液或脓液污染是术中自体血回输的禁忌证。

4. 促红细胞生成素

术中用促红细胞生成素可以有效地减少异体血的用量，一般用 1 000 ~ 3 500 U/kg，每周 1 次，连用 2 ~ 4 周。没有发现附加自体预存献血更有效。

（王　斌）

第 五 章

外科创伤

创伤是指机体受到机械因素打击后所造成的组织或器官的破损,机械因素包括顿挫力、火器投射物或锐器。顿挫力如汽车撞压、重物撞击;火器投射物如枪弹头、炮弹碎片、地雷碎片;近年来交通事故、工伤事故、各种自然灾害如地震所引起的创伤大幅度增加,在各类刑事治安案件中,也有较多的枪弹伤及爆震伤发生。严重的创伤全身反应重,多发伤诊断困难,延误诊治导致不良后果。

流行病学研究表明,1~44岁人群的首位死因是创伤。就整体人群的死因而言,创伤仅位于心脏疾病和癌症之后,居第三位。创伤死亡呈三峰分布,伤后数秒至数分钟为第1死亡峰,占创伤死亡数的二分之一,主要死因是大脑、脑干、高位脊髓、心脏、大血管撕裂伤或窒息,这些患者罕有获救;伤后数分钟至数小时为第2死亡峰,占创伤死亡数的三分之一,其中半数死于中枢神经系统损伤,半数死于大出血,伤后的第一个小时是创伤救治"黄金时段"(golden hour),若能在"黄金时段"做出复苏处理,第2死亡峰的大多数伤员可获救;伤后24小时至数周为第3死亡峰,占创伤死亡数的10%~20%,主要死因是脓毒症、ARDS、全身炎症反应综合征、多脏器功能障碍和衰竭,该组伤员的预后与早期救治有关。院内初期救治一般都在急诊室。

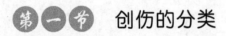

第一节 创伤的分类

一、按致伤原因分类

1. 刺伤

刺伤指因锐器所致的组织损伤,如刺刀、剪刀、铁钉、竹片、针、冰锥及钢丝等所致的组织损伤。刺伤的特点是皮肤伤口小,深度不易探知,常可刺到深部体腔。刺伤实质内脏时,可引起体腔内大量出血;刺伤空腔脏器时可引起穿孔;刺入心脏大出血则可引起心脏压塞甚至致死。如果致伤因素仍在体内,则只能在手术室内且已建立有效循环通路的条件下取出。

2. 火器伤

火器伤指在火药燃烧、炸药爆炸等化学能迅速转化为机械能的过程中,投射物(枪弹丸、炮弹等)击中机体所造成的损伤。

(1)弹丸伤:亦称"枪弹伤",指枪弹击中人体所产生的损伤,在现代战伤中比爆炸伤发生率低,只占战伤的20%~30%。根据枪弹出入口情况可将致伤形态分为贯通伤、非贯通伤(盲管伤)、切线伤和反跳伤。按伤道由内向外,依次分为三个区域:原发伤道区,是指枪弹穿过的部位,内有破碎的失活组织等;挫伤区,是指伤道周围组织受挤压而失活的区域,宽0.5~1 cm;震荡区,血液循环障碍区,因瞬时空腔效应使伤道周围的组织因牵拉、撕裂与震荡而导致的损伤。

贯通伤(perforation wound)亦称"穿通伤",是投射物击中人体后产生的既有入口又有出口的伤道。按出入口的大小分为三种情况：第一种，入口与出口同大，多见于高速、稳定的枪弹正位击中人体较薄弱的部位而又未破坏组织的回缩时；在伤道较长、枪弹的动能已大部分消耗在伤道内的情况下，即使入口和出口都较小，组织的破坏也会很严重。第二种，出口大于入口，见于多数枪弹伤。投射物击中人体后，因受阻而失去稳定性，甚至发生翻滚，增加了投射物与组织接触面积，如果投射物发生破碎或造成粉碎性骨折，则可能因继发性投射物产生很大冲击力，引起组织更严重的破坏，导致出口很大。第三种，入口大于出口，多发生在近距离射击时，枪弹的初速度和撞击速度几乎完全一致，产生的冲击力很大，以及由于破坏入口处皮肤组织的回缩力的作用，造成入口处皮肤的崩裂，从而形成较大的入口。

非贯通伤(blind wound)是指投射物击中人体时只有入口而无出口的伤道，多由距离较远、能量不大的投射物造成。由于投射物停留在体内，其能量也全部消耗在体内，因而其所造成的损伤有时较贯通伤更严重。

切线伤(tangential wound)指高速投射物从切线方向撞击人体表面组织所引起的沟槽状损伤。其伤情取决于弹头或弹片等投射物侧击力的大小。如高能投射物在近距离内切线位击中体表，传给体内的能量将会很大，亦可造成深层组织或脏器的损伤。故发生切线伤时，应注意观察深部组织的情况。

反跳伤(recoiling wound，ricochet wound)指的是高速投射物的动能已接近耗尽时击中人体某一坚硬部位，因无力穿入深层组织，而从入口处反跳弹出所形成的组织损伤。其入口与出口为一点。被击中的部位常有轻微出血和组织撕裂，但偶可伤及深部组织，如头部反跳伤，在其相应部位的脑组织也能发生出血等损伤。

（2）弹片伤：炮弹、炸弹、手榴弹等爆炸后的弹片击中人体后所引起的损伤。在现代战争中，弹片伤占战伤的70%～80%。大弹片致伤时，不仅伤口大、损伤重，而且易将衣物碎片等污物带入伤口，故易发生感染。小弹片致伤时，常呈"面杀伤"，伤口较小、较浅，但数量众多。

（3）高速小弹片（珠）伤(high-speed small fragment/pellet injury)：指初速>762 m/s、质量<5 g的破片或钢珠击中人体后所致的损伤。多为飞机投放的集束型子母弹所致，一次投放爆炸后可飞散出数十万个钢珠或碎弹片，呈"面杀伤"，一人可同时被多个钢珠或碎弹片击中而发生多处伤。

伤情特点：伤口多，最多可达数百处；伤口小，一般为1.0 cm×1.0 cm大小圆形或不规整形；非贯通伤多，钢珠或碎弹片因质地轻，进入体内遇阻力后可将能量完全释放，而停留于体内；损伤较重，在近距离受伤时，可发生骨折、内脏破裂、休克等。

（4）钢珠弹伤(steel pellet injury)：飞散的钢珠击中人体所造成的损伤，是高速小弹片（珠）伤的主要组成部分，其伤情特点和防治同高速小弹片（珠）伤。

（5）炸伤(explosive wound)：各种爆炸性武器，如航弹、炮弹、水雷、地雷、手榴弹等爆炸后对人体所产生的损伤，包括弹片伤及高压气浪所致的损伤。弹片可造成人体任何部位的外伤，重者可立即致死。高压气浪可造成肢体缺损、离断或其他部位体表撕裂伤。

（6）地雷伤(mine injury)：由地雷爆炸所致的人体损伤，是炸伤的一种。直接致伤因素是冲击波和弹片。

① 损伤和污染严重。伤口皮肤、软组织广泛撕裂，边缘不整，有时可见伤肢肌组织分离呈"拖把状"。肌间常充满泥土、衣片等污秽异物。

② 截肢率高，可达60%以上。冲击波常在伤肢踝关节上下"聚焦"，形成巨大的能量，从而将肢体截断。足踝部未完全离断，也会因大片骨缺损和广泛软组织丢失而截肢。

③ 非贯通伤多，发生率可达70%。地雷爆炸后的小碎片，其初速可达1 400～1 800 m/s，因其形状不规整，弹道系数小，故减速快，杀伤范围小。进入人体后，能量迅速传给周围组织，形成入口大、底部尖的喇叭形非贯通伤道。

④ 休克发生率高，可达60%。有损毁伤和多发伤时更为多见，是地雷伤伤员早期死亡的重要原因。

此外,尚有眼弹片伤和眼冲击伤等。

(7)冲击伤(blast injury):亦称"爆震伤",常由核武器及炮弹等爆炸时产生的强冲击波作用于人体而引起损伤。空气冲击波的致伤因素主要有超压和动压两种。超压可引起内脏出血、鼓膜破裂和听小骨骨折等病变,其中以含气的肺组织损伤最重。

3. 挤压伤

挤压伤指人体肌肉丰富的肢体,受重物长时间挤压(一般为 1~6 小时)造成一种以肌肉为主的软组织创伤。轻者受挤压的肌肉因缺血坏死,有的因肌肉坏死逐渐以结缔组织替代而发生挛缩。在受到严重挤压的伤员中,除局部病变外,还可发生挤压综合征,即以肌红蛋白尿和高血钾为特征的急性肾功能衰竭及休克的病症。挤压伤及挤压综合征是一种因受伤严重度不同而呈现不同临床表现的两个阶段。

4. 玻璃碎片伤(glass-fragment injury)

玻璃碎片伤简称"破片伤",是因飞散的碎玻璃片击中人体而造成的损伤。核爆炸或大型炸弹爆炸时,在相当广阔的地域内,建筑物门窗玻璃会被冲击波击碎,并向四周飞散,击中人体后可造成切割伤,甚至可穿透体腔,形成贯通伤。其伤情和发生率与玻璃片质量、撞击速度和撞击部位有关,其特点:受伤范围大,造成碎玻璃飞散的距离约为冲击波直接杀伤边界的数倍;暴露部位多,常伤及面、颈、手等部位,也可穿透较厚的衣服而致伤;伤口小而多,因玻璃片细碎尖锐,所致伤口较小,但数量可能较多,最多时可达数百处;伤情多较轻,大多为浅表外伤,故轻伤者居多,但重者可穿透体腔,造成内脏破裂,或割断大血管,引起急性大出血而致死。

5. 钝挫伤(contusion)

钝挫伤指因钝性暴力作用而引起的软组织闭合性损伤。当钝器作用于体表的面积较大时,其力的强度不足以造成皮肤破裂,但却能使其下的皮下组织、肌肉和小血管甚至内脏损伤,表现为伤部肿胀、疼痛和皮下淤血,严重者可以发生肌纤维撕裂和深部血肿。如致伤暴力旋转方向,则引起碾挫伤,其损伤程度更重。

(1)撕裂伤:因暴力的牵拉和扭转作用而产生的组织撕裂或裂开性损伤。闭合性撕裂伤,见于体内动力推移时产生的韧带撕裂;开放性撕裂伤,见于人体某部被运行的车辆、机器、奔马等动力牵拉时发生的体表撕裂。由斜行牵张力形成的撕裂伤,其伤口呈瓣状或片状;由平行牵张力形成的伤口呈线形;由多方向牵张力形成的伤口呈星状。伤口内常见有丝状物,系抗裂强度较大的胶原纤维。开放性撕裂伤伤口常有严重污染。

(2)挫裂伤(contused laceration):既有挫伤又有组织碎裂的损伤。常见脑挫裂伤。脑挫裂时可见局部脑组织有碎裂,表面达蛛网膜层,深部可至白质,常伴有蛛网膜下腔出血和脑组织水肿。临床上常有昏迷,持续数小时或数十天以上,并可能有神经系统阳性体征、颅骨骨折和生命体征的变化。如有明显的颅内压增高、较大的血肿形成或碎裂组织较多,则需要及时做钻孔或开颅手术,是脑外伤的重型伤,死亡率较高。

(3)震荡伤:钝性暴力作用于人体后产生的生理功能障碍和轻型的器质性损伤。常见有脑震荡、视网膜震荡、迷路震荡和脊髓震荡等。

(4)毁损伤:人体某一(些)部位发生的离断或严重缺损性损伤。如炸弹、手榴弹爆炸或机器运转造成的肢体离断等。

(5)撕脱伤:因高速旋转的机轮和马达纽带将大片头皮撕脱或四肢皮肤皮下组织与肌肉分离,脱离的组织常失去活力,而深层组织损伤较轻。有时皮下广泛撕脱,而皮肤表面甚至是完整的,须仔细检查并引起重视。

(6)扭伤:外力作用于关节时发生过度扭转,引起关节囊、韧带、肌腱损伤,严重者甚至断裂,出现皮肤青紫、疼痛、肿胀和关节活动障碍。

二、按有无伤口分类

1. 闭合伤

皮肤保持完整性,表面并无伤口。其伤情并不一定很轻,其难点在于确定有无体腔脏器损伤。例如,腹部闭合伤,可能引起腹内空腔或实质性脏器伤;闭合性胸部伤,可能引起胸内器官损伤,造成肺破裂伤、血胸、气胸;闭合性颅脑伤,可发生脑挫裂伤、颅内水肿。

2. 开放伤

皮肤完整性遭到破坏,甚至可引起深部器官损伤,有外出血,受伤时细菌侵入,感染机会增多。如刺伤、火器伤等。按有无穿透体腔分以下两种。

（1）非穿透伤(non perforating wound):投射物穿过人体壁而未穿透体腔的损伤。多较表浅,伤情较轻。但在少数情况下,体腔虽未破坏,体腔内的组织也可有因投射物通过体表时能量传向深部内脏的损伤。治疗时应确诊有无内脏损伤,如有则应优先处理。

（2）穿透伤(perforating wound):投射物穿透体腔(颅腔、胸腔、腹腔、盆腔、脊髓腔、关节腔等)而造成的脏器和组织损伤,多为重伤。发生穿透伤时,被穿透的体腔与外界直接相通,细菌易于侵入而发生严重感染。处理方法因致伤部位而异。

三、按受伤部位分类

根据损伤的解剖部位不同可分为头部伤、颌面部伤、颈部伤、胸部伤、腹部伤、骨盆部(或泌尿生殖系)伤、上肢伤和下肢伤。

四、按伤情轻重和需要紧急救治先后分类

1. 重伤

严重休克,内脏伤而有生命危险者。

2. 中等伤

四肢长骨骨折,广泛软组织伤。

3. 轻伤

一般轻微的撕裂伤和扭伤,不影响生命,无须住院治疗者。

五、创伤中常用的分类名词概念

1. 多发伤(multiple injuries)

由单一因素所造成的多部位、多脏器严重损伤。常伴有大出血、休克和严重的生理功能紊乱,从而危及生命。诊断时必须做全面的检查,以免漏诊。治疗上,首先是保全生命,其次是保全肢体。手术指征是收缩压在 12.0 kPa(90 mmHg)以上,脉率在 120 次/分以下,手足转暖。如内出血无法控制或有其他紧急情况时,可在积极抗休克的同时施行手术。如复苏效果不佳,须查明是否有隐蔽的创伤。凡危及生命的损伤应优先手术。当多处创伤均有紧急手术指征时,可多组手术同时进行。在战时,多发伤总体发生率在 25% 以上;而在现代渡海登陆作战时,多发伤的发生率在 50%~80%。在平时,多发伤多见于交通事故伤、坠落伤、挤压伤等。在交通事故伤中,多发伤发生率在 65% 左右;而在高空坠落伤中发生率则更高,若是从 5 楼以上高度坠落,其发生率几乎达到 100%。

2. 多处伤

同一部位或同一脏器的多处损伤。其包括腹部肝脾损伤、小肠多处穿孔、上肢多处弹片伤、体表多处裂伤等。多处伤伤情不一,轻者不需要特殊治疗(如体表多处擦伤),重者可致死(如肝脏多处挫裂伤)。战伤及地震伤统计时,常将多发伤与多处伤合称多处伤,此时主要指同时有两处以上部位受伤。在我国

近年发生的汶川及玉树地震中,多处伤的发生率在30%左右,其中以四肢、脊柱及骨盆骨折多见。

3. 多系统伤(multisystemic injuries)

多个重要生命系统(如神经、呼吸、循环、消化、泌尿、内分泌等)同时发生损伤。严重创伤,特别是多发伤,常表现为多系统伤,如严重肺损伤合并大血管伤、骨盆骨折合并膀胱尿道损伤等,在创伤分类统计时,一般不作为专门的伤类词应用。

4. 合并伤(associated injuries)

两处以上损伤时,除主要较重的损伤外的其他部位较轻的损伤。如严重颅脑损伤合并肋骨骨折,肋骨骨折为合并伤;肝破裂合并脾脏被膜下血肿,脾脏被膜下血肿为合并伤;等等。通常不作为分类词应用。

5. 复合伤(combined injuries)

两种以上杀伤因素同时或相继作用于人体所造成的损伤,解剖部位可以是单一的,也可以是多部位、多脏器,如大面积烧伤合并骨折。多见于核爆炸时,以及常规战争和意外爆炸时。核爆炸复合伤分为放射性复合伤和非放射性复合伤。

① 放射性复合伤,如放射及烧伤复合伤、放射及冲击波复合伤、放射烧伤及冲击波复合伤等。多见于10万吨TNT当量以下的核爆炸,特点是常出现明显的相互加重作用,如死亡率增高、休克加重、极期提前、造血组织破坏更重、出血与感染加重等。治疗措施中除需积极治疗放射病外,还要力争使创面或手术创口在极期前愈合。否则,只能在恢复期后手术。

② 非放射性复合伤,如烧冲复合伤、烧伤复合机械伤等。多见于数十万吨TNT当量以上的核爆炸。严重烧伤复合肺冲击伤时,会发生或加重肺水肿。故补液时要注意液体种类、速度和液量,液体量要充足,并有相当量的胶体,速度不宜过快,同时监测尿量和做胸部听诊,以防肺水肿和心力衰竭。在常规战争中,可能发生烧冲复合伤,这些损伤与核爆炸时非放射性复合伤基本相同。此外,各种创伤伤口伴有毒剂局部损伤或吸收中毒时,可发生毒剂复合伤(化学复合伤)。

6. 混合伤(mixed injuries)

混合伤是由两种以上的致伤因素(如弹片、枪弹、刀刃等)所引起的损伤。如某一伤员既有弹片伤,又有枪弹伤,即为混合伤。

7. 联合伤(united injuries)

同一致伤因素所引起的两个相邻部位的连续性损伤。常见的有胸腹联合伤、眶颅联合伤等。胸腹联合伤是指由于胸腹部遭受钝性暴力或胸腹部穿透伤,导致胸腔及腹腔脏器损伤,同时伴有膈肌损伤的一种特殊类型损伤。闭合性胸腹联合伤又称为创伤性膈肌破裂,总发生率占多发外伤的3%~5%,占钝性闭合性损伤的0.8%~5.8%(占腹部钝性闭合性损伤的2.5%~5.0%,占胸部钝性闭合性损伤的1.5%)。多数文献报道病死率在3%~25%。开放性联合伤,在战时多由弹片及枪弹所致;在平时,则以刀刺伤刺破膈肌导致胸腹联合伤多见。闭合性联合伤,在战时多由跳伞着地或越野跳跃时膝部猛烈屈曲挤压上腹部使腹内压升高导致膈肌破裂而发生胸腹联合伤;而在平时则多见于高空坠落或重物挤压,胸廓突然受力变形牵扯膈肌,同时胸腹腔受力不均,压差骤增,造成膈肌局部撕裂所致。

 第二节 **创伤严重度评估和评分系统**

创伤评分时以计分的形式来估算创伤严重程度,即应用量化和权重处理伤员的生理指标或诊断名称作为参数,由数字计算以显示伤员伤情严重程度的诸多方案,总和为创伤评分。

自20世纪60年代以来,已出现50多种计分方案,但目前应用的不多。评分目的为:做创伤流行病学研究;估计伤情,预测预后;创伤救治工作质量评定的统一标准。

评分选用指标:以伤后生理变化计分,以解剖部位的损伤严重度计分,综合参数。

根据用途分为院前评分和院内评分。院前评分可指导现场抢救、检伤与急救治疗;院内评分可指导治疗、预测结局和评估救治质量。

一、院前评分

院前评分是在事故现场或急诊科室由医生评分。方法简便、实用、容易掌握,适合急救特点。在有大量伤员时可作为检伤分类、后送、收治参考。缺点是不够精确,不能作为研究、判断预后之用。

1. 院前指数(prehospital index, PHI)

PHI 在 1986 年由 Kochler 等提出,规定收缩压、脉搏、呼吸、意识 4 项生理指标 0~5 分的标准(表5-2-1)。各项记分相加,总分 0~3 分为轻伤,4~20 分为重伤,胸腹联合伤另加 4 分。

表 5-2-1 院前指数(PHI)

记分	收缩压/kPa(mmHg)	脉搏/(次·分⁻¹)	呼吸	意识
0	>13.3(100)	51~100	正常	正常
1	11.4~13.3(86~100)	—	—	—
2	10.0~11.3(75~85)	—	—	—
3	—	≥120	费力或浅	模糊或烦躁
4	0~9.8(0~74)	≤150	<10 次/分或需要插管	言语不能理解

2. CRAMS 评分法

CRAMS 评分法在 1982 年由 Gormican 等提出,根据循环、呼吸、腹胸、运动和言语表现,按正常、轻度和重度改变,各项分别记 2、1、0 分(表5-2-2),正常总分 10 分,又称"五功能记分法"。按此法,分值越低伤情越重,9~10 分为轻度,7~8 分为重度,≤6 分为极重度。将≤8 分作为应立即转送伤员到医院的标准。

表 5-2-2 CRAMS 评分法

记分	循环(C)	呼吸(R)	胸腹(A)	运动(M)	言语(S)
0	毛细血管不能充盈,或收缩压<11.3 kPa(85 mmHg)	无自主呼吸	连枷胸,板状腹,或深穿透伤	无反应	发音听不清或不能发音
1	毛细血管充盈迟缓,或收缩压为 11.3~13.3 kPa(85~100 mmHg)	呼吸费力或浅,呼吸频率 >35 次/分	胸或腹压痛	只对疼痛刺激有反应	言语错乱或语无伦次
2	毛细血管充盈正常和收缩压 >13.3 kPa(100 mmHg)	正常	均无压痛	正常,能按吩咐动作	正常,对答切题

二、院内评分

1. 简明创伤分度(abbreviated injury scale, AIS)

AIS 为美国机动车发展学会于 1972 年首先制定,1974 年、1975 年修订,1980 年再次修订(AIS-80),到 1985 年以后又扩大了损伤类型和严重度的范围,特别是对胸腹伤,使损伤编码更为确切(AIS-90)。早期的 AIS 主要适用于车祸伤,近期 AIS 已可用于临床医学领域的研究。目前 AIS 已得到全世界的公认,并促进了损伤的比较性研究。其原则性与实用性在于它以解剖学损伤为基础,每种损伤只有一个 AIS 评分。AIS 的应用已扩展到创伤的流行病学研究,创伤中心预测伤员的存活可能性,估计预后及评估卫生保健制度。AIS 对创伤的社会经济负担的评价也有其重要作用。

AIS 将人体划分为头、面、颈、胸、腹和盆腔、脊柱脊髓、上肢、下肢、体表共 9 个部位。按组织器官解剖损伤程度,规定了每处损伤 1~6 分的评分标准,将 AIS 逐项记录。AIS >3 分为重度损伤,6 分属几乎不能救治的致死性损伤。生命威胁较小的器官如胃、小肠、大肠和膀胱等的最高分值≤4 分。

2. 损伤严重度评分(injury severity score,ISS)

这是 Baker 在 AIS 的基础上将 3 个最严重损伤部位的最高 AIS 编码的平方数值相加所得的总和记分,可弥补 AIS 的不足,ISS 更适合于多发伤。AIS 是 ISS 的基础,AIS 也是衍生其他评价损伤总严重度方法的基础。

ISS 将人体分为 6 个区域:头颈(包括颈椎)、颌面、胸(包括胸椎)、腹(包括腰椎和盆腔脏器)、四肢(包括骨盆)、体表。ISS 值为 3 个最严重损伤部位 AIS 值的平方和,即每区域只取一个最高值,不超出 3 个区域。一处 AIS 为 6 分时,ISS 直接升为 75 分(相当于 3 个 5 分的平方和)。Baker 提出,ISS≥16 分为严重多发伤,≥50 分者死亡率很高,75 分者极少存活;死亡患者平均值通常在 36~42 分(表 5-2-3)。

表 5-2-3　损伤严重度评分(ISS)

严重度	区域	标准
轻度,1分,Ⅰ级	体表	全身疼痛,小裂伤,小挫伤,擦伤(需要包扎者),撕脱伤 <10% 体表面积,Ⅰ度或小面积烧伤及Ⅱ度、Ⅳ度烧伤
	头颈	头痛、头晕,无意识丧失;有挥鞭伤主诉但无体征或 X 线异常
	面部	眼角膜擦、挫伤,眼玻璃体积血,视网膜出血,牙折断或脱位,鼻骨或下颌骨骨折
	胸部	肌肉痛或胸壁挫伤
	腹部	肌肉痛、擦伤、挫伤,腰扭伤
	四肢	轻度扭伤和指、趾骨骨折或脱位
中度,2分,Ⅱ级	体表	广泛挫伤、擦伤,大裂伤,撕脱伤 <19% 体表面积,10%~20% 面积的Ⅰ度或Ⅱ度烧伤
	头颈	昏迷 <15 分钟,伤后无记忆丧失,面骨骨折但无移位,单纯颅骨骨折
	面部	无移位的面骨骨折或开放性鼻骨骨折,面部变形的裂伤,眼裂伤,视网膜剥离,颈椎轻度骨折
	胸部	单纯 2~3 根肋骨或胸骨骨折,胸壁重度挫伤,无血气胸、气胸或呼吸困难,胸椎轻度压缩性骨折
	腹部	腹壁重度挫伤,腹内器官挫伤,无穿孔;腰椎压缩性骨折
	四肢和骨盆	指、肢骨开放性骨折,无移位的长骨或骨盆骨折,肘、肩关节脱位,肌腱、肌肉裂伤
重度,不危及生命,3分,Ⅳ级	体表	广泛挫伤、擦伤,两处以上的肢体大裂伤或宽度 >7.5 cm 的撕裂伤,20%~30% 面积的Ⅰ度或Ⅱ度烧伤或撕脱伤
	头颈	昏迷 <1 小时,无严重神经系统体征,伤后记忆丧失不足 3 小时,颅骨凹陷性骨折、颈椎骨折但无神经损伤
	腹部	腹腔脏器挫伤,腹膜外膀胱破裂,腹膜后出血,输尿管撕脱伤,腰椎骨折不伴神经损伤
	四肢和骨盆	有移位长骨骨折或多发性手、足骨骨折,单纯长骨开放性骨折,骨盆粉碎性骨折,大关节脱位,多发性指、趾截断伤,四肢主要神经血管撕裂伤或血栓形成
重度,危及生命,4分,Ⅳ级	体表	严重撞伤,伴有危险的出血,30%~50% 面积的Ⅰ度或Ⅱ度烧伤或撕脱伤
	头颈	昏迷 1~6 小时,有神经系统体征;伤后记忆丧失达 3~12 小时;颅骨开放性骨折昏迷 1~6 小时,有神经系统体征;伤后记忆丧失达 3~12 小时;颅骨开放性骨折
	胸部	开放性创伤,连枷胸,纵隔气肿,心肌挫伤但无循环障碍,心包损伤,血胸 >1 000 mL,胸椎骨折合并截瘫
	四肢	多发性长骨闭合性骨折,创伤性肢体离断

严重度	区域	标准
危重,不能 肯定存活, 5分,Ⅴ级	体表	超过50%面积的Ⅰ度或Ⅱ度烧伤或撕脱伤
	头颅	昏迷超过24小时,颅内出血>100 mL,颅内压升高,颈椎4节段以下损伤伴四肢截瘫,主要呼吸道堵塞
	胸部	胸部外伤伴有重度呼吸困难(气管裂伤、纵隔积血),主动脉破裂,肺叶撕裂伤伴张力性气胸,心肌撞伤或破裂伴有循环障碍
	腹部	腹腔脏器(除肾外)或血管撕裂、撕脱或严重破裂伤,如肝、脾、胰、胃、十二指肠、大肠、动静脉损伤
	四肢	多发性开放性四肢骨折

创伤评分种类繁多,院前评分应采用快速、简便易行的方法,达到快速有效地筛选伤员的目的,院内评分现多采用含生理、解剖、年龄在内的综合性评分方法。

目前创伤评分的发展已趋于全面、准确、实用。这要求具备并注意达到以下三点:建立大型创伤资料数据库;开发计算机管理软件;综合评价伤病员的全面情况,包括既往慢性病史、院前时间、院前救治措施、创伤救治(手术方式)、伤员的精神状态、个体的发育及营养状况等。并且创伤评分要发展对创伤后生活质量的评估、预测。

第三节 创伤早期的评估和急救

无论是在受伤现场还是在急诊室或病房中接触伤员,都要首先观察患者的神志、面色、呼吸、状态、脉搏或血压,以初步判断受伤程度(轻、中、重伤)或评估其伤情。

一、呼吸功能的估计和急救

1. 呼吸道有无阻塞

检查口、鼻、咽喉和气管,注意有无吸入的血凝块、分泌物、呕吐物、异物导致呼吸道阻塞,如有阻塞应立即吸出或用手掏出。颅脑伤深昏迷舌后坠阻塞者,立即将下颏托起以纠正缺氧,并迅速做气管内插管吸出气管内分泌物和给氧。

2. 有无反常呼吸和气胸、血胸

① 胸部钝挫伤多根多处肋骨骨折:可引起连枷胸,解开衣服可看到呼吸运动时两侧胸壁活动不对称,伤处有明显的胸壁浮动,呈反常呼吸活动,伤员有呼吸困难、唇青紫。轻者采用纱布垫压固定,重者立即用巾钳牵引固定。

② 穿入伤引起的开放性气胸:应立即用纱布覆盖后再用胶布密封,迅速在气管内插管控制呼吸,再做气胸缝合术。

③ 张力性气胸和血胸:有呼吸困难、唇青紫。气管明显移向对侧时,立即用空针穿刺排气后做胸腔闭式引流。如为单纯气胸,引流管可放在伤侧锁骨中线第2肋间;如怀疑有血气胸和血胸,可在腋中线第6肋间做闭式引流。

二、血容量丢失的估计和纠正

伤员有面色苍白、肢冷、脉搏快速、血压降低或不能测出,询问致伤原因。

1. 外出血

可见伤部衣物被浸染,立即用压迫止血、止血带止血或血管钳夹住出血血管。彻底止血应在清创术中进行。

2. 内出血

内出血多见于车祸、坠落伤,大多数为胸、腹体腔内出血或腹膜后血肿,急救时迅速抽血做血型交叉试验配血,并立即多通道输入平衡盐溶液和全血。根据受伤病史、受伤部位、全身和局部检查、必要的实验室检查和辅助检查以确立诊断。纠正休克,在大量补液输血后,无论休克好转或仍无好转,都应手术止血,只有在止住出血的情况下,才能彻底纠正休克。

三、确立诊断

病史和体检是创伤诊断的基础。紧急情况下应边问病史,边体格检查,边做治疗。主治医师头脑反应的快慢、动作的熟练程度、医护之间的配合默契度、决策的果断与否都关系到伤员的安危。必须养成快速、果断、敢于负责的作风,防止将伤员送入不必要的科室检查和进行不必要的会诊,以免延误诊治时机。

(1)高处坠落、交通事故后常有多发伤。

(2)对无明显外出血而有休克者,应想到内出血,注意体腔(胸、腹腔)检查。

(3)对神志障碍者应注意颅脑伤、瞳孔有无不等大、耳鼻口腔有无出血。

(4)四肢检查有无活动性障碍、感觉丧失、肢体变形和功能障碍。对四肢伤应注意桡动脉、足背动脉搏动有无消失,以检查有无血管损伤。

(5)颈部进入异物(弹片),不急于取弹片,应听诊有无颈动脉杂音,触诊有无震颤,防止漏诊颈动静脉瘘或颈动脉瘤。

四、急诊科(室)手术

严重创伤致命性内出血,在急诊室抗休克无改善,移动伤员会加重伤情者,在有条件的单位,可在急诊室行手术,以争取时间,如:心脏穿入伤,心包内积血心脏压塞者,行开胸术,解除心脏压塞,缝合心脏伤口;腹部伤,肝广泛碎裂大出血者,行开腹止血手术;腹部大血管伤,如腹主动脉、下腔静脉、髂血管等伤,行血管修补术;多发伤患者病情危重,搬动会加重伤情者。

第四节 严重多发伤的紧急处理

创伤的诊断和治疗是一个复杂的过程,创伤的严重程度取决于致伤原因、受伤器官的类型、受伤器官的多少、受伤后失血量与速度、受伤距手术或救治的时间及抢救者技术的掌握程度。重要生命器官的毁损伤,常来不及急救和治疗,年轻患者比老年患者耐受力强,多发性创伤比单器官损伤全身变化速度快,主要的是不要遗漏内脏器官的损伤,胸腹器官伤延误诊治有时很快出现生命危险。对身体每一部分必须仔细视诊和触诊,特别注意那些皮肤有擦伤或皮下有淤血处的深部严重内脏创伤和骨折,不要漏掉直肠和阴道伤。紧急情况下要快速诊治,快速处理,用简单、快速的方法来代替繁琐的方法。

普外科医师必须掌握多发伤的处理原则和程序,以及严重腹部伤的紧急救治。

病史、体征是全身各部位创伤最基本的诊断依据,从初步检查做出判断,然后根据所怀疑的有关部位创伤,进一步采用相应的救治方法,在伴有休克者,辅助检查也应选择简便、实用、有效、针对性强的方法。绝对避免因检查患者而使患者在医院内转运中死亡。

一、昏迷

先考虑颅脑损伤,以颅内血肿、脑干伤为重点。

颅脑损伤发生率仅次于四肢损伤。闭合伤病史中应了解受伤时颅脑的着力部位、伤后神志状态。检查患者意识、生命体征、瞳孔反应、眼球活动和肢体运动反应。多发伤患者来院时其神志清楚,但受伤后曾有短暂意识障碍、头痛、呕吐,如有耳、口腔溢液、流血,应做头部CT检查观察有无颅骨骨折、中线移位、颅内出血。定时观察意识变化,如烦躁、再次昏迷、一侧瞳孔散大,对侧进行性偏瘫及出现锥体束征,观察生命体征改变,如脉搏细弱或摸不清、呼吸深而慢,经X线表现颅骨骨折明显和/或通过脑膜中动脉压迹,超声表现中线移位则为颅内血肿、脑受压。交叉性麻痹、高热、尿崩症、消化道出血(胸、腹内)应在抗休克的同时,先做胸腔闭式引流,后剖腹探查。需要指出的是,在平时胸部伤中,90%均可以通过保守治疗达到良好的治疗效果。只要患者能耐受手术,应同时做开颅清除血肿和/或行减压术。如合并胸、腹严重出血,脑受压还不明显,正在观察是否有进一步变化,则一边抗休克,一边处理胸、腹出血,一旦出现脑受压征象,及时行开颅术。

二、休克

先考虑内出血,以胸腹部伤为主。

根据腹部的外伤史、腹壁及下胸壁的瘀斑、腹部疼痛、呕吐判断。在昏迷、截瘫、小儿患者不能做出主诉者,应靠体征判断。腹膜刺激征(压痛、反跳痛、腹肌紧张)是最主要的体征,还可有腹部膨隆、肠鸣音减弱或消失。依靠局部体征,再加上面色苍白、脉快、呼吸频数和烦躁不安、血压低于正常,即可初步做出腹内脏器损伤的诊断。腹腔穿刺或腹腔灌洗术最安全、简便,腹腔穿刺阳性率为90%以上。手术前诊断最重要的是确诊有无内脏伤,确诊内脏伤后即可手术,术中再逐一查清并处置所有损伤。手术之前不要因为检查而延误救治时机引起患者死亡,也不能仅仅是腹壁伤而做了剖腹手术。

三、腹部内脏伤

腹部内脏伤应争取早期、快速手术。进腹后首先是探查主要受伤器官,迅速止血,止住出血的同时,台下快速补血补液,待血压稳定后再彻底、逐一探查腹内脏器,不应遗漏可能损伤的脏器,对各个器官不同类型损伤、同一器官不同类型损伤的处理,均应按外科治疗原则进行修补、切除等。对腹膜后血肿的处理,应个体化决定是否切开后腹膜,对腹膜后十二指肠伤、胰腺断裂、肾粉碎性破裂、髂血管断裂应切开后腹膜探查处理。若某处出血止血后输液补血,但血压仍不上升,应怀疑其他器官上还有出血,如腹膜后血管伤、进行性血胸等,不应只满足于一处损伤的处理,应注意多发伤的治疗。严重多发伤,特别是交通事故或其他挤压伤,骨盆骨折发生率较高,骨盆骨折凭体征即易查出,表现为骨盆部畸形、耻骨联合及髂骨翼部的触痛,常伴有股骨上端或转子间骨折。骨盆骨折本身多无致命危险,但骨折同时发生的盆腔脏器伤或后腹膜大血管伤、腹膜后血肿易被漏诊,髂部血管伤引发进行性腹膜后出血,常使患者丧生;盆腔脏器如子宫、卵巢、直肠、膀胱破裂的出血,各器官感染、功能损害,不但早期病死率高,后期处理也比较复杂。在紧急情况下,应迅速做出诊断,紧急治疗。

四、四肢伤

四肢伤以骨折、血管伤较多。

四肢伤在创伤中发生率最高。四肢伤除周围血管损伤大出血或创伤性截肢需要紧急救治外,在有内脏伤合并骨折时,骨折的处理多可延迟到重要致命性内脏伤处理完毕,待患者血流动力学稳定后再予以进行。但当前有新的观点认为,越是严重的多发伤,越应尽早争取时间施行骨折复位及内固定术。国外一组资料显示,50%的多发伤患者在受伤当天行内固定,均取得较好的效果,其优点是术后易于变动体位,肢体可早期进行功能锻炼,能显著降低肺部的并发症、ARDS和脂肪栓塞。伤后紧急诊断的依据以病史、体征为主,如主诉疼痛、局部压痛、肿胀、叩击痛。X线检查须在没有重要内脏伤和严重休克时方可进行,最好在急诊科室内有X线摄影机,在不搬动患者的情况下摄片,X线平片可确定骨折部位、类型,对帮助诊断和治疗均有益。

五、多发伤中容易漏诊与误诊的情况

（1）早期表现隐匿，原因为这一类型的创伤如腹内实质性器官伤早期出血不多，生命体征变化不明显；颅脑损伤，早期昏迷时间短，来院时已清醒，缺乏"典型的"腹内或颅内出血的临床表现，易被认为伤情较轻而让患者回家或留在观察室而未仔细观察，因而延误救治时机，甚至致死。

（2）四肢伤掩盖内脏伤症状，常见有股骨骨折或其他长骨骨折，疼痛较重，而合并脾脏破裂腹膜刺激征轻，腹痛不明显，先到骨科处理骨折，而延误了脾破裂的诊断，直到血压降至正常以下，全身情况变差才注意到致命的内出血，常会延误治疗的时机。

（3）早期多个系统伤似乎都不重，分科处理后可能出现互相推诿，无科收治。这类创伤如多根多处肋骨骨折、血胸合并脾破裂、肢体骨折，涉及胸外科、普外科和骨科。胸外科做了闭式引流、普外科做了脾切除、骨科做了固定，最后都认为完成了自己科室相关的治疗，在患者后续治疗上不明确，延迟或耽误后续治疗时机，也会加重病情变化。

（4）车辆撞压头、胸、腹、四肢均可致重伤，涉及多个分科，在救治顺序、指挥协调、手术人员安排、用药种类等方面常易混乱和重复，继而发生意外。

多发伤救治全过程中，早期是抢救生命，中期是防治感染和多器官功能衰竭，后期是矫正和治疗各种后遗症和畸形。此三阶段是紧密相关联的，在救治的每一步骤都要想到下一步可能会出现的问题并予以预防，如休克期血压降低时间过久，要防止肾衰竭，因而要快速提升血压，防止低血压时间过长，大量输液抗休克同时，又要防止输液过量引起肺水肿、脑水肿和 ARDS；进行抢救手术前、术中都要预防感染，除注意无菌操作外，要预防性使用抗生素。术后定期测定血电解质的变化、血细胞比容、血常规、蛋白质，必要时做血培养，根据检查结果，每天调整输液种类和输液量，必要时改变抗生素的种类或剂量，在不能经口服或口服营养不足时，应补充氨基酸、脂肪乳剂、各种维生素和微量元素。在估计需要禁食较长时间者，应早期使用全静脉营养，重型创伤应在重症监护室内进行监护治疗。因此，严重多发伤的救治需要大量人力、物力和较长时间，有些危重病患则需要多科、多部门的共同协作。

（高　凌）

第 六 章

外科烧伤

　　烧伤是指热力及化学物质、电流、放射线等所导致的皮肤等组织或器官损伤。战时烧伤可由燃烧性武器或弹药爆炸引起。常见热力因素包括热液、热金属、火焰、高温气体等。广义的烧伤还包括电能、化学物质、放射线等致伤因素所致的电烧伤、化学烧伤、放射性烧伤等,由于其临床表现与热力烧伤相仿,故往往亦称为烧伤,但其在病理变化、全身影响、病程、转归、预后等方面均有一定特殊性,故也称为特殊原因烧伤。其中,由热液、蒸汽等所致的热力损伤,习惯称为"烫伤"。

　　烧伤在平时和战时均常见。据统计,我国每年约有 2 000 万人遭受不同程度烧伤。现代战争中烧伤和烧创复合伤大为增加,常规武器除了金属物质爆炸和由此产生的冲击波的杀伤作用之外,还由于添加易燃物、引燃物和助燃物等可导致烧伤,使伤情变得更为复杂。烧伤病死率为 1.5% ~ 1.9%,主要死亡原因为吸入性损伤、感染及多脏器功能不全等。

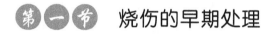

第一节　烧伤的早期处理

一、院前处理

1. "脱"

"脱"——脱离致伤源关键在于迅速脱离现场及致伤源以终止烧伤,转移到安全的地方。

　　(1)脱衣。尽快脱去着火或沸液浸渍的衣服,脱去被化学物质污染的衣服,特别是化纤衣服,以免燃烧的衣服或衣服上的热液继续作用,使创面加大加深。

　　(2)灭火。切勿用手拍打燃烧的衣裤,以免导致双手严重烧伤,而应用水将火浇灭,或跳入附近水池、河沟内。如无水源可用,可迅速卧倒后,慢慢在地上滚动,压灭火焰,也可用身边不易燃的材料如毯子、大衣、棉被等迅速覆盖着火处,与空气隔绝而灭火。

　　(3)防止吸入烟雾。伤员衣物着火时不要奔跑、呼叫,以防增加头面部烧伤或吸入性损伤危险,迅速以毛巾、衣物等捂住口鼻离开密闭和通风不良的现场,以免吸入有毒烟雾。

　　(4)电烧伤时应立即切断电源,拉开电闸或用不导电的物品(木棒或竹器等)拨开电源,并扑灭燃烧的衣服。灭火后,如发现伤员心跳、呼吸停止,应在现场立即行体外心脏按压和口对口人工呼吸抢救,待心跳和呼吸恢复后,及时转送就近医院,在继续进行心肺复苏的同时,将伤员迅速转送到最近的医疗单位救治。

2. "冲"

"冲"——用流动水冲洗创面,可最大程度减轻损伤。

　　(1)冷疗。及时冷疗能阻止热力继续作用,防止创面加深,并可减轻疼痛,减少渗出和水肿。冷疗越早,效果越好。方法:将烧伤创面在自来水龙头下淋洗或浸入清洁冷水中(水温以伤员能耐受为准,一般为 15 ~ 20 ℃,夏天可在水中加冰块),或用清洁冷(冰)水浸湿的毛巾、衣服、纱垫等敷于创面。冷疗的时间无明确限制,一般持续到冷疗停止后不再有剧痛为止,多需要 0.5～1 小时或更长。冷疗一般适用于中小面积烧伤,特别是四肢的烧伤,但要注意冷疗时的保温,尤其是儿童及老人。

(2) 酸碱烧伤的严重程度除了与酸碱的性质和浓度有关外,还与接触时间有关。因此,无论何种酸碱烧伤,均应立即用大量清洁水冲洗 30 分钟以上,一方面可冲淡、清除残留的酸碱,另一方面作为冷疗的一种方式可减轻疼痛。注意开始用水量应足够大,迅速将残余酸碱从创面冲尽。头面部酸碱烧伤时,应首先注意眼部,尤其是角膜有无烧伤,并优先予以冲洗。战时遇含磷燃烧武器时,应尽快脱离致伤源后用大量流动水冲洗创面,最后将患部浸入水中洗掉磷,并使残留的磷与空气隔绝。如一时缺水,可用多层湿纱布等包裹创面,使磷与空气隔绝,防止继续燃烧。禁用任何油质敷料包扎创面,以免增加磷的溶解与吸收,引起更严重的磷中毒。钠会在水中燃烧,因此在急救时进行灭火与包扎不能使用水和湿敷料,可用干衣物尽可能地扫除创面上的颗粒钠,然后包扎覆盖。

3.“包”

“包”——包扎保护创面。

现场急救中烧伤创面不涂任何药物,尤其是像甲紫类有色的外用药物,既影响创面深度的判断,也增加清创的困难。可采用清洁敷料包扎或用干净被单覆盖创面,以免再受损伤和污染。若一时无法送往医院救治,可对烧伤创面进行简单处理,为预防感染可使用创面外用药。在选用外用药时,应熟悉药物的性能,考虑创面的具体情况和治疗需要。

4.“送”

“送”——转送专科医院尽早开始正规的确定性救治,须先将伤员迅速送至就近的医疗单位进行初步治疗,然后依情况做进一步处理。

(1) 转院及初步处理:在送院途中即可进行复苏补液。一般来说,当成人烧伤面积 >15% 总体表面积(total body surface area,TBSA)时,需要补液预防休克。如条件允许,可经静脉输注乳酸林格液,战时烧伤补液可使用简易公式,即二度、三度烧伤面积(%)×100 ± 1 000 - 烧伤后第一个 24 小时补液总量(mL),公式中体重轻者减 1 000 mL,体重重者加 1 000 mL。如在野外等恶劣环境下,可口服含盐的饮料或补液盐,切忌大量饮用,以免引起呕吐造成窒息。对有气道梗阻的患者须立即行经口气管插管,到院后处理创面及有关合并伤。有条件时,经局部处理,全身情况平稳后,再考虑是否需要转院。严重烧伤伤员的战时转送,一般争取在 4 小时内到达团救护所,进行第一次阶段输液,6～8 小时到达师救护所,进行第二次阶段输液,10～12 小时到达野战医院和烧伤专科医院。平时,对一些严重和特殊原因的烧伤患者,无救治条件时,可不立即转至较远的大医院或专科医院,以防途中发生危险和贻误抢救时机,而应在专家指导下先行补液抗休克,待循环稳定后转院治疗。

(2) 转院的条件:转院时机的选择取决于烧伤严重程度,严重烧伤或已发生休克者,均应在当地医院复苏补液治疗。需要转院时,一般在伤后 48 小时或待休克控制后[收缩压回升到 12 kPa(90 mmHg)以上]才考虑转送。决定转送时,应全面考虑伤情发展和必要的处理。

① 保持呼吸通畅。有吸入性损伤者,颈部或胸部有环形三度焦痂影响呼吸者,应根据预见和判断进行预防性气管切开。

② 转运途中有专业医护人员陪同,密切观察患者的神志、血压、呼吸及尿量。

③ 建立可靠的静脉通道,持续补液。

④ 留置导尿观察尿量,了解休克情况。

⑤ 注意防寒、防暑、防尘工作。

⑥ 可适当应用镇静药物。

⑦ 选择合适的转运工具,如配备有一定设备和仪器的救护车,允许医护人员在车上进行基本生命支持的观察和处理,有条件者也可使用飞机或直升机等进行转送。

二、急诊处理

1. 诊断

了解受伤原因及经过、院前处理情况,对伤员进行全面检查,初估烧伤面积和深度,判断有无吸入性损伤和合并伤,对伤员做出及时正确的诊断。

(1)病史:除患者的一般情况外,还应详细了解致伤原因、经过、受伤时间、周围环境、伤后接受过什么治疗、转运工具、途中时间和补液情况,包括液体的质、量和尿量,并初估烧伤面积和深度,这些资料对正确诊断和治疗均十分重要。尤其应注意患者是否合并有吸入性损伤、声音是否嘶哑、鼻毛是否烧焦等,询问受伤环境、有无奔跑呼救史。

(2)烧伤面积的估计:烧伤面积的诊断常用的有九分法(图6-1-1)。依次头、面、颈、手、前臂、上臂、前躯、后躯等部位,可按口诀"三三三五六七,十三十三会阴一,臀是五脚是七,小腿十三大腿二十一"熟练记忆。测算小面积烧伤,也可使用手的掌侧法,即患者并指的掌面约占体表面积的1%。临床上两种方法常相互配合使用。

小儿的躯干与双上肢所占体表面积的百分比与成人相同,但头颈与双下肢所占比例随年龄增长而有所不同,至12岁时大致与成人相同。故12岁以下儿童头颈与双下肢所占体表面积的百分比按下列公式计算:

$$头颈部面积(\%) = 9 + (12 - 年龄)$$
$$双下肢面积(\%) = 41 - (12 - 年龄)$$

(3)烧伤深度的判断:按照四度五分法的组织学划分。

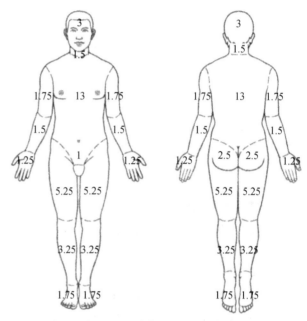

图6-1-1 烧伤面积九分法

一度烧伤:病变最轻。一般为表皮角质层、透明层、颗粒层的损伤。有时虽可伤及棘层,但生发层健在,故再生能力活跃。常于短期内(3~5日)脱屑痊愈,不遗留瘢痕。有时有色素沉着,但绝大多数可于短期内恢复至正常肤色。

二度烧伤:分为浅二度和深二度。浅二度烧伤包括整个表皮,直到生发层或真皮乳头层的损伤。上皮的再生有赖于残存的生发层及皮肤的附件,如汗腺管及毛囊等的上皮增殖。如无继发感染,一般经过1~2周后愈合,亦不遗留瘢痕。有时有较长时间的色素改变。深二度烧伤包括乳头层以下的真皮损伤,但仍残留部分真皮。由于人体各部分真皮的厚度不一,烧伤的深浅不一,故深二度烧伤的临床变异较多。浅的接近浅二度,深的则临界三度。但由于有真皮残存,仍可再生上皮,创面可自行愈合。这是因为在真皮下半部的网状层内,仍存有毛囊、汗腺管、皮脂腺等。它们的上皮增殖,就成为修复创面的上皮小岛。如无感染,愈合时间一般为3~4周,常遗留有瘢痕增生。如发生感染,不仅愈合时间延长,严重时可将皮肤附件或上皮小岛破坏,创面需要植皮方能愈合。

三度烧伤:全层皮肤的损伤,表皮、真皮及其附件全部被毁,创面无法自行愈合,需要进行皮片移植修复创面。

四度烧伤:伤及深筋膜以下,累及肌肉、骨骼、脏器等。早期,深在的四度烧伤往往被烧损而未脱落的皮肤遮盖,临床上不易鉴别,创面需要植皮或皮瓣移植修复,严重者须行截肢术。

四度五分法的临床表现见表6-1-1。

表 6-1-1　不同深度烧伤创面的特征

深度	损伤组织	临床表现	感觉	创面局部温度	愈合过程
一度	伤及角质层、透明层、颗粒层、棘层,生发层健在	红斑型:皮肤发红,轻度肿、热、痛,无水疱,干燥	常为烧灼感	微增	2～3 日内症状消退,3～5 日痊愈,脱屑,无瘢痕形成
浅二度	可伤及生发层,甚至真皮乳头层	水疱型:水疱较大,去表皮层后创面湿润,创基潮红,并有红色颗粒或脉络状血管网	剧痛、感觉过敏	增高	1～2 周痊愈,不留瘢痕
深二度	伤及真皮深层	水疱型:水疱较小,去表皮后创面微湿或红白相间,有时可见许多红色小点或细小血管	感觉迟钝	温度略低	一般 3～4 周痊愈,可遗留瘢痕
三度	伤及全层及皮下脂肪	局部苍白或棕黄色干痂,可见黑色网状或树枝样损伤血管	疼痛消失	发凉	3～4 周焦痂脱落,需要植皮修复,遗留瘢痕,畸形
四度	伤及深筋膜以下,累及肌肉、骨骼、脏器	皮肤焦黄炭化,干燥、凹陷,甚至深部重要的解剖结构暴露	疼痛消失	发凉	3～4 周表现为黑色、干瘪坏死,须尽快手术

一度烧伤:又称红斑性烧伤。局部干燥、疼痛、微肿而红,无水疱。3～5 日后,局部由红转为淡褐色,表皮皱缩、脱落,新生上皮红嫩光滑。

二度烧伤:浅二度烧伤局部红肿明显,有大小不一的水疱形成,内含淡黄色(有时为淡红色)澄清液体。将水疱剪破并掀开后,可见红润而潮湿的创面,质地较软,疼痛敏感,并可见无数扩张、充血的毛细血管网,表现为颗粒状或脉络状。伤后 1～2 日更明显。在正常皮肤结构中,乳头层与网织层交界处有一血管网,称皮肤浅部血管网,并由此发出分支伸入每个乳头内。浅二度烧伤时,它们扩张充血,故临床表现为颗粒状或脉络状血管网。浅二度烧伤波及乳头层时,多为脉络状血管网,少有颗粒状。深二度烧伤局部肿胀,表皮较白或棕黄,间或有较小的水疱。将坏死表皮去除后,创面微湿、微红或白中透红、红白相间,质较韧,感觉迟钝,温度降低,并可见粟粒大小的红色小点,或细小树枝状血管,伤后 1～2 日更明显。这是因为皮肤浅部血管网已凝固,所见红色小点为汗腺、毛囊周围毛细血管扩张充血所致。因此,烧伤越浅,红色小点越明显;越深,则越模糊。位于网织层内及网织层与皮下脂肪交界处的扩张充血或栓塞凝固的皮肤深部血管网,它们的出现,常表示深二度烧伤较深。

三度烧伤:创面呈焦痂,局部苍白、无水疱、发凉,质韧似皮革。透过焦痂常可见粗大血管网,与深二度细而密的小血管截然不同。此系皮下脂肪层中静脉充血或栓塞凝固所致,以四肢内侧皮肤较薄处多见。多在伤后即可出现,有时在伤后 1～2 日或更长时间出现,特别是烫伤所致的三度烧伤,须待焦痂稍干燥后方才显出。焦痂的毛发易拔除,拔除时无疼痛。若系沸水等所致的三度烧伤,坏死表皮下有时有细小水疱,撕去水疱皮,基底呈白色,质较韧。

四度烧伤:黄褐色或焦黄或炭化、干瘪,丧失知觉,活动受限,须截肢(指)或皮瓣修复。

(4)烧伤严重程度的划分:可分为轻度、中度、重度和特重度。

① 轻度:烧伤总面积 <10%,无三度烧伤。

② 中度:烧伤总面积 11%～30% 或三度烧伤面积 <9%。

③ 重度:烧伤总面积 31%～50% 或三度烧伤面积 10%～19%。

④ 特重度:烧伤总面积 >50% 或三度烧伤面积 >20%。

有下列情况之一的,虽然烧伤总面积或深度面积不足重度烧伤标准也属重度:全身情况较重或已有休克,复合伤(严重创伤、化学中毒等),中重度吸入性损伤。

（5）烧伤合并伤：医生通过病史询问和体检多能了解伤员是否有合并伤。无论何种原因所致的合并伤,如严重车祸、爆炸事故或烧伤后跳楼逃生等同时合并骨折、脑外伤、气胸或腹部脏器伤,均应按外伤急救原则做相应的紧急处理。如用急救包填塞开放的气胸、制止大出血、简单固定骨折等。

2. 急诊初步处置

根据烧伤严重程度分别做相应处理。根据烧伤面积初步计算输液的量、质和速度,保证静脉通道畅通。

（1）简单卫生整理：去除脏衣物及污秽敷料,防止再次污染;初步估计受伤面积和深度,测量体温、脉搏、血压等主要生命体征,注意有无复合伤、中毒和吸入性损伤,判断伤情严重程度。

（2）创面处理：病情稳定后行简单清创,同时核对烧伤面积和深度,清创后对创面酌情行包扎、半暴露或暴露疗法;对环形缩窄性焦痂或痂下张力大者,尤其是手指处,应尽早切开减张,以防止远端或深部组织缺血坏死或影响呼吸。

（3）对于中度以上烧伤患者：应建立静脉通道进行补液,防止休克。必要时留置导尿管,观察尿量及尿的颜色,注意有无血红蛋白尿。对于有呼吸困难者,立即气管插管或气管切开并吸氧,必要时用呼吸机辅助呼吸。

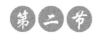 烧伤休克的诊断和防治

及时有效的复苏可以避免烧伤后休克,反之若休克期度过不平稳,组织缺血缺氧和再灌注损伤会严重削弱患者的防御和修复能力,休克期度过不平稳的患者在后续病程中并发侵袭性感染、全身炎症反应综合征和多脏器功能不全的机会大大增加,早期休克、侵袭性感染和多脏器功能衰竭共同构成严重烧伤的三大死因。休克在伤后早期即可致死,同时又是后续病程两大致死性并发症的诱因,其重要性不言而喻。

一、发生机制与病理生理

烧伤休克一般发生在伤后数小时内,其实质是低血容量性休克。烧伤使局部皮肤受损,除局部坏死皮肤外,受热力损伤的组织毛细血管扩张、通透性增加。若烧伤面积 >30% TBSA,远隔部位的毛细血管通透性也发生改变。大量血浆样液体外渗至创面和组织间隙,造成体液丧失和局部水肿,从而导致有效循环血量减少。渗出量的多少与烧伤面积的大小呈正相关,渗出速度以烧伤后 6 ~ 8 小时,特别是 2 ~ 3 小时为最快,以后逐渐减慢,一般在伤后 30 ~ 48 小时渗出液总量达最高峰。此时局部水肿也最明显,休克期后积留于组织间隙的体液开始经淋巴通路重吸收,水肿渐退及尿量激增,病程进入感染期。水肿液重吸收一般在伤后 7 ~ 10 日完成。

二、诊断要点

1. 发病特点

烧伤休克的发生和发展较其他类型的休克来得缓慢,可分为代偿阶段和失代偿阶段。代偿性（隐性）休克时,临床休克症状可能不明显,但某些对缺血最敏感的脏器如肝脏、胃肠道等,已处于缺血状态,肠黏膜和肝脏网状内皮系统屏障功能降低,使毒素吸收入血和发生肠道菌群转移,这些变化都会对机体产生极为不利的影响,应引起高度警惕。

2. 病史

应注意与致伤源接触时间的长短,特别注意受伤当时是否因密闭环境或呼叫奔跑吸入大量烟雾、高

热蒸汽或化学气体,是否昏迷或有其他外伤,是否长途转送,是否口服或静脉液体复苏等。

3. 体征

(1) 神志和精神状态:烦躁不安是休克早期的表现之一,可出现不同程度的意识障碍,如淡漠、狂躁、谵妄、意识障碍甚至昏迷,主要由组织灌注不足和脑缺血缺氧所致。

(2) 末梢循环:末梢循环不良也是休克的症状之一,主要表现为甲床和皮肤毛细血管再充盈时间延长,指端轻度发绀,肢端发凉。

(3) 口渴:烧伤休克较早的表现,轻度烧伤经口服补液治疗后可缓解,但严重烧伤患者的口渴则非单纯血容量不足所致,不应让其无限制地饮水。

(4) 血压:休克时血压的反应往往较慢,但脉压缩小至 3.99 kPa(30 mmHg)以下则表示休克已失代偿。血压降低时,休克已较严重,故血压不能作为休克的早期诊断指标。

(5) 脉搏和心率:动脉血压的降低往往迟于心率的改变,故心率可作为早期诊断休克的指标,心率 >120 次/分,脉搏细数无力,表示循环血量不足和周围血管阻力增加。

(6) 消化道症状:严重烧伤早期有时恶心、呕吐,这是消化道功能紊乱的表现,为烧伤休克的早期症状之一,可为急性胃扩张和麻痹性肠梗阻所致,也可为脑细胞缺氧所致,应注意鉴别。

(7) 舌象:烧伤容易损毁体表,影响体表观察效果,因此可观察舌象。舌质颜色变淡是末梢循环不良的表现,有舌苔和少津是体液不足的表现。

4. 监测指标

(1) 尿量:单位时间尿量可反映脱水和休克的严重程度,比较敏感地反映全身组织灌注情况,尿量减少是烧伤休克的早期表现之一,在休克期应连续观察单位时间尿量,现多主张维持成人尿量为 1 mL/(kg·h),儿童 >1 mL/(kg·h)。高压电烧伤、挤压伤和苯酚等易致溶血的化学毒物烧伤患者,其肾小管被血红蛋白和肌红蛋白阻塞的危险增加,尿排出量应适当增加,维持在 1~2 mL/(kg·h) 的水平。

(2) CVP 和右心房压(RAP):通过中心静脉插管,检测 CVP 和 RAP,反映右心前负荷或容量负荷的指标,降低时多表示回心血量低于 CO。但在心血管顺应性降低的患者,CVP 和 RAP 正常或偏高不一定说明血容量充足,可通过容量负荷试验加以鉴别,如果容量负荷试验不能取得增加 CO 和尿量的效果,应给予强心治疗,并适当限制输液。CVP 正常范围为 0.5~1.18 kPa(5~12 cmH$_2$O)。

(3) 肺动脉压(PAP)和 PAWP:反映左心前负荷。由于漂浮导管检测受气道和胸腔内压力的影响,在使用呼吸机正压通气时,应该在呼气末测 PAWP;若使用 PEEP,则应该对所监测的 PAP 和 PAWP 进行校正。还应注意,插管应尽量在无烧伤创面的部位进行,以减少插管引起的感染。

(4) 经皮氧分压(TcPO$_2$)和 SpO$_2$:对 CO 下降所致的外周灌注不良较敏感,但由于 TcPO$_2$ 和 SpO$_2$ 这两项指标对血氧含量和血流量的变化具有双重反应性,因此在降低时应首先检测动脉血气,以鉴别其降低的原因。

(5) 胃肠黏膜 pH 监测:胃肠黏膜与全身重要器官比较,缺血缺氧产生得最早,而且恢复得最迟;胃肠黏膜分泌液 pH 降低发生得最早,恢复得最迟。因此,近年来有人提出"隐匿型代偿性休克"的概念,指前述各项指标尚未出现明显异常时,胃肠道等一些对休克敏感的脏器即已处于缺血状态,当其他血流动力学指标已趋正常时,胃肠道仍缺血。因此,测定胃肠黏膜细胞内 pH 有助于发现"隐匿型代偿性休克"。胃肠黏膜细胞内正常 pH >7.320,监测方法有间接测量法(半透膜法)和直接电极测定法。

(6) 氧代谢的动态监测:低灌注所致的组织细胞缺氧是烧伤休克的基本病理生理变化之一,休克复苏的最终目的也是要纠正组织细胞的缺血缺氧状态。动脉血氧分压(PaO$_2$)代表肺交换功能;氧输送(DO$_2$)表示通过循环在单位时间内向外周组织提供的氧气量,反映 CO 和动脉血氧含量(CaO$_2$)。组织氧耗量(VO$_2$)、动静脉氧差(CaO$_2$-CvO$_2$)和氧摄取率(DE)则代表组织摄取氧和利用氧的能力。

(7) 水、电解质和酸碱平衡紊乱:烧伤休克常伴有水、电解质和酸碱平衡紊乱。通过血清电解质测定和血气分析可了解紊乱程度,并给予对症处理。若并发多种脏器功能不全,包括心、肺、肝、肾、脑、凝血系统等,应予以严密监护。

（8）脉搏指示连续心排血量（pulse indicator continuous cardiac output,PiCCO）：PiCCO 是一种可靠实用的微创血流动力学监测技术,只需要配置中心静脉及动脉导管,不需要放置肺动脉导管。该监测仪采用热稀释方法测量单次的 CO,并通过分析动脉压力波形曲线下面积来获得连续的 CO,并可监测血管阻力变化、心指数、胸容量指数、全舒张末容积指数、血管外肺水、肺血管通透性指数等。

三、防治

1. 液体复苏公式

液体复苏公式仅为"预计"公式,输液的速度与质和量应根据具体临床指标调整。

（1）复苏指征和方法：成人二度和三度烧伤面积 > 15%、小儿烧伤面积 > 10%,都可能发生休克,应尽早开始液体复苏治疗,使血压、脉搏、呼吸、尿量维持在一定范围。伤后第一个 24 小时按公式计算补液量,以决定输液速度。由于个体差异的存在,无论采取何种公式,在液体复苏过程中至少应每小时根据监测指标做一次评估和修改,以维持每小时尿量（成人每千克体重 0.5 ~ 1.0 mL,小儿每千克体重 1 mL）。

（2）液体复苏的国内通用公式：第一个 24 小时补液量（mL）= 二度以上烧伤面积（%）× 体重（kg）× 1.5（晶体和胶体）+ 2 000（水分）；第二个 24 小时晶体及胶体量分别减半,水分不变。合并吸入性损伤者可适当增加补液量,增加量为总液体输入量的 10% ~ 12%。伤后第二个 24 小时每百分之一二度和三度烧伤面积、每千克体重输血浆 0.3 ~ 0.5 mL,或每千克体重输 1 g 白蛋白,并适量补充葡萄糖溶液。

2. 复苏液的选择

胶体液和电解质溶液是复苏用液的重要组成部分。一般来说,只要输给的液体中有相当量的 Na^+ 和液体,患者就能安全度过休克期,说明机体对体液丧失有很强的代偿调节和适应能力。胶体液以血浆、白蛋白为首选；其次为代血浆,如右旋糖酐、中分子羟乙基淀粉（贺斯）等,在同一患者 24 小时内最好不超过 2 000 mL。近年来较常使用的琥珀酰明胶（血定安）为以明胶为主的代血浆,半衰期长,维持血容量较好。伤后第一个 24 小时血浆的渗漏明显多于红细胞的损失,血细胞比容增高,经过补液治疗患者的血细胞比容回降后,适当补给新鲜全血有利于纠正贫血,改善组织供氧。晶体液多使用乳酸林格液,其钠和氯的浓度均与血浆十分接近,较符合生理状态,又称平衡盐溶液。

3. 复苏效果

评价烧伤休克时涉及全身各系统及脏器的综合性病理变化,用几个简单的指标很难说明其复苏效果,因此衡量复苏效果是否满意,应根据反映各系统、各脏器微循环灌注、细胞代谢和功能的多项指标来进行综合评判。

（1）中枢神经系统：神志清楚是液体复苏量充足的重要临床特征,表示中枢神经系统微循环灌注良好,细胞代谢和功能基本正常,反之则表示脑细胞缺血缺氧。脑细胞缺血缺氧的原因除了血容量和灌注因素之外,还应考虑呼吸道梗阻、一氧化碳中毒和脑水肿等。

（2）循环系统：血压平稳,收缩压 12 kPa（90 mmHg）以上,脉压 4 kPa（30 mmHg）以上,心率每分钟 120 次以下；皮肤、黏膜颜色正常,肢体温暖,末梢循环好,静脉及毛细血管充盈良好,脉搏有力。此外,还可参考血流动力学指标,以及氧输送、氧耗量等有关氧代谢的指标。尿量是反应脏器灌注的客观指标,成人尿量 > 1 mL/(kg·h)。

（3）血红蛋白和血细胞比容：复苏补液治疗可使血液浓缩的程度有所缓解,使血浆黏度和全血黏度不会过高,但不宜过分调至正常,以防补液过多引发水肿性并发症。

（4）水、电解质和酸碱平衡状况：血清电解质（包括血钾、血钠、血氯和血钙）正常,血气分析显示无缺氧和二氧化碳潴留情况,体内酸碱基本平衡。

（5）应激状态缓解：表现为血糖水平趋于正常,应激激素（肾上腺素、肾上腺皮质激素等）水平回落,血浆急性期反应水平恢复,无消化道出血症状。

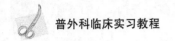

第三节 烧伤感染

烧伤后保护人体的体表天然屏障被破坏,使微生物侵犯有机可乘,烧伤产生的坏死组织又是微生物定植和生长的良好场所。此外,烧伤后中性粒细胞的趋化、吞噬和杀菌功能缺陷,抑制 T 淋巴细胞活性加强,还有补体异常和单核-巨噬细胞功能缺陷,烧伤后超高代谢、体重减轻和负氮平衡等削弱了宿主防御功能。因此,烧伤后感染的发病率增加,尤其是侵袭性感染仍然是严重烧伤患者死亡的主要原因。

烧伤感染的威胁持续时间长,从皮肤、黏膜的屏障破坏开始直到创面愈合,都有可能发生感染。烧伤感染的常见病原菌为金黄色葡萄球菌、表皮葡萄球菌、铜绿假单胞菌、鲍曼不动杆菌、肺炎克雷伯杆菌等。烧伤病区检出的多重耐药性耐甲氧西林金黄色葡萄球菌(MRSA)多于一般外科病区,特别是在经久不愈的烧伤创面。肠球菌在第三代头孢菌素广泛应用后有所增多。真菌感染也是重症烧伤较常见的一种二重感染,除念珠菌外,曲霉、毛霉感染应特别加以注意,这些真菌易在坏死组织中繁殖生长,侵入组织后又有嗜血管性,常引起成片的坏死斑,而且发展迅速,后果严重。厌氧菌感染发生在深度烧伤兼有局部缺血、肌肉坏死者,如电烧伤、缩窄性焦痂压迫下的组织。

烧伤感染分为非侵袭性感染(包括烧伤创面细菌污染和定植)、侵袭性感染两大类,其中侵袭性感染包括创面脓毒症、内源性和血行播散性感染等。

一、非侵袭性感染

1. 概述

非侵袭性感染即局灶性感染,是指烧伤创面仅有少量细菌定植;或虽创面上有大量细菌生长,但仅限于创面表面;或细菌穿透部分焦痂乃至焦痂全层,此时痂下定植的细菌不一定侵入邻近的活组织,其菌量 $< 10^5$ CFU/g 组织。

2. 临床表现

有轻度或中度发热,白细胞略增高,无明显的全身感染中毒症状,创面局部可见分泌物增多,甚至有异味。分泌物呈脓性,涂片和培养可见细菌。

3. 诊断要点

根据创面局部和全身表现可明确诊断。

4. 防治原则

(1)重点在于预防:加强无菌管理措施,防止交叉感染,面积较大不便于包扎者,以创面暴露为好,使其干燥,避免受压。

(2)加强创面处理:根据创面情况合理选择包扎、半暴露、暴露、湿敷、浸浴等换药方式和换药频次。

(3)选择合适的局部外用药:根据创面深度和分泌物状况选择药物和剂型,常用磺胺嘧啶银、聚维酮碘(碘伏)、复合酶消毒剂等。原则上禁止外用抗生素,以防产生耐药菌株。但允许毒副作用过大、已不再用于全身治疗的抗生素作为外用,如新霉素等。

(4)全身抗感染治疗:局部非侵袭性感染通过加强创面换药和外用化学抗菌药物多可得到控制,常无须全身应用抗生素,有蜂窝织炎表现时可给予敏感的抗生素治疗。

二、侵袭性感染

1. 概述

侵袭性感染是由病原菌入侵扩散引起的烧伤脓毒症,包括创面脓毒症、内源性和血行播散性感染等。

烧伤脓毒症是烧伤的严重感染性并发症,病原菌侵入血流的途径主要有:创面感染;静脉导管感染;呼吸道和泌尿系统感染;肠源细菌及内毒素移位,烧伤后应激导致肠黏膜屏障功能丧失,为致病菌经静脉及淋巴系统入血提供条件。烧伤脓毒症常因休克期度过不平稳而发生,也是引发 MODS 甚至导致患者死亡的重要原因之一,是临床救治的难点和重点。有效防治烧伤脓毒症是抢救大面积深度烧伤患者的关键之一。

2. 临床表现

烧伤脓毒症的临床表现有高热或低体温、呼吸频率增加、精神状态异常、有明显的消化道症状、白细胞计数明显增高或低于生理水平。

(1)烧伤创面脓毒症是创面感染引起的侵袭性感染,是全身性感染的一种类型,是大面积深度烧伤患者较易出现的致死性并发症,也是导致 MODS 的主要原因之一。创面表现以无生机创面的变化为特征,水肿、分泌物增多或呈虫蚀样,或创面干燥、局部有凹陷;创面出现坏死灶。随着病情发展,正常皮肤亦可见局灶性或大片坏死斑。

(2)动静脉导管感染。

① 易感因素:置管存留时间长于 72 小时;血管内膜损伤,输入高价营养液、血管刺激性强的药物等;经创面留置导管者;经中心静脉反复多次置管者。

② 表现:疏松结缔组织炎以导管插入部位最多见,周围皮肤出现红、肿、热、痛。静脉炎表现为发热、寒战,局部红斑,沿静脉走向触之有压痛或发硬,淋巴结肿大和触痛。化脓性血栓性静脉炎在管腔内可找到肉眼或镜下所见的化脓病灶,有时脓液可从插管的伤口流出或挤出,往往导致脓毒症。

(3)呼吸系统感染表现为发热、肺部听诊有啰音等,白细胞总数和/或中性粒细胞升高。胸部 X 线常显示有一个或数个不规则性浸润阴影或斑片状、絮状阴影,重者可融合成片等。

(4)泌尿系统感染。

① 易感因素:长时间留置导尿管,或导尿操作时细菌污染或尿管更换保护不够;会阴部有创面感染或粪便污染,细菌逆行感染;继发于烧伤后全身性感染的血行感染。

② 表现:上行感染多见于急性膀胱炎,有尿频、尿急、尿痛等膀胱刺激症状,严重时类似尿失禁,尿液混浊有脓细胞,偶有血尿。耻骨上膀胱区多有轻度压痛。长时间留置导尿管引起的尿路感染,上述临床表现可能不明显。

3. 诊断要点

全身侵袭性感染的基本特征为全身炎症反应、高血流动力学状态和高代谢状态。临床上具有细菌学证据或高度可疑感染,并符合下述前四条中的两条加第五条中的任何一项,即可诊断为烧伤脓毒症。

① 体温:>39.0 ℃或<35.5 ℃,连续 3 日以上。

② 心率:>120 次/分。

③ 呼吸频率:>28 次/分。

④ 白细胞计数:>12.0×10⁹/L 或<4.0×l0⁹/L,其中中性粒细胞百分比 >0.8 或幼稚粒细胞百分比 >0.10。

⑤ 临床症状和体征:发热常伴有寒战或体温不升,多为革兰阴性细菌脓毒症的特征;精神抑郁、意识淡漠或定向障碍,烦躁或谵妄;腹胀、腹泻、肠鸣音减少或消失,甚至出现消化道出血;舌质绛红、毛刺,干而少津。

实验室检查可作为脓毒症诊断的重要参考依据:血清钠浓度在脓毒症时逐渐升高,超过 150 mmol/L,称为脓毒症高钠血症;血糖浓度升至 7.7 mmol/L 以上,且不易被常规剂量胰岛素控制。泌尿系统感染时,进行尿液显微镜检查、白细胞计数,必要时留取中段尿做细菌培养,菌落数 ≥10⁵ CFU/mL。近年来,研究发现血清降钙素原(procalcitonin,PCT)可作为一种有效的监测细菌感染的生物标志物,在脓毒症早期诊断、病情及预后判断、疗效评估中有重要意义,PCT 2.0～4.4 μg/L 为脓毒症阳性标准,其敏感性和特异性均较高。G 试验(真菌-葡聚糖检测)可作为深部真菌感染的早期诊断依据,尤其是念珠菌和曲霉感染。

4. 防治原则

(1)预防:休克期过渡平稳。动静脉穿刺应避免经创面置管,置管部位每日严格消毒和护理,严格限制置管时间于 72 小时内,尤其经创面置管者,如有输液不畅,应立即拔除导管,其尖端做培养和药物敏感试验。清除气道分泌物,始终保持呼吸道通畅。定时变更体位,注意翻身拍背,鼓励患者深呼吸或自行咳痰,可防止肺不张和减少肺部感染的机会,注意湿化气道。气管内灌洗时可先向气管内注入 5 ~ 10 mL 无菌生理盐水,患者阵发性呛咳,此时立即吸痰,控制每次吸痰时间在 10 ~ 15 秒,以防低氧血症,可根据患者耐受情况每 2 ~ 3 小时进行一次。纠正低氧血症,根据患者呼吸系统感染是否缺氧等情况,可考虑适当给予鼻导管、鼻塞、面罩或经气管切开、气管内插管等方式给氧。严格无菌操作实施导尿术,除治疗必须观察尿量外,若无排尿困难,应尽早拔除导尿管,注意会阴部清洁,定时消毒尿道口及尿管外露部分,定时更换一次性无菌尿袋。大面积深度烧伤者早期切(削)痂消灭创面。给予营养支持与免疫调理,保护器官功能,合理使用抗生素。

(2)治疗:积极处理原发病,如系创面引起的,则在全身积极治疗的前提下,抢切创面并予以覆盖,或加强局部换药;如系导管引起的,则拔除导管并予以引流,进行细菌学检查,确定病原;如系呼吸、泌尿、消化系统引起,应加强局部治疗及特殊护理。根据微生物学诊断,即细菌培养、药敏试验和细菌产酶测定的结果,选用强而有效的抗生素。加强心、脑、肺、肾、肝等器官功能的保护与支持,维持水、电、酸碱平衡或调整紊乱。必要时进行血流动力学监测,作为液体入量的参考;必要时可使用血管活性药物等。采用对抗和清除炎性介质、毒素的药物和措施,如使用乌司他丁和连续肾脏替代疗法(continuous renal replacement therapy, CRRT)等。

为实现 2009 年脓毒症病死率下降 25% 的目标,拯救脓毒症患者组织(Surviving Sepsis Campaign, SSC)和医疗质量改进研究所(Institute for Healthcare Improvement, IHI)联合公布了最新的脓毒症诊断和治疗指南,并推出复苏捆绑方案和治疗捆绑方案,指出要达到良好的疗效,须采用方案中的所有措施,而不能只采用其中一项。

紧急复苏捆绑方案要求尽可能早地实施,并在最初 6 小时内评分。其内容包括:测定患者血清乳酸水平;给予抗生素前采血进行细菌培养;在症状出现后,若患者在急诊室,应在 3 小时内给予广谱抗生素,若在非急诊科的 ICU 病房,则在 1 小时内给予广谱抗生素;若出现低血压和/或血清乳酸水平 >4 mmol/L,按最低 20 mL/kg 的剂量给予首剂晶体液或胶体液,若首次液体复苏不能改善低血压,则给予升压药使平均动脉压维持在 8.6 kPa(65 mmHg)或以上;若液体复苏后低血压仍持续和/或乳酸水平 >4 mmol/L 则应维持 CVP 为 0.8 kPa(8 cmH$_2$O)或以上,SvO$_2$ 为 65% 或以上。

治疗捆绑方案也要求尽早实施,并在 24 小时内评分。其内容包括:对休克患者,除了标准的 ICU 治疗外,给予低剂量的类固醇激素;给予人重组活化蛋白 C;血糖控制在正常值的下限或以上,但不能超过 8.3 mmol/L(150 mg/dL);机械通气患者,平台压至少维持在 3 kPa(30 cmH$_2$O)。

第四节 烧伤创面的处理

烧伤创面愈合是一个复杂而有序的生物学过程,包括炎症反应、细胞增殖、组织重建三个阶段,这三个阶段相互关联、重叠、密不可分,任何一个环节受到干扰,都会影响愈合过程。

不同烧伤深度的创面修复各有其特点。浅二度烧伤创面是表皮层修复,即表皮细胞迁移、增殖和分化,不涉及肉芽组织的形成和创面的重建。深二度烧伤创面是表皮和部分真皮缺损,修复过程是血管内皮细胞和成纤维细胞增殖,肉芽组织形成,然后由残存的皮肤上皮细胞和皮肤附件上皮细胞迁移、增殖和分化修复创面,创面重塑,瘢痕形成和成熟。三度烧伤创面为全层皮肤缺损,若创面直径在 2 cm 左右,皮肤缺损可由创缘的表皮细胞在肉芽组织上向中心迁移而完成修复;创面直径 >5 cm 者,虽然亦可由创缘的表皮细胞在肉芽组织上向中心迁移而完成修复,但须等待较长时间;范围较大的三度烧伤,则需通过手术方式修复创面。

一、处理原则

烧伤创面的深度不同,修复过程各有其特点,其处理原则也有所不同。

1. 浅度烧伤创面

对浅度烧伤创面应防止和减轻感染,保护残存的上皮组织,为上皮化提供适宜的局部环境。

2. 深度烧伤创面

对深度烧伤创面应尽早去除坏死组织和覆盖创面,使创面永久封闭。去除坏死组织以手术方法为主,如深二度烧伤创面采用削痂手术,三度烧伤创面采用切痂手术。

3. 创面处理

创面处理时需要充分考虑外观与功能,面部、手、足、关节等功能部位的深二度和三度烧伤,烧伤总面积 <50% 体表面积,自体皮源充足时,施行早期削痂或切痂,立即移植大张自体皮片;深二度烧伤创面在伤后 3~4 周仍未愈合,若等待自行愈合,则需时长,瘢痕重,且易产生残余创面,应手术去除残余上皮或部分愈合的上皮组织,移植大张薄中厚自体皮片。四度烧伤累及肌腱、关节、骨面时,则需要采用皮瓣修复。

二、处理方式

烧伤创面处理常用的方法有包扎、暴露、半暴露、湿敷、浸泡等。

1. 包扎

用消毒敷料包扎创面,使创面不受污染,减少外界对创面的刺激与损害,具有减轻疼痛、保暖和制动的作用。同时,包扎使创面保持湿润,为创面再上皮化提供良好环境。包扎主要适用于肢体与部分躯干的浅度烧伤。在治疗过程中裸露的新生肉芽组织及植皮后的创面均应采用包扎。

2. 暴露

将创面暴露在温暖、清洁的空气中,不覆盖任何敷料。病室温度为 30~32 ℃,相对湿度 40%,局部应用远红外线。床上用品保持干燥和灭菌;防止创面受压,环形创面要注意经常更换位置或翻身,要随时清理创面渗出液与分泌物,创面可应用一些无毒性、刺激小、抗菌效果好、不易被创面吸收的抗菌药物,如磺胺嘧啶银等,以增强抗感染作用;在创面形成干痂的过程中,可适当应用镇痛剂,以减轻创面疼痛;每日检查痂下有无积脓现象,一旦发现立即引流,并局部应用抗菌药物。该方法适用于大面积深度烧伤患者,但肉芽创面禁忌采用暴露方式,否则易导致创面加深。

3. 半暴露

半暴露即局部应用抗菌药物霜剂或将其他外用药物的纱布平整地紧贴于烧伤创面,不留空隙,不包扎。根据创面应用药物和创面的感染程度决定换药时间,但应随时检查干燥纱布下是否积脓,须定期剪几个小孔进行探查,如有积脓应及时更换。

4. 湿敷

湿敷是一种机械性清除细菌和分泌物的方法,多层湿纱布具有吸收脓性分泌物的性能,起到引流作用,达到减少创面细菌数量的目的。湿敷适用于脓液较多的创面和肉芽创面植皮前的准备。

5. 浸泡

浸泡是清洁创面、减少创面细菌数量和脓性分泌物,促进坏死组织软化、分离,引流痂下脓液的较好方法。在浸泡时换药,纱布易揭去,可减少疼痛和创面损伤。浸泡适用于深度烧伤手术前清洗创面和烧

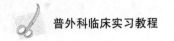

伤后期残余创面的处理。

三、局部药物的应用

1. 抗菌药物

局部应用抗菌药物是预防创面感染的主要措施之一,在一定时间内能将细菌数量控制在发生侵袭性感染的临界水平以下,赢得手术清除坏死组织和封闭创面的时间。

理想的局部抗菌药物须具有穿透坏死组织的能力;抗菌谱广,包括铜绿假单胞菌和 MRSA;细菌不易产生耐药性;无刺激,不引起疼痛和不影响创面愈合,且使用方便、价廉。

(1)磺胺嘧啶银:银化合物,目前临床应用最广泛的烧伤创面局部抗菌药物。银离子主要集中在焦痂浅层,深层极少,故适用于清洁创面和细菌局限于表面的感染创面,而用于细菌已穿透至痂下的创面则效果较差。

使用方法:常用有两种剂型,即 1% 磺胺嘧啶银霜剂和 1% 磺胺嘧啶银糊剂。将霜剂或糊剂直接涂在创面上或涂在单层纱布上再盖在创面上。采用包扎疗法,渗出期每日 2 次,此期过后每日换药 1 次,若创面感染不严重,药物在创面有一定蓄积后,可隔日换药。以后渗液减少,创面干燥。

(2)10% 磺胺米隆霜剂:抗菌谱广,对铜绿假单胞菌具有良好的抗菌活性。局部换药的间隔影响疗效。其最重要的特性是能迅速穿透焦痂,在坏死组织和正常组织界面建立有效的杀菌浓度,比其他局部抗菌药物优越。

使用方法:10% 磺胺米隆霜剂直接涂布在创面上,或涂在纱布上再覆盖创面,其厚度以不能察见创面为准。每日换药 2 次,换药时拭去创面上残留的药物。为避免发生严重的酸中毒,用药面积不宜超过60% 体表面积,每日总量不宜超过 350 g。磺胺米隆为水溶性,可配制成 5% 或 10% 溶液。

(3)聚维酮碘(碘伏):具有快速杀菌作用,抗菌谱广,对细菌的繁殖体和芽孢均有抗菌活性,毒性低,对黏膜无刺激,稳定性好,只要颜色未退仍保持药效。因大面积应用后可引起高碘血症和代谢性酸中毒,目前较多用于清创,临床长期应用后也出现耐药问题,特别是 MRSA 感染率增高,应予以高度重视。

2. 促进创面愈合药物

(1)生长因子:具有促进创面愈合的作用,国内已用于烧伤临床并证实有疗效者,主要有酸性或碱性成纤维细胞生长因子(aFGF/bFGF)、表皮细胞生长因子(EGF)、角质细胞生长因子(KGF)等。

(2)锌:人体内必需的微量元素,深二度创面应用银锌霜治疗后,皮岛生长速度加快。

3. 脱痂药物

为及早清除深度烧伤的坏死组织,减轻中毒症状,减少痂下感染,争取及早植皮,临床上采用脱痂药物进行脱痂。理想的脱痂药物应能迅速溶解纤维蛋白、变性胶原、弹性硬蛋白和渗出物;不损伤正常组织,无刺激性;不被创面吸收,无毒;配制容易、性能稳定、容易保存及使用方便。常用的是由各医院自行配制的各种中药组成的复方制剂。

四、创面覆盖物

皮肤具有重要的物理、化学及生物学屏障功能,烧伤后引起的局部或全身损害均与皮肤屏障的丧失有关。创面覆盖物的作用是暂时封闭创面,减少因创面裸露引发的并发症,并为随后的皮肤移植提供良好的受体床,通常用于以下情况。

① 供皮区和清洁的浅度创面:缓解疼痛,促进残存上皮再生。

② 深二度或三度切痂创面:皮源不足时提供暂时性生理覆盖,以待移植自体皮。

③ 作为试验性移植物:当全身情况或创面条件差,不宜立即植皮时暂时覆盖创面。

目前最常用的覆盖物是异体(异种)皮,此类生物覆盖物黏附性强,具有良好的屏障保护功能、止血性能及减轻疼痛等效果,可广泛用于供皮区、浅度创面及深度切痂创面。但异体皮来源有限,存在传播细菌、真菌及病毒性疾病的危险。异种(猪)皮弹性稍差,表皮易脱落,抗感染能力较弱,且具有占位性。人工合成覆盖物是提取生物体中某一组成成分或采用高分子化学材料作为主要原料,经加工制成各种薄膜、涂膜、泡沫膜或喷雾成膜等用于覆盖创面。此类覆盖物具有一定屏障功能,减少创面疼痛,同时可为创面提供一个湿润的环境,有利于上皮再生。如双层合成膜 Biobrane、Omiderm 凝胶膜、水胶体覆盖物及含异体表皮细胞的 HydroDerm 等。

五、不同深度烧伤创面的处理

1. 浅度烧伤创面的处理

(1) 一度烧伤:主要是止痛及保护创面勿使其再损伤。

(2) 浅二度烧伤:止痛和防止感染,促使早日愈合。一般采用包扎疗法,创面可用凡士林纱布、中西药纱布、生物敷料或合成敷料。如有感染一般可采用浸泡、湿敷等方法清洁创面,必要时全身使用抗菌药物以控制感染。若感染严重时,可酌情改用半暴露或暴露疗法。

2. 深度烧伤创面的处理

(1) 小面积深度烧伤:可在伤后3日内行切痂或削痂术,植大张自体皮,尤其是手足一次性、永久性封闭创面可缩短疗程,功能和外观良好。

(2) 大面积深度烧伤创面:采取包扎疗法、暴露疗法或联合应用包扎、暴露和半暴露疗法。及早积极去痂(削痂、切痂)植皮,目的是减少坏死组织与毒素的吸收,减少感染及并发症的发生,缩短疗程,功能恢复较好。对于深二度烧伤,应根据自体皮源的多少决定处理方法。如果有一定的自体皮源,可行削痂或浅切痂,行大片自体皮片或网状皮移植,尤其是功能部位应早期去除坏死组织,行大片自体皮移植;如果自体皮源不足,则采用各种非手术措施,自然脱痂促其自愈。若感染使创面加深不能自愈时,予以植皮;焦痂的压迫危及伤员的生命或肢体血供时,应优先处理。例如,颈、躯干的焦痂可压迫气管或限制呼吸运动,引起呼吸困难;肢体环状缩窄焦痂,可引起血液循环障碍而致肢体坏死。若伤员全身情况不允许切痂,可施行焦痂切开减压术。

(3) 创面侵袭性感染:烧伤创面潮湿、坏死组织液化呈腐败物质,色晦暗,有出血点和坏死斑,或呈"虫蛀"样。全身创面的脓毒症表现明显,表明侵入性感染弥散或发展,必须立即切除,根据病情选用植皮术式。

3. 深度烧伤创面的手术方法

(1) 削痂:已广泛应用于深二度烧伤和三度偏浅烧伤的创面处理。该疗法的优点是最大限度地保留了有活力的上皮和脂肪组织,创面修复后外形丰满,具有弹性,功能良好。削痂深度的标志主要观察创面是否出现密布的活跃的针尖状出血点,基底不能存留网状栓塞血管和坏死组织。但此种处理方式可能出现基底残留坏死组织。

(2) 切痂:确定性小面积三度烧伤可在烧伤后及早进行三度焦痂切除和自体皮大张移植术。大面积烧伤首次切痂一般安排在伤后3~4日内进行,因为在此期间局部水肿尚未完全消退,手术层次清楚,便于分离和止血。首次切痂的面积可达30%~40%,如全身情况稳定可达50%~70%。两次切痂的间隔时间一般为3日,争取在10日内完成切痂手术。凡已行切开减压的焦痂部位,尽可能争取及早切除,以防止侵袭性感染发生。切痂是将烧伤焦痂和皮下部分或全部组织一并切除。一般分浅切痂和深切痂,前者切至浅筋膜层,适用于三度偏浅或深二度烧伤;后者切至深筋膜平面,适用于三度烧伤累及皮下组织时。

(3) 剥痂:焦痂自然分离,也是焦痂感染、液化的过程,此时炎症反应加重,机体消耗大,为了缩短这一过程,则采用手术清除溶解的焦痂。

(4) 取皮:常用的有4种,包括鼓式取皮机取皮、辊轴取皮刀取皮、电动取皮机取皮、全厚皮片和真皮下血管网皮片的切取。

(5) 供皮区的选择:根据伤情、植皮部位及能作为供皮区的部位而定。一般上胸部皮肤多用来修复颜面部;足弓处皮肤用来修复足底负重区;头皮是全身皮肤最厚处,成人为(2.96±0.48)mm,毛囊深,数量多,血运丰富,抗感染力强,愈合快,一般 5~7 日愈合,即可再次供皮,可反复 10 次以上,不影响头发生长,为大面积深度烧伤供皮的首选部位,尤其是微粒植皮更为适宜。除面、颈、手、会阴部不宜供皮外,其他部位有正常皮肤处均可作为供皮区,亦可取 3~4 次不留明显瘢痕。

(6)植皮:三度烧伤处理的最终目的是永久地封闭创面,而切痂、削痂或剥痂清除坏死组织后为创面覆盖创造了条件,移植自体皮片是三度烧伤创面得到永久性修复的主要方法。游离皮片的分类如下。

① 刃厚皮片:皮片厚 0.15~0.3 mm,含有表皮和薄层真皮乳头层,易成活。供皮区 7~10 日愈合,不遗留瘢痕,可重复取皮。由于皮片薄,成活后不耐磨和不耐压,易形成溃疡,不易愈合,愈合后可发生挛缩。

② 超薄皮片:皮片厚 0.05~0.10 mm,呈透明状。适用于移植在 Integra 和脱细胞异体真皮等真皮替代物上,移植后挛缩轻,外观可与中厚皮片相当,供皮区不留明显瘢痕。

③ 中厚皮片:皮片厚 0.31~0.6 mm,含表皮和真皮的一部分,又可分为薄中厚皮片和厚中厚皮片两类,前者包含 1/3 层厚的真皮,后者包含 2/3 层厚的真皮。中厚皮片含有较多弹性纤维,移植后收缩少、柔软、耐摩擦、外观好,适用于功能部位的创面移植。供皮区可留有增生性瘢痕。

④ 全厚皮片:包含皮肤全层组织,成活后的外观、质地近似正常皮肤,挛缩少,能耐磨和负重。供皮区需要缝合或创面过大则移植刃厚皮片。

⑤ 真皮下血管网全厚皮片:皮肤内含有完整的血管网,移植后存活较难,需时较长,首次揭示时间需 2 周以上,移植皮片易出现散在的浅层变性坏死和水疱。供区需要缝合,缝合困难者移植刃厚皮片。

功能部位根据烧伤总面积、三度烧伤面积和部位决定植皮的方式。三度烧伤面积 <50% 体表面积,可采用大张自体皮片或网状皮片移植,非功能部位可用邮票皮、微粒皮移植等;>50% 体表面积,应用各种方式的混合植皮,如大张异体皮打洞自体小皮片嵌入、微粒皮移植、Meek 植皮等;颜面部和功能部位在皮源较充足时,可行大张中厚皮片移植。

(7)皮瓣移植术:适用于有骨、关节、肌腱、神经、大血管外露的创面。洞穿性缺损的修复,如面颊、鼻、上腭等缺损,需要制作衬里性皮瓣修复。

(8)皮肤组织工程:皮肤组织工程是通过体外研制、构建真皮替代物、含表皮层的复合皮等以修复或替代损伤、缺失的皮肤组织,从而改善创面愈合质量或为大面积深度烧伤患者提供皮源。

① 表皮细胞培养与移植:自体表皮细胞培养与移植可望为大面积深度烧伤创面的修复提供皮源,已有临床应用的报道。然而,体外培养时间长、对创面的处理要求高、移植后期易挛缩、反复破溃等。

② 真皮替代物的研制与应用:真皮替代物可为创面的修复提供真皮再生模板,从而诱导新的排列规则的真皮层形成,克服单纯表皮细胞膜片移植耐磨性差、晚期瘢痕挛缩严重的缺陷。真皮替代物可分为天然真皮和人工合成真皮。天然真皮替代物是将天然的生物材料如异体(种)皮、羊膜等去除具有抗原性的细胞成分,保留其原有胶原结构,形成各种脱细胞的真皮基质。人工合成的真皮替代物是采用生物原料(如胶原、葡聚糖、透明质酸)或高分子聚合物(如聚羟基乙酸、聚乳酸)等制备而成的真皮支架。国外已有多种真皮替代物商品化如 Integra、Dermagraft、Alloderm 等,在临床应用方面,主要是结合自体皮片如大张刃厚皮片、网状皮片、邮票皮等应用于深度烧伤削痂、切痂创面的修复及瘢痕整形等。在实践中不断改进移植方法,由早期的二步移植发展到一步移植,成活率达 90% 以上。经长期随访观察,成活的复合移植皮肤无明显皱缩,触之软,活动度好。

③ 复合皮的体外构建与移植:真正意义上的组织工程皮肤应是包含表皮层和真皮层的皮肤类似物,并具有正常皮肤的解剖结构和生理功能。目前制备的复合皮是指将自体表皮种子细胞接种于真皮替代物表面,经体外培养后使表皮种子细胞在真皮替代物上分化、成熟,从而得到类似皮肤的复合组织。部分产品已被美国食品与药品管理局(FDA)批准用于临床。在国内,大部分研究仍处于动物实验阶段,在临床的应用尚不多。

第五节　吸入性损伤

吸入性损伤(inhalation injury)是热力和/或烟雾引起的呼吸道甚至肺组织损伤。其发生率占住院烧伤患者总数的5%~10%,占死亡患者的16%~25%,由吸入性损伤所致的呼吸功能衰竭占脏器功能衰竭发病与死亡的首位,是烧伤死亡的主要原因之一。

一、发病机制

吸入性损伤的主要致伤因素是热力和烟雾,多发生在密闭的火灾现场,同时吸入高热空气和烟雾,兼有热力与化学物质的原发损伤。热能可直接损伤呼吸道黏膜及肺组织,烟雾中有害的化学物质可引起黏膜和/或肺实质损害,一氧化碳、氰化物和砷化物可致全身中毒。原损伤后释放的炎症介质使损害加重,气道分泌物、脱落坏死组织堵塞,肺水肿和肺泡萎陷等,损害通气及换气功能。

二、诊断要点

1. 临床表现

声嘶和喘鸣是严重吸入性损伤早期常见且具诊断意义的症状。刺激性咳嗽呈"铜锣声",并有疼痛感。开始为干咳,痰液稀薄,逐渐变稠,严重者可咳出脱落坏死黏膜,并发肺水肿时,则可咳出泡沫状痰液,有时为粉红色,痰中带血。呼吸增快,呼吸困难。烟雾吸入性损伤常伴有一氧化碳中毒、缺氧,早期可有意识障碍,轻者烦躁,重者躁动、谵妄,甚至昏迷。

2. 辅助检查

(1)胸部X线检查:早期多无明显异常。若发生肺水肿和肺部感染等并发症,则可出现相应改变。

(2)纤维支气管镜检查:目前诊断吸入性损伤简便而可靠的方法,应尽早行纤维支气管镜检查,兼有清除分泌物和坏死组织的治疗作用。

黏膜损害分为三度:一度损伤,气道黏膜轻度充血;二度损伤,黏膜明显充血水肿,暗红色,有黏膜下出血和/或黏膜破损;三度损伤,黏膜苍白、坏死、剥脱,重者可深达黏膜下组织及软骨,气管、支气管软骨环暴露。

(3)血气分析:二氧化碳分压能反映通气,其增高多表示气道阻塞、二氧化碳潴留;氧分压能反映氧合情况。

临床诊断依据:密闭空间受伤或吸入烟雾史,面颈部深度烧伤,口腔、鼻腔黏膜烧伤,吸出、咳出黑色含碳颗粒,氧分压<9.3 kPa(70 mmHg),气管、支气管内膜损伤,哮喘、肺部啰音,吸痰管深达气管隆突处无咳嗽反射。

根据病史、体检和辅助检查综合分析做出诊断,其中病史和体检尤为重要。初期临床症状较轻,不容易立即做出准确诊断。因此,对怀疑有吸入性损伤的患者,早期须动态观察病情变化,避免漏诊。

三、防治

(1)尽快脱离现场,将患者置于新鲜空气流通处,有条件者应立即吸入高浓度氧。

(2)保持呼吸道通畅(掌握气管切开指征,宜早做预防性气管切开,避免患者发生严重呼吸困难,出现缺氧症状时行紧急气管切开),及时清除口鼻腔分泌物,注意口腔卫生。加强雾化吸入,保持气道湿润。

(3)凡出现下列任一情况者,宜争取尽早(伤后4~6小时内)行预防性气管切开术:头、面部深度烧伤,口唇呈鱼嘴状,有上呼吸道梗阻可能者;颈、胸部环形或半环形焦痂,限制呼吸;大面积烧伤后水肿,预计体位改变可能导致气道阻塞;烧伤伴有昏迷,咳嗽反射弱,需较长时间进行气道清理;吸入性损伤伴声嘶加重、吸气性喘鸣、进行性呼吸困难;吸入性损伤伴分泌物多,黏膜反复坏死脱落;挥发性化学物质吸入性损伤(氨气、甲醛或氯仿等),预计损伤严重者;氧分压 <8.0 kPa(60 mmHg),吸氧后仍低于 9.3 kPa(70 mmHg),或二氧化碳分压 <3.3 kPa(25 mmHg)或 >6.0 kPa(45 mmHg)。

(4)注意体位改变,如翻身俯卧时有窒息的可能。

(5)吸入性损伤常伴有不同程度的一氧化碳中毒和缺氧,因此应给氧。若有进行性低氧血症,当氧分压 <8.0 kPa(60 mmHg)时,则应尽早行机械辅助呼吸,必要时行 PEEP。

(6)出现支气管痉挛时,可给予氨茶碱、激素等治疗。

(7)补足血容量,改善肺循环,维护心功能,必要时给予强心、利尿。

(8)根据痰培养结果,选用有效抗生素,防治肺部感染。

(9)鼓励咳嗽及深呼吸,帮助翻身。若患者无力咳嗽或已行气管切开,可结合体位引流拍打胸部和背部,帮助排痰。

(10)保持气道通畅,可行气管支气管灌洗,或在纤维支气管镜直视下灌洗,开始用等渗盐水 5 ~ 10 mL,以后可增至 30 ~ 50 mL。在等渗盐水中可加入地塞米松、α-糜蛋白酶或肝素、抗生素等,有气道内出血时可加入凝血酶,小气管痉挛时可加入氨茶碱。

(11)严重吸入性损伤后可导致肺泡 II 型细胞分泌肺表面活性物质减少,有条件者可于受伤早期应用外源性肺表面活性物质治疗。采用直接气道滴入、氧气驱动雾化吸入等方式直接向肺泡内补充外源性肺表面活性物质,在一定程度上改善了肺泡张力、防止肺泡萎陷、提高氧合。用药剂量为 44 ~ 100 mg/(kg·d)。

(12)维生素 C、维生素 E 有抗氧化作用,清除氧自由基。

(13)重组人生长激素具有促进免疫球蛋白合成,增强抗感染能力,刺激创面胶原纤维细胞、巨噬细胞分裂增殖,加速创面愈合等作用。

(14)采用生长因子吸入促进呼吸道黏膜修复。

(15)参与吸入性损伤发病的炎性介质多达数十种,均可加重肺损伤,乌司他丁、血必净等的应用可能对炎性反应的调理有重要作用。

(16)一氧化氮吸入法能降低肺动脉高压,改善呼吸功能。应低浓度、有计划地应用,防止停药反跳。

(王　斌)

第 七 章

外科冻伤和冻僵

冻伤是寒冷引起的局部组织损伤,常见于肢体末梢如足、手、耳、鼻等部位。大批冻伤见于在寒冷潮湿地带作战、施工等执勤任务,如在抗美援朝战争中,有过大批的冻伤志愿军伤员;个别冻伤见于在低温环境下修车、迷路、醉酒、船只失事及冷水浸泡等。而冻僵多由意外事故造成在寒冷环境中长时间暴露导致全身性体温过低,是寒冷环境引起体温过低所导致的以神经系统和心血管损伤为主的严重的全身性疾病。

冻伤伤员多数没有显著的全身表现,少数可能表现为体温稍高、精神不振、食欲不好等。但是也应该注意,有些冻伤范围较大、伤势较重的伤员,可能合并休克,甚至出现急性肾功能不全(多为伤后 1~2 天内尿量显著减少,每小时平均尿量低于 17 mL,尿比重低于 1.010,尿中含有较多的蛋白及红细胞,同时并发电解质紊乱和酸中毒等)。如果冻伤合并化脓性感染,那就能够表现出一些化脓性感染的全身反应,如高热、恶心、呕吐、血中白细胞增高等。

在受冻当时或受冻后的不长时间里,一般都能看到受冻的局部表现为皮肤苍白、发凉;用手摸时会感到局部发硬;伤员自己感觉麻木,并不很痛。在这个时期,一般来说是很难比较准确地确定冻伤的严重程度的,只有在暖和、解冻以后,才能根据受冻区显示出来的各种不同的临床表现,来确定冻伤的严重程度。

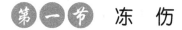 第一节 冻 伤

一、病因与发病机制

冻伤可发生在气温不太低,甚至在 0 ℃ 以上的情况,常由穿着过紧或潮湿的鞋靴引起。冻伤是局部温度过低,致使局部血管先收缩、后扩张,毛细血管壁通透性增加、血浆渗出、组织水肿,血管内血液浓缩和血管壁损害,形成血栓引起组织坏死。病变可仅限于皮肤,也可累及深部组织如肌肉和骨骼等。

二、分类

1. 按冻伤范围分类
① 全身性冻伤:冻僵和死亡。
② 局部性冻伤:局部冻伤、冻疮、战壕足和浸渍足。
2. 按冻伤性质分类
① 冻结性损伤:局部冻伤、冻僵和冻亡。
② 非冻结性损伤:冻疮、战壕足和浸渍足。

三、临床表现

冻伤分为以下 4 个等级。

一度：仅累及皮肤表皮层。受冻处皮肤苍白、麻木、感觉障碍，数小时内充血肿胀和疼痛。逐渐复温后局部瘙痒和出现继发性红斑。数天后受损表皮脱落、水肿消退，一般不留瘢痕。

二度：累及皮肤真皮层，可见充血、水肿，逐渐形成水疱。2～3 周后水疱干燥，遗留黑痂，待黑痂脱落后，可有角化不全的新生上皮形成，易损伤、溃烂。受伤部位痛觉过敏，触觉迟钝。

三度：累及皮肤全层及皮下组织，皮肤由苍白逐渐变为蓝色、黑色，感觉消失。坏死组织脱落后留有创面，易发生感染，愈合缓慢，常遗留瘢痕，影响功能。

四度：累及肌肉、神经甚至骨骼等深部组织。感觉和运动功能消失，呈暗灰色。冻伤的边缘处可出现密集小水疱，水疱内为淡血性液。2～3 周内有明显的坏死分界线出现。坏死部位多在趾（指）端，一般为干性坏疽。但有时由于静脉血栓形成、周围组织水肿及继发感染，成为湿性坏疽。常留下伤残和功能障碍。

冻伤程度早期多难以确诊，单凭皮肤色泽判断深度并不可靠。肢体冻伤后一般由远而近，由浅而深，愈远端、愈浅表则组织冻伤愈重。时间愈久分界线也愈清晰，此现象可帮助争取保留肢体长度。

四、治疗

1. 复温

将受冻伤肢体迅速放入 42 ℃温水中复温。当患肢皮肤颜色转红后，将患肢从温水中取出。如冻伤肢体为单侧且肿胀严重，则将对侧健康肢体浸入温水中；若为双足，则可将双手浸入温水中，由于反射作用，可改善受冻肢体血液循环。禁用冷水浸泡、雪搓或火烤。

2. 局部创面的处理

早期正确的创面处理可有效预防感染，减少并发症。保持创面局部清洁干燥，抬高患肢。一、二度冻伤可用 1/1 000 苯扎溴铵（新洁尔灭）或氯己定（洗必泰）清洗创面，局部敷以具有改善血液循环作用的软膏，无菌敷料包扎。较小的水疱无须挑破或剪开，较大的水疱可用注射器吸出浆液、保留疱皮，然后包扎。有感染的伤口则按一般外科原则处理。三、四度冻伤应进行创面包扎、保暖，待坏死组织分界明显后再行手术植皮或截趾（指）等治疗。如肢体肿胀明显，影响末梢循环，应行切开减张。肢体远端四度冻伤或湿性坏疽影响全身时，可考虑施行截指（趾）术。

3. 其他处理

二度以上冻伤给予破伤风抗毒素血清 1 500～3 000 U 肌内注射，应用抗生素预防感染等。

五、预防

在寒冷地带工作须做好防冻的物质准备。

（1）防寒防冻衣物：皮、棉、鸭绒衣服，鞋帽和手套等。鞋子、衣服要宽大、干燥。

（2）饮食：必须保证每日有 2～3 餐的热饮食，保证能量的供给。

（3）耐寒锻炼：长期在低温环境下工作的人员应进行耐寒锻炼，以改善全身代谢，有利于防止冻伤。加强体育锻炼，如跑步和冬泳等；冷水锻炼，如冬天用冷水洗脸、洗手、洗脚；增加冬季室外活动时间；在受寒时防止静止不动，可加强四肢活动，揉搓面部、耳、鼻等易冻伤部位。

第二节 冻 僵

一、病因与发病机制

冻僵多是在寒冷环境中逗留和工作时间过久,而其保暖御寒措施不足所致。陷埋于积雪或浸没于冰水时也可发生。老人、婴儿及营养不良、体质极度衰弱者由于御寒能力较弱,更容易发生冻僵。在饥饿、疲劳、酗酒的情况下亦可发生冻僵。

当寒冷使体温下降到 35 ℃ 以下时,称为低温。低温使大脑和心脏功能受到影响,葡萄糖等物质的代谢发生障碍。当体温继续下降时,寒冷可直接作用于心肌,使心跳减慢甚至发生心律失常。作用于血红蛋白,可使其与氧的亲和力增高,氧释放减少,导致组织缺氧。作用于肌肉使肌纤维无应激反应,并出现感觉和运动神经麻痹,同时周围血管扩张导致失热,进一步引起体温下降。冻僵可损伤血管内皮细胞,解冻后血管腔内易形成血栓,引起组织缺血性坏死。若低温时间较短,体温回升时神经和肌肉的功能可以恢复;如果低温持续数小时,神经和肌肉发生退行性变,即使体温恢复正常,其功能亦难以恢复。

二、诊断要点

(1)全身表现:初期有头痛、不安、四肢肌肉和关节僵硬。后期可出现神志模糊或昏迷,体温低,呼吸微弱,心率过缓,心律不齐或心跳停止,寒冷影响肾小管对水和钠的重吸收,使尿量增多,血容量减少,血压下降或测不到。

(2)皮肤:全身皮肤苍白或发绀、冰冷。面部或全身皮肤有时可见水肿。

(3)直肠温度:如直肠温度在 28 ℃ 以上,有复苏可能;25 ℃ 以下,死亡危险增大。

三、治疗

(1)一般处理:迅速将患者转移至温暖处,搬动时要小心轻放,避免碰撞后引起骨折。尽快脱去湿冷、冻结的衣物。

(2)心肺复苏:除口鼻分泌物及异物,保持气道通畅,心跳停止者给予心脏按压。

(3)复温:患者体温在 32～33 ℃ 时,可用毛毯或被褥裹好身体,给予喝热饮,进行主动复温。体温 <31 ℃ 时,应加用热风或用 42 ℃ 热水袋温暖全身。更积极的方法是将患者浸泡于 40～42 ℃ 或稍低温度的水浴中,使其缓慢复温。肢体可有红、肿、痛,神经和肌肉的功能常需数周或数月后才能恢复,理疗可缩短恢复时间。

(4)对症处理:心律失常者应行心电监护,并给予抗心律失常药物,一般忌用盐酸肾上腺素,以免发生心室颤动。积极纠正缺氧、血液浓缩、电解质紊乱,预防血栓形成、继发感染、脑水肿和肾功能不全等并发症。

(薛小峰)

第八章

外科咬蜇伤

第一节 毒蛇咬伤

毒蛇咬伤是农村地区夏秋季常见意外伤,以每年 7～9 月为高发期,患者如未能得到及时救治,可导致休克、呼吸衰竭、肝功能衰竭、肾功能衰竭等严重并发症,甚至死亡。国内有统计,毒蛇咬伤患者一年达 10 万人次,其中中年人占 73%。蛇伤死亡率达 5%～10%,蛇伤致残丧失劳动力占 25%～30%,若为剧毒蛇咬伤,死亡率可达 90% 以上。我国的毒蛇有四十余种,多分布于长江以南的广大省份,按照毒蛇排出的毒液性质可分为三类:神经毒,如金环蛇、银环蛇、海蛇等;血液毒,如蝰蛇、尖吻腹、竹叶青等;混合毒,如眼镜蛇、眼镜王蛇、蝮蛇等。

一、毒蛇的识别

(1) 形态:毒蛇的头多呈三角形,身上有彩色花纹,尾短而细;无毒蛇的头呈椭圆形,身上色彩单调,尾细而长。最好将咬人的蛇打死以供诊治参考。

(2) 伤口:毒蛇咬伤的伤口表皮常有一对大而深的牙痕,或两列小牙痕上方有一对大牙痕,有的大牙痕里甚至留有断牙;无毒蛇咬伤无牙痕,或有两列对称的细小牙痕。

二、诊断要点

(1) 病史:毒蛇咬伤史,局部有蛇咬后牙痕。如能将蛇打死检查,更有利于鉴别。

(2) 被以神经毒为主的蛇咬伤的临床表现:患者被咬伤后,伤口局部无炎症表现,仅有轻微刺痛、微痒、麻木、感觉减退,往往未引起注意而延误诊治。全身中毒症状出现较迟,一般在咬后 1～6 小时才开始,一旦出现,病情发展迅速,可出现全身不适、头晕眼花、呼吸困难、视力模糊等症状,如不及时抢救可危及生命。

(3) 被以血液毒为主的蛇咬伤的临床表现:伤口局部红肿、疼痛剧烈,流血不止,肿胀迅速向肢体上端蔓延,常有水疱、瘀斑,中毒严重者可引起血压下降、心律失常、少尿、无尿,最后因循环衰竭而死亡。

(4) 被混合毒蛇咬伤的临床表现:患者被咬伤后,伤口周围红肿疼痛,范围迅速扩大,伤口流血不多但很快闭合变黑。伤口周围有血疱。全身中毒症状于咬伤后 2～6 小时出现,常有困倦思睡、呕吐、畏寒、吞咽困难、语言障碍、心律失常等表现。

三、预防

(1) 注意照明,走路时"打草惊蛇",把蛇赶走。

（2）在山林地带宿营时，睡前和起床后，应检查有无蛇潜入。

（3）不要随便在草丛和蛇可能栖息的场所坐卧，禁止用手伸入鼠洞和树洞内。进入山区、树林、草丛地带应穿好鞋袜，扎紧裤腿。遇见毒蛇，应远道绕过；被蛇追逐时，应向上坡跑，或忽左忽右地转弯跑，切勿直跑或直向下坡跑。

四、治疗

1. 急救

毒蛇咬伤的急救是治疗的关键，要争分夺秒，使毒液迅速排出，防止吸收与扩散。

（1）患者应保持镇静，切勿惊慌、奔跑，以免加速毒液吸收和扩散。

（2）绑扎伤肢。立即用止血带或橡胶带、随身所带绳或带等在肢体被咬伤的上方扎紧，结扎紧度以阻断淋巴和静脉回流为准（成人一般将止血带压力保持在 13.3 kPa 左右）。结扎时应留一较长的活的结头，便于解开，每 15 ~ 30 分钟放松 1 ~ 2 分钟，避免肢体缺血坏死，急救处理结束后，可以解除。一般不要超过 2 小时。

（3）迅速将伤者送入医院。

（4）局部降温可减低毒素吸收速度，降低毒素中酶的活力。可用冷水或冰袋冷敷。

（5）扩创排毒。缠扎止血带后，可用手指直接在咬伤处挤出毒液，在紧急情况时可用口吸吮（口腔黏膜应无破损或无龋齿，以免吸吮者中毒），边吸边吐，再以清水、盐水或酒漱口。吸吮毒液 0.5 ~ 1 小时，重症或肿胀未消退前，做"十"字形切开后再吸，之后可将患肢浸入 2% 冷盐水中，自上而下用手指不断挤压 20 ~ 30 分钟。咬伤后超过 24 小时，一般不再排毒，如伤口周围肿胀明显，可在肿胀处下端每隔 3 ~ 6 cm 处，用消毒钝头粗针刺入 2 cm，如手足部肿胀，上肢者穿刺八邪穴（四个手指指缝之间），下肢者穿刺八风穴（四个足趾趾缝之间），以排除毒液，加速退肿。

2. 彻底清创

用过氧化氢清洗，血液毒所致患者应注意，不宜切开，避免伤口出血。

3. 套式封闭

患者套式封闭可采用胰蛋白酶 2 000 U 加入 0.25% 普鲁卡因 100 mL，皮下环状封闭及局部周围封闭治疗 1 ~ 2 次。

4. 蛇药的应用

（1）季德胜蛇药（南通蛇药）：毒蛇咬伤后，立即服药 5 片，同时将药片以温开水溶化后涂于伤口周围约半寸（1 寸≈3.33 cm）处。轻症者每次服 5 片，1 日 3 次，连续服至症状消失为止。重症者每次服 10 ~ 15 片，每 4 ~ 6 小时 1 次。在咬伤后，除应用药物外，还须尽早采取阻止毒素吸收（结扎止血带，每隔 15 ~ 20 分钟放松 1 ~ 2 分钟）、清除毒素（用盐水冲洗伤口，挤出或吸出毒液）等措施。

（2）上海蛇药：适用于治疗蝮蛇、竹叶青等毒蛇咬伤，亦可治疗眼镜蛇、银环蛇、五步蛇等咬伤。

① 注射液：适用于临床抢救。1 号注射液第 1 日每 4 小时肌内注射 1 支（2 mL），以后每日 3 次，每次 1 支，一般总量 10 余支。必要时可取 1 ~ 2 支加入 5% ~ 10% 葡萄糖液 500 mL 中静脉滴注，或用 25% ~ 50% 葡萄糖液 20 mL 稀释后，静脉缓慢推注。2 号注射液每 4 ~ 6 小时肌内注射 1 支（2 mL），一般疗程 3 ~ 5 日。

② 片剂：首次服 10 片，以后每 4 小时服 5 片，病情减轻后可每 6 小时服 5 片。一般疗程 3 ~ 5 日，危重病例可酌情增加。

③ 冲剂：开水冲服，首次服 2 袋，以后每日 3 次，每次 1 袋，一般疗程 3 ~ 5 日（不宜单独使用，应配合片剂或注射液同用，以加强疗效）。

5. 抗蛇毒血清

抗蛇毒血清含有特异性抗体，具有中和相应蛇毒的作用。用于蛇咬伤者的治疗，其中抗蝮蛇毒血清，对竹叶青蛇和烙铁头蛇咬伤亦有疗效。咬伤后,应迅速注射本品,愈早愈好。一般蝮蛇咬伤注射抗蝮蛇毒血清 6 000 U,五步蛇咬伤注射抗五步蛇毒血清 8 000 U,银环蛇或眼镜蛇咬伤注射抗银环蛇毒血清 10 000 U 或抗眼镜蛇毒血清 2 000 U。以上剂量约可中和一条相应蛇的排毒量,视病情可酌情增减。注射前必须做过敏试验,阴性者才可全量注射。

6. 其他治疗措施

(1)常规注射破伤风抗毒素。

(2)应用抗生素预防感染。

(3)可适当应用激素减轻毒素的毒性反应。

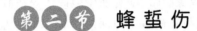

第二节 蜂蜇伤

常见的毒蜂有胡蜂和蜜蜂,其尾端都有螫针与毒腺相通,蜇人后将毒液注入人体,引起中毒。蜜蜂螫针有逆钩,蜇人后螫针常残留体内,而胡蜂的雄蜂无螫针,雌蜂螫针无逆钩。蜜蜂蜂毒为微黄色透明酸性液体,主要含蚁酸和蛋白质。胡蜂毒液呈碱性,主要含组胺、五羟色胺、缓激肽等,有致溶血、出血和神经毒作用,中毒反应较蜜蜂发生快而严重。

一、诊断要点

(1)病史:蜂蜇伤史,被单个或成群蜂蜇伤。

(2)局部症状:有红肿、疼痛,轻者数小时后即可自行消退。蜂刺残留体内可引起局部化脓。

(3)全身症状:若被群蜂蜇伤,可出现全身症状,如头晕、恶心、呕吐等,严重时可出现休克、昏迷,甚至死亡。有时可出现血红蛋白尿,以致 ARF。对蜂毒过敏者可迅速发生荨麻疹、水肿、哮喘或过敏性休克。

二、治疗

1. 局部伤口处理

局部伤口有蜂刺折断时,可用小针挑拨或胶布粘贴取出蜂刺。注意不能挤压。局部可用薄荷氨酊(薄荷 2 g,浓氨水 30 mL,70% 乙醇 70 mL)涂伤处及其周围,同时再涂氧化锌油或氧化锌水粉剂。蜇伤局部有化脓迹象者,应加用抗菌药物。

对于蜜蜂蜇伤,用弱碱溶液外敷(3% 氨水、2%~3% 碳酸氢钠、肥皂水、淡石灰水等);对于胡蜂蜇伤,用弱酸溶液外敷(醋、0.1% 稀盐酸等)。

2. 全身症状处理

轻者输液,10% 葡萄糖酸钙静脉注射,口服蛇药;出现血红蛋白尿者,应用碱性药物(碳酸氢钠、乳酸钠溶液)碱化尿液,增加补液量,采用 20% 甘露醇利尿。

4. 过敏反应处理

有过敏者,可应用激素及抗组胺药物。

第三节 蜈蚣咬伤

我国毒性大的蜈蚣有三科:巨蜈蚣科,有 2 属,巨蜈蚣属分布在我国南方各地、东南亚及日本,耳孔蜈蚣属分布在我国东北及华北地区;地蜈蚣科,有5种,喜居湿处,各地常见;石蜈蚣科,喜居石下,主要分布在我国华北地区。蜈蚣有毒腺,还有一对尖形牙,分泌的毒汁含有组胺和溶血蛋白,当人被它咬伤时,其毒汁通过尖牙注入人体而引起皮肤损伤或全身中毒症状。

一、诊断要点

(1)病史:蜈蚣咬伤史。蜈蚣越大,其毒性越大,临床症状越严重。

(2)局部症状:可有红肿,且皮肤上出现两个瘀点,甚至发生水疱、瘀斑及组织坏死,咬伤附近的淋巴管发炎、淋巴结肿大。

(3)全身症状:全身体征有发热、呼吸加快、出汗、谵语、共济失调,少数患者有过敏性休克的表现,儿童被咬伤后症状多更严重。

二、治疗

(1)清理创口:立即采用拔火罐吸出局部伤口的毒液,并用清水或肥皂水彻底清洗创面。蜈蚣毒液是酸性的,有条件时,可用3%氨水或用5%~10%碳酸氢钠溶液冲洗,一般不必湿敷,以防发生水疱。

(2)伤口涂敷:用0.5%~1%的普鲁卡因或1%依米丁(吐根碱)局部封闭,可止痛并防止毒液进一步扩散。此外,伤口周围可用季得胜蛇药或南通蛇药片溶化涂敷,也可用如意金黄散涂于患处,起到止痛、消肿作用。

(3)抗过敏治疗:对蜈蚣咬伤敏感者,可用抗组胺药和钙剂治疗,严重者静脉输液,内加维生素C及氢化可的松或地塞米松;一旦出现过敏性休克,立即皮下注射肾上腺素0.5~1 mg,小儿每次0.02~0.025 mg/kg。

(4)抗感染治疗:有感染坏死者,使用抗生素预防感染。

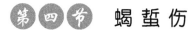

第四节 蝎蜇伤

蝎属蜘蛛纲节肢动物,多寄居于热带雨林、干旱岩石地带、沙漠、石块和洞穴中,蝎子螫针刺入时,毒腺分泌毒液进入人体,迅速引起一系列中毒反应。蝎毒是一种神经毒,毒性较大。

一、诊断要点

(1)病史:蝎蜇伤史。蝎蜇伤后伤口剧痛,可持续几小时,数日后可消失。

(2)局部症状:可有红肿,有水疱、血疱,甚至发生坏死,咬伤附近可出现淋巴管炎、淋巴结肿大。

(3)全身症状:烦躁不安,体征有发热、恶心、流涎和腹痛等。严重者可出现抽搐、昏迷、心肌和呼吸肌麻痹。小儿被蜇伤,则症状较重,可出现肺水肿、呼吸困难、昏迷、抽搐,甚至呼吸中枢麻痹而死亡。

二、治疗

蝎毒液是酸性的,可用碱性液体进行中和。

(1)处理原则基本同毒蛇咬伤。

(2)有条件时,可以应用抗蝎子血清。

(3)取少许硫磺研磨成末,用纸卷成烟卷状,点燃后熏患处,可以止痛。大青叶10 g,薄荷叶10 g,马齿苋10 g,一起捣烂敷于患处。金银花6 g,紫花地丁6 g,板蓝根6 g,土茯苓6 g,牵牛花3 g,甘草3 g,水煎服,每日1剂,每剂分2次服用,连服2~4剂。

(4)如疼痛不止,可用复方奎宁溶液0.1~0.3 mL或1%麻黄碱0.3~0.5 mL,沿伤口周围做皮下注射。

第五节 毒蜘蛛咬伤

毒蜘蛛咬伤中毒患者临床上少见,但是近年来时有发生,中毒后病情较重,若不及时抢救随时可出现严重并发症而危及患者生命。

一、诊断要点

(1)咬伤处可见单个红色咬痕,如针尖大小,周围有 3~5 cm 不等圆形单圈,皮肤苍白,触痛剧烈,不及时处理局部可出现红肿或水疱。

(2)中毒后表现为全身剧痛、大汗淋漓、腹痛、腹胀、恶心、呕吐、情绪激动、烦躁、哭闹、恐惧、胸闷、气短等,严重者可出现肾功能异常、蛋白尿、血清转氨酶升高。

二、治疗

同蝎蜇伤。

第六节 水蛭咬伤

水蛭俗称蚂蟥,属环节动物蛭纲类,世界上有 400~500 种,我国已发现 89 种。水蛭多生活在淡水中,少数生活在海水或咸水之中,还有一些为陆生和两栖类。它们中有以吸取血液或体液为生的种类,也有捕食小动物的肉食种类。人们在稻田里常见的水蛭叫日本医蛭,以吸食人、畜、青蛙的血为生。海南和台湾山林里生活着一些山水蛭,常潜伏在草丛、树上。水蛭致伤系用吸盘吸附在皮肤上,并逐渐深入皮内。

一、诊断要点

(1)水蛭咽部分泌的液体多有抗凝血作用,导致伤口出血较多。
(2)局部可发生水肿性丘疹,中心有瘀点,无痛觉。
(3)一般无全身症状。

二、治疗

(1)可以在水蛭叮咬部位的上方轻轻拍打,使水蛭松开吸盘而掉落。也可以用烟油、食盐、浓醋、乙醇(酒精)、辣椒粉、石灰等滴或撒在虫体上,使其放松吸盘而自行脱落。千万不要硬性将水蛭拔掉,因为越拉水蛭,吸盆吸得越紧,一旦水蛭被拉断,其吸盆就会留在伤口内,容易引起感染、溃烂。

(2)水蛭掉落后,若伤口流血不止,可先用干净纱布压迫伤口 1~2 分钟,血止后再用 5% 碳酸氢钠溶液洗净伤口,涂上碘酊或甲紫液,用消毒纱布包扎。若再出血,可往伤口上撒一些云南白药或止血粉,若伤口无出血,可用力将伤口内的污血挤出,用小苏打水或清水冲洗干净,再涂以碘酊或乙醇、红汞进行消毒。

第七节　狂犬病

狂犬病即疯狗症,又名恐水症,是一种侵害中枢神经系统的急性病毒性传染病,所有恒温动物包括人类,都可能被感染。它多由染病的动物咬人而传染,现已成为城市常见的传染病之一。一般多由口边出白色泡沫的疯狗咬到人而传染,其实猫、白鼬、浣熊、臭鼬、狐狸或蝙蝠也可能患病并传染。患病的动物经常变得非常野蛮,在唾液里的病毒从咬破的伤口进入人体。狂犬病从一个人传到另外一个人的情况极为少见,患狂犬病的人死亡率极高。

一、诊断要点

(1)病史:被患病动物咬伤或抓伤病史。

(2)潜伏期:平均 1~3 个月不等,与咬伤部位有关,头部咬伤较四肢或其他部位咬伤潜伏期短。

(3)前驱期:感染者开始出现全身不适、发热、疲倦、不安、被咬部位疼痛、感觉异常等症状。

(4)兴奋期:患者各种症状达到顶峰,出现精神紧张、全身痉挛、幻觉、谵妄、怕水、怕风、怕光、怕声等症状,因此狂犬病又被称为恐水症,患者常常因为咽喉部的痉挛而窒息身亡。

(5)昏迷期:如果患者能够度过兴奋期而侥幸活下来,就会进入昏迷期。本期患者陷入深度昏迷,但狂犬病的各种症状均不再明显,大多数进入此期的患者最终会因多器官衰竭而死。

二、预防

狂犬病治疗较为困难,关键是预防。

(1)疯狗的特征:恐水,两眼直视,两耳竖起,声音嘶哑,张嘴伸舌流口水,颈部强直,低头垂尾,走路左右乱晃,喜居僻处,不认主人,稍有刺激则到处咬人或咬动物。

(2)加强犬和猫的管理,控制野生动物间的传播,通过投喂含口服狂犬病疫苗的诱饵实现控制宠物间的传播。野犬应捕杀,为宠物强制性接种狂犬病疫苗,发病的犬、猫立即击毙、焚毁或深埋。

(3)对易感人群预防性免疫接种,为易于接触到狂犬病病毒的人群接种狂犬病疫苗。被咬伤后预防性处理用消毒剂,如过氧化氢(双氧水)、聚维酮碘(碘伏)消毒剂充分清洗伤口。但是注意不要用嘴吸伤口,因为口腔中的微小破损可能感染狂犬病毒。

三、治疗

(1)清洗伤口:伤口较小、较表浅、无大的活动性出血时,迅速用自来水或肥皂水直接冲洗伤口,至少冲洗 20 分钟,尽量把可能进入伤口的病毒冲洗掉。较深伤口冲洗时,用注射器伸入伤口深部进行灌注清洗,做到全面彻底。

(2)消毒:冲完后,马上用聚维酮碘(尽量不要用可能破坏皮肤黏膜的碘酒)或 75% 乙醇擦伤口内外及周边皮肤,进行局部消毒处理,尽可能杀灭可能进入伤口的狂犬病毒。

(3)就医:迅速前往当地卫生防疫部门或者有狂犬病疫苗接种资质的医院,在伤口周围的肌内浸润注射狂犬病球蛋白或血清,以中和狂犬病毒(原则上,对于有皮肤破损的三级伤口,都需要行狂犬病球蛋白或是血清注射治疗,但具体情况由医院具体处理)。

(4)注射狂犬病疫苗:咬伤后,应尽快注射狂犬病疫苗,原则上以 24 小时内接种最宜,但实际临床上对于潜在发病前的人群,进行狂犬病疫苗接种都具有积极的预防作用。狂犬病疫苗需要在暴露后第 0、3、7、14 及 28 日各于肌内接种 1 次。

(郭兴坡)

第 九 章

颈 部 疾 病

颈部上界为下颌骨下缘、下颌角、乳突和枕外隆突连线,下界为胸骨柄上缘、锁骨、肩峰至第 7 颈椎棘突的连线。颈正中部为喉和气管颈段,明显的标志为甲状软骨和环状软骨。成年人环状软骨的下缘在第 6—7 颈椎体水平,其下方的气管起始部表浅,是气管切开的适当部位。喉和气管起始部的两侧有甲状腺左、右叶。气管后方为食管颈段,两侧的气管食管沟内有喉返神经通过。

颈侧方,胸锁乳突肌的深面有颈总动脉、颈内静脉和迷走神经。动脉在内侧,静脉在外侧,神经在二者的深面。动脉、静脉和神经包裹于颈血管鞘内。颈总动脉在甲状软骨上缘的水平分为颈内动脉和颈外动脉。胸锁乳突肌后缘中段有颈丛神经的分支,该肌后缘上中 1/3 分界点有副神经穿出,清扫颈淋巴结或行颈淋巴结活检时应避免其损伤。

在胸锁乳突肌的深面外侧有前斜角肌,在其和胸锁乳突肌之间有锁骨下静脉和膈神经,后者在前斜角肌肌膜下垂直下行。在前斜角肌的深面有锁骨下动脉和臂丛。在左侧,胸导管经颈血管鞘深面向前向外,进入颈内静脉和左锁骨下静脉交接处,即颈静脉角附近。在右侧,右淋巴导管进入右颈内静脉和右锁骨下静脉交接处。

颈部淋巴结可分为 7 个区域。Ⅰ区:颏下、颌下淋巴结,上以下颌骨为界,下以二腹肌前腹为界。Ⅱ区:颈内静脉上群淋巴结,上以二腹肌后腹为界,下以舌骨为界;前界为胸骨舌骨肌外侧缘,后界为胸锁乳突肌后缘。Ⅲ区:颈内静脉中群淋巴结,上以舌骨为界,下以环状软骨为界;前界为胸骨舌骨肌外侧缘,后界为胸锁乳突肌后缘。Ⅳ区:颈内静脉下群淋巴结,上以环状软骨为界,下以锁骨为界;前界为胸骨舌骨肌外侧缘,后界为胸锁乳突肌后缘。Ⅴ区:颈后三角淋巴结,前界为胸锁乳突肌后缘,后界为斜方肌前缘,下界为锁骨。Ⅵ区:颈前区淋巴结,上自舌骨,下至无名动脉上缘,双侧界为双侧颈总动脉内侧。Ⅶ区:前上纵隔淋巴结,胸骨上凹以下至上纵隔淋巴结。

第一节 甲状腺疾病

甲状腺位于甲状软骨下方,由中央的峡部和左右两个侧叶构成,峡部有时向上伸出一锥体叶,可由纤维组织和甲状腺提肌与舌骨相连。峡部一般位于第 2—4 气管软骨的前面,两腺叶的上极通常平甲状软骨,下极多数位于第 5—6 气管环。但有人可达胸骨上窝甚至伸向胸骨柄后方,称为胸骨后甲状腺。当此类甲状腺因疾病引起肿大时,可导致气管受压,出现呼吸困难。甲状腺由两层被膜包裹,内层称为甲状腺的固有被膜,很薄,紧贴腺体并形成纤维束伸入到腺体实质内;外层又称甲状腺外科被膜,较厚,包绕并固定甲状腺于气管和环状软骨上,与内层被膜借疏松的纤维组织相连。两层被膜间的间隙狭窄,手术时分离甲状腺应在这两层被膜之间进行,在此间隙内有甲状腺的动脉、静脉、神经、淋巴及甲状旁腺组织,成年人甲状腺约重 30 g。

一般做颈部检查时,不容易看到或触及甲状腺。由于甲状腺借外层被膜固定于气管和环状软骨上,并借左、右两叶上极内侧的悬韧带悬吊于环状软骨上。因此,吞咽时,甲状腺亦随吞咽动作上、下移动。临床上常以此来鉴别颈部肿块是否与甲状腺有关。

甲状腺的血液供应十分丰富,主要由两侧的甲状腺上动脉和甲状腺下动脉供应。甲状腺上动脉是颈外动脉的分支,沿喉侧下行,到达甲状腺两叶的上极时,分成前、后分支分别进入腺体的前面、背面。甲状腺下动脉起自锁骨下动脉,呈弓形横过颈总动脉的后方,再分支进入甲状腺两叶的背面。有时尚有一不对称的甲状腺最下动脉,起自头臂干或主动脉弓,在气管前面上行至甲状腺峡部或一侧叶的下极。甲状腺上、下动脉的分支之间,以及甲状腺上、下动脉分支与咽喉、气管、食管的动脉分支之间,都有广泛的吻合、沟通。因此,在施行甲状腺大部切除术时,可以结扎两侧的甲状腺上、下动脉,而甲状腺残留部分或甲状旁腺仍有足够血液供应。甲状腺表面的丰富静脉网汇成上、中、下静脉。甲状腺上静脉伴行于甲状腺上动脉,汇入颈内静脉;甲状腺中静脉常单行,横过颈总动脉的前方,亦汇入颈内静脉,甲状腺中静脉有时缺如;甲状腺下静脉直接汇入无名静脉。

喉返神经来自迷走神经,支配声带的运动。喉返神经走行在气管、食管之间的沟内,上行至甲状腺两叶的背面交错于甲状腺下动脉或分支之间,因此在处理甲状腺下动脉时要特别注意,以免损伤喉返神经。喉返神经一旦损伤,其后果往往很严重。单侧喉返神经损伤,患侧声带麻痹,可致声音嘶哑;合并同侧喉上神经损伤,可引起发音障碍,甚至呼吸障碍;双侧喉返神经受损,可导致完全发音障碍,严重呼吸困难或窒息。喉上神经亦来自迷走神经,分内支和外支:内支为感觉支,经甲状舌骨膜进入喉内,分布在喉黏膜上,司声门裂以上黏膜的感觉,如损伤可引起饮水呛咳;外支为运动支,与甲状腺上动脉贴近、同行,支配环甲肌,使声带紧张。因此,在结扎甲状腺上动脉或分离伸延向上的甲状腺上极时应注意,一定要紧靠甲状腺腺体上极进行,以免损伤喉上神经的外支。喉上神经外支损伤可导致环甲肌麻痹而松弛,出现发音低沉、说话易感疲劳。

甲状腺的淋巴管可分为3组。第1组,发自甲状腺中下叶的淋巴管,第1站注入气管旁和气管前淋巴结(Ⅵ区)和颈内静脉下组淋巴结(Ⅳ区),第2站注入纵隔前上淋巴结(Ⅶ区);第2组,发自甲状腺上叶和峡部的淋巴管注入颈内静脉淋巴结(Ⅱ、Ⅲ、Ⅳ区);第3组,发自甲状腺上叶和峡部的淋巴管注入喉前淋巴结(Delphian淋巴结)和颈内静脉淋巴结(Ⅲ区)。

甲状腺的主要功能是合成、储存和分泌甲状腺素。甲状腺素是一类叫作含碘酪氨酸的有机结合碘,由食物中摄入的无机碘化物经胃肠道吸收进入血液,迅速被甲状腺摄取浓集,然后借过氧化物酶作用由无机碘化物释出高活性游离碘,继续借碘化酶作用,又迅速与酪氨酸结合成一碘酪氨酸(T_1)和二碘酪氨酸(T_2)。1个分子的T_1和1个分子的T_2偶联成三碘甲状腺原氨酸(T_3),2个分子的T_2偶联成四碘甲状腺原氨酸(T_4)。合成完毕后便与体内的甲状腺球蛋白结合,储存在甲状腺滤泡内的胶体中。甲状腺球蛋白的分子量较大(相对分子质量约为680),不能透过毛细血管壁,因此必须再经过蛋白水解酶作用,甲状腺素才能与甲状腺球蛋白解离,释放入血液。血液中甲状腺素99.5%以上与血清蛋白结合,其中90%为T_4,10%为T_3。T_3的量虽然远较T_4为少,但是T_3与蛋白结合较松,易于分离,且其活性较强而迅速,因而其生理作用较T_4高4~5倍。甲状腺素的主要作用包括:增加全身组织细胞的氧消耗及热量产生;促进蛋白质、碳水化合物和脂肪的分解;促进人体的生长发育及组织分化,此作用与机体的年龄有关,年龄越小,甲状腺素缺乏的影响越大,胚胎期缺乏常影响脑及智力发育,可致痴呆,同样也对出生后脑和长骨的生长、发育影响较大。T_3作用于垂体细胞,可使生长激素分泌增加,还使已释放的生长激素发挥最大的生理效应。另外,还严重影响体内水的代谢,促使尿量排出增多。反之,甲状腺功能减退会引起人体代谢的全面降低及体内水的蓄积,临床上就出现黏液性水肿。

甲状腺功能与人体各器官系统的活动和外部环境互相联系。其中甲状腺功能主要调节的机制包括下丘脑-垂体-甲状腺轴控制系统和甲状腺体内的自身调节系统。甲状腺素的产生和分泌需要垂体前叶分泌的促甲状腺素(thyroid stimulating hormone,TSH)。TSH直接刺激甲状腺分泌,促进甲状腺素合成,而甲

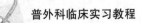

状腺素的释放又对 TSH 起反馈性抑制作用。例如,人体在甲状腺素需要量激增时(如寒冷、妊娠期妇女、生长发育期青少年)或甲状腺素的合成发生障碍时(如给予抗甲状腺药物),血中甲状腺素浓度下降,可刺激垂体前叶,引起 TSH 的分泌增加,使甲状腺合成和分泌的速度加快。相反,当血中甲状腺素浓度增加到一定程度后,又可抑制 TSH 的分泌,使甲状腺合成和分泌的速度减慢(负反馈作用)。TSH 的分泌除受甲状腺素反馈性抑制的影响外,主要受下丘脑促甲状腺素释放素(thyrotropin releasing hormone, TRH)的直接刺激。而甲状腺素释放增多时除对垂体 TSH 释放有抑制作用外,也对下丘脑释放的 TRH 有对抗作用,间接地抑制 TSH 分泌,从而形成了一个下丘脑-垂体-甲状腺轴反馈调节系统。此外,甲状腺本身还有一个能改变甲状腺素产生和释放的内在调节系统,即甲状腺对体内碘缺乏或碘过剩的适应性调节。血浆中无机碘含量升高,能刺激甲状腺摄碘及其与酪氨酸结合而生成较多的甲状腺素,但当血浆无机碘蓄积到一个临界值后,便发生碘与酪氨酸结合的进行性抑制及甲状腺素合成与释放的降低。甲状腺通过上述调节控制体系维持正常的生长、发育与代谢功能。

一、单纯性甲状腺肿

单纯性甲状腺肿是甲状腺功能正常的甲状腺肿,是缺碘、甲状腺素合成分泌障碍等原因导致的代偿性甲状腺肿大,不伴有明显的甲状腺功能亢进(以下简称"甲亢")或减退(以下简称"甲减"),故又称非病毒性甲状腺肿。病程初期甲状腺多为弥漫性肿大,以后可发展为结节性肿大。我国多山地区,尤其在云贵高原及陕西、山西和宁夏等地区的居民,患此病的甚多,故又称地方性甲状腺肿。

(一) 病因

1. 甲状腺素原料(碘)缺乏

碘的缺乏是单纯性甲状腺肿的主要因素。由于碘的摄入不足,无法合成足够量的甲状腺素,而甲状腺功能仍须维持身体正常需要的情况下,便反馈性地引起垂体 TSH 分泌增高并刺激甲状腺增生和代偿性肿大。这种肿大其实是甲状腺功能不足的表现。高原、山区土壤中的碘盐被冲洗流失,以致饮水和食物中含碘量不足,因此较多居民患有此病。

2. 甲状腺素需要量增高

在青春发育期、妊娠期、哺乳期或绝经期,由于对甲状腺素的需要量暂时性增高,也可发生轻度甲状腺肿,肿大程度一般不如因缺碘而引起的显著,叫作生理性甲状腺肿。这种甲状腺肿大常在成年或妊娠结束以后自行缩小。

3. 甲状腺素合成和分泌障碍

某些食物和药物可引起甲状腺素合成和分泌过程中某一环节的障碍,如久食含有硫脲的萝卜、白菜或因治疗服用硫脲类药物后均可导致甲状腺肿。如先天性缺乏合成甲状腺素的酶,因而引起血中甲状腺素减少也可引起甲状腺肿大。

(二) 病理

单纯性甲状腺肿最典型的病变为滤泡的高度扩张,充满大量胶体,而滤泡壁细胞变为扁平,这是甲状腺功能不足的表现。虽然镜下可以看到局部的增生状态,表现为由柱状细胞组成的、突入滤泡腔的乳头状体,但此种增生状态仅为代偿性的,当然不会引起甲亢现象。初期,因缺碘时间较短,增生、扩张的滤泡较为均匀地散布在腺体各部,形成弥漫性甲状腺肿,常见于青春期。随着缺碘时间延长,病变继续发展,扩张的滤泡便聚集成一个或多个大小不等的结节,结节周围有不甚完整的包膜,形成结节性甲状腺肿。较长时期后,有的结节因血液供应不良发生退行性变,引起囊肿形成(往往发生囊内出血)和局部的纤维化、钙化等改变。

(三) 临床表现

女性多见,一般发生在青春期,在流行地区常出现于入学年龄期。甲状腺肿大小不等,形状不同,弥漫性肿大仍显示正常甲状腺形状,两侧常对称;结节性肿大常一侧较显著;囊肿样变结节若并发囊内出血,结节可在短期内增大。腺体表面较平坦、光滑、质软;吞咽时,腺体随喉和气管上下移动。甲状腺不同程度的肿大和肿大结节可引起周围器官的压迫症状。

1. 压迫气管

自一侧压迫,气管向他侧移位或变弯曲;自两侧压迫,气管变为扁平。由于气管内腔变窄,呼吸发生困难,尤其在胸骨后甲状腺肿时更严重。受压过久还可使气管软骨变性、软化,引起窒息。

2. 压迫食管

仅胸骨后甲状腺肿可能压迫食管,引起吞咽时的不适感,但不会引起梗阻症状。

3. 压迫颈深部大静脉

可引起头颈部的血液回流困难。此种情况多见于胸廓上口大的甲状腺肿,尤其是胸骨后甲状腺肿。患者面部呈青紫色水肿,同时出现颈部和胸前表浅静脉的明显扩张。

4. 压迫喉返神经

压迫喉返神经可引起声带麻痹(多为一侧),患者声音嘶哑。压迫颈部交感神经节链,可引起霍纳(Horner)综合征,极为少见。

5. 甲状腺功能正常

甲状腺功能和基础代谢率除结节性甲状腺肿继发甲亢外,大多正常。此外,结节性甲状腺肿可继发甲亢,也可发生恶性变。

(四)辅助检查

检查发现甲状腺肿大或结节比较容易,但临床上更需要判断甲状腺肿及结节的性质。这就需要仔细收集病史,认真检查,对于居住于高原山区缺碘地带的甲状腺肿患者或家属中有类似病情者能及时做出地方性甲状腺肿的诊断。

1. 超声

甲状腺超声为首选检查。可确定有无结节,结节的大小,结节为单发还是多发,还可明确结节是囊性、实性还是混合性。此外,对于超声提示有沙砾样钙化改变的甲状腺结节应警惕甲状腺癌的可能。

2. CT

CT除可以显示甲状腺结节的情况外,还有助于了解甲状腺肿大的范围、气管压迫的情况及有无胸骨后甲状腺肿等。另外,对于怀疑甲状腺恶性肿瘤伴有淋巴结转移的时候,甲状腺CT检查有助于发现其转移灶。

3. X线检查

颈部X线检查本身不能发现甲状腺肿的原发灶和转移灶,但有助于发现不规则的胸骨后甲状腺肿及钙化的结节,还能确定有无气管受压、移位及狭窄。

(五)诊断与鉴别诊断

1. 诊断

非地方性甲状腺肿流行区域的居民,甲状腺弥漫性肿大或结节性肿大,在排除甲亢、甲减、桥本甲状腺炎、急性甲状腺炎、亚急性甲状腺炎、无痛性甲状腺炎、甲状腺癌等疾病后可诊断为单纯性甲状腺肿。

诊断单纯性甲状腺肿必须证实甲状腺功能处于正常状态且血清 T_3、T_4 水平正常。甲状腺功能状态有时在临床上难以评价,因为有些甲亢患者,尤其是老年人,临床表现轻微或不典型。

2. 鉴别诊断

(1)甲状腺癌:表现为甲状腺单发性或多发性肿块,质硬,邻近淋巴结肿大,髓样癌伴有血清降钙素水平升高,病理学检查确诊。

(2)桥本甲状腺炎:表现为甲状腺双侧或单侧弥漫性小结节状或巨块状肿块,甲状腺过氧化物酶抗

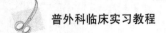

体(TPOAb)、甲状腺球蛋白抗体(TgAb)皆为阳性,细针穿刺细胞学检查可确诊。

(3)甲状腺腺瘤:表现为甲状腺单发性肿块,质韧,与非毒性甲状腺肿的单发结节难以鉴别,超声检查结节外周有包膜,细针穿刺细胞学检查有助于鉴别。

（六）治疗原则

1. 饮食调节

生理性甲状腺肿的患者宜多食含碘丰富的食物如海带、紫菜等。

2. 药物控制

25岁以下发生的弥漫性单纯甲状腺肿,常是青春期甲状腺素需要量激增的结果,肿大的甲状腺多能在青春期过后自行缩小,不需要手术治疗。手术治疗不但妨碍此时期甲状腺的功能,且复发率高达40%。对于此类甲状腺肿,可给予左甲状腺素,根据甲减状态酌情口服适当剂量治疗,连服3个月、6个月和12个月,以抑制垂体前叶TSH的分泌,从而停止对甲状腺的刺激,缓解甲状腺的增生和肿大。

3. 手术治疗

有以下情况时,应及时实施甲状腺手术:因气管、食管或喉返神经受压引起临床症状者,胸骨后甲状腺肿者,巨大甲状腺肿影响生活和工作者,结节性甲状腺肿继发功能亢进者,结节性甲状腺肿疑有恶性变者。

二、甲状腺结节

甲状腺结节是临床常见疾病,临床调查表明,5%～15%的成年人有症状显著的甲状腺结节需要进行评估治疗。良性的甲状腺实性结节的增长速度很缓慢,当肿瘤体积较大时可引起压迫症状。囊性甲状腺结节会自发出血,表现为局部迅速增大,常伴疼痛和不适感,需要紧急评估。虽然大部分甲状腺结节无明显症状,但是因其存在恶性肿瘤可能及潜在的风险,需要对其进行评估。

（一）临床表现及体征

1. 临床表现

不少患者并无症状,在体检行甲状腺超声时偶然发现。有些患者有症状,如短期内突然发生的甲状腺结节增大,则可能是腺瘤囊性变出血所致;若过去存在甲状腺结节,近日突然快速、无痛地增大,应考虑癌肿可能。对于甲状腺结节,男性更应得到重视。有分化型甲状腺癌家族史者,发生癌肿的可能性较大。双侧甲状腺髓样癌较少见,但有此家族史者应十分重视,因该病为自主显性遗传型。

2. 体征

明显的孤立结节是最重要的体征。约4/5分化型甲状腺癌及2/3未分化癌表现为单一结节,有一部分甲状腺癌表现为多发结节。检查甲状腺务必要全面、仔细,以便明确是否为弥漫性肿大或存在其他结节及结节质地、活动度等。一般癌肿的质地较硬,活动度较差。癌肿患者常于颈部下1/3处触及大而硬的淋巴结,特别是乳头状甲状腺癌的儿童及年轻患者。

（二）影像学检查

1. 甲状腺超声

超声检查是甲状腺结节的首要影像学诊断方法,适用于包括明显可触及的结节、结节性甲状腺肿及其他影像学检查偶然发现的甲状腺结节等所有可疑结节。目前总结出许多鉴别恶性甲状腺结节的超声表现(表9-1-1),但没有哪一种特征能特异地鉴别良恶性,联合应用这些特征,诊断特异性将大大提高。以下为能够区分甲状腺结节良恶性的超声表现。

(1)边界:良性结节超声表现为低回声的环形血管声晕。对于恶性结节,癌细胞会侵及结节周围,因此如果边界不清,恶性的可能性就会增大。

(2)结节:形态结节在横轴位上纵径大于横径,则其恶性可能性会较大。结节形状不规则或呈分叶状,也提示恶性可能。

（3）回声结构：甲状腺良性结节大多是囊性或含有囊性成分,恶性结节大多是实性成分。单纯的囊性结节极少是恶性的,而海绵状结节99%以上是良性的。相对于周围正常甲状腺组织,大多数良性腺瘤或腺瘤样结节是略强回声或略低回声,而恶性结节大多是明显低回声或较周围肌肉组织更低的回声。

（4）钙化：结节周边钙化一般是良性结节的表现;实性结节中心的微小钙化点的出现支持恶性可能,而粗大钙化则在良性结节中出现较多。

（5）血供类型：结节周边或内部的血供类型与良恶性也有一定关系。若结节内中心血供较丰富则恶性可能性较大,反之则提示良性可能。

（6）被膜浸润：被膜浸润是指甲状腺结节与相邻的甲状腺包膜之间无甲状腺组织, >25%的被膜浸润常被认为是恶性肿瘤外侵的明显标志。

表 9-1-1 恶性结节超声特征表现

特征	表现
边缘	模糊、不清
声晕	无,未见血管
形状	不规则,球形及条状
结构	实性
回声	低回声
钙化	内部微小钙化
血供	结节内血供丰富
弹性成像	低弹性
淋巴结	异常淋巴结

2. 放射性核素扫描

甲状腺放射性核素扫描能提供甲状腺功能活动情况。触诊检查甲状腺结节一般比较正确,除胸骨后甲状腺肿外,体格检查不能触及的结节扫描也不能发现,扫描结果一般不能用来判断甲状腺结节的性质。应了解扫描的局限性,冷结节并不意味着一定是恶性病变,多数甲状腺冷结节系良性病变,有无功能一般不能作为鉴别良性或恶性的依据。

（三）实验室检查

1. 血清甲状腺球蛋白

甲状腺球蛋白水平与腺肿大小有关,但对鉴别甲状腺结节的良恶性并无参考价值,一般用于分化型甲状腺癌患者术后或放射性核素治疗后的随访,监测是否存在早期复发。

2. 血清 TSH

TSH 低于参考值,提示甲状腺结节为功能性腺瘤可能性大;TSH 值在某些甲状腺自身免疫性疾病如桥本甲状腺炎的各临床阶段也可能存在波动。

（四）甲状腺细针穿刺及病理检查

1. 针吸涂片细胞学检查

细针穿刺(fine needle aspiration,FNA)是评估甲状腺结节性质的一项重要的诊断性检查。其结果很大程度上决定了甲状腺结节患者是否需要手术治疗。

（1）适应证：凡在超声探查下最大直径 >1.5 cm 的甲状腺结节,除超声提示纯囊性的结节,均应考虑活检。对于超声可疑恶性的最大直径 <1 cm 的甲状腺结节是否可行 FNA 仍具有争议,对超声高度提示良性的结节可行定期随访而不行 FNA。

（2）准确性：在标本制作满意的基础上,甲状腺 FNA 的诊断准确率可达95%,阳性预测率达89%~

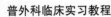

98%,多数学者认为甲状腺 FNA 至少已经与术中冷冻切片一样,在诊断乳头状甲状腺癌中准确地反映了细胞学的重要特征。但对于囊性病变,由于抽吸内容物仅有极少的上皮细胞,故敏感性较低。

(3)穿刺技术:FNA 通常采用 25~27 g 的针头连接于 5 mL 或 10 mL 注射器。注射利多卡因后,针尖于甲状腺结节内停留并旋转摩擦约 5 秒。一个结节取 2~5 次独立的 FNA 标本。一般来说,细针优于粗针,短暂的"停留时间"更好,长时间的停留意味着更多的出血,在结节内快速穿刺优于慢速穿刺。超声引导下 FNA 是指操作者一手持超声探头,另一手持穿刺针进行操作,该方法经常被推荐用于 FNA,超声引导下 FNA 可明显减少穿刺标本假阴性的结果

2. 病理学检查

病理学检查是临床上诊断甲状腺结节性质的"金标准",一般分为术中冷冻病理检查和术后石蜡病理检查。前者是指在术中切除结节的一部分或全部进行病理检查,明确性质后以指导后续的手术方式;后者为全部结节的病理检查,是对结节性质的最后诊断。

(五)治疗

甲状腺结节的治疗原则为首先明确结节性质,再决定是否行手术治疗。统计表明,若根据一般的临床检查行手术,预计癌肿指数百分比(手术证实为甲状腺腺癌与所有手术切除甲状腺结节的比例)约为 15%。而对甲状腺可疑单发结节的手术,一般有 2 种观点。一种观点为选择腺叶及峡部切除,并做快速病理检查。该观点认为腺叶切除较部分切除后再做腺叶切除较为安全,再次手术易损伤甲状旁腺和喉返神经。另外,腺叶部分切除或次全切除会增加癌细胞残留的概率。另一种观点则是不同意单发结节皆行腺叶切除,因为局部切除后病理检查 80% 为良性,没有必要对 80% 的良性结节做破坏性的腺叶切除。

三、甲状腺癌

甲状腺癌约占所有恶性肿瘤的 1%,占内分泌系统肿瘤的 95% 以上。甲状腺癌的发病率为(0.5~10)/(10 万人·年)。女性发病率约为男性的 3 倍。甲状腺癌主要是微小乳头状甲状腺癌,发病率从 20 世纪 80 年代以来一直稳步上升。

(一)分类

甲状腺癌有 5 种主要类型:乳头状甲状腺癌(papillary thyroid carcinoma,PTC)、滤泡状甲状腺癌(follicular thyroid carcinoma,FTC)、低分化甲状腺癌(poorly differentiated thyroid carcinoma,PDTC)、未分化甲状腺癌(undifferentiated thyroid carcinoma,ATC)和髓样甲状腺癌(medullary thyroid carcinoma,MTC)。前 4 者均来源于滤泡细胞,统称非髓样癌;髓样癌起源于滤泡旁 C 细胞。乳头状甲状腺癌和滤泡状甲状腺癌保有分化型甲状腺细胞的功能,统称为分化型甲状腺癌(differentiated thyroid carcinoma,DTC)。DTC 往往临床发展缓慢,发病率和病死率均较低,预后极好。ATC 的预后非常差,最终可导致死亡。

1. PTC

PTC 是甲状腺癌最常见的组织学类型,占全部甲状腺癌的 80% 以上。多见于 30~45 岁女性,恶性程度低,预后极佳。虽然原发灶的生长极其缓慢,但是其淋巴结转移出现较早,约 40% 的患者在确定诊断时已经出现淋巴结转移,而远端转移率仅为 5%。微小 PTC 是指肿瘤最大径 <1 cm 的 PTC。由于医学进步、高分辨率超声水平的提高,微小 PTC 的检出率不断增高。微小 PTC 和较大 PTC 的治疗原则基本一致。

2. FTC

FTC 是滤泡细胞衍生的一种甲状腺癌,属 DTC,是继 PTC 之后第二常见的组织学类型,但近几年其发病率呈明显下降趋势,不到全部甲状腺癌的 10%。其发病原因常被认为与碘吸收不足相关。发病年龄偏高,恶性程度及病死率等方面均高于 PTC。不同于 PTC,其较易有侵犯血管倾向,而颈淋巴结侵犯则较少,因而患者预后不如 PTC。

3. MTC

MTC 占所有甲状腺癌的 5%~10%。MTC 来源于滤泡旁细胞（C 细胞），细胞排列呈巢状、带状或束状，无乳头或滤泡结构，呈未分化状，瘤内有淀粉样物质沉积。MTC 分为遗传性（25%）和散发性（75%）两种。散发性 MTC 更具有侵袭性，经常转移到颈部淋巴结。预后不如 PTC，但较 ATC 好。

4. ATC

ATC 是最具侵袭性与致死性的甲状腺恶性肿瘤，也是人类最具致死性的实体肿瘤之一。发病率较低，不足甲状腺癌的 2%，多见于 70 岁左右老年人。其按细胞形态又可分为小细胞和巨细胞两型，发展迅速，且约 50% 患者早期便有颈淋巴结转移，高度恶性。除侵犯气管和/或喉返神经或食管外，还能经血运向肺、骨远处转移，预后很差。

（二）临床表现

甲状腺内发现肿块，肿块质地硬而固定、表面不平是各型癌的共同表现。腺体在吞咽时上下移动性小。如果短期内出现上述症状，则 ATC 的可能性较大；如果是逐渐出现，而患者的年龄在 40 岁以下，则腺癌的可能性较大。除肿块增长明显外，还伴有侵犯周围组织的特性。晚期可因喉返神经受侵犯引起声音嘶哑，肿物压迫气管或食管引起呼吸或吞咽困难，交感神经压迫或侵犯引起 Horner 综合征，颈丛神经受侵犯引起耳、枕、肩等疼痛及出现局部淋巴结和远处器官转移等表现。颈淋巴结转移在 ATC 中发生较早。有的患者甲状腺肿块不明显，发现转移灶而就医时，应想到甲状腺癌的可能。髓样甲状腺癌患者应排除Ⅰ型多发性内分泌腺瘤病的可能。对合并家族史和出现腹泻、颜面潮红、低血钙的患者注意不要漏诊。

（三）诊断

1. 临床表现

① 甲状腺肿块质硬、固定、颈淋巴结肿大或有压迫症状。

② 存在多年的甲状腺肿块，在短期内迅速增大。

③ 成年男性甲状腺内的单发结节。

④ 儿童期曾接受颈部放射治疗者，应予重视。

2. 体征

甲状腺结节有时很小，不易触及，体检时要做好触诊。一般单个的孤立结节中有 4%~6% 为甲状腺癌。

3. 辅助检查

甲状腺超声为首选检查，若超声提示为实体性结节并呈强烈不规则反射，则应怀疑恶性可能。若发现沙砾样钙化，应考虑恶性可能性。甲状腺 CT 对甲状腺癌转移的发现、定位和诊断有重要的价值。

4. 病理

近年多行针吸细胞学检查，方法简单易行。用 20 mL 注射器，配以细针，细针直径为 0.7~0.9 mm。一般不需要局部麻醉，直接刺入结节内，将注射器塞向外拉，在注射器腔内造成负压，然后在结节内从 2~3 个不同方向进行穿刺吸取。针吸细胞学检查诊断正确率达 80% 以上，但最终确诊依据病理切片检查。

（四）鉴别诊断

1. 亚急性甲状腺炎

由于在数日内发生甲状腺肿胀，容易引起误诊。要注意病史中多有上呼吸道感染，血清中 T_3、T_4 浓度增高，但放射性碘的摄取量显著降低，这种分离现象很有诊断价值。试用糖皮质激素或非甾体抗炎药后，颈部疼痛很快缓解，甲状腺肿胀进而消失。

2. 桥本甲状腺炎

由于甲状腺肿大，质硬，也可误诊为甲状腺癌。此病多发生在女性，病程较长，甲状腺肿大呈弥漫性、对称，表面光滑。该病实验室检查 TgAb 或 TPOAb 特异性增高，很有诊断价值，试用左甲状腺素后腺体可

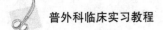

明显缩小。

3. 乳头状囊性肿瘤

由于囊内出血,短期内甲状腺腺体迅速增大,特别是平时忽略了有甲状腺结节存在,更容易误诊。病史中常有重体力劳动或剧烈咳嗽史。

(五) 临床分期

美国癌症联合委员会于 2017 年制定的第 8 版甲状腺癌 TNM 分类规定见表 9-1-2。

表 9-1-2　美国癌症联合委员会第 8 版甲状腺癌 TNM 分期系统

分期		标准		
<55 岁	Ⅰ 期	任何 T	任何 N	M0
	Ⅱ 期	任何 T	任何 N	M1
≥55 岁	Ⅰ 期	T1	N0/Nx	M0
		T2	N0/Nx	M0
	Ⅱ 期	T1—T2	N1	M0
		T3a/T3b	任何 N	M0
	Ⅲ 期	T4a	任何 N	M0
	Ⅳa 期	T4b	任何 N	M0
	Ⅳb 期	任何 T	任何 N	M1

① 原发肿瘤(T)。

T0:无原发肿瘤证据。

T1a:肿瘤局限于甲状腺内,最大直径≤1 cm。

T1b:肿瘤局限于甲状腺内,最大直径>1 cm 且≤2 cm。

T2:肿瘤局限于甲状腺内,最大直径>2 cm 且≤4 cm。

T3:肿瘤局限于甲状腺内,最大直径>4 cm;或者有任何大小的肿瘤伴有最小限度的腺外侵犯(如侵犯胸骨甲状肌或甲状腺周围软组织)。

T4a:适度进展性疾病。任何大小的肿瘤浸润超过包膜浸润皮下软组织、喉、气管、食管、喉返神经。

T4b:重度进展性疾病、肿瘤侵犯椎前筋膜或包绕颈动脉或纵隔血管。

② 区域淋巴结转移(N)。

N0:无区域淋巴结转移。

N1a:转移至Ⅵ区淋巴结(包括气管前、气管旁、喉前淋巴结)或纵隔上淋巴结(Ⅶ区),包括单侧或双侧。

N1b:转移至单侧、双侧,或者对侧颈部(Ⅰ、Ⅱ、Ⅲ、Ⅳ、Ⅴ)或咽后淋巴结。

③ 远处转移(M)。

M0:无远处转移。

M1:存在远处转移。

(六) 治疗

1. 手术治疗

手术是除 ATC 外各型甲状腺癌的基本治疗方法,并辅助应用 TSH 抑制治疗及放射性碘治疗等方式。甲状腺癌的手术治疗包括甲状腺本身的手术及颈淋巴结清扫。

(1) 甲状腺的切除范围:甲状腺癌的切除术式主要包括全/近全甲状腺切除术和甲状腺腺叶 + 峡部切除术。全甲状腺切除术切除所有甲状腺组织,无肉眼可见的甲状腺组织残存;近全甲状腺切除术切除所有肉眼可见的甲状腺组织,两侧各保留不足 1 g 的甲状腺组织。

① PTC:全/近全甲状腺切除术适用于童年期有头颈部放射线照射史或放射性尘埃接触史者;原发灶最大直径 >4 cm;多癌灶,尤其是双侧癌灶;不良的病理亚型,如 PTC 的高细胞型、柱状细胞型、弥漫硬化型;已有远处转移,须行术后碘治疗;伴有双侧颈部淋巴结转移;伴有腺外侵犯(如气管、食管、颈动脉或纵隔侵犯等)。甲状腺腺叶 + 峡部切除术适用于病变局限于一侧腺叶内,肿瘤原发灶直径≤1 cm、复发风险低、无童年期头颈部放射线接触史、无颈部淋巴结转移和远处转移、对侧腺叶内无结节的患者。

② FTC:即使癌肿尚局限于一侧腺体内,也应行全甲状腺切除。但如果有颈淋巴结转移,大多也有远处血行转移可能。因此,即使彻底清除颈淋巴结,也多不能提高手术疗效。

③ MTC:生物学特性不同于 DTC,应积极采用全甲状腺切除术,同时清除患侧或双侧颈侧区淋巴结,仍有较好疗效

④ ATC:发展快,发病后 2 ~3 个月出现压迫症状或远处转移。强行手术切除不但无益,反而可加速癌细胞的血行扩散。因此,临床上有怀疑时,可先行针吸细胞学检查或做活检以证实,确诊后以放射治疗为主。

(2)颈淋巴结的处理方式。

① 中央区(Ⅵ区)淋巴结:目前多数学者建议无论有无证据证实颈淋巴结转移,都应常规进行Ⅵ区淋巴结的清扫。20% ~90% 的 DTC 患者在确诊时即存在颈部淋巴结转移,多发生于颈部中央区(Ⅵ区),且颈部淋巴结转移是 DTC 患者(尤其是≥45 岁者)复发率增高和生存率降低的危险因素;28% ~33% 的颈部淋巴结转移在术前影像学和术中检查时未被发现,而是在预防性中央区淋巴结清扫后得到诊断,并因此改变了 DTC 的分期和术后处理方案。因此,建议 DTC 术中在有效保留甲状旁腺和喉返神经情况下,行病灶同侧中央区淋巴结清扫术。

② 颈侧方(Ⅱ、Ⅲ、Ⅳ、Ⅴ区)淋巴结:颈侧方淋巴结清扫术仅适用于临床怀疑存在颈侧方淋巴结转移患者,而不做预防性侧颈清扫,国内外专家对此已达成共识。但清扫范围存在争议,多数学者主张改良型颈淋巴结清扫方式,即颈Ⅱ ~Ⅴ区淋巴组织的整体清扫 en-bloc,也就是保留胸锁乳突肌、颈内静脉及副神经的颈淋巴结清扫,而非择区性清扫。手术切除这些转移的淋巴结可降低肿瘤的复发率和病死率。

(3)手术并发症。

① 术后呼吸困难和窒息:术后呼吸困难和窒息多发生在术后 24 小时内,是术后最危急的并发症。常见原因为切口内出血压迫气管,出血原因主要是甲状腺上动脉或较粗静脉的结扎线结脱落,以及腺体切面的严重渗血;喉头水肿,主要是手术创伤所致,也可因气管插管引起;气管塌陷,是气管壁长期受肿大甲状腺压迫,发生软化,切除甲状腺体的大部分后软化的气管壁失去支撑的结果。后两种情况的患者,由于气道堵塞可出现喘鸣及急性呼吸道梗阻。

临床表现为进行性呼吸困难、烦躁、发绀、甚至发生窒息。因此,术后应常规在患者床旁放置无菌的气管切开包和手套,以备急用。如术后 24 小时内患者出现颈部肿胀、皮肤淤青,引流液为较多鲜血,但上述情况常不会全部出现,应首先想到出血可能。如果患者除了上述情况,同时伴有进行性加重的呼吸困难,必须立即行床旁抢救,及时剪开缝线,敞开切口,迅速除去血肿,结扎出血的血管。如此时患者呼吸仍无改善,则应立即施行气管切开,再送手术室做进一步的检查、止血和其他处理,而不该在等待各种辅助检查和会诊医生的过程中错过最佳处理时机。

重视即为预防出血。看到出血、随时止血的思维应贯穿手术全程,以保持手术视野的清晰。颈部肉眼可见的静脉出血使用电刀烧灼一般效果不可靠,如遇拔管、呛咳,由于瞬间静脉压升高,血痂很容易脱落导致出血,采用丝线结扎或缝扎止血比较稳妥。使用超声刀等能量器械处理血管,须掌握使用技巧,应在无张力情况下,逐级"分段式"凝闭血管,以保证止血效果。待手术结束、关闭切口之前,须用生理盐水冲洗创面、仔细检查创面有无活动性出血点,甚或用手指适当力量触碰手术创面,或请麻醉医生人工鼓肺,去发现隐蔽的出血点。

② 喉返神经损伤：喉返神经损伤发生率为 0.5%~2.0%。大多数是因手术处理甲状腺下极时,不慎将喉返神经切断、缝扎或挫夹、牵拉造成永久性或暂时性损伤所致。少数也可由血肿或瘢痕组织压迫或牵拉而发生。损伤的后果与损伤的性质(永久性或暂时性)和范围(单侧或双侧)密切相关。喉返神经含支配声带的运动神经纤维,一侧喉返神经损伤,大多引起声嘶,术后虽然可由健侧声带代偿性地向患侧过度内收而恢复发音,但是喉镜检查显示患侧声带依然不能内收,因此不能恢复其原有的音色。双侧喉返神经损伤,视其损伤全支、前支抑或后支等不同的平面,可导致失音或严重的呼吸困难,甚至窒息,需要立即行气管切开。由于手术切断、缝扎、挫夹、牵拉等直接损伤喉返神经者,术中立即出现症状。而因血肿压迫、瘢痕组织牵拉等所致者,可在术后数日才出现症状。切断、缝扎引起者属永久性损伤,挫夹、牵拉、血肿压迫所致多为暂时性,经理疗等及时处理后,一般可能在 3~6 个月逐渐恢复。

③ 喉上神经损伤：喉上神经损伤多发生于处理甲状腺上极时,离腺体太远,分离不仔细和将神经与周围组织一同大束结扎所致。喉上神经分内(感觉)、外(运动)2 支。损伤外支会使环甲肌瘫痪,引起声带松弛、音调降低。内支损伤使喉部黏膜感觉丧失,进食特别是饮水时,容易误咽发生呛咳。

④ 甲状旁腺功能减退：简称"甲旁减",是甲状腺及甲状旁腺手术的最常见并发症。10%~15% 的患者会发生暂时性甲旁减,而永久性的概率较小,为 1%~3%。

因手术时误伤及甲状旁腺或其血液供给受累所致,血钙浓度下降至 2.0 mmol/L 以下,严重者可降至 1.0~1.5 mmol/L(正常为 2.25~2.75 mmol/L),血磷则升至 1.9 mmol/L 或更高。尿中钙和磷的排出量都减少。神经肌肉的应激性显著增高,症状多在术后 1~2 天出现。轻者只有面部、唇部或手足部的针刺样麻木感或强直感,常伴有心前重压感;严重者可出现面肌和手足伴有疼痛的持续性痉挛,每天发作多次,每次持续 10~20 分钟或更长,严重者可发生喉和膈肌痉挛,引起窒息死亡。晚期常继发双眼白内障。在不出现抽搐的间歇期间,神经肌肉的应激性显著增高。如果在患者耳前叩击面神经,颜面肌肉发生短促的痉挛(Chvostek 征);如果用力压迫患者的上臂神经,即引起手抽搐(Trousseau 征)。

术后发生的手足抽搐多数是较轻而暂时的,这可能是由于甲状旁腺的损伤较轻,易于恢复,也可能是由于未被切除或未受损的甲状旁腺逐渐肥大,起到了代偿作用。严重的、持久的手足抽搐病例少见。据近年资料统计,发生率约为 0.3%。

发生手足抽搐后,应限制食用肉类、乳品和蛋类等食品(因含磷较高,影响钙的吸收)。抽搐发作时,立即静脉注射 10% 葡萄糖酸钙或氯化钙。症状轻者可口服葡萄糖酸钙或乳酸钙 2~4 g,每天 3 次;症状较重或长期不能恢复者,可加服维生素 D_3,每天 5 万~10 万 U,以促进钙在肠道内的吸收。口服双氢速甾醇(DT10)油剂能明显提高血中钙含量,降低神经肌肉的应激性。

暂时性甲旁减引起的一过性低钙血症对患者不会造成太大影响,但永久性甲旁减则会引起持续性低钙血症,严重影响患者的生活质量,并成为甲状腺术后产生医疗纠纷的主要原因。

患者术后半年甲状旁腺功能不能恢复即可认定为永久性甲旁减。永久性甲旁减多见于甲状腺全切手术,特别是同时进行双侧中央区淋巴结清扫术时,其发生概率更高。因其可导致顽固性低钙血症,患者长期手足麻木和抽搐,严重者可导致呼吸肌痉挛,患者常常自觉因胸部束缚压迫造成的特殊恐惧感,需要长期口服或静脉补充钙剂来改善上述症状,严重影响生活质量,所以避免永久性甲旁减的发生至关重要。

2015 年中国医师协会外科医师分会甲状腺外科医师委员会(Chinese Thyroid Association,CTA)发布的《甲状腺手术中甲状旁腺保护专家共识》建议,手术中要把暴露的每个甲状旁腺当成最后一个甲状旁腺来保护,即"1+X"原则。在具体手术操作细节上,需要重视如下几点:第一,提高手术医生肉眼识别正常甲状旁腺的能力。正常甲状旁腺色泽比周围脂肪组织更显橙色,呈扁平状,有特殊的光泽,表面分布细小的血管纹理。第二,须熟悉甲状旁腺的解剖分型。A 型为紧密型,相对较难原位保留,特别是不能原位保留的 A3 型,应移植于胸锁乳突肌内。B 型为非紧密型,比较容易原位保留。第三,应掌握上下位甲状旁腺解剖特点和保护技巧。上位甲状旁腺一般位置相对固定,位于环甲关节附近,应争取做到术中原位保留其组织及血运。因此,处理甲状腺上极时应紧贴腺体做"脱帽"处理,将脂肪和筋膜组织保留,并保留甲状腺上动脉后支。如果发现甲状旁腺嵌于甲状腺腺体内(A2型),则宁可保留少量甲状腺组织。此外,由于组织牵拉产生的张力,甲状旁腺会不与甲状腺紧贴、而在脂肪筋膜侧似"发芽"状存在,此情况原位保留比较容易。第四,合理应用纳米碳技术形成的"负显影"效果来帮助识别和保护甲状旁腺。

⑤ 淋巴漏:淋巴漏又名乳糜漏,多见于颈部淋巴结清扫术后,尤其是颈侧区淋巴结清扫术。由于颈部淋巴管道的特殊解剖关系,胸导管汇入左侧静脉角,汇聚人体腰以上左半部分及腰以下的淋巴液(约占全身75%),而右淋巴导管汇入右侧静脉角,引流人体其余部分的淋巴液,所以左侧颈清扫术发生术后淋巴漏的概率明显高于右侧,临床症状也较右侧严重。淋巴漏临床表现为术后颈部肿胀、引流量增多且为乳白色或洗肉水样,也可为无色清亮或淡黄色。因淋巴液中含有大量甘油三酯、脂肪酸和各种电解质,如果每天丢失大量淋巴液,会导致患者营养不良和水电解质平衡紊乱,需要引起临床足够重视。所以,左侧颈侧区淋巴清扫术后、引流量 >400 mL/d 或者 >20 mL/h,即应积极再次手术探查。若是右侧颈部手术后或者术区引流量未达到上述标准,可以先采用保守治疗。具体措施包括禁食、负压引流、局部加压包扎、使用减少肠道分泌药物等。不过,这些方法如果没有达到引流量减少的治疗目的,也应积极考虑再次手术,因为持续时间越长,淋巴漏造成的局部组织水肿和患者全身情况变差,会使处理更为棘手。

由于淋巴管无色透明,汇入静脉角位置变异较多,而且术前禁食会导致淋巴液产生减少,所以预防淋巴漏是颈侧区淋巴结清扫术的难点之一。目前有多种建议,如患者禁食前的一餐以高蛋白、高脂肪为主,增加淋巴液回流量;在颈横血管到静脉角区域的危险区域,所见的条索状结构均需丝线可靠结扎或缝扎而不使用能量器械;关闭切口之前,请麻醉医生手工鼓肺,查看创面有无乳白色或清亮液体溢出。

一旦术中发现淋巴漏,或者再次手术探查找到淋巴漏部位,建议使用 6-0 prolene 缝线进行"8"字缝合可靠闭合漏口。如果缝扎后效果尚不满意或静脉角区域漏液量较大,可离断下部肩胛舌骨肌或部分胸锁乳突肌,采用肌肉断端局部填塞加固。

⑥ 副神经损伤:副神经主要支配斜方肌运动,是颈部淋巴结Ⅱa和Ⅱb区分界的解剖标志。颈侧区淋巴结清扫,特别是清扫Ⅱ区、Ⅴ区时,需要常规暴露副神经,以判断清扫范围和保护副神经。手术解剖至颈后三角时,容易损伤副神经。副神经被损伤后可导致斜方肌瘫痪、萎缩,向对侧转头无力,患侧肩下垂,不能耸肩,肩胛骨位置偏斜。因肩胛骨移位,使臂丛神经受到慢性牵拉,致患侧上肢上举和外展受限制。双侧副神经受损时,患者头颈后仰及前屈无力,对患者的生活质量产生显著影响。治疗方面一般可先采用理疗、针灸等方法,结合局部功能锻炼,使症状改善。如非手术治疗1~2个月,神经功能有好转迹象者,可继续,否则应考虑手术治疗。由于副神经系运动神经,且颈后三角区损伤部位接近末梢,因此采用手术松解或吻合,多数疗效尚可,且恢复较快。影响手术治疗效果的主要因素为神经损伤的严重程度及伤后手术时间的早晚。神经部分损伤疗效优于完全损伤者,伤后数月内手术者疗效较好,>1年者效果较差。

副神经损伤发生率一般为3%~6%。预防损伤的有效方法是常规解剖暴露。手术医师要熟悉其解剖、走行,注意几处关键部位,比如二腹肌后腹深面及斜方肌前缘中、下1/3交界处;在颈内静脉外侧操作时,对条索状结构,特别是横向斜行穿过胸锁乳突肌走向颈后三角的条索状结构,勿盲目钳夹、结扎、切断或牵拉过重。

⑦ 交感神经节损伤:交感神经节通常位于颈动脉鞘的深面,临床上损伤的概率较小,但如果在此区域分离层次过深或肿瘤侵犯等因素也可能导致损伤。交感神经一旦损伤可产生 Horner 综合征,主要表现为同侧瞳孔缩小、颜面部无汗和上视无额纹。轻度损伤一般可在半年内恢复。预防重点为熟悉交感神经节分布和走行,在此区域手术时不应分离过深。

⑧ 膈神经损伤:膈神经是颈丛最重要的分支之一,其运动支支配膈肌,感觉纤维分布于胸膜、心包、膈下面的部分腹膜。颈侧区清扫导致膈神经损伤比较少见。发生损伤后的主要表现是同侧的膈肌瘫痪,腹式呼吸减弱或消失,严重者可有窒息感。因此,在进行颈侧区清扫时,于前斜角肌表面解剖膈神经走行区域不要分离过深,一般只要保留肌膜完好,就可以避免膈神经损伤。

⑨ 颈丛及分支损伤：颈丛的分支有浅支和深支，浅支由胸锁乳突肌后缘中点附近穿出，位置表浅，之后散向颈项部各方，主要支配颈部皮肤感觉。颈丛主要的浅支有枕小神经、耳大神经、颈横神经和锁骨上皮神经。如果术中损伤，可导致局部皮肤感觉障碍和慢性疼痛，引起患者局部不适。预防其损伤的方法主要是熟悉解剖位置，分离至该区域时，操作应轻柔细致，仔细分离，切勿随意切断神经结构。

⑩ 面神经下颌缘支损伤：面神经损伤主要发生于高位颈侧区淋巴清扫进行到下颌角、颌下腺区域时。在下颌角位置分布着面神经下颌缘支的 2 个或更多分支，多位于面前静脉的浅面。在面动脉与下颌角交点前方，下颌缘支的所有分支都在下颌骨下界的上方。如损伤面神经下颌缘支，会切断降口角肌和降下唇肌的神经支配纤维，造成下唇及口角功能障碍。

预防措施：注意手术中患者体位的摆放可能会改变下颌缘支正常的解剖走行；比较安全的切口是平行于神经走行、在下颌骨下界下方 3 cm 的切口；在下颌角处操作须小心逐层分离、直到暴露发白的神经；助手的拉钩须注意力度，更应避免对下颌缘支的直接压迫。

此外，还有一些因肿瘤严重侵犯导致的颈内静脉、食管、气管等结构的损伤，解剖不够熟悉等情况造成的舌下神经损伤所致并发症等。总之，颈淋巴结清扫术是甲状腺癌手术治疗的重要操作，但也可能导致各种并发症，不仅影响患者术后的康复、生活质量，甚至威胁患者的生命。为了减少术后并发症的发生，需要做到：严格掌握手术指征，对合适患者行合理范围的手术；须非常熟悉颈部局部解剖，不仅手术全程要有预防意识，还要能够正确预判什么区域会遇到什么重要组织结构；熟悉各种并发症的临床症状和处理时机、方法，避免错上加错；规范培训非常重要，应在高年资医生指导下，积累一定病例数后再独立开展颈淋巴结清扫术。

2. TSH 抑制治疗

由于分化型 PTC 和 FTC 均有 TSH 受体，因此均可应用 TSH 抑制治疗。术后 TSH 抑制治疗一方面可补充 DTC 患者缺乏的甲状腺素，另一方面抑制 DTC 细胞生长。TSH 抑制治疗用药首选左旋甲状腺素钠（L-T$_4$）口服制剂。TSH 抑制水平与 DTC 的复发、转移和癌症相关死亡的关系密切，特别对高危 DTC 者，这种关联性更加明确。TSH > 2 mU/L 时癌症相关死亡和复发增加。高危 DTC 患者术后 TSH 抑制至 <0.1 mU/L 时，肿瘤复发、转移显著降低。L-T$_4$ 的起始剂量因患者年龄和伴发疾病情况而异，治疗中定期测定血浆 T$_4$ 和 TSH，以此调整用药剂量。

长期使用超生理剂量甲状腺素会造成亚临床甲亢。特别是 TSH 须长期维持在很低水平（<0.1 mU/L）时，可能加重心脏负荷和心肌缺血（老年者尤甚），引发或加重心律失常，引起静息心动过速、心肌重量增加、平均动脉压增大、舒张和/或收缩功能失调等。减少甲状腺素剂量后上述诸多受损情况可逆转。TSH 长期抑制带来的另一不良反应是增加绝经后妇女骨质疏松症的发生率。

3. 放射性碘治疗

对于 DTC，碘是术后治疗的重要手段之一。放射性碘治疗适用于有颈淋巴结转移、较大的肿瘤、存在外侵及远处转移者。碘治疗包含清除术后残留的甲状腺组织（清甲）和清除手术不能切除的 DTC 转移灶（清灶）两个方面。而 ATC 已失去甲状腺细胞的构造和性质，摄取放射性碘量极少，因此疗效不理想。对于髓样甲状腺癌，放射性碘治疗也无效。

4. 放射外照射治疗

放射外照射治疗主要用于 ATC。

（七）预后

甲状腺癌的预后评估较为复杂，需要综合原发灶的组织学类型，是否存在淋巴结转移或腺体外侵犯，以及患者的个人因素综合判断。总体而言，PTC 预后较好，10 年生存率可达 90%，好于 FTC 和 MTC。ATC 的预后最差。

四、甲亢

甲亢指由各种原因导致正常甲状腺素分泌的反馈控制机制丧失，引起循环中甲状腺素——T$_4$ 和 T$_3$，异常增多而出现以全身代谢亢进为主要特征的甲状腺毒症。

（一）流行病学及分类

甲亢的发病率为 0.05% ~ 1.30%。在世界范围内，最常见的甲状腺毒症是格雷夫斯病（Graves disease），它是在甲状腺肿大的同时，出现功能亢进症状。腺体肿大为弥漫性，两侧对称，常伴有眼球突出。有时伴有胫前黏液性水肿。在内源性甲状腺素过量产生引起的甲亢中，格雷夫斯病占 70% ~ 80%，女性的发病率是男性的 5 倍，患者年龄多在 20 ~ 40 岁。毒性结节性甲状腺肿的发病率次于格雷夫斯病，多继发于单纯或结节性甲状腺肿。患者可先有结节性甲状腺肿多年，以后才出现功能亢进症状。腺体可呈结节状肿大，两侧多不对称，也可有单发的自主性高功能结节。结节周围的甲状腺组织呈萎缩改变，放射性碘扫描检查显示结节的摄碘量增加，为热结节，无眼球突出，也无胫前黏液性水肿，容易发生心肌损害。毒性结节性甲状腺肿是老年人甲状腺毒症的最常见原因，在碘缺乏区域所占比例更高，其发病率的变化与饮食中的碘含量变化相关。

（二）发病机制

1. 格雷夫斯病

格雷夫斯病是综合征，包含甲亢、甲状腺肿大、突眼症及少见的胫前或局部黏液性水肿等皮肤病变。格雷夫斯病患者的甲亢表现为甲状腺的组织学特征是滤泡增多和多灶性、斑点状的淋巴浸润。生发中心较少见。甲状腺内的淋巴细胞大多为 T 细胞，B 细胞生发中心远远少于慢性自身免疫性甲状腺炎（Hashimoto's disease）。甲状腺上皮细胞的大小是与淋巴浸润程度相关的，表明甲状腺细胞受到局部 B 细胞分泌的抗促甲状腺激素受体抗体（anti-TSH receptor antibody，TSHR-Ab）的刺激。TSHR-Ab 的存在与甲亢的进展、复发呈正相关。格雷夫斯病有明显的遗传易感性。然而，促使格雷夫斯病急性发作的因素目前并不清楚。与诱发免疫应答有关的可能因素包括：妊娠，尤其是产后阶段；碘过量，尤其是碘缺乏地区；锂盐治疗；病毒或细菌感染；糖皮质激素治疗停药等。

格雷夫斯病的病因及发病机制目前尚不清楚，可能是眼眶的成纤维细胞、眼肌和甲状腺组织的共同抗原在遭受细胞毒抗体、细胞毒淋巴细胞的作用后，产生炎症反应，导致眼球突出。最近研究发现，散在的成纤维细胞和纤维细胞所含有的 TSH 受体可以被 TSHR-Ab 直接激活。导致皮肤损害的机制可能也与此类似。突眼的患者，尤其是有皮肤损害的患者血液循环中 TSH 受体自身抗体常常是高滴度水平，提示突眼和皮肤损害可能是重症格雷夫斯病的两种临床表现。

2. 毒性结节性甲状腺肿

在非毒性甲状腺肿的自然病程中，可以见到不同结节呈现的多种不同状况，如出血、变性、修复、纤维化等。结节出血后可能发生钙化。有的结节可能发展为功能自主性结节。20% ~ 80% 的毒性腺瘤和结节性甲状腺肿的功能自主性结节，可能是 TSH 或 TSH 受体的体细胞突变所致。在 10% 的患者中，功能自主性结节有可能转化为毒性结节。通常在单个功能自主性结节的直径 > 2.5 cm 时，才会发生甲亢。但在碘缺乏地区，小的功能自主性结节也可产生甲亢的全身临床表现。

从多结节性的甲状腺肿进展为甲亢要经历很多年，这一过程是含有一个结节或多个结节的小腺体，在数量、大小和功能等方面不断进展的过程。多数患者在开始阶段甲状腺功能正常，当腺体增大合并功能自主后，可表现为血清 TSH 降低，但血清甲状腺激素正常。在进展为临床型甲亢前，低 TSH 和游离 T_3、T_4 正常的亚临床甲亢状态可存在很多年。

（三）病理

腺体内血管增多、扩张，淋巴细胞浸润。滤泡壁细胞多呈高柱状，且发生增生，形成突入滤泡腔内的乳头状体。但滤泡腔内的胶体含量反而减少，这说明大部分已变为甲状腺激素而释放入血中。

（四）临床表现

女性患者较男性患者多，男女患病比例约为 1:4。男性虽然少见，但是男性患者一般症状较女性重。

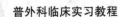

70%的原发性甲亢患者年龄在20~40岁;继发性甲亢和高功能腺瘤患者一般年龄较大,多在40岁以上。其中除眼部症状外,其他都与甲状腺功能的亢进有关;除基础代谢率增高外,其他方面的症状可能不全存在。主要症状可有如下几个方面。

1. 甲状腺方面

原发性甲亢的甲状腺体积常呈对称性、弥漫性肿大,一般不引起压迫症状。由于腺体的血管扩张和血流加速,触诊时可有震颤,听诊时可有杂音,尤其在甲状腺上动脉进入上极处更为明显。利用放射性碘的测定,估计进入正常甲状腺的血流量每分钟为50~60 mL;严重功能亢进的甲状腺血流量,可增至每分钟1 000 mL以上。

2. 自主神经系统方面

自主神经系统方面表现为交感神经功能的过度兴奋,尤其在原发性甲亢中更为显著。患者多言、性情急躁、易激动,且常失眠。两手常有细而速的颤动。在严重病例中,舌与足亦有颤动。患者常有热感,容易出汗,皮肤常较温暖,这都说明血管舒缩功能的异常兴奋。

3. 眼症方面

典型的是双侧眼球突出、眼裂增宽和瞳孔散大。个别患者突眼严重,上下眼睑闭合困难,甚至不能盖住角膜。患者视力减退,怕光、复视,眼部胀痛、流泪。但突眼的严重程度与甲亢的严重程度并无关系。

突眼的病理特征是眼球后纤维、脂肪组织增多、眼肌间质水肿,有显著的淋巴细胞浸润和亲水性糖胺聚糖和透明质酸沉积。突眼患者多伴有促甲状腺激素受体抗体(TSH receptor antibody,TRAb)阳性,但也有阴性者,因而引起突眼的原因尚未明了。近年研究发现,眼球后组织内存在特异性抗原,在患者血清中发现有眶内成纤维细胞结合抗体水平的升高。突眼就是这种特异性免疫球蛋白不断作用于眼球后组织抗原的后果,使球后成纤维细胞活性增强。糖胺聚糖分泌增多,进而使球后脂肪组织增多、眼肌间质水肿。因此,突眼是与甲亢不同的另一种自身免疫性疾病。

一般认为,眼裂增宽和瞳孔散大是由于丘脑下部颈交感神经中枢的过度兴奋引起的。上、下睑板肌和瞳孔开大肌均为交感神经支配的平滑肌,二肌的紧张性收缩会引起眼裂增宽和瞳孔散大。

其他不常出现的眼部特征:眼向下看时,上眼睑不随眼球下闭,在角膜上方露出巩膜一条;凝视时极少瞬眼;双眼集合能力甚差。

4. 循环系统方面

循环系统表现可有心悸、胸闷、气短。严重者可有甲亢性心脏病。其体征可有心动过速(心率90~120次/分),是本病最早、最突出的表现,多为持续性窦性心动过速,在睡眠和休息时不会降低至正常范围。静息和睡眠时心率快慢与基础代谢率呈正相关。日久,左心逐渐扩张并肥大,且伴有收缩期杂音。严重病例(多为继发性甲亢)可出现心律失常,以心房颤动为最常见。最后出现心力衰竭。

5. 消化系统方面

大多数患者食欲亢进,但少数老年患者可出现厌食,以致恶病质。也有少数患者呈顽固性恶心、呕吐,以致体重在短期内迅速下降。

6. 基础代谢率方面

基础代谢率显著增高,其程度与临床症状的严重程度一致。轻度甲亢的基础代谢率为+20%~+30%,中度为+30%~+60%,严重病例常在+60%以上。

除上述的主要症状外,患者还可出现停经、阳痿(内分泌紊乱)等症状。个别患者还伴有周期性瘫痪(钾代谢障碍)。极个别患者伴有局限性胫前黏液性水肿,常与严重突眼同时或先后发生。表现为双侧小腿前方下段和足背的皮肤呈暗红色、粗糙、变韧,形成大小不同的片状结节,含有糖胺聚糖沉积。机制目前尚不清楚,一般认为与突眼一样,为自身免疫性疾病。

(五)诊断

甲亢的诊断主要依靠临床表现,结合一些特殊检查。甲亢常用的特殊检查方法如下。

1. 实验室检查

甲亢时,血清 T_3 可高于正常 4 倍,而 T_4 仅为正常的 2.5 倍,因此 T_3 测定对甲亢的诊断具有较高的敏感性。血清 TSHR-Ab 的测定对诊断格雷夫斯病有一定帮助。

2. 基础代谢率测定

根据脉压和脉率计算,或者用基础代谢率测定器测定。后者较可靠,但前者简便。常用计算公式为:基础代谢率 =（脉率 + 脉压）- 111。测定基础代谢率要在完全安静、空腹时进行。正常值为 ±10% ;增高至 +20% ~ +30% 为轻度甲亢, +30% ~ +60% 为中度甲亢, +60% 以上为重度甲亢。

3. 甲状腺摄碘率的测定

正常甲状腺 24 小时内摄取的碘量为人体总量的 30% ~ 40%。如果在 2 小时内甲状腺摄取碘量超过人体总量的 25% ,或者在 24 小时内超过人体总量的 50% ,且吸碘高峰提前出现,均可诊断为甲亢。

（六）治疗

1. 抗甲状腺药物

大部分格雷夫斯病首选使用抗甲状腺药物治疗。硫脲类抗甲状腺药物可以抑制甲状腺素的生物合成。大量的研究表明,用硫脲类药物治疗 12 ~ 18 个月后,格雷夫斯病患者的治愈率为 40% ~ 60% ,女性患者的治愈率较男性更高。与中、重度甲亢及甲状腺肿大较明显者相比,甲亢较轻、甲状腺肿较小的患者治愈率更高。但应用硫脲类抗甲状腺药物治疗毒性结节性甲状腺肿的效果不明确。

2. 放射性碘治疗

放射性碘治疗是一种高效、相对廉价、安全且广为接受的可以同时治疗格雷夫斯病和毒性结节性甲状腺肿的方法。放射性碘治疗通过破坏足够多的甲状腺组织,实现治愈甲亢的目的。通过调整放射性碘治疗的剂量使得甲状腺功能正常或减低,以达到治疗目标。妊娠和哺乳期是放射性碘治疗的绝对禁忌证。

3. 手术治疗

外科治疗甲亢适用于:需要服用大剂量抗甲状腺药物或不能耐受抗甲状腺药物的妊娠患者,伴甲状腺恶性结节或可疑恶性的患者,放射性碘治疗失败的患者,巨大甲状腺肿伴随压迫症状的患者,严重格雷夫斯眼病的患者。

最常用的方法为保留双侧 2 ~ 4 g 甲状腺组织的甲状腺次全切除术。但其存在的问题是,难以确定保留组织大小的标准及保留的组织量与术后正常甲状腺功能的关系。40% ~ 60% 的格雷夫斯病患者在行双侧甲状腺次全切除术后 20 年内出现甲减。另有甲状腺双叶次全切除术后残留的甲状腺组织量导致 8% ~ 28% 的患者术后出现甲亢复发。

（1）术前准备。

为了避免甲亢患者在基础代谢率高亢的情况下进行手术的风险,术前应采取充分而完善的准备以保证手术顺利进行和预防术后并发症的发生。

① 一般准备:对精神过度紧张或失眠者可适当应用镇静和安眠药以消除患者的恐惧心理。心率过快者,可口服利舍平 0.25 mg 或普萘洛尔（心得安）10 mg,每天 3 次。发生心力衰竭者,应予以洋地黄制剂。

② 术前检查:除全面体格检查和必要的实验室检查外,还应检查颈部透视或摄片,了解有无气管受压或移位;详细检查心脏有无扩大、杂音或心律不齐等,并做心电图检查;做喉镜检查,确定声带功能;测定基础代谢率,了解甲亢程度,选择手术时机。

③ 药物准备:药物准备是术前用于降低基础代谢率的重要环节,有 2 种方法。第一种,可先用硫脲类药物,通过降低甲状腺素的合成,抑制体内淋巴细胞产生自身抗体从而控制因甲状腺素升高引起的甲亢症状。待甲亢症状得到基本控制后,改服 2 周碘剂,再进行手术。由于硫脲类药物甲硫氧嘧啶、丙硫氧嘧啶、甲巯咪唑（他巴唑）、卡比马唑（甲亢平）等能使甲状腺肿大,手术时极易发生出血,增加了手术的困

难和风险,因此服用硫脲类药物后必须加用碘剂2周,待甲状腺缩小变硬、血管数减少后手术。第二种,开始即用碘剂,2~3周后甲亢症状得到基本控制(患者情绪稳定,睡眠良好,体重增加,脉率<90次/分,基础代谢率<20%),便可进行手术。但少数患者服用碘剂2周后症状减轻不明显。此时,可在继续服用碘剂的同时,加用硫氧嘧啶类药物,直至症状基本控制,停用硫氧嘧啶类药物后,继续单独服用碘剂1~2周,再进行手术。

需要说明:碘剂的作用在于抑制蛋白水解酶,减少甲状腺球蛋白的分解,从而抑制甲状腺素的释放。碘剂还能减少甲状腺的血流量,使腺体充血减少,因而变小变硬。常用的碘剂是复方碘化钾溶液,每天3次。第1天每次3滴,第2天每次4滴,以后逐天每次增加1滴,至每次16滴为止,然后维持此量。但由于碘剂只抑制甲状腺素释放,而不抑制其合成,一旦停服碘剂后,储存于甲状腺滤泡内的甲状腺球蛋白大量分解,甲亢症状可重新出现,甚至比原来更为严重。因此,凡不准备施行手术者,不要服用碘剂。

对于常规使用碘剂或合并应用硫氧嘧啶类药物不能耐受或无效者,有人主张单用普萘洛尔或与碘剂合用作术前准备。普萘洛尔是一种肾上腺激素 β 受体阻滞药,能控制甲亢的症状,缩短术前准备的时间,且用药后不引起腺体充血,有利于手术操作,对硫脲类药物效果不好或反应严重者可改用此药。普萘洛尔能选择性地阻断各种靶器官组织上的 β 受体对儿茶酚胺的敏感性,抑制肾上腺素的效应,进而改善甲亢的症状。剂量为每6小时口服给药1次,每次20~60 mg,一般4~7天脉率降至正常水平时,便可实施手术。由于普萘洛尔在体内的有效半衰期不到8小时,因此最后1次口服普萘洛尔要在术前1~2小时,术后继续口服普萘洛尔4~7天。此外,术前不用阿托品,以免引起心动过速。

(2) 手术和术后注意事项。

① 麻醉:一般可用气管插管全身麻醉,尤其对巨大胸骨后甲状腺肿压迫气管或精神异常紧张的甲亢患者,以保证呼吸道通畅和手术的顺利进行。

② 手术:应轻柔、细致,注意保护甲状旁腺和喉返神经。还应注意充分暴露甲状腺腺体时应紧贴甲状腺上极结扎、切断甲状腺上动静脉,以避免损伤喉上神经。如果结扎甲状腺下动脉,以紧贴甲状腺固有被膜结扎其分支为宜,这样既有利于保护喉返神经,又有利于保证甲状旁腺血液供应。切除腺体数量应根据腺体大小或甲亢程度决定,通常需要切除腺体的70%~90%,并同时切除峡部;每侧残留腺体如成年人拇指末节大小较为恰当(2~4 g)。腺体切除过少容易引起复发,过多又易发生甲状腺功能低下(黏液性水肿)。必须保存两叶腺体背面部分,以免损伤喉返神经和甲状旁腺。术中严格止血,对较大血管(如甲状腺上动静脉,甲状腺中、下静脉),应分别采用双重结扎,防止线结滑脱出血。术野应常规放置橡胶管引流24~48小时,并随时观察和及时引流切口内的积血,预防积血压迫气管,引起窒息。

③ 术后观察和护理:术后当天应密切注意患者呼吸、体温、脉搏、血压的变化,预防甲状腺危象发生。如脉率过快或体温过高,可使用冬眠疗法。患者采用半卧位,以利呼吸和引流切口内积血;帮助患者及时排出痰液,保持呼吸道通畅。此外,患者术后要继续服用复方碘化钾溶液,每天3次,每次5~10滴;或者由每天3次,每次16滴开始,逐天每次减少1滴,至病情平稳为止。

(3) 手术的主要并发症。

① 甲状腺危象:甲状腺危象是甲亢的严重合并症。通常在术后12~36小时内发生。甲状腺危象时患者主要表现为高热、脉快,同时合并神经、循环及消化系统严重功能紊乱如烦躁、谵妄、大汗、呕吐、腹泻等。发病机制尚未明确。过去认为,甲状腺危象的发生是因为手术时过度挤压了甲状腺组织,促使大量甲状腺素释放入血的结果。但甲亢患者服用甲状腺素后并不一定产生甲亢危象,而甲状腺危象患者血液中的甲状腺素也不一定增高,因此不能简单地认为甲状腺危象是由于甲状腺素在血液中过多所致。近年比较流行的观点是甲状腺危象与垂体-肾上腺皮质轴应激反应减弱有关。甲亢时肾上腺皮质激素的合成、分泌和代谢加速,久而久之使肾上腺皮质功能减退,而手术创伤的应激诱发危象。

甲状腺危象的治疗可有以下几方面:镇静,常用苯巴比妥钠100 mg,或者冬眠合剂2号半量,肌内注射,6~8小时1次。静脉输入大量葡萄糖溶液补充能量,吸氧,以减轻组织的缺氧。降温,用退热剂、冬眠药物和物理降温等综合方法,保持患者体温在37℃左右。肾上腺素阻滞药,可选用利舍平1~2 mg肌内注射或胍乙啶10~20 mg口服。前者用药4~8小时后甲状腺危象可有所减轻,后者在12小时后起效。还可用普萘洛尔5 mg加入5%~10%葡萄糖溶液100 mL静脉滴注以降低周围组织对肾上腺素的反应。碘剂可用口服丙硫氧嘧啶,首剂为600 mg;口服复方碘化钾溶液,首次用3~5 mL,或者紧急时用10%碘化钠5~10 mL加入10%葡萄糖溶液500 mL中静脉滴注,以降低血液中甲状腺素水平。氢化可的松每天200~400 mg,分次静脉滴注,以拮抗过多甲状腺素的反应。有心力衰竭者,加用洋地黄制剂。

② 术后恶性突眼:原发性甲亢术后,轻度突眼一般可在1年内逐渐好转。但少数病例中,突眼症状不但不减轻,反而恶化。患者出现畏光、流泪、眼内灼痛,部分眼球由于水肿、肥厚发生运动障碍,而引起复视。由于眼睑肿胀,不能盖住角膜,以致角膜干燥受损,发生溃疡;由于视神经受到牵拉,逐渐引起视神经萎缩,甚至造成失明。

治疗方面,首先保护眼睛。戴黑眼镜,用0.5%醋酸可的松溶液滴眼;每晚睡前用抗生素眼膏敷眼,并用胶布闭合眼睑,以避免角膜的过度暴露。其次是给予大量泼尼松,每天100~120 mg,分3~4次口服;见效后逐渐减少剂量。皮下注射奥曲肽,亦有良效。可辅以球后或垂体的深度X线照射。如果上述治疗均无效,则宜及时实施双侧眼眶减压术:经额部、硬膜外广泛切除眼眶顶部骨层,"十"字切开眼眶骨膜。

五、甲状腺良性疾病

(一)急性化脓性甲状腺炎

急性化脓性甲状腺炎大多由于口腔或颈部化脓性感染引起,病原菌为葡萄球菌、链球菌和肺炎链球菌等。感染局限于甲状腺肿的结节或囊肿内时,因为不良的血液循环易形成脓肿。

(1)临床表现:数日内甲状腺肿胀,有压痛和波及耳、枕部的疼痛。严重者可引起压迫症状,如气促、声音嘶哑,甚至吞咽困难等。腺组织的坏死和脓肿形成可引起甲状腺功能减退。患者体温常升高。

(2)治疗:局部早期宜用冷敷,晚期宜用热敷。给予抗菌药。有脓肿形成时应早期切开引流,以免脓肿破入气管、食管或纵隔内。

(二)亚急性甲状腺炎

亚急性甲状腺炎又称De Quervain甲状腺炎或肉芽肿性甲状腺炎。本病常发生于病毒性上呼吸道感染之后,是颈前肿块和甲状腺疼痛的常见原因。病毒感染可能使部分甲状腺滤泡破坏和上皮脱落、胶体外溢引起甲状腺异物反应和多形核白细胞、淋巴及异物巨细胞浸润,并在病变滤泡周围出现巨细胞性肉芽肿。本病多见于30~40岁女性。

(1)临床表现:多数表现为甲状腺突然肿胀、发硬、吞咽困难及疼痛,并向患侧耳、颞枕部放射。亚急性甲状腺炎常始于甲状腺的一侧,很快向腺体其他部位扩展。患者可有发热,红细胞沉降率增快。病程约为3个月,愈合后甲状腺功能多不减退。

病前1~2周有上呼吸道感染史。病后1周内因部分滤泡破坏,基础代谢率可略高,但甲状腺摄碘量显著降低,这种分离现象和泼尼松试验治疗有效有助于诊断。

(2)治疗:泼尼松每天4次,每次5 mg,2周后减量,全程1~2个月。同时加用甲状腺干制剂,效果较好。停药后如果复发,则给予放射治疗,效果较持久。抗生素无效。

(三)慢性淋巴细胞性甲状腺炎

慢性淋巴细胞性甲状腺炎又称桥本(Hashimoto)甲状腺炎,是一种自身免疫性疾病,也是甲状腺肿合并甲减最常见的原因。由于自身抗体的损害,病变甲状腺组织被大量淋巴细胞、浆细胞和纤维化取代。血清中可检出抗甲状腺球蛋白抗体、抗甲状腺微粒体抗体及抗甲状腺细胞表面抗体等多种抗体。组织学显示甲状腺滤泡广泛被淋巴细胞和浆细胞浸润并形成淋巴细胞及生发中心。本病多发生于30~50岁女性。

（1）临床表现：为无痛性弥漫性甲状腺肿，对称，质硬，表面光滑，多伴甲减，较大腺肿可有压迫症状。甲状腺肿大，基础代谢率低，甲状腺摄碘量减少，结合血清中多种抗甲状腺抗体可帮助诊断。疑难时，可行穿刺活检以确诊。

（2）治疗：可长期用甲状腺干制剂治疗，多有效。有压迫症状者应行活组织病理检查或手术以排除恶性变。

（四）慢性纤维性甲状腺炎

慢性纤维性甲状腺炎（Riedel 甲状腺炎）又称侵袭性硬化性甲状腺炎，甚少见，是否亦是一种自身免疫性疾病，尚未肯定。男女发病数相等。甲状腺逐渐肿大，常限于一侧，表面不平，质似铁样坚硬。组织学上的特征为致密的纤维组织增生。此种硬化纤维性病变常侵入甲状腺固有膜，甚至超出其范围，使腺体与周围组织、器官发生紧密粘连，因而亦常累及喉返神经。临床上可出现声音嘶哑、呼吸困难或吞咽困难等症状，颈部淋巴结不肿大。

（1）诊断：不易与甲状腺癌鉴别，常需行针吸细胞学检查或做活检。

（2）治疗：可试用泼尼松治疗，但效果不持久。由于腺体与周围组织、器官发生紧密粘连，手术不易切除。如果发生呼吸困难，可楔形切除甲状腺峡部以解除压迫。

（五）甲状腺腺瘤

甲状腺腺瘤是最常见的甲状腺良性肿瘤。按形态学可分为滤泡状腺瘤和乳头状囊性腺瘤 2 种。滤泡状腺瘤多见，周围有完整的包膜；乳头状囊性腺瘤少见，常不易与 PTC 区分，诊断时要注意。本病多见于 40 岁以下的妇女。

（1）临床表现：颈部出现圆形或椭圆形结节，多为单发，稍硬，表面光滑，无压痛，随吞咽上下移动。大部分患者无任何症状。腺瘤生长缓慢。当乳头状囊性腺瘤因囊壁血管破裂发生囊内出血时，肿瘤可在短期内迅速增大，局部出现胀痛。放射性核素扫描一般为温结节，囊性变时可表现为冷结节。

甲状腺腺瘤与结节性甲状腺肿的单发结节在临床上较难区别。以下几点可供鉴别：甲状腺腺瘤较少见于单纯性甲状腺肿流行地区；甲状腺腺瘤经过数年，仍保持单发，而结节性甲状腺肿的单发结节经过一段时间后，多演变为多发结节；组织学上腺瘤有完整包膜，周围组织正常，分界明显，而结节性甲状腺肿的单发结节包膜常不完整。

（2）治疗：因为甲状腺腺瘤有引起甲亢（发生率约为 20%）和恶性变（发生率约为 10%）的可能，所以应早期行包括腺瘤的患侧甲状腺大部或部分（腺瘤小）切除，在切除腺瘤时应将腺瘤连同其包膜和周围 1 cm 宽的正常甲状腺组织整块切除，必要时连同切除同侧大部腺体。切除标本必须立即行冷冻切片检查，以判定有无恶性变。

（六）甲状舌管囊肿

在妊娠 10 周时，胎儿的甲状腺舌管的上皮细胞通道闭塞。如果甲状腺舌管闭塞不全就可能形成甲状舌管囊肿。在正中线的先天性肿物中，甲状舌管囊肿最为常见。甲状舌管囊肿在儿童与青少年中较多见，但也可见于 20 岁以上的患者，约占 1/3。甲状舌管囊肿多位于舌骨与甲状软骨之间，其次为舌骨/舌骨上、胸骨上窝及舌根部。

Sistrunk 手术是外科治疗甲状舌管囊肿的标准术式，包括切除囊肿、切除甲状腺舌管和舌骨的中间部分，并切除舌根部和盲孔周围的组织。该术式的术后复发率 <4%。

（七）胸骨后甲状腺肿

胸骨后甲状腺肿是指肿大的甲状腺下极继续向下生长，部分深入胸廓上口以下的胸骨后间隙，可与原位的甲状腺组织存在或不存在连续性。胸骨后甲状腺肿影响到约 85% 患者的前纵隔及约 15% 患者的后纵隔。胸骨后甲状腺肿延伸到前纵隔使肿物前界接近锁骨、无名血管及喉返神经。前纵隔甲状腺肿与喉返神经的关系与正常位置的甲状腺无明显区别。当胸骨后甲状腺肿发展到后纵隔，它将占据气管后方的空间,使气管和大血管向前推移。然后肿物将占据剩余的空间,达到喉返神经及甲状腺下动脉的后方。

胸骨后甲状腺肿的发展与气管偏移、局部呼吸道症状的进展,以及影像学上的气道受压密切相关。70%以上的患者有颈部肿物,40%以上的患者有呼吸道症状,近30%的患者有呼吸困难。

由于胸廓入口的骨性限制,胸骨后延伸与气道受压高度相关,因此对所有胸骨后甲状腺肿患者,无论有无症状,都应考虑手术治疗。手术切除的范围应基于病变范围选择手术治疗方案。对初始疾病手术范围的个体化选择,最小术式是完整的单侧叶切除术,对明显的双侧甲状腺肿保留双侧手术的选择。

 原发性甲状旁腺功能亢进

甲状旁腺是人体重要的内分泌腺体之一,其分泌的甲状旁腺激素(parathyroid hormone,PTH)主要作用于骨、肾和小肠,调节和保持血清钙水平。原发性甲状旁腺功能亢进是由于甲状旁腺发生增生、腺瘤或腺癌,分泌大量甲状旁腺激素进入血液,作用于骨、肾和小肠,从而引起高血钙、低血磷等一系列钙磷代谢紊乱的疾病。

一、解剖生理

甲状旁腺正常情况下有左右上下2对共4枚,据瑞典Akerstrom分析研究503个病理解剖标本,3%的只有3个甲状旁腺,84%有4个,13%的超过4个,第5个甲状旁腺可位于胸腺内或颈动脉鞘内。另有文献报道发现只有1个甲状旁腺的病例。正常腺体外观呈黄、红或红棕色,约6 mm长,3~4 mm宽,厚度为0.2~2.0 mm,平均重量每枚35~40 mg。上位甲状旁腺的位置相对固定,双侧对称。80%位于喉返神经和甲状腺下动脉交叉上方1 cm处,周径2 cm的区域内,紧贴甲状腺包膜。2%可位于甲状腺上极的包膜处,4%则低于甲状腺下动脉,极少数位于食管后或咽后,有0.2%位于甲状腺内。下甲状旁腺的分布通常位于甲状腺下极后面或靠近环状软骨,极个别位于食管和甲状腺之间,亦可位于颈动脉鞘内。下甲状旁腺由于下降运动,位置比较不恒定,可以位于下降过程中的任何部位,甚至下降到前上纵隔,或者和胸腺组织混在一起,这是临床上下甲状旁腺病变容易有异位的胚胎学根据。但绝大多数下甲状旁腺位于甲状腺下极后面,约有2%可位于甲状腺内。

甲状旁腺分泌PTH,主要靶器官为骨和肾,对肠道也有间接作用。PTH的生理功能是调节体内钙的代谢并维持钙和磷的平衡,它有促进破骨细胞的作用,其通过反馈机制调节。在正常浓度下,成骨细胞活性超过破骨细胞导致骨形成超过骨吸收。而在PTH浓度过高的情况下,破骨细胞活性超过成骨细胞,使骨钙(磷酸钙)溶解释放入血,致血钙和血磷浓度升高。当其血中浓度超过肾阈时,便经尿排出,导致高尿钙和高尿磷。同时PTH能抑制肾小管对磷的回收,使尿磷增加、血磷降低。在小肠内,PTH的作用为间接促进肠道的钙吸收。因此,当发生甲状旁腺功能亢进时,可出现高血钙、高尿钙和低血磷。PTH的正常分泌有昼夜节律性,在夜间20点及凌晨4点有2个宽高峰,白天血中浓度则保持平稳。PTH不受垂体控制,而与血钙离子浓度之间存在反馈关系,血钙过低可刺激PTH释放;反之,血钙过高则抑制PTH释放。

二、流行病学

人种不同,原发性甲状旁腺功能亢进的发病率也不相同。本病在白种人中发病率较高,有报道为1‰,欧洲的报道有的高达(25~51)/10万人。停经后妇女发病率更高,为常见病。而黄种人中发病率很低,虽无统计资料,但临床少见。女性发病率高于男性,白种人的男女发病比例为1:4,而我国文献报道为1:3。

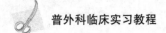

三、病理

原发性甲状旁腺功能亢进包括腺瘤、增生及腺癌。甲状旁腺腺瘤中单发腺瘤约占80%,多发腺瘤为1%~5%;甲状旁腺增生约占12%,通常是4枚腺体均受累,但因增生的程度不一,以致4枚腺体的大小也不一;腺癌仅占1%~2%,其发病时的血钙水平一般比增生和腺瘤所致的甲状旁腺功能亢进高,平均可达3.74 mmol/L。

四、临床表现

原发性甲状旁腺功能亢进包括无症状型及症状型两类。无症状型病例可仅有骨质疏松等非特异性症状,常在普查时因血钙增高而被确诊。我国目前以症状型原发性甲状旁腺功能亢进多见。按其症状可分为3型:

① I 型最为多见,以骨病为主,也称骨型。患者除可出现骨痛、骨质疏松外,还可出现骨畸形,尤其是支重的骨骼,还可出现病理性骨折、身高缩短等。骨膜下骨质吸收是本病特点,最常见于中指桡侧或锁骨外1/3处。

② II 型以肾结石为主,故称肾型。在尿路结石病患者中,甲状旁腺腺瘤者约为3%,表现为顽固性结石,反复发作,最终可导致肾衰竭。

③ III 型兼有上述2型的特点,表现有骨骼改变及尿路结石,称为混合型。

其他症状可有消化性溃疡、胰腺炎、腹痛、高血压、神经精神症状、虚弱疲乏及关节痛等表现。局部表现不明显,一般来说甲状旁腺增生是无症状的。而较大的腺瘤,个别可因位置关系出现不同症状。如位于气管食管沟之间时,可有轻微吞咽困难;腺瘤包膜内若发生出血,则可有局部疼痛;有的甲状旁腺腺癌侵犯喉返神经,可出现声音嘶哑。

五、诊断

甲状旁腺功能亢进的诊断主要根据临床表现,结合实验室检查、定位检查来确定诊断。

(一) 实验室检查

1. 血钙、血磷测定

血钙、血磷是发现甲状旁腺功能亢进的首要指标,应取患者空腹时周围静脉血测定血清钙值,通常因为血清钙值常有波动,所以要至少测3次才能确定。正常人的血钙值一般为1~2.5 mmol/L,甲状旁腺功能亢进者血钙值>3.0 mmol/L;血磷值<0.65 mmol/L。

2. 尿钙测定

低钙饮食条件下,24小时尿钙排出量>200 mg,则有一定诊断意义。

3. PTH 测定

PTH 为实验室诊断甲状旁腺功能亢进的直接依据。正常值为9~55 pg/mL,而甲状旁腺功能亢进者可高出正常值很多,甚至数倍。

4. 环腺苷酸测定

原发性甲状旁腺功能亢进时,尿中环腺苷酸(cyclic adenylic acid,cAMP)排出量明显增高。而如果并发肾衰竭,则 cAMP 可转为正常或降低。

(二) 定位检查

1. 超声

超声可显示较大的病变腺体。超声定位的灵敏度达89%,阳性正确率为94%。

2. CT

在对位于胸骨后、锁骨后腺瘤的发现和定位中的诊断价值,CT 比超声更为优越。

3. 放射性核素诊断

其原理为正常甲状旁腺组织和功能亢进的甲状旁腺组织均可摄取放射性核素 Tl 和 Tc-MIBI。但前者的摄取量低,且清除较快。利用计算机减影,可得到功能亢进的甲状旁腺影像。

六、鉴别诊断

（一）高钙血症的鉴别

1. 恶性肿瘤

发生骨转移时可有高钙血症,而血磷正常,血 PTH 正常或降低。临床上有原发性肿瘤的特征表现。

2. 假性甲状旁腺功能亢进

肿瘤产生或分泌某些物质有 PTH 样作用,有的肿瘤可产生骨钙移动性物质如前列腺素、破骨细胞活性素等,可致血钙升高。

（二）代谢性骨病的鉴别

代谢性骨病主要与骨质疏松鉴别,后者常见于老年人,且骨质疏松常表现在椎骨等松质骨中,而甲状旁腺功能亢进的骨质疏松表现常在密质骨中。

七、治疗

主要采用手术治疗。术中超声可帮助定位,术中冷冻切片检查有助于定性诊断。

（1）甲状旁腺腺瘤:原则是切除腺瘤,对早期病例效果良好。由于本病多为单发,双侧各有一个腺瘤的情况很少,现在基本都采用单侧即肿瘤侧探查。但国际国内仍有很多医院主张双侧探查,防止遗漏。探查到肿瘤后,同侧另一个腺体也要探查,以证实其已经萎缩,如有肿大,则考虑有增生可能,应送冷冻切片以明确性质。病程长并有肾功能损害的病例,切除腺瘤后可终止甲状旁腺功能亢进的继续损害,但对已有肾功能损害,若属严重者,疗效较差。

（2）甲状旁腺增生:原发性甲状旁腺增生常常不是 4 个旁腺都增生,有时仅有 3 个增生,增生腺体的大小也未必一致。手术时应探查双侧颈部,发现有增生的甲状旁腺者,先不予切除,待 4 个甲状旁腺探查完毕后再行切除。手术方法有 2 种。一种方法是做甲状旁腺次全切除,即切除 3 + 1/2 枚腺体,保留 1/2 枚腺体。另一种方法是切除 4 枚腺体,同时做甲状旁腺自体移植并冷冻部分腺体,以备必要时应用。

（3）甲状旁腺癌:应尽量切除癌变腺体及周围组织,包括脂肪组织、淋巴结和患侧甲状腺,个别病例在术前就已出现声音嘶哑,是侵犯喉返神经的结果,往往喉返神经难以保留。如有颈淋巴结转移可行颈淋巴结清扫术。腺癌的复发率很高,但复发时间较长,一般为 2～3 年,表现仍是高血钙、高 PTH,发现时往往有颈淋巴结转移,需要做颈淋巴结清扫术。

八、并发症

一般第 1 次手术的成功率约为 90%,并发症很少。探查广泛,且操作不慎时可损伤喉返神经。如切除后 10～15 分钟血清 PTH 迅速下降 >50%,表明病变已切除。术后 24～48 小时内血清钙一般会明显下降,患者会感到面部、口周或肢端发麻,严重者可发生手足抽搐。应于术后静脉滴注钙,症状严重时,静脉注射 10% 葡萄糖酸钙溶液,剂量视低血钙症状而定,3～4 天后血清钙水平恢复正常,但低钙血症却在 4～5 天达到高峰,应密切关注患者情况,及时静脉推注钙剂以缓解症状。

当患者为原发性甲状旁腺功能亢进晚期,血钙水平达到 3.8 mmol/L 以上时,临床上可出现高血钙危象,表现为高热、脱水,甚至可出现休克、昏迷等。高血钙可致多尿、脱水,导致肾衰竭,尤其肾结石患者更易发生,若抢救不及时可导致死亡。处理方法如下。

① 大量输液,并复查血钙水平,要输生理盐水,因为钠的廓清和钙的廓清是平行的,一般输液量为

4～6 L/d,尽量使血钙水平降到 3.8 mmol/L 以下。同时加用利尿药物,以排出过量的液体。由于利尿药物的应用,大量尿排出的同时也会排出大量的 K^+、Mg^{2+},应在输液成分中补充,以免出现离子紊乱。每 4～6 小时检验血中钙、镁、钠、钾的含量。

② 给予利尿药物如呋塞米或利尿酸钠,呋塞米每 2～4 小时经输液管静脉内推注,呋塞米尚可抑制肾小管重吸收钙,待血钙下降到 3 mmol/L 后,可改为 24 小时 40～60 mg。利尿酸钠开始时每 2～4 小时 50 mg,静脉内推注,待血钙下降后,可减量到 24 小时 50～200 mg,此后输液量可下降为 3 L/d,至少每 24 小时检验 1 次血中钙、镁、钠、钾。

③ 上述治疗的同时要监测 CVP,勿因输液过快而引起心力衰竭和急性肺水肿,同时又要保持足够的尿量,争取使血钙在 24 小时内下降 0.5～1.5 mmol/L。

④ 患者有心脏病需要用洋地黄者,应请心内科会诊,停用洋地黄,改用其他药物,因为高血钙可使患者对洋地黄毒性敏感。

⑤ 降钙素的应用,理论上可以抗高血钙,使血钙下降,但价格较昂贵。剂量从 24 小时 400 U 到 24 小时 10 000 U 不等,可根据临床症状、血钙水平进行调整。降钙素应用后血钙下降。

第三节　颈淋巴结结核

颈淋巴结结核多见于儿童和青年人,30 岁以上的患者比较少见。结核分枝杆菌大多经扁桃体、龋齿侵入。近 5% 继发于肺和支气管结核病变,并在人体抵抗力低下时发病。

一、临床表现

颈部一侧或两侧有多个大小不等的肿大淋巴结,一般位于颌下及胸锁乳突肌的前、后缘或深面。初期,肿大的淋巴结相互分离,较硬,无痛,可推动。病变继续发展,发生淋巴结周围炎,使淋巴结与皮肤和周围组织发生粘连;各个淋巴结也可相互粘连,融合成团,形成不容易推动的结节性肿块。晚期,淋巴结发生干酪样坏死、液化,形成寒性脓肿。脓肿破溃后形成经久不愈的窦道或慢性溃疡,排出混有豆渣样碎屑的稀薄脓液。窦道口或溃疡面具有暗红色、潜行的皮肤边缘和苍白的肉芽组织。上述不同阶段的病变,可同时出现于同一患者的各个淋巴结。患者大多没有明显的全身症状,无高热。破溃的淋巴结容易继发感染,引起急性炎症。少部分患者可有低热、盗汗、食欲不振、消瘦等全身症状。

二、诊断及鉴别诊断

根据结核病接触史及局部体征,特别是形成寒性脓肿,或者破溃形成经久不愈的窦道或溃疡时,多可做出明确诊断。诊断有困难时,可穿刺或切除一个或数个淋巴结做病理检查。

三、治疗

(一) 全身治疗

适当注意营养和休息。口服异烟肼 6～12 个月。伴有全身症状或身体其他部位有结核病变者,加服乙胺丁醇、利福平或阿米卡星肌内注射。

(二) 局部治疗

① 少数局限的、较大的、能推动的淋巴结,可考虑手术切除,这是既简单、收效又快的方法。

② 寒性脓肿尚未穿破者,可行穿刺抽吸治疗,应从脓肿周围的正常皮肤处进针,尽量抽尽脓液,然后

向脓腔内注入5%异烟肼或10%链霉素溶液做冲洗,并留适量溶液于脓腔内,每周2次。

③ 对溃疡或窦道,如继发感染不明显,可行刮除术,伤口不加缝合,开放引流,局部用链霉素或异烟肼溶液换药,疗效良好。

④ 寒性脓肿继发化脓性感染者,需要先行切开引流,待感染控制后,必要时再行刮除术。

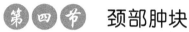 颈部肿块

颈部肿块可以是颈部或非颈部疾病的共同表现。据统计,恶性肿瘤、甲状腺疾病及炎症、先天性疾病和良性肿瘤各占颈部肿块的1/3。其中恶性肿瘤所占比例较大,因此颈部肿块的鉴别诊断具有重要意义。

一、病因

1. 肿瘤

原发性肿瘤:良性肿瘤有甲状腺瘤、舌下囊肿、血管瘤等;恶性肿瘤有甲状腺癌、恶性淋巴瘤(包括霍奇金病、非霍奇金病)、涎腺癌等。转移性肿瘤:原发病灶多在口腔、鼻咽部、甲状腺、肺、纵隔、乳房、胃肠道及胰腺等处。

2. 炎症

急性淋巴结炎、慢性淋巴结炎、淋巴结结核、涎腺炎及软组织化脓性感染等均可导致颈部肿块。

3. 先天性畸形

甲状舌管囊肿或瘘、胸腺咽管囊肿或瘘、囊状淋巴管瘤(囊状水瘤)及颏下皮样囊肿等均可导致颈部肿块。

二、诊断

根据肿块的部位(表9-4-1),结合病史和检查发现,综合分析,才能明确诊断。病史询问要详细,体格检查要仔细、全面,不要只注意局部。根据以上线索,选择适当的辅助检查,必要时可穿刺或切取活组织检查。

表 9-4-1　颈部各区常见肿块

部位	单发性肿块	多发性肿块
颌下颏下区	颌下腺炎、颏下皮样囊肿	—
颈前正中区	甲状舌管囊肿、各种甲状腺疾病	—
颈侧区	胸腺咽管囊肿、囊状淋巴管瘤、颈动脉体瘤、血管瘤	急/慢性淋巴结炎、淋巴结结核、转移性肿瘤、恶性淋巴瘤
锁骨上窝	—	转移性肿瘤、淋巴结结核
颈后区	纤维瘤、脂肪瘤	急/慢性淋巴结炎
腮腺区	腮腺炎、腮腺混合瘤或癌	—

(一) 病史

注意患者的年龄、肿块发生时间、发展速度、变化情况和全身症状等。先天性畸形多发生于小儿,且病程长,多年无变化。恶性肿瘤病程短,可在数周或数月内迅速增大。急性炎症肿块病程极短,仅数日,并伴有发热等全身感染症状。

(二) 局部检查

注意肿块的部位、形状、大小、硬度、活动度及有无压痛、搏动、震颤等。炎性肿块常有不同程度的压

痛。恶性肿瘤往往质地较硬,活动度差。动脉瘤有膨胀性搏动,听诊时有与心脏收缩同时期的杂音。甲状腺肿块多随吞咽上下活动。

（三）全身检查

颈部肿块有时是全身疾病在颈部的表现。怀疑为转移性肿瘤时,应仔细检查甲状腺、鼻咽部、口腔及胸部、腹部。

（四）实验室检查和 X 线检查

血常规或骨髓的检查对恶性淋巴瘤或慢性淋巴细胞白血病的诊断有帮助。胸部 X 线检查可发现肺结核、肺癌、纵隔肿瘤等。必要时应行胃肠道 X 线钡餐检查。

三、常见颈部肿块

（一）慢性淋巴结炎

慢性淋巴结炎多继发于头、面、颈部的炎症病灶。肿大的淋巴结散见于颈侧区或颌下、颏下区。在寻找原发病灶时,应特别注意肿大的淋巴结区域。常须与恶性病变鉴别,必要时应切除肿大的淋巴结做病理检查。

（二）转移性肿瘤

转移性肿瘤约占颈部恶性肿瘤的 3/4,在颈部肿块中,发病率仅次于慢性淋巴结炎和甲状腺疾病。原发癌灶绝大部分(85%)在头颈部,尤以鼻咽癌和甲状腺癌转移最为多见。锁骨上窝转移性淋巴结的原发灶,多在胸腹部(肺、纵隔、乳房、胃肠道和胰腺等)。但胃肠道、胰腺癌肿多经胸导管转移至左锁骨上淋巴结。

（三）恶性淋巴瘤

恶性淋巴瘤包括霍奇金病和非霍奇金病,是来源于淋巴组织恶性增生的实体瘤,多见于男性青壮年。肿大的淋巴结常先出现于一侧或两侧颈侧区,以后相互粘连成团,生长迅速。需要依靠淋巴结病理检查确定诊断。

（四）甲状舌管囊肿

甲状舌管囊肿是与甲状腺发育有关的先天性畸形。胚胎期,甲状腺是由口底向颈部伸展的甲状腺舌管下端发生的。甲状腺舌管通常在胎儿 10 周左右自行闭锁,若甲状腺舌管退化不全,可形成先天性囊肿,感染破溃后成为甲状腺舌管瘘。本病多见于 15 岁以下儿童,男性发病率为女性的 2 倍。表现为在颈前区中线、舌骨下方的球形无痛性肿块。境界清楚,表面光滑,有囊性感,并能随吞咽或伸、缩舌而上下移动。治疗宜手术将囊肿或瘘管全部切除,若瘘管在舌骨后或穿过舌骨上行,则需要切除一段舌骨以彻底清除囊壁或窦道,并向上分离至舌根部,以免复发。手术时注入亚甲蓝溶液,可指引切除瘘管的方向和范围。

（五）腮腺混合瘤

腮腺混合瘤是一种含有腮腺组织、黏液和软骨样组织的腮腺肿瘤,故称"混合瘤"。肿瘤外层是一层很薄的包膜,是由腮腺组织受压后变性而成,并非真性包膜。本病有潜在的恶性生物学行为,因此临床上将其视为临界瘤。本病多见于青壮年,肿瘤位于耳垂下方,较大时可伸向颈部。治疗应予早期手术切除,以防恶性变。手术的关键是须将肿瘤连同包膜和肿瘤周围的腮腺组织一并切除,否则易复发,复发者易恶性变。手术时应尽量避免损伤面神经,如有恶性变则应施行包括面神经在内的根治性腮腺全部切除术,并行患侧颈淋巴结组织清扫术。

（杨　勇）

第 十 章

乳 房 疾 病

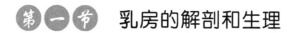

第一节　乳房的解剖和生理

　　乳房可以发生多种疾病,包括炎症性疾病、肿瘤性疾病(良、恶性肿瘤)、生理功能异常性疾病和先天性疾病。乳腺癌是目前女性最常见的恶性肿瘤,其预防筛查、诊断治疗受到关注。但是非恶性肿瘤性乳房疾病对女性健康和生活质量也有很大的影响,同样需要临床医师予以重视。

一、乳房的解剖

　　乳房由皮肤、脂肪组织、纤维组织和结缔组织构成,位于胸大肌浅面,在第2—6肋骨水平浅筋膜浅、深层之间。乳房组织的内侧缘位于胸骨外缘,外侧缘为腋中线,下缘为第6、7肋骨间的乳房下皱襞,上缘多止于锁骨下。部分女性可遗留有胚胎期乳房发育的痕迹,乳房组织可以延伸到腋下。致密的乳房悬韧带(Cooper韧带)连接皮肤和深部肌鞘,维持乳房的形状。

　　连接到泌乳腺泡的连续分枝的管状组织构成了乳房腺体组织,乳腺的基本单位是腺小叶,由小乳管和腺泡组成,若干腺小叶组成15~20个腺叶,最终在乳晕深部汇合成泌乳窦,连接到乳头表面相应的15~20个乳管开口。这些乳管以乳头为中心呈放射状排列。

　　乳房淋巴回流的主要方向为腋窝淋巴结,评价腋窝淋巴结是否存在肿瘤转移对于确定乳腺癌临床分期和治疗方案具有重要意义。乳房的淋巴网甚为丰富,腺体内各小叶间有着致密微细的淋巴网。乳头、乳晕和相邻皮肤及腺体中部的淋巴管汇集于乳晕下淋巴网。这些淋巴管回流的乳房淋巴液通过以下4个途径输出。

　　① 乳房大部分淋巴液(约占75%)经胸大肌外侧缘淋巴管流至腋窝淋巴结,再流向锁骨下淋巴结。部分乳房上部淋巴液可流向胸大、小肌间淋巴结(Rotter淋巴结),直接到达锁骨下淋巴结。该途径存在20~30个淋巴结。通过锁骨下淋巴结后,淋巴液继续流向锁骨上淋巴结。

　　② 部分乳房中央区和乳房内侧的淋巴液(约占25%)通过肋间淋巴管流向胸骨旁淋巴结,继而直接或经胸导管进入静脉。胸骨旁淋巴结沿着胸廓内动、静脉排列,一侧有3~4个淋巴结。

　　③ 乳房皮肤及皮下淋巴网与胸壁、颈部、腹部皮肤淋巴网有广泛的联系,因此,一侧乳房的淋巴液可流向另一侧乳房,也可流向对侧腋窝。

　　④ 乳房深部淋巴网可沿腹直肌鞘和肝镰状韧带通向肝和横膈。腋窝外侧淋巴结沿腋静脉远端排列,收纳上肢的浅深淋巴管。胸肌间淋巴结沿胸外侧血管排列,收纳胸前外侧壁、脐以上腹壁、乳房外侧部和中央部淋巴管。肩胛下淋巴结沿肩胛下血管和胸背神经排列,收纳肩胛区、胸后壁和背部的淋巴管。中央淋巴结位于腋窝底的脂肪组织中,收纳乳房上部的淋巴管。尖组淋巴结沿腋静脉近侧端排列,收纳中央淋巴结和其他各群淋巴结输出管,其输出管形成锁骨下干。

乳腺癌进行腋窝淋巴结分期手术时,通常以胸小肌为标志,将腋窝淋巴结分为3组(也称Berg腋淋巴结分级标准)。第1组即腋下(胸小肌外侧)组:在胸小肌外侧,包括乳腺外侧组、中央组、肩胛下组,腋静脉淋巴结和胸大、小肌间淋巴结也归本组。第2组即腋中(胸小肌后)组:胸小肌深面的腋静脉淋巴结。第3组即腋上(锁骨下)组:胸小肌内侧锁骨下静脉淋巴结(图10-1-1)。

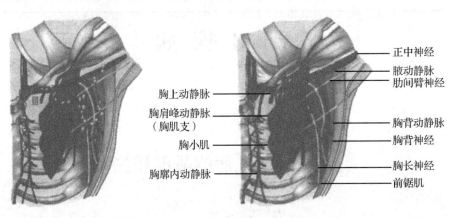

胸上动静脉
胸肩峰动静脉(胸肌支)
胸小肌
胸廓内动静脉

正中神经
腋动静脉
肋间臂神经
胸背动静脉
胸背神经
胸长神经
前锯肌

图10-1-1 腋窝解剖示意图

二、乳房的生理

雌激素和黄体酮是促进乳房生长发育和生理功能的主要激素。随着卵巢及其相关内分泌调节机制的变化,乳房在不同年龄阶段呈现不同的结构和生理功能。青春期前,乳房腺泡不发育,主要由脂肪和基质构成。青春期,雌激素分泌增加并促进乳房管腔上皮及基质发育,黄体酮促进腺泡分化。乳房脂肪含量增加,乳腺腺体继续发育增生,乳房逐渐隆起形成半球形、乳头、乳晕色素逐渐沉着。成年后,随月经周期激素水平变化,乳房会有相应的腺体充血扩张、基质水肿和随后的乳房复旧修复过程,临床上会表现为与月经周期同步的乳房疼痛不适及自行缓解、消失的表现。孕产期是女性特殊的生理时期,孕期增高的雌激素及黄体酮使乳腺腺管扩张、腺泡增生,产后雌激素、黄体酮水平下降,垂体前叶分泌的泌乳素水平增高,乳房开始产生乳汁。绝经后,雌激素水平急剧下降,乳房组织萎缩并被脂肪组织替代。

第二节 多乳头、多乳房畸形

一、病因和发病机制

胚胎发育期外胚层上皮组织发生6~8对乳房始基,分别位于两侧腋窝至腹股沟连线上,多数女性出生时仅保留胸前1对乳头及乳房,其余均退化。2%~6%的女性乳房始基退化不完全,会出现多乳头、多乳房畸形(副乳腺)。副乳腺多位于腋前、腋窝和胸壁,可以对称存在,也可为单侧。副乳腺表面可无乳头或有乳头痕迹,甚至有发育完全的乳头。腺体和乳头发育完全的副乳腺可以在哺乳时出现乳汁分泌。副乳腺由于本质上仍为乳腺组织,因此与正常乳腺一样可以罹患各种良、恶性疾病。

二、临床表现

副乳腺的临床症状与副乳腺的体积及其表面乳头发育程度有关。体积较大的副乳腺可在局部出现明显的隆起,位于腋前或腋窝的体积较大的副乳腺可影响外观及穿衣、上肢活动,多数具有副乳腺的女性在妊娠、哺乳时受增高的激素水平的影响,副乳腺体积可明显增大。伴随月经周期出现腋前或腋窝处胀痛不适是多数副乳腺患者常见的临床症状,部分副乳腺体积较小且表面没有乳头的患者,仅以此为临床表现。如果副乳腺内发生了良、恶性肿瘤,可以在副乳腺局部触及肿物或经影像学检查证实。

三、辅助检查

1. 乳腺超声

对副乳腺区域进行超声检查,可以明确副乳腺的范围,内部是否有占位性病变,可明确排除腋前的局部隆起是否由正常乳腺腋尾部延伸引起。乳腺超声还可对正常乳腺及腋窝淋巴结进行常规检查。

2. 组织穿刺活检

对副乳腺内触及或超声发现的肿物可以进行穿刺活检明确病理诊断。对腋前或腋窝不能确诊为副乳腺的局部包块也可以进行穿刺活检以确定性质。

四、诊断和鉴别诊断

对于典型部位局部隆起、触诊呈脂肪质地、皮肤表面有乳头或乳头痕迹的副乳腺患者,诊断并不困难。皮肤表面无乳头的患者需要根据副乳腺在孕产期是否增大、月经周期是否具有典型疼痛,结合乳腺超声检查加以确诊。但是需要和腋窝皮下脂肪瘤、腋窝淋巴结肿大甚至淋巴结原发或转移肿瘤相鉴别。详细询问病史,仔细查体,在怀疑副乳腺内存在肿瘤性病灶时进行超声及穿刺活检进行鉴别诊断。

五、治疗

副乳腺属于先天发育性疾病,多数体积小、没有明显临床症状的患者不需要特殊处理。需要接受手术治疗者包括:副乳腺体积较大影响外观或影响生活者;副乳腺疼痛明显,不能耐受者;副乳腺内发现结节,考虑可能为良、恶性肿瘤者;对美容外观有较高要求者。副乳腺切除术为常见的手术方式。手术切口通常设计成梭形,切除多余的皮肤以使切口缝合后外形平整,同时切口的位置尽可能隐蔽,保证美容效果。如果存在副乳头乳晕,也应一并切除。皮肤切除的范围应适当,切除过多则缝合后局部张力过大,愈合后可能影响上肢活动;皮肤切除过少,多余皮肤仍呈隆起状态或皱襞折叠,影响美容外观。手术前应在皮肤上标记副乳腺的范围,以便在术中游离皮瓣时做参考,术中要充分游离皮瓣至副乳腺的边缘,以保证完全切除副乳腺组织,避免残留副乳腺再次增大。术后可在切口内留置负压引流,促进皮瓣和胸壁的贴合。视术后引流液的性状和量确定拔除引流管的时间,通常不超过 72 小时。手术中切除的副乳腺标本应送常规病理检查,以免遗漏其他病变。目前也有采用吸脂整形去除副乳腺的方式,适用于副乳腺体积较小、不需要切除多余皮肤、没有副乳头乳晕及副乳腺内没有占位病变的患者。

第三节　急性乳腺炎

急性乳腺炎又称哺乳期乳腺炎或产后乳腺炎,常见于哺乳期女性,是乳房的急性、化脓性炎症。乳房局部出现红、肿、热、痛,持续超过 24 小时,并可能伴有寒战、发热等全身症状。常发生于初产哺乳女性,75% ~ 95% 的急性乳腺炎发生于产后 3 个月内,而产后 3 ~ 4 周最为常见。哺乳期急性乳腺炎发病率报道不一,Foxman 等 2002 年报道美国哺乳期急性乳腺炎发病率为 10%;Amir 等在一项针对澳大利亚 1 193 例哺乳超过 6 个月的女性研究中发现,有 217 例(17%)发生急性乳腺炎,其中 5 例发展为乳腺脓肿;Scott 等 2008 年报道一项包含 420 例女性的前瞻性研究中有 74 例(18%)发生急性乳腺炎。

一、病因和发病机制

乳汁淤积、乳头乳晕皮肤损伤后细菌侵入是哺乳期急性乳腺炎的主要发病因素。细菌也可经乳头乳

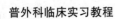

管开口直接侵入乳管到达乳腺小叶引起感染。常见的致病菌是金黄色葡萄球菌,感染后可造成深部脓肿,也可见链球菌感染引起弥漫性蜂窝织炎。细菌侵入后,极易在淤积的乳汁中繁殖、增生,并向周围乳腺组织侵袭,造成炎症,如未及时治疗,可形成乳腺脓肿并引起全身感染中毒症状。

二、临床表现

急性乳腺炎的临床症状进展可急可缓。部分患者可先有流感样的全身不适,然后出现乳腺局部红肿,伴有不能缓解的持续疼痛;也可以直接出现乳腺局部红、肿、热、痛的典型炎症症状。患者会出现全身感染中毒症状,寒战、高热,体温常常高于38 ℃,伴有食欲缺乏、全身乏力。

急性乳腺炎如果没有得到及时有效的治疗,可以发展成为乳腺脓肿。继发于表浅感染的乳腺脓肿局部明显红肿、疼痛,波动感明显,腺肿中央区皮肤可以破溃伴脓液流出。自行引流后局部疼痛、红肿等症状可一定程度缓解,因引流不畅或在皮肤破口愈合后症状反复。继发于深部感染的乳腺脓肿局部红肿症状可不明显,但伴有明显疼痛及明显的全身感染中毒症状。深部脓肿可穿入乳管,自乳头排出脓液。深部脓肿也可破入乳房和胸大肌间的疏松组织中,形成乳房后脓肿。乳腺脓肿可以是单房的,也可以是多房的。在波动最明显处直接穿刺或在超声引导下穿刺抽出典型的脓液可确诊乳腺脓肿。

三、辅助检查

1. 乳腺超声

乳腺超声能够确定乳腺炎症累及范围,是否形成脓肿及脓肿的位置、数目、脓腔大小,并且能够引导脓腔穿刺抽吸进行诊断或治疗。同时,还能够排除乳腺恶性肿瘤造成的乳腺红肿。

2. 实验室检查

白细胞计数增高,中性粒细胞计数及比例增高。感染严重者可有核左移。

3. 细菌学检查

对于炎症早期或抗生素治疗有效的患者,不必行常规血液或脓液细菌培养。但是以下情况应行血液或脓液细菌培养及药敏试验:全身感染中毒症状严重者使用抗生素前;抗生素治疗48小时仍无效者;对常见抗生素因过敏等原因而不能使用者;乳腺炎反复发作者。

4. 病理学检查

对于抗生素治疗无效的病例,需要在超声引导下对病灶进行穿刺活检或在脓肿切开引流时切取部分腔壁组织进行组织病理检查,以排除恶性肿瘤。

四、诊断及鉴别诊断

根据典型的病史(产后哺乳期,特别是初产女性,产后3~4周,有乳汁分泌不畅及乳头乳晕皮肤损伤)及局部症状(乳房局部红肿、疼痛、皮温增高,可形成脓肿,甚至自行破溃引流)伴有全身发热、乏力、食欲下降等全身症状,实验室检查白细胞、中性粒细胞增高,不难做出急性乳腺炎的诊断,但是需要注意与其他疾病鉴别。

1. 炎性乳腺癌

炎性乳腺癌是一种特殊临床类型的乳腺癌,乳房皮肤也呈红肿的炎症样表现,但炎性乳腺癌不伴有发热等全身症状,对抗生素治疗无效,乳腺超声等影像学检查有鉴别意义,组织病理学穿刺活检能够确诊。

2. 非哺乳期乳腺炎

非哺乳期乳腺炎包括浆细胞性乳腺炎、肉芽肿性乳腺炎等类型,常发生于非哺乳期,为非细菌感染性乳腺炎症。根据病史、临床表现、对抗生素治疗无反应和活检病理能够进行鉴别诊断。

3. 复发性乳晕下脓肿

复发性乳晕下脓肿属输乳管鳞状上皮化生,角蛋白栓阻塞导管,引起近段乳管扩张、感染、破裂,脓肿形成。复发性乳晕下脓肿见于非哺乳期妇女,反复发作的乳晕下脓肿,乳晕周围皮下瘘管,乳头有慢性稠厚脓性分泌物为本病特点。

五、治疗

脓肿形成前的治疗要点是排空乳汁、全身应用抗生素治疗感染。脓肿形成后,充分的引流脓肿是治疗的关键。

1. 排空乳汁

对于炎症较轻、没有形成脓肿的患者,特别是有继续母乳喂养意愿的患者,鼓励患者健侧乳房继续哺乳,患侧乳房以吸乳器将乳汁吸空。而对症状较重或脓肿形成者,应停止哺乳,可口服溴隐亭 1.25 mg,每天 2 次,服用 7~14 天;口服己烯雌酚 1~2 mg,每天 3 次,共 2~3 天;肌内注射苯甲酸雌二醇,每次 2 mg,每天 1 次,至乳汁停止分泌为止。

2. 全身应用抗生素

针对常见病原菌金黄色葡萄球菌,可以选用青霉素、头孢类抗生素,对青霉素过敏者可选用红霉素。除非患者确认停止哺乳,一般应避免使用喹诺酮类、四环素、氨基糖苷类、磺胺类和甲硝唑等能够从乳汁分泌的药物。抗生素的使用应足量、足疗程。对于首选抗生素疗效不佳或全身感染症状重或脓肿反复发作等患者,应根据血培养或脓液细菌培养及药敏试验的结果选用敏感抗生素。

3. 乳腺脓肿的治疗

乳腺脓肿形成后,充分的脓肿引流成为治疗的关键。对于脓肿较小、全身症状不重的患者,可考虑在超声引导下进行脓肿穿刺抽吸,部分患者经此处理后可以避免脓肿切开引流,减少创伤、缩短病程、减轻患者痛苦,并使患者能够继续母乳喂养。超声定位并引导脓液穿刺抽吸,单次抽吸尽可能吸尽脓腔内的脓液是保证治疗效果的关键。穿刺抽吸后需要密切观察局部及全身症状的变化,如脓腔迅速扩大、引流不畅,需要及时切开引流。对于脓肿较大、全身症状重的患者,应及时切开引流。多房脓肿及直径 >3 cm 的脓肿穿刺抽吸的效果常常不佳,需要切开引流。手术应有良好的麻醉。为尽量减少乳管损伤导致乳汁漏,切开引流的切口常选用放射状切口,必要时可做对口引流。通常切口可选择在脓腔壁最薄处,深部脓肿的波动感不明显,可用超声检查定位,或用较粗针头在压痛最明显处试行穿刺,确定其存在和部位后,再行切开。进入脓腔后应钝性分离脓腔内的分隔,使多房脓腔转变为单腔以利于引流。乳房深部及乳房后脓肿可以选择乳房下部弧形切口,经乳房后间隙引流。

六、预防

预防哺乳期急性乳腺炎的关键是避免乳汁淤积,防止并及时处理乳头乳晕皮肤损伤,保持局部清洁。产妇应养成定时哺乳的习惯,一侧乳房的乳汁吸空后再让婴儿吸另一侧乳房。乳汁分泌较多时应使用吸乳器或手法按摩的方式使乳汁尽量排空,特别是乳汁排空不畅形成积乳包块的区域,用适当的手法按摩能够使积乳区恢复通畅。保持乳头乳晕区域的局部清洁十分重要,哺乳前后应以温水清洗局部,特别是有乳头内陷的产妇清洗时要将内陷的乳头翻出。酒精可使乳头、乳晕皮肤变脆而易发生皲裂,因此不宜使用酒精洗擦。乳头乳晕皮肤已经发生皲裂时,可暂时停止哺乳,保持局部清洁和干燥,促进皮损愈合。其间用吸乳器吸空乳汁,待皮损愈合后可恢复哺乳。保持婴儿口腔清洁对于预防急性乳腺炎也十分重要,避免养成婴儿含着乳头睡觉的习惯。

第四节 乳腺囊性增生病

乳腺囊性增生病常见于 30 ~ 50 岁的女性,是一种常见的乳腺良性病变。本病曾有多种称谓,如纤维腺病、囊性乳腺腺病、囊性乳腺增生、乳腺纤维囊性病、乳腺结构不良症等。根据 1985 年美国病理协会在纽约的一次会议上制定的诊断标准及共识,建议以乳腺纤维囊性变(fibrocystic change)来替代乳腺囊性增生病的诊断,并且 Fitzgibbons 等在 1998 年发表了本病诊断共识的更新,包括基于病理诊断发生恶性肿瘤的风险分类。我国仍然使用乳腺囊性增生病来诊断具有一系列相近临床表现的疾病。乳腺囊性增生病典型的症状包括周期性乳房疼痛、乳房包块及结节。在女性月经周期的不同阶段,症状会呈现不同的表现。随着年龄的增加,乳腺囊性增生的发生更加常见,乳腺局部可以出现明显的结节,甚至形成可触及的包块。

一、病因

本病的确切病因没有完全明确,通常认为与激素水平异常密切相关,特别是雌激素。雌、孕激素比例失调或乳腺腺体部分区域细胞雌、孕激素受体异常,使乳腺腺体各部分增生过度和复旧不全。一些饮食因素,如咖啡、高脂及高热量饮食等可能与乳腺囊性增生病有关。

乳腺囊性增生是一个逐渐累积并进展的过程,首先开始于终末导管小叶单位(terminal duct lobular unit,TDLU)。纤维组织形成后,乳腺腺体扭曲形成结节、不同程度的囊性改变及大汗腺化生和区域腺病,患者会出现临床症状。

二、病理

乳腺囊性增生病大体标本剖面呈黄白色、质韧、无明显包膜。乳腺组织内有大小不等的囊肿,较大囊肿内可有清亮无色、浆液性或黄褐色囊液,也可为陈旧血性囊液。囊壁光滑,也可因增厚呈颗粒状或有乳头状突起。

纤维囊性增生的组织学表现如下。

1. 非增生型纤维囊性变

非增生型纤维囊性变囊肿大小不一、数目不等。镜下囊肿被覆的上皮多为扁平上皮,也可为柱状和立方上皮,有时上皮完全缺如而仅见纤维性囊壁。囊肿可破裂而使囊液渗入周围乳腺间质,导致炎症反应和间质纤维组织增生。囊肿上皮常可见大汗腺化生,细胞体积较大,胞质嗜酸性,细胞质顶部可见典型的顶浆分泌小突起,形态和大汗腺的上皮相似。乳腺活检组织学诊断为“非增生性病变”(如囊肿、上皮相关的钙化、轻度上皮增生和导管扩张、非硬化性腺病、导管周围纤维化)的妇女,不增加乳腺癌的风险。

2. 普通型增生

普通型增生指导管上皮细胞增生但不伴有非典型性,可以累及终末导管小叶单位和小叶内导管。增生的程度分为轻度增生(增生的上皮细胞 3 ~ 4 层)、中度增生(增生的上皮细胞超过 4 层)、重度增生(受累导管明显扩张)。普通型增生的病理特点是增生的细胞由上皮细胞、肌上皮细胞、大汗腺细胞等细胞组成;特征性的细胞边缘呈现合胞体生长方式;周围管腔呈形状不规则的裂隙状;细胞核平行于细胞的长轴;偶见核分裂,但没有异常核分裂。增生性病变不伴有非典型增生者(如普通型的导管增生、硬化性腺病、放射状瘢痕、导管内乳头状瘤或导管内乳头状瘤病),乳腺癌的风险增加 1.3 ~ 1.9 倍。

3. 非典型增生

非典型增生是指上皮细胞增生呈现非典型性,但没有导管原位癌(ductal carcinoma in situ,DCIS)的表现,非典型增生的诊断建立在细胞形态学改变和病灶大小的基础上。非典型增生的特点包括:管腔上皮细胞呈多形性改变;细胞扁平分布但没有细胞核层叠;增生上皮可呈筛状、微乳头状和实性增生;非典型增生病灶的大小一般不超过 2 mm 且累及的导管不超过 2 个。具有高级别细胞核特点的病变不论大小和范围都应诊断为 DCIS。增生性病变伴有非典型增生者(导管和小叶非典型增生),乳腺癌风险增加 3.9 ~ 13.0 倍。乳腺囊性增生病与乳腺癌的关系除与组织学的特征有关外,尚与年龄及有无乳腺癌家族史密切相关。年轻女性诊断为乳腺上皮非典型增生者发生乳腺癌的风险是 55 岁以上女性的 2 倍。总的来说,乳腺囊性增生病发展为乳腺癌的风险极低,通常在诊断为导管上皮非典型增生后 10 ~ 15 年发展为癌,并且 80% 以上被诊断为具有非典型增生的患者今后不会发展为浸润性乳腺癌。

三、临床表现

1. 乳房疼痛

乳房疼痛可表现为单侧或双侧乳房胀痛或触痛,多数患者呈现周期性疼痛,月经前疼痛发生或加重,月经来潮或月经后疼痛减轻或消失。少数患者可在整个月经周期都有疼痛。乳房疼痛的程度和性质因人而异,多数为胀痛不适,程度轻微,不影响生活,少数可为尖锐的针刺样疼痛,不能忍受。疼痛也可以放射至肩背部、上肢。疼痛可发生于乳房任何部位,并且位置不固定,多数患者主诉某一区域的疼痛不适,少数患者有同一部位持续性疼痛。

2. 乳房肿块

乳房肿块常为单侧或双侧乳腺内多发结节状肿块,大小、质地常随月经周期变化。月经前肿块可稍增大,质地相对较硬,月经周期后肿块可有所缩小,质韧,边界不清。肿块大小不一。

3. 乳头溢液

少数患者可有乳头溢液,可为黄绿色、棕色、浆液性或血性液体。溢液来源于囊性扩张的大、小乳管。乳头溢液病程有时很长,但停经后症状自动消失或减轻。

四、辅助检查

1. 乳腺超声

乳腺超声检查可见不同回声的病灶,典型的囊性结节表现为边界清楚的无回声病灶。部分实性、形状不规则伴有声影的结节可能需要穿刺活检。超声偶可见乳腺内的钙化灶。

2. 乳腺钼靶 X 线摄影

囊性结节在乳腺钼靶 X 线摄影上可表现为圆形或卵圆形、边界清楚的团块状病灶。较小的病灶在致密型乳腺内可表现为模糊病灶或被遮挡,而在脂肪占优型乳腺内可显示为单发的高或低密度结节影像。增生的腺体也可表现为毛玻璃状或棉絮状阴影。部分患者乳腺钼靶 X 线摄影检查时可见到钙化灶,通常为分散的、不成簇状的、粗大的钙化灶形态。对于细小的、有呈簇状趋势的钙化灶需行引导下活检以排除恶性肿瘤。

3. 病理检查

囊性肿物抽吸的囊液可进行涂片细胞学检查,实性病灶可在超声引导下行针吸细胞学或空心针穿刺组织病理活检,乳头溢液也可行涂片细胞学检查。

五、诊断和鉴别诊断

诊断本病可根据与月经周期相关乳房疼痛的典型表现,查体乳房内触及大小不等的质韧结节,可以伴有轻触痛,超声及乳腺钼靶 X 线摄影可有典型表现,必要时可进行相关病理学检查。本病需要注意与以下疾病进行鉴别诊断。

1. 乳腺癌

乳腺癌肿物质硬,增大较迅速,边界不清,常常为无痛性肿块。超声、乳腺钼靶 X 线摄影、MRI 有典型

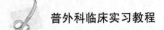

影像学表现。穿刺病理学检查可以确诊。

2. 乳腺纤维腺瘤

乳腺纤维腺瘤多见于年轻女性,乳腺内界限清楚、活动度好的肿物,有时需要与以乳腺囊肿为表现的乳腺囊性增生病相鉴别,乳腺超声和穿刺病理可以确诊。

六、治疗

本病对症治疗。对于症状轻微的患者,无须特殊治疗,仅需定期复查。疼痛不适症状严重的患者,可以使用中成药物进行对症治疗,部分女性可缓解症状。严重疼痛而常规药物治疗无效者,可考虑使用枸橼酸他莫昔芬(三苯氧胺)每天 10 ~ 20 mg,但应注意使用时间不能过长,且应注意药物的不良反应如类绝经期症状(潮热、多汗、失眠、烦躁等)及导致血栓性疾病等。

第五节 乳房肿瘤

乳房可发生多种良、恶性肿瘤,良性肿瘤最常见的是乳腺纤维腺瘤和导管内乳头状瘤,恶性肿瘤以乳腺癌最常见,这也是目前女性最常见的恶性肿瘤,乳房肉瘤仅占乳房恶性肿瘤的 2%。男性乳腺也可发生乳腺癌,约占乳腺癌患者的 1%。

一、乳腺纤维腺瘤

乳腺纤维腺瘤是乳房最常见的良性肿瘤,约占良性肿瘤的 75%。好发年龄为 15 ~ 25 岁。多数患者为乳房内单发病灶,13% ~ 20% 为多发病灶,并可累及双侧乳房。多发纤维腺瘤患者多有家族史。

(一)病因与病理

乳腺纤维腺瘤病因不明确,雌激素被认为是本病的刺激因子。本病多发于年轻女性,随年龄增加发病风险减小。肉眼观肿瘤呈圆形或圆形分叶状,有完整的包膜,与周围组织分界清楚,切面呈白色、质韧,可见裂隙状区域。病理显微镜下可见肿瘤主要由增生的纤维间质和腺体组成。腺体呈圆形、椭圆形或被周围的纤维结缔组织挤压呈裂隙状。间质通常较疏松,富于糖胺聚糖,也可较致密,发生玻璃样变或钙化。

(二)临床表现

年轻女性,乳房内触及圆形或椭圆形肿物,多见于乳房外上象限,肿物大小不一。临床上,青春期女孩常因羞于就医,或误认为乳房发育而使瘤体体积巨大才获诊断的情况并不少见。肿瘤表面平滑、质韧、边界清楚,与皮肤和周围组织没有粘连,在乳房内容易被推动,触之有滑动感。腋窝淋巴结不肿大。肿瘤具有完整的被膜,生长比较缓慢,于青春发育期、妊娠及哺乳时生长较快,多数无明确自觉症状。乳腺纤维腺瘤恶性变为乳腺癌的概率非常小,在 1.2% ~ 3.0%,病理确诊的纤维腺瘤患者乳腺癌发病风险较普通女性增加 1.48 ~ 1.70 倍,有乳腺癌家族史的纤维腺瘤患者发生乳腺癌的相对风险较正常女性增加 2.17 倍。

(三)辅助检查

乳腺超声可见圆形或椭圆形形状规则或分叶状的肿物,边界清楚、内部回声均匀、无明显血流,包膜完整,纵横比 <1。对于临床及乳腺超声诊断较明确的年轻乳腺纤维腺瘤患者,不推荐常规进行乳腺钼靶X 线摄影,高龄、非好发年龄女性,特别是临床、超声有恶性可能者仍可进行乳腺钼靶 X 线摄影。不推荐MRI 作为乳腺纤维腺瘤的常规影像学检查方法。超声引导下空心针穿刺组织病理活检或真空辅助下微

创旋切活检可确诊本病。

（四）诊断及鉴别诊断

根据典型临床表现、超声及病理活检可明确诊断,但应注意与乳腺癌、乳腺囊性增生病等进行鉴别。

（五）治疗

手术治疗是乳腺纤维腺瘤主要的治疗方式。对于年轻（<35 岁）、肿瘤较小、经穿刺病理确诊为纤维腺瘤的患者,可进行随访观察,每 6 个月进行一次触诊和超声检查,随访过程中发现肿瘤生长迅速时再接受手术治疗。有下列 1 项者即应认为腺瘤增长迅速:6 个月内肿瘤最大直径增长≥20%；<50 岁的患者肿瘤最大直径每月增长≥16%；>50 岁的患者肿瘤最大直径增长≥13%。手术治疗的主要方式有开放式肿瘤切除术和影像学引导下真空辅助微创旋切术。手术一般在局部麻醉下进行,对于较大和较深肿瘤可在全身麻醉下手术。

1. 开放式肿瘤切除术

开放式肿瘤切除术切口选择应考虑肿瘤切除的方便程度及对外形影响的最小化,一般情况下,上象限、乳晕周围选择弧形切口,乳腺下方选择放射状切口。手术时要沿腺瘤的包膜完整切除肿物,肿瘤切除后要仔细检查标本,对于分叶状肿物要避免遗留部分瘤体。

2. 真空辅助微创旋切术

该手术多在超声引导下进行,通常适用于肿瘤直径≤3 cm 的患者。该手术切口小,外形美观。有凝血障碍、妊娠哺乳期、乳房较小、肿物过于贴近皮肤、乳腺假体植入术后的患者不适合接受本术式。乳腺多发纤维腺瘤的随访及手术治疗不可避免地要面对以下一些问题:手术后多数患者会出现"复发";全部病灶的切除会明显影响乳房外形;对全部病灶进行穿刺活检的临床可行性很小;恶性变的概率非常小。因此,乳腺多发纤维腺瘤通常建议每 6 个月进行随访超声检查,肿物增大 >30% 或怀疑有恶性变倾向者再考虑手术切除或穿刺活检。

二、乳腺导管内乳头状瘤

乳腺导管内乳头状瘤多发于 40~50 岁女性,以乳头血性溢液为特征性表现,多发于近乳头区输乳管内,单发或多发。乳腺导管内乳头状瘤是由导管上皮增生形成的良性肿瘤,约占乳腺全部良性病变的5.3%。瘤体脆软,易出血,可以发生癌变,文献报道癌变率为 6%~8%。根据解剖部位和组织学特征可将乳腺导管内乳头状瘤分为中央型（单发）和外周型（多发）。中央型乳腺导管内乳头状瘤起源于大导管,通常位于乳晕下,不累及终末导管小叶单位;外周型乳腺导管内乳头状瘤起源于终末导管小叶单位。本病多为中央型,外周型仅占 10%。既往曾将外周型乳腺导管内乳头状瘤称为乳头状瘤病,现已弃用。

（一）病因与病理

乳腺导管内乳头状瘤病因尚不明确,可能与雌激素水平增高引起乳管扩张,上皮细胞增生有关,在导管内形成绒毛状或树枝状乳头结构,其核心是纤维血管轴,表面被覆肌上皮细胞和上皮细胞。肿瘤可位于导管系统的任何部位。

（二）临床表现

1. 乳头溢液

中央型乳腺导管内乳头状瘤常可发生乳头血性、浆液血性或浆液性溢液。血性溢液为本病的特征,溢液颜色可呈新鲜血液的红色、陈旧血液的褐色或黑色。溢液可持续出现或呈间断性。挤压乳腺特别是乳晕区域可见到乳头血性溢液,如溢液量大也可自行自乳头溢出,部分患者溢液量少,由于无意中发现内衣上有溢液污迹而就诊。外周型乳腺导管内乳头状瘤较少出现溢液。

2. 乳腺肿物

多数肿瘤直径 <1 cm,甚至只有 1~2 mm,因此临床检查多不能触及肿块而只有乳头溢液症状。有些

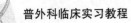

中央型乳腺导管内乳头状瘤可在乳晕区触及结节,质地较软,按压时可见乳头溢液。除非瘤体较大,周围型乳腺导管内乳头状瘤常不能触及肿物。

（三）辅助检查

1. 乳腺超声

乳腺超声可见到扩张的乳管及其内的肿瘤。

2. 乳腺导管 X 线造影

乳腺导管内乳头状瘤在充满造影剂的扩张乳管内表现为充盈缺损,或者由于较大的瘤体阻塞导管后表现为导管突然中断,断端呈弧形杯口状影像。

3. 乳管镜

通过扩张的溢液乳管开口置入乳管镜,在直视下观察乳管内情况,可直接观察到瘤体,并可进行活检,可排除恶性肿瘤。借助定位导丝可提高手术时的准确性。

4. 病理检查

乳头溢液脱落细胞学检查通过观察细胞形态能够鉴别良、恶性病变,但诊断乳头状瘤的阳性率较低。空心针穿刺活检能够提供组织病理诊断,可确诊本病。

（四）诊断及鉴别诊断

患者临床上出现血性溢液,首先可考虑本病。结合超声等影像学检查及相应的病理活检,能够确诊本病。应注意与乳腺癌、乳腺导管内乳头状癌、乳腺囊性增生病、乳腺纤维腺瘤相鉴别。

（五）治疗

所有诊断为乳腺导管内乳头状瘤的病变,尤其是外周型乳腺导管内乳头状瘤和伴有血性溢液的乳腺导管内乳头状瘤,均应常规行包括病变导管在内的区段切除术。手术可选择开放手术或真空辅助下微创旋切活检。如病变多发涉及全乳腺时,可考虑行全乳房切除 + 乳房重建,若术中或术后病理诊断为乳腺导管内乳头状瘤恶性变,后续治疗应遵循乳腺癌的处理原则。

三、乳房肉瘤

（一）病理

乳房肉瘤较为少见,发病率占乳房恶性肿瘤的 2%~3%。与身体其他部位同类肿瘤相同,组织病理学诊断为来源于不同间叶组织的肿瘤。常见组织学类型包括血管肉瘤、脂肪肉瘤、硬纤维瘤及恶性纤维组织细胞瘤。

（二）临床表现

典型的临床表现为无痛而较大的乳房肿块,平均发病年龄 50 岁,肿块生长迅速,中位大小为 5.2 cm,乳头多不内陷,乳房皮肤可见明显的静脉扩张,肿瘤易侵犯胸肌而与之固定,可以发生血行转移到肝、肺及脑等器官,淋巴转移少见,腋淋巴结多无肿大。乳腺钼靶 X 线摄影检查无特殊诊断价值。

（三）治疗

与乳腺癌相比,乳房肉瘤的预后尚好,术后 5 年生存率总体约为 60%。主要治疗方法为外科手术,常需要选择全乳房切除术。应注意乳房肉瘤血液循环丰富,高频电刀或超声刀有利于减少手术过程出血。术后手术创面适度的加压包扎也是有益的。局部切除复发率可高达 53%,不应提倡。全乳房切除术后亦有约 8% 的局部复发率。一般不必行同侧腋淋巴结清除,但应注意到约 10% 的乳房脂肪肉瘤可有腋淋巴结转移。病理检查每高倍视野细胞分裂相超过 8 个者预后多不佳。乳房肉瘤化疗和放疗的效果尚难评价。

四、乳腺癌

（一）流行病学

乳腺癌是女性最常见的恶性肿瘤之一，占全身恶性肿瘤的 7% ~ 10%。根据世界卫生组织（World Health Organization，WHO）公布的统计资料，2000 年全球女性乳腺癌新发病例数超过 100 万，标化发病率为 35.66/10 万，标化病死率为 12.51/10 万。乳腺癌已成为世界范围内女性发病率第 1 位的恶性肿瘤。而美国的流行病学调查资料显示，乳腺癌的发病率已经接近 130/10 万。与高发病国家相比，我国尚属低发病国，但是发病率存在着明显的城乡差别。《2013 年北京市卫生与人群健康状况报告》显示，2012 年北京市乳腺癌发病率为 66.69/10 万。在发病年龄的研究中发现，尽管不同人种存在差异，但是总体观察 30 岁以下的患者少见，20 岁以下的患者罕见，亚洲女性 40 ~ 50 岁是显著高峰发病年龄段。

2016 年 3 月，全国肿瘤防治研究办公室陈万青教授等在《CA：A Cancer Journal for Clinicians》杂志上发表了 2015 年中国癌症统计数字，其中乳腺癌在我国女性恶性肿瘤发病中占 17.28%，居首位，病死率为 7.64%，居第 6 位，城市乳腺癌发病率和病死率均高于农村（19.83% vs 13.80%，10.40% vs 8.12%）。近 10 年，我国乳腺癌发病呈持续上升趋势。2010—2011 年中国癌症发病率变化趋势显示，乳腺癌以每年 3.9% 的比例上升，病死率以每年 1.1% 的比例上升。

2016 年 6 月，发表在《Annals of Oncology》的一项数据表明中国上海女性 40 年间（1973 年 1 月 1 日至 2012 年 12 月 31 日）的乳腺癌发病率和病死率，记录了上海城区女性总共 53 885 个乳腺癌病例和 17 325 个乳腺癌特异性死亡记录。乳腺癌发病率和病死率的年龄标准化率分别增加 141.2% 和 26.6%。总体来说，乳腺癌发病率出现大幅增加[估计年度百分比变化（EAPC）= 2.96%/年]，乳腺癌病死率为中度增加（EAPC = 0.87%/年）。

因此，乳腺癌正在严重威胁着处于事业和家庭重要阶段女性的生命，需要引起足够的重视。

（二）病因

乳腺癌的发病原因尚未阐明，但是，近年来病因学的研究提示了一些与乳腺癌发病可能的相关因素，包括家族因素、生殖因素、性激素水平、相关基因等。

1. 家族史与乳腺癌相关基因

早在 1974 年就有学者注意到一级亲属患乳腺癌的概率较无家族史者高 2 ~ 3 倍。1988—1989 年上海的一项调查显示，有乳腺癌家族史的妇女患乳腺癌的相对危险度为 4.5。由此可见，乳腺癌家族史是重要的危险因素。

有时乳腺癌可表现为家族聚集的特征，即父系或母系中至少有 3 个亲属患乳腺癌，同时有乳腺癌和卵巢癌家族史，有双侧和/或早期乳腺癌的家族史。一般而言，家族聚集性的乳腺癌可有两种发病机制：一种是多种基因的改变而导致乳腺癌的发生；另一种则是由某种基因突变引起的。值得说明的是，绝大多数有乳腺癌家族史的妇女并不存在上述遗传素质，因而她们的患病风险远远低于那些有明显遗传倾向的人群。

2. 生殖因素

妇女的乳腺在青春期受卵巢激素的作用发育成熟，而乳腺细胞受每月体内激素水平的周期性变化及妊娠期体内激素水平的升高而发生生理性的增殖改变。这种细胞增殖分裂的形式于妇女绝经时终止。乳腺癌的发生与上述多种生殖因素有着密切的关系。

（1）初潮年龄：初潮年龄小的妇女患乳腺癌的概率大，有些学者认为初潮年龄小的育龄妇女其体内的激素水平较高，月经周期较短，因此暴露于内源性雌激素环境中的程度较大，这可能是造成这部分妇女易患乳腺癌的主要原因。

（2）停经年龄：目前，停经晚是乳腺癌的危险因素，据美国的资料，停经每推迟 1 年，则增加发生乳腺癌的概率为3%。

（3）第1胎足月妊娠年龄：大量流行病学调查发现，未育妇女患乳腺癌的风险大于生育过的妇女，而妇女第1胎正常妊娠年龄越小，一生中患乳腺癌的概率也越小，但是这些风险的差异主要体现在40岁以后诊断为乳腺癌的妇女中，而非年轻的乳腺癌患者。其原因主要在于第1次足月妊娠可以导致乳腺上皮发生一系列变化而趋成熟，而成熟后的上皮细胞具有更强的抗基因突变能力。

（4）产次和哺乳史：大规模的调查研究发现，高产次的妇女患乳腺癌的概率小，未哺乳妇女患乳腺癌的概率高，乳腺癌高发区较低发区人群的母乳喂养普及率低，且维持时间也短。

3. 性激素

性激素在乳腺癌的发生中发挥重要的作用。

（1）内源性和外源性雌激素：绝经后妇女中患乳腺癌者较健康女性体内总雌激素水平平均高出15%～24%。前瞻性研究显示，未用过激素替代治疗的绝经后妇女其血浆雌激素水平与乳腺癌的风险呈显著正相关；对于绝经前女性，也有大规模的研究证实了内源性雌激素与乳腺癌风险的相关性。虽然与子宫内膜癌的发生相比较其风险小得多，但是补充外源性雌激素会增加乳腺癌的发病可能已被证实。

（2）其他激素：雄激素、催乳素、血清生长素样因子及其主要的结合蛋白［血清胰岛素样生长因子结合蛋白3（IGFBP-3）］等，与乳腺癌的发生有着一定的关系，但是各激素在乳腺癌发生机制中的联系尚未完全明晰。

4. 营养和饮食

营养和饮食对乳腺癌的发生也有一定意义。

（1）脂肪与高热量饮食：大多数流行病学研究都证实体重增加与乳腺癌有关，尤其是在绝经后体重增加者。

（2）乙醇：有报道指出，饮酒可能增加体内雌激素水平并导致妇女患乳腺癌的风险增加。

（3）纤维素和维生素：虽然其机制尚不明了，但纤维素对乳腺癌和大肠癌都有抑制作用得到证实，也有研究认为维生素A有保护乳腺细胞的作用。

5. 其他因素

其他如电离辐射、药物、体育锻炼等也与乳腺癌有关系。

（1）电离辐射：乳腺癌的发生与电离辐射有关，且暴露于放射线的年龄越小，其风险越大。因此，有些学者提出乳腺钼靶X线摄影普查可能增加乳腺癌的风险，但由于其可以早期发现乳腺癌而降低病死率，利大于弊，故被推荐为40岁以上女性乳腺检查项目。

（2）药物：化疗药物在治疗肿瘤同时，其本身也有致癌作用。关于口服避孕药是否增加乳腺癌的风险一直受到广泛的关注，因为口服避孕药含有与乳腺癌相关的性激素成分，但是到目前为止，至少有50项前瞻性研究证实口服避孕药不增加妇女患乳腺癌的风险。

（3）体育锻炼：适当的体育运动可以减少许多疾病的发生，包括降低乳腺癌的发病率。有研究显示，体育锻炼对于乳腺癌患者具有延长生存率、降低病死率的作用。

（三）分子机制

一些研究机构报道了与乳腺癌有关的数十种基因，如BRCA、EGFR、PTEN、AKT2等数十种乳腺癌基因已被确定，它们的异常使细胞动态平衡失调并影响细胞的信号传导和调节途径。近10年来，人们在肿瘤异常基因的研究领域取得了显著的进步，帮助提高我们对肿瘤的防治能力，并给治疗肿瘤提供了更多的选择。其中尤其以针对表皮生长因子受体及相关基因、信号传导的研究最受关注，目前在乳腺癌治疗中广泛应用的曲妥珠单抗，就是针对这一基因相关的信号网络的靶向治疗药物。

（四）病理

1. 病理类型

乳腺癌有多种分型方法,美国国立综合癌症网络(NCCN)乳腺癌临床实践指南(中国版)推荐采用以下病理分型。

（1）非浸润性癌:非浸润性癌即原位癌,是指癌细胞局限于导管、小叶内末梢导管或腺泡基底膜内的浸润前期癌,包括小叶原位癌和导管原位癌(又称导管内癌)。

① 小叶原位癌由乳腺小叶上皮发生,癌细胞局限生长于基底膜内,呈多灶性,常累及双侧乳房,多发生在绝经前。由于乳腺小叶原位癌在绝经期后可自行消失,且不转移,因此有学者认为它是种癌前病变。但是癌细胞突破基底膜向间质浸润,则成为浸润性小叶癌,其转变率为15%~30%,临床上即可出现肿块。

② 导管原位癌自小叶外的导管上皮发生,常为单侧性,多发生在绝经后。非浸润性粉刺癌、非浸润性乳头状癌都属于此类。但如果癌细胞向外浸润,则为浸润性导管癌。

（2）浸润性癌非特殊型:浸润性癌非特殊型主要包括浸润性导管癌和浸润性小叶癌,此类型一般分化较低,预后较差。其中,浸润性导管癌约占乳腺癌的80%,为最常见的乳腺癌类型。小叶原位癌的癌细胞突破基底膜向间质内浸润即为浸润性小叶癌,肿瘤常呈多中心性生长,可累及双侧乳腺。

（3）浸润性癌特殊型:浸润性癌特殊型具有特殊的组织学形态特点和较好的生物学行为,恶性度相对较低。依其形态可分为髓样癌、小管癌(又称高分化腺癌)、黏液腺癌、腺样囊性癌、乳头状癌、大汗腺样癌、鳞状细胞癌等。除了以上类型外,还有一些罕见的特殊类型的乳腺癌,如湿疹样乳腺癌(又称乳头佩吉特病)、炎性乳腺癌、男性乳腺癌等。

2. 组织学分级

除了髓样癌外,所有的浸润癌均应被分级,现推荐诺丁汉(Nottingham)联合病理分级法(Scarff-Bloom-Richardson 分级法基础上的 Elston-Ellis 改良法),内容如下。

A 评分代表了管腔形成。

1 分:腺管形成占肿瘤的 75% 以上。

2 分:腺管形成占肿瘤的 10%~75%。

3 分:腺管形成占肿瘤的 10% 以下。

B 评分代表了细胞异型性,主要表现为核的大小、核形及染色质的浓染程度。

1 分:细胞核呈一致性、小而规则。

2 分:细胞核大小及形状呈中度异型。

3 分:细胞核大小及形状不一致,有明显多形性。

C 评分代表了核分裂象。

1 分:每 2 mm 2 核分裂在 7 个以内。

2 分:每 2 mm 2 核分裂在 9~14 个之间。

3 分:每 2 mm 2 核分裂在 15 个以上。

取 3 个特征的评分值之和来表示肿瘤的分级,3~5 分为 1 级,6~7 分为 2 级,8~9 分为 3 级。

Gx:无法确定分级。

G1:低度恶性(高分化)。

G2:中度恶性(中分化)。

G3:高度恶性(低分化)。

（五）临床分期及分子分型

1. 乳腺癌临床分期

采用 TNM 分期,为 AJCC 第 8 版分期,内容如下。

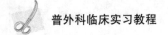

① 原发肿瘤(T)。

Tx:原发肿瘤无法确定(如已切除)。

T0:原发肿瘤未查出。

Tis:原位癌。

Tis:导管原位癌(DCIS)。

Tis:小叶原位癌(LCIS)。

Tis:(佩吉特病)乳头佩吉特病,经证实乳腺腺体内没有浸润性癌和/或原位癌(导管原位癌和/或小叶原位癌)。对于乳腺癌伴有佩吉特病,对于肿瘤分期判定应该以浸润性癌为标准,但其中佩吉特病不应被忽略。

T1:肿瘤最大直径≤20 mm。

T1mi:肿瘤最大直径≤1 mm。

T1a:1 mm < 肿瘤最大直径≤5 mm。

T1b:5 mm < 肿瘤最大直径≤10 mm。

T1c:10 mm < 肿瘤最大直径≤20 mm。

T2:20 mm < 肿瘤最大直径≤50 mm。

T3:肿瘤最大直径 >50 mm。

T4:肿瘤不论大小,侵犯胸壁和/或皮肤(胸壁包括肋骨、肋间肌、前锯肌,但不包括胸肌)。

T4a:肿瘤侵犯至胸壁但是不包括胸肌。

T4b:乳腺皮肤出现溃疡和/或卫星结节和/或水肿(包括橘皮样组织),不包括炎性乳腺癌。

T4c:肿瘤侵犯胸壁和皮肤。

T4d:炎性乳腺癌。

② 区域淋巴结(N)。

Nx:区域淋巴结无法分析(如既往已切除)。

N0:区域淋巴结无转移。

N1:同侧Ⅰ、Ⅱ级腋窝淋巴结转移,可活动。

N2:同侧Ⅰ、Ⅱ级腋窝淋巴结转移,临床表现为固定或相互融合;或缺乏同侧腋窝淋巴结转移的临床证据,但临床上发现有同侧内乳淋巴结转移。

N2a:同侧Ⅰ、Ⅱ级腋窝淋巴结转移,互相融合或与其他组织固定。

N2b:仅临床上发现同侧内乳淋巴结转移,而无Ⅰ、Ⅱ级腋窝淋巴结转移的临床证据。

N3:同侧锁骨下淋巴结(Ⅲ级腋窝淋巴结)转移伴或不伴Ⅰ、Ⅱ级腋窝淋巴结转移;临床上发现同侧内乳淋巴结转移伴Ⅰ、Ⅱ级腋窝淋巴结转移;同侧锁骨上淋巴结转移伴或不伴腋窝或内乳淋巴结转移。

N3a:同侧锁骨下淋巴结转移。

N3b:腋窝淋巴结转移及同侧内乳淋巴结转移。

N3c:同侧锁骨上淋巴结转移。

pNx:区域淋巴结无法评估(如既往已切除或切除后未进行病理学检查)。

pN0:无组织学上区域淋巴结转移。

pN0(i-):无组织学上区域淋巴结转移,免疫组织化学阴性。

pN0(i+):区域淋巴结转移中的恶性细胞不超过 0.2 mm。

pN0(mol-):无组织学上区域淋巴结转移,分子学方法测定阴性(RT-PCR)。

pN0(mol+):分子学方法测定阳性(RT-PCR),无组织学或免疫组织化学方法测定的区域淋巴结转移。

pN1:微转移为 1~3 个腋窝淋巴结转移,和/或通过前哨淋巴结活检发现内乳淋巴结转移,但临床上未发现。

pN1mi:微转移(>0.2 mm 和/或 >200 个细胞,但均≤2.0 mm)。

pN1a:1~3 个腋窝淋巴结转移,至少 1 个转移灶 >2.0 mm。

pN1b:通过前哨淋巴结活检发现内乳淋巴结微转移或大体转移,但临床上未发现。

pN1c:1~3 个腋窝淋巴结转移及通过前哨淋巴结活检发现内乳淋巴结转移呈大体转移,但临床上未发现。

pN2:4~9 个腋窝淋巴结转移,或临床上发现内乳淋巴结转移,但腋窝淋巴结无转移。

pN2a:4~9 个腋窝淋巴结转移(至少 1 个转移灶 >2.0 mm)。

pN2b:临床上发现内乳淋巴结转移,但腋窝淋巴结无转移。

pN3:≥10 个腋窝淋巴结转移,或锁骨下(Ⅲ级腋窝)淋巴结转移;临床上发现同侧内乳淋巴结转移,同时有 1 个或更多Ⅰ、Ⅱ级腋窝淋巴结阳性;多于 3 个腋窝淋巴结转移,同时前哨淋巴结活检发现内乳淋巴结转移或大体转移,但临床上未发现;同侧锁骨上淋巴结转移。

pN3a:≥10 个腋窝淋巴结转移(至少 1 个转移灶 >2.0 mm),或锁骨下(Ⅲ级腋窝)淋巴结转移。

pN3b:临床上发现同侧内乳淋巴结转移,同时有 1 个或更多腋窝淋巴结阳性;多于 3 个腋窝淋巴结转移,前哨淋巴结活检发现内乳淋巴结微转移或大体转移,但临床上未发现。

pN3c:同侧锁骨上淋巴结转移。

③ 远处转移(M)。

M0:无临床或影像学证据表明存在远处转移(不存在 pM0)。

cM0(i+):无远处转移的临床或影像学证据,但通过分子学方案或显微镜检查在循环血液、骨髓,或其他非区域淋巴结组织中发现不超过 0.2 mm 的肿瘤细胞,患者没有转移的症状和体征。

M1:通过传统临床和影像学方法发现的远处转移和/或组织学证实超过 0.2 mm 的转移灶。

根据以上情况进行组合,可把乳腺癌分为以下各期:

0 期:TisN0M0。

Ⅰ A 期:T1N0M0。

Ⅰ B 期:T0N1miM0、T1N1miM0。

Ⅱ A 期:T0N1M0、T1N1M0、T2N0M0。

Ⅱ B 期:T2N1M0、T3N0M0。

Ⅲ A 期:T0N2M0、T1N2M0、T2N2M0、T3N1M0、T3N2M0。

Ⅲ B 期:T4N0M0、T4N1M0、T4N2M0。

Ⅳ C 期:任何 T、N3M0。

Ⅳ 期:任何 T、任何 N、M1。

2. 乳腺癌分子分型

随着对乳腺癌研究的进展,原有的依据病理类型和临床分期进行治疗和判断预后的模式已经不能完全反映乳腺癌疾病发展、治疗选择及治疗反应预测和复发转移风险判断的需要。2011 年 St. Gallen 共识提出了乳腺癌分子分型的概念,根据原发肿瘤免疫组织化学分子标志物 ER、PR、HER2 及 Ki67 的表达情况,将乳腺癌分为 4 型,具体见表 10-5-1。

表 10-5-1　St. Gallen 共识提出的乳腺癌分子分型

分型	分子标志物表达情况
Luminal A 型	ER(+)和/或 PR(+),HER2 阴性且 Ki67 <14%
Luminal B 型	ER(+)和/或 PR(+),HER2 阳性和/或 HER2 阴性且 Ki67≥14%
HER2 过表达型	ER(-)和/或 PR(-)和 HER2 阳性
三阴型	ER(-)和/或 PR(-)和 HER2 阴性

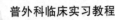

分子分型是乳腺癌新的分类方式,相对于原有的临床分期和临床病理因素更能从肿瘤本质上反映乳腺癌的特征,对指导临床治疗有重要意义。

（六）临床表现

乳腺癌生长至临床检出前的病程有多长还不清楚,而且不同患者,其生长速度也各不相同,差异很大。一般来说,乳腺癌倍增时间为 25～200 天,因此乳腺癌患者有长达数年的临床前期阶段,如能在此阶段检出乳腺癌,可明显提高治愈率。当肿瘤发展到一定阶段,就会出现一系列相应的临床表现,这些临床表现正是许多患者就医的主要原因。

乳腺癌在早期多为无痛的、单发的小肿块,质硬,表面不光滑,与周围组织分界不清,在乳房内不易被推动。患者一般在无意中发现。随着乳房自检和常规健康体检的普及,亦有相当一部分肿块在体检时被发现。另外,由于早期乳腺癌不引起任何自觉症状,有的患者又不知其严重性,以致部分患者接受治疗较晚。

乳腺癌逐渐增大,侵入乳房悬韧带,使之收缩,因此肿块处皮肤往往有凹陷,即所谓的"酒窝征",是乳腺癌早期常有的征象。乳腺癌继续发展常使乳房缩小、变硬、乳头抬高,并可由于乳管的牵拉而扁平、回缩,甚至凹陷,也可在数月内显著增大,使患侧乳腺体积变大,隆起。乳腺癌侵入胸肌筋膜、胸肌,以致肿块固定于胸壁而不易推动。癌细胞阻塞皮下淋巴管,造成淋巴回流障碍从而出现真皮水肿,皮肤呈"橘皮样"改变。晚期出现皮肤破溃,形成溃疡,溃疡常有恶臭,伴有出血。乳腺癌也可以与皮肤发生广泛粘连,如癌细胞扩散至乳房和乳房周围皮肤,则可出现多数小结节,甚至彼此融合。

淋巴结转移最初多见于腋窝,早期为散在淋巴结增大、变硬,尚可被推动,进而逐渐增多,并连接成硬块,甚至与深部组织和皮肤发生粘连。锁骨上淋巴结亦可肿大、变硬,对侧腋窝也可有淋巴结转移。如癌细胞堵塞腋窝主要的淋巴管,引起该侧手臂淋巴回流障碍,则发生蜡白色的手臂水肿。如锁骨下或腋窝的硬变淋巴结压迫腋静脉,则引起该侧手臂青紫色水肿。

乳腺癌发生远处转移的常见部位为骨、肺、肝、脑,并有相应的症状。如侵犯椎骨,则发生背痛;侵犯股骨,可发生病理性骨折;肺和胸膜的转移,常引起咳嗽和呼吸困难;肝转移可引起肝大和黄疸。

（七）体征

1. 视诊

在明亮光线环境,患者采用端坐位,脱去上衣,与医师面对检查。

（1）乳房外形:观察两侧乳房的外形、大小及高低位置有无异常,并了解其是先天性发育异常抑或疾病所致。正常健康人两侧乳房发育并非完全对称,两侧哺乳不均也可造成此种现象。乳房的局限性隆起,常是肿瘤的表现。副乳腺体积较大时,表现为乳房外上近腋窝处局限性隆起。乳腺癌侵犯周围组织可导致乳房收缩移位,或将表面组织向深面牵引而造成局部凹陷。

（2）皮肤:注意有无酒窝征、红肿、静脉扩张、橘皮样改变、卫星结节及溃破等。

（3）乳头:观察两侧乳头是否等高,有无回缩或固定,表皮有无脱屑、糜烂等。乳房上半部的肿瘤可造成乳头上移。乳晕区的癌瘤或炎症等病变可引起乳头回缩甚至固定。乳头表皮反复的脱屑或糜烂,应警惕是否为湿疹样癌所引起。

2. 触诊

（1）体位:一般取坐位。乳房肥大下垂、肿物位置较深或下部肿瘤也可结合仰卧位检查。

（2）方法:触诊须轻柔,避免过力按压促使癌细胞向周围浸润。检查时用指腹按顺或逆时针方向循序进行全乳房触诊,以免遗漏主要病灶以外的其他病变。检查乳房时不可抓捏,以免略呈结节感的腺体影响正确诊断,检查时须注意鉴别。对下垂型大乳房,也可一手托起,另一手触查。

3. 肿物检查

发育正常的乳房腺体具有一定厚度,触诊有不同程度的小结节或局限性增厚,一般为片状,范围不定，无法清楚测量，软韧度与正常腺体相似，属正常结构。

（1）肿块：有可测量边界的结节，单发或多发。

（2）部位：乳腺分为外上、外下、内上、内下4个象限及中央区共5个区域。病灶按上述区域划分或绘图表示，跨占2个区以病灶中心所在部位为主。位于乳腺边缘、胸骨旁、锁骨下等处应加以说明。

（3）大小：测量病变的2个相垂直的最长径。

（4）形状：肿物形状有分片状、条索状、球状、不规则结节状和结节融合状等。

（5）边界：记录病灶边界是否清楚及表面是否光滑。

（6）个数：单个或多个。肿块数量为多个时，须明确数目、所在部位及大小，亦可绘图表示。

（7）质地：软、硬的界限有时难以界定并与检查者的临床经验有关。

（8）活动度：病灶活动度良好、差或固定。膨胀性生长的病变，一般活动度好；浸润性生长常与周围组织分界不清，活动度差；侵犯胸大肌时，患者叉腰用力，病变表现为固定不可推动，如胸肌松弛时也固定，则病灶侵及胸壁。

（9）表面皮肤：在肿物部位皮肤表面用拇指和示指相对，可发现病灶是否与皮肤粘连。如皮肤受累，则与病灶紧密粘连，不可分开。

4.乳头检查

（1）活动度：应两侧对称检查。轻牵乳头，了解乳头是否与深处组织或病灶有粘连或固定。

（2）乳头溢液：自乳腺四周向乳头根部轻轻推压，如发现溢液，须查明溢液管口的部位，一般与相应方向的病灶所在象限相对应。同时应查明是单管口还是多管口，以及溢液的性状（浆液性、褐色、血性、无色透明、乳汁样或脓液等），并行溢液涂片细胞学检测。

5. 腋窝淋巴结检查

腋窝淋巴结检查一般采取坐位，检查患者右侧腋窝时，医师用右手托持受检者右前臂，使胸大肌松弛，用左手从胸壁外侧逐步向腋顶部仔细全面触诊，如触到肿大淋巴结，应查明部位、大小、个数、硬度、活动度、淋巴结之间或与周围组织有无粘连融合，以及是否有压痛等。

6. 锁骨上淋巴结检查

锁骨上淋巴结检查可与患者对坐或站在患者背后检查，乳腺癌锁骨上淋巴结转移多发生在胸锁乳突肌锁骨头外侧缘处，检查时可沿锁骨上和胸锁乳突肌外缘向左右和上下触诊，如触及肿大淋巴结，也和检查腋淋巴结一样明确各项有关情况。

（八）辅助检查

1. 乳腺钼靶X线摄影

乳腺钼靶X线摄影是早期发现和诊断乳腺癌最有效的影像学检查方法之一。在西方国家，该项检查已广泛用于乳腺癌普查，其灵敏度为80%~90%，特异度为85%~95%，但是也应注意到，乳腺钼靶X线摄影检查对致密型乳腺及近胸壁的病灶容易漏诊。早在1997年，美国癌症协会（American Cancer Society，ACS）制定了乳腺癌普查的推广原则，明确检查对象和检查方法，包括18~39岁者每月1次乳房自我检查，3年1次临床体检；40~49岁者每年1次临床体检和乳腺钼靶X线摄影检查；50岁以上者每年1次临床体检和乳腺钼靶X线摄影检查，每月1次乳房自我检查。乳腺钼靶X线摄影检查与年龄、月经、妊娠、哺乳等生理因素有关，一般分为致密型、透明型、导管型、混合型。恶性疾病常表现为不规则的高密度影，边缘有毛刺或有小而密集的砂粒状钙化点。乳腺钼靶X线摄影还可显示部分腋窝淋巴结情况。美国放射学会规定并出版的乳腺影像报告与数字系统（Breast Imaging Reporting and Data System，BI-RADS）是其形态学描述的标准化语言。BI-RADS共7种分类：0级为"评估不完全"，需要进一步证实；1级为"阴性结果"，结果不需要描述；2级为"良性发现"，应描述一个良性特征；3级为"可能良性发现"，极低恶性可能；4级为"可疑恶性"，建议活检；5级为"高度怀疑恶性"；6级为"明确恶性"，有病理证实的恶性。

乳腺癌在乳腺钼靶X线摄影上多表现为致密影，外形为不规则分叶状，有毛刺，内部密度不均匀，部

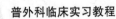

分可见小杆状、小叉状或泥沙样恶性钙化点。周围可见丰富血管影,表面皮肤可因淋巴回流障碍而增厚或受深部病灶牵拉而凹陷。BI-RADS 分级多提示为 4 级以上。

2. 乳腺 B 型超声

乳腺 B 型超声具有操作简便,安全易行,无损伤的特点,适用于各年龄段、不同乳腺疾病的诊断。高频(7.5 ~ 10.0 MHz)B 型超声是最实用有效的检查方法,适于致密型乳腺,引导肿物定位和穿刺活检,鉴别乳腺钼靶 X 线摄影所检出的病变为囊性或实性。其与乳腺钼靶 X 线摄影结合成为乳腺检查的"黄金搭档"。但是 B 型超声检查对于临床阴性的乳腺病变敏感性较低,不易检出微小钙化,对较小的不典型病灶难以定性诊断。

3. 乳腺 MRI

乳腺 MRI 较乳腺钼靶 X 线摄影检查有更高的敏感性和特异性,近年来在临床上受到越来越多的重视。尤其动态增强显像在鉴别良、恶性肿块方面具有更高的准确性。2008 版 NCCN 临床实践指南推荐选择 MRI 作为乳腺癌新辅助治疗疗效的评价标准,但是作为乳腺癌的普查工具受到很多限制,尚不适于大规模的人群普查。

4. 空心针活检

立体定位空心针活检(stereotactic core needle biopsy,SCNB)是将穿刺针直接刺入乳腺可疑病变区,取得组织标本进行组织病理学检查的一种方法。总体诊断准确率比细针穿刺细胞学检查高,灵敏度为 90% ~ 97%,特异度为 100%。空心针活检运用自动反弹切割式活检枪(14 ~ 16 G)从病变部位切取少量组织,其因损伤小,对乳房外观无影响而成为最常用的穿刺活检方法。

5. 真空辅助活检

1994 年麦默通(Mammotone)病灶旋切系统问世,在切割的同时,真空抽吸目标组织于针槽内,行卷笔刀式切割,且一次进针可连续获得多点标本。其对于乳腺外观损伤较小,较小的病变能完全切除,获取的标本量大,病理诊断准确率可达 100%。活检同时有真空抽吸,不易形成血肿,并发症进一步减少,在欧洲各国成为手术活检的替代方法。

6. 纤维乳腺导管镜检查

纤维乳腺导管镜检查将直径 0.5 mm 的纤细内镜经乳头开口插入乳腺大导管直接观察,并可同时进行冲洗及细胞学检查,是诊断乳头溢液疾病的较好方法,可早期发现乳管内小病灶,明确病变的部位及范围。

7. 病理检查

病理检查包括乳头溢液涂片和细针针吸细胞学检查,乳头或其他糜烂溃疡面刮取涂片,手术标本面印片及空心针穿刺和麦默通病灶切除或切除病理组织学检查。

(九) 诊断及鉴别诊断

1. 诊断

根据详细的病史询问、症状、体格检查及辅助检查,做出乳腺癌的诊断并不困难。但是,一个完整乳腺癌的诊断应具有指导治疗的作用,需要包括病理分型、组织学分级、TNM 分期及免疫组织化学结果等。

2. 鉴别诊断

(1)非哺乳期乳腺炎:非哺乳期乳腺炎曾称为乳腺导管扩张症、浆细胞性乳腺炎、肉芽肿性乳腺炎等。其临床表现与炎性乳腺癌难以分辨,表现为肿块质硬,有浸润感,与皮肤粘连并引起乳头内陷,有慢性脓肿形成,伴腋窝淋巴结肿大。空心针组织学检查可以确诊。

(2)脂肪坏死:脂肪坏死表现为实性肿块,伴有疼痛,可有外伤史。病变边缘不整。可与皮肤粘连,甚至乳腺钼靶 X 线摄影也可见细小钙化。空心针组织学检查可以确诊。

(3)乳腺囊性增生病:乳腺囊性增生病有多个大小不一、质韧结节,分散在两侧乳腺。对局限在一侧乳房外上象限的病变,要注意与乳腺癌鉴别。

（十）治疗

现代乳腺癌治疗的历史已经走过 100 多年,乳腺癌的治疗从以解剖学为基础的群体治疗时代到以肿瘤分子标志物为基础的分类治疗时代,正在进入以基因信息为基础的个体化治疗时代。乳腺癌治疗的方式也由单一的手术治疗,逐渐发展为手术、化学治疗、放射治疗、内分泌治疗、生物及免疫治疗相结合的综合治疗。20 世纪早期,由于对乳腺癌的生长规律认识不清,致使采取的治疗手段和所获疗效均未能令人满意。20 世纪后期,人们逐渐对乳腺癌生物特性有了深入了解,才使治疗措施渐趋合理和完善。进入 21 世纪,乳腺癌的诊断与治疗率先实现循证医学证据的指导与规范。依据翔实的临床、组织病理学及免疫组织化学检查,可以清晰地掌握患者的肿瘤分期、分级,并根据肿瘤对不同治疗方法的反应程度设计选择个体化的多学科综合治疗方案。乳腺癌综合治疗中,手术治疗及放射治疗属于局部治疗,化学治疗、内分泌治疗和生物及免疫治疗属于全身系统治疗。

1. 手术治疗

（1）乳腺手术。

① 乳腺癌根治术:乳腺癌根治术的手术切除范围包括患侧全部乳腺组织、超过肿瘤边缘 2 cm 表面皮肤及胸大肌、胸小肌、腋窝和锁骨下脂肪及淋巴组织的整块切除。胸长神经和胸背神经在不影响手术清除的情况下,可予保留。1894 年,William Stewart Halsted 发表了他在约翰·霍普金斯医院进行乳腺癌根治术的总结,这一术式在当时使 73% 的乳腺癌患者病情获得了局部控制,没有手术死亡,并且在没有其他任何辅助治疗的情况下,5 年生存率达到 40%,患者 5 年生存率提高 1 倍,局部复发率仅有 3%。这一术式直到 20 世纪 70 年代仍然是乳腺癌手术的标准术式。目前该术式已经被淘汰。

② 乳腺癌扩大根治术:乳腺癌扩大根治术是在乳腺癌根治术的基础上,同时切除乳房内侧部的胸壁,即在胸膜外将第 2 至第 4 肋软骨、胸廓内动脉、静脉及内乳淋巴结切除。基于当时对于乳腺癌治疗的理念和缺少辅助治疗手段,20 世纪 60 年代 Jerome Urban 和 Everett Sugarbaker 提出了这一术式,但随后被前随机对照研究证实对于减少局部复发、改善患者的预后没有效果,同时由于这一术式创伤巨大,患者术后胸壁外形及上肢功能毁损严重,目前临床上很少应用。

③ 乳腺癌改良根治术:乳腺癌改良根治术包括保留胸大肌、切除胸小肌的乳腺癌改良根治术和胸大、小肌均保留的乳腺癌改良根治术,除了保留胸大肌或同时保留胸大、小肌外,切除范围基本同根治术。Patey 及 Dyson 首先采用保留胸大肌、切除胸小肌的乳腺癌改良根治术治疗乳腺癌患者,并于 1948 年首先报道接受乳腺癌改良根治术的乳腺癌患者的无疾病生存和总生存与接受根治术的患者没有差异。这在当时引起学术争论,仍有不少医师主张对乳腺癌患者行更大范围乃至前述的扩大根治术。1970 年 Hugh Auchincloss 进一步改进手术方式,手术中胸大、小肌均予以保留,获得了同样的无疾病生存和总生存。1977 年美国乳腺与肠道外科辅助治疗研究组（National Surgical Adjuvant Breast and Bowel Project，NSABP）B-04 研究证实乳腺癌改良根治术不论是否接受胸壁放疗,患者的总生存与根治术是相同的。保留胸大、小肌的乳腺癌改良根治术到目前为止仍然是局部进展期乳腺癌的常用手术方式。乳腺癌改良根治术的适应证包括:患者不接受保乳手术;局部复发风险高的患者（如 BRCA 阳性）;乳房多中心癌或乳房内弥漫恶性钙化灶;肿瘤体积较大、乳房相对较小,保乳外观差的患者;不能接受保乳术后放疗的患者。乳腺癌改良根治术后常见的并发症包括皮瓣坏死、伤口血肿及血清肿、淋巴漏等。随着术前腋窝淋巴结穿刺活检和前哨淋巴结活检的开展,前哨淋巴结阴性的患者可不进行腋窝淋巴结清扫,而仅行乳房单纯切除术。因此,目前乳腺癌改良根治术实际上包括两方面的手术:乳房单纯切除及腋窝淋巴结外科分期（前哨淋巴结活检和/或腋窝淋巴结清扫）。随着乳房切除后 I 期成形手术的开展,出现了相应的保留乳房皮肤的改良根治术（skin-sparing mastectomy，SSM）和保留乳头乳晕复合体的改良根治术（nipple and areola-sparing mastectomy，NSM）。如果患者没有乳房重建的要求,行乳腺癌改良根治术时通常根据肿瘤部位选择横向、斜向或纵向的梭形切口。如果接受乳房全切的患者有 I 期乳房成形再造的愿望,应当在全乳切除前联合整形外科医师设计切口。切缘距肿瘤要求 1~2 cm,同时切除乳头乳晕及术前穿刺活检部位的

皮肤。之后游离皮瓣到乳腺边缘,通常上至锁骨下方、下至乳房下皱襞、外至背阔肌前缘、内至胸骨旁。游离时沿皮下脂肪和乳房腺体脂肪间的间隙进行,皮瓣的厚度过薄易造成皮瓣缺血坏死,过厚容易遗留乳房腺体组织造成局部复发增加。皮瓣的厚度需要根据患者肥胖程度等个体情况调整,通常以 6~8 mm 为宜,并需要保留真皮下血管网。梭形切除皮肤的宽度应当使剩余的皮肤在缝合后外形平整、张力适中。张力过高会加重皮瓣缺血,易致皮瓣坏死,而皮肤平整会使患者术后佩戴义乳时更加舒适。皮瓣游离后,将乳腺连同基底深方的胸大肌筋膜一并从胸大肌表面游离,然后清扫腋窝淋巴脂肪组织,连同乳房整块移除标本,过程中注意保护腋静脉、胸背动静脉、胸长神经、胸背神经等重要结构。游离乳房内侧至胸骨旁第 2、3、4 肋间时须注意胸廓内动脉进入乳房的穿支动脉,应妥善电凝止血或结扎止血。一旦出血,应避免盲目、粗暴钳夹等操作,以免动脉断端回缩至胸腔引起难以控制的出血,甚至危及患者生命。关闭伤口前注意确切止血,留置腋窝和胸壁两根负压引流管。术后可使用弹力细带或多头胸带进行加压包扎,但须注意局部不能包扎过紧以免造成皮瓣缺血。

④ 乳腺癌保乳手术(breast conserving therapy,BCT):乳房肿瘤局部根治切除联合术后全乳房放疗的一种手术方式,目前已经成为早期乳腺癌的标准手术方式。乳腺影像学检查的进步使乳腺癌早期诊断的比例不断提高,而 Fisher 理论指出乳腺癌是全身系统性疾病而手术治疗只是局部治疗,使保乳手术的开展有了保证。NSABP B-06 研究奠定了保乳手术在乳腺癌手术治疗中的地位,该研究比较保乳手术加或不加术后放疗与乳房单纯切除术加腋淋巴结清扫的疗效。1985 年 Fisher 发表该研究的结果显示,乳房全切组、保乳手术组和保乳手术联合放疗组 3 组的无疾病生存和总生存都没有显著的差别。同时,保乳术后的放射治疗显著降低了局部复发率。2002 年 Fisher 报道了 NSABP B-06 随访 20 年的结果,再次证实了接受保乳手术联合放疗的乳腺癌患者与接受乳腺癌改良根治术患者的预后没有差异,保乳手术术后局部复发率要高于乳腺癌改良根治术。2002 年,Veronesi 发表另一项前瞻性研究随访 20 年的结果,得到相同的研究结论。手术方式从乳腺癌根治术到乳腺癌改良根治术再到保乳手术的转变,体现了乳腺癌治疗理念从最大的可耐受治疗(maximal tolerate therapy,MTT)到最小的有效治疗(minimum effective therapy,MET)的转变。保乳手术的适应证和禁忌证:2015 版《中国抗癌协会乳腺癌诊治指南与规范》提出保乳手术主要针对具有保乳意愿且无保乳禁忌证的乳腺癌患者,其适应证包括患者具有保乳意愿;临床 I 期、II 期的早期乳腺癌患者,尤其适合肿瘤最大径不超过 3 cm,且肿瘤/乳房体积比例适当,术后能保持良好的乳房外形的早期乳腺癌患者;非炎性乳腺癌的 III 期患者,经术前化疗或内分泌治疗降期后达到保乳标准时也可以慎重考虑。保乳治疗的绝对禁忌证包括妊娠期间放疗者;病变广泛或确认为多中心病灶,广泛或弥漫分布的可疑恶性微钙化灶,且难以达到切缘阴性或理想外形;肿瘤经局部广泛切除后切缘阳性,再次切除后仍不能保证病理切缘阴性者;患者拒绝行保留乳房手术;炎性乳腺癌。保乳治疗的相对禁忌证包括活动性结缔组织病,尤其硬皮病和系统性红斑狼疮或胶原血管疾病者,对放疗耐受性差;同侧乳房既往接受过乳腺或胸壁放疗者,需获知放疗剂量及放疗野范围;肿瘤直径 >5 cm 者;靠近或侵犯乳头(如乳头佩吉特病);影像学提示多中心病灶;已知乳腺癌遗传易感性强(如 BRCA1 突变),保乳后同侧乳房复发风险增加的患者。保乳手术的外科技术:保乳手术切口方向与大小可根据肿瘤部位及保证术后美容效果来选择,推荐上半象限的肿瘤采用沿 Langer 线的弧形切口,下半象限的肿瘤采用放射状切口。同时,腋窝淋巴结评价建议另取一腋下线状切口。如无受累,肿瘤表面皮肤可不做切除。须注意保乳手术切口的设计需要兼顾保乳失败改行乳房全切的切口设计,有保乳意愿但需要接受新辅助治疗的患者,建议在新辅助治疗开始前在体表用文身的方式标记肿瘤部位和范围,以免患者治疗有效后肿瘤无法触及甚至无法影像学定位而失去保乳手术的机会。乳房原发灶切除范围应包括肿瘤、肿瘤周围一定范围的乳腺组织及整块组织深面的胸大肌筋膜。保乳手术的切缘评价:病理镜下切缘没有残余肿瘤是保乳手术肿瘤得到局部根治的标志,因此每例保乳手术的标本都必须进行切缘病理评价。国内多采用术中快速冷冻病理对切缘进行评价,在保乳手术标本上应当对切缘方位进行准确标记,以便病理医师评价切缘的状态。切缘标记的方法常用染料法,用颜色不同的染料将保乳手术标本的上、下、内、外侧及基底和表面切缘进行标记,并

固定于标有钟表3°、6°、9°、12°位(12°、6°分别对应标本的上、下缘,3°对应右乳标本的内侧或左乳标本的外侧,6°与之对应)的标本板上送病理科取材后进行病理检测。切缘阴性患者保乳即为成功,某个切缘阳性患者可再次将对应切缘扩大切除一次,如切缘仍为阳性则需改行全乳房切除。美国外科肿瘤学会(American Society of Surgical Oncology, SSO)和美国放射肿瘤学会(American Society for Therapeutic Radiology and Oncology, ASTRO)2014年共同发布的保乳手术切缘指南共识将"No tumor on ink"即"切缘无肿瘤累及"定义为保乳手术切缘阴性,这一定义也被NCCN指南、St. Gallen共识等乳腺癌诊疗指南认可。按照该指南的推荐,在多学科综合治疗时代,常规临床实践中采用比无瘤切缘更广泛的切缘或不可取。阳性切缘被定义为墨水染色区有浸润性癌或DCIS侵犯,使同侧乳腺肿瘤复发(ipsilateral breast tumor recurrence, IBTR)风险至少增加2倍,且不能被加强放疗、全身治疗或有利生物学特征抵消。阴性切缘可减少IBTR。但是,扩大切缘并不显著降低此风险。应用全身治疗可降低IBTR发生率。依据生物学亚型分析,没有证据显示需要采用比无瘤切缘更广泛的手术切缘。全乳照射技术、分割和加强剂量的选择不应取决于切缘的宽度。年轻(≤40岁)与保乳治疗后IBTR、乳房切除术后胸壁局部复发风险增加相关,不良生物学和病理学特征更多见。没有任何证据表明,扩大切缘可抵消年轻患者IBTR风险增加。对于浸润性小叶癌,无须采取比无瘤切缘更广泛的切缘切除。切缘处经典小叶原位癌,并不是再切除术的指征。广泛导管内成分(extensive intraductal component, EIC)意味着DCIS行保乳手术后有较大肿瘤负荷残留的可能。没有证据显示,切缘阴性是IBTR风险增加与EIC相关。该指南提供了令人信服的证据,使得保乳手术切缘标准在临床上更易实施,并且可能在未来会减少保乳术后的再切除率。传统判断切缘切除是否充分的方法,多以肿瘤距切缘的最短距离和切缘的病理点状取材来判断,具有较大的随意性和不确定性。墨水染色技术使得该手术有了较客观的操作与评估方式。它是将切除肿瘤的表面分别用不同颜色的染料完整涂抹,再进行病理取材。其对切缘的"阴性"和"阳性"的描述较为直观可靠。对于指南未涉及的临床情况,包括Ⅲ期乳腺癌、新辅助化疗、单纯DCIS及不能接受乳腺放疗的患者,应根据患者的具体情况做相应的临床处理。2015年《中国抗癌协会乳腺癌诊治指南与规范》针对保乳手术切缘状态的标本处理和取材的规范性作出规定。保乳手术术后放疗:保乳手术后必须进行乳房的放疗,以减少局部复发。保乳手术术后美容评价:在局部肿瘤得到根治切除的前提下,维持或恢复乳房的美容外观是保乳手术的重要原则。恰当的切口设计、尽可能减少乳腺组织缺失、适当的手术残腔修复技术及尽量避免放疗反应是保证保乳术后乳房美容效果的要点。保乳术后美容效果的评价方法包括主观评价和客观评价,根据相应的评价标准可以对保乳手术的美容效果进行评价。

保乳手术的开展不仅是局部手术的问题,还要外科、病理科、放疗科、影像科和肿瘤内科等学科的多学科协作才能保证手术切缘安全,减少局部复发,改善预后,提高术后生活质量。目前我国受患者、医师治疗理念、早期病例检出率相对较低和各治疗中心水平不一、治疗费用等因素的影响,保乳手术占所有乳腺癌手术治疗的比例仍然较低。对于符合保乳手术适应证、具有保乳意愿的女性,保乳手术联合放疗是安全有效的手术方式已经毋庸置疑。

⑤ 乳房全切术后乳房重建:相当比例的乳腺癌患者在接受乳房全切后,会因为外形的改变而产生严重的心理和生理障碍,应用整形外科技术进行乳房全切术后乳房重建或再造,能够恢复乳房的外形,明显改善患者的心理状态,提高生活质量。对于不符合保乳手术适应证,又有强烈的保留乳房外形要求的乳腺癌患者,可以选择乳房全切术后乳房重建。诸多临床研究证实术后乳房重建不会影响患者接受术后辅助治疗及总生存,也被NCCN等多家指南所推荐。乳房重建的方式可以选择自体组织和人造假体,也可以两者相结合。与乳房全切手术同时进行的乳房重建称为Ⅰ期或即刻乳房重建,在手术后完成辅助治疗后再进行的乳房重建称为Ⅱ期或延期乳房重建。除了炎性乳腺癌和部分肿瘤局部范围过大的患者外,多数患者只要有接受乳房重建的意愿,都可以选择接受Ⅰ期乳房重建。相对于Ⅱ期重建,其优势在于进行乳房切除时能更好地为重建手术设计切口保留所需的皮肤,同时没有手术瘢痕,乳房缺失期不会对患者造成心理影响,也不存在二次进入手术室的恐惧感。乳房重建手术的术式选择受肿瘤治疗策略、患者

需求及对外形的要求程度、手术区域是否影响患者的生活习惯、所选择的术式对于患者的风险高低等因素的影响。自体组织乳房重建手术常用的组织包括背阔肌皮瓣、腹直肌肌皮瓣、臀大肌肌皮瓣、髂腹股沟皮瓣、大网膜等。目前新的手术方式不断出现,部分术式可联合腔镜技术使手术创伤减小。

（2）腋窝淋巴结评价。

Halsted 理论认为乳腺癌首先经淋巴引流转移到腋窝淋巴结后才会出现全身转移,因此从 Halsted 开创乳腺癌根治术开始,直到 20 世纪 90 年代初,腋窝淋巴结清扫(axillary lymph node dissection,ALND)一直是乳腺癌手术治疗的标准组成部分。常规的腋窝淋巴结清扫包括腋窝Ⅰ、Ⅱ组淋巴脂肪组织的整块切除,这一手术方式可以有效地控制乳腺癌引流区域淋巴结的转移,降低淋巴结复发转移发生率,改善患者预后。但是,腋窝淋巴结清扫也带来很多的不良反应,如腋窝外形改变、上肢运动障碍、局部持续的疼痛、上肢淋巴水肿、神经损伤、术后淋巴漏、伤口愈合时间延长及感染增加等。1972 年 Fisher 提出乳腺癌从早期即是全身性疾病的理论,在发生淋巴转移的同时就可以发生全身转移。乳房切除及腋窝淋巴结清扫作为局部治疗的手段,需要有效的全身治疗配合,改善患者预后。NSABP B-04 研究结果的公布,改变了以往腋窝淋巴结常规进行清扫的情况,前哨淋巴结活检(sentinel lymph node biopsy,SLNB)逐渐成为乳腺癌腋窝淋巴结分期的常规评价方式。随后数年间 NSAB P-32、美国外科肿瘤学会(American College of Surgeons Oncology Group,ACOSOG)Z00011、ISBCG 23-01 等研究结果的发表,彻底改变腋窝淋巴结的评价理念,巩固前哨淋巴结活检的地位。

前哨淋巴结指肿瘤淋巴引流途径上第一站的淋巴结,其是否存在转移能够反映肿瘤整个淋巴引流区域是否存在转移。这一概念是 Morton 于 1992 年首先在Ⅰ期皮肤黑素瘤上提出的,目前在乳腺癌领域应用最为成熟。前哨淋巴结活检的指征包括:早期乳腺癌(T1、T2 期);新辅助治疗前,临床腋窝淋巴结阴性;经过针吸细胞学或空心针穿刺活检腋窝淋巴结未见转移的患者;确诊的 DCIS 可以不行腋窝淋巴结评价,但是不能排除或已经证实有微浸润时应行 SLNB;男性乳腺癌;年龄高低、是否肥胖不影响 SLNB。对于一些临床情况是否适宜行 SLNB 尚有争议,包括:妊娠期乳腺癌;临床能触及可疑的腋窝淋巴结;T3 及 T4 期乳腺癌;多中心性乳腺癌;近期通过切除活检诊断的乳腺癌;既往腋窝接受过手术的患者;新辅助治疗后的乳腺癌患者。对于这些有争议的情况,2014 年 ASCO 早期乳腺癌前哨淋巴结检测指南推荐:多中心肿瘤、计划全乳房切除的 DCIS 患者、进行过腋窝和乳房手术的患者、新辅助治疗后的乳腺癌患者都可以进行 SLNB,T3 及 T4 期乳腺癌患者、孕期乳腺癌患者不应该接受 SLNB,计划接受保乳手术的 DCIS 患者可不行 SLNB,而炎性乳腺癌、临床 N2 期的乳腺癌患者为 SLNB 的禁忌证。前哨淋巴结示踪方法包括染料法、核素示踪法,也可两者联合应用。染料法国外常用的是专利蓝和异硫蓝,国内常用亚甲蓝,三者的前哨淋巴结检出率和假阴性率相似;核素示踪剂推荐使用的是^{99m}Tc 标记的硫胶体。示踪剂注射的部位通常选择在乳晕周围,做皮内或皮下注射,也可以选择肿瘤表面的皮肤做皮内或皮下注射,以及在肿瘤周围的乳腺实质内注射。目前也有使用荧光染料、纳米碳等方法进行前哨淋巴结示踪的方法。SLNB 检出前哨淋巴结的个数通常为 1~3 个,ALMANAC 研究发现,在检出的前 1~4 个前哨淋巴结中发现转移的患者占全部腋窝淋巴结阳性患者的 99.6%。仅检出 1 个前哨淋巴结的患者,SLNB 的假阴性率为 10%,而检出 3 个及以上前哨淋巴结时的假阴性率为 1%。前哨淋巴结检出的个数通常不超过 6 个,检出超过 6 个时 AJCC 规定不能再使用前哨淋巴结标注。影响 SLNB 检出个数的因素包括:年龄 50 岁以上;肥胖,高身体质量指数(BMI);肿瘤位于外上象限以外;SLN 染色未显色;放射性示踪剂注射超过 12 小时。术中前哨淋巴结状态的检测方法目前仍然以冷冻快速病理组织学和/或印片细胞学作为推荐检测方法。术中冷冻病理和印片细胞学两者或任一诊断阳性,均认为前哨淋巴结阳性。2014 年 ASCO 早期乳腺癌前哨淋巴结检测指南更新推荐:前哨淋巴结没有转移的患者不必接受 ALND;前哨淋巴结转移 1~2 个的患者,如果计划接受保乳手术和术后放疗,则不需要接受 ALND,但如果计划接受全乳切除时,应当进行 ALND。后一点是基于 ACOSOG Z0011 研究的结果,尽管该研究的结论仍有争议,但并不妨碍多个乳腺癌指南根据其结果做出治疗的推荐。SLNB 3 个以上阳性时,应常规行 ALND。对于有术前治疗(新辅助治疗)的乳腺癌患者,多数学者仍然主张在治疗开始前进行 SLNB,对腋窝淋巴结的评估较为准确,目前也有相关研究报道,如 ACOSOG1701 研究和 SENTINA 研究,新辅助治疗后进行 SLNB 也是可行的,但是总的假阴性率仍然高于治疗前进行 SLNB 者。

（3）早期乳腺癌的其他局部治疗方式。

在肿瘤治疗中,微创技术的使用使患者在获得肿瘤根治的同时减少手术造成的创伤和器官功能缺失,患者的生活质量也得到相应提高。对于早期乳腺癌小肿瘤的冷冻消融术,也是局部治疗的选择。该技术在超声引导下将能释放液氮的细针设备置入肿瘤,通过液氮的低温效应冷冻肿瘤,从而使肿瘤细胞坏死。2016 年 8 月 ASTRO 和 SSO 在杂志上发表了 ACOSOG Z1702 研究的结果,在这项 Ⅱ 期非随机多中心临床试验中,最终入组的 86 例单灶、直径 ≤2 cm、导管内癌成分 <25%、肿瘤在 MRI 上有强化的乳腺癌患者中,66 例（75.9%）接受冷冻消融治疗患者的肿瘤被成功去除。该研究是首次多中心乳腺肿瘤冷冻消融术的临床报道,尽管显示出较高的成功率,但仍需要进一步研究,大范围地应用于临床还应谨慎。此外,尚有使用激光、射频消融、超高频超声进行乳腺癌局部病灶治疗的报道,目前都远未达到替代手术治疗的水平。

2. 放射治疗

放射治疗（简称"放疗"）是乳腺癌术后重要的局部治疗手段,对于减少术后局部复发和增强某些不可切除病灶的局部控制都有明确的治疗效果。随着三维立体定位、适形调强放疗等技术和设备的发展,放疗的不良反应进一步得到控制。乳腺癌术后辅助放疗通常在全身辅助化疗结束后进行,可在内分泌治疗前或与内分泌治疗同时进行,一般情况下放疗与曲妥珠单抗的治疗可以同时进行,但需要注意左乳术后放疗时的心脏损伤。

（1）乳房全切术后乳腺放疗:局部肿瘤 T 分期越晚,淋巴结转移数目越多,乳腺癌改良根治术后局部复发率越高。文献报道,淋巴结转移数目超过 4 个的患者局部复发率达 24%～46%,而放疗可使局部复发转移的风险降低 14.8%。乳房全切术后放疗的指征包括原发肿瘤 T3 期以上、腋窝淋巴结转移数目超过 4 个的患者全乳切除术后应当接受放疗;腋窝淋巴结转移 1～3 个的患者建议接受术后放疗。尽管对于全乳切除术后 1～3 个腋窝淋巴结转移是否需要放疗仍有争议,但 DBCG 82b 和 82c 研究、EBCTCG 2005 年的荟萃分析均显示放疗能显著降低此类患者的局部复发率。2015 年《中国抗癌协会乳腺癌诊治指南与规范》指出,淋巴结转移 1～3 个的 T1/T2 期乳腺癌患者,包含下列至少 1 项因素的复发风险更高,术后放疗更有意义:年龄 ≤40 岁,腋窝淋巴结清扫数目 <10 个时转移比例 >20%,激素受体阴性,HER2/neu 过表达等。对于新辅助化疗后接受全乳房切除的患者,术后放疗的指征建议依据治疗前的初始分期。术后放疗的照射野包括锁骨上/下野、胸壁切线野、腋窝野、内乳野,放疗区的剂量通常为 50 Gy（分 5 周照射,25 次）。制订放疗计划时应尽可能采用三维立体定位及适形调强放疗,以减少对周围正常组织和器官的照射。

（2）保乳术后乳腺放疗:如无特殊情况,保乳术后必须接受乳腺放疗。全乳放疗（whole breast irradiation,WBI）是目前保乳术后放疗的标准治疗方案,对保乳术后同侧乳房局部复发控制可靠。CALGB 9343 的研究结果显示,70 岁及以上、病理 Ⅰ 期、激素受体阳性、切缘阴性的患者鉴于绝对复发率低,可以考虑单纯内分泌治疗而不行放疗。全乳放疗的范围为全乳腺双侧切线野加楔形板技术照射,剂量 DT50 Gy/5 周,分 25 次照射,瘤床加量照射 10～16 Gy/2～3 周,每次剂量 DT1.8～2.0 Gy。根据腋窝淋巴结病理情况对照射野进行相应的调整。腋窝淋巴结清扫或 SLNB 阴性的患者照射区只需要包括患侧乳腺;腋窝淋巴结清扫术后有转移的患者,照射区需要除外患侧乳腺,原则上还需要包括锁骨上、下淋巴引流区;前哨淋巴结仅有微转移或 1～2 个宏转移而腋窝未做清扫的患者,可以考虑采用高位或常规乳房切线野;前哨淋巴结宏转移 >2 个而未做腋窝淋巴结清扫者,应在全乳照射基础上进行腋窝和锁骨上、下区域的照射。强烈建议外科医师在保乳手术中采用多枚钛夹标记在术腔周围以便放疗时准确地定位瘤床,此方法对于瘤床定位的准确性明显高于依靠体表切口瘢痕进行定位的方法。全乳放疗后乳房水肿、疼痛、皮肤反应程度轻重不一,放疗反应严重者可出现乳房纤维化并挛缩变形。此外,放疗后尚有放射性肺炎、心脏损伤、骨髓抑制等并发症,腋窝放疗后可增加上肢淋巴水肿发生率。在全乳放疗的基础上,出现加速乳腺部分放疗(accelerated partial breast irradiation,APBI),在获得与全乳放疗相同的局部复发转移控制的前提下,疗程明显缩短、正常乳腺组织接受射线照射剂量减少。ASTRO 的共识建议对于复发转移低危的保乳患者可以考虑 APBI,严格符合"低危"标准的患者必须同时具备下列条件:年龄 >60 岁,无 BRCA1/2 基因突变,T1N0 的单灶肿块,未接受新辅助治疗,切缘阴性,无脉管受侵,无广泛导管内癌成分,激素受体阳性的浸润性导管癌或其他预后良好的浸润性癌。目前保乳手术术中放疗也在临床中有所应用,其远期治疗效果还有待进一步的研究。

(3)转移病灶的放疗:根据脑转移病灶的数目和部位、脑转移瘤回归分割分析分级,可以选择全脑放疗或立体定向放疗对乳腺癌脑转移进行治疗,NCCN 有相应的脑转移瘤治疗指南可供参考。对于部分伴有严重骨痛而其他治疗方式不能很好控制的骨转移病灶,可采用放疗缓解症状。

3. 化学治疗

乳腺癌是全身性疾病,早期即可发生转移,肿瘤细胞从原发肿瘤通过多种机制的作用解离后随血液循环种植在靶器官,形成微小转移灶。在目前仍未明确的机制下微小转移灶可形成临床转移灶并影响器官及全身功能,最终危及患者生命。化学治疗(简称"化疗")是预防或减灭全身微小转移灶,延长患者无病生存期和总生存期重要的全身治疗方法。

(1)辅助化疗:最早的乳腺癌术后辅助化疗研究是 1958 年 NSABP 进行的,研究的理论基础是认为手术操作能够促使肿瘤细胞从原发肿瘤脱落而影响患者预后,因此在手术前后的 2 天内给予患者塞替派(thiotepa)或安慰剂进行观察。Fisher 于 1968 年发表了该研究 10 年的研究结果,结果显示,接受塞替派的绝经前腋窝淋巴结阳性的患者生存显著获益。此后,随着多种化疗药物的出现和应用,各种临床研究均证明乳腺癌辅助化疗能够明显降低术后复发转移,改善无疾病生存及总生存,并且联合化疗方案的疗效多优于单药化疗方案。

乳腺癌辅助化疗的适应证:2007 年 St. Gallen 共识提出乳腺癌复发转移风险分组的临床标准。根据肿瘤大小、组织学分级、有无肿瘤周围广泛脉管浸润、ER 和/或 PR 表达情况、HER2 是否有扩增、年龄是否 <35 岁等临床病理因素将乳腺癌患者分为复发转移低危、中危和高危组,并做出相应的临床治疗推荐。2011 年 St. Gallen 共识又提出乳腺癌分子分型的概念,根据原发肿瘤免疫组织化学分子标志物 ER、PR、HER2 及 Ki67 的表达情况,将乳腺癌分为 4 型,即 Luminal A、Luminal B、HER2 过表达型和三阴型,并依据分子分型更新乳腺癌辅助治疗的方案。2015 年《中国抗癌协会乳腺癌诊治指南与规范》提出的乳腺癌术后辅助化疗指征包括:浸润性肿瘤 >2 cm,淋巴结阳性,激素受体阴性,HER2 阳性(对 T1a 以下患者目前无明确证据推荐使用辅助化疗),组织学分级为 3 级。禁忌证包括:妊娠早中期的乳腺癌患者,不能耐受化疗的患者。随着乳腺癌相关研究的不断发展,如 21 基因检测等新的乳腺癌评估分类方法被指南接受并应用于临床,更多的乳腺癌患者从辅助化疗中获益成为可能。

乳腺癌辅助化疗常用方案:辅助化疗方案的制订应综合考虑上述肿瘤的临床病理学特征、患者生理条件和基础疾患、患者的意愿,以及化疗可能获益与由之带来的不良反应等。2016 年 5 月更新的 NCCN 乳腺癌临床实践指南 2016 年第 2 版推荐的辅助化疗方案。

① HER2 表达阴性乳腺癌化疗方案。

a. 推荐方案。

剂量密集 AC 序贯紫杉醇 2 周方案(AC×4→P×4,每 2 周 1 次):多柔比星 60 mg/m^2,静脉滴注,第 1 天;环磷酰胺 600 mg/m^2,静脉滴注,第 1 天;紫杉醇 175 mg/m^2,静脉滴注,第 1 天;3 小时滴完。AC 每 2 周 1 次,共 4 个周期,紫杉醇每 2 周 1 次,共 4 个周期,每周期均使用粒细胞集落刺激因子(G-CSF)支持。

剂量密集 AC 序贯周疗紫杉醇方案(AC×4,每 2 周 1 次→P×12,每周 1 次):多柔比星 60 mg/m^2,静脉滴注,第 1 天;环磷酰胺 600 mg/m^2,静脉滴注,第 1 天;紫杉醇 80 mg/m^2,静脉滴注,第 1 天;1 小时滴完。AC 每 2 周 1 次,共 4 个周期,每周期均使用 G-CSF 支持,紫杉醇每周 1 次,共 12 周。

TC 方案(TC×4,每 3 周 1 次):多西他赛 75 mg/m²,静脉滴注,第 1 天;环磷酰胺 600 mg/m²,静脉滴注,第 1 天。TC 方案每 3 周 1 次,共 4 个周期,每周期均使用 G-CSF 支持。

b. 其他方案。

剂量密集 AC 方案(AC×4,每 2 周 1 次):多柔比星 60 mg/m²,静脉滴注,第 1 天;环磷酰胺 600 mg/m²,静脉滴注,第 1 天。AC 方案每 2 周 1 次,共 4 个周期,每周期均使用 G-CSF 支持。

AC 方案(AC×4,每 3 周 1 次):多柔比星 60 mg/m²,静脉滴注,第 1 天;环磷酰胺 600 mg/m²,静脉滴注,第 1 天。AC 方案每 3 周 1 次,共 4 个周期。

TAC 方案(TAC×6,每 3 周 1 次):多西他赛 75 mg/m²,静脉滴注,第 1 天;多柔比星 50 mg/m²,静脉滴注,第 1 天;环磷酰胺 500 mg/m²,静脉滴注,第 1 天。TAC 方案每 3 周 1 次,共 6 个周期,每周期均使用 G-CSF 支持。

AC 序贯多西他赛方案(AC×4→T×4,每 3 周 1 次):多柔比星 60 mg/m²,静脉滴注,第 1 天;环磷酰胺 600 mg/m²,静脉滴注,第 1 天;多西他赛 100 mg/m²,静脉滴注,第 1 天。AC 每 3 周 1 次,共 4 个周期,多西他赛每 3 周 1 次,共 4 个周期。

AC 序贯周疗紫杉醇方案(AC×4,每 3 周 1 次→P×12,每周 1 次):多柔比星 60 mg/m²,静脉滴注,第 1 天;环磷酰胺 600 mg/m²,静脉滴注,第 1 天;紫杉醇 80 mg/m²,静脉滴注,第 1 天,1 小时滴完。AC 每 2 周 1 次,共 4 个周期,每周期均使用 G-CSF 支持,紫杉醇每周 1 次,共 12 周。

CMF(环磷酰胺、甲氨蝶呤、氟尿嘧啶)、EC(表柔比星、环磷酰胺)、FEC(氟尿嘧啶、表柔比星、环磷酰胺)序贯多西他赛、FEC 序贯周疗紫杉醇等方案也可作为辅助化疗方案。

② HER2 表达阳性乳腺癌化疗方案。

AC 序贯紫杉醇联合曲妥珠单抗方案(AC×4,每 3 周 1 次→P+H×12,每周 1 次→H,每 3 周 1 次,1 年):多柔比星 60 mg/m²,静脉滴注,第 1 天;环磷酰胺 600 mg/m²,静脉滴注,第 1 天;紫杉醇 80 mg/m²,静脉滴注,第 1 天,1 小时滴完;曲妥珠单抗首次 4 mg/kg,之后每周 2 mg/kg,维持量。AC 每 3 周 1 次,共 4 个周期,紫杉醇每周 1 次,联合曲妥珠单抗每周 1 次,共 12 周。化疗结束后曲妥珠单抗每周 2 mg/kg,每周 1 次;或 6 mg/kg,每 3 周 1 次,用满 1 年。

剂量密集 AC 序贯紫杉醇联合曲妥珠单抗方案[AC×4,每 2 周 1 次→P(每 2 周 1 次)×4+H×4→H,每 3 周 1 次,1 年]:多柔比星 60 mg/m²,静脉滴注,第 1 天;环磷酰胺 600 mg/m²,静脉滴注,第 1 天;紫杉醇 175 mg/m²,静脉滴注,第 1 天,3 小时滴完;曲妥珠单抗首次 4 mg/kg,之后 2 mg/kg,每周 1 次,维持量。AC 每 2 周 1 次,共 4 个周期,紫杉醇每 2 周 1 次,共 4 个周期,联合曲妥珠单抗每周 1 次,用至化疗结束。化疗结束后曲妥珠单抗 2 mg/kg,每周 1 次;或 6 mg/kg,每 3 周 1 次,用满 1 年。

TCH 方案(TCH×6,每 3 周 1 次):多西他赛 75 mg/m²,静脉滴注,第 1 天;卡铂 AUC=6,静脉滴注,第 1 天;曲妥珠单抗首次 8 mg/kg,之后 6 mg/kg,每 3 周 1 次,维持量。TC 联合曲妥珠单抗每 3 周 1 次,共 6 个周期。化疗结束后曲妥珠单抗 6 mg/kg,每 3 周 1 次,用满 1 年。

AC 序贯多西他赛联合曲妥珠单抗方案(AC×4,每 3 周 1 次→T+H×4,每 3 周 1 次,1 年):多柔比星 60 mg/m²,静脉滴注,第 1 天;环磷酰胺 600 mg/m²,静脉滴注,第 1 天;多西他赛 100 mg/m²,静脉滴注,第 1 天;曲妥珠单抗首次 4 mg/kg,维持量 2 mg/kg,每周 1 次。维持量 AC 每 3 周 1 次,共 4 个周期,多西他赛每 3 周 1 次,共 4 个周期,联合曲妥珠单抗每周 1 次,共 12 周。化疗结束后曲妥珠单抗 6 mg/kg,每 3 周 1 次,用满 1 年。

其他方案还有 AC 序贯 T+曲妥珠单抗+帕妥珠单抗、TH(紫杉醇/多西他赛+曲妥珠单抗)等方案。

(2)术前(新辅助)化疗:乳腺癌术前化疗又称为新辅助化疗(neoadjuvant chemotherapy),成为乳腺癌综合治疗的重要组成部分。20 世纪 70 年代,术前化疗首先应用于局部呈进展期、不能直接手术获得根治的乳腺癌患者,相当多的患者治疗后肿瘤降期而转化为可手术切除,从而改善预后。部分原发肿瘤较大无法直接行保乳手术的患者通过术前化疗使肿瘤降期获得了保乳手术的机会。在辅助化疗极大地改善乳腺癌总生存的背景下,数个临床研究证实术前化疗的治疗效果等同于术后辅助化疗,而术前化疗获得病理完全缓解(pathological complete response,pCR)的患者在无疾病生存和总生存上明显获益。

①乳腺癌术前化疗的适应证:局部晚期不能直接手术切除的患者,以及肿瘤大小不能满足保乳手术要求而有保乳意愿的患者是乳腺癌术前化疗最经典的适应证。2016年第2版NCCN指南提出的乳腺癌术前化疗适应证包括无法手术根治切除的乳腺癌患者(炎性乳腺癌、腋窝淋巴结融合成团即N2期淋巴结、N3期淋巴结受累、局部T4期肿瘤)和肿瘤大小相对于乳房的比例不适合接受保乳手术而患者具有保乳意愿者。不适宜接受术前化疗的情况包括肿瘤具有广泛原位癌成分而使浸润癌浸润程度无法判断者;术前检查肿瘤边界无法准确描述者;原发肿瘤无法触及或进行临床评价者。乳腺癌是全身疾病,化疗等全身治疗对于延缓复发转移、延长生存期至关重要。对于术前治疗获得pCR的患者生存获益已经得到肯定,而未获pCR的患者尽管疗效与术后辅助化疗等同,但是,通过术前化疗疗效评价可提前获知所选择的化疗方案是否有效。因此,目前对于临床分期较晚、具有复发转移高危临床病理及分子分型因素的乳腺癌患者同样可以考虑进行术前化疗。

②术前化疗的方案选择:术前化疗方案的制订需要临床、病理,甚至是基因检测信息的支持。术前肿瘤活检组织应充分进行规范的病理诊断,包括原发肿瘤和转移淋巴结均应进行病理评价,组织标本量不仅应足够对ER、PR和HER2表达状态进行准确的评估,还应能够进行附加的检测如FISH、基因检测等。应用于乳腺癌辅助化疗的方案,都可以应用于术前化疗。不同于术后辅助化疗的是,术前化疗需要尽可能在短时间内获得疗效且所选择的方案便于临床疗效评价。目前,蒽环类联合紫杉醇类化疗药物的方案常常作为术前治疗的一线化疗方案,HER2阳性的患者需要联合使用曲妥珠单抗等进行抗HER2治疗。

③术前化疗疗效的评估:准确的疗效评估对于术前化疗进程至关重要,应及时判定化疗效果,保证有效方案足量、足疗程的完成,无效的方案尽早更换,避免患者因化疗方案无效而出现疾病进展,即所谓的"效不更方、无效必改"。术前化疗的临床评价:肿瘤治疗疗效评价体系的建立始于20世纪60年代,美国国家卫生研究院(National Institutes of Health,NIH)建议制定肿瘤治疗疗效评价依据标准,并就测量方式达成共识。1979年,WHO提出双径测量法评价肿瘤疗效的标准,即WHO标准。1994年起,欧洲癌症研究与治疗协会(European Organization for Research and Treatment of Cancer,EORTC)、美国国家癌症研究所(National Cancer Institute,NCI)和加拿大国立癌症研究所(National Cancer Institute of Canada,NCIC)在回顾WHO标准的基础上,进行修订和补充,2000年发表了实体肿瘤反应评价标准(response evaluation criteria in solid tumors,RECIST)1.0标准,采用肿瘤最大径线的单径线测量法代替WHO双径线测量法进行疗效评价,2009年RECIST标准更新为1.1版(表10-5-2)。临床评价的手段主要为临床及影像学评价的方法,其中众多文献证实MRI对于术前化疗后残余肿瘤的评估准确性要优于超声。

表10-5-2　RECIST 1.1标准

疗效	靶病灶	疗效	非靶病灶
CR	所有病灶消失,所有淋巴结短径<10 mm	CR	所有非靶病灶消失,肿瘤标志物水平正常,无病理性淋巴结(即淋巴结短径均<10 mm)
PR	基线病灶长径总和缩小≥30%	非CR/非PD	一个或多个非靶病灶持续存在和/或肿瘤标志物异常
SD	基线病灶长径总和有缩小但未达PR或有增加但未达PD(介于PR和PD之间)	PD	非靶病灶明确进展或出现新病灶
PD	基线病灶长径总和增加≥20%,并且绝对值增加≥5 mm或出现新病灶		

注:CR,完全缓解;PR,部分缓解;SD,疾病稳定;PD,疾病进展。

④ 术前化疗的病理评价：2003 年 Keith 提出新辅助化疗后肿瘤的组织病理学评价体系，即 Miller-Payne 标准。根据新辅助化疗后，显微镜下肿瘤细胞密度减小比例分为 1 级（G1）~5 级（G5），其中 G5 为 pCR。Miller-Payne 标准是目前使用最广泛的病理疗效评价分级系统（表 10-5-3）。

表 10-5-3　Miller-Payne 组织学评价标准

分级	意义
G1	肿瘤细胞较前无变化或个别恶性细胞变化，总体细胞密度无减少
G2	肿瘤细胞密度减少<30%
G3	肿瘤细胞密度减少30%~90%
G4	肿瘤细胞大量消失，仅剩簇状分布或广泛散在的肿瘤细胞，细胞密度减少>90%
G5	恶性肿瘤细胞消失，仅可见巨噬细胞浸润的血管弹力纤维基质，可存在 DCIS

Miller-Payne 标准的缺陷在于没有评价腋窝淋巴结的治疗反应性。尽管如此，相对于以治疗后肿瘤径线变化来进行评价的临床评价方式，以肿瘤细胞治疗后密度的变化来评价的病理评价方式更为准确。但是，临床实践中采用病理评价方法需要反复对患者进行有创的穿刺活检进行评价，且有造成肿瘤播散的风险，同时病理评价结果回报时间长，容易造成治疗延误。因此，病理评价通常在手术后针对手术切除标本进行评价。在术前化疗进行中主要采用无创的影像学评价方法，其准确性和与病理评价的符合性均得到相关研究的肯定。术前化疗疗效最终评价需要结合临床评价及病理评价，获得综合的临床病理评价信息。

⑤ 术前化疗疗效评估的时间：术前化疗评估通常安排在初始方案治疗每 2 个周期后的 2 周左右进行，一般选择无创的影像学评价方式，评价结果为有效时按照原方案继续化疗，评价结果为无效时需要综合分析是直接更换方案还是进行有创的病理评价后再更换方案。有效的方案可在术前完成全部周期的化疗，然后接受手术治疗，术后不再化疗。如果术前没有完成全部化疗周期，术后需要补足。如果出现临床评价结果为有效而病理评价结果为无效的情况，有可能需要根据术后病理建议患者接受新方案的辅助化疗。初始方案无效、更换方案仍然无效的患者，应视为肿瘤对多种化疗药物原发耐药，需要及时进行手术治疗，以免出现疾病进展。总之，在术前化疗实施过程中需要密切监测原发肿瘤对治疗的反应，采用恰当的评价方式及时准确地评价疗效，以保证患者从术前治疗中获益，避免出现疾病进展而影响治疗效果。

4. 内分泌治疗

60%~75% 的乳腺癌患者 ER 和/或 PR 阳性，其肿瘤的发生、发展受体内雌激素等激素环境的影响，即为激素依赖性肿瘤。乳腺癌内分泌治疗的机制是改变激素依赖性肿瘤生长所需要的内分泌微环境，使肿瘤细胞增殖停止于 G0/G1 期，从而得到肿瘤的缓解。1896 年，Beatson 在《Lancet》杂志上发表了其对 3 例晚期及复发性乳腺癌采用卵巢切除术使肿瘤得到控制的报道，创立了乳腺癌内分泌治疗的理念。20 世纪 50 至 60 年代，晚期乳腺癌的内分泌治疗多应用外科手术切除内分泌器官（卵巢、肾上腺、垂体）或卵巢放射的方法，这些治疗方法创伤大、不良反应多，目前极少采用。20 世纪 70 年代，枸橼酸他莫昔芬（三苯氧胺）上市后，乳腺癌内分泌治疗进入了药物治疗的时代。目前乳腺癌内分泌治疗主要是指应用药物进行治疗的方式，其治疗作用是通过在不同途径中抑制、去除或干扰雌激素的作用，减少激素依赖性乳腺癌复发转移的发生。乳腺癌内分泌治疗的适应证为 ER 和/或 PR 阳性的患者，符合这一适应证的患者，不论是绝经前还是绝经后，均应接受相应的内分泌治疗。月经状态的判定对于选择内分泌治疗药物至关重要，绝经的定义在 2016 年第 2 版的 NCCN 指南中有明确的规定，不再赘述。

（1）绝经前乳腺癌患者辅助内分泌治疗：首选药物为他莫昔芬（tamoxifen，TAM）。作为选择性雌激素受体调节药（selective estrogen receptor modulators，SERM）的代表药物，他莫昔芬可与雌二醇竞争结合雌激素受体，从而抑制雌二醇与雌激素受体结合后促进肿瘤复发转移的作用。2011 年早期乳腺癌临床试验合作组（EBCTCG）基于 20 项研究的荟萃分析显示，随访 45 岁的绝经前患者 15 年，发现他莫昔芬治疗组病死率降低 10.6%,同时局部复发率、对侧乳腺癌发生率及远处转移率均显著降低。他莫昔芬的推荐剂量是 10 mg,每天 2 次,目前他莫昔芬标准疗程是 5 年。2013 年 ATLAS 研究和 aTTom 研究相继发表延长他莫昔芬治疗时间至 10 年的研究结果,均提示对于激素受体阳性的乳腺癌患者,延长辅助内分泌治疗可获益更多。随后对 ATLAS 研究和 aTTom 研究的联合分析显示,对于入组的 17 477 例患者,10 年他莫昔芬治疗可显著降低乳腺癌相关病死率($RR = 0.85, P = 0.001$),改善患者的总生存率($RR = 0.91, P = 0.008$)。尽管 2 项研究均观察到他莫昔芬 10 年组子宫内膜癌的发生率较他莫昔芬 5 年组有所增高,但病死率仅增加 0.2%~0.5%,其他他莫昔芬治疗相关不良反应并无明显差异。因此,在他莫昔芬 5 年标准疗程的基础上,部分患者延长他莫昔芬治疗至 10 年,已经获得 NCCN 指南、ASCO 关于激素受体阳性乳腺癌辅助内分泌治疗指南等的支持,特别是对于存在术后复发危险因素而需要化疗(年龄 40 岁,淋巴结阳性,细胞学分级 3 级)、5 年他莫昔芬治疗后未绝经的患者,可以考虑将他莫昔芬治疗疗程延长至 10 年。

NSABP B-30 和 ZEBRA 研究回顾分析发现,化疗后发生闭经的年轻乳腺癌患者预后优于未闭经的患者,因此,通过卵巢功能抑制使绝经前患者体内雌激素进一步降低能否改善患者预后成为研究的热点。SOFT 和 TEXT 研究的结果及其联合数据分析显示,对于年轻或高危的绝经前患者接受卵巢功能抑制(ovarian function suppression, OFS)获益显著,即他莫昔芬联合 OFS 要优于单纯他莫昔芬治疗,同时在 OFS 的基础上联合芳香化酶抑制药(aromatase inhibitors, AIs)比联合他莫昔芬效果更好。2015 年 St. Gallen 共识推荐的绝经前激素受体阳性乳腺癌患者接受 OFS 治疗的指征包括:年龄 <35 岁;化疗后激素水平恢复为绝经前激素水平;淋巴结转移≥4 个。对于多基因检测不良、细胞学 3 级的患者也可考虑 OFS。多数专家建议 OFS 的用药时间为 5 年,特别是联合使用 AIs 时。

他莫昔芬治疗的不良反应包括胃肠道反应、类绝经症状等妇科症状(月经紊乱、潮红、阴道出血、外阴瘙痒、白带异常、子宫内膜增生等)、体重增加、血脂异常、血栓形成、子宫内膜癌等,少数患者可出现视网膜和角膜病变。使用前需详细了解相关病史。在他莫昔芬治疗的过程中需密切监测相关的不良反应,包括建议患者在用药期间应每 12 个月进行 1 次比较全面的妇科检查,并同时行超声检查了解子宫内膜的厚度。若患者子宫内膜厚度≥8 mm 或连续观察呈不断增厚趋势,可考虑子宫内膜活检评估病变性质,并根据结果判断是否需换用其他药物继续行辅助内分泌治疗。对此,2014 年美国妇产科协会委员会意见 No.601 即他莫昔芬与子宫内膜恶性肿瘤有详细的指导意见可供参考,对于化疗后月经正常及暂时闭经的年轻患者如无其他高危因素,无须增加监测次数,常规进行内膜厚度监测,可能会造成医患困惑和不必要的诊断性刮宫等过度检查及创伤性操作。

(2)绝经后乳腺癌患者辅助内分泌治疗:他莫昔芬曾经是绝经后激素受体阳性乳腺癌患者的经典治疗药物,仍然可以用于临床治疗,但 ATAC、BIG1-98、TEAM 等临床研究奠定了 AIs 在此类患者内分泌治疗中的首选地位。并且对于绝经后患者,AIs 无论是初始用药还是序贯于他莫昔芬后用药,都优于单纯使用他莫昔芬,能使患者的无疾病生存及总生存获益更多。AIs 标准治疗疗程为 5 年。2003 年 MA17、2007 年 ABCSG6a 及 2011 年 NSABP B-33 研究分别报道绝经后激素受体阳性乳腺癌患者能否从延长 AIs 治疗中获益的研究结果。结果显示,绝经后早期乳腺癌患者在他莫昔芬治疗 5 年后继续 AIs 治疗能够进一步降低复发风险。MA17R 研究是首个研究激素受体阳性早期乳腺癌患者在使用 AIs 辅助治疗 5 年以后,延长 AIs 治疗的疗效和安全性的研究,同时也是首个探索辅助内分泌治疗疗程超过 10 年的研究,在 2016 年的 ASCO 年会上其研究结果被报道。结果显示,与治疗 5 年相比,AIs 治疗 10 年能使疾病复发风险和对侧乳腺癌发生风险显著下降 34%,该获益不受淋巴结状态、既往化疗及前次内分泌治疗情况影响。同时该研究显示,延长 AIs 治疗时间对预防对侧乳腺癌的发生有显著作用。但患者服药的依从性和长期用药后不良反应是 AIs 延长治疗必须重视的问题。

临床常用的 AIs 包括阿那曲唑、来曲唑及依西美坦,其不良反应相似,比较突出的不良反应包括骨丢失和骨质疏松、关节痛、潮热等类围绝经期症状。建议患者在接受 AIs 治疗前常规进行骨密度检查,以后每年复查骨密度,对继发的骨质疏松进行相应的处理。密切监测并及时处理 AIs 治疗的不良反应对于保证患者用药的依从性十分重要,应当引起临床医师的重视。

（3）术前（新辅助）内分泌治疗:术前内分泌治疗的理论和术前化疗相类似,最初是应用于不适宜接受化疗和手术治疗的激素受体阳性绝经后老年乳腺癌患者,以期肿瘤降期或患者一般情况改善后获得手术治疗的机会。P024 研究、PROACT 研究、IMPACT 研究和 ACOSOG Z1031 研究入组的患者均主要为绝经后激素受体阳性乳腺癌患者,结果显示新辅助内分泌治疗不良反应轻,患者耐受性好,同样可达到缩小肿瘤、减少手术范围、提高保乳率的目的。由于内分泌治疗起效相对较慢,因此,2015 年 St. Gallen 共识指出,新辅助内分泌治疗是根据疗效、不良反应及并发症综合评估进行的个体化治疗。大多数专家建议新辅助内分泌治疗应该持续 4~8 个月或至治疗反应最大化。

（4）乳腺癌内分泌治疗综合策略:乳腺癌辅助内分泌治疗目前的共识是绝经前患者首选他莫昔芬治疗,标准方案为 5 年,对于具有相关危险因素的患者他莫昔芬治疗可延长至 10 年。具有复发转移高危因素的绝经前患者,可以考虑 OFS 联合他莫昔芬或 AIs 治疗,联合 AIs 时 OFS 至少 5 年。对于治疗开始时为绝经后的患者,首选 AIs 治疗,标准疗程 5 年,根据 MA17R 的研究结果,可以考虑延长 AIs 治疗至 10 年。首诊Ⅳ期及复发转移患者无治愈的可能,其治疗应优先选择疗效肯定、不良反应较轻的治疗方式。对于此类患者中激素受体阳性、肿瘤进展缓慢、没有或仅有无症状内脏转移的晚期患者,NCCN 指南等均推荐内分泌治疗可以作为首选解救治疗。解救内分泌治疗药物的选择与既往接受过的内分泌治疗有关。对于绝经前接受过他莫昔芬治疗的绝经前患者,可以首选 OFS 联合 AIs 治疗;对于绝经后接受过 AIs 治疗的患者,更换另一种 AIs 或换用他莫昔芬是治疗选择之一。而 CONFIRM 研究显示,对于绝经后晚期乳腺癌,一线解救内分泌治疗氟维司群 500 mg 相比于阿那曲唑可以显著延长无疾病进展时间（progression free survival,PFS）,总生存也有获益。BOLERO-2 研究则显示,对于之前来曲唑或阿那曲唑治疗后的绝经后晚期患者,与依西美坦单药组比较,依西美坦联合依维莫司可显著改善 PFS（$HR = 0.45$）,但未能延长总生存。

总之,内分泌治疗是激素受体阳性乳腺癌控制复发转移、改善预后的重要全身治疗方式。不论是绝经前还是绝经后患者,其治疗疗程均有延长的趋势。如何强化长期用药安全性的监测,提高患者的依从性,对于保证疗效和改善患者生活质量至关重要。

（5）生物及免疫治疗:分子生物靶向治疗和免疫治疗是当今肿瘤治疗领域的热点,针对 HER2 受体进行的抗 HER2 靶向治疗成功地应用于乳腺癌治疗领域。

① 针对 HER2 受体的靶向治疗:HER2（C-erbB-2）基因定位于人染色体 17q21,是表皮生长因子受体之一,是具有酪氨酸激酶活性的跨膜蛋白。在 20%~30% 的乳腺癌的癌组织中有 HER2 受体基因的过度表达。乳腺癌患者该基因过度表达与生存期短、肿瘤进展及转移有关,同时也是靶向治疗的适应证。对于原发肿瘤 >0.5 cm 且 HER2 过表达的患者,即免疫组织化学检测 HER2（3 +）或 FISH/CISH 阳性者,是曲妥珠单抗治疗的临床适应证。推荐剂量为曲妥珠单抗 6 mg/kg（首次剂量 8 mg/kg）每 3 周方案或 2 mg/kg（首次剂量 4 mg/kg）每周方案。NSABPB-31 和 NCCTGN9831 试验表明,对于 HER2 过表达的乳腺癌患者,术后 AC-PTX 方案基础上加用曲妥珠单抗一年可明显延长无疾病生存和总生存。基于 HERA 研究和 FinHER 研究的结果,术后辅助曲妥珠单抗治疗的疗程为 1 年,用药期间每 3 个月需监测左室射血分数的变化。曲妥珠单抗是一种生物向制剂,不良反应少,但需注意与蒽环类药物联合应用会增加充血性心力衰竭的风险,因此临床上二者多不联合使用。拉帕替尼已经在中国上市,目前可用于曲妥珠单抗治疗后复发转移的患者,与曲妥珠单抗无交叉耐药,其结构为小分子,能够透过血-脑脊液屏障,对于乳腺癌脑转移有一定的治疗作用。对于早期乳腺癌的辅助治疗,也可以拉帕替尼与曲妥珠单抗联合应用进行双向治疗,具体方案可参考 NCCN 指南 2016 年第 2 版。其他抗 HER2 治疗的靶向药物,如帕妥珠单抗等目前未在国内上市。T-DM1 是新型抗体-药物偶联物,具有与曲妥珠单抗类似的生物活性,可特异性地将强效抗微管药物 DM1 释放至 HER2 过表达的肿瘤细胞内。该药是继曲妥珠单抗之后又一种全新的抗 HER2 药物。T-DM1 单药疗效优于拉帕替尼联合卡培他滨,美国 FDA 正式批准 T-DM1 作为治疗 HER2 阳

性晚期乳腺癌患者的药物。

② 其他靶向治疗:针对 VEGF 的贝伐珠单抗,针对 EGFR 的吉非替尼、厄洛替尼和西妥昔单抗,针对多靶点的舒尼替尼和达沙替尼在乳腺癌治疗领域均有研究,但目前都无法动摇曲妥珠单抗在乳腺癌靶向治疗中的一线地位。

五、特殊临床类型乳腺癌

(一) 湿疹样乳腺癌

湿疹样乳腺癌又称佩吉特病,较少见,是一种特殊类型的乳腺癌。起源于乳头内的大导管,癌细胞呈空泡样,在乳头、乳晕的表皮深层浸润发展。临床表现像慢性湿疹,乳头和乳晕的皮肤发红、轻度糜烂,有浆液渗出因而潮湿,有时覆盖着黄褐色的鳞屑状痂皮。病变的皮肤甚硬,与周围分界清楚。多数患者感到奇痒或有轻微的灼痛。病程进展缓慢,往往在数年后才蔓延到乳晕四周的乳房皮肤,并在乳房内形成硬块;腋窝淋巴结在晚期开始肿大、变硬。

晚期在乳房内已形成硬块的湿疹样乳腺癌,诊断并不困难;初期的病变应与乳房皮肤的慢性湿疹鉴别。早期仅局限于乳头的湿疹样乳腺癌,可行乳房单纯切除,并行 SLNB,预后好。

(二) 炎性乳腺癌

炎性乳腺癌是临床诊断,而非特殊的病理类型。

炎性乳腺癌的临床表现是肿瘤栓子堵塞了真皮淋巴管,其特征为 1/3 或以上面积皮肤充血水肿(橘皮征),充血区有明显可触及的边界。AJCC 癌症分期手册第 8 版根据淋巴结受累情况和是否有远处转移将炎性乳腺癌的分期定为Ⅲ或Ⅳ期。根据定义,炎性乳腺癌的原发病灶被归为 T4d,即乳腺没有明显的包块。影像学检查可以发现皮肤增厚,多数病例可发现皮下包块。炎性乳腺癌的诊断是基于其临床表现,皮肤活检是否能够发现真皮淋巴病变并非诊断之必需,也不足以诊断该病。

须与之鉴别的疾病包括乳房蜂窝织炎和乳腺炎。

炎性乳腺癌预后非常差,不推荐以外科治疗为初始治疗。NCCN 指南建议以蒽环类药物为基础、联合或不联合紫杉醇类药物的术前化疗作为炎性乳腺癌患者的初始治疗。对 HER2 过表达的患者,建议在化疗方案中增加曲妥珠单抗。经临床/病理确诊的炎性乳腺癌在进行化疗前不应先行手术治疗。对术前化疗有反应的患者应接受全乳切除及腋窝淋巴结清扫,在完成全部计划的化疗后,推荐术后胸部和局部淋巴结放疗,激素受体阳性的患者随后继以内分泌治疗。

第六节 男性乳腺发育症

男性乳腺发育症(gynecomastia)是男性乳腺腺体良性增生性疾病。本病可以发生于任何年龄的男性,其中生理性男性乳腺发育发生于新生儿期和青春期,60%~90% 新生儿有暂时性乳腺发育,这是由于体内具有从母体来源的雌激素,在出生后的第 1 年发育的乳腺会完全退缩。48%~64% 的 10~14 岁男孩会在青春期发生乳腺发育。病理性男性乳腺发育好发于老年男性并且发病原因不一。对于老年男性,本病增加男性乳腺癌的发生风险。

一、病因及发病机制

由于雌激素水平增加或雄激素水平相对不足造成的雌激素/雄激素比例失调是本病的病因。某些药物和慢性疾病能够使雌激素生成或利用增加,导致男性乳腺发育。男性雌激素/雄激素比例取决于睾酮和雄烯二酮经过芳香化酶转化为雌激素和雌酮的比例。这一转化过程主要发生在性腺组织以外,如脂肪组织、肝、皮肤和骨骼。某些全身和遗传因素能够增加芳香化酶的产生,从而使雄激素转化为雌激素,导致男性乳腺发育。从病因学角度,男性乳腺发育分为两类:一为原发性,是指既不伴有生殖器发育异常,也无其他器质性病变、体内激素水平正常,临床上未发现明显病因的病例;二为继发性,是指临床上有明显病因者。新生儿出现乳房稍肿大,并自乳头流出少量略呈黄色的乳样液体,属自母体获得雌激素所致;青春期乳腺发育症是由于该阶段性激素分泌旺盛,某些男孩雌激素水平相对增高,导致乳腺暂时性增殖发育;老年人男性乳腺发育症多是由于肾上腺和睾丸雄激素向雌激素的过度转化有关。引起男性乳腺发育症的继发性因素包括以下几点。

① 药物因素。抑制睾酮合成而使雄激素水平降低的药物[甲硝唑、酮康唑、螺内酯(商品名安体舒通)、细胞毒类化疗药],抑制睾酮活性而使雄激素水平降低的药物(雄激素受体阻滞药尼鲁米特、螺内酯、环丙孕酮;5α-还原酶抑制药非那雄胺、度他雄胺;H_2 受体阻滞药和质离子泵抑制药甲氰米肌、雷尼替丁),增加雄激素水平从而使雌激素水平增加的药物(雄激素制剂、合成类固醇),增加雌激素水平或活性的药物[雌激素替代治疗、含有雌激素的化妆品;植物雌激素如黄豆、啤酒、茶树油、薰衣草油;增加雌激素活性药物己烯雌酚、氯米芬(枸橼酸氯米芬胶囊)、洋地黄],其他药物(血管紧张素转化酶抑制剂、胺碘酮、钙离子拮抗药、三环抗抑郁药)。

② 肝炎、肝硬化病情严重时,肝对雌激素的灭活功能障碍,可导致雌激素水平升高。

③ 引起男性乳腺组织异常发育的常见肿瘤有绒毛膜癌、胚胎性肿瘤、精原细胞瘤、肺癌的某些特殊类型及肾上腺肿瘤等。

④ 睾丸本身疾病。先天性疾病如无或小睾丸、两性畸形等,以及病毒性睾丸炎、创伤性睾丸萎缩等,不能产生足量的睾酮,致使雌激素水平相对增高。

⑤ 其他如甲状腺功能亢进症、结核病、囊性肺纤维化及肾衰竭等均可引起男性乳腺组织的异常发育。

二、临床表现

男性乳腺发育症可以为单侧也可以为双侧,在乳晕下触及盘状、质地硬韧类似于女性的乳腺腺体组织,常常没有明显不适,而是无意或是在体检时发现。部分患者可有明显的自发疼痛或触痛。男性发育乳腺的大小不一,小者在乳晕下触及直径 1~2 cm 的盘状硬结,大者体积可和成年女性相仿。青春期男性乳腺发育症一般为双侧对称性,乳晕区隆起,皮下可触及肿块,似圆盘状,质地韧,边界清,有触痛,可自行消退。老年男性乳腺发育症常为单侧,在乳晕下可触及块状物,质韧、边界清,伴有压痛。有些则表现为类似青春发育期女性的乳房。此外,新生儿中约有 1/3 新生儿在脐带脱落后乳房稍有肿大,质稍硬,并自乳头流出少量略呈黄色的乳汁样液体。如强行挤出此乳汁样液体,可引起急性炎症,甚至形成脓肿。

三、辅助检查

1. 实验室检查

对于原因不明者,可检测血促性腺激素,包括卵泡刺激素(follicle-stimulating hormone,FSH)、黄体生成素(luteinizing hormone,LH)及催乳素(prolactin,PRL)、雌二醇(estradiol,E2)、黄体酮(又称孕酮)、睾酮和甲状腺功能(TSH、游离甲状腺素、T_3)。

2. 超声

超声检查可以明确发育乳腺的大小,帮助了解有无新生物及性质,初步判断是否存在恶性可能。

3. 乳腺钼靶 X 线摄影

男性乳腺发育症的乳腺体积通常较小,不优先推荐此项检查。乳腺钼靶 X 线摄影通常有结节型、分枝型和弥散型。结节型在乳腺钼靶 X 线摄影上表现为乳头下形状规则的高密度灶,其边缘逐渐过渡到周围的脂肪组织中。分枝型表现为乳晕后方软组织密度病灶,边缘向外明显凸起进入深部脂肪组织。弥散型则表现为类似女性不同质地的乳腺在乳腺钼靶 X 线摄影上的表现。

4. 病理学检查

对肿块性质不明确者可使用细针穿刺细胞病理学检查或空心针穿刺组织病理学检查。

四、诊断及鉴别诊断

根据典型的症状和体征,男性乳腺发育症的诊断并不困难,但是确定本病的发病原因是疾病诊断的要点,详细询问既往疾病史和用药史,包括外生殖器和睾丸的仔细检查及联合全身辅助检查对于明确男性乳腺发育症的病因非常重要。询问病史时应包括以下几个方面:起病的年龄及病程长短;近期乳头形态改变,是否伴有疼痛及乳头溢液;是否有胆腺炎、睾丸创伤及酒精、药物使用史;是否有性功能障碍、生育功能障碍及性腺功能低下。

乳腺局部体检时应注意:增生乳腺的体积、位置、表面皮肤有无改变及乳晕大小;乳头是否存在溢液;胸壁是否有畸形;必须进行腋窝淋巴结体检,以确定是否存在有病理意义的淋巴结。

全身体检时应注意:必要时应进行睾丸检查,注意睾丸大小、质地,有无结节,双侧睾丸是否对称;注意患者有无女性化的体征;注意患者有无慢性肝病、甲状腺疾病或肾病的体征。

本病须与以下疾病相鉴别。

① 假性男性乳腺发育症,乳头乳晕下隆起均为增生的脂肪组织,没有乳腺组织,在触诊时触不到明显肿块。乳房超声及乳腺钼靶 X 线摄影可帮助区分有无乳腺组织。

② 男性乳腺癌,老年男性单侧乳腺发育需要和男性乳腺癌相鉴别。男性乳腺癌肿块质地坚硬,形状不规则,边界不清,常无明显压痛,并可出现皮肤粘连、乳头内陷和腋窝淋巴结肿大。超声、乳腺钼靶 X 线摄影、肿物穿刺活检可确诊。

五、治疗

男性乳腺发育症是否需要治疗要考虑乳腺发育引起的症状和患者对于外观的要求。

生理性男性乳腺发育不需要治疗,多数可自行缓解,85%~90% 的青春期男性乳腺发育会在 6 个月到 2 年内自行消退,17 岁后仍然进展的患者罕见。如果能够明确导致男性乳腺发育症的原因,如药物、接受雌激素治疗、甲状腺功能亢进等,可根据具体情况采取针对病因的治疗。在原发疾病病情许可的情况下调整药物用量或停药,药物引起的男性乳腺发育症可以缓解症状、缩小乳腺体积,特别是用药时间不长的患者。对于性腺功能不全的患者使用雄激素替代治疗可起到较好的治疗效果,但是,对于病程时间较长、发育的腺体纤维化明显的患者效果有限,可用甲睾酮 5 mg,每天 3 次,连续服用 1 个月。枸橼酸他莫昔芬(三苯氧胺)能够缓解疼痛的症状并使乳腺体积缩小,可以用于因前列腺癌接受雄激素受体拮抗药治疗的男性患者。枸橼酸他莫昔芬的用法为 10 mg,每天 2 次,根据症状变化确定使用时间,可以连续服用 3 个月。需要注意的是,上述药物治疗男性乳腺发育症缺乏前瞻性、大样本的循证医学证据支持,缺乏复发率、最佳剂量、疗程和与用药相关的长期风险等相关研究。

对于症状严重且持续、药物治疗无效或无法耐受药物治疗、不能停用或减量导致男性乳腺发育药物的患者,以及对局部有外观要求的患者,可以考虑手术治疗。

1. 皮下乳腺切除术

经典的手术方式为采用环乳晕切口,保留乳头乳晕的皮下乳腺切除术。切口一般选择在乳晕下半侧,弧度不超过 1/2 乳晕,否则容易引起乳头乳晕复合体缺血坏死。手术需切除全部发育的腺体组织及附属的脂肪组织,达乳腺边缘处时应注意切缘自然过渡到胸壁的脂肪以改善胸壁外形,并需注意在乳头基底处保留一定厚度的皮下组织,这样既可保证乳头的血供,又可防止乳腺切除后乳头局部凹陷畸形,也可使用腔镜设备进行皮下乳腺切除术,视野要优于传统的手术方式。

2. 吸脂术

除手术切除外,负压抽吸也可用于治疗男性乳腺发育症。但是,原发性男性乳腺发育症者,腺体组织致密,负压抽吸难以完全吸净,腺体组织不能完全去除。比较有效的方法是采取肿胀麻醉技术,注入大量稀释的利多卡因溶液,然后用 3～4 mm 的抽吸管将周围的脂肪与腺体组织吸出,保留皮下 1 cm 厚的皮下组织有利于保持男性胸肌的形态。抽吸完成后,乳晕底部仍有部分的腺体组织,做乳晕周围切口直视下切除,切除时乳晕部位保留 1～2 cm 厚的皮下组织。

发育的乳房体积相对较大、腺体切除术后皮肤冗余较多的患者需要配合整形外科手术改善局部外形。根据美国整形外科学会的男性乳腺发育症分类方法做出以下分类:Ⅰ级,发育的腺体仅限于乳晕下盘状组织;Ⅱ级,腺体中度发育,范围超过乳晕区,边缘与胸壁无明显边界;Ⅲ级,腺体中度发育,范围超过乳晕区,边缘与胸壁分界明显,皮肤有冗余;Ⅳ级,乳腺明显发育,呈女性乳房外观,皮肤明显冗余。对于Ⅱ、Ⅲ、Ⅳ级的患者,针对发育乳腺的不同致密程度、体积及皮肤冗余的情况,可以采用多种整形外科手术方案。

（杨　勇）

第十一章

疝 疾 病

第一节 腹股沟疝

　　腹股沟区是前外下腹壁一个三角区域,其下界为腹股沟韧带,内界为腹直肌外缘,上界为髂前上棘至腹直肌外侧缘的一条水平线。发生于腹股沟区的腹外疝统称为腹股沟疝。腹股沟疝有斜疝、直疝 2 种。腹股沟斜疝从腹壁下动脉外侧的腹股沟管内环突出,向内、向下、向前斜行经过腹股沟管,出腹股沟管外环达体表。在男性,疝块还可继续向疝囊方向发展;在女性,则终止于大阴唇。腹股沟直疝系从腹壁下动脉内侧的腹股沟三角直接由后向前突出于体表,它不经过内环,很少进入阴囊。

　　2003 年,中华医学会外科分会疝和腹壁学组对成年人腹股沟疝进行分型。根据疝环缺损大小、疝环周围腹横筋膜的坚实程度和腹股沟管后壁的完整性,把其分为 Ⅰ 、Ⅱ 、Ⅲ 、Ⅳ 型。Ⅰ 型:疝环缺损直径≤1.5 cm(约 1 指尖),疝环周围筋膜有张力,腹股沟管后壁完整。Ⅱ 型:疝环缺损最大直径 1.5 ~ 3.0 cm(约 2 指尖),疝环周围腹横筋膜存在,但薄且张力降低,腹股沟管后壁已不完整。Ⅲ 型:疝环缺损直径≥3.0 cm(大于 2 指尖),疝环周围腹横筋膜薄而无张力或已萎缩,腹股沟管后壁缺损。Ⅳ 型:复发疝。

一、流行病学

　　斜疝是最常见的腹外疝,发病率约占腹外疝总数的 90%,占腹股沟疝的 95%。腹股沟疝患者男性多于女性,男女发病率之比约为 15∶1,右侧发病多于左侧。

二、腹股沟区解剖

(一)腹股沟区解剖层次

腹股沟区解剖由浅而深,有以下各层。

①皮肤、皮下组织和浅筋膜。

②腹外斜肌。其在髂前上棘与脐之间连线以下移行为腱膜,即腹外斜肌腱膜。该腱膜下缘在髂前上棘至耻骨结节之间向后、向上返折并增厚形成腹股沟韧带(Pauport 韧带)。韧带内侧端一小部分纤维又向后、向下转折而形成腔隙韧带,又称陷窝韧带(Gimbernat 韧带),它填充着腹股沟韧带和耻骨梳之间的交角,其边缘呈弧形,为股环的内侧缘。腔隙韧带向外侧延续的部分附着于耻骨梳,为耻骨梳韧带。从耻骨结节开始,腹股沟韧带的部分纤维在精索后向上向内走行,并与对侧纤维在白线交错,形成腹股沟反转韧带(Colles 韧带)。腹外斜肌腱膜纤维在耻骨结节上外方形成一个三角形的裂隙,即腹股沟管浅环(外环或皮下环),腱膜深面与腹内斜肌之间有腹下神经及腹股沟神经通过,在手术时应避免其损伤。

③腹内斜肌和腹横肌。腹内斜肌在此区起自腹股沟韧带外侧的 1/2。肌纤维向内下走行,其下缘呈

弓状越过精索前方、上方,在精索内后侧止于耻骨结节。腹横肌在此区起自腹股沟韧带外侧1/3,其下缘也呈弓状越过精索前上方,在精索内后侧与腹内斜肌融合形成腹股沟镰(或称联合腱),也止于耻骨结节。存在真正联合腱的比例有争议,但是大多数外科医师认为仅<10%的患者存在真正联合腱。

④ 腹横筋膜。位于腹横肌深面。其下面部分的外侧1/2附着于腹股沟韧带,内侧1/2附着于耻骨梳韧带。腹横筋膜与包裹腹横肌膜和腹内斜肌的筋膜在弓状下缘融合,形成弓状腱膜结构,称为腹横肌腱膜弓。腹横筋膜至腹股沟韧带向后的游离缘处加厚形成髂耻束(Thomson韧带),在腹腔镜疝修补术中应特别重视腹横肌腱膜弓和髂耻束。在腹股沟韧带中点上方2 cm、腹壁下动脉外侧处,男性精索和女性子宫圆韧带穿过腹横筋膜而造成一个卵圆形裂隙,即为腹股沟管深环(内环或腹环)。腹横筋膜由此向下包绕精索,成为精索内筋膜。深环内侧的腹横筋膜组织增厚,称凹间韧带(interfoveolar韧带,图11-1-1)。在腹股沟韧带内侧1/2,腹横筋膜还覆盖着股动、静脉,并在腹股沟韧带后方伴随这些血管下行至股部。

⑤ 腹膜外脂肪和腹膜壁层。腹膜外脂肪位于腹横筋膜和壁腹膜之间,腹股沟区脂肪组织较多,向后与腹膜后间隙的疏松结缔组织相连续。腹膜外脂肪和壁腹膜较易剥离,这也成为经腹膜外入路的手术操作空间。

上述可见,在腹内斜肌和腹横肌的弓状下缘与腹股沟韧带之间有一定空隙存在,在腹股沟内侧1/2部分,腹壁强度较为薄弱,这就是腹外疝好发于腹股沟区的重要原因。

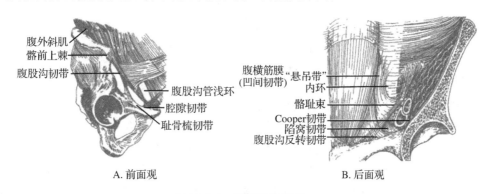

A. 前面观　　　　　　　　　　　　　　　　B. 后面观

图11-1-1　腹股沟区韧带

(二)腹股沟管解剖

腹股沟管位于腹前壁、腹股沟韧带内上方,大体相当于腹内斜肌、腹横肌弓状下缘与腹股沟韧带之间的间隙。成年人腹股沟管的长度为4~5 cm。腹股沟管的内口即深环,外口即浅环。它们的大小一般可容1指尖。以内环为起点,腹股沟管的走向由外向内、由上向下、由深向浅斜行。腹股沟管的前壁有皮肤、皮下组织和腹外斜肌腱膜,但外侧1/3部分尚有腹内斜肌覆盖;管的后壁为腹横筋膜和腹膜,其内侧1/3尚有腹股沟镰;上壁为腹内斜肌、腹横肌的弓状下缘;下壁为腹股沟韧带和腔隙韧带。女性腹股沟内有子宫圆韧带通过,男性则有精索通过。

(三)直疝三角

直疝三角的外侧边是腹壁下动脉,内侧边为腹直肌外侧缘,底边为腹股沟韧带。此处腹壁缺乏完整的腹肌覆盖,且腹横筋膜较周围部分薄,故易发生疝。腹股沟直疝在此由后向前突出,故称直疝三角(Hesselbach三角、海氏三角,图11-1-2)。直疝三角与腹股沟管深环之间有腹壁下动脉和凹间韧带相隔。直疝三角的最初描述定义下壁为耻骨梳韧带,为了使采用传统前入路进行疝修补的外科医师更加容易分辨该区域,因而修改边

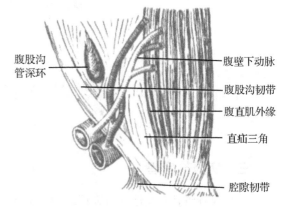

图11-1-2　直疝三角(后面观)

界,用腹股沟韧带替换耻骨梳韧带。

(四) 耻骨肌孔

法国医师 Fruchard 将腹股沟区的薄弱区描述为耻骨肌孔(图 11-1-3),各型腹股沟疝均发生在此区域。其边界为:上界为腹横肌弓状下缘,外侧界为髂腰肌,内侧界是腹直肌外侧缘,下界是耻骨上支。熟悉耻骨肌孔的知识对于实施有效的腹腔镜腹股沟疝修补术具有重要的意义。

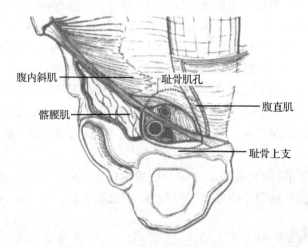

图 11-1-3 耻骨肌孔(右侧前面观)

(五) 腹股沟区神经

腹股沟区神经有髂腹下神经、髂腹股沟神经及生殖股神经。髂腹下神经来自第 12 肋神经及第 1 腰神经。髂腹股沟神经来自第 1 腰神经。这两支神经均在腹股沟管上方 2.0~2.5 cm 处,穿过腹内斜肌,走行于腹外斜肌与腹内斜肌之间。髂腹下神经在外环上方 2.5 cm 处穿过腹外斜肌腱膜,分布于耻骨上区域。髂腹股沟神经位于髂腹下神经的下方,在腹股沟管中沿精索的前外侧走行出外环,分布于阴囊(或大阴唇)前部、阴茎根部和大腿内侧的皮肤。生殖神经来自骶神经丛,其生殖支沿精索的内侧穿出,含有运动纤维及感觉纤维,分配于睾提肌、阴茎、阴囊内膜及皮肤(图 11-1-4)。

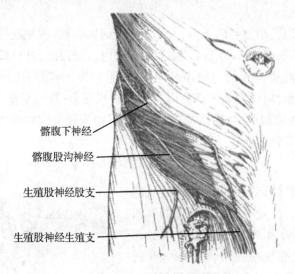

图 11-1-4 腹股沟区神经

三、病因与病理

腹股沟斜疝有先天性和后天性之分(图 11-1-5)。

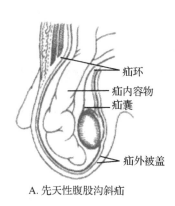

A. 先天性腹股沟斜疝

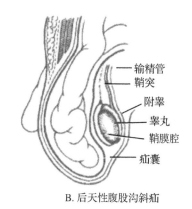

B. 后天性腹股沟斜疝

图 11-1-5　腹股沟斜疝

（一）先天性解剖异常

胚胎早期，睾丸位于腹膜后第 2～3 腰椎旁，以后逐渐下降，同时在未来的腹股沟管深处带动腹膜、腹横筋膜及各肌经腹股沟管逐渐下移，并推动皮肤形成阴囊。随之下移的腹膜形成一鞘突，睾丸紧贴在其后壁。鞘突下段在婴儿出生后不久成为睾丸固有鞘膜，其余部分自行萎缩闭锁而遗留一纤维索带。例如，鞘突不闭锁或闭锁不完全可成为先天性斜疝的疝囊。右侧睾丸下降比左侧略晚，鞘突闭锁也较迟，故右侧腹股沟疝较多。

（二）后天性腹壁薄弱或缺损

任何腹外疝都存在腹横筋膜不同程度的薄弱或缺损。此外，腹横肌和腹内斜肌发育不全也是发病的重要因素。腹横筋膜和腹横肌的收缩可把凹间韧带牵向上外方，而在腹内斜肌深面关闭腹股沟深环。腹横筋膜或腹横肌发育不全，这一保护作用就不能发挥，因而容易发生疝。腹肌松弛时弓状下缘与腹股沟韧带是分离的，但在腹内斜肌收缩时，弓状下缘被拉直向腹股沟韧带靠拢，有利于覆盖精索并加强腹股沟管前壁。因此，腹内斜肌弓状下缘发育不全或位置偏高易发生腹股沟疝（特别是直疝）。

（三）生理因素

年老、体衰、肥胖、腹肌缺乏锻炼等情况常使腹壁肌力减退而诱发腹股沟疝。胶原代谢异常与腹外疝的关系如前所述。

四、临床表现

不同类型的腹股沟疝好发于不同年龄段。斜疝多发于青壮年，直疝多见于老年。先天性腹股沟斜疝多见于婴幼儿，但有时见于老年人。

易复性疝腹股沟区有肿块，偶有胀痛感。斜疝肿块通常在行走、咳嗽等腹压增高时出现，于休息、平卧或推送后消失。发病早期，肿块并不明显，只在患者咳嗽、屏气或擤鼻时，腹股沟管投影区腹壁略显膨隆；有明确肿块也仅局限于内环和腹股沟投影区。早期肿块外形多呈圆形或长轴平行于腹股沟管的椭圆形。当疝块突至外环之外时，呈梨形。最终，疝块进入阴囊。

在疝块未显现时，用手置于内环处，嘱患者咳嗽，常可在此有膨胀性冲击感或疝内容物顶出且滑入疝囊感并出现肿块。内容物为肠管时，触按肿块柔软光滑，较大时还能叩出鼓音。如内容物为大网膜，则肿块多坚韧且叩之呈浊音。令患者平卧，用手回纳疝块过程中，可听到肠管回纳时的咕噜声。回纳后，用手指可探知外环扩大松弛，此时可感到咳嗽时疝块的冲击。如在疝块回纳后用手指压住内环投影区，嘱患者站立咳嗽，斜疝疝块不能突出；一旦手指移开，可见疝块随咳嗽突出。疝环明显扩大者，指压时疝块仍可突出。

腹股沟直疝常见于年老体弱者，主要临床表现是当患者直立时，在腹股沟内侧端、耻骨结节上外方出

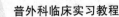
现一半球形肿块,并不伴有疼痛或其他症状。直疝患者平卧后疝块多能自行消失。疝块通常并不下坠至阴囊。直疝极少发生嵌顿。

腹股沟疝诊断不困难,但确定是腹股沟斜疝还是直疝,有时并不容易。近年有采用疝造影术进行诊断者,可提高术前的确诊率。难复性斜疝在临床表现方面除胀痛稍重外,主要特点是疝块不能完全回纳。滑动性斜疝疝块除不能完全回纳外,尚有"消化不良"和便秘等症状。滑动性斜疝多见于右侧,左右发病率之比约为1:6。滑动性斜疝虽不多见,但滑入疝囊的盲肠或乙状结肠可能在疝修补手术时被误认为疝囊的一部分而被切开,应特别注意。

嵌顿性疝通常发生在斜疝,腹内压骤增,如强力劳动或排便等是其主要原因。嵌顿性疝表现为疝块突然增大并伴有进行性加重的胀痛。平卧或用手推送不能使疝块回纳。肿块紧张发硬,且有明显触痛。嵌顿物如为肠袢,局部疼痛明显,可伴有腹部绞痛、恶心、呕吐、停止排便排气、腹胀等机械性肠梗阻的表现;如为大网膜,局部疼痛常较轻微。疝一旦嵌顿,自行回纳的概率较低,多数患者的症状逐步加重。如不及时处理,终将发展成为绞窄性疝。肠壁疝嵌顿时,由于局部肿块不明显,又不一定有肠梗阻表现,容易被忽略。

绞窄性疝的临床症状多较严重。但在肠袢坏死穿孔时,疼痛可因疝块压力骤降而暂时有所缓解。因此,疼痛减轻而肿块仍在者,不可认为是病情好转。绞窄时间较长者,由于疝内容物发生感染,侵及周围组织,引起疝外被盖组织的急性炎症。严重者可发生脓毒症。

腹股沟直疝主要临床表现是当患者直立时,在腹股沟内侧端、耻骨结节外上方出现一半球形肿物,并不伴有疼痛或其他症状。直疝疝囊颈宽大,疝内容物又直接从后向前顶出,故平卧后疝块多能自行缓解,不需要用手推送复位。直疝通常不坠入阴囊,极少发生嵌顿。疝内容物常为小肠或大网膜。膀胱有时可进入疝囊,成为滑动性直疝。此时膀胱成为疝囊的一部分,手术时应予以注意。

五、辅助检查

1. B超

在诊断腹股沟隐匿疝和腹股沟区疼痛方面,B超检查为首选方法,让患者取仰卧位或站立位做Valsalva动作或咳嗽时检查,可诊断隐匿疝、腹股沟疝和股疝。

2. CT

CT检查可精确评估包括疝在内的腹壁疾病,腹股沟疝行CT检查可显示腹股沟团块样结构。多层螺旋CT扫描的重建技术能清晰显示腹壁下血管,可明确诊断直疝和斜疝。腹股沟韧带、股静脉及长收肌为标志,股管也能被显示,故可诊断股疝。

3. MRI

MRI检查可用于评估腹股沟区疼痛和肿块,MRI检查腹股沟疝时可直观地显示腹股沟管和股管内疝囊。

六、诊断及鉴别诊断

(一)诊断

腹股沟疝诊断一般不困难,但临床确定是腹股沟斜疝还是直疝(表11-1-1),有时并不容易。

表 11-1-1　斜疝和直疝的鉴别

鉴别要点	斜疝	直疝
发病年龄	多见于儿童及青壮年	多见于老年
突出途径	经腹股沟管突出,可进入阴囊	由直疝三角突出,不进入阴囊
疝块外形	椭圆或梨形,上部呈带蒂状	半球形,基底较宽
回纳疝块后压住内环	疝块不再突出	疝块仍可突出
精索与疝囊的关系	精索在疝囊后方	精索在疝囊前外方
疝囊颈与腹壁下动脉关系	疝囊颈在腹壁下动脉外侧	疝囊颈在腹壁下动脉内侧
嵌顿频率	较高	极低

（二）鉴别诊断

腹股沟疝的诊断虽然较容易,但是须与以下常见的疾病相鉴别。

1. 睾丸鞘膜积液

鞘膜积液呈现的肿块全局限在阴囊内,可以清楚地摸到其上界;用透光试验检查肿块,鞘膜积液多为透光(阳性),而疝块则不能透光。但幼儿的疝块,因组织菲薄,常能透光,勿与鞘膜积液混淆。腹股沟疝时,可在肿块后方扪及实质感的睾丸;鞘膜积液时,睾丸在积液中间,故肿块各方均呈囊性而不能扪及实质感的睾丸。

2. 交通性鞘膜积液

交通性鞘膜积液肿块外形与睾丸鞘膜积液相似。于每天起床后或站立活动时肿块缓慢地出现并增大。平卧或睡觉后肿块逐渐减小,挤压肿块,其体积可逐渐缩小。透光试验为阳性。

3. 精索鞘膜积液

精索鞘膜积液肿块较小,在腹股沟管内,牵拉同侧睾丸可见肿块移动。

4. 隐睾

腹股沟管内下降不全的睾丸可被误诊为斜疝或精索鞘膜积液。隐睾肿块较小,挤压时可出现特有的胀痛感觉,如患侧阴囊内睾丸缺如,则诊断更为明确。

5. 急性肠梗阻

肠管被嵌顿的疝可伴发急性肠梗阻,但不应仅满足于肠梗阻的诊断而忽略疝的存在,尤其是患者比较肥胖或疝块比较小时,更容易发生这类问题导致治疗上的失误。

七、治疗

腹股沟疝除少数特殊情况外,均应采取手术治疗。

（一）非手术治疗

1 岁以内婴儿的腹股沟疝可暂不手术。通常用棉织束带捆绑法堵住腹股沟管内环,阻挡疝块突出,使发育中的腹肌得以加强腹壁。年老体弱或因其他原因而禁忌手术者,可使用疝带。在确认疝内容物已完全回纳的前提下,将软垫压住疝门区,借以堵住疝块突出的门户。长期使用疝带可使疝囊颈逐渐肥厚,有促使疝内容物与疝囊发生粘连和增加嵌顿疝发病率的可能,故应慎用。此外,疝带使用不当有并发壁间疝的可能。

（二）手术治疗

迄今治疗腹股沟疝最有效的方法是手术。择期腹股沟疝手术前,既要做一般术前准备,又要消除慢性咳嗽、排尿困难等各种可使腹压增高的因素。妊娠者可将手术推迟至分娩后。对巨大的难复性疝,因腹腔无足够空间适应大块疝出已久的内脏器官返回,应在手术前一段时间内采取头低足高位,促使腹腔空间逐渐扩大,适应内脏完全回纳的需要。手术后应避免可增高腹压的各种因素再现。手术治疗的目的是封堵腹腔内脏突出的途径和加强腹壁的强度。传统方法是疝囊高位结扎和疝修补术,腹壁损害严重者,则采用疝成形术。近年随着某些观念的变化,如假体材料的使用、无张力修补及手术路径的改进和腹腔镜的应用等,临床对于这些手术的传统方法进行着不断革新,并在推广、积累经验中。

1. 疝囊高位结扎

疝囊高位结扎是腹股沟疝手术治疗重点要求的基本内容之一。该手术要求在游离疝囊颈之后,平疝门水平结扎囊颈,阻断内脏离开腹腔的出口。疝囊体可予以切除或留置原位。有学者主张把结扎疝囊颈的缝线穿过腹横肌和内斜肌,在后者的表面打结,疝囊颈残蒂位置提高至腹横肌深面,以便能更好地遮盖残蒂,抵御内脏在腹内压增高时对它的冲击。也有学者认为这将阻碍腹肌而有碍凹间韧带向上外滑移遮蔽内环的作用。

疝囊结扎的要点是高位,若结扎水平低于疝门所在水平,实质上只是把一个较大的疝囊转化为一个较小的疝囊,通常被认为是手术后复发的重要原因之一。常用的疝囊颈荷包缝合法在结扎一道后应返绕一圈再扎,否则在荷包缝线周围将遗留多个空缺,增加手术后复发的概率。较小的疝囊颈用"8"字缝扎是可靠的。

婴幼儿在生长过程中腹壁强度多可逐渐提高,疝囊高位结扎通常已达到治愈目的。成年人应在结扎囊颈基础上,通过修补或成形术加强腹壁强度。择期手术或嵌顿疝行急诊手术者,高位结扎和修补术或成形术可一次完成;疝内容物绞窄者因有并发感染的可能,修补术或成形术应择期施行。

2. 疝修补术

疝修补术是利用邻近组织加强腹壁强度的方法。无论哪种修补方法,均包括内环修补和腹股沟管管壁加强两个主要环节。内环修补方法是把疝门旁腹横筋膜作缩窄缝合,使疝门缩小至恰能使精索通过而不致受压为度,一般相当于小指尖大小。加强腹股沟管管壁的方法大体上可归纳为加强前壁和后壁两类。

(1) 加强前壁方法:Ferguson 法是常用方法之一,它是将腹内斜肌-腹横肌腱膜弓(或联合肌腱)在精索前方向腹股沟韧带拉拢并与之缝合,此后腱膜弓与腹股沟韧带之间的空隙消失,腹股沟管建立了一个新的较强的前壁。此法一般适用于腹横筋膜无显著缺损、腹股沟管后壁组织尚健全的成年人或小儿小型斜疝,也适用于早期直疝。

(2) 加强腹股沟管后壁常用方法:Bassini 法是游离并提起精索,在其后方缝合腱膜弓和腹股沟韧带,常用于腹股沟斜疝和小直疝的修补;Halsted 法与 Bassini 法相仿,不同的是把切开的腹外斜肌腱膜在精索后缝合,即精索被移至皮下层;Mcvay 法是在精索后把腹内斜肌下缘和腱膜弓缝至耻骨梳韧带上,常常用于大的腹股沟斜疝、腹股沟直疝、复发性腹股沟疝及股疝的修补;Shouldice 法是把疝修补手术重点放在腹横筋膜这一层次上。将内环与耻骨结节之间薄弱的腹横筋膜切开,适当游离后,将其外下叶边缘缝至内上叶深面,并新建大小适当的内环,然后将内上叶边缘缝至腹股沟韧带。放回精索,把腱膜弓缝至贴近腹股沟韧带的外斜肌腱膜深面。以上这些加强腹股沟管后壁的手术方法通常适用于疝块较大、腹壁损害较明显的斜疝、直疝和复发性腹股沟疝。外环通常在修补术中暴露疝囊前切开,缝合切口时可再塑,使其缩小。

3. 疝成形术

腹股沟管后壁缺损严重的腹股沟疝患者,因周围组织多纤弱而不宜作修补材料。为此,可采用自体组织或人造补片加固薄弱部分。人造材料方面,近年多采用高分子材料制成的网片。无张力疝修补术利用新型材料进行无张力疝修补成形术,以达到最大限度地减少手术后复发的目的。当前可供选用的假体材料主要有聚丙烯、聚酯网、聚丙二醇酯、聚四氟乙烯等编织成的补片。这些网片具有组织相容性好、强度高、可根据需要随意剪裁、容易消毒等优点。手术最大的优点是材料易于获得,应用方便,不需要在患者身上另作切口取自体组织作修补材料,节省手术时间,术后手术部位疼痛较轻,手术后疝复发率在1%以下。手术方法:处理疝囊后,将疝囊送入腹腔,无须按传统方法高位结扎疝囊。合成纤维网疝补片有多种,现在常用的补片为平片,可将其置于腹股沟管后壁遮盖整个内环和腹股沟三角(精索通过处可剪孔),以修复缺损和腹壁薄弱区。放置后,网眼中可有纤维组织长入,使网片紧密黏附于组织之间。

　　理想的生物材料应具有以下特点:组织液不能改变其物理性能;化学性质是惰性的;不引起炎症及异物反应;无致癌性;能对抗机械性应力;能够消毒使用;不引起变态反应;可根据需要制作成不同形状。需要注意的是,人工网片对人体而言,是异物,不能用于绞窄性疝的患者。

　　近年来腹腔镜疝修补手术的盛行,要求术者必须熟悉腹腔镜下下腹部的解剖结构(图11-1-6)。腹腔镜的优点有损伤小、恢复快、近期复发率低、并发症数在可接受范围等。腹腔镜疝修补技术尚需进一步改进器材,完善技术并积累大量病例的长期随访资料。

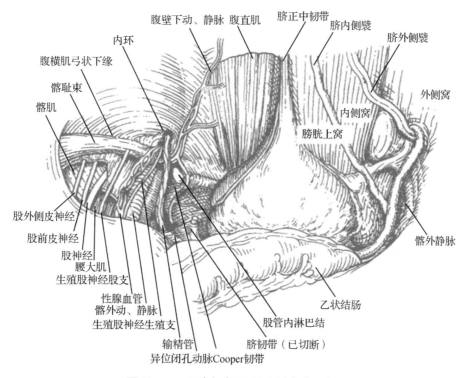

图11-1-6　下腹部内面观(左侧腹膜已去除)

　　现在腹腔镜疝修补手术治疗常用的方法有4种:腹腔镜经腹膜前腹股沟疝修补法(transabdominal preperitoned,TAPP)、腹腔镜完全经腹膜外腹股沟疝修补法(total extraperitoneal herniorrhaphy,TEP)、腹腔镜经腹腔内补片植入术(intraperitoneal onlay mesh,IPOM)、腹腔镜单纯疝环缝合法。TAPP是经腹腔镜在腹壁薄弱区形成一游离在腹壁缺损上方的腹膜瓣,向下翻开腹膜瓣,清理腹膜前结缔组织,直接清楚暴露耻骨梳韧带、腹横肌腱膜弓和髂耻束。翻剥时可将疝囊翻入腹腔并切除或环切离断其囊颈而留置疝囊体于原位。将面积大于缺损区的人造网片覆盖于剥离面,可盖住内环、腹股沟三角和股环(股疝疝门)。固定网片边缘后,将腹膜瓣转回原位,用钛夹对合其缘。这样就使网片位置处于腹膜外。IPOM网片覆盖范围同前,但不形成腹膜瓣。此法比TEP的操作简单,但暴露于腹腔的网片易与内脏粘连。前3种方法的基本原理是从内部用合成纤维网片加强腹壁的缺损,最后1种方法用钉或缝线使内环缩小,只用于较小的、病情较轻的斜疝。

　　腹腔镜疝修补手术缝合或钉合网状物时要避开以下结构。

　　① 死亡三角(triangle of doom):以输精管(女性为子宫圆韧带)和精索血管(女性为生殖血管)在腹股沟管入口处的交叉点为顶点,输精管和精索血管为两边的三角形裂隙。在此区有髂外动、静脉及股神经

从其下方通过(图 11-1-7)。

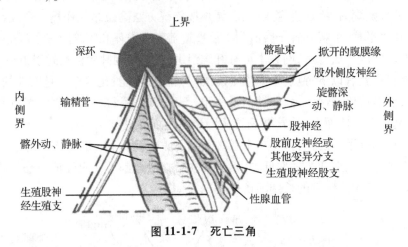

图 11-1-7　死亡三角

② 疼痛三角(triangle of pain):位于死亡三角外侧面,即髂耻束与精索血管之间的间隙,内含生殖神经和股外侧皮神经(图 11-1-8)。

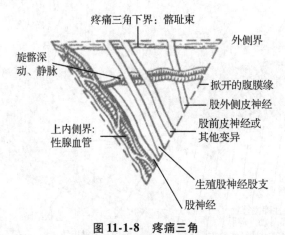

图 11-1-8　疼痛三角

4. 几种特殊情况的处理

(1) 嵌顿性疝和绞窄性疝:嵌顿性疝嵌顿时间短(成年人不超过 4 小时,婴儿不超过 12 小时),局部症状轻微且无可疑绞窄迹象,无腹部压痛、腹肌紧张等腹膜刺激征者,年老体弱或伴有其他较严重疾病且估计肠袢尚未绞窄坏死者可先试行手法复位。手法复位前先注射派替啶止痛、镇静,使腹肌松弛。待药效出现后,置患者于头低足高位,屈同侧髋关节(不外展)以使外环得以松弛。用一手握住疝块,将其缓缓向疝门方向挤压,另一手在疝门外按摩以协助推送。复位手法切忌粗暴,尤其不能强求其成功,否则有挤破肠管的危险。手法复位成功的患者,在内容物回纳后仍应严密观察病情,注意是否有腹膜炎、肠梗阻、粪便带血等迹象。警惕把未被察觉的已坏死的疝内容物送回腹腔的可能。有时疝块虽然消失,实际上还有小部分疝内容物并未纳回,甚至有整个疝囊连同其内容物被推挤入腹壁间导致嵌顿并未解除。疑有这些情况时,均须行紧急手术。

除上述情况外,嵌顿性疝原则上需要紧急手术。绞窄性疝的内容物已坏死,更需要手术。术前应做好必要的准备,如有脱水和电解质紊乱,应迅速补液加以纠正。术前准备与手术效果息息相关。手术的关键在于正确判断疝内容物的活力,继之根据病情确定处理方法。在扩张或切开疝环、解除疝环压迫的前提下,凡肠管呈黑色,失去光泽和弹性,刺激后无蠕动波和相应肠系膜内无动脉搏动者,可判定为肠坏死。如肠管尚未坏死,将其送回腹腔,按一般易复性疝处理。不能肯定是否坏死时,可在其系膜根部注射 0.25%～0.5% 普鲁卡因 60～80 mL,再用温热等渗盐水纱布覆盖该段肠管或将其暂时送回腹腔,10～20 分钟后,再行观察。如果肠管确已坏死或经上述处理后病理情况无好转,或一时不能肯定肠管是否失去活力时,则应在患者全身情况允许的前提下,切除该段肠管并进行一期吻合。患者情况不允许肠切除吻合时,可将坏死或活力可疑的肠管置于腹外,并在其近侧段切一小口,插入一肛管,以期解除梗阻;7～14天后,全身情况好转,再施行肠切除吻合术。绞窄的内容物如系大网膜,可予以切除。手术处理中应注意:如嵌顿的肠袢较多,应特别警惕逆行性嵌顿的可能,不仅要检查疝囊内肠袢的活力,还应检查位于腹腔内的中间肠袢是否坏死;切勿存在侥幸心理把活力可疑的肠管送回腹腔;少数嵌顿性疝或绞窄性疝,临床手术时因麻醉的作用疝内容物自行回纳腹内,以致在术中切开疝囊时无肠袢可见,遇此情况,必须仔细探查肠管,以免遗漏坏死肠袢于腹腔内,必要时另作腹腔切口探查;凡施行肠切除吻合术的患者,因手术区污染,在高位结扎疝囊后,一般不宜作疝修补术,以免因感染而致修补失败。

同侧斜疝和直疝并存手术中处理疝囊时,可游离疝囊使其与腹壁下动、静脉和腹膜前脂肪、腹横筋膜分离,这样可把较小的直疝疝囊牵至腹壁下血管外侧,与斜疝疝囊融合成一体,然后按斜疝手术方法处理。直疝疝囊较大而不能将其牵至腹壁下血管外侧时,可横向切开腹横筋膜,切断结扎腹壁下动、静脉,充分暴露两个疝囊,切除冗赘的疝囊,最后横向缝合腹膜和腹横筋膜。如被黏附于直疝疝囊内侧壁的膀胱所牵涉,可予以分离,使其自行整复至正常位置。

(2)滑动性腹股沟疝:该情况占腹股沟疝总数的3%～6%,随年龄增长有增多的趋势。滑动性斜疝多于直疝,右侧多于左侧。斜疝下滑内脏在右侧以盲肠为主(图11-1-9),偶有部分升结肠下滑者,在左侧以乙状结肠为主。直疝下滑内脏通常是膀胱。本病在术前常未被诊断,最初应用疝带有效,以后逐渐出现疼痛不能忍受疝带压迫者,应考虑滑动性腹股沟疝的可能。腹股沟疝伴有排尿困难或膀胱刺激征可能是膀胱滑入疝囊所致。多数滑动性腹股沟疝是手术中意外发现的,甚至有在术中仍未被识破者,如按一般易复性疝的术式处理,不但可引起一些医源性损伤(如肠管供血血管损伤、肠管或膀胱被切开或剥破),而且达不到预期的手术效果,故对其应有充分认识。

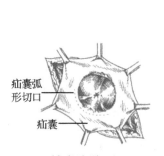
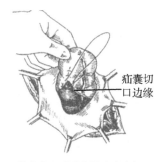
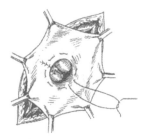

疝囊弧形切口　　　　疝囊切口边缘

疝囊

A.疝囊弧形切开　　　B.游离盲肠后纵向缝合疝囊切口　　　C.回纳盲肠后缝合疝囊颈部

图11-1-9　右侧滑动性斜疝的疝囊处理

(3)复发性腹股沟疝:采用传统的疝囊高位结扎加修补术治疗腹股沟疝,术后复发率为2%～5%,甚至高达10%。老、中年患者腹股沟疝复发通常多于青少年患者,术前病程长者多于病程短者,直疝多于斜疝。复发有以下因素。

① 主观因素:多因不熟悉解剖、操作欠妥所致。常见的原因为未找到真正的疝囊或初次手术时,存在需要手术处理的疝以外的疝,如未发现斜疝和直疝并存情况,游离或缝合疝囊时不慎撕裂、疝囊颈结扎不在高位、疝囊颈荷包结扎线留有空隙、宽大的内环未予修补、修补方法选择不当、髂腹下或髂腹股沟神经受损伤、手术区并发感染或初次疝手术时,经彻底探查并排除伴发疝,疝修补手术也是成功的,手术后再发生疝,但解剖部位不同,出现新发疝等。此类复发多在手术后1年内发生。

② 客观因素:包括代谢异常或高龄者组织老化所致腹壁薄弱或愈合不良、肥胖、腹内压增高未消除、先前手术因绞窄而未予修补、术后过早参加体力劳动等。

在疝手术的部位再次发生疝,称真性复发疝。遗留疝和新发疝又称假性复发疝。无论复发疝是何种类型,均应尽早再次手术。

疝再次修补手术的基本要求是：由具有丰富经验的、能够作不同类型疝手术的医师施行；所采用的手术步骤及修补方式只能根据每个病例术中所见决定，而辨别其复发类型并非必要。嵌顿性复发疝不宜行手法复位，因瘢痕组织缺乏弹性。手术操作要特别细致，解剖层次要清楚，务必要发现上次手术的缺陷并加以纠正。一般病例可采用 McVay 或 Bassini 法修补，腹壁损害较严重者可采用 Shouldice 法。更可靠的方法是采用成形术。对于老年患者，可考虑切除精索与睾丸，便于完全封闭腹股沟管内、外环。

5. 手术并发症

除与一般外科手术具有共性的并发症外，腹股沟疝手术可有以下主要并发症。

（1）血肿或残留疝囊积液：血肿多发生在疝囊大而游离时剥离面大的患者。如剥离限于囊颈区而原位留置疝囊体部，可减少其发生。部分囊体原位留置而其断口过于狭小者可能导致囊内积液。血肿和囊内积液均可在手术后早期表现为手术区或阴囊肿块，有时能被误认为疝修补失误而复发，但肿块并不向腹内延伸而且上界是可以辨认的。血肿小者可自行吸收，大者则常需抽吸。残囊积液鲜有自行吸收者，可试行抽吸，无效时多需手术，散开积液囊，便于液体被周围组织吸收。

（2）腹股沟区灼痛：疝部位可涉及阴茎根部、阴囊上部（女性阴阜、大阴唇）和大腿上端内侧皮肤。行走、弯腰和过伸髋部可使灼痛加重。灼痛的原因是髂腹股沟神经和生殖股神经生殖支受损（包括切断、缝扎、瘢痕牵扯或压迫等）。前者常发生于切开外斜肌腱膜和外环时，切开或缝合提睾肌筋膜或腱膜弓与腹股沟韧带或耻骨梳韧带时，后者常与提睾肌筋膜的切开和缝合有关。

（3）手术区腹肌无力：通常是髂腹下或髂腹股沟神经损伤的结果，并成为腹股沟疝手术后复发的原因之一。髂腹下神经损伤最常见于切开外斜肌腱膜后游离其内上叶时，也可发生于上提已结扎的囊颈残蒂固定于腹横肌深面时，固定用缝线扎住位于内斜肌表面的神经。

（4）精索损伤：剥离疝囊和为加强腹股沟管后壁而游离精索都可导致精索损伤。如果精索中所含的精索内动脉（睾丸动脉）受到损伤，将导致缺血性睾丸炎或睾丸萎缩，因为与它吻合的输精管动脉细小而不足以单独维持睾丸的血供需要。此外，疝修补术中再建的内环和外环如过于狭小而压迫精索血管及游离精索被扭曲等均可导致精索血流不畅。

（5）膀胱损伤：修补术中把联合肌腱缝至腹股沟韧带或耻骨梳韧带时，如进针太深，有刺入膀胱的可能。游离疝囊颈过高而超越疝门水平时，有可能损害隐于腹膜前脂肪中的膀胱。膀胱作为滑动疝的组成部分，如未被识别，也可能在游离疝囊时受到损伤。充盈的膀胱更容易损伤。

（6）血管损伤：腹股沟区有一些较大的血管通过，它们可因粗暴操作、缝针误穿、缝线撕伤而导致损伤，有粥样变的血管受损概率增加。内环区的操作（缓解嵌顿、内环整复、腹横筋膜整修等）可损伤腹壁下动脉，暴露耻骨梳韧带和 McVay 法修补时可损伤股静脉，利用腹股沟韧带的修补缝合中进针过深可损伤髂外动脉或股动脉。这些血管损伤时，出血较多，压迫止血难以奏效，需充分暴露后再行结扎或修补。

（7）腹腔镜插口疝：随着腹腔镜疝修补手术问世，近年来有一些腹腔镜进腹处发生腹壁疝的报道。这实际上是一种切口疝，常表现为壁间疝。因疝门不大，此疝可能嵌顿。为避免其发生，拔镜后，插口应缝合。

（8）使用生物材料的并发症：由于疝手术概念的改进，生物材料的应用日益广泛。主要并发症有由于材料的空隙结构易残留细菌，而中性粒细胞和巨噬细胞不易进入而引起的感染；补片的移位、与腹内组织或器官的粘连，甚至断裂，并与消化道器官的机械摩擦及材料的侵蚀而发生消化道瘘等。这类并发症的预防关键在于手术材料革新及术中对网片的固定，并避免其与腹内器官接触。

第二节 股 疝

通过股环、股管、卵圆窝向大腿根部突出的腹外疝称为股疝。股疝比腹股沟疝更易发生嵌顿、绞窄等并发症,病死率更高,需急诊手术,甚至肠切除。

一、流行病学

股疝发病率居腹外疝第 2 位,它约占腹外疝发病总数的 5%。股疝发生率女性高于男性,比例约为 5∶1。在女性患者中,股疝的发病率和年龄增长成正比,约有 42% 的股疝发生于 65 岁以上的女性。男性股疝患者多数有腹股沟疝修补手术史。对老年人而言,所有急诊施行疝修补术的病例中有 44% 为股疝。儿童偶尔发生股疝。

二、解剖学

腹股沟韧带深面的空间被筋膜组织分成 2 个间隙,内侧间隙主要被股动脉和股静脉所占据。股静脉内侧有一长约 1.5 cm、上宽下窄而呈漏斗形的管状空隙,称为股管。股管内含有脂肪组织、疏松结缔组织和少数淋巴结。股管的上口为股环,呈卵圆形,长径约 1.25 cm(女性略大于男性),其内界为腔隙韧带外缘,外界为股静脉内侧壁,前缘为腹股沟韧带,后缘为耻骨梳韧带。股管下段弯向体表,管口为覆有筛板的卵圆窝,其中心点的投影在耻骨结节下方 4 cm 略偏外侧处。卵圆窝是大腿阔筋膜上的一个空缺,其上缘呈镰状,组织较为坚韧(图 11-2-1)。

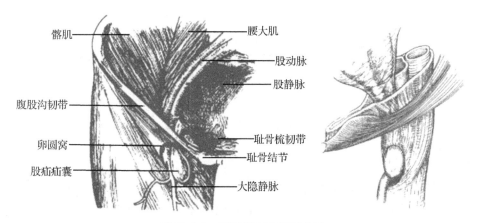

图 11-2-1 股疝疝囊的突出途径

三、病因

在腹内压增高的情况下,对着股管上口的腹膜,被下坠的腹内脏器推向下方,经股环向股管突出而形成股疝。女性因骨盆较宽大而平坦,联合肌腱和陷凹韧带较薄弱,股环大于男性,致股管上口宽大松弛,加之妊娠时腹压增高及腹壁组织的过度拉伸,使得女性股疝发病者明显多于男性。由于股管几乎是垂直的,疝块在卵圆窝处向前转折时形成一锐角,且股环本身较小,周围又多坚韧的韧带,因此股疝最易嵌顿。在腹外疝中,股疝嵌顿者最多,高达 60%。股疝一旦嵌顿,可迅速发展为绞窄性疝,应特别注意。

四、临床表现

股疝常在腹股沟韧带下方卵圆窝处表现为一半球形的突起。平卧回纳内容物后,疝块有时并不完全

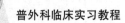

消失。由于囊颈较狭小,咳嗽冲击感也不明显。易复性股疝的症状较轻,常不为患者所注意,肥胖者更易疏忽。一部分患者可在久站或咳嗽时感到患处胀痛,并有可复性肿块。

股疝如发生嵌顿,除引起局部明显疼痛外,也常伴有较明显的机械性肠梗阻,严重者可以掩盖股疝的局部症状。

五、诊断

股疝典型的临床表现以疼痛和/或腹股沟肿块(可以是无症状的)为主,体格检查大腿前内侧、腹股沟韧带下方可触及肿块,伴或不伴有触痛。辅助检查包括 B 超、CT、MRI,这些检查可帮助明确诊断,但临床诊断主要还是依靠体格检查。

六、鉴别诊断

鉴别诊断包括腹股沟疝、脂肪瘤、肿大淋巴结、大隐静脉曲张结节样膨大和冷脓肿。

1. 腹股沟疝

腹股沟疝位于腹股沟韧带的内上方,股疝则位于腹股沟韧带的外下方。应注意的是,较大的股疝除疝块的一部分位于腹股沟韧带下方外,另一部分有可能在皮下伸展至腹股沟韧带上方(表 11-2-1)。

表 11-2-1　腹股沟疝和股疝的鉴别

鉴别要点	腹股沟疝	股疝
与耻骨结节的关系	外上方	外下方
检查腹股沟韧带内侧时让患者咳嗽	疝出现于腹股沟韧带上方	疝出现于腹股沟韧带下方
按住长收肌的外侧(股动脉内侧约 1 指宽处)让患者咳嗽	疝出现	疝保持回纳状态

2. 脂肪瘤

股疝疝囊外常有一增厚的脂肪组织层,在疝内容物回纳后,局部肿块不一定完全消失。这种脂肪组织有被误诊为脂肪瘤的可能。两者的区别在于脂肪瘤的基底并不固定,活动度较大,股疝基底是固定且不能被推动的。

3. 肿大淋巴结

淋巴结炎症多在同侧下肢、腹壁、外阴、会阴、臀部或肛部。找到原发感染灶或皮损,嵌顿性或绞窄性股疝则多有急性肠梗阻表现。

4. 大隐静脉曲张结节样膨大

卵圆窝处结节样膨大的大隐静脉在站立或咳嗽时增大,平卧时消失,可能被误诊为易复性股疝。压迫股静脉近心端可以使结节样膨大增大。此外,下肢其他部分同时有静脉曲张对鉴别诊断有重要意义。

5. 冷脓肿

最简单的鉴别方法是在腹股沟韧带中点摸到股动脉的搏动,冷脓肿应在其外侧,偏髂窝处,且触之有波动感;而股疝则在其内侧。脊柱及髂窝区检查有助于进一步鉴别。

七、治疗

股疝容易嵌顿,一旦嵌顿可迅速发展为绞窄性疝。同时,由于股疝好发于老年女性,一旦合并绞窄,因疝内容物缺血引起患者死亡的概率极高。因此,股疝诊断确定后,应及时进行手术治疗。嵌顿性股疝或绞窄性股疝应进行紧急手术。

股疝是腹股沟疝的一种,和腹股沟斜疝从腹横筋膜的内环经腹股沟管突出或直疝直接从腹横筋膜缺损的直疝三角突出一样,股疝也是以腹膜为疝囊,从腹横筋膜缺损处经耻骨肌孔突出的疝。因此,股疝的修补术也不可避免需要遵循和腹股沟疝修补术一样的原则,游离并切除疝囊,修补腹横筋膜的缺损,并通过缝合腱膜加强对缺损的修补。最常用的手术是 McVay 法,将腹横肌的肌腱缝合至耻骨肌线,进行股鞘重建。另一方法是在处理疝囊之后,在腹股沟韧带下方把腹股沟韧带、腔隙韧带和耻骨肌筋膜缝合在一起,借以关闭股环。

进行嵌顿性或绞窄性股疝手术时,因疝环较小,回纳疝内容物有一定困难。遇有这种情况时,可切断腹股沟韧带以扩大内环。但在疝内容物回纳后,应仔细修复已被切断的内环。

治疗股疝的 3 种经典手术路径:经股部手术路径、经腹股沟手术路径、经腹膜前手术路径。经股部这种低位手术路径适用于简单易回纳的股疝,特别是比较瘦的患者,以及只能施行局部麻醉的虚弱患者。经腹股沟手术路径是对于同时存在同侧腹股沟疝的股疝患者的最佳手术路径,因为在修补股疝的同时可修补该侧腹股沟疝。腹膜前手术路径适用于存在股疝嵌顿或肠梗阻,已经施行过腹股沟手术,股疝合并腹股沟疝或双侧股疝的患者。目前更倾向应用生物材料行无张力股疝修补术或股疝的腹腔镜修补。

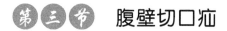 **腹壁切口疝**

腹内器官经手术切口所致缺损突出于体表者为切口疝。

一、流行病学

临床上比较常见,居腹外疝的第 3 位。腹部手术切口获得一期愈合者,切口疝的发病率通常在 1% 以下;如切口发生感染,则发病率可达 10%;伤口裂开者发病率高达 30%。

二、解剖学

大多数腹壁切口疝出现在前腹壁,前腹壁中央的垂直线就是白线,半月线标志着腹直肌鞘的外缘。腹内斜肌在半月线处分成两层,在上 2/3 腹部腹内斜肌腱膜包绕腹直肌,而在下 1/3 腹部半月线所在区域被称为 Spigelian 筋膜,该处是疝好发部位之一。

由外向内构成前腹壁的各层结构依次为:皮肤皮下组织层、肌腱膜层、腹横筋膜层。前腹壁皮肤的天然弹力线或 Kraissl 线呈横向分布。在脐上这些线呈水平分布,在脐水平以下呈略向内下的斜向分布。沿着或平行于这些线做的皮肤切口愈合后瘢痕形成少。皮下组织层在下腹部分为两层,浅层富含脂肪组织(又称 Campers 筋膜),深层

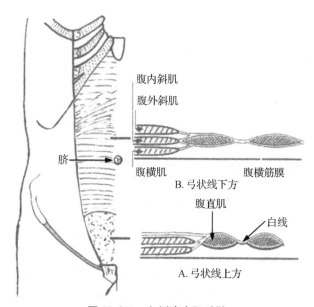

图 11-3-1　左侧腹直肌后鞘

则为一层致密的弹力纤维层(又称 Scarpa 筋膜)。肌腱膜层由腹外斜肌、腹内斜肌及腹横肌组成,此三肌腱膜形成腹直肌鞘包绕腹直肌位于腹中线两侧。在脐水平以下 4~5 cm,腹外斜肌、腹内斜肌、腹横肌腱膜共同走行于腹直肌前方,只有腹横筋膜构成腹直肌后壁,形成弓状线,又称 Douglas 半月皱(图 11-3-1)。腹横筋膜由两层结构构成,强韧的前层位于腹横肌深面,并与腹横肌肌腱紧密融合,腹横筋膜后层较薄,位于腹膜外脂肪前方,腹壁下血管走行于两层腹横筋膜双层间隙(Bogros 间隙)之中。腹膜前无张力疝修补术的补片就应该置入此处。

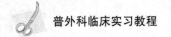

三、病因

1. 切口感染

切口感染可使一些腹壁组织坏死形成薄弱区或缺损,这是切口疝最重要的发病原因。由感染引起的切口疝占总数的50%。

2. 引流物留置

留置引流物的腹部手术,多数有感染因素存在。当引流物选择或留置不当时,可使引流不畅而加重组织损害程度或延长引流物留置时间,另有一些引流管未及时拔除,这些都将影响引流口的愈合,为切口疝提供发病机会。

3. 切口选择

纵向切口的腹部手术后切口疝发生概率较高,做纵向切口时支配腹壁肌的肋间神经常常被切断(中线切口和旁正中切口可避免)。当切口长且3支以上神经被切断时,往往造成切口内侧腹肌萎缩无力而诱发切口疝。特别是下腹部直切口因腹直肌后鞘缺如而承受较大压力,更容易发生切口疝。前后两次手术用相隔一定距离且平行的纵行切口时,两切口之间的肌萎缩更明显。此外,除腹直肌外的腹部各肌、腱膜、筋膜和腹直肌鞘的纤维基本都是横向走行的,被纵向切口切断的这些组织在缝合时很容易顺纤维方向被缝线割裂而出现裂口。即使当时已愈合,在尚未完全愈合前,仍可导致腹壁局部抗力下降。腹直肌虽然不受这一影响,但是腹壁肋间神经切断有损其强度。腹白线血供较差,且脐上段因两侧腹直肌内缘之间有一定距离而缺乏肌保护,故上腹部中线切口仍有并发切口疝者。

4. 手术基本操作

粗糙而不规范的操作常是引起切口疝的原因。

5. 麻醉配合和手术后护理

肌肉松弛恰当的情况下腹部切口缝合效果最好。麻醉过浅使创缘难以拉拢,内脏不能静置腹内而干扰切口的缝合,此时也容易发生各种操作失误。气管内吸痰致强烈的咳嗽反应,造成缝合困难或缝合的内层裂开。手术后肠麻痹引起腹胀、呼吸道感染和恶心呕吐时,腹肌的牵扯也是导致切口疝的诱因。

6. 切口愈合不良

切口愈合不良的原因很多,如切口内血肿形成、肥胖、高龄、营养不良、腹内压过高、腹水、腹壁相对薄弱或某些药物(如皮质激素、免疫抑制药、抗凝药等)及疾病(如糖尿病、器官功能不全与衰竭、黄疸)。切口愈合不良是腹壁切口疝发生的一个重要因素。

四、临床表现和诊断

腹壁切口疝的主要症状是腹壁切口处逐渐膨隆,有肿块出现。肿块通常在站立或用力时更为明显,平卧休息则缩小或消失。较大的切口疝有腹部牵拉感,伴食欲减退、恶心、便秘、腹部隐痛等表现。多数切口疝无完整疝囊,疝内容物常可与腹膜外腹壁组织粘连而成为难复性疝,有时还伴有不完全性肠梗阻。

体检时可见切口瘢痕处肿块。有时疝内容物可达皮下。内容物为肠管时可见到肠型和蠕动波,扪之可闻及肠管的咕噜声。肿块复位后,多数可扪及腹肌裂开而形成的疝环边缘。腹壁肋间神经损伤后腹肌薄弱所致切口疝,虽有局部膨隆,但无边缘清楚的肿块,也无明确疝环可扪及。切口疝很少发生嵌顿。

五、分型

腹壁切口疝是一种临床表现多样化的疾病,由于腹部切口的多样性,目前尚无一种分型标准可以涵盖所有的情况。但腹壁切口疝分型有助于比较各种新的修补方法的效果。在分型时,必须要考虑一些重要的因素,包括切口的位置(耻骨上、剑突下)、切口形状(纵形的、横形的、斜形的、联合切口)、缺损的大小(水平和横向分为<5 cm、5～10 cm、>10 cm)、疝复发的次数、可还纳性及临床症状。目前常用的切口疝分型标准如下。

（一）国内分型

2003 年，中华医学会外科学会疝和腹壁外科学组将切口疝分为：小切口疝，疝环最大距离 < 3 cm；中切口疝，疝环最大距离 3 ~ 5 cm；大切口疝，疝环最大距离 5 ~ 10 cm；巨大切口疝，疝环最大距离≥10 cm。

（二）国外分型

2001 年，欧洲疝学会的分型标准为：小型切口疝，横径或纵径 < 3 cm；中型切口疝，横径或纵径 5 ~ 10 cm；大型切口疝，横径或纵径 > 10 cm。

六、治疗

腹壁切口疝不能自愈，原则上均应手术治疗。其目的为关闭腹膜缺损，聚拢向两侧拉开的腹壁肌筋膜层，重建腹壁解剖结构及生理功能。手术时应尽量切除原有瘢痕组织。暴露疝环，沿其边缘清楚地解剖出腹壁各层组织，并在各层之间进行一定范围的游离。疝内容物回纳后，在无张力的条件下拉拢疝环边缘，逐层细致地缝合健康的腹壁组织。随着生物材料在疝和腹壁外科的应用和推广，对缺损较大的切口疝，可通过开放手术或经腹腔镜内置假体网片及自体肌膜组织进行修补，加强腹壁缺损。目前国内外主要使用人工合成材料修补腹壁切口疝。

1. 肌前置网修补法

肌前置网修补法（又称 Onlay 术或 Chevrel 术，见图 11-3-2）于 1979 年由 Chevrel 首先提出。

手术方法：关闭疝囊后，缝合腹直肌前鞘及腹外斜肌腱膜，以缝合处为中心，将腹直肌前鞘及腹外斜肌腱膜与皮下组织游离。将补片置于腹直肌前鞘及腹外斜肌腱膜上方，补片边缘要覆盖肌筋膜缺损缘 4 cm 以上，并用 PDS Ⅱ线缝合固定。补片和组织之间要缝合固定两圈，补片外缘与组织间有张力地缝合一周，筋膜缺损缘及补片间再缝合一圈，组织和组织之间争取达到无张力关闭。为防止积液，手术后一定要放置闭式引流。

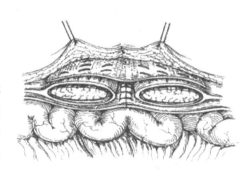

图 11-3-2　Onlay 术式示意图

这种方法相对简单，尤其适用于肌筋膜后间隙难以分离的患者，并且最大限度地减少修补材料与腹腔脏器粘连。该手术优点是不进入腹腔，缺点是手术分离范围大、损伤大，术后易发生皮下积液，各手术区不适感明显，补片易被腹压推起，会增加疝复发的可能性。

2. 肌后筋膜前置网修补或腹膜前置补片修补法

Rives 最先叙述了肌后筋膜前置网修补或腹膜前置补片修补法（又称 Sublay 或 Rives-Stoppa 术，见图 11-3-3），后来法国的 Stoppa 和美国 Wants 在手术方法上进行改进。

手术方法：在疝环处，于腹膜与腹直肌后鞘之间向周围分离，建立肌筋膜后方间隙。将补片置于此间隙中，各个方向超越缺损边缘 3 ~ 5 cm。巨大切口疝无法关闭腹膜层时，需要用大网膜作为脏器和补片之间的保护层，如果无大网膜覆盖，则需要用复合材料做修补。

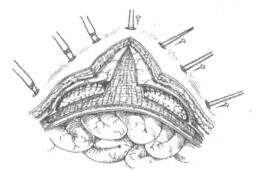

图 11-3-3　Sublay 术式示意图

目前这种方法被认为是修补巨大切口疝的最理想方法。优点：补片紧贴腹肌后，便于结缔组织长入与其整合，使补片在腹壁内永久性固定而加固腹壁；补片边缘覆盖超过疝环边缘，腹内压对补片可产生压紧缝合效应，可有效防止疝复发；皮下浆液肿发生率及远期复发率较低。缺点：手术操作有一定难度，手术时间长，游离筋膜后方间隙创伤较大，易伤及腹直肌的血供。

3. 缺损处直接补片置入法

缺损处直接补片置入法（Inlay 术）又称补片与筋缘连续缝合修补术。手术方法：打开疝囊游离粘连，切除疝环边缘所有瘢痕组织，测定缺损的横径。根据缺损大小修剪补片，补片与腱膜缺损边缘做连续缝合。此种方法复发率高，现已较少采用。

4. 腹膜内置网片修补法

腹膜内置网片修补法（intraperitoneal onlay mesh，IPOM）的手术方法：进入腹腔后将防粘连补片置入腹膜腔内，将补片边缘缝合或用钉枪固定于腹壁上，缺损周围的完整筋膜接触补片达 5 cm。腹腔镜修补腹壁切口疝广义上也属于 IPOM。腹腔镜修补术避免了再次做大切口，并发症少，患者恢复快，减少了术后疼痛和平均住院时间，见图 11-3-4。

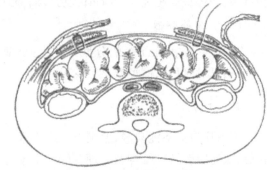

图 11-3-4　IPOM 术式示意图

IPOM 的优点：手术操作较为简单，放置补片容易，不会形成血肿及浆液肿，感染率低。由于补片的一个面直接与腹腔脏器接触，需要使用防粘连或复合补片。

实质上，切口疝人工材料修补术不是真正的无张力疝修补术，它是一个减张手术，减的是组织与组织之间的张力，而组织和补片之间是存在张力的。手术后患者下地、咳嗽时，这种张力会使大多数患者感到切口周围疼痛明显，甚至持续一段时间，而切口疼痛并不明显。

预防感染和手术后腹胀对此类患者极为重要。修补成形后，应给予广谱抗菌药并用腹带捆缠腹部，直至创口愈合。

不能手术的患者可暂用腹带或弹性绷带捆绕腹部，并积极创造手术条件。

5. 切口疝术后常见并发症

（1）切口皮下血肿、积液：切口皮下血肿、积液是严重的并发症，可以导致切口裂开，造成补片外露和继发的补片感染。血肿往往是术中止血不严所引起的，而积液是由腹壁组织对补片的炎症反应和补片与组织间的无效腔造成的。因此，术中细致地止血、缝合皮下组织不留死腔可以减少这些并发症的发生。绝大多数研究都认为在伤口皮下放置引流是必要的，术后最好用腹带加压包扎 2 周。

（2）切口感染：切口感染多继发于皮下血肿或由植入缝线和补片等造成。一旦发生感染，对于使用单丝或双丝聚丙烯材质补片的患者来说，可以不用取出补片，通过引流感染区和局部换药，大部分伤口就可愈合。对于使用其他材质补片（包括多丝聚丙烯、膨化聚四氟乙烯或复合补片）的患者来说，需要完全取出补片。预防性使用抗生素、术中严格无菌操作、细致地止血、使用不可吸收的单丝合成线固定补片可以有效降低感染发生率。

（3）复发：传统的直接修补手术，切口疝的复发率为 30%～50%。使用人工材料修补的切口疝复发率明显地降低，2004 年美国疝学会年会报道，IPOM 和腹腔镜修补的复发率为 2%～3%，明显低于其他方法（约 5%）。大部分学者认为，腹壁切口疝的复发与否与疝的大小无明显相关。复发的原因包括术中遗留缺损、补片放置位置不合适、补片不够大或缝合固定不够导致从补片边缘再发。另外，合并有前列腺增生、慢性便秘、慢性阻塞性肺疾病、吸烟或长期从事搬运重物等患者有复发的风险。术后用腹带加压包扎对预防复发有一定作用，一般建议术后继续打腹带 3～6 个月。术后 6 个月内属于结缔组织愈合期，在此期间应避免所有剧烈运动和重体力劳动。

（4）腹腔间室综合征：切口痛是术后最为急骤且危险的并发症，常见于巨大切口疝患者。原因是在没有充分准备的条件，手术贸然回纳大量疝内容物，升高腹内压，限制横隔运动，减少回心血量，引起呼吸、肾衰竭。

（5）其他并发症：肠粘连、肠瘘偶有报道，原因与使用的聚丙烯或聚酯补片直接与肠管接触有关，术中应尽量避免发生或使用防粘连补片。

第四节 脐 疝

发生于脐部的腹外疝统称为脐疝,它是最常见的中线筋膜缺损。在所有的疝疾病中,脐疝的报道约占10%,虽然不如腹股沟疝发病率高,但是脐疝可引起较明显的并发症。脐疝是常见的儿童外科疾病,仅次于鞘膜积液和腹股沟疝。

一、解剖学及病因

腹壁的胚胎发育过程非常复杂。腹壁和肠道的发育始自妊娠第3周,直至第12周。发育过程中,体腔囊消失后,脐管形成,脐疝通过腹壁脐孔闭合过程中的薄弱缺损而形成。脐缺损筋膜缘在胚胎期的第3周形成。闭塞的脐动静脉和脐尿管包含于脐下部以形成保护,而脐上部的薄腱膜存在潜在的弱点,易形成疝。

婴儿脐疝多为先天发病,是由于出生时脐环未闭,可表现为啼哭时脐疝脱出,安静时肿块消失,极少发生嵌顿和绞窄。成年人脐疝通常为后天性,以脐旁疝为主,发病率远低于婴儿脐疝。女性脐疝的发病率通常为男性的3~5倍。脐旁疝的发生是白线和脐筋膜缺损的结果,脐筋膜是腹横筋膜的直接延伸。脐旁疝的疝门并非脐环,而是紧靠脐环上缘或下缘的白线上的裂隙或缺损,最常发生的位置是脐上白线处,但也可发生在脐下。它们可与脐疝同时发生,也可是多发,尤其是存在腹直肌分离的情况时。

小儿腹压增高的常见原因是哭闹,而成年人多为怀孕、恶性肿瘤、腹水和过度肥胖。儿童脐疝和成年人脐疝无明显关系,通常仅10%的成年人脐疝患者在儿时即有此病。

脐疝早期疝内容物多为大网膜,继而可有横结肠或小肠疝出。成年人脐疝内容物易与疝囊粘连而转为难复性疝。

二、临床表现

婴儿脐疝可在脐带脱落后数天或数周在脐部出现一半球状肿块,婴儿哭或用力时脐部表现为锥形突出,按压脐部时可能有腹部钝痛或疼痛,嵌顿者不多,并发症非常少见。肿块多位于脐环右上部,疝环直径大小常在1 cm左右,很少超过2 cm。成年人脐疝通常表现为脐部可复性包块,包块两侧以腹直肌鞘内侧为缘,前界以白线为缘,后界以脐筋膜为缘构成脐管突出。因此,这类疝易于嵌顿和绞窄。如果疝病史较长,筋膜常有多处缺损。患者因突出大网膜及疝囊本身重量的牵扯可有上腹不适或隐痛,并有咳嗽冲击感;由于疝囊对胃或横结肠牵拉,可能出现胃肠道症状;有部分肠梗阻者可出现腹部绞痛;若疝囊巨大,可包含多个脏器,从而出现相关的一系列症状。病史长的病例,甚至可发现邻近皮肤表面糜烂和感染。

三、诊断及鉴别诊断

婴儿脐疝结合症状、体征多可做出诊断,如果诊断可疑,动态超声可用来确定诊断。须与其他发育异常相鉴别,其中最重要的是脐膨出。在后者,脐带是在薄化的无血管双层透明囊的顶端。囊本身不为皮肤所覆盖,但可见周边的皮肤向囊上行走一个短的距离。另外,脐肉芽肿是一种脐部亚急性感染,可用硝酸银治疗。如果治疗2~3次不见效,应考虑脐息肉、脐肠系膜管、脐尿管等。脐肠系膜管和脐尿管残留物也可在脐内产生囊块。同时,也应排除转移瘤的可能。但在儿童中,这种情况罕见。

成年人脐疝诊断较容易,较大的疝由于大网膜粘连于疝囊,常难以还纳。若疝病史较长,常有多处筋膜缺损。

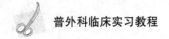
四、治疗

婴儿脐疝大部分不治而愈,原则上不需要手术修补,早期修补先天性脐疝的指征包括疼痛、疝嵌顿和绞窄。脐环大小是脐疝自行闭合的一个重要决定因素,在小儿2岁之前可采取非手术疗法。若2岁后脐环直径仍>1.5 cm,可手术治疗。原则上,5岁以上儿童脐疝均应采取手术治疗。为促进脐环闭合,可用胶布粘贴或硬物堵闭脐环等方法防止疝块突出至少半年。也有采用注射聚糖苷或透明质酸以闭合小儿脐疝的微创治疗方法,但是其远期疗效需要进一步的随访加以确认。

成年人脐疝无自愈可能,任何非手术治疗均无效。择期手术病例需要确定潜在的伴随疾病,并在手术前尽可能改善全身状况。由于成年人脐疝易转为难复性或发生嵌顿、绞窄,应在消除腹压增高因素的前提下,尽早进行手术治疗。

开放式疝修补术仍然是此类疝的主要治疗方法,由于传统修补方式有较高的复发率,目前脐疝的修补治疗已发展到无张力修补技术。传统脐疝手术修补较为简单,在游离疝囊、回纳内容物、结扎疝囊颈后,适当游离疝门周围组织,酌情分层进行横向或纵向缝合疝门及邻近各层组织(特别注意腹直肌前鞘的缝合),多能获得满意的效果。对于疝门较大的脐疝或偶然发生的手术后复发,可用假体网片植入或贴补以加强缺损区。随着腹腔镜技术在腹部外科的发展,腹腔镜脐疝修补术应用越来越广泛。大多数原发性腹壁疝修补术可用直径5 mm的Trocar来完成,在腹壁一侧远离脐部放置一个10 mm的Trocar作为视窗孔,在脐和视窗孔连线的两侧各放置一个直径5 mm的Trocar作为操纵孔将疝内容物回纳。对于这些的处理,最关键的是切除腹膜和腹膜前脂肪,若留其在原位,这些组织仍会被感觉到。一旦发现筋膜出现缺损,测量其大小,补片的大小通常超过缺损边缘5 cm。分别贯穿缝合固定补片上下方及两侧的筋膜层,随后使用内镜钉合器沿补片外缘固定一周,以防内疝发生。若疝缺损大,则加行贯穿筋膜层的缝合。

脐疝手术后也宜用弹性绷带或腹带加压包扎,以止血和减少血清肿形成,有利于手术切口的愈合。术后一般不限制患者活动。但患者应避免由于术后不适而做出瞬间剧烈活动。具体情况应根据患者的体质、年龄、修补方式及工作要求而定。

五、并发症

小血肿和瘀斑比较常见,经观察可逐渐消退。大的修补术可发生血清肿,通常经数周至数月可逐渐消退。尽量避免穿刺抽吸血清肿,以减少感染发生的概率。若患者发生切口感染,需要进行相应的对症处理,合理的方法是敞开皮肤切口和皮下脂肪组织,并延期缝合。是否取出感染的补片有赖于医师的判断。通常根据使用补片的类型和感染是否波及补片,来决定是否取出补片。仔细止血和使用吸引引流可减少这些并发症的出现。单纯的蜂窝织炎经使用抗生素后可消退。

除了局部问题外,这些患者常有呼吸和心血管并发症,可能需要长期住院,围术期应积极预防处理。脐疝的准确复发率尚不清楚,如果在张力下缝合大的缺损或同时有一个脐旁疝被遗漏或伤口感染,都有可能发生疝复发,人工材料修补可明显降低脐疝的复发率。

第五节 白线疝

白线疝是发生于腹壁中线的腹外疝,绝大多数为发生在剑突与脐之间的筋膜缺损,故也被称为上腹部疝。它仅次于脐疝,是第二常见的中线腱膜-筋膜层缺损。

一、解剖学及病因

白线由腹直肌鞘的腱膜组成,从剑突延至耻骨联合,是双侧腹直肌在中线的交会部位,垂直贯穿腹壁。白线是前腹壁疝最好发部位。大多数开腹手术经正中切口进腹,故切口疝多位于该部位。同时,绝大多数原发性前腹壁疝经白线发生。脐上方白线较脐下方宽,白线区腹壁缺乏坚强的腹直肌的保护而强度较弱,因此白线疝在脐上部发生率较高,下腹部两侧腹直肌靠得较紧密,白线部腹壁强度较高,故很少发生疝。在尸体解剖研究中发现,脐上白线的平均宽度约为 1.7 cm,脐下约为 0.7 cm。

白线在两侧腹直肌前、后鞘融合处的两侧肌鞘纤维交错呈网状,这一结构可使白线做出形态和大小改变以适应在人体活动或腹壁呼吸活动时的变化,如在伸长时白线变窄,缩短时变宽。但腹胀时,白线需同时伸长和展宽,较大的网眼成为白线上的薄弱点而导致疝的发病。此种薄弱点可有多个同时存在,故白线疝可能多发。绝大多数白线疝为单发,体积小,偶尔体积较大。白线的浅表只有皮肤和皮下脂肪组织。在上腹区的白线深面是腹横筋膜、腹膜外脂肪、镰状韧带脂肪和腹膜。白线疝最初表现为腹膜前脂肪经白线突出,随着病程进展,可形成中线皮下或腹直肌鞘裂隙处的疝囊。疝囊内通常为大网膜,肠管罕见。大网膜突入疝囊可能发生粘连(约 10%),但很少发生嵌顿。白线疝筋膜缺损直径从几毫米到几厘米不等,约 20% 的患者有多处筋膜缺损存在。白线疝的发生率尚不清楚,一般在儿童少见,好发于成年人,男女发病比约为 3:1。

遗传和吸烟对白线疝形成有一定影响,但腹腔压力增高是一个明确的因素,其与腹壁纤维抵抗力降低在疝发生的过程中共同起重要作用,故白线疝好发于体力活动多的青年男性和腹壁松弛的肥胖女性。

二、临床表现

白线疝的症状可与其体积大小不符。大部分(高达 75%)白线疝无症状。最常见的表现是包块,早期白线疝疝块小、无症状,但可在做腹部其他检查时摸到包块。有症状的疝主诉各不相同,而且许多似乎与疝无关。常见的症状包括:上腹钝痛、烧灼痛或痉挛性疼痛,有时放射到下腹部、背或胸部;恶心、进食后呕吐、腹胀、消化不良或偶尔便秘。典型疼痛是用力时上腹痛,常于弯腰和站立时加重,仰卧位和俯卧位时减轻。白线疝的症状与腹腔内其他疾病的症状相似,如有症状的胆石症或消化性溃疡,故需行全面检查以排除其他原因导致的腹痛。

嵌顿多见于小疝,可发生在 50% 以上的病例中,但绞窄罕见。腹膜前脂肪嵌顿可导致脂肪绞窄,出现局部疼痛和水肿。由于疝内容物或神经血管束受压,患者通常在该部位有剧烈腹痛。腹内脏器的嵌顿和绞窄罕见,与器官嵌顿有关的症状也罕见。大多数白线疝较小,仅有腹膜前脂肪进入疝囊。然而疝的大小变化很大,大者可包含腹膜前脂肪、大网膜、胃、肝、结肠或小肠。

三、诊断及鉴别诊断

若白线疝的缺损足够大,可在中线上触及一个包块,则体格检查有助于明确诊断。对于难触摸到包块者,尤其是肥胖患者,通常在白线有一个局部触痛区,甚至在疝被还纳后仍存在。当患者伸展、咳嗽或仰卧位抬头屈颈时肿块变得更明显,也可诊断白线疝。若需要将白线疝与皮下肿瘤相鉴别,并查明上腹痛的真正病因,腹部超声和 CT 检查有助于诊断。实时超声可显示疝囊内的肠管蠕动,CT 检查可显示肠襻内造影剂或空气构形。但最后的诊断仍需经外科探查确定。经以上方法,诊断应无困难,但实际上白线疝被漏诊或误诊为消化道疾病者不少见。这是因为白线疝发病率低、疝块小,故常被经验不足的医师所遗漏,尤其是在平卧位检查时,疝块已复位且疝门又小,以致不能发现问题。即使是平卧后疝块并未消失,因疝块小而且疝内容物是腹膜前脂肪组织,容易与皮下脂肪相混而漏诊。因此,凡遇有上述症状的患者,应以一个手指顺白线自剑突至脐进行仔细触摸,才有可能触及其微小、有压痛的肿块或白线上的缺损。对于肥胖患者更需仔细检查。如有疑问,应嘱患者坐起或站立进行检查,更易触及肿块。

四、治疗

小而无明显症状的白线疝不必治疗,症状明显者则需要手术修补,手术是永久性治愈白线疝的唯一手段。儿童白线疝并不常见,大部分疝能逐渐自愈,可对儿童白线疝进行观察。是否行外科治疗应根据儿童年龄、疝的类型及症状严重程度而定。手术修补时一般只需要切除突出的脂肪组织,并缝合白线缺损和腹壁其他层次即可。如有疝囊可见,则结扎囊颈、切除囊体或将其推入疝门内,然后缝合缺损。白线缺损较大者,可用合成纤维网片修补,其放置位置同切口疝一样置于腹膜前腹肌后平面。大部分并发症同其他疝手术,常见伤口感染和浆液肿,但发生率低。

对于中线切口的大小仍存有争议。一种方法从剑突到脐暴露整个中线,避免遗漏多发性缺损。另一种方法是只暴露缺损本身及周围约2 cm的正常筋膜。一旦疝被还纳或切除,将一手指伸入缺损做上下方探查,以确定术前检查时可能不明显的其他缺损。如果摸到其他缺损,将皮肤切口延伸到这些缺损处,随后将白线切口延长,把所有缺损连成一体,用不可吸收线作一期缝闭缺损。白线疝也可采用腹腔镜人工材料修补,方法同脐疝,使用的补片略大,手术效果通常是满意的。

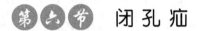

第六节 闭孔疝

闭孔疝是指腹膜外脂肪或肠管由闭孔膨出而形成的盆腔深部疝,盆腔深部疝虽然可引起不适,但是易被医师忽视。

一、解剖学及病因

闭孔是人体最大的骨性孔隙,由坐骨支和耻骨支构成。它大致呈圆形,被闭孔膜封闭,但其前上部被闭孔神经和闭孔动、静脉穿越处则无筋膜覆盖,仅有腹膜和一些腹膜外组织遮蔽。闭膜管的内口直径约为1.0 cm,位于闭孔膜中央的上方。闭膜管本身是长2~3 cm的纤维骨性管道,其顶部为耻骨闭孔沟,底部由内、外闭孔肌及其筋膜构成。闭孔疝的疝块应出现于股三角上内角深层、闭孔管外口的前方,有时从闭孔外肌纤维束之间穿出。

闭孔疝多发生于老年人,以女性居多,发病年龄多在70~90岁,患者多有慢性病、体重减轻、腹内压增高、闭孔膜变薄弱等病史或为育龄女性。慢性便秘是老年患者患此病的高危因素。男性与女性发病比例约为1:6,这与女性骨盆宽大、承受更多腹内压力,闭孔上口略大于男性(一般可容纳一手指尖),妊娠使腹内压增高并与盆壁组织松弛等因素有关。疝内容物包含腹膜外组织突出物、大肠或小肠、阑尾、大网膜、膀胱、子宫、输卵管及卵巢等。双侧闭孔疝的发生率约为6%。

二、临床表现

沿闭孔神经的放射性疼痛是闭孔疝的特异性症状,又称为Howship-Romberg征。闭孔神经受压可引起腹股沟区、股内侧疼痛,并放射到膝部,有麻木感或感觉异常。屈曲、内收髋部时疼痛可减轻,疝嵌顿时则疼痛加剧如刀割样。此征是闭孔疝的特征性表现,可出现于50%的患者中,是闭孔疝4种主要症状之一,但此征也仅在手术探查发现闭孔疝后才回想起来。

除Howship-Romberg征外,肠梗阻最为常见,可见于88%的患者,通常表现为急性绞窄性肠梗阻,但肠梗阻的自然病程通常不明确。肠壁疝在嵌顿性闭孔疝中发生率高于其他腹外疝,因此有些患者并无肠梗阻表现。

患者既往还可有类似发作史,反复肠梗阻史,表现为一过性梗阻可自行缓解,约占30%。

闭孔疝可触及包块,如进行直肠指诊或盆腔检查,可在阴道或直肠侧方触及具有压痛的肿块,压迫肿块可出现或加重Howship-Romberg征。然而由于在对腹部隐痛做鉴别诊断时很少考虑到闭孔疝,几乎不会想到去检查闭孔区的肿块。

三、诊断及鉴别诊断

闭孔疝的诊断极为困难,因为疝囊位置深,所以容易漏诊或误诊,术前诊断率不足 10%,无论是临床还是影像学检查均难以诊断。可行腹盆腔 CT 和 MRI 检查,常表现为腹部扩张的肠管。超声检查也可帮助诊断,但并不确切。鉴别诊断需考虑腹股沟淋巴结炎、会阴疝、股疝、髋关节疾病及其他原因引起的肠梗阻等。

四、治疗

由于闭孔疝位于深部的耻骨肌和内收肌间,往往不易被观察和触摸到,因此常常延误诊断,得不到及时治疗。

闭孔疝一经发现,应尽早手术,可经剖腹探查或用腹腔镜方式进行。无论采用何种手术入路,必须全面检查和评估盆腔。如果发现双侧闭孔部位均有缺陷,则必须做双侧疝修补术。一旦确诊闭孔疝,应先回纳疝内容物,打开腹膜前间隙以探查闭孔内口和闭膜管。

经腹手术在进腹后经疝囊颈夹住疝囊体底部,将疝囊推至腹内并切开,可暴露闭孔管上口,缝合其旁闭孔内肌和闭孔筋膜可封闭此口。如缝合时张力偏高,可采用永久的合成补片加固闭孔膜缺损,补片必须覆盖整个缺损,并超过缺损边缘 2.5~3.0 cm,充分固定。最后可结扎疝囊颈并切除囊体。回纳嵌顿肠管有困难时,需切开股三角区,自下而上将疝内容物推向腹腔。腹腔镜闭孔疝修补手术优于开放手术,在气腹压力下闭孔疝表现更为直观,修补方法同腹股沟疝 TAPP。

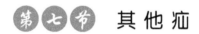

第七节　其他疝

一、腰疝

腰疝分为先天性和后天性 2 种,分别占 20% 和 80%。腰疝还可按照解剖位置分为上、下腰疝。

（一）解剖学及病因

上腰疝突出于腰上三角(Grynfeltt-Lesshaft 三角),它前至腹内斜肌后缘,后至骶棘肌前缘,上界为第12 肋和后下锯肌;下腰疝则突出于腰下三角(Petit 三角),下界为髂嵴,外界为腹外斜肌,内界为背阔肌。两者都较少见,但前者略多于后者。腰疝一般发生于瘦弱、年迈、肌萎缩、腹内压增高、创伤或手术引起的或其他原因引起的腰肌薄弱或萎缩者。有时为先天性肌发育不良,也可由腰部外伤所致。腰疝的发生率很低。

（二）临床表现

患者的临床表现各异,主要取决于疝内容物的构成。表现为背部疼痛、腹部不适和侧腹部包块。还有很多腰疝没有特殊症状。腰疝的基底多较宽,嵌顿绞窄者不多,约为 10%。

（三）诊断及鉴别诊断

CT 检查可显示腰疝缺损部位,由此可以明确诊断。鉴别诊断十分重要,主要与腹壁松弛(无缺损)、肌肉肿瘤、脂肪瘤、创伤后血肿、脓肿和肾肿瘤等疾病鉴别。

（四）治疗

腰疝需行手术修补,手术前需评估缺损大小和形状。疝门小者,把所属腰三角周边的肌拉拢缝合;疝门大者,不宜勉强拉拢,可行人工网片植入,以及腹腔镜经腹膜后间隙补片修补术。对于症状轻微或年老体弱有手术禁忌者,可用弹性绷带捆束腰部。

二、半月线疝

半月线疝(又称 Spigelian 疝)经腹直肌鞘外侧沿半月线的裂隙样缺损发生。

(一)解剖学及病因

半月线是相当于腹直肌鞘外缘的、伸展于第 9 肋骨和耻骨结节之间的一条弧线,呈半凹形,也就是腹内斜肌腱膜分裂为两层分别融入腹直肌前、后鞘之处。理论上它虽可发生于此弧线的任何部分,但发生于脐水平以下者占多数,脐上方半月线疝极少见,因腹直肌后鞘终止于此水平面形成一薄弱区。

(二)临床表现

患者的自觉症状是患处疼痛,腹痛的类型和严重程度不一,通常与疝内容物有关,并随腹压增高而使疼痛加剧,放松后疼痛可减轻。体格检查可显示腹壁上有明显的可复性肿块,但此疝常以腹壁间疝形式出现,疝囊穿透腹横肌和腹内斜肌腱膜后在腹外斜肌深面伸展,由此疝块被遮盖,妨碍做出正确诊断。在嵌顿病例中,症状和体征都更加明显。

(三)诊断及鉴别诊断

半月线疝疝囊如同白线疝,突出时也常有腹膜外脂肪为其前导,触及的肿块(通常见于较瘦弱的患者)可被误诊为脂肪瘤,须与其他类型的腹壁疝、血管瘤、囊肿、肿瘤相鉴别。超声和 CT 检查有助于诊断,但这些检查存在假阴性率。对于该区域存在疼痛而相关检查为阴性的患者,诊断性腹腔镜检查有助于诊断。鉴于以上各情况,其诊断一般较困难。由于此疝易嵌顿,往往是在嵌顿后因肠梗阻进行手术时才被发现和确诊。

(四)治疗

半月线疝应行外科修补治疗,手术原则与其他腹外疝相同。疝缺损 < 2 cm 并且无风险因素,通常可借单纯缝合消除缺损;疝缺损 ≥ 2 cm 或存在风险因素,可采用补片修补;若具备腹腔镜疝修补的足够经验,可采用腹腔镜手术修补。在胃肠道明显污染的情况下,不采用合成补片。

(郭兴坡)

第十二章

腹 部 损 伤

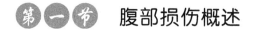
第一节　腹部损伤概述

一、流行病学

腹部损伤包括机械性损伤、化学性损伤和放射性损伤,是战时及意外伤中最常发生的事件之一,发病率平时占各种损伤的 0.4%～1.8%,且多为多发伤,伤情复杂,部位隐匿,在诊断和治疗方面给医师带来很大的挑战。近年来,随着交通事故的日益增多,腹部损伤愈发多见,Foley 报道因车祸丧生的 270 人中,47% 死于钝性腹部伤。本章主要讨论机械性损伤。

二、病因与病理

(一)腹部损伤分类

腹部损伤可分为开放性和闭合性两类。开放性损伤按腹膜是否破损又分为穿透伤(90% 伴内脏损伤)和非穿透伤(5%～10% 因冲击效应致内脏损伤)。穿透伤中有入口、出口者为贯通伤,有入口无出口者为非贯通伤(又称盲管伤)。闭合性损伤可仅限于腹壁,也可同时兼有内脏损伤。开放性损伤即使涉及内脏,其诊断常较明确;但闭合性损伤体表无伤口,很难确定有无内脏损伤,常贻误手术时机,导致严重后果,故闭合性腹部损伤更应引起临床重视。医源性损伤主要由腹腔或相邻部位手术和某些侵入性诊疗操作造成。医源性损伤若能及时发现,处理大多不难且预后良好,但若延误诊断及治疗,可致严重后果。

(二)常见病因及病理变化

开放性损伤常由刀刺、枪弹、弹片所致,闭合性损伤常系坠落、撞击、挤压等钝性暴力所致。无论开放或闭合,都可导致腹内脏器损伤。开放性损伤中最易累及的器官依次为肝、小肠、胃、结肠、大血管等;闭合性损伤中依次是脾、肾、小肠、肝、肠系膜等。胰、十二指肠、膈、直肠等由于解剖位置较深,损伤发生率较低。

腹部损伤的严重程度,是否涉及内脏、涉及什么内脏等情况在很大程度上取决于暴力的强度、速度、着力部位和作用方向等因素。同时也受到解剖特点、内脏原有病理情况和功能状态等内在因素的影响。如肝、脾组织结构脆弱、血供丰富、位置比较固定,受到暴力打击容易导致破裂,尤其是原来已有病理情况存在者;上腹受挤压时,胃窦、十二指肠第三部或胰腺可被压在脊柱上而断裂;肠道的固定部分(上段空肠、末端回肠、粘连的肠管等)比活动部分更易受损;充盈的空腔脏器(饱餐后的胃、未排空的膀胱等)比排空者更易破裂。

三、临床表现

由于病因及伤情的不同,腹部损伤后的临床表现可有很大差异,从无明显症状和体征到出现重度休克,甚至处于濒死状态。主要病理变化是腹腔内出血和腹膜炎。

一般单纯腹壁损伤的临床症状和体征轻微,可仅表现为受伤部位疼痛、局限性腹壁肿胀压痛,或有时可见皮下瘀斑,很少伴恶心、呕吐等胃肠道症状。

肝、脾、胰、肾等实质脏器或大血管损伤的主要临床表现为腹腔内或腹膜后出血,包括面色苍白、脉率加快,严重时脉搏微弱,血压不稳,甚至休克。腹痛呈持续性,一般不剧烈,腹肌紧张、压痛及反跳痛也不如空腔脏器破裂时严重。但肝破裂伴较大肝内胆管断裂时,胆汁溢出或胰腺损伤伴胰管断裂,胰液溢入腹腔,可出现明显的腹膜刺激征。体征最明显处一般为损伤所在。肩部放射痛提示肝或脾的损伤,此症状在头低位数分钟后尤为明显。肝、脾被膜下破裂或肠系膜、网膜内出血可表现为腹部包块。移动性浊音虽然是内出血的有力佐证,但是对早期诊断帮助不大。肾损伤时可出现血尿、肾区绞痛、排尿困难等。

胃肠道、胆道、膀胱等空腔脏器破裂的主要临床表现是弥漫性腹膜炎。腹膜刺激征程度因空腔脏器内容物不同而异。胃液、胆汁、胰液刺激最强,肠液次之,血液最轻。上消化道损伤时,漏出的胃液或胆汁强烈刺激腹膜,可立即引起剧烈腹痛、腹肌紧张、压痛、反跳痛等典型腹膜炎表现。下消化道破裂时,漏出物化学刺激性较轻,腹膜炎体征出现较晚,程度较轻,呈渐进性,但造成的细菌性污染远较上消化道破裂时重。部分伤者出现气腹症,之后可因肠麻痹而出现腹胀,严重时可发生感染性休克。胃、十二指肠或结肠破裂后可有肝浊音界缩小或消失。腹膜后十二指肠破裂的患者有时可出现睾丸疼痛、阴囊血肿和阴茎异常勃起等症状和体征。胃、十二指肠损伤可有呕血,直肠损伤常出现新鲜血便。

多发性损伤临床表现更为复杂。意识障碍的伤员往往不能提供腹部症状,腹部外的严重损伤如颅脑损伤、胸部损伤、脊柱骨折可掩盖腹部损伤,造成漏诊。

四、辅助检查

1. X 线检查

凡腹内脏器损伤诊断已确定,尤其伴有休克者,应抓紧时间处理,不必再行 X 线检查以免加重病情,延误治疗。如伤情允许,有选择的 X 线检查还是有帮助的。

胸部 X 线片及平卧位腹部 X 线片最为常用,酌情可拍骨盆片。骨折的存在可能提示有关脏器的损伤。腹腔内游离气体为胃肠道(主要是胃、十二指肠和结肠,少见于小肠)破裂的确证,可表现为膈下新月形阴影,或侧卧位时的"苍穹征"(侧腹壁下积气)和"镰状韧带征"(韧带下积气)或仰卧位时的"双肠壁征"(在肠腔内外气体衬托下,肠管内外壁清晰可见)。维持所需体位 10 分钟后再行 X 线检查可提高阳性率。一般腹腔内游离气体超过 50 mL 时,腹部 X 线片可呈阳性表现。腹膜后积气(可有典型的花斑状阴影)提示腹膜后十二指肠或结直肠穿孔。腹腔内有大量积血时,小肠多浮动到腹部中央(仰卧位),肠间隙增大,充气的左右结肠可与腹膜脂肪线分离。腹膜后血肿时,腰大肌影消失。胃右移、横结肠下移、胃大弯有锯齿形压迹(胃脾韧带内血肿)是脾破裂的征象。右膈升高、肝正常外形消失及右下胸肋骨骨折,提示有肝破裂的可能。左侧膈疝,多可见胃泡或肠管突入胸腔。右侧膈疝诊断较难,必要时可作人工气腹以鉴别。

X 线检查可显示金属异物位置及数目,结合投射物入口部位,可有助于推测其在体内的轨迹及可能伤及的脏器。当怀疑胃或十二指肠破裂时,可于胃管注入泛影葡胺并改为卧位后摄片,若造影剂从腔内溢出即可确诊。静脉或逆行肾盂造影,有助于诊断泌尿系统损伤。当刺伤或枪伤不能确定是否穿透腹膜时,可行伤道造影。

2. 诊断性腹腔穿刺术

诊断性腹腔穿刺适用于怀疑腹腔内出血或空腔脏器穿孔者,阳性率达 90% 以上。穿刺时患者一般取半卧位或平卧位,少量腹水者可嘱患者向拟穿刺侧侧卧 5 分钟,可提高阳性率。穿刺点的选取应避开手术瘢痕、肿大的肝和脾、充盈的膀胱及腹直肌,以下腹部多见,最多选于脐和髂前上棘连线的中外 1/3 交界处或经脐水平线与腋前线相交处。有骨盆骨折者,应在脐平面以上穿刺以免刺入腹膜后血肿而误诊为腹腔内出血。穿刺针应选取针尖角度较钝且能穿过细塑料管的穿刺套管针。穿刺方法:皮肤消毒,局部麻醉成功后持穿刺针垂直刺入皮肤后以 45°斜刺入腹肌,然后垂直刺入腹腔,当针头阻力消失时表示针尖已进入腹膜腔。拔出针芯,把有多个侧孔的针管送入腹腔,进行抽吸;如抽不到液体,可变换针头方向、塑料管深度或改变体位再抽吸;如仍抽不到液体,可经针头注入生理盐水 20 ~ 30 mL,停留片刻后再次抽吸。观察抽出液体的性状(血液、胃肠内容物、胆汁、浑浊腹水等),推测何种脏器受损,必要时收集标本作细胞计数、细菌涂片及培养。疑有胰腺损伤时可测淀粉酶含量。如抽出不凝血,则提示实质性器官破裂所致内出血,迅速凝固者多为针头刺破血管所致。若能抽出数毫升不凝血,即可诊断腹腔内出血。腹腔穿刺如能正确施行,很少出现假阳性。但有时大网膜可堵塞穿刺针管或腹腔内液体并未流到穿刺区而导致假阴性,因此阴性结果并不能完全排除内脏损伤的可能性,应严密观察,必要时可重复穿刺或进一步改行腹腔灌洗术。

禁忌证:严重腹腔胀气、妊娠中晚期、因既往手术或炎症造成腹腔内广泛粘连及躁动不能合作者,不宜行腹腔穿刺。

3. 诊断性腹腔灌洗术

诊断性腹腔灌洗术是经上述腹腔穿刺置入的塑料管向腹内缓慢灌入 500 ~ 1 000 mL 生理盐水,借虹吸作用使腹内灌洗液流回输液瓶中。取瓶中液体进行肉眼或显微镜下检查,必要时涂片、培养或测定淀粉酶含量。对腹内少量出血者,此法比一般诊断性腹腔穿刺术更为可靠,有利于早期诊断并提高确诊率。检查结果符合以下任何一项,即属阳性:灌洗液含有肉眼可见的血液、胆汁、胃肠内容物或证明是尿液;显微镜下红细胞计数超过 100×10^9/L 或白细胞计数超过 0.5×10^9/L;淀粉酶超过 100 U;灌洗液中发现细菌。

大量临床资料总结认为,腹腔灌洗术的诊断灵敏度为 95%,特异度为 98%,并发症发生率 <2%。此外,有 10% 以上的腹腔灌洗阳性患者经剖腹探查证实并不需要手术。因此,不宜把灌洗阳性作为剖腹探查的绝对指征,而应全面检查,慎重考虑再做决定。

4. 超声

超声检查有安全、迅速、简便、无创伤、可重复进行等优点,在一定程度上可替代腹腔灌洗术。主要用于诊断肝、脾、胰、肾等实质脏器的损伤,可根据脏器的形状和大小提示损伤的部位和程度,以及周围积血、积液等情况。有报道称,通过检查肝肾隐窝内有无液体积聚来诊断内脏损伤,其灵敏度为 82% ~ 85%,特异度为 94% ~ 100%。超声还能对诊断尚未明确者和已确诊为实质脏器破裂正在接受非手术治疗的患者进行动态观察,但本检查受气体干扰较大,因此对空腔脏器损伤的判断受限。此外,检查者经验对检查结果有一定影响。

5. CT

CT 检查对判断实质脏器损伤及其范围、程度有重要诊断价值,尤其是腹膜后损伤。CT 比超声更为准确,假阳性率和假阴性率均较低。对空腔脏器损伤,CT 检查意义不大,若口服或鼻胃管注入造影剂,则对十二指肠破裂的早期诊断很有帮助。但 CT 检查对设备要求较高,且价格较高,尤其是需要搬动患者且费时,因此仅适用于病情稳定又需要进一步明确诊断者。

6. 诊断性腹腔镜

诊断性腹腔镜检查主要用于一般状况良好,而临床难以判断有无腹内脏器损伤的患者。通过腹腔镜可清楚地观察到腹内脏器情况,如有损伤,有些可在腹腔镜直视下进行治疗;如无损伤,则避免较大腹部切口的阴性探查。有报道称,腹腔镜的诊断价值不亚于剖腹探查,且创伤比剖腹探查小得多。然而,CO_2 气腹可引起高碳酸血症并影响呼吸,大静脉损伤时更易发生气体栓塞。虽然目前已开始使用无气腹腔镜,即置入吊扇式拉钩将腹壁提起,无须注入气体即可行探查和简单的修补术,但尚未得到广泛应用。

7. 其他检查

可疑肝、脾、胰、肾、十二指肠等脏器损伤,而上述方法未能证实者,可行选择性血管造影。实质脏器破裂时,可见动脉像的造影剂外漏、实质像的血管缺如及静脉像的早期充盈。但血管造影属侵入性检查,且对设备技术条件要求较高,费用昂贵,难以普及。MRI 对血管损伤和某些特殊部位的血肿,如十二指肠肠壁间血肿有较高的诊断价值。磁共振胰胆管造影(magnetic resonance cholangiopancreatography,MRCP)尤其适用于胆道损伤的诊断。放射性核素扫描对肝外胆管和脾损伤的定性诊断有一定帮助,但定位准确性远不如超声和 CT。

五、诊断及鉴别诊断

详细询问病史和体格检查是诊断腹部创伤的主要手段。伤情紧急情况下,在了解受伤史和体格检查的同时应进行必要的针对性治疗,如维持呼吸道通畅、止血、补液、抗休克等。

1. 开放性损伤

开放性损伤大多为穿透伤,而穿透伤多伴有腹内脏器损伤,根据创口脱出的组织(大网膜、肠袢)或创道流出的液体(血液、胆汁、肠液等)可初步判断是何种脏器损伤,此类患者需进行剖腹探查。穿透伤的诊断还应注意以下情况:穿透伤的入口或出口可能在腹部以外的胸、肩、腰、臀、会阴等部位;有些腹壁切线伤虽然未穿透腹膜,但是不能排除冲击效应导致内脏损伤的可能;因受伤时的姿势与检查时可能不同,或投射物常在行进中改变方向,穿透伤的入口、出口与伤道不一定呈直线;创口大小与伤情严重程度不一定成正比。

2. 闭合性损伤

闭合性损伤的诊断关键在于确定有无内脏损伤,且大多数内脏损伤者需早期手术治疗;如不能及时确诊,可能延误手术时机导致严重后果。因此,腹部闭合性损伤的诊断应按以下思路进行。

(1)有无内脏损伤:部分患者伤后早期就诊时腹内脏器损伤的症状尚不明显或单纯腹壁伤伴有明显软组织挫伤,此类患者难以判断。此外,有些伤者在腹部以外合并有其他严重损伤(脑损伤、胸部损伤、长骨骨折等),掩盖腹部内脏损伤表现,因此短时间内的严密观察十分必要。必须做到:详细询问受伤史;认真观察生命体征,注意有无休克征象;全面而有重点的体格检查;必要的实验室检查。

确认以下情况之一者,应考虑腹内脏器损伤:早期出现休克征象者(尤其是出血性休克);有持续性,甚至进行性腹部剧痛伴恶心、呕吐等消化道症状者;有明显的腹膜刺激征者;有气腹表现者;腹部出现移动性浊音者;有便血、呕血或尿血者;直肠指诊发现前壁有压痛或波动感或指套染血者。腹部损伤患者如发生顽固性休克,尽管可有多发性创伤,其原因一般都是腹内脏器损伤。

(2)何种器官受损:应先判断哪一类脏器受损,然后考虑具体脏器和损伤程度。单纯实质脏器损伤时,腹痛一般不重,压痛和肌紧张亦不明显。出血量多时可出现腹胀和移动性浊音。肝、脾破裂后,腹腔内积血可在局部凝固而出现固定性浊音。空腔脏器破裂所致腹膜炎,不一定在伤后很快出现,尤其是下消化道破裂,腹膜炎体征通常出现得较迟。肠壁破口很小的情况下,可因黏膜外翻或肠内容物残渣堵塞暂时闭合而不发展为弥漫性腹膜炎。

以下表现对于确定哪一类脏器破裂有一定价值:有恶心、呕吐、便血、气腹者多为胃肠道损伤,再结合暴力打击部位、腹膜刺激征最明显的部位和程度确定损伤在胃、上段小肠、下段小肠或结肠;有排尿困难、血尿、外阴或会阴部牵涉痛者,提示泌尿系统脏器损伤;有膈面腹膜刺激表现伴同侧肩部牵涉痛者,提示上腹脏器损伤,其中尤以肝、脾破裂多见;有下位肋骨骨折者,提示有肝或脾破裂的可能;有骨盆骨折者,提示有直肠、膀胱、尿道损伤的可能。

(3)是否有多发性损伤:由于现代交通运输工具的发展和工农业生产方式的改变,多发损伤的发病率日益增高。

多发损伤可能有以下几种情况:腹内某一脏器有多处破裂;腹内 1 个以上脏器受到损伤;除腹部损伤外,尚有腹部以外的合并损伤;腹部以外损伤累及腹内脏器。无论哪种情况,在诊断和治疗中都应提高警惕,注意避免漏诊,否则必将导致严重后果。各种多发伤的处理应贯彻全局观点,在救治过程的不同阶段,抓住伤情的主要矛盾,以变化的眼光看问题。对血压偏低或不稳的颅脑损伤者,经一般处理后未能及时纠正休克,应考虑到腹腔内出血的可能;在没有脑干或呼吸抑制的情况下,应优先处理腹腔内出血。

六、治疗

1. 非手术治疗

对于轻度的单纯实质性脏器损伤(生命体征稳定或仅有轻微变化)或一时难以确定有无内脏损伤的患者,可行非手术治疗。但在非手术治疗的同时应密切观察病情变化,以决定下一步是否需要进行手术治疗,并掌握手术的时机和适应证。观察的内容包括:每 15～30 分钟测定 1 次脉率、血压和呼吸;每 30 分钟检查 1 次腹部体征,注意腹膜刺激征的程度及范围的改变;每 30～60 分钟测定 1 次红细胞计数、血红蛋白和血细胞比容,并复查白细胞计数是否增加;必要时可重复进行诊断性腹腔穿刺术或灌洗术。

观察期间应做到:不随意搬动患者,以免加重伤情;禁用或慎用镇痛药,以免掩盖症状;禁饮食,疑有空腔脏器破裂穿孔者或有明显腹胀者应进行胃肠减压;积极补液扩容,防治休克;注射广谱抗生素以预防或治疗可能存在的腹内感染。

观察过程中如有以下情况出现,一般表示有内脏损伤,应考虑剖腹探查:全身状况有恶化趋势,出现口渴、烦躁、脉率增快、体温增加、红细胞计数进行性下降或白细胞计数增加;腹膜刺激征进行性加重或范围扩大;肠鸣音减弱、消失或出现明显腹胀;膈下游离气体表现;出现移动性浊音;腹腔穿刺抽出气体、不凝血、胆汁或胃内容物;出现呕吐或血便;积极救治休克而情况不见好转或继续恶化。

2. 急救、抢救和术前准备

对于单纯腹壁的轻度损伤或未穿透腹膜的非贯通伤,处理原则与一般的软组织损伤相同。而腹部穿透性损伤或高度怀疑腹内脏器损伤的腹部闭合性损伤多需要手术治疗,应采取必要的急救措施,积极做好术前准备,力争早期手术治疗。

(1) 对于伤情严重者,应首先处理对生命威胁最大的损伤。首先解决呼吸道梗阻,纠正呼吸循环紊乱;其次要迅速控制明显的外出血,处理开放性气胸或张力性气胸,尽快恢复循环血容量,控制休克及进展迅速的脑外伤。对于腹内脏器损伤,实质性脏器损伤易造成大出血,故往往优先处理。

(2) 积极抗休克治疗。腹部损伤患者易发生休克,伤情严重者应建立多条静脉通道进行快速补液,及时输入全血。监测中心静脉压,对输液量及输液速度有重要的指导价值。合理补充血容量,力争收缩压升至 90 mmHg 以上后进行手术,可增加手术安全性。如经积极抗休克治疗仍不能纠正休克,应考虑腹腔进行性出血可能,在抗休克的同时迅速剖腹探查,抢救生命。空腔脏器破裂者,多属感染性休克,发生较晚,一般应在有效控制休克的情况下进行手术。感染较重者,虽然经大量抗生素治疗,仍不能控制病情,休克状态难以纠正,也可在抗休克的同时进行手术治疗。

(3) 积极术前准备,尽早施行确定性手术。高度怀疑或已明确诊断的腹内脏器损伤者,应做好紧急手术准备,力争早期手术。疑有空腔脏器或明显腹胀时,应持续胃肠减压,观察胃内有无出血。意识不清、伤情严重者应留置导尿管,记录尿量。对于诊断明确者,可给予镇静药或镇痛药。腹部损伤的病死率与伤后至确定性手术的时间间隔密切相关,伤后数小时内进行确定性手术者,大多可治愈。

3. 剖腹探查

有无内脏损伤是决定剖腹探查的主要因素,患者的个体情况关系到手术时机的选择。剖腹探查时应当遵循"抢救生命第一,保全器官第二"的原则。探查应遵循系统、有序的原则,要求动作迅速、轻柔、细致,全面探查和重点探查相结合,既有重点,又要按一定顺序进行,以免遗漏。正确的剖腹探查可挽救患者的生命,而错误的剖腹探查或错误时机的探查则会给患者带来不必要的痛苦,甚至危及生命。

（1）手术适应证：根据腹部损伤的不同情况，剖腹探查指征包括以下几点。

① 早期穿透性损伤，一般指伤后 6～12 小时，特别是合并脏器脱出或有肠液、胆汁、粪便或尿液从创口流出者，均应手术治疗。

② 虽然为腹部穿透性损伤，但是无腹内脏器脱出或消化液流出，且伤后时间过久（24～48 小时），如一般状况良好，未出现腹膜炎体征，可继续非手术治疗，同时严密观察。如病情变化，出现腹膜炎体征，则应进行剖腹探查。

③ 闭合性腹部损伤，如腹膜刺激症状明显，同时有腹胀、肠鸣音减弱或消失、腹内积气或出现移动性浊音等症状，或伴消化道出血，都应尽快手术治疗，不宜过久等待。

④ 曾有休克症状的腹部损伤患者，如经抗休克治疗得以缓解后腹部阳性体征出现，应立即进行剖腹探查，如患者经输血补液血压回升，但输血减慢或停止后血压明显下降，则说明腹内存在活动性出血，应在输血的同时尽快进行剖腹探查。

⑤ 患者入院时受伤超过 72 小时，但存在腹膜炎症状且炎症无局限化倾向，应手术治疗。

⑥ 临床症状虽不明显，但经影像学检查、腹腔穿刺或腹腔灌洗后证明确有内脏损伤者，或伤后 24 小时仍不能排除腹内脏器损伤者，也应行剖腹探查，不宜过久等待阳性体征出现而延误病情。

（2）麻醉选择：麻醉首选气管内麻醉，既能保证麻醉效果，又能根据需要供氧，并防止术中发生误吸。胸部有穿透伤者，无论是否有血胸或气胸，麻醉前均应先做患侧胸腔闭式引流，否则在正压通气时可发生张力性气胸。

（3）切口选择：切口既要满足彻底探查腹腔内所有部位的需要，还要保证能快速切开和缝合，且创伤较小。常用正中切口，进腹迅速，出血少，可根据需要向上下延长或向侧方添加切口，甚至进入胸腔。对于腹部开放性损伤，原则上应在伤口附近做正中、旁正中或经腹直肌切口，不可通过扩大伤口去探查腹腔，以免伤口感染和愈合不良。但在手术结束后，经适当清创，可将原创口作为引流管出口。

（4）腹腔探查的顺序：探查应系统、全面、有序，做到既不遗漏伤情，也不做多余、重复的翻动。进腹后首先迅速吸尽积血或积液，清除凝血块，保持术野清晰。可根据腹腔内容物决定探查顺序，如切开腹膜时见大量鲜血自腹腔溢出，表明有实质性脏器或血管破裂。探查顺序为先探查脾、肝、肠系膜、肾、盆腔脏器等，后探查胃肠；如有气体或食物残渣，表示胃肠道破裂，应先探查胃肠；如有粪样液体或粪块，则表示回肠下段或结肠损伤；如见到胆汁，应先探查肝外胆道及十二指肠。如经以上初步探查仍未找到明确损伤病灶时，应再对腹腔脏器进行有步骤的系统检查，探查顺序原则上应先探查肝、脾等实质性脏器，同时探查膈肌、胆囊、肝外胆道有无损伤。接着从胃开始，逐段探查十二指肠球部、空肠、回肠、结肠及它们的系膜，然后探查盆腔脏器。有怀疑时可切开胃结肠韧带暴露网膜囊，检查胃后壁和胰腺。右上腹腹膜后见血肿或胆汁和气体时，可切开后腹膜探查十二指肠二、三、四段，以及肾、肾上腺、输尿管等。探查过程中发现出血性损伤，应随时进行止血；如发现肠管破裂或穿孔，应先用肠钳夹闭，防止肠内容物继续漏出，然后继续探查，最后进行修补。对于锐器穿通伤，一定要探查至伤道的最末端，以免遗漏。待探查结束，对伤情做出全面评估，然后按轻重缓急逐一处理。原则上先处理出血性损伤，后处理穿破性损伤；对于穿破性损伤，应先处理污染重的损伤，后处理污染轻的损伤。

（5）腹腔出血的处理：探查时可根据术前怀疑的受损脏器，并结合血凝块集中的部位（一般为出血灶），寻找出血部位，并迅速控制活动性出血。肝、脾、肠系膜和腹膜后的胰、肾是常见的出血来源。左侧腹腔血凝块较多者，应先探查脾有无破裂，再检查肝左叶和左肾，然后探查肝右叶。右侧腹腔血凝块较多者，则应先从肝开始探查。如发现腹膜后血肿，无继续扩大或搏动者，则无须切开后腹膜，但疑有髂血管破裂或肾活动性出血、胰腺损伤时，应切开后腹膜探查处理。

查明出血来源后，应迅速进行止血。根据解剖关系先用手指压迫相应的供血动脉，然后做进一步处理。如肝破裂出血时，可以将手指伸入小网膜，压迫肝十二指肠韧带，然后考虑将破裂的肝组织缝合修补或切除。脾破裂猛烈出血时，则可先捏住脾蒂暂时阻断血流，再根据脾损伤的具体情况考虑做全脾切除术、部分脾切除术或脾缝合修补术等。肠系膜血管损伤时可将肠管推向左侧,暴露肠系膜根部右缘,然后用拇指和示指捏住肠系膜上动静脉,暂时阻断血流,再进一步处理。若肠系膜中、小血管破裂,必要时可行肠系膜血管结扎或肠祥切除;小肠系膜两层之间有较大血肿,应切开一侧浆膜,清除血块,处理破裂血管。较大的肠系膜血管破裂应考虑缝合修补或血管移植。若有猛烈出血,一时无法判明其来源而失血危及生命时,可用手指或大纱布压迫主动脉穿过膈肌处,暂时控制出血,争取时间补充血容量,再查明原因并止血。找到出血部位后,对出血脏器进行适当处理,然后继续系统探查,不可发现一处出血后,固定在此作长时间的处理,而任由其他部位继续出血。

(6)空腔脏器破裂的探查:纤维蛋白沉着最多,炎性水肿最明显,脓苔最集中之处一般为穿孔的部位,可借助该特点及大网膜游走方向寻找损伤破裂部位。如发现破裂处,应以肠钳暂时控制消化道内容物外溢,然后由此分别向远、近侧进行探查。如一时无法确定损伤部位,应按一定顺序检查各个空腔脏器;一般先检查横结肠系膜以上的胃、十二指肠、胆道,再检查横结肠系膜以下的空肠、回肠、结肠及直肠,最后检查腹膜后的膀胱、输尿管等。检查空腔脏器损伤时需要注意以下几点。

① 小肠系膜缘处的小穿孔常表现为肠壁和系膜交界处的血肿,需要注意,以防遗漏。小肠损伤有时穿孔可达十余处,因此对小肠损伤绝不可满足于一处或两处穿孔的发现,而忽视其他肠段的检查,更不可发现一处就处理一处,应等到了解全部伤情后,根据具体情况决定处理方案。对于小段肠管的多处穿孔,有时行肠段切除效果要优于逐个缝合修补。

② 胃前壁有破裂时,可切开胃结肠韧带,探查胃后壁和胰腺,胰周或胰腺被膜下有血肿,可切开胰腺被膜探查胰腺有无损伤。

③ "间位肠管",如十二指肠和升、降结肠,切勿因发现腹腔内部分的破损而忽视腹膜后破损。因此,凡十二指肠第二段外侧有腹膜后血肿、气肿或黄染时,需切开后腹膜探查十二指肠第二段;横结肠系膜根部有血肿时,需探查十二指肠第三段;如发现升、降结肠前壁或侧壁有破裂或血肿时,必须切开其侧方的腹膜,检查腹膜外部分;横结肠的部分肠壁被网膜所覆盖,有时需切开胃结肠韧带从小网膜腔内进行探查;发生在结肠肝曲和脾曲的损伤也因位置较深而易被忽视。

(7)关腹前腹腔的处理:脏器损伤处理完毕后,应彻底清除腹腔内的积血、消化液、组织碎块、食物残渣和粪便等异物,并用大量温生理盐水多次冲洗,然后吸净,恢复腹内脏器的正常解剖关系。应特别注意勿使膈下和盆腔积存液体,以免形成术后脓肿。抗生素冲洗不能预防腹腔感染,不予提倡。有以下情况者,应放置引流:肝、胆、胰、十二指肠及结肠损伤者;空腔脏器修补后有可能发生溢漏者;局部已形成脓肿者;有较大裸露创伤且继续渗出者;术后只需短暂(1~3天)引流者,可选用烟卷引流;需较长时间(4天以上)引流者,宜用乳胶或硅胶管引流;若估计可能出现胆、肠、胰瘘者,可放置双套管以备负压吸引和冲洗。

(8)切口缝合:腹壁切口污染不重者,可用丝线分层缝合。污染较重者,依次用生理盐水及甲硝唑注射液冲洗后放置乳胶片引流,仍可一期缝合;可暂不缝合皮肤和皮下组织,留作延期处理。对于贫血、低蛋白血症者和老年人,可加行减张缝合。

4. 损伤控制外科理念的应用

腹部严重损伤、出血,尤其是多发性损伤,患者常出现严重酸中毒、低温、凝血障碍及高分解代谢等状态,此时如进行较复杂的确定性手术,往往会加重机体内环境紊乱,易发生多器官功能不全综合征。这种情况下,"损伤控制外科(damage control surgery,DCS)"应运而生。腹部损伤时 DCS 主要分为3个阶段:简洁复苏后快速止血和控制腹腔感染;对患者进行重症监护和复苏,纠正生理功能紊乱;实施确定性手术,包括探查和修复、细致止血、修复血管、恢复胃肠道连续性和闭合腹腔等。

七、并发症

腹部损伤特别是腹腔脏器损伤患者,由于伤情本身甚至手术处理过程,会发生一些特有的后期并发

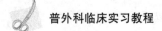
症,如腹壁疝、腹部创伤后肠梗阻、短肠综合征、肠瘘、胰腺假性囊肿和创伤性胰腺炎等。

八、预后

腹部损伤病情严重,常威胁患者生命。除全身合并伤的因素外,腹部损伤预后主要取决于损伤脏器的数目、何种脏器受伤和脏器损伤的严重程度。Moore 等综合考虑以上三方面因素,提出了"腹部穿透伤指数(penetrating abdominal trauma index,PATI)"的概念,把损伤的腹部脏器分别归入不同的危险系数组:胰腺与十二指肠的危险系数为5;大血管、肝及结肠直肠危险系数为4;脾、肾、肝外胆道危险系数为3;胃、小肠、输尿管危险系数为2;膀胱、骨及小血管危险系数为1。每种损伤按严重程度从轻到重分别定为1～5 分。受伤脏器的危险系数与其严重程度的乘积,即该脏器评分;受伤脏器评分相加,即是该患者的PATI。资料表明,PATI 超过 25 分者,病死率和并发症发生率远超 25 分以下者,说明 PATI 能比较正确地反映腹部损伤的严重程度,对评估预后有一定的指导意义。对于闭合性腹部损伤的评价,该方法也有一定的参考价值。美国创伤外科学会(American Association for the Surgery of Trauma,AAST)制定的器官损伤评分法(organ injury scale,OIS)进一步统一了腹部每个器官损伤的分级标准(详见后文各章节),被创伤外科界广泛应用。

当然,任何的评价方法只能侧面反映伤情,患者真正的预后与转归,在很大程度上取决于诊断和治疗的及时性和有效性。

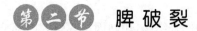

第二节 脾 破 裂

一、流行病学

脾质地脆弱,是腹部内脏最容易受损伤的器官之一。脾损伤的发生率在各种腹部损伤中可达40%～50%。交通事故造成的脾破裂居首位(占 50%～60%),其次为坠落伤、打击伤、刀伤等。在腹部开放性损伤中,脾破裂约占 10%;在腹部闭合性损伤中,脾破裂占 20%～40%。单纯脾破裂病死率约为 10%,若合并多发伤,病死率可达 15%～25%。

二、病因与病理

根据损伤原因不同,脾破裂可分为外伤性、医源性和自发性破裂3 类。外伤性脾损伤占85% 以上,其又可分为开放性和闭合性损伤2 类。开放性脾损伤多由枪伤或锐器伤所致,多伴有邻近器官如胃、肠、横膈、胸膜等的损伤;闭合性脾损伤多由坠落、打击、挤压等直接或间接暴力造成。医源性脾损伤多因术中操作不当引起,如胃或左半结肠手术中过分牵拉胃脾韧带或脾结肠韧带、纤维结肠镜强行通过结肠脾曲、复苏时猛烈的胸外按压等。自发性脾破裂临床少见,多发生于病理性肿大的脾,如肝硬化、血吸虫病、疟疾、传染性单核细胞增多症和淋巴系统恶性疾病等。

按病理解剖不同,脾破裂可分为中央型破裂(破在脾实质深部)、被膜下破裂(破在脾实质周边部分)和真性破裂(破损累及被膜)3 种。前 2 种因被膜完整,出血量受到限制,可形成血肿而最终被吸收。但血肿(特别是被膜下血肿)在微弱外力影响下,可以突然转为真性破裂,导致诊治中措手不及。真性破裂最为多见,破裂部位较多为脾上极及膈面,有时在裂口对应部位有下位肋骨骨折存在。破裂如发生在脏面,尤其是邻近脾门者,有撕裂脾蒂的可能,可迅速导致休克,甚至死亡。

三、分级

脾损伤分型分级目前尚未达成统一标准。国际上较常用的分级标准为 1994 年 AAST 制定的 V 级标准(表12-2-1)。

表 12-2-1 脾损伤的分级

级别	损伤类型	损伤描述
I	血肿	被膜下,<脾表面积10%
	裂伤	被膜撕裂,实质裂伤深度<1 cm
II	血肿	被膜下,占脾表面积的10%~50%;或者实质内血肿直径<5 cm
	裂伤	被膜撕裂,实质裂伤深度1~3 cm,未累及脾小梁血管
III	血肿	被膜下,>脾表面积50%或仍继续扩大;被膜下或实质内血肿破裂;或者实质内血肿直径≥5 cm或继续扩大
	裂伤	实质裂伤深度>3 cm或累及脾小梁血管
IV	血肿	实质内血肿破裂伴活动性出血
	裂伤	累及脾段或脾门血管,导致>25%脾组织失去血供
V	裂伤	脾完全碎裂
	血管伤	脾门血管损伤,全脾失去血供

中华医学会外科学分会脾脏外科学组于2000年制定了我国脾损伤分级标准,具体如下:I级,脾被膜下破裂或被膜及实质轻度损伤,手术所见脾破裂长度≤5.0 cm,深度≤1.0 cm。II级,脾裂伤总长度>5.0 cm,深度>1.0 cm,但脾门未累及;或脾段血管受累。III级,脾破裂伤及脾门部或脾部分离断;或脾叶血管受损。IV级,脾广泛破裂;或脾蒂、脾动静脉主干受损。

四、临床表现

脾破裂的主要临床表现为腹痛、腹膜刺激征、腹腔内出血和出血性休克。临床症状的轻重主要取决于脾损伤的性质和程度、出血的速度和多少及有无其他脏器的合并伤或多发伤等。

仅有被膜下破裂或中央型破裂的患者,主要表现为左上腹疼痛,呼吸时可加剧;同时脾多有肿大,且具有压痛,腹肌紧张一般不明显,多无恶心、呕吐等症状。完全性破裂一旦发生后首先将有腹膜刺激症状。如出血较多散及全腹,可引起弥漫性腹痛,但仍以左季肋部为著。反射性呕吐较常见,特别是在起病初期。有时因血液刺激左侧膈肌,可引起左肩部(第4颈神经分布区)的牵涉痛,称为Kehr征。随后患者短时间内出现明显的出血症状,如口渴、心悸、耳鸣、四肢无力、血压下降等;严重者短时间内因出血过多、循环衰竭而死亡。

开放性脾破裂查体可于左下胸部、腹部或邻近部位发现伤口;闭合性脾破裂常在左上腹或邻近部位发现皮肤瘀斑或挫裂伤。腹部有不同程度的腹肌紧张、压痛、反跳痛等腹膜刺激征,以左上腹显著。如腹内出血较多,还可有移动性浊音。脾破裂时膈下积血或脾周血凝块存在,左上腹听诊呈固定性浊音,称Balance征。

脾被膜下破裂形成的血肿和少数真性脾破裂后被网膜等周围组织包裹形成的局限性血肿,可在36~48小时冲破被膜或血凝块而出现典型的出血和腹膜刺激症状,称为延迟性脾破裂。再次破裂一般发生在2周内,也有少数病例延迟至数月后发生。

五、辅助检查

1. 实验室检查

脾破裂出血时红细胞计数、血红蛋白、血细胞比容呈进行性下降,而白细胞计数可增至 $12 \times 10^9/L$、系急性出血的反应。

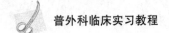

2. 诊断性腹腔穿刺或腹腔灌洗

右侧腹腔穿刺所得阳性结果的可靠性较左侧腹腔穿刺大,因为左侧腹部有血块积存,易得阴性结果。腹腔穿刺阳性率可达90%以上,但阴性结果不能排除脾损伤,应进一步行诊断性腹腔灌洗。随着超声在临床上的广泛应用,诊断性腹腔灌洗的应用正逐渐减少,但仍是很准确的诊断方法。

3. X线检查

X线检查须在病情允许下进行。脾破裂时无论立位或平卧位腹部X线片,都可看到脾区阴影扩大,左侧膈肌抬高、活动受限,左侧肋膈角变钝等征象。如在X线钡餐后做胃肠道检查,可见胃被推向右前方、胃大弯呈锯齿状及结肠脾区推移向下等影像学改变。如腹内有积血,有时可见肠襻间隙增宽。

4. 超声检查

超声操作简单、方便、经济,可动态监测脾损伤的发展与修复、愈合过程,是临床上对可疑脾损伤患者的首选方法。特别是对情况不稳定者,超声能对损伤部位和腹腔积血的多少做出快速判断,有助于临床快速决策。

5. CT检查

CT可对脾损伤进行量化分级,精确度高于超声检查,对临床表现不典型、胸腹部X线或腹部超声检查均未能明确诊断的闭合性腹部损伤病例,应进一步行肝脾CT检查。此外,CT可以了解其他实质脏器如肝、胰腺的损伤情况,对诊断和治疗策略的选择有重要意义。增强CT扫描能更好地显示脾损伤的严重程度。

6. 诊断性剖腹探查术

少数病例既不能排除脾破裂可能,又无条件进行特殊检查,且病情有逐渐恶化的趋势,为了明确诊断和及时治疗,必要时可采用上腹部正中切口或经腹直肌切口的剖腹探查术。

六、诊断及鉴别诊断

1. 诊断

开放性损伤常伴其他脏器损伤,需早期进行剖腹探查。闭合性损伤根据外伤史及临床表现,一般诊断并不困难,特别是有移动性浊音者,诊断性腹腔穿刺抽出血液即可确诊。不完全性的或仅有轻度裂伤已被血凝块堵住的脾破裂,诊断实属不易;患者从休克早期中恢复而内出血现象尚不显著者,诊断也较困难。对此类患者,应提高警惕,严密观察,避免延误病情导致不良后果。临床医师需密切观察患者病情变化,包括腹痛范围是否扩大,腹膜刺激征是否加重,左肩是否疼痛,肠鸣音是否减弱,脉搏是否加快,红细胞计数、血红蛋白及血细胞比容是否持续性下降等情况,以及时发现有无内出血。自发性脾破裂诊断较困难,渐趋明显的内出血表现是主要线索。医源性脾损伤的诊断有赖于对患者情况的严密观察及医师的警觉性。

2. 鉴别诊断

(1)肝损伤:肝损伤多发生在肝右叶,症状以右上腹部疼痛为主,可向右肩放射。诊断性腹腔穿刺抽出的血性液体常含有胆汁,超声和CT可排除。

(2)左肾损伤:左肾损伤主要表现为肉眼血尿、左腰部疼痛、腰肌紧张和左肾区叩击痛,偶尔可触及包块。轻者腹部X线检查常无阳性发现,重者可见左肾阴影扩大、腰大肌阴影消失等改变。静脉肾盂造影可确定诊断。

(3)胰腺损伤:胰腺损伤多指胰腺体、尾部损伤。如腹腔穿刺所得血性液体及血、尿淀粉酶升高,应考虑胰腺损伤的可能。

(4)腹膜后巨大血肿:伤者有左肋部疼痛、肿胀或皮下淤血、叩击痛,休克出现多缓慢,血红蛋白常在伤后2~3天降至最低,随后开始回升。腹部X线检查可见左侧腰大肌阴影模糊,健侧腹腔穿刺阴性。

(5)其他:肋骨骨折、腹腔内恶性肿瘤破裂或异位妊娠破裂出血等,也常须与脾破裂相鉴别。

需要强调的是,上述损伤有时可与脾损伤同时存在,因此证实有上述损伤时并不能排除脾损伤的可能。

七、治疗

长久以来,全脾切除术一直被认为是治疗脾损伤的经典术式。近年来随着对脾功能认识的不断深入及超声、CT 等影像学检查的提高和普及,诊疗观念也发生了相应变化。现代脾外科的观念不再是一味地切除脾,而是采用个体化的治疗原则。轻度损伤可以采用非手术治疗,而较重的损伤则需要及时有效的手术治疗。

1. 非手术治疗

目前关于非手术治疗的适应证,国内学者基本达成以下共识:暴力较轻的单纯性脾破裂;无休克或轻度休克经快速输液 1 000 mL 后血流动力学稳定者;脾损伤为 Ⅰ 级或 Ⅱ 级者,腹腔积血局限在脾周或估计出血量在 500 mL 以内;意识清醒,有利于观察病情变化及腹膜炎体征的检查;没有腹腔内其他脏器的严重损伤;具备中转手术与重症监护的条件。一般来说,病理性脾破裂及老年人不考虑非手术治疗。

非手术治疗的主要措施包括绝对卧床,禁饮食,胃肠减压,输血补液,应用止血药与抗生素等。延迟性脾破裂一般发生在伤后 2 周,故治疗期间应严格卧床 2 周以上。非手术治疗期间应避免咳嗽、用力排便等增加腹压的因素,避免剧烈活动 6 ~ 8 周,避免肢体接触性体育运动至少 6 个月或直到 CT 显示陈旧性病灶完全吸收。

近年来,选择性血管栓塞技术已成为非手术治疗的重要手段。国外研究报道,血管造影经脾动脉栓塞作为脾损伤非手术治疗的辅助手段,保脾成功率达 97%。

需要强调的是,虽然脾功能固然重要,但绝非生命必需器官,因此非手术治疗应始终在"抢救生命第一,保留脾脏第二"的原则下进行。非手术治疗期间,如出现血压下降、心率加快、血红蛋白及血细胞比容进行性下降的患者,应及时中转手术。

2. 手术治疗

(1)脾切除术。

① 全脾切除术。在脾损伤中,采用全脾切除的手术适应证为:全脾破裂或广泛性脾破裂,脾血供完全中断,无法修补或保留部分脾组织;病情危重,血流动力学不稳定;脾缝合修补术不能有效止血;存在危及生命的合并伤。术中在控制出血后,尚需检查有无其他脏器损伤,以免遗漏而影响预后。如腹内无其他脏器损伤,则腹内积血经收集过滤后,仍可用作自身输血。

② 经腹腔镜全脾切除术。随着腹腔镜技术与设备的不断改进及术者经验的积累,特别是随着"手助腹腔镜手术"的出现及逐渐普及,腹腔镜脾切除手术得到了长足发展。该术式在脾损伤者中应用的适应证为:患者入院时生命体征相对稳定,无严重低血压;无其他器官和系统的严重并发症;无严重的胸部外伤(多发肋骨骨折、血气胸),无膈肌损伤,无脊柱、骨盆及四肢骨折,不影响术者体位的选择及变换。

(2)脾保留手术。

最新的前瞻性研究表明,对于脾钝性损伤采用保脾措施治疗的患者早期感染率要低于脾全切除的患者,为保脾手术的必要性提供有力证据。对脾损伤患者行脾保留手术应遵循的原则为:抢救生命第一,保留脾第二;年龄越小,越优先选择脾保留手术;根据脾损伤程度、类型选择最佳术式;联合多种术式更为安全实际;脾保留手术后注意严密观察和随访患者;老年患者、重要器官功能障碍、腹部复杂多发伤、凝血酶原时间显著延长者,首先考虑脾切除。

应用于脾损伤的脾保留手术主要包括脾破裂黏合凝固止血术(生物胶黏合止血和物理凝固止血)、脾破裂缝合修补术、部分脾切除术、全脾切除 + 自体脾组织片网膜囊内移植术、带血管蒂自体脾组织移植术、脾动脉结扎术。

八、并发症

1. 非手术治疗并发症

① 再出血:常发生在伤后 2 周内,成年人较儿童多见,应手术治疗。

② 脾囊肿:常见于脾被膜下破裂,血液液化形成假性囊肿,若囊肿较小有完全吸收可能,囊肿较大者需行脾部分或全脾切除术。

③ 脾脓肿:血肿感染所致,应早期手术。

2. 全脾切除术后并发症

① 胸部并发症:常见肺炎、肺不张和胸腔积液,患者多同时存在胸腹联合伤。

② 膈下积脓:常见原因为胃肠道及胰尾损伤、膈下积血和引流管所致的逆行感染。

③ 发热:常发生在切脾后数周之内,发热原因不明,病理性切脾较创伤性切脾术后多见。

④ 脾切除术后凶险性感染:发生时间不定,常在术后 2 年内,临床表现特点是起病急、畏寒、高热、低血压、休克、谵妄和弥散性血管内凝血等。治疗原则同一般脓毒症。

⑤ 腹腔大出血。

⑥ 血小板增多症和血栓形成:脾切除术后多有反应性血小板升高,但多能在术后 2 周至数月内恢复正常。脾切除术后应预防性应用低分子右旋糖酐、低分子肝素和其他抗凝药。

⑦ 胰腺损伤及胰漏:常见原因为处理脾蒂时误伤胰腺,如术后形成胰瘘,只要保持引流管通畅,多能自愈。

九、预后

脾破裂的预后取决于破裂的程度、诊断的早晚及有无其他内脏损伤、术前准备是否恰当及手术方式与操作是否妥善。单纯脾破裂者,只要抢救及时,术式选择正确,操作细致,病死率可大大降低。

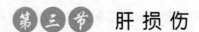

第三节　肝损伤

一、流行病学

肝损伤在各种腹部损伤中占 15%～20%。在开放性腹部损伤中,肝是最容易受伤的器官之一;在闭合性腹部损伤中,其受伤概率仅次于脾。单纯性肝损伤病死率约为 9%,交通事故钝性伤病死率为 30%,合并多个脏器损伤和复杂性肝破裂的病死率可达 50%,而合并大血管(肝后下腔静脉、主肝静脉、门静脉等)损伤者,病死率高达 70%。可见,复杂肝损伤的处理对外科医师而言,仍十分棘手。

二、分类和分级

1. 肝损伤的分类

(1) 根据肝损伤时腹壁的完整性分类。

① 开放性损伤:为锐器刺伤或火器穿透伤,此类损伤伴有胸腔或腹壁的开放性伤口。火器伤往往贯穿整个肝并可造成广泛的组织损坏。

② 闭合性损伤:多为钝性暴力作用的结果。暴力作用方式可以是直接的,如拳打、脚踢或其他钝器打击右季肋部;也可以是间接暴力,如高处坠落时肝受反冲力而破裂或右季肋部受挤压时肝在压力的垂直面上破裂。闭合性损伤常合并腹内多脏器损伤。

（2）根据病理形态分类。

① 肝被膜下破裂：此类肝损伤较少见，表现为肝实质的表面破裂而被膜完整，较小的血肿可自行吸收，一般可保守治疗。

② 真性破裂（或完全性破裂）：肝实质和被膜均破裂，但程度上差异较大，裂伤可能是浅表的，也可能是深处的，甚至有部分肝组织的离断和毁损，常引起出血、胆汁性腹膜炎。

③ 中央型破裂：肝实质深部的肝组织损伤，而表层组织仍完整，可伴有胆管、血管的损伤，易引起广泛肝组织坏死、胆道出血，远期可形成肝脓肿。

2. 肝损伤的分级

肝损伤的分级方法，目前尚无统一标准。1994 年 AAST 提出如下肝损伤分级方法（表 12-3-1）。

表 12-3-1 肝损伤的分级

级别	损伤类型	损伤描述
I	血肿	被膜下，<10% 肝表面积
	裂伤	被膜撕裂，实质裂伤深度 <1 cm
II	血肿	被膜下，占肝表面积的 10%~50%；或者实质内血肿直径 <10 cm
	裂伤	被膜撕裂，实质裂伤深度 1~3 cm，长度 <10 cm
III	血肿	被膜下，>50% 肝表面积或仍继续扩大；被膜下或实质内血肿破裂；或者实质内血肿直径 >10 cm 或继续扩大
	裂伤	实质裂伤深度 >3 cm
IV	裂伤	实质破裂累及 25%~75% 肝叶；或者单一肝叶 1~3 个 Couinaud 肝段受累
V	裂伤	实质破裂超过 75% 肝叶；或者单一肝叶超过 3 个 Couinaud 肝段受累
	血管伤	近肝静脉损伤，即肝后下腔静脉/肝静脉主支
VI	血管伤	肝撕脱

国内黄志强提出如下简洁、实用的肝损伤分级：I 级，裂伤深度不超过 3 cm；II 级，伤及肝动脉、门静脉、肝胆管的 2~3 级分支；III 级，中央区伤，伤及肝动脉、门静脉、胆总管或其一级分支合并伤。

三、临床表现

肝损伤的主要临床表现是腹腔内出血、休克和腹膜刺激征，症状随致伤原因、损伤程度及病理类型不同而异。真性破裂因大量出血而致休克，表现为面色苍白、出汗、口渴、脉快、血压下降、少尿，最后可因循环衰竭而死亡。由于腹腔内出血及胆汁刺激腹膜，腹壁常伴剧烈疼痛，并可因刺激膈肌而引起右肩部牵涉性疼痛和呃逆现象。中央型破裂和被膜下破裂如损伤较轻，出血较少且只局限在肝被膜内，无腹膜刺激症状，仅右季肋部有疼痛表现。血肿张力较大可出现延迟性破裂（伤后数小时或数天），表现为急性腹痛和内出血。伴肝内胆管裂伤时，血液可流入胆道和十二指肠，表现为阵发性胆绞痛和上消化道出血。严重肝碎裂或合并肝大血管破裂时，可因迅速大量出血而短期内出现严重休克，患者往往因失血过多来不及抢救死亡。

腹部体征因损伤严重程度不一而异，一般开放性损伤的创口有活动性出血，检查时要注意伤道的位置、形状、大小和深度。闭合性损伤病情复杂，患者可有腹部膨隆、全腹压痛、反跳痛、腹肌紧张。肝区有叩痛，腹部移动性浊音阳性。直肠指诊可发现直肠膀胱凹陷处饱满、触痛。肠鸣音减弱或消失。如肝损伤合并胸部或脑部等其他脏器损伤，则腹部体征可能被掩盖。

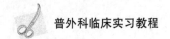

四、辅助检查

1. 实验室检查

动态监测红细胞、血红蛋白和血细胞比容，如有进行性下降表现，提示有内出血。

2. X 线检查

肝被膜下血肿或肝内血肿时，X 线检查可见肝阴影扩大和右侧膈肌抬高。如同时发现膈下游离气体，提示合并空腔脏器损伤。

3. 诊断性腹腔穿刺和腹腔灌洗

此法对肝等实质脏器裂伤诊断价值很大，实践证明其对肝损伤的诊断准确率为 70%～90%。出血量少时可能有阴性结果，必要时需多次穿刺或行腹腔灌洗。但此法存在特异性低、误伤可能、操作烦琐等缺点，有逐渐被超声和 CT 取代的趋势。

4. 超声

超声检查因其快速、高效准确、无创、可重复性等优点，常作为闭合性腹部损伤患者的首选检查方法。超声检查可见到肝损伤时肝被膜的连续性中断、肝被膜下血肿、肝中央型血肿、肝裂伤的深度和腹腔内积血等。随着超声造影技术的发展和新一代造影剂的研制成功，超声造影在临床上的应用越来越广泛。超声造影能准确显示肝血流灌注情况，已有学者将其应用于肝损伤的诊断和分级上。

5. CT

CT 检查（尤其是增强 CT）在肝损伤的诊断中可发现早期肝实质损伤，能较准确地发现肝破裂的部位和范围、肝内血肿、肝实质损伤或缺血性改变、腹腔内出血并评估出血量，并可据此对肝损伤进行精确分级。根据动态 CT 检查结果，可评估肝病情变化和转归。此外，CT 检查还可明确腹腔内其他实质性脏器及腹膜后的损伤情况，缺点是不适合血流动力学不稳定的患者，且不易发现空腔脏器损伤。

6. 肝动脉造影

对一些诊断确实困难的闭合性损伤，如怀疑肝内血肿，病情允许者可考虑选择性肝动脉造影术。此项检查可以全面了解肝损伤本身的情况，如肝实质挫伤、肝动脉破裂出血、肝动静脉短路、假性动脉瘤、损伤肝的组织血供等，对了解肝损伤后肝门部血管的改变和侧支循环的建立情况有一定意义。但该检查操作复杂，且为有创检查，目前更多应用于非手术治疗的止血方面，行选择性肝动脉造影明确出血部位后，注入栓塞剂以控制出血。

7. 腹腔镜技术

对于诊断困难者，腹腔镜探查可明确诊断；腔镜下还可进行纱布填塞、压迫止血、引流等治疗措施。此外，腹腔镜探查还可以发现一些超声和 CT 检查易漏诊的空腔脏器损伤和膈肌损伤，且能进行直接修补。腹腔镜技术的应用减少了不必要的手术探查，但同时存在空气栓塞、高碳酸血症等并发症风险。

五、诊断及鉴别诊断

1. 诊断

肝损伤的诊断首先要了解外伤史和受伤机制，再结合患者的症状、体征及影像学检查。而闭合性损伤的诊断则有一定难度，常需依赖超声、CT 等影像学检查，同时结合临床症状和体征综合考虑。此外，诊断肝损伤的同时需高度注意有无合并其他脏器损伤，有时其他脏器合并伤会掩盖肝损伤的症状和体征，对诊断造成干扰。

2. 鉴别诊断

（1）脾损伤：脾损伤者常表现为左上腹疼痛，有时向左肩部放射，失血量大时患者可有恶心、呕吐及面色苍白、脉搏细速、血压下降等休克表现。脾区有叩击痛，左上腹或全腹压痛、反跳痛，腹腔穿刺有不凝血。需要注意的是，肝损伤有时合并脾损伤。

（2）胰腺损伤:轻度胰腺损伤症状轻微,仅有上腹部不适,症状不典型。严重的胰腺损伤患者常伴有剧烈腹痛,出血量大时可出现失血性休克。结合患者外伤史(上腹部直接撞击或典型的方向盘挤压)、症状、体征、腹腔穿刺淀粉酶检测、影像学检查等,一般不难诊断。

（3）肾损伤:腰部外伤后出现肾区疼痛、腰肌紧张、血尿、排尿困难等症状时需怀疑肾损伤可能。常用辅助检查包括尿常规、腹部 X 线、静脉肾盂造影等。

（4）空腔脏器损伤:空腔脏器损伤后消化液流入腹腔可引起腹膜刺激征,患者全腹压痛、反跳痛,腹肌紧张可呈板状腹,肠鸣音减弱或消失。X 线检查可见膈下游离气体,腹腔穿刺可见消化液,一般无不凝血。

六、治疗

肝损伤的关键在于正确评估病情并给出正确治疗。对于血流动力学不稳定者,要迅速扩容并紧急手术探查。对血流动力学稳定者,可行超声等辅助检查以进一步明确肝损伤的部位和严重程度及是否合并其他脏器损伤,并进行下一步治疗。

1. 非手术治疗

近年来,由于影像学诊断技术的飞速发展,以及对肝损伤本质的深入理解,非手术治疗在肝损伤治疗中的地位日益提高。对血流动力学稳定的闭合性肝损伤采用非手术治疗是肝损伤治疗的重要进展之一。非战时的肝损伤约有 30% 可通过非手术方法治愈。

非手术治疗应具备如下要求:入院时患者意识清醒,能正确回答医师的问题和配合体格检查;血流动力学稳定,收缩压 >90 mmHg,脉率 <100 次/分;无腹膜炎体征;超声或 CT 检查确定肝损伤程度为 I ~ III级,IV级和 V 级的严重肝损伤经重复 CT 检查确定创伤已稳定或好转,腹腔积血量未增加;无其他内脏合并伤。以上这些先决条件是有良好的监护条件及随时开腹探查、手术治疗的保障。

一般的保守治疗方法包括:绝对卧床休息 2 周以上;禁饮食,必要时胃肠减压;快速补液,抗休克治疗;适量应用止血药物,促凝药与抗纤溶药物联用;预防感染、护肝治疗;静脉营养支持。此外,肝动脉造影栓塞术也是治疗肝损伤的一种有效方法。

2. 手术治疗

生命体征经液体复苏仍不稳定或需大量输血(>2 000 mL)才能维持血压者,应尽早行手术治疗。严重肝损伤者应立即手术,急诊室补液后急送手术室,避免一切不必要的检查。手术治疗的基本要求是彻底清创、确切止血、消除胆汁溢漏、清除失活的肝组织和建立通畅的引流。

（1）切口选择:明确仅有肝损伤者,可采用右肋缘下切口,以便暴露和处理肝各部位的损伤;不能明确者,应经正中切口开腹,必要时切口可向各个方向延长。

（2）控制出血:手术止血主要针对伤后继续出血、血流动力学不稳定的严重肝损伤患者。初步控制肝出血的方法有肝门阻断(Pringle 法)、双手压迫肝和纱布填塞法。常温下每次阻断肝血流的时间不宜超过 30 分钟,肝硬化等病理情况下,肝血流阻断时间每次不宜超过 15 分钟,若需控制更长时间,应分次进行。如肝门阻断后肝出血无明显减少,需考虑下腔静脉损伤或血管变异。

（3）清创缝合:缝合是治疗肝裂伤的最常用方法。边缘整齐的裂伤可做间断普通缝合或褥式缝合,并常规放置引流以防胆汁渗漏和感染。损伤严重者,应在缝合处和膈下分别放置引流。深在的裂伤不可仅做创缘的表浅缝合,否则肝实质内将形成一个充满血液、胆汁和坏死组织的死腔,最终导致脓肿形成并继发出血或胆道出血。此种创口必须认真探查,缝合损伤的血管和胆管,必要时可将胶管置入创口深处,再疏松缝合。创缘有失活组织者,需先行清除,再止血、缝合,但不必常规切除血运正常的创缘组织,以免伤及肝内重要管道。如缝合前将大网膜、吸收性明胶海绵或氧化纤维填入裂口,可提高止血效果并增强缝合的稳固性。此外,不整齐和创面大的挫裂伤,清除失活组织和缝扎创面上破裂的血管和胆管后,有时不可能对拢缝合,可用网膜覆盖创面并加以固定,放置双套管负压引流。

（4）纱布填塞法：对于裂口较深或肝组织有大块缺损而止血不满意、又无条件进行较大手术的患者，有时可在用大网膜、吸收性明胶海绵或止血粉填入裂口后，用长纱条按顺序填入裂口或肝周边达到压迫止血的目的。纱条尾端通过腹壁切口引出体外，术后 3～5 天开始分次轻柔地撤出。此法有引起脓毒症、胆瘘和继发性出血等并发症的可能，但可作为一种损伤控制措施，简单有效，能挽救一些濒危患者的生命。此外，在纱布和肝创面之间放置一层塑料薄膜或橡皮片可减少撤出纱布后的继发性出血。

（5）肝动脉结扎术：深在而复杂的肝裂伤经缝扎创面后仍不能控制出血时，宜行肝动脉结扎术。选择性结扎肝左或肝右动脉效果更好。如行选择性肝动脉结扎术仍有出血时，应怀疑存在变异的副肝右动脉、副肝左动脉。如行选择性肝右动脉结扎时，尽可能保留胆囊动脉，否则应切除胆囊，以免发生胆囊坏死。禁忌证包括起源于门静脉或肝后静脉的出血。

（6）肝切除术：严重碎裂性肝损伤的出血常难以控制，可行肝切除术清除无活力的肝组织以彻底止血。本法主要适用于肝组织严重碎裂、伤及肝内主要血管和/或胆管、创伤造成大片肝组织失活及无法控制的出血。外伤肝组织切除的原则应是在充分考虑肝解剖特点的基础上，彻底切除失活、坏死组织、结扎切面及损伤的血管和胆管，尽量保留正常的肝组织。因此，应在充分考虑肝解剖特点的基础上，施行清创式不规则性肝切除术。规则性肝叶切除因创伤大，不宜施行。

（7）肝损伤合并肝静脉或肝后段下腔静脉破裂的处理：此类损伤极为凶险，处理最为棘手，病死率高达 80%。难以控制的大出血和空气栓塞是死亡的主要原因。需行全肝血流阻断，在直视下修补肝静脉和肝后下腔静脉；肝周纱布填塞也是处理近肝静脉损伤的有效方法。研究表明，周围组织对腔静脉有压迫止血作用，损伤血管可自行愈合。

（8）肝移植：肝移植是肝损伤的最后选择。少数严重肝损伤的患者因无法修复可考虑肝移植，但供肝来源限制肝移植在肝损伤治疗中的作用。

七、并发症

1. 感染

感染最为常见，约占并发症的半数。异物、清除不彻底的血凝块和失活组织、创面胆管缝扎不完善、人工材料填塞、引流不充分或过早拔除引流管是发生肝脓肿、膈下或肝下脓肿和胆汁性腹膜炎的主要原因。治疗基本措施包括建立通畅引流、加强抗生素治疗和全身支持治疗等，必要时可在超声或 CT 引导下经皮穿刺置管引流。

2. 出血

非手术治疗者发生出血多为肝被膜下血肿迟发破裂引起，如出现血流动力学不稳定，应立即手术。术后再出血常见于填塞纱布拔除时、肝内血肿感染引起继发性出血或凝血功能障碍引起出血。如为后者，应立即输入新鲜冰冻血浆和血小板予以纠正。

3. 胆瘘

主要原因为术中遗漏结扎肝创面上较大的胆管，失活肝组织液化、坏死或胆管结扎线脱落。治疗的关键是加强引流；长期不愈的外胆瘘，可行瘘管空肠 Roux-en-Y 吻合术或肝部分切除术。

4. 胆道出血

胆道出血发生在伤后数天至数周，出血多源于损伤处动脉局部坏死、液化或感染并破溃至胆道，引起周期性上腹痛、黄疸、呕血及黑便。选择性动脉栓塞效果确切，创伤小，是目前的首选治疗方案。

第四节 胰腺损伤

一、流行病学

胰腺损伤发生率较低,占腹部损伤的 1%~2%。据国外资料,穿透伤约占 2/3。国内则以钝性伤为主,占 3/4 以上,主要为交通事故所致。近年来胰腺损伤的发生率有逐渐增加的趋势。胰腺损伤术后的并发症发生率可高达 25%,病死率约为 20%。延误诊断或治疗不及时,会显著增加并发症发生率及病死率,如能早期确诊,合理治疗,可明显改善预后。

二、病因与病理

胰腺损伤的因素有 3 种。

① 闭合性损伤:此种损伤平时较多见,是因钝性暴力突然作用于上腹部所致,如车祸、高处坠落、挤压、牲畜踢伤等。暴力偏向脊柱右侧时,多伤及胰头及邻近的十二指肠、肝外胆管和肝;暴力正对脊柱时,多造成胰体或胰体和十二指肠裂伤或断裂;暴力偏向左侧时,可引起胰尾和脾破裂。

② 开放性损伤:多为腹部或腰部的火器伤或锐器伤,且常伴有其他内脏如胃、肝、脾等损伤。

③ 医源性损伤:常见于胃和十二指肠手术、胆管手术、脾切除术、胰腺诊断性活检等。

根据胰腺损伤的病理程度,分类如下:轻度挫裂伤,仅引起胰腺组织水肿和少量出血,或形成胰腺被膜下血肿,临床上多表现为创伤性胰腺炎;严重挫裂伤,部分胰腺组织失去活力,同时有比较广泛或比较粗的胰管破裂导致大量胰液外溢;部分或完全断裂,超过胰腺周径 1/3 的裂伤属部分断裂伤,超过周径 2/3 的裂伤属完全断裂伤,此种损伤多累及主胰管。

三、临床表现

胰腺损伤无特异临床表现,且症状容易被其他脏器损伤的症状掩盖。腹痛往往是胰腺损伤后早期最主要的症状,典型的胰腺损伤经 8~12 小时后可出现上腹部局限性疼痛。若胰腺损伤较轻,外溢的胰液局限于腹膜后间隙或小网膜囊内,可出现肩背部疼痛,但腹痛症状不明显;当胰液经小网膜孔流入腹腔时,可出现剧烈腹痛。严重胰腺损伤时,还可出现恶心、呕吐、肠鸣音减弱或消失等症状。若同时合并有颅脑外伤或大血管损伤,则主要表现为昏迷、失血性休克。

四、辅助检查

1. 淀粉酶测定

血清、尿液、腹腔灌洗液淀粉酶测定对确定有无胰腺损伤具有重要意义。但血清及腹腔灌洗液淀粉酶升高并非胰腺损伤所特有,上消化道穿孔时也可有类似表现,其升高幅度也与胰腺伤情不成比例,且约 30% 胰腺损伤无淀粉酶升高。重复测定,血清淀粉酶呈上升趋势,比单次测定更有助于胰腺损伤的诊断。

2. 腹部 X 线检查

腹部 X 线检查可排除脊柱损伤及空腔脏器破裂;有异物存留腹内者,可根据异物位置推测有无胰腺损伤。

3. 超声

胰腺损伤时,超声可见胰腺肿大、裂伤、回声不均、周围积血积液及伴发的其他脏器损伤等。但超声检查易受空腔脏器内气体的干扰,对胰腺损伤及其范围难以确定。术中超声可更好地显示胰管损伤

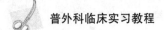

情况。

4. CT

CT 检查是当前公认的最有价值的诊断胰腺损伤的无创性检查,CT(尤其是增强 CT)可准确判断有无胰腺的裂伤、胰腺血肿、胰腺周围积液、胰腺及周围组织水肿等。

5. ERCP 和 MRCP

ERCP 是判断胰管损伤最有效的方法。对于血流动力学稳定的患者可行急诊 ERCP 检查,但 3%～5% 的患者在 ERCP 后出现胰腺炎等并发症。MRCP 可避免 ERCP 可能导致的并发症,尤其适用于胰腺损伤的慢性期的诊断,但急性期的诊断价值有待进一步评估。

6. 剖腹探查

剖腹探查是判断胰腺损伤最可靠的方法。高度怀疑腹内脏器损伤时,原则上应行剖腹探查。术中如发现大网膜有皂化斑,腹膜后、小网膜囊、十二指肠、横结肠根部积液、血肿,应高度怀疑胰腺损伤可能。

五、诊断及鉴别诊断

1. 诊断

穿透伤有明确的探查指征,胰腺损伤较容易发现。闭合性腹部损伤造成的胰腺损伤早期诊断比较困难。由于胰腺位于腹膜后,损伤后临床症状及体征隐匿,且常合并多脏器损伤,掩盖胰腺损伤的症状,使得诊断更加困难。单纯胰腺损伤,症状及体征可较轻微,易漏诊,甚至形成假性囊肿时才被发现。胰腺破损或断裂后,胰液可积聚于小网膜囊内而出现上腹压痛、肌紧张及肩部放射痛;外渗胰液经网膜孔进入腹腔后,可出现弥漫性腹膜炎。血清及腹腔灌洗液中淀粉酶测定、超声、CT 等辅助检查可为诊断胰腺损伤提供重要的参考价值。

多数胰腺损伤是在剖腹探查中发现的,凡在术中探查发现胰腺周围有血肿时,应切开血肿,检查出血来源。此外,胰腺损伤可合并邻近大血管损伤,不能因发现血管损伤而忽视对胰腺的探查。

2. 鉴别诊断

(1) 空腔脏器损伤:空腔脏器损伤后消化液流入腹腔可引起腹膜刺激征,患者全腹压痛、反跳痛,腹肌紧张可呈板状腹,肠鸣音减弱或消失。X 线检查可见膈下游离气体,腹腔穿刺可见消化液,一般无不凝血。

(2) 肾损伤:肾损伤主要表现为肉眼血尿、腰部疼痛、腰肌紧张和肾区叩击痛,偶尔可触及包块。轻者腹部 X 线检查常无阳性发现,重者可见肾阴影扩大、腰大肌阴影消失等改变。静脉肾盂造影可确定诊断。

(3) 腹膜后血肿:腹膜后血肿最常见的原因是骨盆及脊柱骨折,严重骨盆骨折所致的血肿,积血可达 4 000 mL,可导致重度低血容量性休克,甚至死亡。一般无典型症状,可有轻微腹痛、腰背痛、腹胀、肠鸣音稀少和腹部 X 线检查腰大肌影模糊。

六、治疗

胰腺损伤的治疗方式取决于胰腺损伤的部位、程度、主胰管损伤情况及是否合并其他脏器损伤。主胰管是否损伤是胰腺外伤处理中的关键。对于无腹膜刺激征的伤情较轻的患者可行保守治疗,凡存在明显腹膜刺激征者,应立即剖腹探查。

怀疑有胰腺损伤者,应全面探查胰腺,包括切断胃结肠韧带探查胰腺的腹侧,按 Kocher 方法掀起十二指肠探查胰头背面和十二指肠。胰腺严重挫裂伤或断裂者,较易确诊;但损伤范围不大者容易漏诊,因此胰腺表面和胰腺周围血肿必须切开探查。

手术以止血、清创、控制胰腺外分泌及处理合并伤为目的。被膜完整的胰腺挫伤,仅做局部引流即可。胰体部分破裂而主胰管未断者,可用丝线行褥式修补。胰颈、体、尾部的严重挫裂伤或横断伤,宜行胰腺近端缝合、远端切除术。胰头严重挫裂或断裂,为保全胰腺功能,此时宜行主胰管吻合术或结扎近端主胰管、缝闭近端腺体并行远端胰腺空肠 Roux-en-Y 吻合术。胰头损伤合并十二指肠破裂者,若胰头部胆总管断裂而胰管完好,可缝闭胆总管断裂的两端,修补十二指肠及胰腺裂口,另做胆总管空肠 Roux-en-Y 吻合。如胆总管与胰管同时断裂而胰腺后壁完整,可以将空肠 Roux-en-Y 肠袢覆盖其上与胰腺和十二指肠裂口吻合,以上两种情况都应加做缝闭幽门的十二指肠旷置术。只有胰头严重毁损无法修复时,才施行胰头十二指肠切除。对于主胰管破裂者,可施行盖板式(Onlay)空肠吻合术,即将空肠袢的端或侧于胰腺裂口边缘缝合。此外,胰管部分损伤或完全断裂者可在 ERCP 下置入胰管支架引流。

各类胰腺手术之后,均应建立充分有效的腹腔引流,最好同时使用烟卷和双套管负压吸引。

七、并发症

1. 胰瘘

胰瘘是胰腺损伤术后最常见的并发症,只要患者引流液中淀粉酶水平为血清水平 3 倍以上即可诊断为胰瘘。最基本也是最重要的处理措施是保证通畅引流,必要时建立持续负压冲洗,同时应用生长抑素减少胰液分泌,通过鼻肠管行肠内营养以避免刺激胰液分泌,大多数胰瘘可愈合。

2. 腹腔感染

腹腔感染的发生多与合并胆道损伤、胃肠道损伤、腹腔引流不畅及胰瘘有关。如发生感染,可在应用抗生素的同时通过引流管进行腹腔冲洗引流。

3. 出血

早期出血多来自胰腺创面,晚期出血多由腹腔内大血管被胰液腐蚀破裂所致。如存在胰瘘的同时伴有腹腔感染发生出血,则患者预后较差,病死率极高。

4. 创伤性胰腺炎

胰腺创伤后患者出现上腹痛,伴麻痹性肠梗阻,血清淀粉酶增高,应考虑创伤性胰腺炎。

5. 胰腺假性囊肿

胰腺假性囊肿发生率约为 20%,大多由术中未发现胰管损伤或胰液积聚于裂伤的实质中未得到充分引流所致。可行囊肿空肠或胃吻合,也可在超声内镜引导下经胃行支架置入治疗创伤后胰腺假性囊肿。

第五节　胃损伤

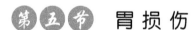

胃受肋弓保护且活动度较大,柔韧性较好,胃壁较厚,因此一般钝性损伤时胃很少受累,只有在胃膨胀时偶可发生。上腹或下腹部的穿透伤常导致胃损伤。

一、流行病学

单纯胃损伤的发生占腹内脏器损伤的 1%~5%,但在穿透性腹部损伤中,胃损伤占 10%~13%。胃损伤多伴有肝、脾、横膈及胰腺等损伤,尤以腹部穿透伤为著。穿透性腹部损伤合并肝损伤约占 34%,脾损伤占 30%,胰腺损伤占 11%。单纯胃损伤病死率为 7.3%,合并伤者病死率高达 40%。

二、病因

胃损伤主要有以下几种原因。

1. 外来的暴力

(1)闭合性损伤:钝性暴力如拳打、脚踢、车祸等所致损伤。

（2）穿透性损伤：锐性暴力如刀伤、枪伤等所致损伤。

（3）手术损伤：手术操作不慎所致损伤。

2. 内在的暴力

（1）机械性损伤：胃镜检查或插入胃管、吞入异物等引起的损伤。

（2）化学性损伤：服用腐蚀性化学制剂所致损伤。

（3）自发性破裂：胃内过多的积液、积气导致胃壁胀破。

三、临床表现

胃损伤的临床表现主要取决于损伤的原因、范围、程度及有无其他脏器损伤等。单纯的胃挫伤仅有轻微的腹部不适。若为穿透性胃损伤，胃内容物进入腹腔后，可引起剧烈腹痛和腹膜刺激征表现，可呕吐血性物、肝浊音界消失、膈下游离气体等。化学性胃损伤，轻者可仅表现为胃黏膜充血、水肿、糜烂和溃疡形成，重者可发生黏膜坏死、脱落或穿孔（1~2 天后），甚至造成胃十二指肠广泛坏死。胃损伤时常合并肝、脾等其他内脏损伤，而且胃血供丰富，发生损伤时常引起大出血，导致失血性休克。此外，严重胃破裂时胃液对腹膜的化学刺激及严重的腹腔污染也是休克发生的重要因素。

四、辅助检查

1. 鼻胃管

对腹部损伤后怀疑胃损伤的患者均应放置鼻胃管，既可以减轻胃内压力缓解症状，又可以观察引流液的性质和引流量，从而帮助判断胃损伤的程度。鼻胃管内有血性胃液引出应考虑有胃破裂。

2. 诊断性腹腔穿刺和腹腔灌洗

腹腔穿刺抽出血性液体并有食物残渣应考虑存在胃破裂。此外，可根据抽出液体的性状是否含有胆汁、气体和消化道内容物来判断是否存在其他脏器合并伤。诊断性腹腔穿刺和腹腔灌洗主要用于钝性腹部闭合伤，是判断腹内出血或脏器破裂的可靠方法，准确率为93%。

3. 腹部 X 线检查

腹部 X 线检查可以发现70%~90%的胃破裂患者有膈下游离气体。必要时可经鼻胃管注入空气30 mL，左侧卧位数分钟后检查，存在胃破裂时常可见膈下游离气体。此外，腹部 X 线检查同时还可以明确患者有无骨折、气胸、肺挫伤及膈肌破裂等。

五、诊断及鉴别诊断

1. 诊断

患者存在钝性打击或穿透性损伤等外伤史，或误服化学制剂的病史。临床表现主要为腹痛、腹膜刺激征、休克等表现，症状轻重因受伤的原因、程度等不同而异。体格检查时患者多表现为拒绝翻动、四肢厥冷、呼吸浅快、腹式呼吸减弱或消失等。若叩诊有移动性浊音，应考虑有大量胃内容物溢入腹腔或胃壁破裂出血，或伴有其他脏器损伤导致的大出血。如为穿透性损伤，腹壁伤口有时可有胃内容物流出。

2. 鉴别诊断

（1）小肠穿孔：患者临床表现和腹部体征与胃穿透性损伤相似，但胃管无血性液体引出。CT 可见肠壁增厚。多伴有肠系膜脂肪异常影、肠系膜血肿等表现。

（2）胰腺损伤：严重的胰腺损伤患者常伴有剧烈腹痛，出血量大时可出现失血性休克。结合患者外伤史（上腹部直接撞击或典型的方向盘挤压）、症状、体征、腹腔穿刺淀粉酶检测、影像学检查等，一般不难诊断。

六、治疗

1.非手术治疗

仅有胃壁挫伤,且能够排除其他脏器合并伤的患者,可行保守治疗。应予半卧位,禁饮食,胃肠减压,补液,维持水、电解质、酸碱平衡,抗生素应用等支持疗法。化学性胃损伤,急性期治疗还包括止痛、镇静并口服有中和作用的解毒剂等。非手术治疗期间,要严密观察病情变化,如治疗过程中病情未见缓解甚至逐渐加重、腹膜炎加重等,应立即进行手术探查。

2.手术治疗

无论何种原因造成的胃损伤,一旦确诊胃壁穿孔应立即行手术治疗。进腹后清除腹腔内的积血、积液,首先找到出血点,并予以处理,然后依次探查腹内脏器的损伤情况。探查必须彻底,包括切开胃结肠韧带探查后壁,1/3的患者胃前后壁都有穿孔,特别应注意检查大小网膜附着处以防遗漏小的破损。边缘整齐的裂口,止血后直接缝合;边缘有挫伤或失活组织者,需修整后缝合;广泛损伤者,宜行部分切除术。胃缝补后还应缝补小肠或结肠的损伤。此外,还应注意患者有无腹部以外脏器的合并损伤。如有胸部合并伤者,一般应先处理胸部创伤。有膈肌、肝、脾等合并伤者,以胸腹联合切口进行手术最佳。

化学性损伤手术治疗应根据病变范围、程度酌情处理。患者后期往往发生幽门瘢痕狭窄,此时可行狭窄部分切除、胃十二指肠吻合术。

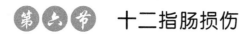

第六节 十二指肠损伤

一、流行病学

十二指肠大部分位于腹膜后,损伤发病率很低,占整个腹部损伤的3.7%~5.0%,其损伤多见于十二指肠二、三部(3/4以上)。国内报道的549例十二指肠损伤中,开放性损伤占12%,闭合性损伤占88%;而西方国家以开放性损伤为主(80%)。开放性十二指肠损伤中,90%以上为枪伤和刀刺伤。闭合性十二指肠损伤多由车祸(49%)、坠落伤(18%)、打击和挤压伤(19%)引起,常合并胰腺损伤。十二指肠与肝、胆、胰及大血管毗邻,解剖关系复杂,故十二指肠损伤时,70%~90%的患者合并其他脏器损伤。十二指肠内消化活性成分多、刺激性强,一旦损伤,病情十分危重,且诊断和处理困难,并发症发生率和病死率极高,战伤的病死率约为40%,平时伤的病死率为12%~30%。

二、病因

十二指肠损伤绝大部分由创伤引起,也包括少见的医源性损伤、异物损伤、化学性损伤和放射性损伤。

1.创伤性十二指肠损伤

创伤性十二指肠损伤可分为开放性损伤和闭合性损弹。开放性损伤多由枪弹、锐器等所致;闭合性损伤多见于交通、生产事故等,近年来方向盘撞击上腹所致的十二指肠损伤占较大比例,且该比例逐年上升。

2.非创伤性十二指肠损伤

① 医源性损伤:多于 ERCP、经十二指肠奥迪括约肌(Oddi 括约肌)切开、幽门扩张术、胆道手术中发生。

② 异物损伤:吞入的尖锐异物如钢针、鱼刺等造成十二指肠穿孔;静脉血栓形成时为防止肺动脉栓塞

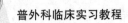

而置入下腔静脉的伞状金属网可造成下腔静脉十二指肠瘘。

③ 放射性损伤:由胃癌、胰腺癌和肾癌术中放射治疗或术后较大剂量放射治疗所致,严重者可形成狭窄梗阻或破溃成瘘。

④ 化学性损伤:多由吞入腐蚀性化学液体所致。

三、临床表现

十二指肠损伤有腹腔内破裂及腹膜后破裂两种。腹腔内十二指肠破裂可有胰液和胆汁流入腹腔而早期引起腹膜炎,其临床表现和体征与胃溃疡穿孔大致相同,有腹部剧烈疼痛、呕吐、休克等症状。十二指肠的腹膜后破裂早期症状多不典型,可有右上腹疼痛,可向右腰部髂窝、会阴及肩部放射,肠内容物刺激胸 12 神经可引起睾丸痛。如病情进展,患者一般状态转差,呕吐频繁,因十二指肠液对腹膜腔及腹膜后间隙的刺激及大量液体渗出,患者可出现低血容量性休克和多脏器功能衰竭。此外,腹胀为十二指肠损伤的突出特点,如外伤后出现明显的上腹部膨隆,必须警惕十二指肠损伤的可能性。直肠指诊有时可在骶前扪及捻发音,提示气体已达盆腔腹膜后间隙。

四、辅助检查

十二指肠损伤时可有血清淀粉酶升高;腹部 X 线检查可见右膈下或右肾周气体积聚、腰大肌轮廓模糊、脊柱侧凸,有时可见腹膜后呈花斑状改变并逐渐扩展;口服造影剂后行 X 线检查,如见造影剂外渗可确诊。CT 可显示腹膜后及右肾前间隙有气泡等表现。

五、诊断及鉴别诊断

1. 诊断

上腹部开放性损伤,均应考虑十二指肠损伤的可能,但闭合性十二指肠损伤术前诊断比较困难。原因在于十二指肠损伤临床少见,症状不典型,且常合并其他脏器损伤,症状容易被掩盖。凡有腹部严重钝挫伤,特别是暴力作用挤压伤,伤后出现明显腹胀者,应警惕十二指肠闭合性损伤可能。

2. 鉴别诊断

(1)小肠穿孔:患者临床表现和腹部体征与胃和十二指肠腹腔内部分穿孔相似,不同之处在于胃肠减压无血性液体引出。CT 可见肠壁增厚,多伴有肠系膜脂肪异常影、肠系膜血肿等表现。

(2)胰腺损伤:十二指肠损伤多合并胰腺损伤,血清和腹腔穿刺液淀粉酶升高,但非特异性。约 30% 的胰腺损伤并无淀粉酶升高。超声可见胰腺回声不均,周围积血积液;CT 可见胰腺轮廓不整,周围积血积液。

(3)腹膜后血肿:腹膜后血肿多为骨盆及脊柱骨折引起,一般无典型症状,可有轻微腹痛、腰背痛、腹胀和腹部 X 线检查腰大肌影模糊,严重者可有失血性休克。

六、治疗

抗休克和及时的手术处理是治疗十二指肠损伤的两大关键。手术探查时,如发现十二指肠附近腹膜后有血肿,组织被胆汁染黄或横结肠系膜根部有捻发音,应高度怀疑十二指肠腹膜后破裂可能。此时应切开十二指肠外侧后腹膜或横结肠系膜根部后腹膜,以便探查十二指肠降部与横部。

十二指肠损伤应根据损伤的部位、程度、范围、局部及全身状况,以及损伤时间等进行综合分析,选择合适的术式,预防十二指肠瘘和腹腔感染的发生。手术方法主要如下。

1. 单纯修补术

单纯修补术适用于裂口不大、边缘整齐、血运良好且无张力者,70% ~ 80% 的十二指肠损伤可用此法治疗。

2. 带蒂肠片修补术

对于裂口较大、不能直接缝合者,可游离一小段带蒂空肠管剖开修剪后镶嵌缝合于缺损处。

3. 损伤肠段切除吻合术

十二指肠第三、四段严重损伤不宜缝合修补时,可切除该肠段行端端吻合,若张力过大,则将远端关闭,利用近端与空肠行端侧吻合;或缝闭两断端,行十二指肠空肠侧侧吻合。

4. 十二指肠憩室化

十二指肠憩室化适用于十二指肠第一、二段严重损伤或同时伴有胰腺损伤者。手术包括胃窦切除、迷走神经切断、胃空肠吻合、十二指肠残端和胆总管造瘘。

5. 胰头十二指肠切除术

胰头十二指肠切除术适用于十二指肠第二段严重碎裂累及胰头无法修复者。

6. 浆膜切开血肿清除术

若十二指肠壁内血肿以高位肠梗阻为主要表现,非手术治疗 2 周梗阻仍不能解除,可手术切开血肿清除血凝块,修补肠壁或行胃空肠吻合术。

七、并发症

十二指肠损伤最严重的并发症是十二指肠瘘,其发生率约为 6.6%,其他常见的并发症包括腹腔内脓肿、胰腺炎、十二指肠狭窄胆管瘘等。

小肠及其系膜损伤

一、流行病学

小肠及其系膜在腹腔中分布广,容积大,且相对表浅,缺少骨骼保护,易受损伤。小肠损伤在开放性损伤中占 25%~30%,在闭合性损伤中占 15%~20%。

二、病因与病理

小肠及其系膜损伤一般分为闭合性损伤、开放性损伤和医源性损伤。闭合性损伤主要见于腹部钝器伤、高处坠落等造成的空回肠破裂,一般破裂好发部位在近段空肠距十二指肠悬韧带(Treitz 韧带)50 cm以内和末端回肠距回盲部 50 cm 以内。当暴力突然施加于充满液体的小肠或爆震引起腔内压力骤升时,这些部位也容易发生破裂甚至断裂。开放性损伤可发生于任何部位且常为多发性。医源性损伤见于对已有肠粘连患者行腹腔手术或腹壁窦道扩创、腹腔镜手术腹壁戳孔或手术及内镜操作过程中。

三、临床表现

小肠损伤以腹膜炎为主要表现,若存在肠系膜损伤如系膜血管断裂,则主要表现为腹腔内出血。小肠横断合并附近系膜血管断裂者,多伴有休克症状。具体表现为外伤后剧烈腹痛,伴恶心、呕吐;体检可有全腹压痛、反跳痛、肌紧张、移动性浊音、肠鸣音消失等,且随受伤时间推移感染中毒症状加重。但远端小肠破裂时,由于肠内容物化学刺激性较小,症状体征发展较慢,可能造成诊断延迟。

四、辅助检查

诊断性腹腔穿刺可抽出血性浑浊液体,但穿刺阴性不能完全排除诊断。超声可见腹腔内游离液体。

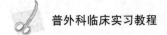

X 线检查可见膈下游离气体,但结果阴性并不能完全排除诊断。

五、诊断及鉴别诊断

1. 诊断

开放性小肠及其系膜损伤,诊断较容易。但对于闭合性损伤,早期诊断相对困难。特别是部分患者小肠裂口不大或穿孔后被食物残渣、纤维蛋白、甚至突出的黏膜所堵塞,可能无明显腹膜炎表现,此类患者诊断尤为困难。因此,对有腹部外伤史而诊断难以确定的患者,应严密观察,其间如出现持续性腹痛、腹部压痛、腹部肌紧张进行性加重、高度怀疑肠破裂者,应尽早剖腹探查。

2. 鉴别诊断

(1) 胃或十二指肠损伤:患者呈明显腹膜炎表现,但胃肠减压多可见血性液体引出。

(2) 结肠损伤:结肠损伤多见于开放性损伤,且结肠内容物液体成分少而细菌成分多,故腹膜炎出现较晚,但污染重。诊断性腹腔穿刺可抽出粪样或浑浊液体。

六、治疗

一般治疗包括禁饮食,胃肠减压,补充液体,输血,积极预防并治疗休克,尽早使用抗生素等。

小肠破裂一旦确诊,应立即行手术治疗。术中首先应控制肠系膜血管大出血和其他威胁生命的脏器出血。然后对整个小肠及其系膜进行系统细致地探查,系膜血肿即使不大也应切开检查,以免遗漏小的穿孔。手术方式以简单修补为主,边缘整齐的裂伤,可用丝线做横向两层内翻缝合。边缘组织碾挫及血运障碍者,应行清创,证实创缘血运良好后,再行缝合修补。存在以下情况时,应做部分小肠切除吻合术:裂口较大或裂口边缘部肠壁组织挫伤严重;小段肠管多处破裂;肠管大部分或完全断裂;肠管严重挫伤、血运障碍;肠壁内或系膜缘有大血肿;肠系膜损伤影响肠壁血液循环。

 第八节　结肠、直肠和肛管损伤

一、结肠损伤

（一）流行病学

结肠损伤是较常见的腹内脏器损伤,平时占腹部损伤的 10%～20%,战时占 11%～38%,仅次于小肠损伤发生率。开放性损伤所致结肠损伤占结肠损伤的 90%,闭合性结肠损伤常由于遭受较大暴力,故常合并其他脏器损伤,单独损伤少见。

（二）病因与病理

结肠损伤的常见病因如下:闭合性损伤,多为钝性暴力对腹部的猛烈打击、碾压所致;开放性损伤,多为锐器所致;医源性损伤,主要包括结肠镜检查及结肠息肉等切除所致、钡剂灌肠损伤、手术损伤和化学性损伤;继发于血管损伤的结肠延迟性穿孔。

结肠损伤按病理类型分类如下:结肠壁挫伤,多由闭合性损伤引起,肠壁局部肿胀、淤血,但肠壁完整;系膜损伤血肿,常合并有系膜血管损伤,形成系膜血肿;结肠壁不全破裂,通常为浆膜层或浆肌层破裂,而黏膜及黏膜下层保持完整;全层破裂,小的破裂可见黏膜外翻呈唇状,较大的破裂或完全断裂者,可因大量粪便进入腹腔而引起弥漫性腹膜炎。

（三）临床表现

穿透性结肠损伤主要表现为伤后腹痛,有腹膜炎表现或从伤口流出粪样肠内容物。非穿透性结肠损

伤临床表现复杂,最常见症状为腹痛,但少数结肠损伤者可无腹痛症状,多见于左半结肠损伤(左半结肠内容物干涸,破裂后肠内容物不易进入腹腔,对腹膜刺激小)。合并其他脏器损伤者,早期即有休克表现。腹膜外结肠损伤早期,腹痛和腹膜炎症状均不明显。腹膜后间隙感染明显时,侧腹壁或后腰部有压痛,有时可触及皮下气肿。低位结肠损伤可有便血或果酱样便。腹膜炎晚期还可表现为体温升高。

（四）辅助检查

1. 腹部 X 线检查

腹部 X 线检查部分患者可见腹腔游离气体,对诊断结肠损伤有帮助;对有异物存留的患者可帮助定位。

2. 诊断性腹腔穿刺

诊断性腹腔穿刺如穿刺物为粪便样物质则为结肠损伤,阳性率一般在90%以上。根据穿刺物性质可判断是否有空腔脏器破裂,但对结肠损伤的诊断无特异性,且穿刺结果阴性时亦不可排除腹腔内脏器损伤。

3. 诊断性腹腔灌洗

对于闭合性腹部损伤有较高的诊断价值,诊断率高达95%,但同样对判断结肠损伤无特异性。

（五）诊断及鉴别诊断

1. 诊断

根据患者临床表现并结合外伤史,诊断多可确立。开放性损伤患者根据伤口的部位、弹道或刀刺伤的方向及腹膜炎表现可很快做出诊断。医源性结肠损伤诊断也较容易,在结肠镜检查过程中,患者出现腹痛及腹膜炎表现,可做出诊断。

2. 鉴别诊断

（1）小肠损伤:肠液对腹膜刺激大,腹膜炎症状重且出现较早,但细菌含量相对较少,所造成的污染轻。CT 可见肠系膜脂肪异常影、肠系膜血肿等表现。

（2）直肠损伤:多有骨盆及会阴部外伤史,有血液自肛门排出,直肠指诊可见指套有新鲜血迹。

（六）治疗

由于结肠壁薄、血液供应差、含菌量大,其一旦破裂,所造成的腹腔污染严重,感染率高,因此结肠破裂的治疗不同于小肠破裂。既往除少数裂口小、腹腔污染轻、全身情况良好的患者可考虑一期修补或一期切除吻合(限于右半结肠)外,大部分患者应先采用肠造口术或肠外置术处理,3～4 个月后患者情况好转后,再关闭瘘口。近年来随着急救措施、感染控制等条件的进步,施行一期修补或切除吻合的病例日渐增多。对较严重的损伤一期修复后,可加做近端结肠转流性造口,确保肠内容物不再进入远端。

一期修复手术的主要禁忌为:腹腔严重污染;全身严重多发伤或腹腔内其他脏器合并伤,须尽快结束手术;有重要基础疾病,如肝硬化、糖尿病等。失血性休克需要大量输血(>2 000 mL)者,高龄患者、高速火器伤、手术时间有延误者,虽非一期修复绝对禁忌证,但须格外慎重。

术中应彻底清除漏出的结肠内容物,并用大量盐水冲洗。盆腔及修补吻合口附近放置引流管。

二、直肠和肛管损伤

（一）流行病学

直肠和肛管由于受骨盆保护,平时损伤较为少见,其发生占腹部损伤的 0.5%～5.5%。但如延误诊治,可发生严重的感染并发症。直肠损伤的病死率为 0～10%,并发症发生率达 10%～45%。

（二）病因

直肠和肛管损伤最常见的病因是火器伤,创口可在腹部,也可在臀部、会阴部,甚至大腿等处,且常伴小肠、结肠、膀胱等损伤。钝性伤少见,多由骨盆骨折严重移位刺破或撕裂肠壁引起。此外,高处坠落于直立物上,可引起插入性损伤。同性恋者经直肠性交或精神异常者自行插入异物,也可造成直肠或肛管破裂。

（三）病理

病理改变随损伤的程度、部位、范围及有无脏器合并伤而异。轻者只有黏膜撕裂和肌层裂开，重者可出现肌层全层破裂和广泛括约肌损伤，若伴有大血管和骶前静脉丛损伤，可引起大出血、休克，甚至死亡。Robertson 按解剖位置将直肠和肛管损伤分为 3 类：腹膜反折以上，即腹腔内损伤（占 1/3）；腹膜反折以下、肛提肌以上损伤；肛提肌以下，即肛管损伤。

（四）诊断及辅助检查

腹膜反折以上直肠损伤的病理生理变化和临床表现与结肠损伤基本相同，诊断不难。肛管损伤位置表浅，诊断更容易。腹膜反折以下直肠损伤，腹痛常不明显，又无腹膜炎表现，常易延误诊断。有下列情况之一者需要考虑直肠和肛管损伤：有外伤史且有血液自肛门排出；会阴部、骶尾部、臀部、大腿部及下腹部的开放性伤口内有粪便溢出；尿液中有粪便残渣；尿液自肛门流出；骨盆会阴部外伤史，出现腹膜刺激症状或腹腔穿刺抽出粪便样、浑浊或血性液体。

直肠指诊有重要的诊断价值，指套有新鲜血迹提示直肠损伤，有时可直接摸到低位的破裂口。怀疑直肠损伤而指诊阴性者，可行直肠镜检查。此外，直肠损伤时，禁忌钡剂灌肠检查，但可使用水溶性液体进行造影；一旦发现血尿，应进一步行尿道膀胱 X 线检查以排除尿路损伤。

（五）治疗

绝大多数直肠和肛管损伤都应尽早手术，根据损伤部位的不同，选用不同的治疗方法。直肠和肛管损伤的基本处理原则为早期彻底清创，修补直肠和肛管损伤，行转流性结肠造瘘和直肠周围间隙彻底引流。

腹膜反折以上直肠损伤，破口修剪后予以缝补，若全身和局部情况良好，可不做近端造瘘。如为毁损性损伤，可切除后行端端吻合，此种情况与腹腔、盆腔污染严重者，都应加做乙状结肠转流性造瘘，2~3 个月后闭合造瘘。

腹膜反折以下直肠损伤，应先行剖腹探查，探明伤情并行乙状结肠转流性造瘘术。损伤部位较高者，可打开腹膜反折暴露、修补。若伴有膀胱、尿道或阴道损伤者，应同时予以修补。另经会阴部骶尾骨旁入路，打开直肠后间隙，暴露、修补较低的损伤。难以暴露的损伤，不强求直接修补。必须彻底清除溢出到直肠旁间隙的粪便，同时大量冲洗肠腔，彻底清除直肠内粪便，再冲洗盆腔和会阴部创口，确保腔隙中不遗漏污物，术后也无粪便从修补不完善或未修补处溢出。直肠后间隙应放置适当引流，术后保持引流通畅，加强抗感染治疗，如使用针对厌氧菌的药物甲硝唑等。只要转流完全、清创彻底、感染得到控制，未经修补的直肠损伤（除毁损伤外）一般都能自行愈合，且较少发生狭窄。

肛管损伤，浅小的外伤可单纯清创缝合。损伤大而深、累及括约肌和直肠者，应行乙状结肠转流性造瘘，仔细清创，注意保留未累及的括约肌，并修复已损伤的直肠和括约肌，以期保留肛管的功能。伤口愈合后，应定期扩张肛管和直肠，防止狭窄。若括约肌功能已经丧失且无法修复时，需考虑做结肠造瘘-永久性人工肛门。

带有乙状结肠造瘘的患者如恢复顺利，应适时关闭瘘。以往多在术后 3 个月行造瘘关闭手术。近年来观察发现，大多数病例可将造瘘还纳时间提前到 2 周左右，因为损伤的直肠一般 7~10 天可愈合。但早期还纳的先决条件是创口愈合、感染消除，因此术前应对患者行直肠指诊及直肠造影（仅限腹膜外直肠损伤者），确认创伤已愈合，且无感染灶存在。

（六）并发症

直肠和肛管损伤常见的术后并发症有直肠膀胱（或尿道）瘘、直肠阴道瘘、直肠外瘘、直肠或肛门狭窄、肛门失禁等，大多需要再次手术解决。

（高　凌）

第十三章

肝脏疾病

第一节 肝囊肿

肝囊肿是最常见的良性肝占位性疾病,多于体检时经 B 超或 CT 意外发现,大多进展缓慢,预后良好,少数可引起症状,导致严重并发症或死亡的罕见。通常而言,较大囊肿(直径 > 10 cm)更易引起症状及相关并发症(如自发出血、破入腹腔或胆管、感染、压迫胆管等)。

一、单纯性肝囊肿

(一)流行病学

单纯性肝囊肿指内含浆液且不与胆管相通的囊性病变,本病多为先天发育异常,可根据囊肿数量分为单发性单纯性肝囊肿和多发性单纯性肝囊肿。其中多发性单纯性肝囊肿较单发性单纯性肝囊肿发病率更高。本病女性发病多于男性,且巨大的肝囊肿几乎均见于 50 岁以上的女性。

(二)病因与病理

病因不详,一般认为是由于肝内的迷走胆小管中断了与肝内"胆管树"的联系,最终扩张形成了囊肿。单发性单纯性肝囊肿大小不一,差别很大。小者直径仅数毫米,大者直径可达 20 cm,一般含液量常在 500 mL 以上,多者可达 2 000 mL。囊肿呈圆形或卵圆形,多为单房,亦有多房者。有时带蒂,有完整包膜。与肝内胆管不相交通。囊肿表面呈乳白色,部分也可呈蓝灰色,囊壁厚薄不一,厚度为 0.5～5.0 mm。组织学从外向内分为 3 层:外层随在肝内的位置不同而异,可为腹膜或被压缩的肝组织;中层由致密结缔组织(内有血管网)、结缔组织(内有血管和胆管)及疏松结缔组织(内有强力纤维)组成;内层为单层立方上皮、柱状上皮或假复层上皮,亦可见鳞状上皮或内膜退化。囊液多为清亮的中性或碱性液体,可混有胆汁,比重为 1.010～1.022,含有少量的白蛋白、黏蛋白、胆固醇、红细胞、胆红素、酪氨酸等。若合并囊内出血可呈咖啡色。多发性单纯性肝囊肿比单发性单纯性肝囊肿多见,囊肿可散布于全肝或密集于肝的一叶,以右肝多见。标本切面呈蜂窝状改变,囊肿之间的肝组织一般正常。多发性单纯性肝囊肿很少引起门静脉高压症,但可合并胆管狭窄、胆管炎,晚期可引起肝功能损害。

(三)临床表现

非寄生虫性肝囊肿生长缓慢,多数患者无症状,仅在体检时被 B 超、CT 发现,偶尔在施行腹部其他手术时发现。当囊肿长大到一定程度时,可能有如下症状。

1. 上腹部肿物

上腹部肿物是许多患者的早期症状,约 55% 的患者出现上腹部肿物。

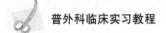

2. 压迫症状

压迫邻近脏器,如胃、十二指肠和结肠时,可有食后饱胀、食欲缺乏、上腹不适或隐痛等症状。

3. 腹痛

约30%的患者出现腹痛,如有囊肿破裂或囊内出血,可出现急腹症症状;若带蒂囊肿扭转,可突发右上腹剧痛。

4. 黄疸

压迫胆管引起阻塞性黄疸者较为少见,据报道仅有5%的病例出现。

5. 全身症状

若合并囊肿感染,可出现畏寒、高热、白细胞增高等类似肝脓肿的症状。体检时的阳性体征是右上腹部肿块或肝大,约40%的患者出现这类症状,可触及肿块表面光滑,有囊性感,无压痛,可随呼吸上下移动。若囊肿较小则无任何阳性体征。

(四)辅助检查

1. B超

B超敏感性和特异性均较高,易于随访,有助于其与肝脓肿、肝血管瘤、肝错构瘤、寄生虫性肝囊肿、肝恶性肿瘤坏死形成的囊样病变等疾病进行鉴别,是确诊的可靠方法。

2. CT

CT为特异且灵敏的检查方法,检查时可显示边界清楚的圆形或卵圆形低密度区,其吸收系数接近于水。增强扫描后,低密度区显示更为清楚,其吸收系数增加不明显。

3. 腹部X线检查

腹部X线检查有一定诊断意义,但无特异性,一般不选用。

4. MRI

MRI诊断灵敏度高于CT,可显示出直径1 cm大小的囊肿,并能区别囊性扩张的胆管,但鉴别海绵状血管瘤较为困难。

(五)诊断及鉴别诊断

1. 肝包虫病

患者多来自牧区,有羊、犬接触史,囊肿张力较大,叩之有震颤,包虫皮内试验(Casoni试验)阳性。B超检查时可见到内囊壁上的子囊影等。

2. 胆囊积液

多有胆囊炎病史,胆囊造影时胆囊不显影,B超或CT检查可见积液在肝外而非肝内。

3. 胰腺囊肿

左外叶巨大囊肿应与之鉴别。胰腺囊肿位置多较深,常有压痛,既往有外伤或胰腺炎史,B超与CT可见囊肿与胰腺相连。

4. 先天性胆管囊状扩张症(Caroli病)

因常合并胆管炎或肝脓肿而出现发热、黄疸、右上腹痛表现,影像学可见呈串珠样或多囊状的肝内胆管,与胆管相通。

(六)治疗

对于小(直径≤5 cm)的肝囊肿且无症状者,通常无须治疗。但对于大的且出现压迫症状者,应给予治疗。需要注意的是,在开始治疗前务必排除患者的临床症状由其他疾病导致的情况,如胆石症、胃食管反流病、消化性溃疡等。肝囊肿的治疗原则为去除囊液,充分引流。

1. 囊肿穿刺抽液术

在B超定位引导下经皮肝穿刺抽净囊液,每周抽吸1次,一般3~4次即能使囊肿明显缩小。如果每次抽液量不见减少,说明该法失败,需改用其他方法。该法操作简单,无须剖腹,对巨大肝囊肿不能耐受手术者,或者对剖腹手术有顾虑者可采用此种方法。但此法失败率和复发率都较高。近年来,在抽液的同时注入无水乙醇或其他类型的硬化剂,以促使其内壁分泌细胞凝固坏死,通常较为安全,近期疗效满意。

2.囊肿开窗术

囊肿开窗术为治疗单发性较大囊肿的首选方法。可在开腹或腹腔镜下将囊壁切除至少1/3,吸净囊液后,囊腔散开,囊液流入腹腔由腹膜吸收。手术创伤小,术后很少复发。

3.囊肿切除术

囊肿切除术一般用于带蒂的囊肿。对于左外叶巨大囊肿或位于肝边缘的囊肿可行肝叶或局部切除术,效果良好。开腹或腹腔镜手术同样安全。

4.囊肿内引流术

囊液染有胆汁或囊腔与胆管相通时可行此术,常用空肠 Roux-en-Y 型吻合术。但吻合口必须够大,失功能空肠段在 60 cm 以上,以免发生逆行性感染。

多发性单纯性肝囊肿一般不宜手术,仅在有一巨大囊肿,或者几处较大囊肿引起症状时才考虑做一处或几处开窗术,或者对其中的一个巨大囊肿做引流术,病变位于一叶者行肝叶切除术。严重患者宜先行较大囊肿穿刺放液,降低压力,促进肝细胞再生恢复,待肝功能正常、全身情况改善后再考虑行囊肿开窗术。但应注意对囊肿较多者,不宜一次全部开窗,以免因大量囊液流入腹腔导致腹水,造成不良后果。

(七)预后

本病发展缓慢,预后良好。手术切除囊肿者可获痊愈。但对晚期巨大肝囊肿患者,肝组织破坏较多且肝功能严重损害时,预后不良,可发生肝衰竭甚至死亡。

二、多囊肝

多发性肝囊肿又称多囊肝,有50%以上的患者同时合并多囊肾。多囊肝常累及整个肝。

(一)病因与病理

多囊肝多为先天性,为肝内胆小管发育障碍所致,多余的胆管未与远端胆管连接,也并未被吸收、退化,逐渐成为囊性扩张,形成多囊肝。部分多囊肝合并多囊肾为常染色体显性遗传疾病,以肾受累更为明显(多囊肾),且多囊肾总是发生于多囊肝之前,囊肿数量会随年龄增加而增加,20岁以下患者为0,60岁以上患者可占80%。虽然多囊肝囊肿数量多、体积大,但仍保留了相当数量的正常肝实质细胞,故大部分患者肝功能及肝内血液循环正常。

囊肿的肉眼和光镜检查与单发性单纯性肝囊肿相同,除肉眼所见肝囊肿外,尚有无数光镜才能发现的小囊肿及密集成簇的小胆管,称为 von Meyenburg 复合体。

(二)临床表现

多囊肝患者多无明显症状,首先表现为消化道症状,如消化不良、食欲缺乏、恶心、右上腹痛等,但程度不重。如发生囊内出血、合并感染和带蒂扭转后,可出现寒战和发热。压迫症状少见,查体多数无阳性体征。

(三)辅助检查

B超可见肝大小不等的多发暗区及囊腔,常常合并多囊肾。CT平扫可见外形光滑、边界清晰的圆形低密度灶,囊内容物密度均一,强化后对比更加清晰。

(四)诊断及鉴别诊断

患者多无明显临床表现,但少数巨大囊肿可导致腹痛、腹胀等不适,查体可触及肿大肝,但一般无门静脉高压、淤胆、肝功能减退等症状或体征,肝功能检查正常。B超或CT等影像学手段诊断较为容易。本病须与多发性单纯性肝囊肿(非遗传性畸形疾病)进行鉴别,肝多发且大小相似的囊肿,合并多囊肾,且有家族史者应高度怀疑多囊肝。

(五)治疗原则

多囊肝无明显症状时不行积极治疗,多囊肝行开窗术复发率高,较单纯性肝囊肿治疗效果差,开窗过多可能引起顽固性腹水及肝衰竭。必须处理时,可优先考虑B超穿刺抽取囊液注射无水酒精,在做好手术规划的情况下,有条件的患者可行肝部分切除合并肝囊肿开窗,如多囊肝合并肝衰竭,可考虑行肝移植。多囊肝治疗时要特别注意多囊肾的影响,若肾功能严重受损,此时对患者行囊肿开窗术或肝切除术则可能引起肾衰竭,一旦发生,预后极差。

三、肝包虫病

肝包虫病又名肝棘球蚴病,是犬绦虫(棘球绦虫)的囊状幼虫(棘球蚴)寄生在肝所致。肝包虫病有2种类型:由细粒棘球绦虫卵感染所致的单房性包虫病(即包囊虫肝),临床多为此型,约占98%;由多房性棘球绦虫或泡状棘球绦虫感染引起的滤泡型肝包虫病,较少见。

(一)流行病学

在牧区,肝包虫病是一种常见病,在我国以西北、西南各省区流行最广。然而随着交通日益发达,人口流动频繁,畜产品运输加工业及城镇屠宰业的兴起,近年城镇居民患病率显著增加。

(二)病因与病理

棘球绦虫属扁虫、棘球属。细粒棘球绦虫的终末宿主有犬、狐、狼,以犬最常见,它的中间宿主是羊、猪、马、牛、骆驼和人等,以羊最多见。成虫体长约5 mm,雌雄同体,生活在犬小肠内,虫卵随粪便排出,污染草场和水源后被羊吞食或粘在犬毛和羊毛上。当人与犬接触或吞食被虫卵污染的食物后,虫卵可在胃或十二指肠内孵化成六钩蚴,穿透小肠壁进入小肠系膜小静脉而达门静脉系统,约70%停留在肝,其余可随血流分布至肺、肾、脾、脑、肌肉、眼睛和脊椎等组织,发育成棘球蚴。六钩蚴在被吞食后6~12小时到达肝。病变侵犯肝右叶最多(约87.5%),侵犯肝左叶较少(约5%),肝左右叶同时被侵犯者也少(约7.5%)。细粒棘球蚴在肝内先发育成小空泡,即为初期的包虫囊肿,其中不含头节。囊体逐渐长大,形成囊肿的内囊。内囊的壁可分为两层,外层亦称角质层,为白色粉皮样稍具弹性的半透明膜,由生发层细胞的分泌物组成,有保护生发层细胞、吸收营养物质等作用;内层为生发层,由一排细胞组成,实际上是棘球蚴的本体,具有显著繁殖能力,可产生育囊(生发囊)、头节和子囊,子囊又可产生孙囊。子囊系生发层向内芽生而成,内含许多头节,破裂后头节进入囊液中,形成包虫囊砂。囊砂是包虫的种子,一旦漏入腹腔可种植形成继发性包虫病。内囊的周围由宿主脏器组织形成一层纤维性包膜,称为外囊。因此,外囊并不属于包虫囊肿本身。久病患者外囊可以钙化,使之在腹部X线上形成特征性表现。外囊与内囊紧贴但不相连,其中含血管供给营养。包虫囊内液体透明,含有微量蛋白质、无机盐类及大量头节和子囊。囊液微带碱性,pH为7.8,比重1.008~1.015。囊肿生长缓慢,每年增大1~5 cm。

泡状棘球绦虫的生活史与细粒棘球绦虫相似,其成虫以狐为终宿主,偶尔犬也可成为终宿主。人类感染的主要来源是狐粪污染的土壤、蔬菜等,经手进入口腔,也可能因剥狐皮而直接感染。多房性棘球绦虫与细粒棘球绦虫不同,其虫卵能耐低温(-56 ℃),在寒冷地区如阿拉斯加、阿尔卑斯山区多见。我国西北地区也有本病的报道。泡状棘球蚴主要寄生于肝,有以下特点:病灶由大量微小囊泡构成,囊泡系生发层不断向外增殖所致,无完整角质层,不形成内囊;似癌样浸润扩散,直接破坏肝组织,形成巨块型泡球蚴,病变组织内含有少量胶状液体,晚期在肿块中心部分可发生坏死、液化和化脓性感染。泡状棘球蚴侵入肝门静脉分支可经血行在肝内播散形成多发结节,出现肉芽肿性反应,可诱发肝硬化、胆管细胞型肝癌。

（三）临床表现

肝包虫病通常无症状（尤其对于直径 <10 cm 的囊肿）。全身症状较轻微且缺乏特异性，包括乏力、失眠、消瘦等。

1. 局部症状

体积较大的包虫囊肿可压迫胃肠道，产生上腹部饱胀、食欲不振、恶心和呕吐等症状；囊肿压迫胆管时，可引起黄疸、胆绞痛和胆囊炎等症状；压迫膈肌可影响呼吸；压迫门静脉，引起脾大和腹水；压迫下腔静脉时，可产生下肢水肿。

2. 体征

单纯性包虫囊肿的早期体征不明显，发展至一定阶段可出现上腹肿块，如囊肿位于肝表面，右上腹可渐渐隆起，触诊肿块呈圆形，表面光滑，坚韧而有弹性。叩诊呈实音，可以触及波动感及震颤，即"包虫囊震颤征"。一手在右肋缘下叩击邻近腹壁浅表部的包虫囊肿，另一手在右下胸部肋间，可感到囊液冲击感。

（四）并发症

1. 感染

包虫死亡、胆汁渗入、附近炎症浸润或血行感染等，均可引起肝包虫囊肿感染。除感染后体温升高，局部出现持续性钝痛及压痛外，包虫囊肿迅速增大，对周围器官的压迫症状更加明显。如受外力挤压、不恰当的穿刺，易发生破裂。溃破的肝包虫囊肿很容易继发感染。感染使蚴虫死亡，使囊肿转化为脓肿，并产生肝脓肿的相应症状。

2. 穿破

① 破入胆管：这是最常见的并发症，发生率为 5%~10%，其中约 21% 破入胆总管，33% 破入胆囊和胆囊管，43% 破入肝内胆管。破入胆管时有胆绞痛、黄疸和荨麻疹 3 个主要症状，囊内物质又可阻塞胆管，引起急性梗阻性化脓性胆管炎或急性胰腺炎。

② 破入腹腔：囊肿破裂时，囊液、子囊和头节溢入腹腔，引起不同程度的腹膜刺激，可突发腹痛和变应性休克，数小时内出现荨麻疹和皮肤瘙痒。重度炎症可使棘球蚴死亡，留下肉芽肿。但更常见的是存活的棘球蚴再形成新的囊肿，称为腹腔继发性棘球蚴病。如有胆汁从囊肿破裂处漏入腹腔，可引起严重的胆汁性腹膜炎。

③ 破入胸腔：位于肝上部的囊肿有向胸腔方向生长的倾向，偶可穿破膈肌进入胸腔内。肝包虫囊肿向胸腔内破裂比肺内原发性包虫囊肿多见。向胸腔破裂后，囊肿可与胸膜腔或支气管交通。由于包虫囊肿常侵犯右肝，右侧胸腔较常受累。破入胸腔时常伴阵发性剧烈咳嗽和刀割样疼痛，约有 3% 的患者可发生休克和窒息，起初咳出血性泡沫痰，然后咳出的痰带有胆汁，80% 的患者可咳出内囊碎片。

④ 穿破腹壁：肝包虫囊肿合并感染并与腹壁粘连时可使腹壁溃破，形成外瘘，流出囊液及内囊。

3. 变态反应

囊内容物外漏导致的变态反应可引起荨麻疹，甚至变应性休克。

（五）辅助检查

1. 实验室检查

① 包虫皮内试验（Casoni 试验）采用包虫囊液，去头节、高压灭菌后作为抗原，以等渗盐水稀释液 0.2 mL 做皮内注射，形成直径约 0.3 cm 的皮丘，15 分钟后观察结果。皮丘扩大或红晕直径超过 2 cm 者为阳性。有的在注射后 6~24 小时出现阳性反应，仍有诊断价值。本病患者的阳性率为 86.2%~92.5%，泡状棘球蚴病的阳性率更高。肺结核、黑热病或其他绦虫病的患者可有假阳性反应，特异度约为 70%。

② 间接红细胞凝集试验阳性率为 83.3%，灵敏度与特异度均较高，罕有假阳性结果。

③ 酶联免疫吸附试验（enzyme-linked immunosorbent assay，ELISA）阳性率为 80%，为灵敏度和特异度

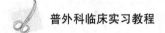

均较高的方法。

2. 影像学检查

① B 超可显示包虫不同时相的病理形态及合并症特征,具有重要诊断价值。

② CT 具有与 B 超相似而准确性更高的诊断价值,其灵敏度接近100%。

③ 腹部 X 线检查可见囊壁钙化影及右抬高征象。

④ 放射性核素扫描可显示肝占位病变。

（六）诊断及鉴别诊断

根据是否有牧区生活史及与犬、羊接触史,包虫囊肿压迫和浸润症状,结合 B 超或 CT 特征性表现,诊断一般不难。应与以下疾病加以鉴别。

1. 肝海绵状血管瘤

该病具有以下特点:病程较长,肿块生长缓慢,全身影响较小;肿块表面比较光滑,质地软或中等硬度,有分叶感,可压缩,无明显压痛;肝功能一般无损害,血清酶活性不增高;B 超检查显示边界清晰的回声较高影;CT 提示有占位性病变,增强扫描可见占位区充填。

2. 肝癌

患者甲胎蛋白(AFP)常阳性,可与本病鉴别。

（七）治疗

1. 手术治疗

手术是治疗肝包虫病最有效的方法,且多认为是治疗多房性包虫病的唯一有效方法。手术原则是清除内囊,防止囊液外溢,消灭外囊残腔,防止感染。

（1）内囊摘除术:最常用的手术方法,适用于无感染的病例。手术关键在于取尽内囊,勿在囊腔内残留破碎的包虫内囊皮和碎屑,同时避免腹腔污染。可采用以下措施:在包虫囊肿周围用湿纱布垫妥善保护,隔开周围器官,再在纱布垫上铺一层浸有 10% 甲醛溶液的纱布;用吸引器吸净囊液;注入 10% 甲醛溶液以杀灭头节(其浓度不宜过高),5 分钟后吸出,如此反复 2～3 次,最后尽量吸净囊内液体。必须注意,若发现囊液为金黄色(正常为无色透明液体),则可能有胆管瘘存在,严禁注入大量甲醛溶液,以免严重损害胆管。

（2）肝叶切除术:肝组织遭受严重破坏并局限在一叶的大型包虫囊肿,局限的泡状棘球蚴病合并慢性脓肿者,可行肝叶切除术。但是如果病变已呈弥漫性分布或病变已侵及肝门,应视为肝切除术的禁忌证。

（3）残腔的处理:单纯性囊肿在切除部分囊壁后可直接缝合,不置引流。术后积液较多而易继发感染者,可选用血运良好的大网膜置入残腔内,起充填与吸收渗液的作用。肝顶部囊肿在经胸途径摘除内囊后,如囊腔最低部位距肝底面很近,可进行闭式引流。严密缝闭肝顶部切口和膈肌,用粗管闭式引流胸腔。

（4）感染性包虫囊肿的处理:肝包虫囊肿有明显化脓感染时,摘除内囊后置双套管持续负压吸引。如引流物不多,感染不重,可在抗生素保护下,于术后 1 周左右拔除引流管。如感染较重,引流量多,则在引流一段时期后,行囊肿造影术以观察外囊残腔缩小情况。如残腔缩小不明显或外囊壁肥厚不易塌陷时,可取空肠与残腔最低位做 Roux-en-Y 型侧侧吻合,Y 型分叉处两肠祥保持锐角以防逆行感染,失功能空肠祥长度应不短于 50 cm。

2. 药物治疗

对不能手术或术后多次复发者可用药物治疗,但疗效不佳。因为多数药物不易经胃肠道吸收,囊腔内的浓度不足以杀灭寄生虫。

（1）甲苯咪唑:能直接抑制棘球蚴对葡萄糖的摄入,减少其生存所必需的糖原和三磷酸腺苷,发挥杀虫作用。剂量是每次 400～600 mg,每天 3 次,20～30 天为 1 个疗程。药物耐受良好者,无严重毒性反应。

(2) 吡喹酮:对棘球蚴有明显的杀灭作用。剂量是每次 25～30 mg/kg,分 3 次口服,共 10 天。不良反应有头晕、恶心、乏力和皮疹等,一般症状较轻,停药后可自行缓解。

(八) 预后

细粒棘球蚴引起肝受压及随后导致死亡少见,仅有少部分患者发生肝衰竭。国外资料显示,该病患者经有效手术治疗后,特别是在经验丰富的肝外科治疗中心,生存率接近 95% ,5 年随访复发率低于 10% 。但是多房棘球蚴引起的肝包虫病预后较差,即使经过手术治疗,5 年生存率仅 50% ,多数患者死于病灶扩散。

第二节 肝脓肿

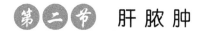

一、细菌性肝脓肿

细菌感染是肝脓肿最常见的病因。细菌性肝脓肿通常指由化脓性细菌引起的感染,故亦称化脓性肝脓肿。

(一) 流行病学

本病病原菌可来自胆管疾病(占 16%～40%),门静脉血行感染(占 8%～24%),经肝动脉血行感染(报道不一,最多者为 45%),直接感染者少见,隐匿感染占 10%～15% 。致病菌以革兰阴性菌最多见,在美国和欧洲国家,肝脓肿的主要病原菌为链球菌和大肠埃希菌,在我国和亚洲地区,肺炎克雷伯菌引起的肝脓肿逐渐增多,目前已取代大肠埃希菌成为导致肝脓肿的主要病原菌。粪链球菌和变形杆菌次之;革兰阳性菌以金黄色葡萄球菌最常见。临床常见多种细菌的混合感染。细菌性肝脓肿 70%～83% 发生于肝右叶,这与门静脉分支走行有关。发生于左叶者占 10%～16% ,左右叶均感染者占 6%～14% 。少数细菌性肝脓肿患者的肺、肾、脑及脾等亦可有小脓肿。尽管目前对本病的认识、诊断和治疗方法都有所改进,但病死率仍达 30%～65% ,其中多发性肝脓肿的病死率为 50%～88% ,而孤立性肝脓肿的病死率为 12.5%～31.0% 。本病多见于男性,男女发病比例约为 1.5∶1.0 。但目前的许多报道指出,本病的性别差异已不明显,这可能与女性胆管疾病发生率较高,而胆源性肝脓肿在化脓性肝脓肿发生中占主导地位有关。

本病可发生于任何年龄,但中年以上者约占 70% 。

(二) 病因

肝由于接受肝动脉和门静脉双重血液供应,并通过胆管与肠道相通,发生感染的概率高。但是在正常情况下,由于肝丰富的血液循环和单核巨噬细胞系统的强大吞噬作用,可以杀伤入侵的细菌并且阻止其生长,不易形成肝脓肿;但是当各种原因导致机体抵抗力下降时,或当某些原因造成胆管梗阻时,入侵的细菌超过肝对其的清除作用,便可以在肝重新生长引起感染,进一步发展形成脓肿。化脓性肝脓肿是一种继发性病变,病原菌可由下列途径进入肝。

1. 胆管系统

这是目前最主要的侵入途径,也是细菌性肝脓肿最常见的病因。因各种原因导致的胆管梗阻及胆汁淤积,细菌可沿胆管逆行至肝,定植、感染并形成脓肿。胆管疾病引起的肝脓肿占肝脓肿的 21.6%～51.5% ,其中以肝胆管结石及胆管恶性肿瘤较为常见,其余为胆管蛔虫病、医源性胆管损伤或胆管梗阻等。胆管疾病引起的肝脓肿常为多发性,以肝左叶多见。

2. 门静脉系统

胃肠道的血液经门静脉系统回流,因此消化道的感染性疾病,如坏疽性阑尾炎、憩室炎、内痔感染、胰腺脓肿、溃疡性结肠炎及化脓性盆腔炎等均可引起门静脉属支的化脓性门静脉炎,脱落的脓毒性栓子上行进入肝形成肝脓肿。结直肠恶性肿瘤可显著增加细菌性肝脓肿的风险。未经治疗的阑尾炎曾被认为是细菌性肝脓肿的主要病因,但近年来由于抗生素的应用及有效治疗手段的发展,这种途径的感染已大为减少。

3. 肝动脉

体内任何部位的化脓性疾病,如急性上呼吸道感染、亚急性细菌性心内膜炎、骨髓炎和疖等,病原菌由体循环经肝动脉侵入肝。当机体抵抗力低下时,细菌可在肝内繁殖形成多发性肝脓肿,多见于小儿败血症。

4. 淋巴系统

与肝相邻部位的感染如化脓性胆囊炎、膈下脓肿、肾周围脓肿、胃及十二指肠穿孔等,病原菌可经淋巴系统进入肝,亦可直接侵及肝。

5. 肝外伤后继发感染

开放性肝损伤时,细菌从创口进入肝或随异物直接从外界被带入肝引发脓肿。闭合性肝损伤时,特别是中心型肝损伤患者,可在肝内形成血肿,易导致内源性细菌感染,尤其是合并肝内小胆管损伤,感染的概率更高。

6. 医源性感染

近年来,由于临床上开展了许多肝手术及侵入性诊疗技术,如肝穿刺活检术、经皮肝穿刺胆管造影(percutaneous transhepatic cholangiography,PTC)、ERCP,操作过程中有可能将病原菌带入肝形成肝的化脓性感染。肝手术时由于局部止血不彻底或术后引流不畅,形成肝内积血积液时也可引起肝脓肿。

7. 其他

一些原因不明的肝脓肿,如隐源性肝脓肿,可能肝内存在隐匿性病变。当机体抵抗力减弱时,隐匿病灶"复燃",病菌开始在肝内繁殖,导致肝的炎症和脓肿。Ranson 指出,25% 的隐源性肝脓肿患者伴有糖尿病。

(三) 病理

细菌性肝脓肿的病理变化与细菌的感染途径、种类、数量、毒性、患者全身情况和治疗及时与否等因素密切相关。化脓性细菌侵入肝后,发生炎症反应,形成许多小脓肿,在适当的治疗下,散在的小脓肿多能吸收机化,但在病灶较密集部位,由于肝组织的破坏,小的脓肿可融合成一个或数个较大的脓肿。细菌性肝脓肿可以是多发的,也可以是单发的。从病因角度来看,血源性感染者常为多发性,病灶多见于右叶或累及全肝;胆源性肝脓肿亦常为多发且与胆管相通;外伤性和隐源性脓肿多属单发。细菌性肝脓肿常有肝大,重量增加,肝包膜有炎性改变,常与周围脏器如膈肌、网膜粘连,脓腔大小不一,相互融合,坏死区域可构成蜂窝状外观。显微镜下见门静脉炎症,静脉壁有炎症细胞浸润,管腔内存在白细胞及细胞碎片,脓腔内含有坏死组织。由化脓性胆管炎所致的多发性脓肿,脓腔内有胆汁性脓液。当脓肿转为慢性后,周围肉芽组织和纤维组织增生,脓肿周围形成一定厚度的纤维组织膜。肝脓肿可侵蚀并穿破邻近脏器,可向膈上穿入胸腔,造成脓肿-肺-支气管瘘;可穿入腹腔导致化脓性腹膜炎;胆源性脓肿可并发胆道出血。脓肿愈合后,可能因门静脉血栓形成而导致门静脉高压症。由于肝血供丰富,肝脓肿形成发展过程中,大量细菌毒素被吸收,临床上可表现为严重的全身毒血症,如寒战、高热,甚至脓毒症休克等一系列全身性感染的表现。

(四) 临床表现

细菌性肝脓肿并无典型的临床表现,急性期常被原发疾病的症状所掩盖,一般起病较急,全身脓毒性反应显著。

1. 寒战和高热

寒战和高热是最常见的症状。患者在发病初期骤感寒战,继而高热,热型呈弛张型,体温在 38 ~ 40 ℃,

最高可达41 ℃,伴有大量出汗,脉率增快,一日数次,反复发作。

2. 肝区疼痛

由于肝大和肝被膜急性膨胀,肝区出现持续性钝痛;出现的时间可在其他症状之前或之后,亦可与其他症状同时出现,疼痛剧烈者常提示单发性脓肿;疼痛早期为持续性钝痛,后期可呈剧烈锐痛;随呼吸加重者提示脓肿位于肝膈顶部,疼痛可向右肩部放射;左肝脓肿也可向左肩部放射;炎症刺激膈肌或感染向胸膜、肺扩散,可出现胸痛或刺激性咳嗽及呼吸困难。

3. 乏力、食欲缺乏、恶心和呕吐

由于伴有全身毒性反应及持续消耗,患者可出现乏力、食欲缺乏、恶心、呕吐等消化道症状。少数患者还可出现腹泻、腹胀及顽固性呃逆等症状。

4. 侵袭综合征

肺炎克雷伯菌引起的肝脓肿更易产生侵袭综合征,不仅表现为肝的感染,肝外脏器如肺、中枢神经系统和眼部都是常见的肝外侵及器官,眼内炎和脑膜炎是两个最常见的肝外感染表现,如伴有肺栓塞或脓胸,病死率显著增加。

5. 体征

肝区压痛和肝大最常见。右下胸部和肝区可有叩击痛。若脓肿移行于肝表面,则其相应部位的皮肤呈红肿,且可触及波动性肿块。右上腹肌紧张,右季肋部饱满,肋间水肿并有触痛。左肝脓肿时上述症状出现于剑突下。并发于胆管梗阻的肝脓肿患者常出现黄疸。其他原因的肝脓肿,一旦出现黄疸,表示病情严重,预后不良。少数患者可出现右侧反应性胸膜炎和胸腔积液,可查及肺底呼吸音减弱、啰音和叩诊浊音等。晚期患者可出现腹水,这可能是由于门静脉炎及周围脓肿的压迫影响门静脉循环及肝功能,或者长期消耗导致营养性低蛋白血症引起。

（五）诊断

1. 病史及体征

在急性肠道或胆管感染的患者中,突然发生寒战、高热、肝区疼痛、压痛和叩击痛等,应高度怀疑本病,做进一步详细检查。

2. 实验室检查

白细胞计数明显升高,并可出现核左移或中毒颗粒,丙氨酸转氨酶、碱性磷酸酶升高,其他肝功能检查也可出现异常。

3. B超

B超检查是诊断肝脓肿最方便、简单又无痛苦的方法,可显示肝内液性暗区,区内有"絮状回声"并可显示脓肿部位、大小及距体表深度,并可探查脓腔部位以确定穿刺点和进针方向,或者为手术引流提供进路。此外,B超可供术后动态观察及追踪随访。B超能分辨肝内直径2 cm以上的脓肿病灶,可作为首选检查方法,其诊断阳性率可达96%以上。

4. 腹部X线检查和CT

腹部X线检查可见肝阴影增大、右侧膈肌升高和活动受限,肋角模糊或少量胸腔积液,右下肺不张或有浸润,以及膈下有液气面等。肝脓肿在CT图像上均表现为密度减低区,吸收系数介于肝囊肿和肝肿瘤。CT可直接显示肝脓肿的大小、范围、数目及位置,但费用昂贵。

5. 其他

其他如放射性核素肝扫描、选择性腹腔动脉造影等对肝脓肿的诊断有一定价值。但这些检查复杂、费时,因此急性期患者最好选用操作简便、安全、无创伤性的B超检查。

（六）鉴别诊断

1. 阿米巴性肝脓肿

阿米巴性肝脓肿的临床症状和体征与细菌性肝脓肿有许多相似之处,但两者的治疗原则有本质上的

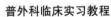

差别,前者以抗阿米巴和穿刺抽脓为主,后者以控制感染和手术治疗为主,故在治疗前应明确诊断。阿米巴肝脓肿常有阿米巴肠炎和脓血便的病史,发生肝脓肿后病程较长,全身情况尚可,但贫血较明显。肝显著肿大,肋间水肿,局部隆起和压痛较明显。若粪便中找到阿米巴原虫或滋养体,更有助于诊断。此外,诊断性肝脓肿穿刺液为"巧克力"样,可找到阿米巴滋养体。

2. 胆囊炎、胆石症

此类疾病有典型的右上腹绞痛和反复发作的病史,疼痛放射至右肩或肩胛部,右上腹肌紧张,胆囊区压痛明显或触及肿大的胆囊,X 线检查无膈肌抬高,运动正常。B 超检查有助于鉴别诊断。

3. 肝囊肿合并感染

这些患者多数在未合并感染前已明确诊断。对既往未明确诊断的患者合并感染时,需详细询问病史和仔细检查,亦能加以鉴别。

4. 膈下脓肿

膈下脓肿往往有腹膜炎或上腹部手术后感染史,脓毒血症和局部体征较化脓性肝脓肿轻,主要表现为胸痛,深呼吸时疼痛加重。X 线检查见膈肌抬高、僵硬、运动受限明显,或者膈下出现气液平。B 超可发现膈下有液性暗区。但当肝脓肿穿破合并膈下感染者,鉴别诊断比较困难。

5. 原发性肝癌

巨块型肝癌中心区液化坏死且继发感染时易与肝脓肿相混。但肝癌患者的病史、发病过程及体征等均与肝脓肿不同,如能结合病史、B 超和 AFP 检测,一般不难鉴别。

6. 胰腺脓肿

胰腺脓肿有急性胰腺炎病史,除脓肿症状之外尚有胰腺功能不良的表现;无肝大、触痛;B 超及 CT 等影像学检查可辅助诊断并定位。

(七) 并发症

细菌性肝脓肿如得不到及时、有效的治疗,脓肿破溃后向各个脏器穿破可引起严重并发症。右肝脓肿可向膈下间隙穿破形成膈下脓肿,亦可再穿破膈肌形成脓肿,甚至能穿破肺组织至支气管,脓液从气管排出,形成支气管胸膜瘘;如脓肿同时穿破胆管则形成支气管胆瘘。左肝脓肿可穿破入心包,发生心包积脓,严重者可发生心脏压塞。脓肿可向下穿破入腹腔引起腹膜炎。有少数病例,脓肿穿破入胃、大肠,甚至门静脉、下腔静脉等;若同时穿破门静脉或胆管,大量血液由胆管排入十二指肠,可表现为上消化道大出血。细菌性肝脓肿一旦出现并发症,病死率成倍增加。

(八) 治疗

细菌性肝脓肿是一种继发疾病,及早重视治疗原发病灶可起到预防的作用。即便在肝感染的早期,如能及时给予大剂量抗生素治疗,加强全身支持疗法,也可防止病情进展。

1. 药物治疗

对急性期、已形成而未局限的肝脓肿或多发性小脓肿,宜采用此法治疗,即在治疗原发病灶的同时,使用大剂量有效抗生素和全身支持治疗,以控制炎症,促使脓肿吸收自愈。全身支持疗法很重要,由于本病的患者中毒症状严重,全身状况较差,故在应用大剂量抗生素的同时应积极补液,纠正水、电解质紊乱,给予维生素 B、维生素 C、维生素 K,反复多次输入少量新鲜血液和血浆以纠正低蛋白血症,改善肝功能和输注免疫球蛋白。目前多主张有计划地联合应用抗生素,如先选用对需氧菌和厌氧菌均有效的药物,根据细菌培养和药敏结果再选用敏感抗生素。多数患者可治愈,部分脓肿可局限化,为进一步治疗提供良好的前提。多发性小脓肿经全身抗生素治疗不能控制时,可考虑在肝动脉或门静脉内置管滴注抗生素。

2. B 超引导下经皮穿刺抽脓或置管引流术

B 超引导下经皮穿刺抽脓或置管引流术适用于单个较大的脓肿,在 B 超引导下以粗针穿刺脓腔,抽吸脓液后反复注入生理盐水冲洗,直至抽出液体清亮,拔出穿刺针。亦可在反复冲洗并吸净脓液后,置入引流管,以备术后冲洗引流用,至脓腔直径<1.5 cm时拔除。这种方法简便,创伤小,疗效亦满意,特别适用于年老体虚及危重患者。操作时应注意:选择脓肿距体表最近点穿刺,同时避开胆囊、胸腔或大血管;穿刺的方向对准脓腔的最大径;多发性脓肿应分别定位穿刺。但是这种方法并不能完全替代手术,原因是:如脓液黏稠,会造成引流不畅;引流管过粗易导致组织或脓腔壁出血;对多分隔脓腔引流不彻底;不能同时处理原发病灶;厚壁脓肿经抽脓或引流后,脓肿壁不易塌陷。

3. 手术治疗

(1)脓肿切开引流术:适用于脓肿较大或经非手术疗法治疗后全身中毒症状仍然较重或出现并发症者,如脓肿穿入腹腔引起腹膜炎或穿入胆管等。常用的手术途径有以下几种。

① 经腹腔切开引流术:取右肋缘下斜切口,进入腹腔后,明确脓肿部位,用湿盐水垫保护术野四周以免脓液污染腹腔。先试穿刺抽得脓液后,沿针头方向用直血管钳插入脓腔,排出脓液,再用手指伸进脓腔,轻轻分离腔内间隔组织,用生理盐水反复冲洗脓腔。吸净后,脓腔内放置双套管负压吸引。脓腔内及引流管周围用大网膜覆盖,引流管自腹壁戳口引出。脓液送细菌培养。这种入路的优点是病灶定位准确,引流充分,可同时探查并处理原发病灶,是目前临床最常用的手术方式。

② 腹膜外脓肿切开引流术:位于肝右前叶和左外叶的肝脓肿,与前腹膜已发生紧密粘连,可采用前侧腹膜外入路引流脓液。方法是做右肋缘下斜切口或右腹直肌切口,在腹膜外间隙,用手指推开肌层直达脓肿部位。此处腹膜有明显的水肿,穿刺抽出脓液后处理方法同上。

③ 后侧脓肿切开引流术:适用于肝右叶膈顶部或后侧脓肿。患者左侧卧位,左侧腰部垫一沙袋。沿右侧第12肋稍偏外侧做一切口,切除一段肋骨,在第1腰椎棘突水平的肋骨床区做一横切口,暴露膈肌。有时需将膈肌切开到达肾后脂肪囊区。用手指沿肾后脂肪囊向上分离,暴露肾上极与肝下面的腹膜后间隙直达脓肿。将穿刺针沿手指方向刺入脓腔,抽得脓液后,用长弯血管钳顺穿刺方向插入脓腔,排出脓液。用手指扩大引流口,冲洗脓液后,置入双套管或多孔乳胶管引流,切口部分缝合。

(2)肝叶切除术:适用于病期长的慢性厚壁脓肿,切开引流后脓肿壁不塌陷,长期留有死腔,伤口经久不愈者;肝脓肿切开引流后,留有窦道长期不愈者;合并某肝段胆管结石,因肝内反复感染、组织破坏、萎缩,失去正常生理功能者;肝左外叶内多发脓肿致使肝组织严重破坏者。肝叶切除治疗肝脓肿,应注意术中避免感染扩散到术野或腹腔,特别对肝断面的处理要细致妥善,术野的引流要通畅,一旦局部感染,将导致肝断面的胆瘘、出血等并发症。肝脓肿急诊切除肝叶,有使炎症扩散的风险,应严格掌握手术指征。

(九)预后

本病的预后与年龄、身体素质、原发病、脓肿数目、治疗是否及时合理及有无并发症等密切相关。有报道指出,多发性肝脓肿的病死率明显高于单发性肝脓肿。年龄超过50岁的患者,病死率为79%,而50岁以下患者的病死率为53%,手术病死率为10%~33%。全身情况较差,肝功能明显损害及合并严重并发症者预后较差。

二、阿米巴性肝脓肿

(一)流行病学

阿米巴性肝脓肿是肠阿米巴病最多见的并发症。本病常见于热带与亚热带地区,好发于20~50岁的中青年男性,男女发病比例约为10:1。脓肿以肝右后叶最多见,占90%以上,左叶不到10%,左右叶并发者亦不罕见。脓肿以单腔者为多。国内临床资料统计显示,肠阿米巴病并发肝脓肿者占1.8%~2.0%,最高达67%。综合国内外报道的4 819例患者中,男性占90.1%,女性占9.9%,农村高于城市。

(二)病因

阿米巴性肝脓肿是由溶组织阿米巴原虫引起,有的在阿米巴痢疾期间形成,有的发生于痢疾之后数

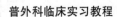

周或数月。据统计,60%的病例发生在阿米巴痢疾后4～12周,但也有在20～30年之后发病者。

溶组织阿米巴是人体唯一的致病型阿米巴,在其生活史中主要有滋养体型和虫卵型。前者为溶组织阿米巴的致病型,寄生于肠壁组织和肠腔内,通常可在急性阿米巴痢疾患者的粪便中查到,在体外自然环境中极易破坏死亡,不易引起传染;虫卵仅在肠腔内形成,可随粪便排出,对外界抵抗力较强,在潮湿低温环境中可存活12天,在水中可存活9～30天,在冰箱内其寿命可长达6～7周。其虽然没有侵袭力,但为重要的传染源。当人吞食被阿米巴虫卵污染的食物或饮水后,在小肠下段,由于碱性肠液的作用,阿米巴原虫脱卵而出并大量繁殖成为滋养体,滋养体侵犯结肠黏膜形成溃疡,常见于盲肠、升结肠等处,少数侵犯乙状结肠和直肠。寄生于结肠黏膜的阿米巴原虫,分泌溶组织酶,消化溶解肠壁上的小静脉,阿米巴滋养体侵入静脉,随门静脉血流进入肝,也可穿过肠壁直接或经淋巴管到达肝内。进入肝的阿米巴原虫大多数被肝内单核吞噬细胞消灭,仅当侵入的原虫数目多、毒力强而机体抵抗力降低时,存活的原虫才可繁殖,引起肝组织充血炎症,继而原虫阻塞门静脉末梢,造成肝组织局部缺血坏死,又因原虫产生溶组织酶破坏静脉壁,溶解肝组织形成脓肿。

（三）病理

进入肝内的阿米巴原虫,大部分在小叶间静脉内被消灭,在此过程中只出现肝轻度到中等程度肿大、肝区隐痛,无明显局限性病变。少量未被消灭的原虫,于门静脉小支内继续繁殖,阻塞门静脉小支末梢,因原虫不断分泌溶组织酶,使肝细胞溶解破坏,致肝组织呈点状或片状坏死,周围充血,之后坏死斑点逐渐融合成团块样病变,即阿米巴性肝炎或肝脓肿前期。此期若能得到及时有效治疗,坏死灶可被吸收,代以纤维结缔组织。若得不到及时治疗,病情继续发展,已变性的肝细胞进一步溶解液化形成肝脓肿。脓肿呈巧克力色(即果酱色),较黏稠、无臭味,脓液中除含有变性坏死的肝细胞外,还有红细胞、白细胞、脂肪、阿米巴滋养体及麦克-雷登结晶等,一般是无菌的。原虫在脓液中很难被发现,但在脓肿壁上搔刮容易找到。除肝外,原虫可经过肝静脉进入体循环,停留在肺、脑等器官,形成阿米巴性肺脓肿或脑脓肿。自阿米巴原虫进入肝到脓肿形成,平均需时1个月左右。脓肿可分3层:外层早期系炎性肝细胞,随后有纤维结缔组织伸入,最后形成纤维膜;中层为间质;内层中央区为脓液。脓肿部位以肝右叶居多,尤其是右肝的顶部最为多见,或者在其下面近结肠肝曲处,这可能与肝的门静脉血流有关。结肠阿米巴病变以右半结肠为主,而右半结肠的血流通过肠系膜上静脉多沿门静脉主干的右侧流入右半肝,故原虫可随静脉血流进入右半肝。阿米巴性肝脓肿位于右肝者占90%～94%。典型的阿米巴性肝脓肿多为单发,研究报道的3 406例阿米巴性肝脓肿中,单发脓肿占83%。脓肿如不及时治疗,可逐渐增大,最大者可容纳数百至上千毫升脓液。慢性脓肿常合并有大肠埃希菌、葡萄球菌、链球菌、变形杆菌、产气杆菌等的继发性感染,如发生穿破则感染率更高。如继发细菌感染,脓液多呈黄色或绿色,并有臭味,患者可有发热等脓毒血症表现。

（四）临床表现

本病的发展过程一般比较缓慢,急性阿米巴肝炎期较短暂,如不能及时治疗,继之为较长时期的慢性期。其发病可在肠阿米巴病数周至数年之后,甚至可在长达30年后才出现阿米巴性肝脓肿。

1. 急性肝炎期

在肠阿米巴病过程中,出现肝区疼痛、肝大、压痛明显,伴有体温升高(持续在38～39 ℃)、脉速、大量出汗等症状。此期如能及时、有效治疗,炎症可得到控制,避免脓肿形成。

2. 肝脓肿期

临床表现取决于脓肿的大小、位置、病程长短及有无并发症等。但大多数患者起病比较缓慢,病程较长,此期主要表现为发热、肝区疼痛及肝大等。

（1）发热:大多起病缓慢,持续发热(38～39 ℃),常以弛张热或间歇热为主;慢性肝脓肿患者体温可正常或仅为低热;继发细菌感染或其他并发症时,体温可达40 ℃以上;常伴有畏寒、寒战或多汗。体温大多晨起低,在午后上升,夜间热退时有大汗淋漓;患者多有食欲缺乏、腹胀、恶心、呕吐,甚至腹泻、痢疾等症状;体重减轻、虚弱乏力、消瘦、精神不振、贫血等亦常见。

（2）肝区疼痛:肝区疼痛常为持续性疼痛,偶有刺痛或剧烈疼痛,疼痛可随深呼吸、咳嗽及体位变化而加剧。疼痛部位因脓肿部位而异,当脓肿位于右膈顶部时,疼痛可放射至右肩胛或右腰背部;也可因压迫或炎症刺激右膈肌及右下肺,导致右下肺肺炎、胸膜炎,产生气急、咳嗽、肺底湿啰音等。如脓肿位于肝的下部,可出现上腹部疼痛症状。

（3）局部水肿和压痛:较大的脓肿可出现右下胸、上腹部膨隆,肋间饱满,局部皮肤水肿发亮,肋间隙因皮肤水肿而消失或增宽,局部压痛或叩痛明显。右上腹部可有压痛、肌紧张,有时可扪及肿大的肝或肿块。

（4）肝大:肝往往呈弥漫性肿大,病变所在部位有明显的局限性压痛及叩击痛。右肋缘下常可扪及肿大的肝,下缘钝圆有充实感,质中坚,触痛明显,且多伴有腹肌紧张。部分患者的肝有局限性波动感。少数患者可出现胸腔积液。

（5）慢性病例:慢性期疾病可迁延数月甚至1～2年。患者呈消瘦、贫血和营养不良性水肿,甚至出现胸腹部积液;如不继发细菌性感染,发热反应不明显。上腹腔可扪及肿大坚硬的包块。少数患者由于巨大的肝脓肿压迫胆管或肝细胞损害而出现黄疸。

（五）并发症

1. 继发细菌感染

继发细菌感染多见于慢性病例,致病菌以金黄色葡萄球菌和大肠埃希菌多见。患者表现为症状明显加重,体温上升至40℃以上,呈弛张热,白细胞计数升高,以中性粒细胞为主,抽出的脓液为黄色或黄绿色,有臭味,光镜下可见大量脓细胞。用抗生素治疗难以奏效。

2. 脓肿穿破

巨大脓肿或表面脓肿易向邻近组织或器官穿破。向上穿破膈下间隙形成膈下脓肿,穿破膈肌形成脓胸或肺脓肿。也可穿破支气管形成肝-支气管瘘,常突然咳出大量棕色痰,伴胸痛、气促,胸部X线检查可无异常,脓液自气管咳出后,肿大的肝可缩小。肝右叶脓肿可穿破至心包,呈化脓性心包炎表现,严重时引起心脏压塞;穿破胃时,患者可呕吐出血液及褐色物。肝右下叶脓肿可与结肠粘连并穿入结肠,表现为突然排出大量棕褐色黏稠脓液,腹痛轻,无里急后重症状,肝迅速缩小,腹部X线检查显示肝脓肿区有积气影;穿破至腹腔引起弥漫性腹膜炎。Warling等报道1 122例阿米巴性肝脓肿,破溃293例,其中穿入胸腔29%、肺27%、心包15.3%、腹腔11.9%、胃3%、结肠2.3%、下腔静脉2.3%、其他9.25%。国内资料显示,发生破溃的276例阿米巴性肝脓肿患者中,破入胸腔37.6%、肺27.5%、支气管10.5%、腹腔16.6%、其他7.6%。

3. 阿米巴原虫血行播散

阿米巴原虫经肝静脉、下腔静脉到肺,也可经肠道下痔静脉或淋巴道入肺,双肺呈多发性小脓肿。在肝或肺脓肿的基础上易经血液循环至脑,形成阿米巴性脑脓肿,其病死率极高。

（六）辅助检查

1. 实验室检查

（1）血常规检查:急性期白细胞计数可达$(10～20)\times10^9$/L,中性粒细胞在80%以上,明显升高者应怀疑合并有细菌感染。慢性期白细胞升高不明显。病程长者贫血较明显,红细胞沉降率可增快。

（2）肝功能检查:肝功能多数在正常范围内,偶见丙氨酸转氨酶、碱性磷酸酶升高,血浆白蛋白下降。少数患者血清胆红素升高。

（3）粪便检查:粪便检查仅供参考。因为阿米巴包囊或原虫阳性率不高,仅少数患者的新鲜粪便中可找到阿米巴原虫,国内报道其阳性率约为14%。

（4）血清补体结合试验：对诊断阿米巴病有较大价值。有报道结肠阿米巴期的阳性率为 15.5%，阿米巴肝炎期为 83%，肝脓肿期可达 92%~98%，可发现隐匿性阿米巴肝病，治疗后可转阴。但由于在流行区内无症状的带虫者和非阿米巴感染的患者也可为阳性，故诊断时应结合患者具体情况进行分析。

2. B 超

B 超检查对肝脓肿的诊断有肯定的价值，准确率在 90% 以上，能显示肝脓性暗区。B 超定位有助于确定穿刺或手术引流部位。

3. X 线

由于阿米巴性肝脓肿多位于肝右叶膈面，故在 X 线透视下可见到肝阴影增大，右膈肌抬高，运动受限或横膈呈半球形隆起等征象。还可见胸膜反应或积液，肺底有云雾状阴影等。此外，如在胸部 X 线检查见到脓腔内有液气面，对诊断有重要意义。

4. CT

CT 可见脓肿部位呈低密度区，造影强化后脓肿周围呈环形密度增高带影，脓腔内可有气液平面。囊肿的密度与脓肿相似，但边缘光滑，周边无充血带；肝肿瘤的 CT 值明显高于肝脓肿。

5. 放射性核素肝扫描

放射性核素肝扫描可发现肝内有占位性病变，即放射性缺损区，但直径 <2 cm 的脓肿或多发性小脓肿易被漏诊或误诊，因此仅对定位诊断有帮助。

6. 诊断性穿刺抽脓

这是确诊阿米巴性肝脓肿的主要证据，可在 B 超引导下进行。典型的脓液呈巧克力色或咖啡色，黏稠无臭味。脓液中查滋养体的阳性率很低（3%~4%），若将脓液按每毫升加入链激酶 10 单位，在 37 ℃ 条件下孵育 30 分钟后检查，可提高阳性率。脓肿壁刮下的组织几乎都可找到活动的阿米巴原虫。

7. 诊断性治疗

如上述检查方法未能确定诊断，可试用抗阿米巴药物治疗。如果治疗后体温下降，肿块缩小，诊断可确立。

（七）诊断及鉴别诊断

对中年男性患有长期不规则发热、出汗、食欲缺乏、体质虚弱、贫血、肝区疼痛、肝大并有压痛或叩击痛，特别是伴有痢疾史时，应疑为阿米巴性肝脓肿。但缺乏痢疾史也不能排除本病，因为 40% 的阿米巴性肝脓肿患者可无阿米巴痢疾史，应结合各种检查结果进行分析。阿米巴性肝脓肿应与以下疾病相鉴别。

1. 原发性肝癌

原发性肝癌同样有发热、右上腹痛和肝大等，但原发性肝癌常有传染性肝炎病史，合并肝硬化者占 80% 以上，肝质地较坚硬，有结节。结合 B 超、放射性核素肝扫描、CT、肝动脉造影及 AFP 检查等，不难鉴别。

2. 细菌性肝脓肿

细菌性肝脓肿病程急骤，脓肿以多发性为主，且全身脓毒血症明显，一般不难鉴别（表 13-2-1）。

表 13-2-1　细菌性肝脓肿与阿米巴性肝脓肿的鉴别

鉴别要点	细菌性肝脓肿	阿米巴性肝脓肿
病史	常先有腹内或其他部分化脓性疾病，但近半数不明	40%~50% 有阿米巴痢疾或"腹泻"史
发病时间	与原发病相连续或隔数日	与阿米巴痢疾相隔 1~2 周，甚至数月至数年
病程	发病急且突然，脓毒症状重，衰竭发生较快	发病较慢，症状较轻，病程较长
肝	肝大一般不明显，触痛较轻，一般无局部隆起，脓肿多发者多	肿大与触痛较明显，脓肿多为单发且大，常有局部隆起
血液检查	白细胞和中性粒细胞显著增高，少数血细菌培养阳性	血细胞计数增高不明显，血细菌培养阴性，阿米巴病血清试验阳性

续表

鉴别要点	细菌性肝脓肿	阿米巴性肝脓肿
粪便检查	无溶组织阿米巴包裹或滋养体	部分患者可查到溶组织阿米巴滋养体
胆汁	无阿米巴滋养体	多数可查到阿米巴滋养体
肝穿刺	黄白或灰白色脓液,能查到致病菌,肝组织为化脓性病变	棕褐色脓液,可查到阿米巴滋养体,无细菌,肝组织可有阿米巴滋养体
试验治疗	抗阿米巴药物无效	抗阿米巴药物有效

3. 膈下脓肿

膈下脓肿常继发于腹腔继发性感染,如溃疡病穿孔、阑尾炎穿孔或腹腔手术之后。本病全身症状明显,但腹部体征轻;X 线检查肝向下推移,横膈普遍抬高和活动受限,但无局限性隆起,可见膈下发现液气面;B 超提示膈下液性暗区而肝内无液性区;放射性核素肝扫描不显示肝内有缺损区;MRI 检查在冠状切面上显示为膈下与肝间隙内有液性区,而肝内正常。

4. 胰腺脓肿

本病早期为急性胰腺炎症状。脓毒症状之外可有胰腺功能不良,如尿、粪便中有未分解的脂肪和未消化的肌纤维。肝大亦甚轻,无触痛。胰腺脓肿时膨胀的胃挡在病变部前面,B 超扫描无异常所见,CT 可帮助定位。

（八）治疗

本病病程长,患者的全身情况较差,常有贫血和营养不良,故应加强营养和支持疗法,给予高碳水化合物、高蛋白、高维生素和低脂肪饮食,必要时可补充血浆及蛋白,同时给予抗生素治疗,最主要的是应用抗阿米巴药物,并辅以穿刺排脓,必要时采用外科治疗。

1. 药物治疗

（1）甲硝唑（商品名灭滴灵）:甲硝唑为首选治疗药物,视病情可给予口服或静脉滴注,该药疗效好,毒性小,疗程短,除妊娠早期均可适用,治愈率为 70% ~ 100%。

（2）依米丁（商品名吐根碱）:由于该药毒性大,目前已很少使用。对阿米巴滋养体有较强的杀灭作用,可根治肠内阿米巴慢性感染。本品毒性大,可引起心肌损害、血压下降、心律失常等。此外,还有胃肠道反应、肌无力、神经疼痛、吞咽和呼吸肌麻痹。故在应用期间应每天测量血压,若发现血压下降,应停药。

（3）氯喹:本品对阿米巴滋养体有杀灭作用。口服后肝内浓度高于血液 200 ~ 700 倍,毒性小,疗效佳,适用于阿米巴性肝炎和肝脓肿。成年人口服第 1、第 2 天每天 0.6 g,之后每天 0.3 g,3 ~ 4 周为 1 个疗程,偶有胃肠道反应、头痛和皮肤瘙痒。

2. 穿刺抽脓

经药物治疗症状无明显改善者,或脓腔大或合并细菌感染病情严重者,应在抗阿米巴药物应用的同时,进行穿刺抽脓。穿刺应在 B 超检查定位引导下和局部麻醉后进行,取距脓腔最近部位进针,严格无菌操作。每次尽量吸尽脓液,每隔 3 ~ 5 天重复穿刺,穿刺术后应卧床休息。如合并细菌感染,穿刺抽脓后可于脓腔内注入抗生素。近年来也加用脓腔内放置塑料管引流,收到良好疗效。患者体温正常,脓腔缩小至 5 ~ 10 mL 后,可停止穿刺抽脓。

3. 手术治疗

常用术式有以下 2 种。

（1）切开引流术。下列情况可考虑该术式:经抗阿米巴药物治疗及穿刺抽脓后症状无改善者;脓肿伴有细菌感染,经综合治疗后感染不能控制者;脓肿穿破至胸腔或腹腔,并发脓胸或腹膜炎者;脓肿深在或由于位置不好,不宜穿刺排脓治疗者;左外叶肝脓肿,抗阿米巴药物治疗不见效,穿刺易损伤腹腔脏器

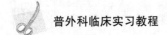

或污染腹腔者。在切开排脓后,脓腔内放置多孔乳胶引流管或双套管持续负压吸引。引流管一般在无脓液引出后拔除。

（2）肝叶切除术。对慢性厚壁脓肿,引流后腔壁不易塌陷,遗留难以愈合的死腔和窦道者,可考虑做肝叶切除术。手术应与抗阿米巴药物治疗同时进行,术后继续抗阿米巴药物治疗。

（九）预后

本病预后与病变的程度、脓肿大小、有无继发细菌感染或脓肿穿破,以及治疗方法等密切相关。根据国内报道,抗阿米巴药物治疗加穿刺抽脓,病死率为7.1%,但在兼有严重并发症时,病死率可增加1倍多。本病是可以预防的,主要在于防止阿米巴痢疾的感染。只要加强粪便管理,注意卫生,对阿米巴痢疾进行彻底治疗,阿米巴性肝脓肿是可以预防的。即使进展到阿米巴肝炎期,如能早期诊断、及时彻底治疗,也可预防肝脓肿的形成。

第三节　肝良性肿瘤

根据1994年世界胃肠病学大会国际专家小组的总结,肝良性肿瘤是一类包括各种不同细胞起源的多样化病变,包括肝血管瘤、肝细胞腺瘤、局灶性结节状增生等。随着医学影像学技术的发展及人们保健意识的增强,健康体检时肝良性肿瘤的检出率不断提高。海军军医大学（原第二军医大学）附属东方肝胆外科医院40 656例肝切除术患者中,肝良性肿瘤有6 952例,占17.10%,其中以肝血管瘤最常见,其他良性肿瘤如肝局灶性结节状增生、肝炎性假瘤、肝血管平滑肌脂肪瘤等的检出率也明显增加。肝良性肿瘤可以源自肝的各种组织,包括肝细胞、胆管上皮、血管及其他间质。另有一些良性肿瘤来源于肌肉、骨骼及其他原始胚层,这是由某些组织器官在胚胎发育过程中异位所致。

一、肝海绵状血管瘤

（一）流行病学

肝血管瘤是最常见的原发性肝肿瘤。普通人群中,血管瘤的发病率为0.4%~20%,通常因非特异性腹部不适于检查过程中偶然发现。血管瘤可发生于任何年龄,30~50岁的女性常见。国外相关文献报道女男比例不一,低者为1.2:1.0,高者为6:1。肝血管瘤可分为小的毛细血管瘤和较大的海绵状血管瘤,前者较为常见,但无重要临床意义,后者主要见于成年人,很少引起症状,有自发破裂的可能。国外报道尸检中肝海绵状血管瘤的检出率为0.35%~7.00%,在肝活检中发现率为2%,占良性肿瘤的41.6%~70.0%。

（二）病因及发病机制

肝海绵状血管瘤被认为是由血管扩张所致的血管畸形病变,本病为先天性,不会发生恶性变,确切的病理发生机制尚不清楚,有以下学说。

1. 发育异常学说

目前普遍认为在胚胎发育过程中,由于血管发育异常,引起肿瘤样增生而形成血管瘤。有些在出生时即存在,或者在出生后不久即能看到,亦说明为先天发育异常所致。

2. 其他学说

毛细血管组织感染后变形,导致毛细血管扩张;肝组织局部坏死后血管扩张形成空泡状,其周围血管充血、扩张;肝内区域性血液循环停滞,致使血管形成海绵状扩张;肝内出血后,血肿机化、血管再通后形成血管扩张。

（三）病理

肝海绵状血管瘤大小不一，最小者直径仅为数毫米，大者可超过 20 cm。成年人肝海绵状血管瘤常为单发，多发者约占40%，肝左、右叶的发生率相等。多发者可占据整个肝，又称肝血管瘤病。肝海绵状血管瘤肉眼观为紫红色或蓝紫色，可呈不规则分叶状，质地柔软，边界清楚，有囊性感，亦可坚实较硬。一般位于肝包膜下，也可深居于肝实质内。常与 Glisson 鞘紧密相连，肝表面可呈凹陷或隆起，与周围肝实质分界明显，一般不伴有肝硬化。切面呈蜂窝状，内充满血液。显微镜下可见血管瘤由不同宽度的纤维间隔和海绵样血窦组成，血窦内壁是扁平的内皮细胞。小的血管瘤可能转变为完全纤维性的结构，表现为单个纤维性结节，提示肝内硬化性血管瘤，偶尔会误诊为恶性纤维性肿瘤。

（四）临床表现

本病的临床表现随肿瘤大小、发生部位、生长速度、患者全身情况及肝组织损害程度不同而异。本病发展缓慢，病程可达数年至数十年之久。肿瘤小时毫无症状，多在体检时被发现或因其他疾病行剖腹探查时发现，大血管瘤一般也无症状。若肿瘤较大牵拉肝被膜或压迫邻近脏器时，可出现上腹隐痛、餐后饱胀、恶心呕吐等症状，上述症状多在 1~3 周后自然消失，少数可持续存在。因血管瘤自发性破裂大出血或因瘤蒂扭转而发生急腹症者极为少见，儿童患者的破裂倾向要高于成年人。也有因肿瘤巨大，在肝内形成动静脉瘘，因回心血量增多，引起充血性心力衰竭者。少数巨大血管瘤患者会因血管瘤内凝血或纤溶亢进出现消耗性凝血障碍、血小板减少或紫癜的任何血管病变，即 Kasabach-Merritt 综合征（Kasabach-Merritt Syndrome，KMS）。体检时，大的血管瘤可触到随呼吸而动的腹部包块，与肝关系密切，肿瘤表面光滑、质软或中等硬度，有压缩感、弹性感，可能有轻压痛，偶尔能听到血管杂音。

（五）辅助检查

1. 实验室检查

实验室检查结果多在正常范围，肿瘤迅速增大压迫胆管或有血栓形成时，肝功能检查可出现异常，有部分巨大肝海绵状血管瘤患者可出现红细胞、白细胞、血小板计数减少或纤维蛋白原减少。

2. 影像学检查

（1）B 超：直径在 4 cm 以下的肝小血管瘤可有如下表现。

① 高回声型：最常见的类型，约占80%，此型血管窦壁厚，间隔主要是纤维组织，血窦减少，反射界面多，故出现密集的高回声结节，结节呈圆形或椭圆形，边界清楚，中心有间隔，内部回声均匀。

② 低回声型：约占11%。血窦壁薄，血窦稍大，反射界面相对少，肿瘤多呈低回声。

③ 混合型：约占9%，其内部为高和低回声不规则的混合，光点较粗糙，有明确的边界，多见于稍大的血管瘤。

直径 >4 cm 的中等大的血管瘤倾向于混合型，无明确的边界，其间有多个网眼状或蜂窝状低密度透声区。巨大的肝海绵状血管瘤表现为实质性不均匀的强回声条索和斑片，有形态不规则和大小不等的液性区与之混杂存在。

（2）CT：CT 平扫图像上呈现均匀一致的低密度区，在快速注入造影剂做增强显像时则出现由瘤体周边向中心逐渐密度增高，可形成"环形""斑片状"高密度区，这些高密度区逐步弥散、扩大、融合。延迟扫描可见肿瘤完全填充，由高密度逐步变为等密度。

（3）MRI：据统计，MRI 对肝良、恶性占位性病变的鉴别诊断正确率超过 90%。通常在 T1 加权像上，肝血管瘤为低信号，稍大的血管瘤信号可稍有不均匀。在 T2 加权像上，肝血管瘤则具有非常高的信号强度。此点与肝癌的表现不同，后者在 T1 加权像上信号中等偏低，在 T2 加权像上呈中等偏高。

（4）血管造影：由于海绵状血管瘤是肝动脉末梢的畸形，其结构由"海绵状"的血窦组成，其中无正常血管、胆管及肝细胞，无动静脉瘘的特点，促使造影剂进入瘤体较快，而弥散慢，排出时间长及"快进慢出"征。<10 cm 的肝血管瘤常表现为"爆米花状"，由于肿瘤中心血流缓慢而呈"C"或"环"状；巨大血管瘤供

应动脉较粗,动脉期表现为"血树枝"或"蜡梅花"状,实质期呈"雪片状",大结节呈"米花团"状。

（六）诊断及鉴别诊断

由于存在内出血的风险,经皮穿刺极为危险,有出血致死的报道。运用影像学检查方法,可诊断绝大多数的肝海绵状血管瘤,个别诊断疑难者可考虑腹腔镜直视下穿刺活检。本病主要与肝癌或其他良性病变相鉴别。

1. 原发性肝癌

原发性肝癌 AFP 阳性者不难与血管瘤相区别,但对 AFP 阴性的原发性肝癌,特别是小肝癌(直径≤5 cm),因其临床症状不明显,有时很难与小血管瘤鉴别,值得重视。一般肝癌患者多有肝炎、肝硬化病史。腹部能触及肿块者,其肿块质地较硬,表面高低不平,无压缩性。影像学检查有助于两者的鉴别（表 13-3-1）。

表 13-3-1 肝海绵状血管瘤与原发性肝癌的鉴别

鉴别要点	肝海绵状血管瘤	原发性肝癌
性别	女性多见,约占 60%	男性多见,约占 80%
病程	较长	较短
合并肝硬化	极少	常见,占 80% 以上
B 超	回声增强的光团密度均匀,边界清楚,无声晕	不均匀低回声区,多有声晕
CT	平扫为均匀一致的低密度肿块,增强后肿块迅速由周边向中心强化且持续时间较长	平扫为不均匀的低密度肿块,增强扫描后虽然有增强,但是仍为相对低密度灶
肝动脉造影	显影早,消失慢	可见肿瘤血管及肿瘤染色,可出现肿瘤包绕动脉征

2. 局灶性结节状增生

局灶性结节状增生(focal nodular hyperplasia,FNH)是发病率仅次于肝血管瘤的肝良性肿瘤,多见于 20~30 岁年轻女性。绝大多数患者无症状,肿瘤较大者可因 Glisson 膜受到牵拉出现右上腹不适、饱胀、恶心、呕吐等症状。AFP 一般不升高。多数 FNH 经影像学检查可确诊。彩色多普勒 B 超可见中央瘢痕呈向外放射的辐轮样结构,内有丰富的血流信号;腹部增强 CT 更具诊断价值,动脉期 FNH 迅速增强,但中央瘢痕表现为低密度,门脉期 FNH 呈等密度或低密度,中央瘢痕区因造影剂积聚表现为高密度。MRI 平扫常常不能显示特征性的中央星形瘢痕,不易与其他肿瘤鉴别,增强 MRI 诊断价值与增强 CT 相似。FNH 极少有恶性变报道,无症状者可观察随访。

3. 肝非寄生虫性囊肿

孤立单发肝囊肿易与肝海绵状血管瘤鉴别,只有少数多囊肝可能与肝海绵状血管瘤混淆。多囊肝 50% 以上合并多囊肾,病变大多满布肝,B 超、CT 示病变为大小不等,边界光滑、完整的囊腔,可能有家族遗传因素。

4. 肝包虫病

患者多有牧区生活史,或者羊、犬接触史,肝包虫皮内试验(Casoni 试验)阳性,血嗜酸性粒细胞计数增高。

（七）治疗

肝血管瘤的治疗指征及方式选择仍存在较多争议,治疗指征及具体治疗方案需依据临床症状、肿瘤大小、发生部位、生长速度、性质及患者个体情况等因素综合判断。对诊断明确、生长缓慢的肝血管瘤可定期观察而不必急于手术,患者的"思想负担"并非治疗的适应证。目前对肝血管瘤呈现过度治疗的趋势,真正需要外科治疗的患者所占比例<20%。

目前普遍认为,肝血管瘤手术切除的绝对适应证为血管瘤破裂出血、肿瘤迅速增大或出现 KMS,而非瘤体的绝对大小。本病自发性或外伤性破裂出血者极为少见,但其病死率达60%以上,因此瘤体位于肝边缘,具有潜在破裂风险者,可考虑择期手术切除;肿物性质无法排除恶性可能且合并慢性肝炎病史或肿瘤标志物阳性者,可在与患者充分沟通后,选择手术治疗。对于年龄超过60岁,尤其合并其他器官严重病变者,以定期观察为主。

肝血管瘤患者符合上述治疗指征时,以外科治疗为首选。肝血管瘤的外科治疗包括手术切除、肝动脉栓塞、射频消融(radio frequency ablation,RFA)、放射治疗、术中微波固化术、冷冻和硬化剂注射治疗等多种方式。手术切除包括肝血管瘤包膜外剥除术、解剖性肝切除术、腹腔镜肝血管瘤手术和肝血管瘤缝扎术等,是外科治疗的首选。非手术治疗以肝动脉栓塞及RFA等最常见。非手术治疗效果有限,且存在与手术治疗相同的并发症,因此并不作为常规治疗推荐,临床应用时应依据患者具体情况进行个体化选择。

1. 肝血管瘤包膜外剥除术

血管瘤与周围肝组织之间有一层薄的纤维包膜,肝血管瘤包膜外剥除术即沿该界面剥脱血管瘤,在完整切除病灶同时达到控制出血及最大限度保留正常肝组织的目的,是治疗肝血管瘤的理想术式。

2. 解剖性肝切除术

对于累及肝内重要结构的巨大肝血管瘤,肝血管瘤包膜外剥除术或不规则肝叶切除术会导致术中创面止血困难、术后出血及胆汁漏等并发症。解剖性肝切除术是治疗此类巨大肝血管瘤的有效方法,但是要同时切除部分正常肝组织。解剖性肝切除术可分为肝段切除、肝叶切除、半肝切除和多肝叶切除等,应根据肿瘤大小、发生部位和周围重要结构毗邻关系等选择具体术式。因该术式手术难度大,术后并发症多,术前需准确评估肝储备功能及肿瘤与胆管及大血管等重要结构的相互关系,尽可能提高手术安全性。

3. 腹腔镜肝血管瘤手术

现代外科手术逐渐趋向于微创化,近年腹腔镜肝血管瘤手术发展迅速。腹腔镜手术具备创伤小、恢复快等特点,但受到肿瘤大小、发生部位的限制。对于肝尾状叶和肝中叶等特殊部位的肝血管瘤,易发生大出血,行腹腔镜手术尚有一定难度和风险。由于术中间隙分辨和止血困难,腹腔镜肝血管瘤切除不宜沿瘤体包膜行血管瘤剥除,采用规则性肝切除术是有效、可靠、安全的选择。

4. 肝血管瘤缝扎术

肝血管瘤缝扎术适用于多发、散在肝表面的小血管瘤,是一种安全、有效、简便的治疗方法。由于缝扎术术后存在一定的复发率,近年应用逐渐减少。

5. 肝动脉栓塞

肝血管瘤主要由肝动脉供血,肝动脉栓塞治疗肝血管瘤成为一种有效的方法。栓塞剂到达异常的血管后,破坏内皮细胞,使血液有形成分崩解淤积,导致广泛的血栓形成,继发萎缩和纤维化。肝动脉栓塞能够暂时控制病情,但不是根治性治疗措施,且栓塞后可引发肝内胆管坏死、肝脓肿、胆汁性肝硬化和肝叶萎缩等严重并发症,临床应用有一定的局限。

6. RFA

RFA是在超声引导、腹腔镜、开腹等条件下,利用高频电流的热效应使肿瘤组织发生凝固性坏死。RFA适用于位于肝表面、远离肝门、膈肌、胆囊和肠管等的小血管瘤,具有微创、简便等特点。由于RFA治疗有发生部位的限制,而且对体积较大的肝血管瘤治疗不彻底,易复发,临床上主要应用于有心理负担的小肝血管瘤患者。

(八)预后

本病为良性病,发展缓慢,无恶性变倾向,一般预后良好。但由于某种原因,如妊娠或剧烈运动等促使瘤体迅速增大,或者因外伤使肿瘤破裂,可危及生命。带蒂的肝海绵状血管瘤可发生蒂部扭转,引起肿瘤坏死、疼痛等。有个别患者因血管瘤巨大发生血小板减少、纤维蛋白原减少而导致凝血功能障碍,引起出血性疾病死亡;血管瘤有动静脉瘘,因回心血量增多和心脏负担加重导致心力衰竭而死亡。

二、肝腺瘤

（一）流行病学

肝腺瘤是一种少见的肝良性肿瘤，病理上分为肝细胞腺瘤、胆管细胞腺瘤（包括胆管腺瘤及胆管囊腺瘤）和混合腺瘤。绝大多数患者为女性，偶见于儿童和老年男性。此处仅介绍肝细胞腺瘤，发病率为0.001%～0.004%，常见于35～40岁的女性，男女发病比例为1:10。

（二）病因

多项研究结果均支持性激素对于肝细胞腺瘤的发生可能有一定的作用。据推测，在口服避孕药（包括黄体酮和人工合成雌激素）的长期使用者中，其发病率升高30～40倍。随后发现剂量相关风险比，偶尔可见停药后肿瘤缩小，因此进一步强化了口服避孕药与女性肝细胞腺瘤风险升高的关联性。据统计，约有60%的患者与单纯接触雌激素有关，约有80%的患者与接触雌激素类产品有关。有学者认为这与雌激素在肝细胞滑面内质网无法去甲基化而导致大量致瘤性代谢产物集聚有关。资料显示，50%以上的患者曾经应用避孕药物超过5年，并且85%的妇女接触避孕激素类药物超过4年。文献报道，绝经后妇女接受激素替代治疗可引起肝腺瘤，且使用口服避孕药物的患者比未使用患者其肝细胞腺瘤更易于发生坏死和破裂。

（三）病理

肝细胞腺瘤多见于右叶，70%为单个结节，直径一般>10 cm，最大可达30 cm。肿瘤偶尔可呈多个结节，如肿瘤超过10个则称肝腺瘤病。肿瘤边界清楚，常有不完整的纤维包膜。切面上肿瘤稍隆起，质地与周围肝组织相近但颜色稍浅，可见出血或梗死。镜下肿瘤呈索状排列，细胞索由1～2排增生的良性肝细胞组成，这些细胞较正常肝细胞稍肥大，但异型性不明显，核分裂象偶见或缺乏。有时瘤细胞呈腺管样排列，管腔可见胆栓。瘤内常见扩张呈囊状的血窦，出现大量囊状血窦时形成肝紫癜症。少数肝细胞腺瘤有恶性变可能。

（四）临床表现

本病女性多见，临床表现随肿瘤大小、发生部位及有无并发症而不同。早期可无任何症状，待肿瘤长大到一定程度时，才会出现下列临床征象。

1. 腹块型

此型较多见，患者除发现上腹包块外，常无任何症状。体检时可扪及肿瘤，其表面光滑、质硬，多无压痛，肿块随呼吸上下移动。如为囊腺瘤，触诊时可有囊性感。当肿块逐渐增大而压迫邻近脏器时，可出现上腹部饱胀不适、恶心、上腹隐痛等症状，B超或肝CT检查可发现肝占位性病变，边界较清楚，多有包膜。

2. 急腹症型

腺瘤由单独动脉供血，动脉一般没有结缔组织支持，可出现瘤内出血，有时会导致包膜破裂。一项研究表明，50%的患者经历过腺瘤内急性出血，病死率为6%，大的病灶比小的病灶具有更高的出血风险。瘤内出血时，患者可有突发性右上腹痛，伴有恶心、呕吐、发热等，体检时可有右上腹肌紧张、压痛及反跳痛，往往误诊为急性胆囊炎而行手术，术中才发现肝腺瘤；肿瘤破裂引起腹腔内出血，患者可出现右上腹剧痛，腹部有压痛和反跳痛等腹膜刺激症状，严重者可因出血过多造成休克甚至危及生命。

（五）辅助检查

1. B超

B超可见边界清楚的病灶，回声依周围肝组织不同而不同。

2. CT

增强CT示腺瘤为等密度或轻度低密度，因腺瘤富含血管，动脉期CT影像更容易发现腺瘤。伴有糖原贮积病或其他致脂肪浸润的患者,肿瘤可以表现为高密度。偶尔可表现为中心坏死、钙化。肿瘤内出血在 CT 平扫上表现为高密度,增强后强化不均一。

3. MRI

T1 加权像表现为均一的增强信号肿物和边界清楚的低信号包膜,但该表现也可出现在肝细胞癌和FNH。亚急性出血可在 T1、T2 加权像上表现为增强的局灶区域。因缺少特异征象,需结合临床。

（六）诊断及鉴别诊断

右上腹出现缓慢增大的肿块,平时无症状,全身情况较好,体检时肿块表面较光滑,质硬无压痛,随呼吸上下移动,应考虑本病可能。对右上腹有长期肿块存在的患者,突然发生右上腹剧痛或有腹腔内出血症状时,应考虑腺瘤破裂出血的可能。出现上述表现的已婚女性患者,且有长期口服避孕药史,对本病的诊断有参考价值。结合超声、CT 及 MRI 等辅助检查可做出诊断。本病应与以下疾病相鉴别。

1. 原发性肝癌

多有慢性肝炎、肝硬化病史,伴有肝功能异常和 AFP 升高。肝腺瘤多不具备以上特点,且患者常有口服避孕药病史。

2. 局灶性结节状增生

彩色多普勒示血流增强,可显示从中心动脉放射向周围的血管。病理大体标本可见中心星状瘢痕。

（七）治疗

由于肝细胞腺瘤可能发生出血和恶性变,因此其诊断、评估和随访计划最好由专科医师组成的多学科综合治疗(multi-disciplinary treatment,MDT)团队参与制订。肿瘤大小≥5 cm 和外生性生长是肝细胞腺瘤出血的高危因素,但因男性患者恶性变的发生率较高,因此无论大小,所有男性患者中确诊的肝细胞腺瘤都建议切除。女性患者直径 5 cm 以下的肝细胞腺瘤很少破裂,恶性转化较少见,建议改变生活方式,包括停用口服避孕药和控制体重。对肝细胞腺瘤破裂出血者,应急诊手术切除,病情危重者也可先行肝动脉栓塞止血,待病情稳定后再手术切除。对巨大肝细胞腺瘤引起压迫症状者也应手术切除。影像学检查可疑的肝细胞腺瘤,患者又有慢性肝病或其他恶性肿瘤病史,应尽可能采取手术治疗,该类患者术前诊断为良性而术后病理证实为恶性者高达 6%。

1. 手术切除

直径 >5 cm 或逐渐增大的病变首选手术切除,完整切除肿瘤,消除恶性转化可能。肿瘤侵犯一叶或半肝时,可做局部、肝叶或半肝切除。由于肿瘤有包膜,可沿包膜切除肿瘤,疗效满意。对于多发性肝腺瘤,可将大的主瘤切除,小瘤可逐一剜除,疗效较好。

2. 血管栓塞术

当患者因高龄、并发症较多、手术风险大等原因不适合手术切除时,较大的病变可采用血管栓塞术,对控制肿瘤生长、防止破裂出血起到一定作用。

3. RFA

肿瘤位置较深、邻近大血管或胆管等重要结构不适合手术治疗时,可选择 RFA。但对于诊断不明确的较小病灶,不建议在未确诊的情况下进行消融治疗,应考虑活组织检查。

4. 肝移植

多发性肝腺瘤一般难以完全切除,肝移植成为唯一可能治愈的方案。但行移植手术时存在相关风险,需慎重选择。

（八）预后

手术切除,预后良好,但也有报道腺瘤恶性变或术后复发者。故若为预防术后复发,应争取彻底切除,包括切除部分正常的肝组织。

第四节 肝恶性肿瘤

一、原发性肝癌

（一）流行病学

肝细胞肝癌的发病率呈逐年上升趋势。国外报道肝细胞肝癌在所有恶性肿瘤发病率中列第 6 位,每年新发病例 626 000 例。世界范围内肝癌高发于东亚、东南亚、东非、中非和南非等,低发区有英国、美国（阿拉斯加除外）、加拿大、澳大利亚及北欧地区等。通常,高发区肝癌中位年龄低,低发区则高。我国的肝癌发病率和死亡率均居世界首位,发病率在所有恶性肿瘤中列第 3 位,男女之比为(3 ~ 6)：1；每年有 11 万人死于肝癌,占全世界肝癌死亡人数的 45% 。

（二）病因和预防

肝细胞肝癌的主要病因有以下几方面：病毒性肝炎、化学致癌物、饮用水污染、饮酒及遗传因素等。其中慢性乙型肝炎病毒(hepatitis B viral, HBV)感染是亚洲（除日本）和非洲肝细胞肝癌发生的主要危险因素,慢性丙型肝炎病毒(hepatitis C viral, HCV)感染及饮酒是西方国家和日本肝细胞肝癌发生的主要危险因素。

预防肝炎病毒感染和抗病毒治疗是肝癌最有效的预防措施。对于已知肝炎病毒携带者,应监测肝炎病毒水平,根据其 DNA 或 RNA 复制水平行抗病毒治疗。垂直传播的 HBV 感染者,40 岁左右为肝细胞肝癌高发期,对于这部分患者,更应加强监测和进行抗病毒治疗。戒酒则是预防酒精性肝硬化发生最有效的手段。避免食用霉变食品和改善饮食卫生在肝癌预防中也能起到积极作用。

（三）病理学及生物学特点

原发性肝癌按组织学类型可分为肝细胞肝癌、胆管细胞癌和混合型肝癌。肝细胞肝癌最为常见,占原发性肝癌的 90% 。我国肝细胞肝癌 85% ~ 90% 有肝硬化背景,多为乙型肝炎后肝硬化,日本及西方国家的肝硬化主要为丙型肝炎后肝硬化和酒精性肝硬化。肝细胞肝癌又可再分为梁索型、腺样型、实体型、硬化型及纤维板层型。纤维板层型肝癌好发于青年,多无肝硬化背景,预后较好。胆管细胞癌占原发性肝癌的 5% ,多无肝硬化或病毒性肝炎背景。

我国肝癌病理协作组将肝细胞肝癌大体分为 4 型：块状型、结节型、小癌型、弥漫型。组织学分型根据分化程度从高到低将肝细胞肝癌分为 I 级、II 级、III 级和 IV 级。

早期肝癌或小肝癌（直径≤3 cm）的病理特点：常为单个结节,多无血管侵犯,常有包膜,细胞分化较好,癌栓发生率较低,二倍体较多。

（四）临床分期

1. AJCC 第 6 版肝癌 TNM 分期

肝癌的临床分期存在多种不同标准,目前国际上获得广泛认同并应用的是 2002 年发布的第 6 版 AJCC 肿瘤 TNM 分期标准。该标准根据来自世界 7 个研究机构,共计 741 例患者的生存结果及生存率多因素分析。该分期系统仅适用于原发性肝癌,包括肝细胞肝癌、胆管细胞癌及混合型肝癌,肝的原发性肉瘤及转移性肝癌不包含在内。

肝癌的 TNM 分期包括 3 部分：原发肿瘤、区域淋巴结和转移部位。

原发肿瘤：肝癌的原发肿瘤分类是基于肝癌切除术后对影响因素的多因素分析的结果,该分类考虑有无血管侵犯（影像学或病理证实）、肿瘤数目（单发或多发）及最大肿瘤的体积（直径≤5 cm 与直径 >

5 cm)。对于病理分类而言,血管侵犯包括肉眼能看到的及镜下发现的。大血管的侵犯(T3)定义为侵犯了门静脉主干的分支(门静脉右或左支),不包括扇支或段支的侵犯或侵犯了3支肝静脉(右支、中支、左支)中的1支或以上。多发肿瘤包括卫星灶、多灶肿瘤和肝内转移瘤。T4包括胆囊以外邻近器官的侵犯或穿透脏腹膜者,肿瘤可穿破肝包膜侵犯邻近器官(肾上腺、膈肌、结肠)或发生破裂,引起急性出血和腹膜肿瘤种植转移。

区域淋巴结:肝癌转移的区域淋巴结包括肝门淋巴结、肝十二指肠韧带淋巴结、腔静脉淋巴结,其中最突出的是肝动脉和门静脉淋巴结。

转移部位:肝癌主要通过肝内门静脉系统和肝静脉系统播散。肝内静脉播散不能与肝内卫星病灶或多灶性肿瘤相区别,因此被归入多发肿瘤。最常见的肝外播散部位是肺和骨。

① 原发肿瘤(T)。

Tx:原发肿瘤无法评估。

T0:没有原发肿瘤的证据。

T1:孤立肿瘤没有血管侵犯。

T2:孤立肿瘤伴有血管侵犯或多发肿瘤最大直径≤5 cm 。

T3:多发肿瘤最大直径>5 cm 或肿瘤侵犯门静脉或肝静脉分支。

T4:肿瘤直接侵犯邻近器官(除胆囊)或穿透脏腹膜。

② 区域淋巴结(N)。

Nx:淋巴结转移无法评估。

N0:无淋巴结转移。

N1:有淋巴结转移。

③ 远处转移(M)。

Mx:远处转移无法评估。

M0:无远处转移。

M1:有远处转移。

AJCC 第6版肝癌 TNM 分期系统见表13-4-1。

表 13-4-1　AJCC 第 6 版肝癌 TNM 分期系统

分期	标准		
Ⅰ 期	T1	N0	M0
Ⅱ 期	T2	N0	M0
ⅢA 期	T3	N0	M0
ⅢB 期	T4	N0	M0
ⅢC 期	任何 T	N1	M0
Ⅳ 期	任何 T	任何 N	M1

2. 巴塞罗那临床肝癌分期系统

巴塞罗那临床肝癌分期系统(Barcelona clinic cancer,BCLC)1999 年由巴塞罗那肝癌小组提出,是目前最常用的将肿瘤分期治疗方案与预期生存结合起来的临床分期方法。由于其对治疗的指导作用及对早期患者的鉴别作用,临床实用性很强,得到了越来越多学者的认可(表13-4-2)。

表 13-4-2　肝癌 BCLC 分期

分期	一般状况（ECOG）/分	肿瘤分期	肝功能
A 期：早期肝癌			
A1	0	单个病灶，直径 <5 cm	无门静脉高压，胆红素正常
A2	0	单个病灶，直径 <5 cm	门静脉高压，但胆红素正常
A3	0	单个病灶，直径 <5 cm	门静脉高压，胆红素升高
A4	0	3 个病灶，直径 <3 cm	Child-Pugh A-B
B 期：中期肝癌	0	多发性大病灶	Child-Pugh A-B
C 期：晚期肝癌	1～2	累及血管或肝外播散	Child-Pugh A-B
D 期：终末期肝癌	3～4	任何	Child-Pugh C

注：ECOG 评分标准 0 分为完全行为能力，能够不受限地进行患病前的所有行为；1 分为剧烈的躯体活动受限，但步行不受限，并且能够完成轻或静止状态的工作（如家务、办公室工作）；2 分为能够步行和完全照顾自己，但是无法完成任何工作活动，起床和清醒时间 >50%；3 分为只能够有限地照顾自己，>50% 的清醒时间卧床或静坐；4 分为完全丧失活动能力，无任何自理能力，完全卧床或静坐。

3. Okuda 分期

根据以下几点判断肿瘤分期：肿瘤占肝体积，>50% 为阳性，<50% 为阴性；腹水，有腹水为阳性，无腹水为阴性；白蛋白，<30 g/L 为阳性，>30 g/L 为阴性；胆红素，>51.3 μmol/L 为阳性，<51.3 μmol/L 为阴性。

Ⅰ期：均为阴性。

Ⅱ期：1 项或 2 项阳性。

Ⅲ期：3 项或 4 项阳性。

（五）临床表现

肝癌起病隐匿，早期多无症状和体征；有症状的早期患者临床表现主要来自肝炎和其肝硬化背景。因此，出现临床表现的肝癌多为中、晚期。

1. 症状

早期肝癌多无症状，中、晚期肝癌症状多但无特异性。肝区疼痛多为肝癌的首发症状，多位于剑突下或右肋部，呈间歇性或持续性钝痛或刺痛，若肿瘤位于肝右叶近膈顶部，疼痛常可放射至右肩或右背部。其他症状还有食欲缺乏、腹胀、乏力、消瘦、腹部肿块、发热、黄疸及下肢水肿等，但这些多属中、晚期症状；有时可出现腹泻、出血倾向等。有时远处转移为首发症状。

2. 体征

最常见的体征为进行性肝大。其他体征还有上腹肿块、黄疸、腹水、下肢水肿、肝掌、蜘蛛痣及腹壁静脉曲张等常见肝硬化表现。若肝癌破裂，可引起急腹症体征。门静脉瘤栓、肝癌浸润可引起顽固性或癌性腹水。

3. 旁癌综合征

旁癌综合征是指由于癌组织本身产生或分泌影响机体代谢的异位激素或生理活性物质引起的一组特殊综合征。发生率较低，常见的旁癌综合征为低血糖症、红细胞增多症、高钙血症、男性乳房发育、高纤维蛋白原血症、高胆固醇血症、血小板增多症、高血压和高血糖症等。其中低血糖症是肝癌最常见的旁癌综合征。

4. 转移的表现

肝细胞肝癌多通过血行转移，其次为淋巴道，亦可直接蔓延、浸润或种植。血行转移中以肝内转移最为常见，肝外转移常见部位依次为肺、骨、肾上腺、横膈、腹膜、胃、肾、脑、脾及纵隔。淋巴转移首先见于肝门淋巴结,有时可见左锁骨上淋巴结。胆管细胞癌常以淋巴转移居多。肝癌还可直接侵犯邻近脏器如膈、肾上腺、结肠、胃及网膜等。

5. 并发症

上消化道出血为肝癌最常见并发症,其余还有肝癌破裂出血、肝性脑病等。

（六）辅助检查

1. 肿瘤标志物

（1）AFP:成年人 AFP 血清值升高提示肝细胞肝癌或生殖腺胚胎肿瘤;妊娠、肝病活动期、继发性肝癌和少数消化道肿瘤亦可升高。AFP 为肝细胞肝癌诊断中最好的肿瘤标志物,肝癌患者 60% ~ 70% AFP 增高,其广泛应用于肝癌的筛查、早期诊断、鉴别诊断及疗效评价等方面。凡 AFP≥400 μg/L 持续 1 个月或≥200 μg/L 持续 2 个月,无肝病活动证据,可排除妊娠和生殖腺胚胎癌者,应高度怀疑肝癌。AFP 有助于明确诊断,有较高的专一性,在诊断肝癌各种方法中特异性仅次于病理检查;有助于早期诊断,是目前最好的筛查指标,可在症状出现前 6 ~ 12 个月做出诊断;有助于鉴别诊断;有助于疗效和治疗评估;有助于提示复发和转移。

（2）其他肿瘤标志物:异常凝血原（des-γ-carboxy prothrombin, DCP）、岩藻糖苷酶（α-L-fucosidase, AFU）、γ-谷氨酰转移酶同工酶Ⅱ（γ-glutamyl transferase isoenzyme Ⅱ, GGT-Ⅱ）、铁蛋白酸性同工铁蛋白,与 AFP 联用可提高肝癌诊断率。

2. 影像学检查

（1）超声显像:超声显像是目前肝癌最常用的定位诊断方法,也是普查的首选方法。其价值包括确定肝内有无病灶（可检出直径 0.7 ~ 1.0 cm 的小肝癌）,鉴别占位性质,肿瘤定位（包括穿刺或局部治疗定位）,明确肝内肿瘤与血管和邻近脏器的关系。术中超声有助于深部肿瘤的术中定位,可能发现微小转移灶,明确与周围血管关系进行可切除性判断,有助于引导术中局部治疗或估计手术切除范围。实时超声造影灰阶成像技术（以下简称"超声造影"）可显著增强超声对肝病变诊断的准确性,可提高小肝癌和微小转移灶的检出率。超声显像的优点:为无创性检查,可重复多次;价格低廉;无放射性损害;敏感度高。缺点:存在超声难以测到的盲区;检查效果受操作者解剖知识、经验等影响较大。

（2）CT:肝癌定位的常规检查,可检出直径 1 ~ 2 cm 的小肝癌。原发性肝癌 CT 平扫多为低密度占位,部分有晕征,大肝癌中央常有坏死或液化。典型的肝细胞肝癌螺旋 CT 扫描征象为:双期增强扫描显示"快进快出",即平扫呈低密度灶;动脉期呈全瘤范围强化,强化密度高于肝而低于同层主动脉;门静脉期肿瘤密度迅速降至低于肝。CT 检查有助于了解肿瘤的位置、大小、数目及其与血管的关系,其与超声可互为补充。CT + 门静脉造影有助于微小肝癌（直径 <1 cm）的检出。

（3）MRI:MRI 是一种非侵入性,无放射性损害的检查方法。与 CT 等相比,在观察肿瘤内部结构和血管关系方面 MRI 有独特优点,在鉴别肝内良性病变方面可能优于 CT,对血管瘤的鉴别具有特异性。高场强 MRI 有助于肝癌和癌前病变的早期检出和诊断。通常肝癌结节在 T1 加权像呈低信号强度,在 T2 加权像呈中至高信号强度。

（4）放射性核素显像:近年来由于超声、CT 及 MRI 等检查的日趋完善,放射性核素显像应用于肝癌检查相对减少。肝血池显像有助于鉴别肝血管瘤。骨扫描有助于发现肝外骨转移。正电子发射计算机体层显像（positron emission tomography and computed tomography, PET/CT）可早期探测肝细胞肝癌在远处脏器的转移灶,对肝癌的临床分期、治疗方案的选择具有重要价值。缺点为价格昂贵,临床应用受限。

（5）肝动脉造影:肝动脉造影属侵入性检查,随着非侵入性检查的发展,目前应用亦减少,仅在上述检查未能定位时使用。肝动脉造影常用于介入治疗前的定位诊断,也有一定的定性诊断价值。肝动脉造影的指征:肝内占位病变良恶性用常规检查方法难以鉴别者;病灶较大,边界不清者;怀疑有肝内卫星转移或多个原发灶者;拟行肝动脉化疗栓塞者,栓塞前常规行肝动脉造影检查。

（6）B 超或 CT 引导下经皮细针穿刺活检:适应证包括无手术指征患者借此获病理诊断,以及用于诊断不明的 AFP 阴性者。优点为定位较准确,穿刺阳性率提高。缺点为属于有创检查,有一定并发症和潜在风险(出血、胆瘘、针道种植转移)。

（七）诊断及鉴别诊断

1. 诊断

有症状的肝癌或大肝癌,结合典型病史查体、影像学和实验室检查诊断较易。亚临床型肝癌或小肝癌应结合不同的影像学检查和实验室检查,必要时行 B 超或 CT 引导下细针穿刺细胞学或病理学检查。

2. 肝癌的临床诊断标准

① 虽无肝癌其他证据,但 AFP≥400 μg/L 持续 1 个月或≥200 μg/L 持续 2 个月,并可排除妊娠和生殖腺胚胎癌、无肝病活动证据者。

② 有肝癌临床表现,能排除妊娠、生殖系胚胎源性肿瘤、活动性肝病及转移性肝癌,并有 2 种影像学检查显示占位性病变有肝癌特征或有 2 种肝癌标志物(碱性磷酸酶、GGT、DCP、AFU 及 CA19-9 等)阳性及 1 种影像学检查显示占位性病变具有肝癌特征的患者。

③ 有肝癌的临床表现并有肯定的肝外转移病灶(包括肉眼可见的血性腹水或在其中发现癌细胞)并能排除转移性肝癌者。

3. 鉴别诊断

（1）AFP 阳性肝细胞肝癌的鉴别诊断:除肝细胞肝癌外,下列情况也可引起 AFP 升高,须注意与肝细胞肝癌鉴别。

① 慢性肝病(如肝炎、肝硬化):对患者血清 AFP 水平进行动态观察,肝病活动时 AFP 多与丙氨酸转氨酶(alanine aminotransferase,ALT)同向活动,多为一过性升高或呈反复波动性,一般不超过 400 μg/L,时间也较短暂;如 AFP 与 ALT 异向活动和/或 AFP 持续高浓度,则应警惕肝细胞肝癌可能。

② 妊娠:大约妊娠 12 周时以胎肝合成为主。在妊娠 13 周,AFP 占血浆蛋白总量的 1/3。在妊娠 30 周达最高峰,以后逐渐下降,出生时血浆中浓度为高峰期的 1% 左右,出生后急剧下降,5 周内降至正常。母体血中 AFP 升高还可见于异常妊娠,如胎儿有脊柱裂、无脑儿、脑积水、十二指肠和食管闭锁、肾变性、胎儿宫内窒息、先兆流产和双胎等。

③ 生殖腺或胚胎性肿瘤:血清 AFP 升高还可出现于畸胎瘤、睾丸和卵巢肿瘤等,主要通过病史、体检及腹盆腔 B 超、CT 检查鉴别。

④ 消化系统肿瘤:某些发生于胃、胰腺及肠道的肿瘤也会引起血清 AFP 升高。由于胃、胰腺等器官和肝组织均是由胚胎期的原始前肠演化而来,在起源上有密切的关系。上述部位原发性肿瘤的发生过程中细胞分化发生差错,某些基因被抑制,导致部分出现肝样分化,在细胞癌变时被激活,其产生 AFP 的潜在能力得到充分表达,导致大量 AFP 产生。

除详细的病史、体检和影像学检查外,测定血清 AFP 异质体有助于鉴别肿瘤的来源。如产 AFP 胃癌中 AFP 以扁豆凝集素非结合型为主,与胚胎细胞合成相似;而原发性肝癌血清 AFP 升高,AFP 异质体以结合型为主。

（2）AFP 阴性肝细胞肝癌的鉴别诊断:有些肝癌患者 AFP 检测不出现阳性,而呈阴性,如肝癌中特殊类型纤维板层型肝癌,AFP 检测基本均为阴性。对这类患者 AFP 呈阴性的机制尚不十分清楚,可能是由于肝癌细胞基因活化程度过低,表达 AFP 的基因失活,导致肝癌细胞不产生 AFP,因此血清中检测不到 AFP。对这种患者可依据其慢性肝病病史和肝区疼痛、食欲减退、消瘦、乏力及肝大等典型肝癌临床表现做出肝癌的诊断。对那些没有明显症状和体征的肝癌,可以借助 B 超、CT、肝动脉造影及引导下穿刺活检等检查手段确诊。对于 AFP 阴性的其他肝占位主要和以下病变相鉴别。

① 继发性肝癌:多见于消化道肿瘤转移,多无肝病背景,病史中可能有便血、饱胀不适、贫血及体重下降等消化道肿瘤症状,肿瘤标志物检查 AFP 阴性,癌胚抗原(carcinoembryonic antigen,CEA)、糖类抗原(carbohydrate antigen,CA)19-9、CA242 等消化道肿瘤标志物可能升高。影像学检查常为多发占位,而肝

细胞肝癌多为单发；典型转移瘤影像可见"牛眼征"（肿物周边有晕环，中央因缺乏血供而呈低回声或低密度）；CT增强或肝动脉造影可见肿瘤血管较少，血供不如肝细胞肝癌；消化道内镜或造影可能发现胃肠道的原发病变。

② 胆管细胞癌：胆管细胞癌也属于原发性肝癌，起源于胆管细胞，基本为腺癌，多无肝病背景，病史中伴或不伴有黄疸病史，AFP多为阴性，但CEA、CA19-9等肿瘤标志物可能升高。影像学检查最有意义的是CT增强扫描，肿物血供不如肝细胞肝癌丰富，且纤维成分较多，呈"快进慢出"，周边有时可见扩张的末梢胆管。此外，淋巴结转移也较肝细胞肝癌多见。

③ 肝肉瘤：常无肝病背景，AFP阴性，影像学检查显示为血供丰富的均质实性占位，不易与AFP阴性的肝细胞肝癌相鉴别。

④ 肝良性病变：肝腺瘤常无肝病背景，女性多，常有口服避孕药史，与高分化的肝细胞肝癌不易鉴别，对鉴别较有意义的检查是放射性核素Te扫描，肝腺瘤细胞接近正常细胞，能摄取放射性核素，但无正常排出通道，故延迟相呈强阳性显像。肝血管瘤常无肝病背景，女性多，病程长，发展慢，增强CT可见自占位周边开始强充填，呈"快进慢出"，与肝细胞肝癌的"快进快出"区别，MRI可见典型的"灯泡征"。肝脓肿常有痢疾或化脓性疾病史而无肝病史，有或曾经有感染表现，超声在未液化或脓稠时常与肝癌混淆，在液化后呈液平面，应与肝癌中央坏死鉴别，肝动脉造影无肿瘤血管与染色。肝包虫常具有多年病史、病程呈渐进性发展，有牧区生活及犬、羊接触史，肿物较大时体检可及，叩诊有震颤即"包虫囊震颤"是特征性表现，包虫皮内试验（Casoni试验）为特异性试验，阳性率达90%～95%，B超检查在囊性占位腔内可发现漂浮子囊的强回声，CT有时可见囊壁钙化的头结，由于诱发严重的变态反应，不宜行穿刺活检。

近年来针对早期肝细胞肝癌的一些新型肿瘤标志物的研究有一定进展，如AFP异质体、高尔基体蛋白73、DCP、肝细胞生长因子、血管内皮生长因子及传统的血清铁蛋白等肿瘤标志物可帮助提高肝细胞肝癌诊断的特异性和敏感性。

综上所述，不能凭单纯的AFP阳性，就诊断为肝癌，也不能因AFP检测阴性而排除肝癌的可能，临床上应紧密结合肝癌的典型临床表现、其他实验室检查及影像学检查，才能正确地诊断肝癌。

（八）治疗

主要目的是根治，延长生存期，减轻痛苦，原则为早期诊断、早期治疗、综合治疗及积极治疗。手术切除仍为肝癌最主要、最有效的方法，目前的肝癌治疗模式为以外科为主的多种方法的综合与序贯治疗。

1. 外科治疗

（1）肝部分切除：肝部分切除是目前治疗肝癌的最佳手段。随着影像诊断技术、肝外科技术、围术期处理技术的进步和术前综合治疗的应用，肝部分切除单就解剖部位来说已经没有禁区，肝切除术后病死率由原来的10%～20%下降至5%以下，对部分病例进行根治性肝部分切除的5年生存率达26%～50%，小肝癌术后的5年生存率为60%～70%。

肝部分切除的适应证在不断扩大：患者全身情况良好，无严重的心、肺、肾等重要脏器功能障碍，肝功能Child-Pugh A或B级以上，影像学上提示肿瘤局限有切除可能或姑息性外科治疗可能。禁忌证仅限于：有严重的心、肺、肾等重要脏器的功能障碍；肝功能失代偿，有明显的黄疸和腹水；有广泛远处转移者。

切除术式的选择：根据切除是否彻底，分为根治性切除与姑息性切除；根据切除是否按解剖结构进行，可分为规则性切除（也称解剖性切除）与非规则性切除，规则性切除又根据解剖范围分为左外叶切除、左半肝切除、左三叶切除、右前叶切除及尾状叶切除等。无肝硬化或轻度肝硬化的病例首选规则性切除。合并肝硬化但肝功能代偿良好而不适合肝移植的患者，可行非规则性切除或亚段肝切除。对于不能手术的巨大或多灶性肝癌，可择期治疗后二期切除。对于肿瘤较大且与周围脏器组织致密粘连或侵犯周围脏器者，可采用逆行法肝切除术，即先将肿瘤与肝分离再连同周围脏器一并切除的方法。该方法可降低术中出血及感染的概率。

肝癌的二期切除：无法切除的巨大肝癌经综合治疗缩小后的切除，称为肝癌的二期切除。通过经导管动脉栓塞化疗(transcatheter arterial chemoembolization,TACE)、放射治疗及局部消融治疗等综合治疗手段,可使8%~18%无法手术的肝癌患者肿瘤缩小并获得二次手术机会。不能切除肝癌的缩小后切除,5年生存率取决于切除当时的肿瘤大小而不取决于肿瘤原先的大小,因此其5年生存率可与小肝癌相当。肝癌的二期切除可使部分不治肝癌变为可治,对提高肝癌的总体生存率具有重要意义。

(2) 肝移植:肝移植可以彻底消除肝内微转移的隐患及具有恶性变潜能的硬化肝,是唯一可能永久治愈肝癌的方法。肝移植治疗小肝癌疗效良好,对于处于肝硬化失代偿期、不能耐受肝切除的患者,首选肝移植在国内外已成为共识。

关于肝癌肝移植适应证,1996年Mazzaferro等提出米兰标准:单个肿瘤结节直径≤5 cm;如多发,总数≤3个,每个最大直径≤3 cm;无肝内大血管浸润,无肝外转移。2002年旧金山大学Francis以影像学分期为依据的UCSF改良标准:单个肿瘤结节直径≤6.5 cm;如多发,总数≤3个,每个直径≤5 cm,且直径合计<8 cm;无肝内大血管浸润,无肝外转移。匹兹堡标准:只将出现大血管侵犯、淋巴结受累或远处转移这3项中任1项作为肝移植禁忌证,而不将肿瘤的大小、数量及分布作为排除标准,由此显著扩大了肝癌肝移植的适用范围。

2. 局部消融治疗

目前肝癌的手术切除率仅有20%,很大一部分无法手术或复发患者需要用非切除性的方法进行治疗。肝癌的局部治疗作为综合治疗的一部分,目前被广泛使用。射频消融、无水酒精瘤内注射、超声聚焦刀、微波固化及冷冻等多适用于直径<3 cm的肿瘤病灶,治疗小肝癌疗效与手术相当。

(1) 射频消融是通过高频电流在组织内传导时离子发生摩擦产热杀灭肿瘤。可经皮、术中或腹腔镜进行。优点:操作简单,损伤小,需要治疗的次数少,肿瘤坏死完全。该方法是目前除手术和肝移植外唯一可能使患者获得根治的治疗手段。适应证:适用于不宜手术切除的肝癌,肿瘤的直径应在5 cm以内;最佳治疗大小在3 cm以内;更大的病灶也可治疗,但多针穿刺易存留肿瘤,效果不佳。

(2) 无水乙醇瘤内注射是通过注射乙醇使细胞脱水、蛋白变性、细胞凝固坏死,同时使血管内皮细胞坏死,血栓形成,使肿瘤组织缺血坏死。优点:简便,安全,肿瘤完全坏死率高。适应证:适用于不宜手术切除的肝癌,肿瘤的直径应在5 cm以内,病灶数目在3个以内。

3. 介入治疗

由于原发性肝癌的血供绝大部分(95%以上)来自肝动脉,且化疗药物的疗效与肿瘤局部药物浓度呈正相关。因此,选择性阻断供应肿瘤的动脉,并同时经动脉导管灌注化疗药物,即TACE可以使肿瘤坏死缩小,并减少对正常肝组织和全身其他脏器的损伤。

(1) TACE的适应证:原发性肝癌不愿接受手术切除或无法手术切除的进展期肝癌(无肝、肾功能不全,无门静脉阻塞,肿瘤体积小于肝体积的70%);原发性肝癌肿瘤体积较大,先行栓塞缩小肿瘤,便于手术切除;根治性和非根治性肝肿瘤切除术后的辅助治疗预防复发;肝细胞癌破裂出血和肝动静脉瘘的治疗。

(2) TACE的禁忌证:严重的肝功能不全和肝硬化,Child-Pugh分级C级(重度黄疸和腹水);门静脉主干完全阻塞,无充足的侧支循环;肿瘤体积大于肝体积的70%;白细胞计数<3.0×10^9/L,血小板计数<50×10^9/L;肿瘤广泛转移或恶病质。

(3) TACE常用的药物与技术:常用的栓塞剂包括碘化油、吸收性明胶海绵、微球及中药材料等。肝癌肝动脉化疗栓塞常用的化疗药物包括顺铂(DDP)、表柔比星(EPI)、吡柔比星(THP)、丝裂霉素(MMC)及氟尿嘧啶(FU)等。碘化油可作为化疗药物的载体,使得化疗药物在肿瘤内缓慢释放。

主要的栓塞技术:超选择TACE、肝动脉及门静脉双栓塞技术、肝静脉暂时阻断后肝动脉灌注化疗栓塞术。

(4) TACE的不良反应及并发症:化疗药物的不良反应包括轻度的消化道反应、白细胞下降、脱发、乏力和短暂的肝功能改变。其他常见的不良反应有发热、腹痛、黄疸和腹水。并发症包括肝脓肿、胆管损伤、非靶器官栓塞、肿瘤破裂、肝动脉损伤和麻痹性肠梗阻等。

4. 放疗

肝癌一度是放疗的禁区,目前随着三维适形放疗、调强适形放疗和质子束放疗等新技术的开展,肝癌不再成为放疗禁区。放疗可以直接杀灭肿瘤而对正常肝组织损伤较轻。

80%的肝癌一经发现不能手术切除,局部晚期肝癌是放疗的适应证;但是能否耐受放疗,还跟肝功能、肝硬化程度、肿瘤体积与正常肝组织体积的相对比有关。目前的资料表明,对于不能进行手术切除或局部消融治疗的进展期肝癌,放疗后其局部控制率可达40%~90%,中位生存期为10~25个月,1年生存率约60%。

肝癌放疗后的并发症主要包括急性肝损伤和慢性肝损伤。

5. 内科治疗

(1)全身治疗:肝癌手术切除率低,而术后复发率高,但肝癌对化疗不敏感。单药有效的药物不多,临床应用见到有一些疗效的药物包括5-FU、多柔比星(ADM)、DDP和MMC,有效率不超过20%。联合化疗的有效率并不优于单药。近年来,上述化疗药物联合一些新的化疗药物如奥沙利铂、吉西他滨和卡培他滨等应用于肝癌治疗,虽然有一定疗效,但是仍无明显突破。

(2)靶向治疗:索拉非尼(sorafenib)是一种口服的多激酶抑制药。作为一种分子靶向治疗药物,其所作用的两类激酶具有阻断肿瘤细胞增殖和抑制新生血管形成的作用,对肝细胞肝癌的治疗具有划时代的意义。2007年ASCO年会报道的索拉非尼治疗晚期肝细胞肝癌的Ⅰ期临床研究(SHARP研究)显示,使用索拉非尼的患者中位总生存时间10.7个月,较对照组延长2.8个月;肿瘤进展时间(time to progression,TTP)中位值为5.5个月,较对照组延长2.7个月,不良反应为腹泻(11%)、手足皮肤反应(8%)、疲乏(10%)及出血(6%)。ASCO推荐索拉非尼为晚期肝癌治疗的一线药物。NCCN治疗指南将其列入无法手术及介入治疗的晚期肝癌患者的标准治疗方案。

(3)生物治疗:生物治疗药物效果有限,多与化疗联合使用。干扰素是近年来使用最多的细胞因子之一,可抑制肿瘤病毒繁殖及细胞分裂、抑制癌基因的表达、诱导肿瘤细胞分化,常与其他方法联合应用,有一定的疗效。其他较多使用的是白细胞介素-2(IL-2)经肝动脉局部灌注治疗和淋巴因子激活的杀伤细胞(lymphokine-activated killer cell,LAK细胞)、肿瘤浸润淋巴细胞(tumor infiltrating lymphocyte,TIL细胞)过继免疫治疗。

(九)预后

肝癌曾经被认为是不治之症,随着近30年来肝癌临床研究的进展,肝癌的生存率有着明显提高。总的5年生存率提高10%左右,而对于行根治性切除的肝癌患者,5年生存率达50%以上。

影响肝癌预后的因素较多,肿瘤的生物学特性、机体的免疫功能、治疗方式及患者的合并症等均对预后起着一定作用。目前认为,分化程度高、巨块型、具有完整包膜的肿瘤有着更好的预后,而分化程度低、弥漫型、无包膜、有血管侵犯、门静脉瘤栓及卫星灶则往往提示预后不良。近年来,有关肿瘤与免疫关系的研究发展迅速,越来越多的研究表明机体的免疫功能影响着肿瘤的发生、发展及预后。不同的治疗方式是影响肝癌患者预后的最主要因素。研究表明,手术治疗仍是肝癌治疗的最佳方法,其远期疗效优于其他手段。目前有大量临床资料表明,手术根治性切除肿瘤,是治疗肝癌获得长期存活的重要手段。此外,患者如合并慢性肝炎、肝硬化、不同肝功能的分级,也有着不同的预后,肝功能越差,也提示预后越差;男性、酗酒往往和预后不佳相关。

二、转移性肝癌

(一)流行病学

转移性肝癌在临床上极为常见,在西方国家,转移性肝癌和原发性肝癌的比例约为20∶1,在我国,两

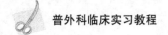

者发生概率相近。

（二）病理生理

转移途径如下。

① 经门静脉：肝内转移的最主要途径，是其他途径引起肝转移的 7 倍。以来源于胃肠道原发癌者最为多见。

② 经肝动脉：肺癌和肺内形成的癌栓，可进入体循环，经肝动脉血流于肝内形成转移。

③ 经淋巴道：此路径少见，胆囊癌可沿胆囊窝淋巴管扩展至肝内。

肝转移结节通常位于肝表面，大小不等。结节中央因坏死可出现脐样凹陷。除结节型外，肝转移瘤偶尔也可表现为弥漫浸润型。多数转移瘤为少血供肿瘤，仅 4%～7% 为富血供，多见于绒毛膜上皮癌、肉瘤、恶性胰岛细胞瘤、肾癌、乳腺癌及类癌等。钙化可见于结直肠癌、卵巢癌、乳腺癌及肺癌等，尤其以结直肠黏液腺癌为著。

消化道恶性肿瘤是转移性肝癌最常见的原发病灶，其中以结直肠癌最为多见。结直肠癌肝转移最常发生于原发灶切除后的 2 年内，通常没有症状；少数患者可有上腹隐痛。尽管有淋巴结转移的患者更易出现肝转移，但各期的结直肠癌均可发生肝转移，40%～50% 的经手术切除的结直肠癌病例最终出现肝转移。20%～25% 的新发的结直肠癌病例存在肝转移。

（三）诊断

诊断肝转移涉及许多辅助检查，包括实验室检查、影像学检查，甚至腹腔镜。实验室检查主要用于随访监测及与原发性肝癌进行鉴别，同时评估患者的肝功能水平及储备情况。在许多结直肠癌患者的随访中连续检测其 CEA 水平可有效检测肿瘤复发。

转移性肝癌的确认主要依赖于影像学检查，超声、CT 及 MRI 都能提供较为可靠的信息。典型病例病灶常多发，CT 表现为平扫低密度，MRI 表现为长 T1 长 T2 信号，增强扫描时动脉期出现环形强化，门静脉期强化范围无扩大。部分病灶可出现"牛眼征"，即病灶中央低密度坏死区周围伴环状强化，环外另见一圈低密度区。病理上，环状强化为肿瘤组织，其外为受压的肝细胞和肝窦。

拟诊为转移性肝癌后，还需要其他的相关检查如消化道内镜、胸部 CT 或正电子发射计算机体层显像（positron emission tomography，PET）来寻找原发病灶及确认其他部位是否出现转移，为下一步治疗提供依据。

（四）治疗

发生肝转移时病情已属晚期，多采用以化疗为主的综合治疗方式。但对于结直肠癌肝转移，手术是目前唯一有效的治愈手段。国外大样本病例报道，治愈性肝切除术的手术病死率为 1%～2.8%，术后 5 年生存率为 34%～38%，仅有 10%～25% 的结直肠癌肝转移患者确诊时适合手术切除。

目前大多数研究表明，无论是同时性或异时性结直肠癌肝转移，若转移灶可切除，首选手术治疗。2006 年 8 月英国《结直肠癌肝转移治疗指南》对结直肠癌肝转移的肝切除提出了以下几点意见。

① 对于可切除的病例，肝切除的目的是切除所有肉眼可见的病灶，切缘干净并且保留足够功能的肝。

② 在结直肠癌根治性切除后，肝单发、多发和累及双叶转移的患者是肝切除的合适人选。

③ 是否能够达到切缘干净（R0 切除）取决于放射科医师和外科医师。

④ 外科医师应当决定可接受的肝保留量，至少 1/3 的肝或相当于 2 个肝段。

⑤ 肝外科医师和麻醉科医师应当对患者是否适合手术做出决定。

⑥ 如果患者不适合手术，应考虑射频消融治疗。

⑦ 合并肝外疾病患者在如下情况应考虑肝切除：可切除或可射频消融治疗的肺转移；可切除或可射频消融治疗的单发肝外病变，如脾、肾上腺或局部复发病灶；肝转移灶局部直接侵犯周围组织如侵犯横膈或肾上腺，但病灶可以切除。

⑧ 肝切除禁忌证应当包括无法控制的肝外病变,如原发病灶不能切除、广泛的肺转移、局部区域的复发、腹膜受累、广泛的淋巴结转移(如后腹膜淋巴结、纵隔淋巴结或肝门淋巴结转移)和骨或神经系统转移。

⑨ 不能肯定肝转移灶能否切除:当不能肯定结直肠癌肝转移灶是否能切除或进行射频消融治疗时,应当交给肝胆外科进行讨论后决定。这类患者可以通过门静脉栓塞或两步法肝切除以保留更多的肝功能,以及通过联合手术和射频消融来获得切除的可能。

对于肝转移灶无法切除的患者,其中一部分可通过包含分子靶向治疗在内的新辅助化疗转为可切除;另一部分仍然不可切除的患者则宜采用包括全身静脉化疗、介入治疗及肝转移灶的局部治疗(射频消融、激光消融、无水乙醇注射和冷冻切除术)在内的多种方式进行姑息治疗。

第五节 肝脏良性间叶肿瘤

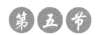

一、平滑肌瘤

平滑肌瘤是一种极为少见的肝脏良性肿瘤。迄今文献共报道 10 例。

(一)病因与病理

病因迄今不明,有文献报道其与 EB 病毒感染有关,但仅限于个案报道,大体上肿瘤为单发病灶,周边有包膜,肿瘤切面呈纵横条束编织状。光镜下肿瘤由大量胶原组织及平滑肌细胞组成,部分细胞可见玻璃样变(WVG 染色),间质少,血管较丰富。免疫组化提示波形蛋白、平滑肌肌动蛋白(SMA)、增殖细胞核抗体(PCNA)阳性,其他均为阴性。

(二)临床表现

临床上缺少特异性表现,症状多与肿瘤大小有关。患者可出现上腹不适或肝区疼痛,体检可表现为肝、脾肿大。影像学检查:B 超有类似肝癌的低回声占位,但不会出现癌栓、子灶;CT 有类似肝海绵状血管瘤的增强表现,但无局限化持续显著增强的表现;MRI T2 加权像示大片低信号伴中央不规则极高信号;血管造影可显示出异常肿块效应,有供应血管的伸展,瘤体内可见散在血管湖。

(三)诊断

术前不易确诊,主要依靠术后病理进行诊断。通常认为肝脏原发性平滑肌瘤的诊断必须符合 2 个标准:肿瘤必须由平滑肌细胞组成;无肝脏以外部位的平滑肌瘤存在。

(四)治疗

肝脏原发性平滑肌瘤为良性肿瘤,无论瘤体大小,均与正常肝组织分界明显,手术切除的概率大,切除后预后良好。

二、肝脂肪瘤

肝脂肪瘤由 Stretton 报道,是较为罕见的肝良性肿瘤。

(一)病因与病理

此病病因不明,部分脂肪瘤可伴有髓外造血,称髓脂肪瘤。肿瘤多呈单发,主要由成熟的脂肪细胞组成,可被纤维组织束分成叶状,色黄质软,周围有完整的薄层纤维组织包膜,除肿瘤部位外,肝脏大小、色泽均可正常或仅轻度肝大。光镜下分化成熟的脂肪细胞大小较一致,核无异型,周边包膜无侵犯。免疫

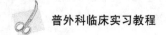

组化 S-100 散在阳性,SMA 和 HMB45 阴性。

(二) 临床表现

肝脂肪瘤可发生于各年龄组,以成人多见,文献报道男女之比为 1:(2.3～2.5),以女性多见。临床上患者多无症状或仅有轻微右上腹不适,大多数为单个病灶,少数有多个病灶或肝左、右叶均有,文献报道最小直径为 0.3 cm,最大为 36 cm,但大多为 5 cm 左右。影像学检查:B 超呈极强回声,光点特别细小、致密,内有血管通过,边缘锐利,略有分叶感,但瘤体后部回声强度明显低于前部,衰减明显;CT 呈极低密度,达 –95 Hu 至水样密度。

(三) 诊断

患者临床症状多无特异性,一般无嗜酒及肝炎史,实验室检查肝功能及 AFP 多正常,但影像学的特殊表现可与其他肝占位性病变相区别。

(四) 治疗

最有效的治疗方法是手术切除,尤其是不能与含脂肪较多的肝细胞肝癌相鉴别时,应首先考虑手术治疗。

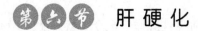 第六节 肝 硬 化

肝硬化是一种常见的由不同病因引起的慢性、进行性、弥漫性病变。常见的病因如病毒性肝炎、慢性酒精中毒、血吸虫病、心源性疾病、自身免疫性疾病等,其病理特点为广泛的肝细胞变性坏死、纤维组织增生、假小叶形成、肝脏逐渐变形变硬而成为肝硬化。临床上早期可无症状,后期可出现肝功能减退和门静脉高压的表现。

一、病因与发病机制

引起肝硬化的原因很多,在国内以病毒性肝炎最为常见,在欧美国家则以慢性酒精中毒最多见。

(一) 病毒性肝炎

甲型和戊型肝炎一般不会引起肝硬化。慢性乙型与丙型、丁型肝炎易发展成肝硬化。急性乙型肝炎病毒感染者有 10%～20% 发生慢性肝炎,其中又有 10%～20% 发展为肝硬化。急性丙型肝炎一半以上患者发展为慢性肝炎,其中 10%～30% 会发生肝硬化。丁型肝炎病毒依赖乙型肝炎病毒方能发生肝炎,有部分患者发展为肝硬化。

(二) 慢性酒精中毒

近年来在我国有增加趋势。其发病机制主要是酒精中间代谢产物乙醛对肝脏的直接损害。长期大量饮酒导致肝细胞损害,发生脂肪变性、坏死,肝脏纤维化,严重者发生肝硬化。导致肝硬化的酒精剂量为平均每日每千克体重超过 1 g,长期饮酒 10 年以上。

(三) 寄生虫感染

血吸虫感染可导致血吸虫病,治疗不及时可发生肝硬化。

(四) 胆汁淤积

长期慢性胆汁淤积,导致肝细胞炎症及胆小管反应,甚至出现坏死,形成胆汁性肝硬化。

(五) 遗传和代谢疾病

由遗传性和代谢性的肝脏病变逐渐发展而成的肝硬化,称为代谢性肝硬化。例如,由铁代谢障碍引

起的血色病、先天性铜代谢异常导致的肝豆状核变性。

（六）药物性或化学毒物因素

长期服用某些药物，如双醋酚丁、辛可芬、甲基多巴等可导致药物性肝炎，最后发展为肝硬化。长期接触某些化学毒物，如四氯化碳、砷、磷等可引起中毒性肝炎，发展为肝硬化。

此外，α-抗胰蛋白酶缺乏、糖原贮积病、酪氨酸代谢紊乱、慢性充血性心力衰竭、慢性缩窄性心包炎和各种病因引起的肝静脉阻塞综合征（Budd-Chiari 综合征），以及长期营养不良、营养失调等均可导致肝硬化的发生。

二、临床表现

肝硬化在临床上分为代偿期和失代偿期。

（一）肝功能代偿期

症状较轻，常缺乏特征性，有乏力，食欲减退，恶心，呕吐，消化不良，腹胀，右上腹不适、隐痛等症状。体检常可见蜘蛛痣、肝掌、肝脾肿大。症状往往是间歇性的，常因过度劳累或伴发病而诱发，经过适当的休息和治疗可缓解。肝功能检查多在正常范围内或有轻度异常，部分患者可没有任何症状。

（二）肝功能失代偿期

症状显著，主要为肝功能减退和门静脉高压所致的两大类临床表现，并可有全身多系统症状。

1. 肝功能减退的临床表现

（1）全身症状：主要有乏力、易疲倦、体力减退，少数患者可出现面部色素沉着。

（2）消化道症状：食欲减退、腹胀或伴便秘、腹泻或肝区隐痛，劳累后明显。

（3）出血倾向及贫血：肝硬化患者容易出现牙龈出血，鼻腔出血，皮肤摩擦处有淤点、淤斑、血肿等，女性出现月经量过多或经期延长，或有外伤后出血不易止住等出血倾向。

（4）内分泌失调：肝硬化时，由于肝功能减退，雌激素的灭活减少及雌激素分泌增加，导致血中雌激素增多，同时也抑制了雄性激素的产生；有些患者肾上腺皮质激素、促性腺激素分泌减少，导致男性患者乳房肿大、阴毛稀少，女性患者月经过少和闭经、不孕等内分泌失调表现。

2. 门静脉高压的临床表现

门静脉高压的 3 个临床表现为脾肿大、侧支循环的建立和开放、腹腔积液，在临床上均有重要意义。尤其侧支循环的建立和开放对诊断具有特征性价值。

（1）脾肿大：一般为中度肿大（正常的 2～3 倍），有时为巨脾，并出现左上腹不适及隐痛、胀满，伴有血白细胞、红细胞及血小板数量减少，称脾功能亢进。

（2）侧支循环建立与开放：门静脉与体静脉之间有广泛的交通支。在门静脉高压时，为了使淤滞在门静脉系统的血液回流，这些交通支大量开放，经扩张或曲张的静脉与体循环的静脉发生吻合而建立侧支循环。主要有食管下段与胃底静脉曲张、脐周围的上腹部皮下静脉曲张、上痔静脉与中下痔静脉吻合形成痔核，以及其他如肝至膈的脐旁静脉、脾肾韧带和网膜中的静脉、腰静脉或后腹壁静脉等。

（3）腹腔积液：肝硬化门静脉高压最突出的临床表现，患者腹部隆起，感觉腹胀。提示肝病属晚期。

3. 肝脏触诊

肝脏大小、硬度及是否平滑，与肝内脂肪浸润的多少、肝细胞再生、纤维组织增生和收缩的情况有关。晚期肝脏缩小、坚硬，表面呈结节状。

三、并发症

1. 肝性脑病

肝性脑病是常见的死亡原因，表现为精神错乱，定向力和理解力减退，嗜睡，终至昏迷。

2．上消化道大量出血

上消化道大量出血多是由于食管-胃底静脉曲张破裂,也可因消化性溃疡、门静脉高压性胃黏膜病变、出血性胃炎等引起,常表现为呕血与黑便,出血量不多时可仅有黑便;大量出血则可导致休克并诱发腹腔积液和肝性脑病,甚至休克死亡。

3．感染

常见的是原发性腹膜炎,可表现为发热、腹痛、腹壁压痛和反跳痛,血白细胞计数可有增高,腹腔积液浑浊,腹腔积液培养有细菌生长。

4．原发性肝癌

出现短期内病情迅速发展与恶化,进行性肝大,无其他原因可解释的肝区痛,血性腹腔积液,长期发热,AFP 持续性或进行性增高,B 超、CT 等影像学检查发现肝内占位性病变者,应特别警惕肝癌的发生。

5．肝肾综合征

肝硬化合并顽固性腹腔积液且未进行恰当治疗时可出现肝肾综合征,其特点为少尿或无尿、氮质血症、低钠血症与低尿钠。

四、诊断及鉴别诊断

失代偿期肝硬化,根据临床表现和有关检查常可做出诊断。对早期患者应仔细询问过去有无病毒性肝炎、血吸虫病、长期酗酒或营养失调等病史,注意检查肝脾情况,结合肝功能及其他必要的检查,方能确定诊断。肝硬化的主要诊断依据:病毒性肝炎(乙型及丙型)史、血吸虫病史、酗酒及营养失调史;肝脏可稍大、晚期常缩小、质地变硬、表面不平,肝功能减退,出现门静脉高压的临床表现,肝活检有假小叶形成。

肝硬化诊断时需要注意与慢性肝炎、原发性肝癌、肝棘球蚴病、先天性肝囊肿及其并发症相鉴别。

五、治疗

目前,肝硬化的治疗以综合治疗为主。肝硬化早期以保养为主,防止病情进一步加重;失代偿期除了保肝、恢复肝功能外,还要积极防治并发症。一般来说,治疗如下。

(1)合理饮食及营养:肝硬化患者合理饮食及营养,有利于恢复肝细胞功能,稳定病情。优质高蛋白饮食可以减轻体内蛋白质分解,促进肝脏蛋白质的合成,维持蛋白质代谢平衡。如肝功能显著减退或有肝性脑病先兆时,应严格限制蛋白质食物。足够的糖类供应既保护肝脏,又增强机体抵抗力,减少蛋白质分解。肝功能减退、脂肪代谢障碍时,要求低脂肪饮食,否则易形成脂肪肝。高维生素及微量元素丰富的饮食,可以满足机体需要。

(2)改善肝功能:肝功能中的转氨酶及胆红素异常多提示肝细胞损害,应按照肝炎的治疗原则给予中西药结合治疗。合理应用维生素 C、B 族维生素、肌苷、甘利欣、茵栀黄、黄芪、丹参、冬虫夏草、灵芝及猪苓多糖等药物。

(3)抗肝纤维化治疗:近年来国内研究表明,应用黄芪、丹参、促肝细胞生长素等药物治疗肝纤维化和早期肝硬化,取得较好效果。青霉胺疗效不肯定,不良反应多,多不主张应用。秋水仙碱 1 mg/d 分 2 次服用,每周服药 5 天,有一定的抗肝纤维化效果。

(4)积极防治并发症:肝硬化失代偿期并发症较多,可导致严重后果。对于食管-胃底静脉曲张、腹腔积液、肝性脑病、并发感染等并发症,根据患者的具体情况,选择行之有效的方法。

(5)外科治疗:腹腔-颈静脉引流(Leveen 引流术)是外科治疗血吸虫病性肝纤维化的有效方法之一,通过引流以增加有效血容量,改善肾血流量,补充蛋白质等。门静脉高压和脾亢进也常用各种分流术和脾切除术的手术治疗。

(薛小峰)

第十四章

胆　管　疾　病

第一节　成人先天性胆管囊状扩张症

一、流行病学

成人先天性胆管囊状扩张症是一种伴有胆汁淤积的外科胆道疾病。1723 年 Vater 报道了首例胆总管囊肿,此后该病被相继报道。先天性胆管囊状扩张症可表现为肝内外胆管孤立的或多发的囊状扩张。Caroli 于 1958 年详细描述了肝内胆管的囊状改变,因此先天性胆总管囊肿等名称已经不能包括此类疾病的全部。学者们认为将其统称为囊状扩张或胆管囊肿为宜。该病较罕见,据报道,其发病率低于 1/10万,但亚洲人群高发,且女性发病率明显高于男性。病变往往于婴儿期即可发现,但发病可见于各个年龄段,多在成年期。一般认为胆管囊状扩张症是需要外科处理的癌前病变。

二、解剖学

肝内胆管起自毛细胆管,汇集成小叶间胆管,肝段、肝叶胆管和肝内部分的左右肝管。左右肝管出肝后,在肝门部汇合形成肝总管。左肝管细长,长 2.5 ~ 4.0 cm,与肝总管之间形成约 90° 的夹角;右肝管短粗,长 1 ~ 3 cm。肝总管直径 0.4 ~ 0.6 cm。胆总管长 4 ~ 8 cm,直径 0.6 ~ 0.8 cm,由肝总管和胆囊管汇合而成,在肝十二指肠韧带内下行于肝固有动脉的右侧、肝门静脉的前方,向下经十二指肠上部的后方,降至胰头后方,再转向十二指肠降部中段,在此处的十二指肠后内侧壁内与胰管汇合,形成一略膨大的共同管道称为肝胰壶腹,开口于十二指肠大乳头。在肝胰壶腹周围有肝胰壶腹括约肌包绕。在胆总管与胰管的末段也均有少量平滑肌包绕,分别称为胆总管括约肌和胰管括约肌。

三、病因学

本病发病原因复杂,且未完全明确,较公认的病因为胆胰管汇合异常。胆胰管汇合异常是指胰管和"胆管树"在十二指肠乳头前出现汇合,在高达 90% 的胆管囊状扩张患者中发现存在这种异常。汇合后的管道流经较长一段距离,往往由于胰管内高分泌压导致胰液倒流进入胆管内,致使胆管的囊性扩张部位发生反复的炎症反应刺激。

尽管胆胰管汇合异常引起胆管损伤和囊肿形成是一个主流的假说,但不是所有胆管囊肿患者都存在胆胰管汇合异常。胆胰管汇合异常时,胆管囊状扩张的发病率为 21% ~ 90% ,一些存在胆胰管汇合异常的患者胆管近似正常。成人先天性胆管囊性扩张症另一个可能的病因是奥迪括约肌功能障碍,但这种假设缺乏足够多的研究资料支持。

有关家族成员中胆管囊性扩张发病情况的研究,提示遗传因素与囊肿的成因无明显关联。

由于女性患者发病比例较高,目前胆管囊性扩张病理机制研究提示,性激素或子宫内分泌紊乱可能是其发病因素。

四、病理学

根据大体病理,较常用的分型为 Alonso-Lej 和 Todani 提出和整理的分型方式(图 14-1-1):Ⅰ型为胆总管囊状扩张型;Ⅱ型为胆总管憩室型;Ⅲ型为胆总管末端囊状脱垂型;Ⅳ型分为两型,其中Ⅳa型为肝外胆管多发性扩张,Ⅳb型为肝外胆管扩张合并肝内胆管扩张;Ⅴ型为肝内胆管囊状扩张。

在成人中,组织学上炎症及内衬上皮破坏更明显。囊内出现有化生特征的腺体结构,常有慢性胆囊炎。来自成年患者的某核标本,囊壁上发现有乳头状瘤和腺癌。一些其他类型肿瘤中也有报道,包括类癌和横纹肌肉瘤。

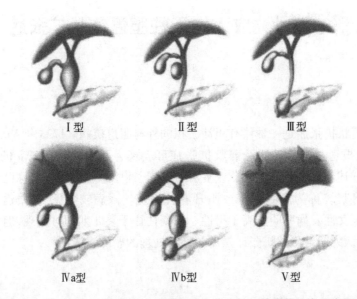

Ⅰ型　　　　　　　Ⅱ型　　　　　　　Ⅲ型

Ⅳa型　　　　　　　Ⅳb型　　　　　　　Ⅴ型

图 14-1-1　Alonso-Lej 和 Todani 提出的成人先天性胆管囊状扩张症病理分型

五、临床表现

胆管囊性扩张症在成人中可无明显的临床症状,只有不足 20% 的胆总管囊性扩张患者有初期的临床表现。

1. 腹痛

一般多表现为反复发作的上腹、右上腹或脐周阵发性钝痛、胀痛或绞痛,发作时疼痛剧烈,缓解后可恢复正常。暴饮暴食、高脂饮食是腹痛发作的常见诱因。部分患者腹痛症状反复发作,可持续数月乃至数年,并伴有黄疸、恶心、呕吐、厌食等消化道症状。持续性腹痛伴发热、黄疸提示胆管炎可能;突发急性腹痛伴腹膜刺激征,常见于胆管囊性扩张穿孔。

2. 腹部包块

部分患者可见腹部包块,多为右上腹部一囊性包块,上界多被肝边缘所覆盖,大小不一。有时因胆总管下端炎性水肿的消退或胆总管末端瓣状皱襞的活瓣作用,胆汁排出,则囊肿变小,黄疸亦渐消退,造成囊肿大小变化,在本病的诊断上有较高的参考价值。

3. 黄疸

由于胆总管远端多有不同程度狭窄,囊内感染或胰液反流常引发胆管远端黏膜水肿,管腔狭窄加重,出现梗阻性黄疸;当炎症好转,水肿消退,胆汁排出通畅,黄疸可缓解或消退。因此,黄疸呈间歇性。黄疸间隔期长短不一,严重时可伴皮肤瘙痒、粪便颜色变淡、尿色深黄。

4. 发热

囊肿内感染时出现发热,体温可高达38~39 ℃,亦可因炎症引起恶心、呕吐的消化道症状,以及消瘦等全身症状。

六、辅助检查

1. 生化检查

(1)肝功能:评价患者肝功能状态,有无黄疸、胆管梗阻及肝硬化。

(2)血淀粉酶:评价是否合并胰腺炎。淀粉酶增高还提示胆胰管汇合异常,但淀粉酶正常并不能排除胆胰管汇合异常,这点在临床上需要加以注意。

(3)肿瘤标志物:CEA、CA19-9 增高提示胆管囊状扩张症可能发生癌变。

2. 影像学检查

(1)B超:可以显示囊肿的形态、大小和分布。超声特异表现为肝内胆管扩张,管腔内有球状突出,扩张的胆管内有桥自胆管壁伸入管腔内,门静脉的小分支部分或全部被扩张的肝内胆管包绕。

(2)CT:Ⅴ型先天性胆管囊状扩张症(Caroli 病)的检查特征为注射造影剂后加强扫描可发现囊状扩张的中央点状影,称为"中央斑点征",这相当于扩张胆管内有门静脉小分支生成并形成桥状。CT 尚可发现肝门处胆管的相对狭窄,利于术前评估和选择手术方式。

(3)放射性核素 Tc 扫描:排泄性肝胆造影可明确囊肿与胆管相通,并与单纯性肝内囊肿相区别。Tc 肝扫描,Caroli 病患者肝内 Tc 停留时间超过 120 分钟,而多发性肝囊肿患者很快消除,显示出正常肝扫描图像。

(4)PTC、ERCP:虽然能够清晰显示肝内胆管扩张的大小、数目等,但是它们属于侵入性检查,可导致严重的并发症,诱发胆管感染。特别是 ERCP,原则上应禁忌。PTC 在一部分患者中可慎重使用,以明确囊肿群在肝内胆管的位置,方便制订手术方案,注意造影前后须用抗菌药物预防感染。

(5)MRCP:T2 序列中胆管和胰管内胆汁和胰液呈高信号,流动性血液因为流空效应而无信号,因而 MRCP 不需要造影剂就可获得良好的对比,显示肝内胆管扩张的程度、部位及有无结石存在等。研究报道,MRCP 对胆管扩张或狭窄的灵敏度为90%~95%,对正常肝外胆管的显示率近100%,且因为无造影剂的影响,较 ERCP 能更直接、客观地反映生理状态下的胆胰管扩张程度,为诊断胆管囊性扩张的较好方法。

七、诊断及鉴别诊断

1. 诊断

根据临床症状、体征及影像学表现,有典型的反复腹痛、腹部包块、黄疸"三联征"则基本可以确诊。症状不典型的患者主要依靠影像学明确诊断。

2. 鉴别诊断

(1)原发性肝内胆管结石继发的肝内胆管扩张:Caroli 病患者的年龄较继发性肝内胆管扩张者轻,后者胆管扩张在结石或胆管狭窄继发的反复炎症中逐渐产生。胆管憩室样扩张或多个部位的胆管扩张形态相同或相似,多为先天性扩张。继发性肝内胆管扩张远端必定有结石或胆管狭窄,而先天性胆管扩张者只有部分伴有胆管结石或狭窄。先天性胆管扩张者胆管壁上黏膜少且管壁较薄,继发性胆管扩张则管壁较厚。伴有先天性肝纤维化的胆管扩张必定为先天性胆管扩张。

(2)多发性肝内囊肿:单纯性多发性肝内囊肿与胆管不相通,PTC 或放射性核素 Tc 扫描可明确诊断。

八、治疗

对于成人先天性胆管囊性扩张症的治疗,目前的一致性意见是主要依靠手术方法,力求做到切除囊

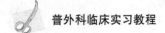

肿以消除病变、预防癌变和使胆胰液分流。囊肿外引流一般只用于合并急性化脓性胆管感染时的暂时性引流减压,以便创造择期手术的条件。手术方案的制订依据囊肿的类型和伴随的肝胆系统病变而定。

1. Ⅰ型胆总管囊状扩张型

治疗方案是囊肿完整切除和肝管空肠 Roux-en-Y 吻合。囊肿切除去掉了胆汁淤积的源头,进行正常空肠与内衬上皮的近端胆管间的胆肠吻合。理论上,此手术方案减少了吻合口狭窄、结石、胆囊炎和囊内恶性肿瘤的发生率。黏膜对黏膜的胆肠吻合的主要优势在其他胆管疾病的类似胆道重建中得到证实。手术中应格外注意完整切除胰腺段扩张的胆总管。

全腹腔镜下进行此类手术已有报道,但其可行性和长期安全性需要进一步的评估。

2. Ⅱ型胆总管憩室型

治疗方案是单纯囊肿切除。因为Ⅱ型囊肿的发生率不高,因此对它的治疗经验有限。但现有报道中描述的切除效果不错。根据与胆总管相连的囊肿直径的粗细程度,可将其关闭,或者接 T 管为胆总管减压。结合肝管空肠 Roux-en-Y 吻合的切除也是很成功的,但是与单纯切除相比没有明显的临床优势。对于合并胆胰管汇合异常的Ⅰ型胆管囊肿应当合并行胆总管空肠 Roux-en-Y 吻合。

3. Ⅲ型胆总管末端囊状脱垂型

此型为深入十二指肠内的远端胆总管囊肿,目前仍不清楚确切病因,且与胆胰管汇合异常无关。因此,内镜下括约肌切开、囊肿去顶已经成为治疗的首选。与 ERCP 用于明确远端胰胆管解剖这一诊断优势相随的内镜治疗,已经取得不错的远期效果。因为主胰管的损伤是手术并发症和死亡的主要原因,所以术中副胰管的确认至关重要。在囊肿切除或括约肌成形术之前要先确认胰管在乳突处的开口。如果胰管进入囊肿的后壁,应在囊肿切除后将胆总管远端和副胰管分别与十二指肠黏膜吻合。

4. Ⅳ型多发的肝内外胆管扩张

治疗方案为肝外囊肿切除和 Roux-en-Y 肝管空肠吻合术。若肝内囊肿发现结石,肝内囊肿的远端有顽固性胆管狭窄,或有继发于慢性胆管炎的肝内脓肿或肝段(叶)萎缩,或存在继发的恶性肿瘤等,应合并切除病变的肝段(叶),并对切除肝段的段胆管进行胆管空肠吻合,进一步提高肝内胆汁引流的效果。

5. Ⅴ型先天性胆管囊状扩张症(Caroli 病)

对局限于一个肝叶而不伴发肝纤维化的患者来说,联合肝内胆管-空肠吻合和单纯肝切除为首选的治疗方式。局灶性 Caroli 病发生率和病死率很低,功能恢复好。可供选择的其他治疗措施包括外置 T 管引流减压或通过胆总管十二指肠吻合进行内引流等。但复发性胆管炎、肝脓肿、肝内结石和癌变会使上述处理变得复杂。

多数弥漫性 Caroli 病患者常伴有复发性胆管炎、门静脉高压症和胃食管曲张静脉破裂出血,并可能因肝衰竭或癌症而死亡。长期的内科治疗可以改善但不能使症状根除,肝移植能为其提供最佳的成功治疗机会。Caroli 病的诊断一经做出,应给予患者必要的非手术治疗,为肝移植做准备,以降低移植的技术难度和风险。

对有些单叶病变较突出的弥漫性 Caroli 病,现有人主张行扩大的肝切除,但其远期疗效有待明确。

九、预后

先天性胆管囊状扩张症经过手术治疗后,如能达到下述条件,即能获得长期治愈:胆管功能恢复正常;无胰液及胆肠反流;去除了癌变的好发部位(如囊肿壁或胆囊管)。Ⅰ型囊肿进行囊肿全切、胆管重建术后可达到上述目的,预后良好;Ⅱ型和Ⅲ型胆总管囊肿的癌变率较其他类型低,预后佳;Ⅳ型和Ⅴ型胆总管囊肿由于肝内胆管病变无法彻底切除,常并发肝内胆管结石或癌变,预后较差。

第二节　胆管寄生虫病

肝是人体重要的生命器官,也是一些人体寄生虫最常侵犯的脏器。肝及胆管的常见寄生虫病有阿米巴性肝脓肿、肝吸虫病、胆管蛔虫病、弓形虫病、血吸虫病、肝包虫病、黑热病、弓首线虫感染和疟疾等。本节主要讨论阿米巴性肝脓肿、肝吸虫病、胆管蛔虫病和肝包虫病。

一、流行病学

在全世界范围内,阿米巴病是导致人死亡的第 3 大常见寄生虫病,1985 年的文献报道,溶组织内阿米巴在全球范围内广泛分布,其感染率约为 12%。感染溶组织内阿米巴的病例中,病症的表现呈现出地理区域性,可能表现为阿米巴性结肠炎或肝脓肿。阿米巴性肝脓肿目前主要发生在热带和一些发展中国家,而在发达国家多为散在发病。其发病率成人为儿童的 10 倍,男性为女性的 3~10 倍。世界范围内发病高峰为 20~60 岁。

人对多种吸虫病易感,其中最有临床意义的是肝片吸虫和华支睾吸虫。肝片吸虫在玻利维亚(发病率 65%~92%)、厄瓜多尔(发病率 24%~53%)、埃及和秘鲁等地尤其高发,在亚洲鲜见报道。华支睾吸虫是东亚的一种地方病,在西半球无此种疾病。但由于寄生虫生存期长,来自疫源地的居民移居他处多年仍会发病。全世界的温带和热带养殖牛羊的区域都发现有肝吸虫,预计感染率为 1%。发病多呈散发状态或小范围暴发。

全球超过 1/4 的人口感染蛔虫,在亚洲、非洲和中美洲尤其流行。但临床发病限于有严重蛔虫负荷者,估计每年有 120 万~200 万新发病例。大部分病例发生于热带及亚热带、贫穷、有粪便污染的地区。胆管蛔虫病是肠道蛔虫病中最严重的一种并发症,多见于 6~8 岁学龄儿童、农民和妊娠晚期孕妇。

肝包虫病是一种非常古老的人畜共患病。该病是一种地区性疾病,尤其见于有绵羊和犬存在的牧区。在疫区,人类的感染率随该地区的健康保健和控制水平的不同差异很大,每年(0.4~196)/10 万。在中国,其主要流行于以畜牧业为主的新疆、青海、宁夏、甘肃、内蒙古和西藏等省、自治区及直辖市,且青壮年发病居多。

二、病因与病理

1. 溶组织内阿米巴性肝脓肿

阿米巴分迪斯帕内阿米巴和溶组织内阿米巴 2 种病株,其中溶组织内阿米巴具有致病性,是引起阿米巴性肝脓肿的病原体。溶组织内阿米巴有滋养体及包囊 2 期,以往将滋养体分为小滋养体与大滋养体,前者寄生于肠腔中,称为肠腔共栖型滋养体;在某种因素影响下,其侵入肠壁,吞噬红细胞转变为大滋养体,称为组织型滋养体,是溶组织内阿米巴的致病形态。阿米巴性肝脓肿是由于溶组织内阿米巴滋养体从肠道病变处通过门静脉到达肝,引起肝细胞坏死,成为脓肿,实为阿米巴结肠炎的并发症,但也可无阿米巴结肠炎而单独存在。

2. 肝吸虫病

吸虫生活史复杂,按发育程序可分为成虫、虫卵、毛蚴、胞蚴、雷蚴、尾蚴、囊蚴及幼虫等 8 个阶段。成虫寄生在肝内胆管系统,尤其在胆管的分支,偶亦可见于胰管内。人类常因食用未经煮熟的含有华支睾吸虫或肝片吸虫囊蚴的淡水鱼或虾而被感染。当人吃下被孢囊感染的鱼虾后,华支睾吸虫幼虫从十二指肠迁移到胆总管,一直向上,直到小胆管阻止其通过为止。肝片吸虫幼虫被释放出来进入肠壁后进入腹腔,而后进入肝包膜,吞噬沿线结构进入胆管。肝吸虫虫体还可以随着胆汁的流动再次移动。排入胆管

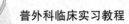

的虫卵流入肠道可从大便中检出。寄生虫的侵袭会引起胆管纤维化,严重的感染会伴有肝细胞坏死及脓肿形成。肝吸虫病与复发性化脓性胆管炎相关。个别患者因大量成虫堵塞胆总管而出现梗阻性黄疸,甚至发生胆绞痛。慢性重复感染的严重病例可发展为肝硬化及门静脉高压。

3. 胆管蛔虫病

蛔虫成虫寄生于小肠中下段,当人体全身及消化道功能紊乱,如高热、腹泻、饥饿、胃酸浓度降低、饮食不洁、驱虫不当及手术刺激等,均可激惹虫体异常活动,进入胆管;加之蛔虫喜碱厌酸,有钻孔习性,有胆管炎、结石及括约肌松弛等状态下,更易引起成虫钻胆。进入胆管的蛔虫80% 在胆管内,可为1～100条。蛔虫进入胆管后,通过机械刺激,引起括约肌强烈痉挛收缩,出现胆绞痛,有部分钻入者,刺激症状频发,在其完全进入胆管或自行退出后,症状可缓解或消失。进入胆管的蛔虫大多数死在胆管内,其尸体碎片、角皮、虫卵将成为以后结石的核心。蛔虫钻入胆管造成的影响主要是蛔虫带入的细菌导致胆管炎症,且可引起急性重症胆管炎、肝脓肿、膈下脓肿、胆汁性腹膜炎、急性胰腺炎、胆管出血、脓毒症休克,甚至死亡。

4. 肝包虫病(肝棘球蚴病)

犬棘球蚴绦虫寄生在犬(终宿主)的小肠内,随粪便排出的虫卵常黏附在犬、羊的毛上,人(中间宿主)吞食被虫卵污染的食物后,即被感染。虫卵经肠内消化液作用,蚴脱壳而出,穿过肠黏膜,进入门静脉系统,大部分被阻留于肝内。蚴在体内经3周便发育为包虫囊。包虫囊肿在肝内逐渐长大,于所在部位引起邻近脏器的压迫症状,并可发生感染、破裂播散及空腔脏器阻塞、过敏性休克等并发症。

三、临床表现

1. 肝区疼痛及肝大

肝区疼痛的性质包括胀痛、绞痛,临床上可类似肝炎或胆囊炎引起的疼痛。阿米巴性肝脓肿症状的出现,约在阿米巴痢疾数月、数年、甚至十数年之后,亦有从未患过阿米巴痢疾者发生阿米巴性肝脓肿。肝区疼痛为本病重要症状,常呈持续性钝痛,深呼吸及体位变更时加剧。蚴虫钻入胆管,刺激胆总管的壶腹部括约肌,使之产生痉挛性收缩。因此,患者出现剑突下突发性剧烈绞痛、疼痛持续时间不等,而疼痛过后可如常人,这是胆管蚴虫症状的特点。患者腹痛的程度和体征不相符,常常腹痛剧烈,但体征轻微。

肝大的程度随病种及病程而异,一般为轻度至中度肿大,病程愈长则肝大愈明显。病程较长的阿米巴性肝脓肿或肝包虫病,肝大十分明显,临床上有时可被误诊为肝癌。在肝包虫病患者的肝区多能扪及圆形、光滑、弹性强的囊性肿物。当囊腔直径>10 cm,因子囊互相撞击或碰撞囊壁,常有震颤感,称包囊性震颤。若囊腔钙化,可触及质地坚硬的实质性肿块。有时脾也可肿大。

2. 黄疸

寄生虫成虫堵塞胆管、囊肿压迫周围胆管可以发生梗阻性黄疸。黄疸、发热、腹痛是典型化脓性胆管炎的症状,结合患者居住地和饮食不洁史,应考虑寄生虫病的因素。

3. 全身性征象

一些全身性寄生虫病如疟疾、黑热病等,除肝大外尚可有全身性症状如发冷、发热、贫血等,以及消化道症状如腹胀、食欲缺乏、腹泻等。当合并感染时,患者可出现畏寒、发热,如阿米巴性肝脓肿以不规则发热、盗汗等症状,或者以突然高热、恶寒开始。热型以间歇型或弛张型居多,体温大多晨低,午后上升,傍晚达高峰,夜间热退时伴大汗,可持续数月。肝包虫病破入腹腔,除发生腹膜炎外,由于囊液内所含毒白蛋白,常致变态反应,严重者可发生休克。

四、辅助检查

1. 病原学

溶组织内阿米巴性肝脓肿行粪便检查,少数患者可发现溶组织内阿米巴。血清学检查同阿米巴肠病,抗体阳性率可达 90% 以上。阴性者基本上可排除本病。聚合酶链反应(polymerase chain reaction, PCR)检查可以确定穿刺液中阿米巴原虫的存在。

从粪便中寻找肝吸虫虫卵是肝吸虫病确诊的重要方法。针对血清虫体小片抗原有特异性的 IgG 抗体可经血清学检测,阳性率高达 97% 以上。

通过血清免疫学 ELISA 或印迹试验(blotting)可检验患者血清中肝包虫的抗原抗体,阳性率高,可用于确诊。

2. 其他实验室检查

(1)血常规检查:阿米巴性肝脓肿急性期白细胞总数中度增高,中性粒细胞计数增加约 80%,有继发感染时更高。病程较长时白细胞计数大多接近正常或减少,贫血较明显,红细胞沉降率增快。患者末梢血液中嗜酸性粒细胞数可明显增多,因而白细胞计数也增多,其程度往往因虫种而异,一些在人体内不适应或不能成熟的虫体,其所引起的嗜酸性粒细胞增多尤为明显,如肝吸虫病、犬(猫)弓首线虫感染等。

(2)肝功能检查:碱性磷酸酶增高最常见,胆固醇和白蛋白大多降低,其他各项指标基本正常。严重胆管炎或肝功能异常时可出现肝酶学异常。

3. 影像学检查

(1)B 超:显像敏感性高,但与其他病灶鉴别较困难,需结合病史或病原学做动态观察。阿米巴性肝脓肿多发生于肝周围接近肝包膜区域,大小为 2~21 cm,脓肿边缘和周围肝实质分界清晰,伴远端回声增强。肝包虫病囊肿呈圆形或类圆形,壁较厚,边界清楚、光整,囊内可见子囊,其中可见光环、光团或活动光点。

(2)MRI 和多排螺旋 CT:不能增加超声检查的准确性,在非典型和慢性病例中可能有一定的价值。在肝包虫病和单纯性肝脓肿的鉴别诊断上,这两种影像学检查更有优势。肝包虫病的囊性病变边界清楚、光整,囊壁及囊内分隔有增强效应;大的囊腔内可见分房结构或子囊(囊内囊),子囊的数目和大小不一,子囊主要分布在母囊的周边,部分呈车轮状;囊壁可见钙化,呈壳状或环状,厚薄可以规则。

(3)X 线静脉胆管造影和 ERCP:X 线静脉造影时胆管在造影剂注射 5 分钟后就会显影,45 分钟后为显影最佳状态,60 分钟以后造影剂会逐渐排出而影响显影的效果,因此最好选在造影剂注射 1 小时内拍片,蛔虫的发现率约为 50%。ERCP 从十二指肠乳头内注入造影剂,可获得清晰的影像,如见到虫体,可协助诊断。

五、诊断及鉴别诊断

1. 诊断

阿米巴性肝脓肿主要根据居住地发病率、不洁饮食史,结合典型临床表现可做出诊断,获得病原学证据可以明确诊断。

胆管寄生虫病的诊断应特别注意以下两点。

① 地区:寄生虫病属于地方病,并受传播媒介及中间宿主分布的影响,因而具有一定流行区,如血吸虫病主要流行于长江沿岸及以南的一些省市,包虫病则主要见于牧区。

② 接触疫源史:如在肝吸虫病流行区有生食或食入不熟淡水鱼史者,则有可能感染肝吸虫病。

2. 鉴别诊断

(1)细菌性肝脓肿:常先有胆管、阑尾等化脓性疾病史,发病急骤,常伴明显脓毒症状,白细胞计数尤其中性粒细胞显著增高,超声显示多为多发性脓肿,穿刺所得脓液常呈黄白色,有臭味,涂片或培养有菌,常有转移性脓肿出现。与继发细菌感染的阿米巴性肝脓肿较难鉴别。

(2)肝囊肿:肝囊肿伴感染者通常难以鉴别,需充分考虑病史和接触史,超声显像与穿刺所得脓液的特征有助于鉴别。

(3)原发性肝癌:合并癌中心坏死液化伴肿瘤热者宜细心鉴别,尤其是阿米巴性肝脓肿尚未十分成熟,即未完全液化者,较难鉴别。在此类伴未完全液化病灶的患者,肝穿刺宜谨慎。但结合肝炎、肝硬化与乙型肝炎病毒感染背景,AFP 阳性,超声显像显示占位性病变周围有晕圈等,鉴别尚有可能。寄生虫性肝囊肿/肝脓肿经药物治疗后发热减退不能完全排除肝癌,应仔细分析,有时需要短期随访观察其动态变化。

六、治疗

1. 药物治疗

(1)阿米巴性肝脓肿:抗阿米巴药物首选甲硝唑(灭滴灵),因其高效、安全,并有抗厌氧菌作用,多数患者可免除穿刺抽脓,治愈率达 70%～90%。氯喹(氯化喹啉)、依米丁亦有较好疗效,但毒性较大,可作为甲硝唑的替换药物。甲硝唑治疗反应不明显时可加用依米丁,其作为最早的抗阿米巴药物,主要浓集于肝。合并细菌感染者可选相应抗菌药物。

(2)肝吸虫病:药物选择三氯羟醋苯胺,10 mg/(kg·d),口服,12 小时后重复给药。据报道,治愈率达 90%,没有明显的不良反应。不良反应包括反复恶心、上腹部不适、腹泻和光变态反应,2～3 周后会逐渐缓解。依米丁和氯喹短期内效果良好,但对远期或临床难以诊断的病例效果有限。复发是必然的,因为这些药物对寄生虫本身无作用。

(3)华支睾吸虫病:吡喹酮为目前首选的药物,每天 25 mg/kg,分 2 次服用,连服 2 天。治疗后 3 个月粪便虫卵阴转率达 90% 以上。其具有疗程短、疗效好、毒性低、反应轻及在体内吸收、代谢、排泄快等优点。少数患者在服用时出现头晕、头痛、乏力、恶心、腹痛和腹泻等不良反应,24 小时后可减轻或消失。一般治疗量对肝、肾无明显损害。个别患者可有期前收缩、心律失常等。

(4)胆管蛔虫病:主要有以下药物治疗。

① 解痉镇痛药物:常用药物有阿托品、山莨菪碱(654-2)、维生素 K_3 等,可解除平滑肌痉挛引起的绞痛。绞痛剧烈且诊断明确时,可配合应用杜冷丁、异丙嗪、苯巴比妥等。

② 驱虫药物:阿苯达唑(400 mg/d 顿服,12 岁及以下小儿减半,2 岁以下小儿不宜服用)、左旋咪唑(1.5～2.5 mg/kg,空腹或睡前顿服,小儿 2～3 mg/kg,2 岁以下小儿禁用)为首选。这些药物对妊娠妇女的安全性尚未被确定,应慎用。

③ 其他:蛔虫在酸性环境下活动减弱,可服用醋及酸性药物。利胆药物可帮助虫体排出。急性期治疗成功后,应复查粪便以确认感染已根除。

2. 经皮肝穿刺抽脓

经皮肝穿刺抽脓为阿米巴性肝脓肿极重要的有效治疗手段,甲硝唑应用后,多数患者已无须穿刺抽脓,只在如下情况可能被保留使用:血清学阿米巴诊断不明确、不能获得或不能及时获得,且需要与细菌性肝脓肿相鉴别;不能行抗阿米巴药物治疗(如妊娠);怀疑有继发细菌感染;常规治疗后,如果发热、腹痛仍然持续,超过 3～5 天,穿刺可以明显改善症状;破裂风险大的极大脓肿,特别是位于左肝的近心脏的脓肿,其可能破入心包。必要时放置经皮穿刺引流管。

3. 手术治疗

(1)肝包虫病:手术的原则是清除内囊,防止囊液外溢,消灭外囊残腔,预防感染。具体手术方法依包囊大小、有无胆瘘和感染或钙化决定。术前可静脉滴注氢化可的松 100 mg,以防术中囊液溃入腹腔引起过敏性休克。

手术可分为两类:根治性手术和保守性手术。前者主要指囊肿的完整切除,内囊摘除术是临床上最常用的方法,适用于无感染的病例。后者指囊内容物的清除和寄生虫的灭活。尚无这两类手术的前瞻性随机研究,两类手术各有利弊。术中应避免医源性囊肿穿孔破裂,注意用杀寄生虫试剂(20% 高渗盐水、氯己定、无水乙醇)的纱布垫保护周围组织。肝部分切除或肝叶切除术适用于囊壁钙化、内囊不易摘除、病灶局限于可切除肝叶或肝段的多个囊肿,或者囊腔较大经过引流后囊腔难以闭合者。

（2）其他寄生虫病导致的肝外胆管和胆囊疾病：可以通过外科手术治疗的方式解决，适应证为合并急性化脓性胆管炎、胆囊炎，非手术治疗中病情恶化者；合并肝脓肿、胆管出血、腹膜炎、败血症和脓毒症休克者；合并有急性胰腺炎或胆管蛔虫与结石并存者；非手术治疗 5～7 天不能缓解并有病情恶化者。术中通常用大量盐水冲洗脓腔，留置引流管非常必要。

七、预后

随着卫生状况、保健体系的改善，胆管寄生虫病的发病率、病死率明显下降。微创治疗可以提高患者的生存率。

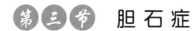

胆石症包括发生在胆囊、肝内胆管和肝外胆管的结石，是常见病和多发病。

一、流行病学

胆囊结石是慢性胆囊炎最常见的危险因素，慢性结石性胆囊炎占所有慢性胆囊炎的 90%～95%；慢性非结石性胆囊炎则不常见，占所有慢性胆囊炎的 4.5%～13.0%。有研究报道，我国慢性胆囊炎、胆囊结石患病率为 16.09%，占所有良性胆囊疾病的 74.68%。根据国外资料，在接受胆囊切除术的患者中，慢性胆囊炎占 92.8%，女性（79.4%）多于男性（20.6%），发病高峰在 50 岁左右，各年龄段所占比例为 20～30 岁占 12.1%，30～40 岁占 18.0%，40～50 岁占 30.7%，50～60 岁占 20.4%，60～70 岁占 12.2%。随着生活水平的提高，饮食习惯的改变，卫生条件的改善，我国的胆石症已由以胆管的胆色素结石为主逐渐转变为以胆囊的胆固醇结石为主。

肝胆管结石病即原发性肝胆管结石，特指始发于肝内胆管系统的结石，不包括胆囊内排降并上移至肝内胆管的结石，也不包括继发于损伤性胆管狭窄、胆管囊肿、胆管解剖变异等其他胆管疾病所致胆汁淤滞和胆管炎症后形成的肝胆管结石。肝胆管结石病是我国的常见病，在华南、西南、长江流域及东南沿海等广大区域尤为多见。由于其病变复杂、复发率高且常引起严重的并发症，此病成为我国良性胆管疾病死亡的重要原因。

胆总管结石多位于胆总管的中下段。随着结石增多、增大和胆总管扩张、结石堆积或上下移动，肝总管常受累。胆总管结石的含义实际上应包括肝总管在内的整个肝外胆管结石。胆总管结石按来源分为原发性和继发性。原发性胆总管结石为原发性胆管结石的组成部分，它可在胆总管中形成或原发于肝内胆管的结石下降落入胆总管。继发性胆总管结石是指原发于胆囊内的结石通过胆囊管下降到胆总管。国内报道胆囊及胆总管同时存在结石者占胆石症病例的 5%～29%，平均为 18%。在 1983—1985 年全国胆石症患者调查研究中，胆囊及胆总管均有结石者占胆石症患者的 11%，占胆囊结石病例的 20.9%；而在 1992 年的调查中这两个数据分别为 9.2% 和 11.5%。在 1992 年的调查中，全国 4 197 例肝内胆管结石病例中同时存在肝外胆管结石者占 78.3%。国外报道胆囊结石患者的胆总管含石率为 10%～15%，随着胆囊结石病程延长，继发性胆总管结石相对增多。

我国胆石症的流行病学在近半个世纪发生了明显的变化。20 世纪 50 年代关于胆管外科的相关疾病报道中，2 398 例胆石症患者中，49.3% 为胆管结石。我国南方地区和农村的原发性胆管结石发病率要比西北地区和城市的发病率高。20 世纪 80 年代以后，胆囊结石逐渐成为胆石症中最常见的疾病，复杂难治的原发性肝胆管结石的比例在逐渐下降，在 1992 年的一次全国性胆石症患者调查研究中，胆囊结石患者的比例已经接近 80%，而胆管结石的比例下降至 5% 左右。20 世纪 80 年代以后，我国胆石症发病率和病

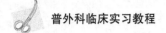

死率已明显降低,这与生活水平提高、饮食结构改变和卫生条件改善密切相关。

二、病因与病理

1. 病因学

(1)胆囊结石:与多种因素有关,任何影响胆固醇与胆汁酸浓度比例和造成胆汁淤滞的因素都能导致结石形成。个别地区和种族的居民、女性激素、肥胖、妊娠、高脂肪饮食、长期肠外营养、糖尿病、高脂血症、胃切除或胃肠吻合手术后、回肠末段疾病和回肠切除术后、肝硬化、溶血性贫血等因素都可引起胆囊结石。在我国西北地区,胆囊结石发病率相对较高,可能与饮食习惯有关。胆总管结石一般继发于胆囊结石和肝内胆管结石。

(2)肝胆管结石病:病因目前还不完全清楚。肝内结石的形成与胆管慢性炎症、细菌感染、胆管蛔虫、胆汁淤滞和营养不良等因素有关。胆管内慢性炎症是导致结石形成的重要因素,胆汁淤滞是结石形成的必要条件。胆流滞缓并有胆管慢性炎症最易形成肝内胆管结石。肝的胆固醇合成上调、胆汁酸合成下调,可能是引起肝胆汁中胆固醇过饱和而导致高胆固醇结石形成的原因之一。奥迪括约肌异常在肝内胆管结石的成因中作用不大。

在肝胆管结石病的病变范围内,肝组织发生萎缩,而正常肝组织增生肥大,形成肝萎缩-增生性改变,即萎缩增生复合征。这一病理特征对正确判断肝胆管结石的病变部位和选择合理治疗方法具有重要意义。

(3)原发性胆管结石:病因和形成机制尚未完全明了。目前研究认为这种结石的生成与胆管感染、胆汁淤滞、胆管寄生虫病有密切关系。结石外观多呈棕黑色、质软、易碎、形状各异、大小及数目不一。有的状如细沙或不成形的泥样,故有"泥沙样结石"之称。这种结石是以胆红素钙为主的色素性结石。经分析其主要成分为胆红素、胆绿素和少量胆固醇,以及钙、钠、钾、磷、镁等矿物质和多种微量元素。在矿物质中以钙离子的含量最高并易与胆红素结合成胆红素钙。此外尚有多种蛋白质及黏蛋白构成网状支架。有的在显微镜下可见寄生虫的壳皮、虫卵和细菌聚集等。

2. 病理学

(1)胆囊结石:胆囊内可见结石,可出现合并胆总管结石或合并胆囊壁内结石。结石部分为泥沙样、胆固醇结石、混合性结石和胆色素结石。胆囊壁出现程度不等的慢性胆囊炎症改变,胆囊黏膜上皮细胞可出现程度不等的变性、坏死、修复及增生改变。胆囊黏膜上皮可观察到单纯性增生、低级别和高级别上皮内瘤变等形态的过渡改变,甚至可能观察到意外胆囊癌。

(2)肝内胆管结石:肝内胆管的胆红素钙结石主要由胆红素、胆固醇、脂肪酸和钙组成。它常表现为"胆管树"的广泛扩张,主要是含结石的胆管和其周围分支,以及结石远端胆管的狭窄病变。结石所在的胆管组织病理学改变可分为慢性增生性胆管炎、化脓性胆管炎和慢性肉芽肿性胆管炎。受累的肝实质部分常显示萎缩性改变。当影响整个肝时,肝内胆管结石可进展为胆汁性肝硬化和门静脉高压。肝内胆固醇结石主要含有胆固醇,呈黄色,小且硬。泡沫细胞聚集和多形核巨细胞是肝内胆固醇结石的特征性表现。肝内胆管结石有时与胆管癌相关,可能是胆汁淤滞的慢性刺激、寄生虫感染或结石的存在,导致上皮细胞的腺瘤样增生,随后发生胆管癌。但这种因果关系是推测性的。

(3)胆总管结石:本症可能引起的病理变化基本上取决于两个因素,其一为梗阻是否完全,视结石的大小和部位而有不同,亦与胆总管括约肌的功能状态有关;其二为有无继发感染,常视结石的成因和性质而异,其炎症的范围和严重性亦有很大差别。

结石引起的胆总管阻塞通常是不完全或间歇性的,因为结石在胆管内可以移动或滑动;但有时也可造成完全性的急性梗阻。自胆囊进入胆总管的继发性结石虽然体积较小,但是所引起的梗阻常呈急性,特别是当结石嵌顿在壶腹部时,可能造成一时性的完全梗阻。相反,如为胆总管原发性结石,因为逐渐长大,胆总管随之代偿性扩张,所以虽然结石可以增长到较大的程度,但一般不引起完全梗阻。这与结石所处的部位有关,胆总管中段的结石一般仅有不完全梗阻,但嵌顿在壶腹部或阻塞在肝管内的结石有时可引起完全性梗阻。结石阻塞胆总管后,胆汁的排出将受到阻碍,于是通过肝细胞泌入的胆红素将重新回到血液中,形成阻塞性黄疸。如阻塞是完全性或长期性的,由于胆管内的压力增高,不仅胆总管有增厚扩大,而且将进一步影响胆汁分泌,造成肝细胞损害。长时期的胆管阻塞也可以使肝内的毛细胆管发生扩张,肝细胞发生坏死,胆管周围有纤维组织增生,形成胆汁性肝硬化。此外,胆总管阻塞后由于胆汁滞留,阻塞部位以上的胆总管内极易发生继发性感染。当然,感染的来源不仅是胆汁,与结石的成分和性质亦有关。例如,继胆管寄生虫病而形成的结石多数含有细菌,它本身就有感染的因素。感染的范围和严重性亦有很大差别,它可以仅限于胆总管,形成一般的急性胆管炎;也可以上升累及肝内毛细胆管和肝组织,形成毛细胆管炎、肝炎甚至肝脓肿;或者结石嵌顿在壶腹部者,由于共同通路的阻塞激发急性胰腺炎。感染的程度取决于病程的长短和胆管有无梗阻及程度。

三、临床表现

1. 胆囊结石

(1)腹痛:腹痛是最常见的症状,发生率为84%。腹痛的发生常与高脂、高蛋白饮食有关。患者常表现出发作性的胆绞痛,多位于右上腹,或者出现钝痛,可放射至背部,持续数小时后缓解。胆囊结石伴胆囊炎的典型体征为墨菲征(Murphy 征),即按压右上腹发炎的胆囊时患者吸气暂停,胆管结石 Murphy 征常为阴性。

(2)消化不良:消化不良是常见表现,占56%,又称胆源性消化不良,表现为嗳气、饱胀、腹胀和恶心等症状。

(3)体格检查:体格检查可检出右上腹压痛。

(4)常见并发症:当出现胆囊炎急性发作、胆源性胰腺炎时,可观察到急性胆囊炎和急性胰腺炎相应的症状和体征,如黄疸、发热等;Mirrizi 综合征的表现与胆总管结石类似,无特异性;胆石性肠梗阻则以肠梗阻表现为主。

(5)无症状胆囊结石:随着超声技术的广泛应用,胆囊结石常可在常规健康体检中被偶然发现,患者既无明显症状又无阳性体征,但在将来可有部分患者出现症状。

2. 肝胆管结石

肝胆管结石病的病程长而复杂,可出现多种严重并发症,故其临床表现是复杂多样的,其复杂程度主要取决于主要肝管和肝外胆管结石梗阻是否完全、合并胆管感染的严重程度、肝的病变范围、肝功能损害程度及并发症类型等。

肝胆管结石病的基本临床表现可分为 3 型。

① 静止型:患者无明显症状或症状轻微,仅有上腹隐痛不适,常在体检时被发现。

② 梗阻型:表现为间歇性黄疸、肝区和胸腹部持续性疼痛不适、消化功能减退等胆管梗阻症状。双侧肝胆管结石伴有肝胆管狭窄时可呈持续性黄疸。

③ 胆管炎型:表现为反复发作的急性化脓性胆管炎。急性发作时出现上腹部阵发性绞痛或持续性胀痛、畏寒、发热、黄疸、右上腹压痛、肝区叩击痛、肝大并有触痛等,严重者可伴脓毒症表现;外周血白细胞和中性粒细胞显著升高,血清氨基转移酶急剧升高,血清胆红素、碱性磷酸酶、γ-谷氨酰转肽酶升高。一侧肝管结石阻塞合并急性肝胆管炎时,可无黄疸或黄疸较轻,血清胆红素处于正常水平或轻度升高,发作间歇期无症状或呈梗阻性表现。

发生各种严重并发症时可出现肝脓肿、胆管出血、胆汁性肝硬化、门静脉高压症及肝胆管癌等相应临床表现。

3. 胆总管结石

胆总管结石的临床表现取决于胆管的梗阻程度和有无感染,多数患者有过一次或多次急、慢性胆囊炎发作史或胆管蛔虫病史,在一次剧烈的胆绞痛后出现黄疸,表示结石进入胆总管或在胆总管内形成后发生嵌顿和阻塞。患者发作时多无腹肌强直,但上腹部或右上腹可有轻度触痛。肝大,质地坚实,稍有触痛,但一般胆囊多不可扪及。脾有时也可增大,多数患者黄疸明显,面容憔悴,神情抑郁,有时有消瘦现象。有并发症时则有相应的体征如黄疸和休克体征等。

四、临床分型

根据结石在肝内的分布、相应肝管和肝的病变程度及合并肝外胆管结石的情况分为 2 个主要类型和 1 个附加型。Ⅰ型:区域型,结石沿肝内"胆管树"局限性分布于一个或几个肝段内,常合并病变区段肝管的狭窄及受累肝段的萎缩。临床表现可为静止型、梗阻型或胆管炎型。Ⅱ型:弥漫型,结石遍布双侧肝叶胆管内,根据肝实质病变情况,又分为 3 种亚型。Ⅱa 型:弥漫型不伴有明显的肝实质纤维化和萎缩。Ⅱb型:弥漫型伴有区域性肝实质纤维化和萎缩,通常合并萎缩肝区段主肝管的狭窄。Ⅱc 型:弥漫型伴有肝实质广泛性纤维化而形成继发性胆汁性肝硬化和门静脉高压症,通常伴有左右肝管或汇合部以下胆管的严重狭窄。E 型:附加型,指合并肝外胆管结石。根据奥迪括约肌功能状态,又分为 3 个亚型。Ea 型:奥迪括约肌正常。Eb 型:奥迪括约肌松弛。Ec 型:奥迪括约肌狭窄。

五、辅助检查

1. 生化检查

(1) 肝功能检查:胆管梗阻时,肝功能检查提示胆红素、碱性磷酸酶和 γ-谷氨酰转肽酶升高。氨基转移酶可升高,伴有胆管炎时会显著升高。

(2) 其他:合并急性感染时可出现以中性粒细胞升高为主的白细胞升高,提示细菌感染。长期胆管阻塞可以导致脂溶性维生素(维生素 A、D、E 和 K)减少,凝血酶原时间延长。

2. 影像学检查

(1) B超:B超一般作为首选检查。它能为临床诊断提供线索,但不能作为外科手术的唯一依据。在决定行外科手术治疗前需要做其他影像学检查。在手术中做 B 超检查,对明确结石部位、引导取石和判断有无结石残留具有重要价值。B 超在引导 PTC 方面也有重要作用。但 B 超不能提供"胆管树"的整体影像,且难以显示胆管狭窄部位和合并的肝外胆管下端结石。

(2) CT:可全面显示肝内外胆管结石分布、胆管系统扩张和肝实质的病变,对肝胆管结石具有重要的诊断价值。系统地观察各层面 CT 成像,可获取肝内胆管系统的立体构象及肝内结石的立体分布情况。CT 与 B 超联合应用,一般能为手术方案的制订提供可靠的依据。但 CT 一般难以直接显示胆管狭窄部位,也不能发现不伴有明显胆管扩张的细小结石及密度与肝实质相似的结石。

(3) MRI:MRI 结合 MRCP 可以多方位显示肝内"胆管树",可准确判断肝内结石分布、胆管系统狭窄与扩张的部位和范围及肝实质病变。MRI 为无创性胆管影像学诊断方法,并兼具断层扫描及胆管成像的优点,对肝胆管结石的诊断价值优于 CT 和胆管直接造影方法。但 MRI 对结石图像的显示不如 CT 和 B超清晰,对狭细胆管的显示亦不如胆管直接造影清晰、准确。

(4) ERCP 和 PTC:ERCP、PTC、手术中或经手术后胆管引流管造影是诊断肝胆管结石的经典方法。它们能清晰显示结石在肝内外胆管的分布、胆管狭窄和扩张及胆管的变异等。一个完整清晰的"胆管树"影像可作为制订外科手术方案的重要依据。对 CT 和 B 超易误诊的软组织密度结石、泥沙样结石及胆总管十二指肠段和胰腺段的结石,采用上述胆管直接显像方法可获准确诊断。但胆管直接显像仅能显示肝管内病变,不能直接显示肝管壁及肝实质病变,需结合 CT 或 B 超检查才能全面评估病变范围和性质。ERCP 能显示阻塞部位下游的胆管,而 PTC 能显示阻塞部位上游的胆管,特别是二级肝管分支不显示易被忽视而造成漏诊,须联合 PTC 和 ERCP 或做多点选择性 PTC 方可获得完整的"胆管树"图像。这些胆管直接造影方法均属侵入性诊断方法,有诱发急性胆管炎等并发症的可能性,因此应安排在临近手术前或术中进行,而对于近期有胆管炎发作的病例,术前应避免做此类造影检查。在当前 B 超、CT 及 MRCP 等非侵入性诊断技术日臻完善的条件下,肝胆管结石的术前诊断应以联合应用 B 超、CT 和/或 MRI 为主,ERCP 和/或 PTC 等侵入性直接胆管显像检查为非必须。

六、诊断及鉴别诊断

1. 诊断

影像学检查结果结合胆石症的症状和体征是诊断的重要依据。

2. 鉴别诊断

(1) 急性或慢性胃炎:急性或慢性胃炎可以表现为由轻到重的各种不典型上腹部不适或疼痛的症状。很多胆囊结石引起的疼痛部位不在右上腹,而在上腹部正中,因此很容易被误诊为胃炎。

(2) 消化性溃疡:有消化性溃疡的病史,上腹痛与饮食规律有关。胆囊结石及慢性胆囊炎疼痛多发生在餐后,尤其在油腻饮食后。

(3) 胆管良恶性肿瘤:引起腹痛、黄疸、发热等情况时,须与胆管良恶性肿瘤相鉴别。主要依靠影像学、肿瘤标志物等。必要时应行腹腔探查明确诊断。

(4) 传染性肝炎:传染性肝炎患者有传染源的接触史。在出现腹痛和黄疸以前常有明显的先驱症状,如全身乏力、食欲不振等。腹痛为肝区的钝痛,多不放射。黄疸出现迅速而消退比较缓慢,程度深浅不定,凡登白试验呈双相反应。本病患者起病初期有体温升高,但白细胞的增减不定,淋巴细胞常有增加。肝功能试验在病变初期有明显减退,颇为突出。

(5) 胆管蛔虫病:患者年龄一般较轻,多在 30 岁以下。发病突然,绞痛剧烈,有阵发性加剧且有特殊钻顶感。发作时常伴有恶心呕吐,常可吐出蛔虫。黄疸一般多不明显,除非至病程晚期,通常亦无寒战发热、肌紧张等表现。

(6) 胰头癌:患者年龄一般较大,多在 50 岁以上。发病隐匿,往往先出现黄疸,伴或不伴有腹痛(以往无相似的腹痛黄疸史)。黄疸呈进行性加重,无波动表现。粪便因缺乏胆汁呈灰白色陶土状,尿中尿胆素原也常为阴性。腹痛不常有,有腹痛者多为上腹部的持续性隐痛,向后背放射。通常无感染症状,体温和白细胞始终正常;病程晚期常有消瘦和恶病质表现。凡登白试验为直接强阳性反应,其他肝功能试验也符合阻塞性黄疸的肝功能损害现象。主要通过影像学发现胰头占位明确诊断。

七、治疗

1. 胆囊结石

无症状的胆囊结石一般不需要积极手术治疗,可观察和随诊,但有下列情况时应考虑行手术治疗:结石直径≥3 cm;合并需要开腹的手术;伴有胆囊息肉,直径 >1 cm;胆囊壁增厚;胆囊壁钙化或瓷性胆囊;儿童胆囊结石;合并糖尿病;有心肺功能障碍;边远或交通不发达地区、野外工作人员;发现胆囊结石 10 年以上。

手术治疗首选腹腔镜胆囊切除,比经典的开腹胆囊切除损伤小,疗效确切。行胆囊切除时,有下列情况时应行胆总管探查术或行腹腔镜超声胆总管探查。

① 术前病史、临床表现或影像学检查证实或高度怀疑胆总管有梗阻,包括有梗阻性黄疸、胆总管结石、反复发作胆绞痛、胆管炎和胰腺炎。

② 术中证实胆总管有病变,如术中胆管造影证实或扪及胆总管内有结石、蛔虫、肿块,胆总管扩张直径超过 1 cm,胆管壁明显增厚,发现胰腺炎或胰头肿物。胆管穿刺抽出脓性、血性胆汁或泥沙样胆色素颗粒。

③ 胆囊结石小,有可能通过胆囊管进入胆总管。

为避免盲目的胆管探查和不必要的并发症,术中可行胆管造影或胆管镜检查。胆总管探查后一般需要做 T 管引流,有一定的并发症。

普外科临床实习教程

2. 肝内胆管结石

有明显临床症状的肝内胆管结石需要治疗。对于症状不明显的静止型肝内胆管结石是否需要治疗，目前的意见尚未统一。鉴于随病程演进和病变发展，多数病例将出现明显症状且有受累肝管恶性变的可能，对于静止型肝内胆管结石也多主张积极手术治疗或经皮经肝胆管镜取石治疗。肝内胆管结石的治疗主要靠外科手术，原则是去除病灶，取尽结石，矫正狭窄，通畅引流，防止复发。

针对肝内胆管结石复杂的肝内外胆管及肝病变，有多种手术和非手术治疗方法，应根据肝内胆管结石数量及分布范围、肝管狭窄的部位和程度、肝的病理改变、肝功能状态及患者的全身状况，制订针对具体病例的个体化治疗方案并选择合适的手术方法。治疗策略见图14-3-1。

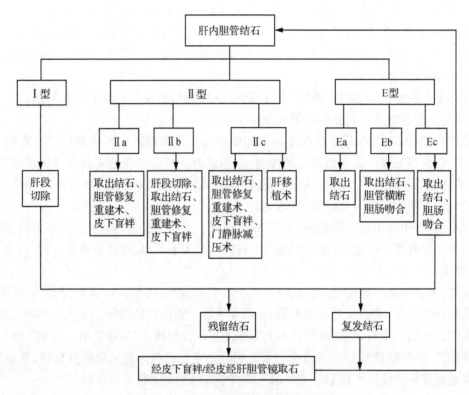

图 14-3-1 肝内胆管结石的治疗策略

（1）手术治疗。

① 胆管切开取石术：胆管切开取石术是治疗肝内胆管结石手术中的基本手段。单纯胆管取石引流手术多用于急症和重症病例，旨在暂时通畅胆管、控制胆管感染、改善肝功能以挽救患者生命或为二期确定性手术做准备。只有对少数结石数量较少且受累的肝管及肝病变轻微、取尽结石后肝内外无残留病灶、胆管无狭窄的病例，单独肝胆管切开取石有可能作为确定性手术方式，但术后需要采取积极措施预防结石复发。

通过联合切开肝门部胆管和肝胆管及经肝实质切开肝内胆管，直视下探查结合术中胆管造影、术中B超和术中胆管镜检查，可全面了解胆管结石的部位、数量、胆管狭窄梗阻及胆管下端的通畅情况。经肝外胆管途径盲目地器械取石是肝内胆管结石手术后结石残留率高的重要原因。充分切开肝门部胆管狭窄，必要时切开二级肝管，可在直视下清除主要肝管的结石，结合胆管镜明视下取石，能有效清除肝管内结石，显著降低结石残留率。

② 肝部分切除术：切除病变肝段以最大限度地清除含有结石、狭窄及扩张胆管的病灶，是治疗肝内胆管结石的最有效手段。

手术适应证包括Ⅰ型及Ⅱb型肝内胆管结石。对于区域型结石，切除含结石的肝段或肝叶；对于弥漫型结石，切除局限于肝段或肝叶的区域性毁损病灶。需切除的区域性毁损病灶主要包括：肝叶或萎缩肝

262

段、难以取净的多发性结石、难以纠正的肝管狭窄或囊性扩张、合并慢性肝脓肿和合并肝内胆管癌。

肝内胆管结石的肝切除范围主要取决于结石分布及毁损性病变范围。肝内胆管结石的病变范围是沿病变"胆管树"呈节段性分布的，因此肝叶切除要求以肝段、肝叶为单位作规则性切除，以完整切除病变"胆管树"及所引流的肝区域。这是取得优良疗效的基本条件和关键。无论是针对区域型肝内胆管结石时病变肝段或是针对弥漫型肝内胆管结石时毁损性病灶，肝切除范围不够、遗留病变，常是术后并发症及症状复发的根源。对于左肝管系统的广泛结石，应选择规则性左半肝切除，不应将只切除肝左外叶而联合胆管空肠吻合术作为首选术式。

对于分布在双侧肝叶的区域性结石伴引流肝段萎缩的病例，在预留残肝功能体积足够的条件下，可同时做规则性双侧病变肝段切除。

③ 肝门部胆管狭窄修复重建术：处理肝门部胆管狭窄的手术方法主要有三类。由于肝门部胆管狭窄病变类型比较复杂，常需结合多种手术方法进行治疗。第一类，胆管狭窄成形、空肠 Roux-en-Y 吻合术。适用于肝内病灶和上游肝管狭窄已解除的肝门部胆管狭窄病例。在充分切开肝门部狭窄胆管并进行原位整形的基础上，以 Roux-en-Y 空肠袢与胆管切口侧侧吻合修复胆管缺损。对有结石残留或复发可能的病例，可将空肠袢残端顺位埋置于皮下作为术后取石的通路。但胆肠吻合术废除了奥迪括约肌对胆系的控制功能。在上游肝管狭窄未纠正和肝内结石未取净的情况下行不恰当的胆肠内引流可引发或加重胆管感染等严重并发症。第二类，胆管狭窄成形、游离空肠段吻合术。适用于肝内病灶和上游肝管狭窄已解除，尚有结石残留或有结石复发可能而胆管下端通畅的病例。充分切开肝门部胆管狭窄并进行原位整形，藏取长度适当的游离空肠段，用其输出端与胆管切口进行端侧吻合，修复胆管壁的缺损，将其输入端关闭并顺位埋置于皮下，作为日后用胆管镜清除残留或复发结石的通路。尚可用胆囊代替空肠段来完成本手术。第三类，胆管狭窄成形、组织补片修复术。适用于肝内病灶及上游肝管狭窄已解除，结石已取尽且无复发可能，而只存在肝门部胆管轻度狭窄的病例。充分切开狭窄段及其两端的胆管，切除瘢痕化的胆管组织，缝合肝胆管瓣形成胆管的后壁，胆管前壁的缺损用带血供的肝圆韧带瓣、胆囊瓣、胃瓣、空肠瓣或其他自体组织补片修复。

④ 肝移植术：肝移植术适用于肝和胆管系统均已发生弥漫性不可逆损害和功能衰竭的 Ⅱc 型肝内胆管结石。

（2）合并肝外病变的处理。

① 肝外胆管结石：术中同时清除结石，应注意清除容易残留的胆管下端结石。经十二指肠镜奥迪括约肌切开后取石只适用于单纯肝外胆管结石；对于肝胆管结石及狭窄，奥迪括约肌切开后易发生反流性胆管炎，应视为禁忌。

② 奥迪括约肌松弛：合并肝外胆管结石和扩张者多伴有胆管下端奥迪括约肌松弛。若奥迪括约肌重度松弛、曾做奥迪括约肌成形术或胆管十二指肠吻合术，造成反流性胆管炎，可考虑胆总管横断和胆管空肠吻合术，由此可减少经胆管下端途径的反流性胆管炎。

③ 奥迪括约肌狭窄：此种情况少见，应采用胆管镜检查排除胆管下端结石梗阻。确认为胆管下端狭窄者可行胆管空肠 Roux-en-Y 吻合术。

（3）术中辅助措施的应用价值。

术中 B 超、术中胆管造影、术中胆管镜和各种物理碎石术的应用，对提高肝胆管结石的手术效果有重要作用。

① 术中 B 超：能清晰判断结石在肝内的分布，引导取石，明显降低结石残留率；同时还能显示出入肝的重要血管与病灶的关系，确定病灶范围，从而引导肝切除。

② 术中胆管造影：对了解胆管系统有无变异、避免发生胆管损伤和防治胆管内结石残留有重要作用。

③ 术中胆管镜：术中胆管镜是当前治疗肝胆管结石的重要方法之一，能明视胆管内病理状况，辨别胆管结石、肿瘤和异物，观察胆管黏膜病变，对可疑病变可取活体组织或脱落细胞做病理检查。在镜下用取

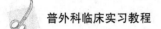

石网篮、碎石器械和气囊导管取石克服了常规器械取石的盲区,可提高取石效率,降低结石残留率。

④ 物理碎石术:对于难以直接取出的大结石或嵌顿结石,可采用激光等碎石术将其击碎后取出。

(4) 术后残留病变处理及复发病变的防治。

对于术中结石残留的病例,可在手术后经 T 管窦道、胆管瘘管或胆管空肠吻合的皮下埋置盲襻进入胆管清除肝胆管内残余结石。经 T 管造影显示有结石残留者,应留置 T 管 6 周以上,纤维窦道形成坚固后拔除 T 管,并通过纤维胆管镜经窦道取石。对于复发结石,可通过皮下盲襻用胆管镜取石。经皮肝穿刺进行内镜取石,也是治疗复发结石的有效方法。术后定期复查、服用利胆药物,早期发现和处理复发结石能明显改善远期疗效。

术后残留病变或复发病变包括肝管结石和主要肝管狭窄伴明显症状而用非手术方法难以奏效者,需要再次手术处理。胆管手术后再次手术往往牵涉到许多复杂的问题,无论其技术难度、手术范围、手术后并发症发生率和患者的全身状况等,均属于复杂和高危的手术。因此,再次手术必须掌握好手术时机和适应证,手术方案应积极而稳妥。

3. 胆总管结石

(1) 内镜治疗(推荐疗法)。

经内镜奥迪括约肌切开术(endoscopic sphincterotomy,EST)或经内镜乳头切开术(endoscopic papillectomy,EPT)适用于数量较少和直径较小的胆总管下段结石。继发性结石多因结石小、数量少,容易嵌顿于胆总管下段、壶腹或乳头部。直径 1 cm 的结石可经 EST 取出。结合钬激光碎石,此法创伤小,见效快,更适用于年老、体弱或做过胆管手术的患者。

经纤维内镜用胆管子母镜取石,需先行 EST,然后放入子母镜,用取石网篮取石。若结石较大,应先碎石才能取出。此法可以取出较高位的胆管结石,但操作比较复杂。

如果患者解剖结构发生改变(既往行胆肠 Roux-en-Y 吻合术或减肥手术),可考虑做经皮或内镜下(球囊内镜辅助)治疗胆管结石。胆囊切除或肝胆管结石术后发现胆管结石,推荐做内镜下括约肌切开取石。

对于同时患有胆囊结石和胆管结石者,应于 ERCP 后 72 小时内尽快行腹腔镜胆囊切除术(laparoscopic cholecystectomy,LC)。

(2) 外科手术。

① 胆总管探查取石:目前胆总管探查取石是治疗胆总管结石的主要手段,可选择的治疗手段有胆管探查取石、经胆囊管取石或术中行 ERCP(三镜联合手术)。切开胆总管取出结石后,最好常规用纤维胆管镜放入肝内外胆管检查和取石。直视下观察肝胆管系统有无遗留结石、狭窄等病变并尽可能取净结石。然后用 F10 ~ 12 号导尿管,若能顺利通过乳头进入十二指肠并从导尿管注入 10 mL 左右的生理盐水试验无误,表明乳头无明显狭窄。如果 F10 导尿管不能进入十二指肠,可用直径 2 ~ 3 mm 的 Bakes 胆管扩张器试探。正常奥迪乳头可通过直径 3 ~ 4 mm 的扩张器,使用金属胆管扩张器应从直径 2 ~ 3 mm 的小号开始,能顺利通过后逐渐增大 1 号,随胆总管的弯度轻柔缓慢放入,不可强行插入,以免穿破胆总管下端形成假道,发生严重后果。

② T 管引流:胆总管探查取石放置 T 管引流,是多年来传统的方法,可以有效防止胆汁外渗,避免术后胆汁性腹膜炎和局部淤胆感染,安全可靠,并可在术后通过 T 管了解和处理胆管残留结石等复杂问题。特别是我国原发性胆管结石发病率高,并存肝内胆管结石和肝内外胆管扩张狭窄等复杂病变者较多,很难保证胆总管探查术中都能完善处理,因此大多数情况下仍应放置 T 管引流。

目前认为不放置胆管引流仅适于单纯性胆总管内结石(主要是继发结石),胆管系统基本正常。确切证明无残留结石、无胆管狭窄(特别是无胆总管下段或乳头狭窄)、无明显胆管炎等少数情况,可以缩短住院时间,避免胆管引流的相关并发症。严格掌握适应证的情况下应一期缝合胆总管。在缝合时最好使用无创伤的带针细线,准确、精细、严密缝合胆总管切口,预防胆汁溢出。可放置肝下腹腔引流,以便了解和缓解可能发生的胆汁溢出。

T 管应选择乳胶管,容易引起组织反应,一般在 2 ~ 3 周可因周围粘连形成窦道。T 管的粗细应与胆总管内腔相适应。经修剪后放入胆总管的短臂直径不宜超过胆管内径,以免缝合胆管时有张力。张力过大、过紧有可能导致胆管壁血供不足或裂开、胆汁溢出和日后发生胆管狭窄。若有一定程度胆总管扩张者,最好选用 F22 ~ 24 的 T 管,以便术后用纤维胆管镜经窦道取石。缝合胆总管切口,以可吸收线为好。因为丝线等不吸收线的线结有可能进入胆总管内成为结石再发的核心。胆总管缝合完成后,可经 T 管长臂轻轻、缓慢注入适量生理盐水检查是否缝合严密,若有漏水,应加针严密缝合,以免术后发生胆汁渗漏。关腹前将 T 管长臂和肝下腹腔引流管另戳孔引出体外,以免影响腹壁切口一期愈合。

③ 腹腔镜胆总管探查取石:腹腔镜胆总管探查取石主要适用于单纯性胆总管结石,并经术前或术中胆管影像学证明确无胆管系统狭窄和肝内胆管多发结石者。继发性胆总管结石可合并行腹腔镜胆囊切除术 + 胆总管探查取石术,切开胆总管后多数需要经腹壁戳孔放入纤维胆管镜用取石网篮套取结石,难度较大,术者需要有扎实的腹腔镜手术基础。条件允许时可使用腹腔镜超声反复探查以确定胆管无残余结石。取出结石后可根据具体情况决定直接缝合胆总管切口或放置 T 管引流。

④ 胆总管下段狭窄、梗阻的处理:术中探查证实胆总管下端明显狭窄、梗阻者,应同时行胆肠内引流术,建立通畅的胆肠通道。胆总管十二指肠吻合术今已少用,因为这一术式虽然较简单、方便、易行,但是因不可避免地发生胆管反流或反流性胆管炎,反复炎症容易导致吻合口狭窄、复发结石,远期效果欠佳。特别是吻合口上端胆管存在狭窄或肝内胆管残留结石未取净者,往往反复发生严重胆管炎或胆源性肝脓肿。目前主要采用胆总管空肠 Roux-en-Y 吻合术,利用空肠与胆总管吻合,容易实现 3 cm 以上的宽大吻合口吻合,有利于防止吻合口狭窄。尤其对并存肝总管、肝门以上肝胆管狭窄或肝内胆管结石者,可以连续切开狭窄的肝门及左右肝管乃至 Ⅲ 级肝胆管,解除狭窄,取出肝内结石,建立大口吻合。其适用范围广、引流效果好,辅以各种形式的防反流措施,可防止胆管反流和反流性胆管炎,是目前最常用的胆肠内引流术式。

(3) 其他。

采用非手术措施,控制急性炎症期,待症状缓解后,择期手术。应予强有力的抗炎、抗休克、静脉输液,保持水、电解质和酸碱平衡,予营养支持和对症治疗。经非手术保守治疗 12 ~ 24 小时,不见好转或继续加重,如持续典型的查科(Charcot)三联征或出现休克、意识障碍等严重急性梗阻性化脓性重症胆管炎表现者,应及时行胆管探查减压。

如果以上方法取石失败,可进行体外冲击波碎石术、液电碎石术或激光碎石术治疗,虽然有一定的疗效,但是疗程长、不良反应较多,效果不确切。

八、预后

由于胆石症的病因至今未明确,除胆囊切除术可根治胆囊结石外,胆石症复发率较高。已诊断的病例多伴有广泛的肝内胆管结石和肝实质的不可逆改变,使术后的结石残留率、再次手术率、复发率均较高。当前影像诊断技术的提高有利于早期肝内胆管结石的发现与及时治疗。该类患者的肝内胆管结石多局限在 1 ~ 2 个肝段,若得不到早期及时的处理,仍可造成肝的广泛损害。因此,对肝胆管结石的临床病理学改变的认识,应从过去对晚期弥漫性肝损害转移到对早期局部阶段性改变的认识,使得单纯针对晚期结石的并发症而缓解症状的传统观念转变为"根治性"清除病灶以达到治愈目的的新观念。

第四节 胆管感染

一、流行病学

胆管感染是胆管系统急、慢性炎症的总称,包括急性胆囊炎、慢性胆囊炎、急性胆管炎和慢性胆管炎等,发病率一般占急腹症的第 2 位,但在国内沿海与南方的一些省份中已上升为第 1 位,成为外科的常见、多发、难治疾病。

过去 80% 的胆管感染由胆管结石引起(胆囊结石或胆管结石的患者,胆汁细菌阳性率分别为 15%~50% 和 70%~90%),三级医疗中心收治的胆管感染主要为恶性肿瘤(恶性完全梗阻患者中,胆汁细菌的阳性率为 25%~40%)和先天性胆管疾病引起。根据国外文献报道,急性胆囊炎患者以中年以上女性为主,特别是身体肥胖且多次怀孕者为多,在性别上,男女之比为 1∶(3~4)。我国发病率低于国外,女性发病率也低于欧美国家,患者年龄多在 35~45 岁,男女之比为 1∶(1~2)。近年来,随着国人饮食习惯的改变和高龄化,城市人群的胆囊结石发病率明显升高。与西方国家常见的胆囊结石伴胆囊炎不同,胆管炎常见于经济收入低的人群,而且男女发病相当。但是在中心城市,近年来胆管炎发病率有逐渐下降趋势。

另外,内镜和经皮胆管支架的广泛应用亦增加胆管感染的概率。恶性梗阻患者术前放置胆管支架者 65% 胆汁培养为阳性,另有研究表明阳性率与胆管减压方法有关:PTC 为 65%,而 ERCP 为 100%。

同时,世界范围内超过 10 亿人感染蛔虫,胆管蛔虫在热带和亚热带国家引起的急性胆管炎的比例也逐渐增多。

二、病因与病理

胆管中分离到的最常见细菌为革兰阴性大肠埃希菌和肺炎克雷伯菌,革兰阳性肠球菌和革兰阴性厌氧菌,如脆弱杆菌。

胆管细菌的来源仍不清楚,可能的原因包括十二指肠的上行感染(被认为是最可能的途径,尤其是当奥迪括约肌被破坏后)、淋巴管途径、来源于门静脉或肝动脉的血管途径及胆囊的慢性感染。

1. 胆囊炎

胆囊炎最常见的致病因素是胆囊结石,约 95% 的患者有胆囊结石,称为结石性胆囊炎;病变开始时胆囊管梗阻,胆囊肿大,压力升高,黏膜充血水肿,渗出增加,称为急性单纯性胆囊炎。若此时梗阻未解除或炎症未控制,病变波及胆囊壁全层,出现囊壁增厚、血管扩张,甚至浆膜面也有纤维素和脓性渗出物,成为急性化脓性胆囊炎。如胆囊梗阻仍未解除,胆囊内压力继续升高,胆囊壁张力增高,血管受压导致障碍,引起胆囊缺血坏疽,则成为坏疽性胆囊炎。坏疽胆囊常发生穿孔,穿孔多发生在胆囊底部及颈部。若病变过程中胆囊管梗阻解除,炎症可逐渐消退,大部分组织恢复原来结构。如反复发作,胆囊壁纤维组织增生,瘢痕化、胆囊黏膜消失,呈慢性胆囊炎改变,甚至萎缩。

急性胆囊炎时,胆囊内脓液可进入胆管和胰管,引起胆管炎或胰腺炎。急性胆囊炎因胆结石压迫和炎症浸润,也可穿破至十二指肠等周围器官形成胆囊胃肠道内瘘,而使急性炎症症状迅速消退。

另外 5% 的患者无胆囊结石,称为非结石性胆囊炎,病因仍不清楚,通常在严重创伤、烧伤、腹部非胆管手术后和脓毒症等危重患者中发生,也有学者认为其是长期肠外营养、艾滋病的并发症,也可由恶性肿瘤等非结石性因素压迫导致胆囊管梗阻,黏稠的胆汁和胆泥可刺激胆囊上皮分泌前列腺素和白介素等炎性介质,使胆囊产生炎症,静脉和淋巴回流受阻发生缺血和坏死。手术、创伤、烧伤和严重感染时,患者可能发生不同程度和不同时间的低血压和组织低血流灌注,胆囊也可受到低血流灌注的损害,导致黏膜糜烂、胆盐浓度增高、胆囊壁受损,胆汁淤滞还有利于细菌繁殖和感染。急性非结石性胆囊炎如未经及时治疗,病情发展迅速,且胆囊坏死和穿孔的发生率较高,可能与本病的固有特征或延误诊治有关。

2. 急性梗阻性化脓性胆管炎

急性梗阻性化脓性胆管炎(acute obstructive suppurative cholangitis,AOSC)是由于胆管梗阻和细菌感染,胆管内压升高,肝胆血屏障受损,大量细菌和毒素进入血液循环,造成以肝胆系统病损为主,合并多器官损害的全身严重感染性疾病,是急性胆管炎的严重表现形式。AOSC 的基本病理改变是胆管完全性梗阻和胆管内化脓性感染。梗阻可发生于肝外和/或肝内胆管。正常情况下,由肠道经门静脉系统进入肝的少量细菌可被肝的单核吞噬细胞系统所吞噬。偶尔,由于正常的防御机制未能防止细菌进入胆汁或细菌由肠道逆流进入胆管,如胆管系统完整无损,胆汁流畅足以清除胆汁中的细菌。反之,当胆管梗阻时,胆汁中的细菌会繁殖导致胆管炎。胆管梗阻后,胆管内压升高,梗阻以上胆管扩张,管壁增厚,胆管黏膜充血水肿,炎症细胞浸润,黏膜上皮糜烂脱落,形成溃疡。肝充血肿大。光镜下见肝细胞肿胀、变性,汇管区炎症细胞浸润,胆小管内胆汁淤积。病变晚期肝细胞发生大片坏死,胆小管可破裂形成胆小管门静脉瘘,可在肝内形成多发性脓肿及胆管出血。肝窦扩张,内皮细胞肿胀,大量细菌和毒素可经肝静脉进入体循环引起全身性化脓性感染和多脏器功能损害。

3. 复发性化脓性胆管炎

复发性化脓性胆管炎(recurrent pyogenic cholangitis,RPC)指由于胆管结石和狭窄而引起的反复胆管感染,尤其是肝内胆管感染。主要在亚洲人聚居的区域出现,近年来发病率逐渐下降。RPC 的病因仍不清楚,最初引起感染的可能原因与小胆管被肠道细菌感染有关。RPC 患者在肠道严重感染的影响下(亚洲人多见),多种细菌可进入门静脉。低社会经济人群由于受营养不良、肝吸虫和蛔虫感染的影响,肝对肠道细菌的清除能力可能降低从而容易患病。在 RPC 的病程中,胆管结石和胆管狭窄哪一个先发生的仍不清楚,往往是两者交错进行,反复出现。如上述,RPC 的基本病理改变为感染、胆管狭窄和结石的形成,以及由这些主要病变引起的其他病变。反复胆管感染的结果为广泛的胆管上皮细胞和肝细胞的损害,包括胆管壁失去平衡性、过多分支形成、胆管中断和胆管狭窄。患者中,左肝管狭窄的程度比右肝管重,发生率(40%)比右肝管(20%)高,两者均狭窄的发生率为 40%。一个可能的原因为:左肝管为水平走向,胆汁引流比右肝管差。约 10% 的患者无结石,胆管中充满胆汁沉渣,称为"胆泥"。这些沉渣由黏液、脓液、寄生虫、变质的胆汁产物、微小结石和上皮细胞等组成。手术中可以发现,患者的肝为"胆汁样"或充血,质软易出血。炎症静止期可发现肝表面与周围组织有粘连。胆汁性肝硬化和肝衰竭是可能的并发症,特别是病程长、程度严重、多次手术失败和胆肠吻合口狭窄的患者。

三、临床表现

1. 腹痛

多数急性胆囊炎患者表现为严重的持续性右上腹或上腹部疼痛,有时放射至肩胛下区,也可先有胆绞痛发作引起的间歇性、自限性腹痛。右上腹胆囊区域可有压痛,程度个体有差异。典型体征为 Murphy 征。

2. 发热

患者常有轻度至中度发热,通常有畏寒,无寒战。若出现寒战高热,表明胆囊炎病变严重,如胆囊坏疽、穿孔,或胆囊积脓,或为急性胆管炎。严重胆管化脓性炎症由胆管高压、内毒素血症、脓毒败血症所致,患者表现为持续弛张热型。

3. 恶心呕吐

50% 以上患者有恶心,1/3 以上有呕吐。研究证明,单纯胆囊扩张并不引起呕吐,而胆总管扩张者常有呕吐;若症状加重,应考虑胆囊管或胆总管结石存在的可能。

4. 黄疸

20%~25% 的胆囊炎患者出现黄疸,但多为轻度或隐性黄疸,即血清总胆红素在 34.0~85.5 μmol/L。

黄疸系因胆总管结石和胆管炎、炎症、奥狄括约肌痉挛所致肝细胞损害。但由于胆管梗阻部位有肝内与肝外之别,腹痛与黄疸的程度差别很大,而急性胆管感染的症状则为各类胆管炎共有。

5. 精神障碍和全身状况

胆管感染病情向严重阶段发展,微循环障碍,水、电解质及酸碱平衡失调,患者表现为感染性休克,血压下降,少尿,内环境稳态逐渐失去代偿,各主要脏器发生功能障碍。肝、肾、心、肺、胃肠及凝血等相继或交替出现功能受损,构成严重的组合。如果病情进一步发展,胆管梗阻与胆管高压不解除,则危及患者生命。

四、辅助检查

1. 实验室检查

(1) 肝功能、血生化检查:约40%的患者血清氨基转移酶不正常,但多数在 400 U/L 以下,很少高达急性肝炎时所增高的水平。碱性磷酸酶常升高。约 1/2 的急性胆囊炎患者血清胆红素升高,1/3 的患者血清淀粉酶升高。单纯急性胆囊炎患者血清总胆红素一般不超过 34 μmol/L,超过 85.5 μmol/L 时应考虑有胆总管结石并存;当合并有急性胰腺炎时,血、尿淀粉酶含量亦增高。

(2) 血常规:85%的急性胆囊炎患者常伴有白细胞增多,平均在(10 ~ 15)× 10⁹/L,无并发症胆绞痛时白细胞计数往往正常。AOSC 多有血白细胞计数显著增多,常达 20 × 10⁹/L,其上升程度与感染严重程度成正比,分类见核左移。血小板计数减少和凝血酶原时间延长提示有弥散性血管内凝血(disseminated intravascular coagulation, DIC)倾向。

(3) 感染指标:胆管感染导致严重菌血症者可有血细菌培养阳性,在寒战、发热时采血进行细菌培养,常呈阳性。细菌种类与胆汁中培养所得一致。门静脉和周围静脉血中内毒素浓度超过正常值的 10 倍(正常值 < 50 pg/mL)。降钙素原(procalcitonin, PCT)和 C 反应蛋白(C reactive protein, CRP)可以反映炎症反应的程度,检测治疗效果,观察病程进展。

2. 影像学检查

(1) B超:B 超是急性胆囊炎快速简便的非创伤性检查手段。主要声像图特征为:胆囊的长径和宽径可正常或稍大,由于张力增高常呈椭圆形;胆囊壁增厚,轮廓模糊,有时多数呈双环状,其厚度 > 4 mm,多数患者有胆囊周围积液;胆囊内容物透声性降低,出现雾状散在的回声光点;胆囊下缘的增强效应减弱或消失。B 超可显示胆管扩大范围和程度以估计梗阻部位,可发现结石、蛔虫、直径 ≥ 1 cm 的肝脓肿及膈下脓肿等。其探查胆囊结石、胆总管结石及肝内胆管结石的诊断符合率分别为 90%、70% ~ 80% 和 80% ~ 90%。RPC 进展期可见门静脉周围出现等回声区,提示胆管周围炎和纤维增厚。

(2) CT:B 超检查有时能替代 CT,但有并发症而不能确诊的患者必须行 CT 检查。CT 可显示增厚超过 3 mm 的胆囊壁。若胆囊结石嵌顿于胆囊管导致胆囊显著增大,胆囊浆膜下层周围组织和脂肪因继发性水肿而呈低密度环。胆囊穿孔可见胆囊窝部呈液平脓肿,如胆囊壁或胆囊内出现气泡,提示"气肿性胆囊炎",这种患者胆囊往往已发生坏疽,增强扫描时,炎性胆囊壁密度明显增强。当高度怀疑肝内外胆管梗阻而 B 超检查未能确立诊断时,可行 CT 或 MRI 检查。CT 或 MRI 检查对于明确梗阻部位、引起梗阻的原因明显优于 B 超检查,其准确率可达 90% 以上。AOSC 或 RPC 的 CT 图像,不仅可以看到肝胆管扩张、结石、肿瘤、肝大及萎缩等征象,有时尚可发现肝脓肿。若怀疑胆源性急性重症胰腺炎,可做 CT 检查。

(3) MRCP:MRCP 可以详尽地显示肝内"胆管树"的全貌、阻塞部位和范围。图像不受梗阻部位的限制,是一种非创伤性的胆管显像技术,成为目前较理想的影像学检查手段。MRCP 比 PTC 更清晰,它可通过三维胆管成像进行多方位、不同角度扫描观察,弥补平面图上由于组织影像重叠遮盖造成的不足,对梗阻部位的确诊率达 100%,对梗阻原因确诊率达 95.8%。

(4) 放射性核素扫描:静脉注射 1-玫瑰红或 ⁹⁹ᵐTc-二甲基亚氨二醋酸(⁹⁹ᵐTc-HIDA)后进行肝及胆囊扫描,一般在注射后 90 分钟内胆囊如无放射性,提示胆囊管不通,大多是急性胆囊炎所致。本法安全可靠,阳性率较高,故有报道^{99m}Tc-HIDA 闪烁可作为急性胆囊炎的首选检查法。

（5）静脉胆管造影:对难诊断的急性胆囊炎,血清胆红素如果在 3 mg/dL（51 μmol/L）以内,肝功能无严重损害,可在入院后 24 小时内做静脉胆管造影。胆管显影而胆囊经过 4 小时后仍不显影,可诊断为急性胆囊炎。胆囊和胆管均不显影者,大多是急性胆囊炎。目前由于超声显像已成为胆系疾病的首选检查方法,口服及静脉胆管造影已很少用。

五、诊断及鉴别诊断

1. 诊断

（1）胆囊炎:胆囊炎主要依靠临床表现和 B 超检查可确诊。对有右上腹突发性疼痛,并向右肩背部放射,伴有发热、恶心、呕吐,体检右上腹压痛和肌卫,Murphy 征阳性,白细胞计数增高,B 超示胆囊壁水肿者,可确诊为本病。如以往有胆绞痛病史,则诊断更肯定。

（2）AOSC:依据典型的 Charcot 三联征及 Reynold 五联征,诊断并不困难。但应注意,即使不完全具备 Reynold 五联征,临床也不能完全排除本病的可能。

1983 年在重庆举行的肝胆管结石症专题讨论会上,我国学者制定出了重症急性胆管炎的诊断标准。发病急骤,病情严重,多需进行紧急减压引流,梗阻可在肝外胆管、左或右肝管,出现休克,动脉收缩压<70 mmHg,或者有下列两项以上症状者可诊断:精神症状;脉搏超过 120 次/分;白细胞计数超过 20 × 10^9/L;体温高于 39 ℃或低于 36 ℃;胆汁为脓性,切开胆管时胆管内压力明显增高;血细菌培养阳性。将这一诊断标准应用于临床能对大多数患者做出早期诊断,但对一些临床表现不典型者,当出现休克或血培养阳性结果时,病情已极其严重,病死率大大增加。

2. 鉴别诊断

（1）十二指肠溃疡穿孔:多数患者有溃疡病史。其腹痛程度较剧烈,呈连续的刀割样痛,有时可致患者休克。腹壁强直显著,常呈“板样”,压痛、反跳痛明显;肠鸣音消失;腹部 X 线检查可发现膈下有游离气体。少数病例无典型溃疡病史,穿孔较小或慢性穿孔者症状不典型,可造成诊断上的困难。

（2）急性胰腺炎:腹痛多位于上腹正中或偏左,体征不如急性胆囊炎明显,Murphy 征阴性;血清淀粉酶升高幅度显著;B 超显示胰腺肿大、边界不清等而无急性胆囊炎征象;CT 检查对诊断急性胰腺炎较 B 超更为可靠,因为 B 超常因腹部胀气导致胰腺显示不清。

（3）高位急性阑尾炎:高位急性阑尾炎转移性腹痛、腹壁压痛、腹肌强直均可局限于右上腹,易误诊为急性胆囊炎。但 B 超无急性胆囊炎征象及 Rovsing 征阳性（按左下腹可引起阑尾部位的疼痛）,有助于鉴别。此外,胆囊炎的反复发作史、疼痛的特点,对鉴别诊断也有参考价值。

（4）急性肠梗阻:肠梗阻的绞痛多位于下腹部,常伴有肠鸣音亢进、“金属音”或气过水声,腹痛无放射性,腹肌亦不紧张。腹部 X 线检查可见腹部有液平面。

（5）右肾结石:发热少见,患者多伴有腰背痛,放射至会阴部,肾区有叩击痛,有肉眼血尿或显微镜下血尿。腹部 X 线检查可显示阳性结石。B 超可见肾结石或伴肾盂扩张。

（6）右侧大叶性肺炎和胸膜炎:患者也可有右上腹痛、压痛和肌卫。但该病早期多有高热、咳嗽、胸痛等症状,胸部检查肺呼吸音减低,可闻及啰音或胸膜摩擦音。胸部 X 线检查有助于诊断。

（7）冠状动脉病变:心绞痛时疼痛常可涉及上腹正中或右上腹,若误诊为急性胆囊炎而行麻醉或手术,有时可立即导致患者死亡。因此,凡 50 岁以上患者有腹痛症状同时有心动过速、心律不齐或高血压者,必须做心电图检查,予以鉴别。

（8）急性病毒性肝炎:急性重症黄疸性肝炎可有类似右上腹痛和肌卫、发热、白细胞计数增高及黄疸。但肝炎患者常有食欲不振、疲乏无力、低热等前驱症状;体检常可发现肝区普遍触痛,白细胞一般不增加,肝功能明显异常,一般不难鉴别。

六、治疗

1. 急性胆囊炎

（1）病情评估：胆囊良性疾病的治疗方法、手术时机和手术方式受多种因素影响。

① 有无症状：大多数胆囊良性疾病在其自然病程中并无恶性变倾向，因此，是否出现影响日常工作和生活的临床症状是决定患者是否需要手术治疗的主要因素。对于无症状的胆囊结石或息肉等，不应不加选择地随意切除胆囊。对表现为非特异性消化道症状者，应仔细排除或明确有无伴随肝、胰、胃、肠等其他脏器疾病，然后再决定是否需要手术治疗。

② 有无功能：胆囊具有储存、浓缩、排泌胆汁及调节胆管压力等生理功能，对食物的消化和吸收具有重要作用。胆囊黏膜尚可分泌黏液及 IgA 抗体，参与构建胆管的免疫防御系统。胆囊切除术后远期并发症多与患者丧失胆囊正常生理功能有关。在决定是否手术治疗、是否保留胆囊时，应将胆囊是否具有正常功能作为重要参考依据。

③ 有无炎症：有无炎症及炎症的严重程度是决定胆囊良性疾病转归和结局的重要因素。对于急性胆囊炎症继发胆囊坏疽、穿孔或预计保守治疗无效的患者，应选择急诊手术或经皮胆囊减压以避免更严重的并发症。

④ 有无并发症：胆囊良性疾病可继发胆总管结石、急性胆管炎、急性胰腺炎 Mirrizi 综合征、胆肠内接及结石性肠梗阻等并发症，对这些患者应依据并发症的类型和严重程度给予相应处理。

⑤ 有无恶性变：部分胆囊良性疾病在其长期的病程中可继发胆囊癌。对于具有胆囊癌高风险的患者，应采取积极的外科干预治疗。对于怀疑恶性变的患者，应仔细鉴别诊断或限期手术切除病变的胆囊。

（2）内科治疗：患者一旦被诊断为急性胆囊炎，应该使用肠道细菌敏感的抗生素作为最初治疗。此外，患者应禁食，开始静脉补液和准备手术。如果需要，可经胃肠外途径给予镇痛药物。

（3）手术治疗。

① 胆囊切除术：胆囊切除术是急性胆囊炎的确定治疗。目前胆囊切除术的标准途径是在腹腔镜下进行，其优点是缩短术后住院时间和减少镇痛药的使用。手术时机的选择仍是讨论和研究的热点。多中心的前瞻性随机研究评估开腹胆囊切除术的手术时机，与延迟手术相比，早期手术（发病≤72 小时）的患者围术期并发症和病死率没有增加，且住院时间较短。另外，meta 分析发现 20% 以上的患者等待手术期间药物治疗失败，结果有 50% 的患者需要急诊手术。急性胆囊炎 LC 对外科医师提出的挑战包括最危险的并发症胆管损伤。

② 胆囊引流术：胆囊引流术是针对危重急性胆囊炎患者的有效治疗手段，首选经皮肝胆囊穿刺置管引流（percutaneous transhepatic gallbladder drainage，PTGBD）。其具有方便、不需要全身麻醉、可在床旁实施等诸多优点。临床研究结果显示，PTGBD 对急性胆囊炎的缓解率可达 80%～90%，但随机对照试验研究结果并未能证实其比保守治疗能显著降低患者的病死率。

③ 其他：胆囊取石术的实用价值有待进一步研究，目前只宜用于急症条件下的紧急处理，不作为择期手术的推荐术式。药物溶石治疗、排石治疗、体外震波碎石治疗的治愈率低，且易导致严重并发症，目前不建议临床应用。

2. 慢性胆囊炎

对有症状的患者应选择择期胆囊切除术。对大多数病例（≥90%）可以用腹腔镜完成胆囊切除。

3. AOSC 或复发性化脓性胆管炎急性期

（1）内科治疗。

① 抗生素治疗：所有怀疑急性胆管炎的患者应立即使用抗菌药物，进行胆汁培养和血液培养。社区获得性与院内获得性急性胆管炎的致病菌不同。前者的致病菌多为肠道需氧菌，如大肠埃希菌、克雷伯菌属、肠球菌。后者的致病菌则为各种耐药菌，如甲氧西林耐药的金黄色葡萄球菌、万古霉素耐药的肠球菌及

铜绿假单胞菌。如果致病菌尚未确定,必须经验性使用广谱的覆盖革兰阴性杆菌和肠球菌的抗生素。

中度、重度急性胆管炎常为多重耐药菌感染,首选含β内酰胺酶抑制药的复合制剂、第三代和第四代头孢菌素、单环类药物,应静脉用药。如果首选药物无效,可改用碳青霉烯类药物。中度、重度急性胆管炎抗菌治疗应至少持续5天,之后根据症状、体征及体温、白细胞、CRP、PCT来确定停药时间。

② 抗休克治疗:补充血容量和纠正脱水。应在动脉压、中心静脉压、尿量、血气和电解质、心肺功能等监测下补充血容量,纠正脱水。根据检查结果纠正电解质紊乱和代谢性酸中毒。黄疸患者血钾常低于正常人,有时很低,以一般方式难以纠正,应根据临床症状并参考所测得的数据,给予有计划的纠正。AOSC时经常伴有代谢性酸中毒,常用5%碳酸氢钠溶液,根据二氧化碳结合力测定值给予。若患者有心、肾功能不全,应限制液体摄入,必要时采用替代治疗。

③ 营养和代谢支持:化脓性胆管炎患者处于全身高代谢状态,同时由于肝首先受累而易于发生代谢危机。因此,循环稳定后应经胃肠外途径给予营养和代谢支持。根据肝功能状态和血生化状况调整胃肠外营养配方,保证能量供给。

④ 全身治疗:禁食及胃肠减压;保持呼吸道通畅,给予吸氧;高热者采取物理降温;解痉止痛。胃肠减压可以减轻腹胀、减轻呕吐及对胆汁分泌的刺激。在诊断明确后可给予止痛解痉药,如肌内注射阿托品、山莨菪碱或哌替啶(杜冷丁)。

(2)外科治疗。

任何抗菌治疗都不能替代解除胆管梗阻的治疗措施。轻度急性胆管炎经保守治疗控制症状后,根据病因继续治疗。80%~85%的急性胆管炎患者经补液、抗生素应用等治疗措施可治愈,20%的急性胆管炎患者由于感染的持续、单纯支持治疗和抗菌治疗无效,需要立即行胆管引流。

首选内镜下的胆管引流术。ENBD的并发症发生率、病死率均低于开腹胆管引流术。EST治疗急性重症胆管炎受到质疑,因其短期获利不能抵消高并发症发生率,甚至可能导致患者因并发症死亡。经皮经肝胆管引流术(percutaneous transhepatic biliary drainage,PTBD)可作为次选治疗方式。但由肝门或肝门以上位置肿瘤、结石或狭窄引起胆管梗阻所致的急性胆管炎,首选PTBD。

如果患者内镜下胆管引流和PTBD失败,或者存在禁忌证时,可考虑行开腹胆管引流术,先放置T管引流解除梗阻,待二期手术解决胆管梗阻病因如肝内胆管结石合并急性肝内胆管炎时,应及时解除胆管梗阻,通畅胆管引流。任何肝叶切除应在急性胆管感染完全控制后方能实施。

七、预后

急性胆囊炎经内科治疗,80%~90%的患者可以消退治愈,10%~20%的患者因病情加剧行手术治疗。值得指出的是,所谓"经愈"的患者以后有可能反复发作,或者引致胆石症或胆总管炎等并发症,而终需外科治疗。急性胆囊炎总病死率为5%。手术治疗预后较佳,70%~80%的患者可获痊愈。其预后主要取决于患者的年龄、有无并发症、病情的早晚、术前准备充分与否,以及手术的方式。

影响AOSC和RPC的预后因素是多方面的,主要与病程的长短、年龄的大小、原有潜在的肝病变状况、休克的早晚和轻重,以及有无并发症如多器官功能障碍综合征(multiple organ dysfunction syndrome,MODS)、多器官衰竭或DIC等情况有密切关系。根据有关经验和临床观察,轻度的胆管炎患者经积极合理的治疗,其预后尚好,一般很少有死亡;重度病死者则达25%~36%。

近几年来,由于生活水平提高,卫生条件改善,各种诊断和治疗技术的发展,严重胆管感染的病死率明显下降。国内最近报道总病死率为12.3%~34.0%,其中AOSC合并脓毒症休克者病死率为22.4%~40.0%,合并胆源性肝脓肿者病死率为40.0%~53.3%,出现多器官功能衰竭者预后极差,病死率达60%~70%。急性化脓性胆管炎仍然是我国胆管外科最严重的疾病之一。为了提高治疗效果,进一步降低病死率,还需要认真研究疾病的病因和发病机制,改善饮食卫生习惯,加强自身保健意识,做到早期诊断和有效治疗,预防各种并发症和多脏器功能衰竭的发生,才能有效地降低疾病的病死率,提高治疗效果。

第五节 原发性硬化性胆管炎

原发性硬化性胆管炎(primary sclerosing cholangitis,PSC)是一种以特发性肝内外胆管炎症和纤维化导致多灶性胆管狭窄为特征、慢性胆汁淤积病变为主要临床表现的自身免疫性肝病。上述胆管的改变用目前可查的任何继发因素都无法予以解释,故须与继发性硬化性胆管炎相鉴别。PSC 发病隐匿,患者早期常无典型临床表现,病情进行性加重可导致反复胆管梗阻和胆管炎症,最终可发展为肝硬化和肝衰竭。

一、流行病学

PSC 的患病率和发病率存在区域差异性,但医疗条件等原因导致部分患者无法进行胆管造影检查以明确诊断,并且部分患者血清碱性磷酸酶水平可表现为正常,造成了对 PSC 实际发病率和患病率统计的偏倚。PSC 呈全球性分布,但现有的流行病学资料主要来源于北美和欧洲等西方国家。研究显示,PSC 的发病率为(0.9~1.3)/10 万,患病率为(6~16.2)/10 万,北美和北欧国家 PSC 的发病率接近,亚洲和南欧国家报道的发病率及患病率相对偏低。PSC 是相对少见的疾病,其发病率有逐年增高趋势。我国目前尚缺乏关于 PSC 的自然史及流行病学资料。

PSC 可发病于任何年龄,发病年龄高峰约为 40 岁,且多数为男性患者,男女之比约为 2∶1,女性的诊断平均年龄约为 45 岁。在 PSC 和溃疡性结肠炎(ulcerative colitis,UC)同时存在的人群中,男性占比为 60%~70%,疾病诊断年龄一般为 30~40 岁,而在不伴 UC 的 PSC 患者中女性稍多于男性。

二、病因与病理

1. 病因学

PSC 发病机制尚不清楚。几项大规模的全基因组相关性分析报道了 PSC 的相关易感位点。人类白细胞抗原单体型与 PSC 的相关性也早有报道。PSC 与炎症性肠病(inflammatory bowel disease,IBD)的密切相关提示自身免疫在 PSC 发病中具有作用。其他可能的发病机制包括编码囊性纤维化跨膜受体基因发生突变及反复发生的细菌感染。目前认为 PSC 是遗传易感者发生的一种免疫异常疾病,宿主及外界因素可能也参与疾病发生。

2. 病理学

PSC 的诊断主要依赖影像学,肝活组织检查对于诊断 PSC 是非必需的。PSC 患者肝活组织检查可表现为胆管系统的纤维化改变,累及整个肝内外胆管系统,少数仅累及肝外胆管系统,后期肝实质细胞可受损。组织学上肝内大胆管的改变与肝外胆管所见相似,胆管纤维化呈节段性分布,狭窄与扩张交替出现;肝内小胆管典型改变为胆管周围纤维组织增生,呈同心圆形洋葱皮样纤维化,但相对少见。病理组织学上 PSC 可分为 4 期。

Ⅰ期:即门静脉期,炎症改变仅仅局限在肝门区,包括淋巴细胞浸润,有时为中性粒细胞向胆管浸润,胆管上皮变性坏死等,可以有不同侧重的表现,还可以出现胆管上皮的血管化和胆管增生。

Ⅱ期:即门静脉周围期,病变发展到肝门周围实质的炎症性改变,出现肝细胞坏死、胆管稀疏和门静脉周围纤维化。

Ⅲ期:即纤维间隔形成期,纤维化及纤维间隔形成和/或桥接状坏死,肝实质还表现为胆汁性或纤维化所致的碎屑样坏死,伴有铜沉积,胆管严重受损或消失。

Ⅳ期:即肝硬化期,出现胆汁性肝硬化的所有表现。

三、临床表现

PSC患者临床表现多样,可起病隐匿,15%~55%的患者诊断时无症状,仅在体检时因发现碱性磷酸酶升高而诊断,或者因IBD进行肝功能筛查时诊断;出现慢性胆汁淤积者大多数已有胆管狭窄或肝硬化。

患者出现症状时,最常见的可能为乏力,但无特异性,常会被忽略而影响早期诊断。其他可能出现的症状及体征包括体重减轻、瘙痒、黄疸,以及肝、脾大等。黄疸呈波动性、反复发作,可伴有中低热或高热及寒战。突然发作的瘙痒可能提示胆管梗阻。患者还可伴有反复发作的右上腹痛,与胆石症或胆管感染相似。

PSC的并发症包括门静脉高压,脂溶性维生素缺乏症及代谢性骨病等,还可伴有与免疫相关的疾病,如甲状腺炎、红斑狼疮、风湿性关节炎及腹膜后纤维化等。

超过50%的PSC患者在出现临床症状后的10~15年可因胆管梗阻、胆管炎、继发胆汁性肝硬化及肝胆管恶性肿瘤而需要肝移植治疗。队列研究观察到,出现临床症状的PSC患者中位生存期(死亡或进行肝移植)约为9年,而无症状PSC患者中位生存期为12~18年。

四、辅助检查

1. 实验室检查

(1)血清生物化学:PSC的血清生物化学异常主要表现为胆汁淤积性改变,通常伴有碱性磷酸酶、谷氨酰转移酶活性升高,但并无明确诊断标准的临界值。碱性磷酸酶水平波动范围可以很广,部分PSC患者在病程中碱性磷酸酶可以维持在正常水平。研究认为,碱性磷酸酶低水平与PSC较好预后存在一定相关性。血清氨基转移酶通常正常,某些患者也可升高至正常值上限2~3倍。显著升高的氨基转移酶水平需考虑存在急性胆管梗阻或重叠有自身免疫性肝炎(autoimmune hepatitis,AIH)可能。在病程初期,胆红素和白蛋白常处于正常水平,随着病情进展,上述指标可能出现异常,疾病晚期可出现低蛋白血症及凝血功能障碍。

(2)免疫学检查。

① 血清免疫球蛋白:约有30%的患者可出现高γ球蛋白血症,约50%的患者可伴有IgG或IgM水平的轻至中度升高,但免疫球蛋白的异常与其治疗过程中的转归对预后的提示并无明确意义。值得注意的是患者血清IgG4的水平,PSC患者可出现IgG4轻度升高。研究显示,9%~36%的PSC患者血清IgG4水平会升高。血清IgG4≥135 mg/dL可作为IgG4相关疾病,包括IgG4相关硬化性胆管炎(IgG4 related sclerosing cholangitis,lgG4-SC)的血清学诊断标准之一。目前认为IgG4-SC是不同于PSC的疾病,较少合并IBD,且两者的胆管影像学表现可能不同。与典型的PSC患者不同的是,皮质类固醇对控制lgG4-SC病程进展有较好的效果,因此临床上PSC须与IgG4-SC进行鉴别。

② 自身抗体:超过50%的PSC患者血清中可检测出多种自身抗体,包括抗核抗体、抗中性粒细胞胞质抗体、抗平滑肌抗体、抗内皮细胞抗体和抗磷脂抗体等,其中抗中性粒细胞胞质抗体分别在33%~85%PSC和40%~87%UC患者中为阳性。但上述抗体一般为低滴度阳性,且对PSC均无诊断价值。原发性胆汁性肝硬化(primary biliary cirrhosis,PBC)特异性的自身抗线粒体抗体在PSC中较为少见。PSC特异性的自身抗体目前尚未发现。

2. 影像学检查

(1)ERCP:胆管成像对于PSC诊断的确立至关重要,以往ERCP被认为是诊断PSC的"金标准",尤其是对诊断肝外胆管及一级肝内胆管等大胆管型PSC意义较大。PSC典型的影像学表现为肝内外胆管多灶性、短节段性、环状狭窄,胆管壁僵硬缺乏弹性、似铅管样,狭窄上端的胆管可扩张呈串珠样表现,进展期患者可显示长段狭窄和胆管囊状或憩室样扩张,肝内胆管广泛受累时可表现为枯树枝样改变。ERCP为有创检查,有可能发生多种潜在的严重并发症,如胰腺炎、细菌性胆管炎、穿孔和出血等。

(2)MRCP:属于非侵入性检查,具有经济、无放射性、无创等优势。在具备先进技术且经验丰富的医疗中心,高质量的 MRCP 显示胆管系统梗阻的准确性与 ERCP 相当,目前已成为诊断 PSC 的首选影像学检查方法。PSC 的 MRCP 表现主要为局限或弥漫性胆管狭窄,其间胆管正常或继发性轻度扩张,典型者呈"串珠"状改变,显著狭窄的胆管在 MRCP 上显影不佳,表现为胆管多处不连续或呈"虚线"状,病变较重时可出现狭窄段融合,小胆管闭塞导致肝内胆管分支减少,其余较大胆管狭窄、僵硬似枯树枝状,称"剪枝征",肝外胆管病变主要表现为胆管粗细不均,边缘毛糙欠光滑。

(3) B 超:超声常作为肝胆管疾病首选检查方法。PSC 患者腹部超声检查可显示肝内散在片状强回声及胆总管管壁增厚、胆管局部不规则狭窄等变化,并可显示胆囊壁增厚程度与胆系胆汁淤积情况及肝内三级胆管的扩张情况等。常规超声结合病史可以协助肝内外胆管结石、胆管癌、继发性胆管炎及术后胆管狭窄等与 PSC 有相似临床症状疾病的鉴别;但对于不典型肝内胆管局限型 PSC 及肝外胆管下段局限型 PSC 的诊断还有不足之处。超声作为广泛开展的临床检查,可用于对 PSC 疾病的初始筛查。

五、诊断及鉴别诊断

1. 诊断

由于 PSC 自然史的高度变异性及缺乏特异性诊断标志物,PSC 严格的诊断标准尚未建立。中华医学会肝病学分会、中华医学会消化病学分会、中华医学会感染病学分会 2015 年在共识中推荐诊断标准为:患者存在胆汁淤积的临床表现及生物化学改变;胆管成像具备 PSC 典型的影像学特征;排除其他因素引起的胆汁淤积。对胆管成像未见明显异常发现,但其他原因不能解释的 PSC 疑诊者,需行肝活组织检查进一步确诊或排除小胆管型 PSC。

2. 鉴别诊断

PSC 主要与继发性硬化性胆管炎相鉴别。继发性硬化性胆管炎是一组临床特征与 PSC 相似,但病因明确的疾病。常见病因包括胆总管结石、胆管手术创伤、反复发作的化脓性胆管炎、肿瘤性疾病(胆总管癌、肝细胞癌侵及胆管、壶腹部癌、胆总管旁淋巴结转移压迫)、胰腺疾病(胰腺癌、胰腺囊肿和慢性胰腺炎)、肝胆管寄生虫、IgG4 相关性胆管炎、缺血性胆管病(如遗传性出血性毛细血管扩张症、结节性多动脉炎和其他类型的脉管炎、肝移植相关缺血性胆管炎)、肝动脉插管化疗(主要为 5-氟尿嘧啶)和腹部外伤等。少见原因有自身免疫性胰腺炎、胆总管囊肿、肝炎性假瘤等。仔细地询问病史资料和病程中是否伴有 IBD 对于鉴别尤为重要。另外,须与其他胆汁淤积性疾病鉴别,如 PBC、AIH、药物性肝损伤、慢性活动性肝炎和酒精性肝病等。

六、治疗

1. 药物治疗

熊脱氧胆酸(ursodeoxycholic acid,UDCA)是 PSC 治疗方面研究最广泛的药物。早期非对照的前瞻性研究显示,小剂量 UDCA 可以改善 PSC 生物化学指标、临床症状和组织学表现,但不能改善 PSC 患者的病死率、肝移植及胆管相关恶性肿瘤的发生率。中等剂量的 UDCA[17～23 mg/(kg·d)]治疗 PSC 的临床试验显示 UDCA 可以改善患者肝生物化学、肝纤维化程度及胆管影像学表现。高剂量的 UDCA[超过28 mg/(kg·d)]不但不能令临床获益,还增加不良事件发生的概率,如静脉曲张和需要进行肝移植的比例增加,临床预后更加不良。目前欧美的 PSC 指南均不推荐使用 UDCA 治疗 PSC。鉴于目前肝移植治疗在我国广泛使用尚存在困难,因此建议可以对 PSC 患者尝试进行 UDCA 经验性治疗,但不推荐高剂量。

2. 内镜治疗

PSC 所致的胆管梗阻累及各级"胆管树",从微观胆小管到肝外胆管,内镜治疗仅能针对较大的胆管,ERCP 适用于肝外胆管及肝内大胆管的显性狭窄,可减轻皮肤瘙痒和胆管炎等并发症,并对胆管癌进行早期诊断,改善生存状况。大部分患者可通过应用 ERCP 下的球囊扩张术或支架置入术来改善症状。

ERCP 治疗在一定程度上会增加患者胆管炎、胰腺炎、上消化道出血及穿孔等并发症的发病风险。减少括约肌的损伤和保持胰管引流通畅是预防不良事件的重要方法。对于 PSC 患者,预防应用抗生素和有效引流能显著减低胆管炎的发生,对支架置入术推荐术前预防性应用抗生素治疗。尽量少用造影剂也能降低胆管炎并发症。鼻胆管引流适用于胆管壁水肿、炎症或溃疡引起的管腔狭窄,但无严重纤维化或内镜扩张置管失败的 PSC 患者。

3. 经皮治疗

ERCP 操作失败或无法行 ERCP 时,可行经皮胆管造影治疗。经皮胆管造影、扩张胆管或放置支架可用于行空肠 Roux-en-Y 吻合或胃旁路术的 PSC 患者,也可用于肝内胆管狭窄或狭窄非常紧,不能进行内镜下放置导丝或扩张器时。该治疗耗时,且并发感染、肝动脉损伤、胆管出血及胆汁性腹膜炎等较为常见,经皮放置引流管也可引起患者的不舒适和不耐受,因此经皮治疗通常仅作为 ERCP 之后的二线方法。

4. 外科手术治疗

(1)姑息性手术:姑息性手术适用于非肝硬化的 PSC 患者,以及肝门或肝外胆管显著狭窄、有明显胆汁淤积或复发性胆管炎、不能经内镜或经皮扩张者。通过胆管重建行胆肠内引流术可使临床症状改善的持续时间延长,缓解黄疸和胆管炎,但也可能导致胆管炎风险和病死率增加。

(2)肝移植:在 PSC 缺少有效治疗措施的情况下,疾病从诊断发展至死亡或进行肝移植的中位时间为 12～18 年。20%～25% 的患者在术后 10 年内复发。复发与皮质激素抵抗排异、使用 OKT3、储存损害、ABO 血型不相容、巨细胞病毒感染等多因素相关。肝移植术后原发病复发,胆管癌发生及肝移植排斥,会影响患者的长期生存率。终末期肝病模型(MELD)评估 >14 分患者可从肝移植中获益。

5. 其他治疗

合并急性细菌性胆管炎的患者应尽量在取得微生物证据后给予相应的抗生素治疗。其他如瘙痒等症状可给予对症治疗。

七、预后

虽然 PSC 在临床上逐渐被认识,但是目前 PSC 的诊断、治疗仍存在不少困难。PSC 的发病机制仍未能明确;目前尚无法在影像学出现胆管狭窄前早期诊断 PSC;药物治疗方面,UDCA 是目前研究最广泛的 PSC 治疗药物,但是其疗效有待大规模临床试验及长期随访进一步验证。肝移植是目前治疗肝硬化失代偿期 PSC 的有效手段,但仍有部分 PSC 患者肝移植术后复发,如何预防移植术后复发的问题尚未解决。

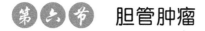

第六节　胆管肿瘤

胆管肿瘤有良性与恶性之分。良性肿瘤如腺瘤、乳头状瘤、纤维瘤、颗粒细胞瘤、神经内分泌肿瘤、神经瘤和平滑肌瘤等。恶性肿瘤主要起源于腺上皮,主要包括肝内胆管癌、肝门部胆管癌、胆囊癌和胆总管下端癌等。

一、流行病学

良性胆管肿瘤在临床上少见,曾被作为罕见病例报道过。在过去的病例报道中,良性胆管肿瘤占全部胆管手术病例的 0.1% ,只占全部肝外胆管肿瘤的 6% 。当肝外胆管假瘤和非外伤性炎性狭窄也包括在内时,其发病率可能增加到 10%～25% 。在获得证据前,对这些患者要当作患有恶性原发病对待。因此,本节主要讨论胆管恶性肿瘤的诊治原则。

胆囊癌发病率随着地区和种族的不同有所变化,据报道,胆囊癌发病率的地区差异可达 25 倍之多。欠发达地区可能由于延误并缺少胆囊切除术的实施而导致胆囊癌发病率较高。在美国,胆囊癌是最常见的胆管恶性肿瘤,发病率约为 12/10 万。就性别来说,女性胆囊癌的发病率是男性的 3 倍。就年龄来说,发病率随着年龄增加而上升,在 60 岁左右到达高峰。我国胆囊癌发病率占同期胆管疾病的 0.4% ~ 3.8%,位列消化道肿瘤发病率第 6 位,患者 5 年总生存率仅为 5%。

肝内和肝外胆管癌发病率为 0.01% ~ 0.20%,占所有肿瘤的 2%。胆管癌是一种少见癌,随着诊断技术的进步,其诊断率在逐年提高。大多数胆管癌患者年龄超过 65 岁,发病高峰在 70 岁。其中 2/3 的患者为肝门部胆管癌,其余为肝内胆管癌和远端胆管癌。

二、病因与病理

1. 病因学

(1)胆囊癌:最常见的致病因素是胆囊结石,特别是较大的结石和胆固醇结石。胆囊的慢性炎症如胆囊造瘘和伤寒杆菌慢性感染等,也和胆囊癌发病有关。胆胰管汇合异常也是发病的独立危险因素,可能与胆管慢性炎症有关。遗传因素是胆囊癌的常见危险因素,有胆囊癌家族史者,其发病风险增加。基因遗传背景占胆囊结石总发病风险的 5% ~ 25%,有胆囊结石家族史者,胆囊癌发病风险亦增加。肥胖症者(BMI > 30 kg/m^2)胆囊癌发病率明显增加,其 BMI 每增加 5 kg/m^2,女性患胆囊癌风险增加 1.59 倍,男性增加 1.09 倍。肥胖症引起的代谢综合征可增加患胆囊癌的风险,如糖尿病是形成结石的危险因素,糖尿病与结石协同促进胆囊癌的发生。其他少见的危险因素包括炎性肠病、结肠息肉病等。

(2)胆管癌:多数胆管癌患者没有明显的风险因素。在西方国家,较常见的可能病因是 PSC。PSC 是一种胆管周围炎症并最终导致以肝内外胆管多发性狭窄为特征的自身免疫性疾病。胆管囊性扩张症中胆管慢性炎症和细菌感染可能也是胆管癌的成因。在东南亚,约 10% 的肝内胆管结石和反复的胆管感染患者最终发展为胆管癌。另外,亚洲部分地区流行的胆管寄生虫也可能增加胆管癌的发病风险。此外,包括亚硝胺、镭、二噁英、口服避孕药及吸烟等也可能与胆管癌的发病风险增加有关。

2. 病理学

(1)胆囊癌:根据 WHO 2010 年版胆囊癌病理学分型,最常见的病理学类型为腺癌。其他还包括腺鳞癌、鳞状细胞癌、未分化癌、神经内分泌来源肿瘤及间叶组织来源肿瘤等。部分肿瘤虽然属良性病变,但是其生物学行为介于良性和恶性之间,术后需密切随访。

(2)胆管癌:如果不考虑部位,腺癌是所有胆管癌的主要病理学类型。许多肿瘤表达 CEA 和 CA19-9。胆管癌有硬化型、结节型、乳头型三大病理亚型。硬化型是主要病理类型,主要见于肝门部胆管癌。乳头型约占 10%,多见于远端胆管癌,偶尔见于肝门部胆管癌。此型质地易碎,很少发生透壁浸润。胆管癌的一个重要病理学特征是肿瘤沿着胆管壁和管周组织纵向扩展,因此影像学检查和术中触诊都有可能低估肿瘤的浸润范围。胆管癌还有其他类型,如类癌、黏液腺癌、透明细胞癌、印戒细胞癌和神经内分泌肿瘤等,也可起源于胆管并堵塞胆管,但很少见。

三、临床分期

国际抗癌联盟(Union for International Cancer Control,UICC)和 AJCC 公布的第 7 版 TNM 分期系统,目前得到广泛的认可。

1. UICC/AJCC 胆囊癌 TNM 分期的定义

(1)原发肿瘤(T)。

Tx:不能测到原发肿瘤。

T0:无原发肿瘤证据。

Tis:原位癌。

T1:肿瘤侵犯黏膜固有层或肌层。

T1a:肿瘤侵犯黏膜固有层。

T1b:肿瘤侵犯肌层。

T2:肿瘤侵犯肌层周围结缔组织,但未突破浆膜层或侵犯肝。

T3:肿瘤突破浆膜层(脏腹膜),和/或直接侵犯肝,和/或侵犯肝外 1 个相邻的脏器或组织结构,例如胃十二指肠、结肠、胰腺、网膜或肝外胆管。

T4:肿瘤侵犯门静脉主干,或肝动脉,或 2 个以上的肝外脏器或组织结构。

(2)区域淋巴结(N)。

Nx:不能测到区域淋巴。

N0:无区域淋巴结转移。

N1:胆囊管、胆总管、肝动脉、门静脉周围淋巴结转移。

N2:腹腔干周围淋巴结、胰头周围淋巴结、肠系膜上动脉周围淋巴结、腹主动脉周围淋巴结等。

(3)远处转移(M)。

M0:无远处转移。

M1:远处转移。

UICC/AJCC 第 7 版胆囊癌 TNM 分期系统见表 14-6-1。

表 14-6-1　UICC/AJCC 第 7 版胆囊癌 TNM 分期系统

分期	标准		
0 期	Tis	N0	M0
Ⅰ A 期	T1a	N0	M0
Ⅰ B 期	T1b	N0	M0
Ⅱ 期	T2	N0	M0
Ⅲ A	T3	N0	M0
Ⅲ B	T1、T2、T3	N1	M0
Ⅳ A	T4	N0 ~ 1	M0
Ⅳ B	任何 T	N2	M0
	任何 T	任何 N	M1

2. UICC/AJCC 肝内胆管细胞癌 TNM 的定义

(1)原发肿瘤(T)。

Tx:原发肿瘤无法评估。

T0:无原发肿瘤证据。

Tis:原位癌(胆管内)。

T1:单个肿瘤,无血管浸润。

T2a:单个肿瘤,有血管浸润。

T2b:多发肿瘤,有或无血管浸润。

T3:肿瘤穿透脏腹膜或直接侵及局部肝外结构。

T4:肿瘤浸润胆管周围。

(2)区域淋巴结(N)。

Nx:区域淋巴结无法评估。

N0:无区域淋巴结转移。

N1:区域淋巴结转移。

(3)远处转移(M)。

M0:无远处转移。

M1:远处转移。

UICC/AJCC 第 7 版肝内胆管细胞癌 TNM 分期系统见表 14-6-2。

表 14-6-2　UICC/AJCC 第 7 版肝内胆管细胞癌 TNM 分期系统

分期	标准		
0 期	Tis	N0	M0
Ⅰ A 期	T1	N0	M0
Ⅱ 期	T2	N0	M0
Ⅲ 期	T3	N0	M0
ⅣA 期	T4	N0	M0
	任何 T	N1	M0
ⅣB 期	任何 T	任何 N	M1

3. UICC/AJCC 肝门部胆管癌 TNM 的定义

（1）原发肿瘤（T）。

Tx:原发肿瘤无法评估。

T0:无原发肿瘤证据。

Tis:原位癌。

T1:肿瘤局限于胆管,可到达肌层或纤维组织。

T2a:肿瘤超出胆管壁到达周围脂肪组织。

T2b:肿瘤浸润邻近肝实质。

T3:肿瘤侵及门静脉或肝动脉的单侧分支。

T4:肿瘤侵及门静脉主干或门静脉的双侧分支,或肝总动脉,或双侧的二级胆管,或一侧的二级胆管和对侧的门静脉或肝动脉。

（2）区域淋巴结（N）。

Nx:区域淋巴结无法评估。

N0:无区域淋巴结转移。

N1:区域淋巴结转移（包括沿胆囊管、胆总管、肝动脉、门静脉分布的淋巴结）。

N2:转移至主动脉旁、腔静脉旁、肠系膜上动脉,和/或腹腔干淋巴结。

（3）远处转移（M）。

M0:无远处转移。

M1:远处转移。

UICC/AJCC 2017 年版肝门部胆管癌 TNM 分期系统见表 14-6-3。

表 14-6-3　UICC/AJCC 2017 年版肝门部胆管癌 TNM 分期系统

分期	标准		
0 期	Tis	N0	M0
Ⅰ 期	T1	N0	M0
Ⅱ 期	T2a ~ b	N0	M0
ⅢA 期	T3	N0	M0
ⅢB 期	T1、T2、T3	N1	M0
ⅣA 期	T4	N0 ~ 1	M0
ⅣB 期	任何 T	N2	M0
	任何 T	任何 N	M1

另外,肝门部胆管癌的 Bismuth-Corlette 分型(图 14-6-1)因与其临床治疗和手术方式的选择密切相关,也被广泛采用。Ⅰ 型:肿瘤位于肝总管,左右肝管汇合处未侵犯。Ⅱ 型:肿瘤侵犯左右肝管汇合处(累及一级胆管开口)。Ⅲa 型:肿瘤位于左右肝管汇合处,并侵犯右肝管(累及一级胆管开口及右侧二级胆管开口)。Ⅲb 型:肿瘤位于左右肝管汇合处,并侵犯左肝管(累及一级胆管开口及左侧二级胆管开口)。Ⅳa 型:肿瘤位于左右肝管汇合处,并侵犯双侧肝管(累及一级胆管开口及双侧二级胆管开口)。Ⅳb 型:肿瘤侵犯肝管汇合处,呈多灶分布。

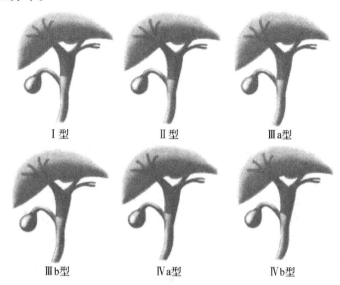

Ⅰ型　　　　　Ⅱ型　　　　　Ⅲa型

Ⅲb型　　　　　Ⅳa型　　　　　Ⅳb型

图 14-6-1　肝门部胆管癌的 Bismuth-Corlette 分型

4. UICC/AJCC 远端胆管癌 TNM 的定义

(1) 原发肿瘤(T)。

Tx:原发肿瘤无法评估。

T0:无原发肿瘤证据。

Tis:原位癌。

T1:肿瘤局限于胆管。

T2:肿瘤超出胆管壁。

T3:肿瘤侵及胆囊、胰腺、十二指肠或其他邻近器官,但未侵及腹腔干或肠系膜上动脉。

T4:肿瘤侵及腹腔干或肠系膜上动脉。

(2) 区域淋巴结(N)。

Nx:区域淋巴结无法评估。

N0:无区域淋巴结转移。

N1:区域淋巴结转移。

(3) 远处转移(M)。

M0:无远处转移。

M1:远处转移。

UICC/AJCC 2017 年版远端胆管癌 TNM 分期系统见表 14-6-4。

表 14-6-4　UICC/AJCC 2017 年版远端胆管癌 TNM 分期系统

分期	标准		
0 期	Tis	N0	M0
Ⅰ A 期	T1	N0	M0
Ⅰ B 期	T2	N0	M0
Ⅱ A 期	T3	N0	M0
Ⅱ A 期	T1	N1	M0
	T2	N1	M0
	T3	N1	M0
Ⅲ	T4	任何 N	M0
ⅣB 期	任何 T	任何 N	M1

四、临床表现

胆囊癌早期缺乏临床症状,即使出现症状亦缺乏特异性,与胆绞痛及慢性胆囊炎表现类似。仔细追问胆囊癌患者病史往往可以发现患者存在持续的右上腹疼痛,而不是典型的胆绞痛,对于那些存在持续右上腹疼痛和体重下降和/或食欲缺乏的老年患者,应该警惕胆囊癌。体重下降、食欲缺乏,特别是黄疸,均是进展期胆囊癌的标志。胆囊区触及包块也是胆囊癌进展期的表现,往往预示着不可切除。

胆管癌的临床表现与肿瘤的部位和胆管梗阻的程度有关,且特异性较差。无痛性黄疸是最常见的表现,但位于肝单叶的胆管梗阻可能导致梗阻胆管所引流的肝区域明显萎缩,而其余的肝部分代偿性增生肥大,因而延误了症状的产生。因此,在左右肝管分叉处以下的胆管肿瘤造成的梗阻更易较早地产生临床表现。较早的临床表现往往由于血胆红素急剧升高,表现为瘙痒、尿色加深、白陶土色粪便,黄疸随时间延长而逐渐加深。随着病情的进展,患者可出现腹部不适、腹痛、乏力、恶心和上腹肿块等。右上腹痛、畏寒和发热提示伴有胆管炎。持续性的腹痛往往意味着进展期肿瘤。

五、辅助检查

1. 生化检查

(1) 肝功能检查:胆管梗阻时,肝功能检查提示胆红素(以直接胆红素升高为主)、碱性磷酸酶和 GGT 升高。氨基转移酶可升高,伴有胆管炎时会显著升高。

(2) 其他:长期胆管阻塞可以导致脂溶性维生素(维生素 A、D、E 和 K)减少,凝血酶原时间延长。随着疾病的进展,白蛋白、血红蛋白和乳酸脱氢酶水平可随之下降。

2. 肿瘤标志物检查

(1) 胆囊癌:CA19-9 对于诊断胆囊癌的灵敏度和特异度约为 75%,因此对于诊断胆囊癌价值有限。在癌症患者和良性胆囊病变患者中筛选时,CEA 水平提高对诊断胆囊癌的特异度是 90%,但灵敏度缺乏(仅有 50%)。

(2) 胆管癌:无特异性的肿瘤标志物,仅 CA19-9、CA125、CEA 有一定价值。

① CA19-9:约 85% 的胆管癌患者伴有 CA19-9 升高。CA19-9 升高也可见于其他原因的梗阻性黄疸,但胆管减压后,CA19-9 水平持续升高,提示胆管癌。胰腺、胃恶性肿瘤及严重肝损伤均可伴有 CA19-9 升高。

② CA125:约 65% 的胆管癌患者伴有 CA125 升高。

③ CEA:约 30% 的胆管癌患者伴有 CEA 升高。但肠道炎症、胆管良性梗阻、胃肠道肿瘤及严重的肝损伤时 CEA 也可升高。

3. 影像学检查

(1) B 超:超声检查是筛查胆囊癌、胆管癌的最常用方法,黏膜不连续、黏膜强回声和黏膜下低回声等更常见于早期胆囊癌。不均一的团块状多为进展期胆囊癌。多普勒和超声造影分析胆囊黏膜异常区域的血流,有助于鉴别早期胆囊癌和良性病变。根据其超声形态可区分胆囊癌为息肉型、肿块型、厚壁型、弥漫型。肝内胆管癌可能仅表现为肝内局限性肿块,肝门部肿瘤则有肝内胆管扩张,而肝外胆管不扩张。超声的优势在于能可靠地鉴别肿块与结石,并可根据肝内外胆管是否扩张初步确定梗阻的部位。超声可以显示胆管内及胆管周围的病变,评价门静脉受侵程度。

(2)超声内镜检查术:超声内镜检查术(endoscopic ultrasonography,EUS)经十二指肠球部和降部直接扫描胆囊,可精确显示胆囊腔内乳头状高回声或低回声团块及其浸润囊壁结构和深度,以及肝、胆管受侵犯的情况。

(3)多排螺旋CT:对于胆囊癌,多排螺旋CT(multi slice computed tomography,MSCT)检查准确率为83.0%~93.3%,动态增强扫描可显示肿块或胆囊壁的强化,在延迟期达高峰,可显示胆囊壁侵犯程度、毗邻脏器受累及淋巴结转移情况。动态螺旋CT能显示肝内胆管细胞癌的特有征象、扩张的胆管和肿大的淋巴结,但通常不能判断胆管癌的范围,腹部淋巴结肿大并不一定是转移性病变。增强CT扫描有助于较好地显示肝门部肿瘤与肝动脉或门静脉的关系。胸部CT有助于评价远处转移。动脉期图像有助于评价肝动脉解剖及病变与肝动脉的关系,薄层小视野图像有助于评价胆系受累程度。

(4)MRI:对于胆囊癌,MRI检查准确率为84.9%~90.4%,动态增强扫描呈现快进慢出的特性,必要时可联合血管成像及MRCP检查,可诊断肿瘤大小,肝侵犯程度,是否合并胆管扩张,血管侵犯、腹腔淋巴结转移及远处转移等。MRI是诊断胆管癌的最佳方法。MRI能显示肝和胆管的解剖和肿瘤范围,是否有肝转移。MRCP可较好地显示胆管分支,可反映胆管的受累范围,对判断胆管梗阻有较高的灵敏度(80%~95%)。超声初步确定梗阻的部位后,应选用MRCP对胆管受累范围进行全面评估。磁共振血管成像可显示肝门部血管受累的情况。

(5)PET检查:PET检查对胆管恶性肿瘤灵敏度高,可发现胆囊癌早期病变,并可检出直径≤1.0 cm的转移淋巴结和转移病灶。不推荐作为常规检查方法。对于胆管黏液腺癌可表现假阴性。

(6)PTC:PTC是传统的诊断胆管癌的主要方法,可清晰地显示肝内外胆管树的形态、分布和阻塞部位。虽然PTC是侵袭性检查,但仍然是诊断胆管癌较准确的方法,由于肝内外胆管扩张,施行此种检查非常方便,成功率达100%。术后出血和胆汁从穿刺部位漏出是较常见和严重的并发症。

(7)ERCP:ERCP和PTC对胆管癌的诊断各有其优点。通常,ERCP适用于了解梗阻部位以下胆管情况,而PTC适用于了解梗阻部位以上的胆管情况,必要时两者结合应用有利于了解全部胆管的病变情况。ERCP或PTC可取胆汁样本做细胞学检查,阳性率约为30%,联合刷检和活检可提高阳性率,但细胞学检查阴性并不能排除肿瘤。

(8)胆管子母镜:与ERCP相比,胆管子母镜检查在鉴别胆管良性或恶性狭窄方面更具有价值。借助胆管子母镜,可进行准确的组织学活检。

六、诊断及鉴别诊断

1. 诊断

除了梗阻性黄疸,胆管肿瘤主要表现为腹痛和发热时往往意味着该患者为进展期,实验室检查的敏感性和特异性不高,只能依靠CT等影像学检查进行诊断。

2. 鉴别诊断

(1)先天性良性局部狭窄:此类"恶性伪装"可以发生在胆管汇合部,但并不常见。胆管造影(或MRCP)显示光滑的狭窄往往为良性病变,但并不可靠。必要时应依靠组织学活检甚至剖腹探查予以确诊。

(2)胆总管结石:胆总管结石一般表现为Charcot三联征,即腹痛、寒战高热、黄疸。查体可以发现右上腹压痛,有时可以触及肿大触痛的胆囊,B超和MRI可以显示胆总管内的结石,故鉴别诊断并不困难。

（3）胰腺良恶性肿瘤：胰腺头部的肿瘤一般和周围胰腺组织界限欠清楚，呈侵袭性生长。胰腺内分泌肿瘤还可有血清内分泌激素水平的升高。

（4）Mirizzi 综合征：Mirizzi 综合征为良性疾病，主要由于大的胆囊结石压迫胆囊颈，导致胆囊周围炎、胆管周围炎和纤维化，最后堵塞近段胆管。该病尤其需要与胆囊癌相鉴别。一定情况下，增强的影像学检查能通过鉴别占位区域的血供情况予以区分。

七、治疗

1. 胆囊癌

（1）病情评估：胆囊癌病情评估包括 T 分期评估、淋巴结转移评估、术中再次分期评估及可切除性评估，旨在为选择合适的治疗方法提供依据。

① 胆囊癌 T 分期评估：胆囊癌局部浸润深度是决定手术方式的基础。T1 期和 T2 期多为隐匿性胆囊癌，术前影像学分期较困难，其分期主要依靠术中快速冷冻切片病理学及术后病理学检查；T3 期和 T4 期根据术前影像学检查结果可做出临床分期。

② 淋巴结转移评估：超声检查对肝门区、胰头周围及腹膜后的淋巴结显示较好，但对肠系膜根部的淋巴结显示不理想，CT、MRI 检查对各区域的淋巴结都可较好显示。胆囊的淋巴回流首先沿胆总管旁淋巴结（12b 组）向离肝方向回流，并与门静脉后（12p 组）和胰头后上方（13a 组）淋巴结汇合后流入腹主动脉旁（16 组）淋巴结。现已明确 13a 组淋巴结系胆囊癌淋巴转移第 1 站淋巴结和第 2 站淋巴结的分界点，16 组淋巴结是胆囊癌淋巴结远处转移的分界点。

③ 术中再次分期评估：可根据术中超声、快速冷冻切片、淋巴结活组织检查或经皮穿刺细胞学检查、诊断性腹腔镜探查对是否存在远处转移进行评估，若病理学检查发现不典型增生或怀疑有恶性变者，需扩大取材行病理学检查以指导治疗方式。术中应常规行胰头后上方（13a 组）、腹主动脉旁（16 组）淋巴结活组织检查，以准确判断淋巴结转移情况及确定淋巴结清扫范围。

④ 胆囊癌可切除性判断：应根据患者一般状况，肝和其他重要脏器功能及肿瘤分期等情况进行综合评估。根据 MSCT 及 MRI 影像学检查结果对胆囊癌分期进行评估。需要联合大范围肝切除者，术前应量化评估肝功能储备和肝体积，进而确定患者必须功能性肝体积和安全肝切除量。胆囊癌可根治切除的条件包括：胆囊及邻近脏器癌灶和区域性转移淋巴结可清除；剩余肝功能可代偿，且其脉管结构完整性可保存或重建；手术创伤患者可耐受。

（2）外科治疗原则：根治性手术是原发性胆囊癌患者获得治愈可能的唯一方法。胆囊癌的外科治疗应在具有丰富经验的胆管外科医师和病理科医师的医疗中心内完成。手术方式的选择应基于胆囊癌的 TNM 分期（表 14-6-5）。

表 14-6-5　基于 TNM 分期的胆囊癌根治性手术方式

胆囊癌 TNM 分期	根治性手术方式
Tis 期或 T1a 期	单纯胆囊切除术
T1b 期	
13a 组淋巴结活组织检查结果阴性	胆囊癌根治术：胆囊连同肝楔形整块切除（距胆囊床至少 2 cm）+ 肝十二指肠韧带淋巴结清扫（8 组、12 组）
13a 组淋巴结活组织检查结果阳性	胆囊连同肝楔形整块切除（距胆囊床至少 2 cm）+ 扩大淋巴结清扫（8 组、9 组、12 组、13 组）
T2 期	
13a 组淋巴结活组织检查结果阴性	胆囊连同肝 S4b + S5 整块切除 + 肝十二指肠韧带淋巴结清扫
13a 组淋巴结活组织检查结果阳性	胆囊连同肝 S4b + S5 整块切除 + 扩大淋巴结清扫

续表

胆囊癌 TNM 分期	根治性手术方式
T3 期	
16 组淋巴结活组织检查结果阳性	不推荐手术,行姑息治疗
侵犯肝 < 2 cm,16 组淋巴结组织检查结果阴性	胆囊连同肝 S4b + S5 整块切除 + 扩大淋巴结清扫
侵犯肝 > 2 cm,16 组淋巴结组织检查结果阴性	胆囊连同右半肝或右三肝整块切除 + 扩大的淋巴结清扫
侵犯肝相邻器官	胆囊连同右半肝或右三肝整块切除 + 扩大的淋巴结清扫 + 联合受累脏器切除
T4 期	
16 组淋巴结活组织检查结果阳性	不推荐手术,行姑息治疗
16 组淋巴结活组织检查结果阴性	联合受累血管切除重建和/或肝外脏器切除的扩大胆囊癌根治术

① 肝切除范围:根据不同 T 分期的肿瘤入侵肝的途径和范围确定肝切除范围,包括肝楔形(距胆囊床 2 cm)切除、肝 S4b + S5 切除、右半肝或右三肝切除。

② 淋巴结清扫范围(根据淋巴结受累的路径):术中根据 13a 组和 16 组淋巴结活组织检查结果,选择行肝十二指肠韧带淋巴结(8 组、12 组)清扫术或扩大淋巴结(8 组、9 组、12 组、13 组)清扫术。

③ 肝外胆管处理:术中根据胆囊管切缘活组织检查结果,阳性时需联合肝外胆管切除,范围从胰头后上方至第一肝门部,行胆管空肠 Roux-en-Y 吻合术。

④ 联合脏器切除及血管重建:T3 期和 T4N0 ~ 1M0 期合并邻近脏器转移的胆囊癌,可行联合受侵犯脏器切除的扩大根治术。

⑤ 隐匿性胆囊癌:术前临床诊断为胆囊良性疾病而行胆囊切除术,在术中或术后经病理学检查确诊为胆囊癌,又称为意外胆囊癌。隐匿性胆囊癌多为 T1/T2 期胆囊癌。对于 Tis 期或 T1a 期隐匿性胆囊癌,若术中胆囊完整切除,无破溃,无胆汁溢出,且胆囊置入标本袋内取出者,单纯行完整的胆囊切除术已达根治目的,无须行二次手术;否则需再次手术处理可能形成的转移灶,不推荐常规行经 Trocar 窦道切除。

⑥ 胆囊癌腹腔镜手术:Tis 期或 T1a 期胆囊癌侵犯胆囊黏膜固有层,多为意外胆囊癌,由术后病理学检查证实。目前研究结果证实,Tis 期或 T1a 期胆囊癌手术过程中,若胆囊无破溃、切缘阴性,无论是腹腔镜切除或开腹切除,术后 5 年生存率均达 100%。T1b 期或 T2 期胆囊癌腹腔镜手术的安全性及可行性尚需进一步研究。因此,对于此期胆囊癌,腹腔镜手术仅可作为探索性研究,且仅限于具备以下条件的专业医疗中心进行:可取得足够的门静脉旁及主动脉、腔静脉旁淋巴结样本;肝、胆管切缘阴性;可在腹腔镜下行肝总管或胆总管切除及重建;术中可确定病理学分期。对于 T2 期以上胆囊癌,根治性手术范围更大,甚至需行联合脏器切除等扩大根治术,难以达到上述 4 项条件。因此,目前对术前怀疑或确诊为胆囊癌的患者,建议行开腹手术。

⑦ 胆囊癌合并梗阻性黄疸的处理:胆囊癌合并黄疸者常需联合肝切除才能达到根治目的,而此类手术病死率高,主要死亡原因为肝衰竭。故对于黄疸时间长,伴有显著肝损伤或伴有胆管炎,或营养不良,或血清胆红素 > 200 μmol/L 且需要做大范围肝切除(切除肝体积 > 60%)的患者,应予术前胆管置管引流以改善肝功能。

(3) 姑息性治疗:失去根治性手术机会的晚期胆囊癌患者,多存在梗阻性黄疸或消化道梗阻,姑息性治疗的目的仅限于解除胆管及消化道梗阻,如经内镜胆管塑料支架内引流术、经内镜鼻胆管引流术、经皮肝胆管引流术和胃空肠吻合术等,以延长患者的生存时间和改善其生命质量。

(4) 非手术治疗:胆囊癌目前尚无统一标准的化、放疗方案。建议对于 T1N0 期患者,R0 切除后无须化疗或放疗;对于 ≥T2 期,R1 切除或淋巴结阳性,建议术后化疗和/或放疗;对于无法切除的局部晚期患者或远处转移患者,可酌情选择姑息性化疗和/或放疗。

综上,胆囊癌的诊断和治疗策略如图 14-6-2 所示。

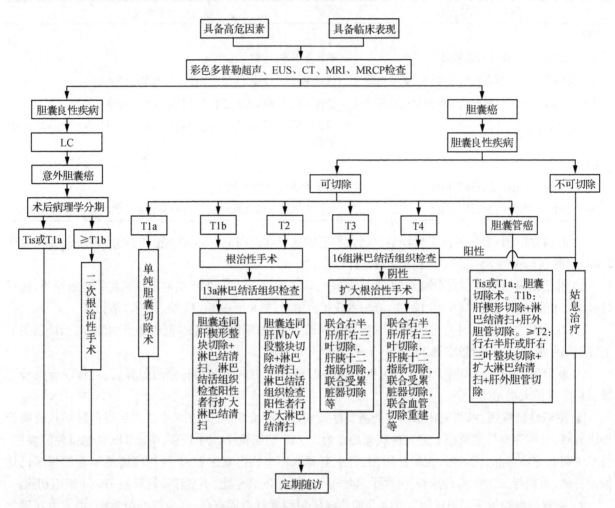

图 14-6-2　胆囊癌的诊断和治疗策略

2. 胆管癌

手术切除是治疗胆管癌的首选方法。只要胆管癌能获得根治性切除,患者全身情况能够耐受,无远处转移,均应积极行手术治疗,争取获得根治性切除。对不能切除者,新辅助化疗方案有可能使肿瘤降期,增加根治性手术切除的概率。手术效果主要取决于肿瘤的部位和肿瘤浸润胆管的程度、手术无瘤切缘及是否有淋巴结转移。手术治疗患者长期存活率仍不理想的主要原因包括:约 5% 的胆管癌是多病灶,50% 的患者伴有淋巴结转移,10%～20% 的患者有腹膜和远处转移。

(1) 术前胆管引流及门静脉栓塞。

术前不恰当的胆管引流可能会增加感染和手术风险,不推荐术前常规胆管引流。但对伴有营养不良、胆管炎或术前胆红素水平 >200 μmol/L 且须行大范围肝切除者,应行术前胆管引流。在评估肿瘤能否切除前不放置胆管支架。若患者需要行半肝或超过半肝的大范围肝切除而残肝不能代偿者,可在术前行健侧胆管引流使总胆红素降至 85 μmol/L 后,采用病肝侧门静脉栓塞术,促进健侧肝组织增生,2～3 周后重新评估手术切除的安全性。

(2) 手术适应证及手术原则。

① 肝内胆管癌:根据 TNM 分期决定手术适应证及手术原则。0～Ⅰ期,肝肿瘤切除,至少保持 1 cm 的肝无瘤切缘。Ⅱ期,规则性肝切除联合受侵血管一并切除。Ⅲ期,规则性肝切除联合受侵脏器切除。Ⅳa 期,规则性肝切除联合淋巴结清扫。Ⅳb 期,非手术治疗。

即使临床分期不超过Ⅲ期,对疑有淋巴结转移者,应根据术中淋巴结快速冷冻病理检查的结果决定是否行淋巴结清扫。

②肝门部胆管癌:现基本采取以下两种决策方法。

根据 TNM 分期决定手术适应证及手术的基本原则。Ⅰ期,单纯胆管切除。Ⅱ期,联合小范围肝切除。Ⅲ期,联合大范围(半肝或三叶)肝切除+淋巴结清扫。Ⅳa 期,联合大范围(半肝或三叶)肝切除+血管重建+淋巴结清扫。Ⅳb 期,非手术治疗。

即使临床分期不超过Ⅱ期,对疑有淋巴结转移者,应根据术中淋巴结冷冻病理检查的结果决定是否行淋巴结清扫。

根据 Bismuth-Corlette 分型进一步确定肝切除的范围,见表 14-6-6。

表 14-6-6　基于 Bismuth-Corlette 分型的肝门部胆管癌根治性手术方式

Bismuth-Corlett 分型	具体条件	肝切除范围
Ⅰ型	左、右肝管的肝外部分长>1 cm	不切肝
	左、右肝管的肝外部分长≤1 cm	Ⅳb 段切除
Ⅱ型	左、右肝管汇合部位于肝外	Ⅳb 段切除
	左、右肝管汇合部位于肝内	Ⅳb 段切除+Ⅴ段次全切除
	肿瘤侵犯Ⅰ段	Ⅳb+Ⅴ+Ⅰ段联合切除
Ⅲa 型		Ⅳb+Ⅴ段切除
	肿瘤侵犯Ⅰ段	Ⅳb+Ⅴ+Ⅰ段联合切除
	肿瘤侵犯肝右动脉	同时切除肝右动脉
	肿瘤侵犯门静脉右支<1 cm	门静脉切除后端端吻合重建
	肿瘤侵犯门静脉右支≥1 cm	同侧半肝切除
Ⅲb 型		Ⅳb+Ⅴ段切除
	肿瘤侵犯肝左动脉	同时切除肝左动脉
	肿瘤侵犯门静脉左支或Ⅰ段	包括Ⅰ段的左半肝切除
Ⅵ型		Ⅳb+Ⅴ段切除
	肿瘤侵犯二级肝管	Ⅳ+Ⅴ+Ⅷ段联合切除,或者加Ⅰ段切除
	肿瘤侵犯Ⅰ段或门静脉右支	右半肝切除或扩大右半肝切除
	肿瘤侵犯Ⅰ段或门静脉左支	左半肝切除或扩大左半肝切除
	肿瘤侵犯肝动脉(单侧)	切除后不需要吻合重建
	肿瘤侵犯肝动脉(双侧)	切除后选择一侧吻合重建

③远端胆管癌 根据 TNM 分期决定手术适应证及手术的基本原则。0~Ⅰb 期,对胆总管上中段的肿瘤,行单纯胆管切除;对胆总管远端肿瘤,行胰十二指肠切除术。Ⅱa 期,胆管癌联合邻近受侵脏器切除或胰十二指肠切除术。Ⅱb 期,对胆总管上中段的肿瘤,行胆管癌切除+淋巴结清扫术;对胆总管远端肿瘤,行胰十二指肠切除术+淋巴结清扫。Ⅲ~Ⅳ期,非手术治疗。

即使临床分期不超过Ⅱa 期,对疑有淋巴结转移者,亦应行淋巴结清扫。

(3)术后治疗及随访。

根据术中及病理检查的具体情况,确定术后治疗及随访方案。对有显微镜下阳性切缘(R1)或局部病灶残留(R2)的患者,术后采用射频消融、微波固化或吉西他滨(gencitabine)联合铂类抗癌药物等化疗方案治疗,或者化疗联合放疗治疗。CT 引导下大剂量短距放疗(CT-HDRBT)对胆管癌术后肝内复发有一定疗效。对伴有 CA19-9 升高的患者,术后可监测 CA19-9 水平;每 2~3 个月做 1 次影像学评估,持续至 2年。根治性切除(R0)者,术后无须特殊治疗,2 年内定期复查。

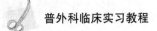

（4）姑息治疗。

姑息性切除的价值没有循证医学证据支持。对有胆管梗阻而肿瘤不能切除的患者,置入胆管支架可使胆管充分引流,缓解症状,提高存活率。对预期生存期 >6 个月的患者可采用金属支架,而预期生存期在 6 个月以内的患者则可选用塑料支架。复杂肝门部肿瘤可使用 ENBD(ERCP 下鼻导管引流)或经皮胆管引流。外科旁路移植并不优于支架置入。

（5）药物治疗。

对不能手术切除或伴有转移的进展期胆管癌,主要推荐吉西他滨联合铂类抗肿瘤药(顺铂、奥沙利铂等)和/或替吉奥的化疗方案,加用埃罗替尼(erlotinib)可增强抗肿瘤效果。对不能切除的胆管癌应用基于上述方案的新辅助化疗,可能使肿瘤降期,获得手术切除的概率。目前,数种靶向阻断胆管癌发病机制主要信号通路的药物已批准用于临床试验,包括 EGFR 抑制药、Raf 激酶抑制药、Her-2 抑制药,以及血管内皮生长因子抑制药。这些靶向药物的临床疗效还有待于在大样本前瞻性随机临床研究中进一步证实。

（6）放射治疗。

对不能手术切除或伴有转移的胆管癌患者,置入胆管支架 + 外照射放疗的疗效非常有限,但外照射放疗对局限性转移灶及控制病灶出血有益。目前尚无证据表明,术中放疗及导管内短距放疗对进展期胆管癌的疗效优于标准化疗、放化疗联合或仅放置胆管支架。

（7）肝移植。

过去认为,肝移植不能提高胆管癌患者的存活率。近年研究表明,肝移植术前配合放化疗,可以显著提高移植术后患者长期存活率。新辅助放化疗可使胆管癌患者肝移植术后的 5 年无瘤存活率达到 65%。但肿瘤直径 >3 cm,伴有远处转移、经腹膜肿瘤穿刺活检及既往有恶性肿瘤病史者长期存活率显著降低。

八、预后

胆管癌是恶性程度较高的胆管恶性肿瘤,其预后很大程度上与分期和 R0 是否切除相关。合并肝切除和胆管重建并达到 R0 切除的患者 5 年生存率显著提升。但由于没有确实有效的药物治疗,不能手术切除的胆管癌患者的中位生存期为 5~8 个月。

第七节 胆管损伤

任何因外伤性或医源性因素造成的胆管结构破坏和胆流异常即为胆管损伤。医源性胆管损伤特指因医源性因素如外科手术或其他有创性诊疗操作造成的胆管损伤。损伤性胆管狭窄系指因胆管损伤导致的胆管管腔狭窄甚至闭塞,其中包括胆管损伤直接造成的原发性损伤性胆管狭窄和损伤后因胆管壁纤维化而形成的继发性损伤性胆管狭窄。

一、病因学

胆管损伤的致伤因素包括医源性和外伤性。医源性因素是胆管损伤的主要致伤原因,外伤性胆管损伤比较少见,主要见于腹部刀刺伤、枪击伤和交通伤等。文献报道,1%~5% 的腹部损伤患者存在肝外胆管的损伤,损伤多发生于胆管相对固定的区域,其中 80% 以上为胆囊损伤。

外科手术、有创性诊断和治疗操作及腹部外伤等多种因素都可以造成胆管损伤。80% 的医源性胆管损伤来自胆囊切除术,尤其是 LC。其他常见的医源性因素包括肝切除术、胆管探查术、EST 和经导管动脉化学栓塞(transcatheter hepatic arterial chemoembolization,TACE)。此外,肝肿瘤的局部消融[乙醇注射、冷冻消融、微波消融、射频消融术(radiofrequency ablation,RFA)]、肝包虫病的乙醇注射、T 管拔除术等也偶有造成胆管损伤的报道。

胆管损伤的致伤类型复杂多样,主要包括机械性、电热性、化学性和缺血性损伤。部分患者可能同时存在多种致伤类型。

1. 机械性损伤

机械性损伤最为多见,包括切割伤、撕裂伤、缝扎伤、钳夹伤和穿通伤等。多数损伤部位单一,损伤范围明确。

2. 电热性损伤

电外科手术器械使用不当可导致胆管组织的热力损伤。肝内占位病变的热消融治疗如微波、射频等,也可伤及肝内胆管甚至肝门部胆管。电热性损伤早期病变范围不明确,直接对端吻合或缝合易发生胆漏或瘢痕狭窄。

3. 化学性损伤

福尔马林、无水乙醇等溶液可导致胆管组织变性或坏死。如在化学性消融治疗中上述液体进入胆管,可损伤胆管上皮并导致迟发性胆管硬化狭窄。化学性损伤常涉及较大范围的胆管结构,严重者可累及整个肝外胆管系统。

4. 缺血性损伤

任何导致胆管血供障碍的操作均可造成胆管缺血性损伤,如肝动脉栓塞术时栓塞部位或栓塞剂应用不当、胆管探查后应用管径过粗的 T 管或缝合过密过紧、胆管周围组织的过多剥离等。缺血性损伤多呈迟发性的病理过程,常在术后数月甚至数年出现胆管狭窄的表现。

二、临床分型

胆管损伤应依据损伤的部位、范围和损伤程度等做出合理的分型。

1. Strasberg Bismuth 分型

Strasberg Bismuth 分型是目前胆囊切除术后胆管损伤推荐的分型系统,内容如下。

(1) Bismuth 分型:Ⅰ型,左右肝管汇合部下方肝总管或胆管残端长度≥2 cm。Ⅱ型,左右肝管汇合部下方肝总管残端长度＜2 cm。Ⅲ型,左右肝管汇合部完整,左右肝管系统相通。Ⅳ型,左右肝管汇合部损伤,左右肝管系统被隔离不相通。Ⅴ型,Ⅰ型、Ⅱ型或Ⅲ型+右侧副肝管或迷走胆管狭窄。

(2) Strasberg 分型:Ⅰ型,进入胆囊床或胆囊管的小胆管切断后未结扎,伴有胆漏。Ⅱ型,副肝管损伤,两断端结扎,不伴有胆漏。Ⅲ型,副肝管损伤,一侧断端未结扎,伴有胆漏。Ⅳ型,胆管部分撕裂,伴有胆漏。Ⅴ型,左右肝管汇合部下方肝总管或胆管残端长度＞2 cm。Ⅵ型,左右肝管汇合部下方肝总管残端长度＜2 cm。Ⅶ型,左右肝管汇合部完整,左右肝管系统相通。Ⅷ,左右肝管汇合部损伤,左右肝管系统被隔离不相通。Ⅸ型,Ⅴ型、Ⅵ型或Ⅶ型+右副肝管或迷走胆管损伤。

(3) 中华医学会外科学分会胆道外科学组分型(2013):基于"胆管树"损伤的解剖部位、致伤因素、病变特征和防治策略,中华医学会外科学分会胆道外科学组将胆管损伤分为 3 型 4 类。

① Ⅰ型损伤(胰十二指肠区胆管损伤):根据胆管损伤部位及是否合并胰腺和/或十二指肠损伤可分为 3 个亚型。Ⅰ1 型,远段胆管单纯损伤;Ⅰ2 型,远段胆管损伤合并胰腺和/或十二指肠损伤;Ⅰ3 型,胆胰肠结合部损伤。

② Ⅱ型损伤(肝外胆管损伤):位于肝和胰十二指肠之间的肝外胆管损伤。依据损伤的解剖平面将Ⅱ型损伤分为 4 个亚型。Ⅱ1 型,会合部以下至十二指肠上缘的肝外胆管损伤;Ⅱ2 型,左右肝管会合部损伤;Ⅱ3 型,一级肝管损伤(左和/或右肝管);Ⅱ4 型,二级肝管损伤。

③ Ⅲ型损伤(肝内胆管损伤):3 级和 3 级以上肝管的损伤,包括在肝实质外异位汇入肝外胆管的副肝管和变异的三级肝管损伤及来源于胆囊床的迷走肝管损伤。

依据胆管损伤的病变特征将其分为 4 类。a 类:非破裂伤(胆管壁保持完整的损伤,包括胆管挫伤及

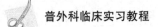

因缝扎、钛夹夹闭或其他原因造成的原发性损伤性胆管狭窄）。b 类：裂伤。c 类：组织缺损。d 类：瘢痕性狭窄（胆管损伤后因管壁纤维化形成的继发性胆管狭窄）。

患者的具体分型可由以上分型、分类组合确定。如Ⅱ2c 型为汇合部胆管损伤伴组织缺损，Bismuth Ⅰ型和Ⅱ型胆管损伤均属Ⅱ1d 型。

三、临床表现和诊断

1. 胆管损伤的术中诊断

胆管损伤的术中诊断主要依赖术中发现手术野存在胆汁、发现异常的解剖或胆管造影结果显示造影剂外溢等异常影像特征。常规术中胆管造影检查可将胆管损伤的术中诊断率从 33% 提高到 75%。

2. 胆管损伤的早期诊断

未能及时诊断的胆管损伤早期可出现一些非特异性的临床症状，如腹痛腹胀、畏寒发热、持续的恶心呕吐、皮肤及巩膜黄染等。体格检查可发现上腹部压痛、反跳痛等局限性腹膜炎，甚至弥漫性腹膜炎的体征。实验室检查白细胞计数和中性粒细胞比例升高，肝功能呈持续的异常改变。这些早期临床症状和体征均与胆管损伤后胆管梗阻或胆汁漏有关。约 80% 的胆管损伤存在胆汁漏，发生胆汁漏时胆汁可从腹腔引流管流出或从切口渗出，也可进入腹腔造成胆汁性腹膜炎，或被包裹形成胆汁瘤。胆管梗阻可为完全性或不完全性，患者出现不同程度的梗阻性黄疸，实验室检查结果表现为进展性的肝功能异常、血清总胆红素和碱性磷酸酶等胆系酶谱升高。这些非特异性临床表现和症状多在术后 48 小时内出现。但由于上述临床表现和症状常常被外科医师忽略或错误地解释，胆管损伤的术后诊断多集中在术后 1～2 周。腹部超声检查对可疑胆管损伤具有较高的诊断率。由于 10%～14% 的胆囊切除术可在肝下出现少量积液，而胆管梗阻在术后早期只有 10% 的患者会出现胆管扩张，因此超声检查的结果需谨慎地解释。

3. 胆管损伤的延迟诊断

胆管损伤可在损伤后数月甚至数年出现延迟性狭窄的临床表现，包括不同程度的梗阻性黄疸和/或胆管炎。狭窄既可能来自于早期急性损伤未能正确诊断和及时治疗，也可能来自严重的局部炎症刺激（术后胆汁漏合并感染）、胆管壁的血供受损（术中广泛剥离）、胆管壁的压迫性坏死（T 管放置不当）等造成的胆管慢性损伤。但大多数情况下，确切的损伤机制难以准确判断。腹部 B 超检查可发现不同平面以上的肝内外胆管扩张，再通过进一步行 CT 或 MRI 检查排除肿瘤造成的胆管恶性狭窄或原发性肝胆管结石病，结合既往胆管手术史，多能做出医源性胆管损伤的诊断。

4. 胆管损伤的解剖影像学评估

胆管损伤的确切诊断应通过解剖影像诊断技术全面检查胆管结构的完整性，明确损伤的部位和程度，以指导进一步的临床治疗。确定性手术修复前是否进行高质量的胆管成像检查能显著影响胆管损伤患者的最终预后。

临床常用的影像学诊断技术包括胆管造影（PTC、ERCP、经 T 管造影、经瘘管造影）、磁共振胆管成像、CT 和 MRI 等检查。

（1）PTC：PTC 检查能正确显示损伤或狭窄近端"胆管树"的解剖结构，尤其是针对胆管不连续的横断伤和损伤后胆管完全梗阻的患者。PTC 检查同时具有通过胆管减压治疗损伤后胆管炎、引导术中肝门部胆管定位的价值。因此，该检查方法曾被认为是诊断胆管损伤的"金标准"。但 PTC 检查是一种有创的诊断技术，存在出血、继发感染、穿刺失败的风险。

（2）ERCP：ERCP 检查可清晰显示连续性完整的"胆管树"结构。对以胆汁漏为主要特征的胆管损伤，ERCP 检查可通过造影剂的外溢提供诊断胆管破裂的直接证据。ERCP 检查在诊断的同时具有利用支架或球囊扩张治疗胆汁漏和胆管狭窄的优势，使得部分胆管外科中心更倾向于 ERCP 检查。但对于胆管完全横断或狭窄的患者，ERCP 检查难以显示损伤近端"胆管树"的结构。

（3）磁共振胆管成像：磁共振胆管成像检查作为一种非侵袭性的胆管显像技术，可多方位全面显示各种损伤类型的"胆管树"解剖结构,准确提供胆管狭窄的部位、范围、程度及近端胆管扩张程度等信息,从而为手术方案的设计提供可靠依据,在部分胆管外科中心成为评估胆管损伤的首选诊断方法。

5. 胆管损伤合并症的诊断与评估

胆管损伤可继发局限性胆汁性腹膜炎、胆汁瘤、弥漫性腹膜炎和急性胆管炎等,也可因合并血管损伤、继发肝脓肿、肝萎缩、肝胆管结石、肝硬化和门静脉高压症等造成复杂的肝胆病理改变。这些合并症的存在及严重程度是决定手术时机和手术方式的重要因素。针对以上合并症,胆管损伤术前应常规进行肝功能和凝血功能检查以评估肝功能的代偿状态,并通过 CT 和/或 MRI 检查评估损伤局部的炎症状态、肝和胆管继发性病变的部位、性质和程度。怀疑合并十二指肠损伤者可做上消化道碘水造影检查或口服亚甲蓝溶液试验以确定诊断。

四、治疗

胆管损伤确定性治疗方式的选择依赖于损伤的类型:轻微胆管损伤造成的胆汁漏首选内镜和/或介入治疗;严重胆管损伤及损伤性胆管狭窄,外科手术仍是疗效最为确切的确定性治疗手段。

1. 胆管损伤的内镜治疗

内镜作为确定性手段治疗胆管损伤的策略目前尚无一致性。单纯括约肌切开的治愈率被认为低于胆管内支架。针对胆管损伤等良性胆管狭窄,应尽量避免放置金属支架。而在塑料支架的使用策略上,一些高质量的队列研究和系统性综述结果均显示,同时放置多个支架的治疗,其成功率高于单支架治疗。但有关支架的更换时间、支架治疗的持续时间、患者从支架治疗中转至手术治疗的恰当时机目前尚缺乏高质量的证据。目前大多数内镜中心均间隔 3~6 个月更换支架。

2. 手术治疗

外科手术是疗效最为确切的治疗严重胆管损伤的手段,目的是恢复或重建胆管的结构和功能。成功的外科手术需要选择正确的手术医师、恰当的手术时机、合理的治疗方法及精准的手术技术。

(1)手术医师的选择:目前所有的证据均支持应由具有丰富胆管外科经验的专家对胆管损伤实施确定性修复。

(2)外科手术时机:胆管损伤的外科治疗依据干预的时机可分为即时处理、早期处理和延期处理。正确选择手术时机是决定胆管损伤治疗效果的关键因素之一。术中发现的胆管损伤,如果能由有经验的胆管外科医师及时修复,能获得最佳的预后。然而近 50% 的胆管损伤并不能在术中及时发现,对于术后发现的胆管损伤,术后 1~2 周发现的胆管损伤,如损伤局部无明显炎症,可选择一期修复。胆管损伤合并腹腔感染、胆汁性腹膜炎、血管损伤等复杂的情况时应延期实施确定性修复。延迟修复的手术时机可选择在局部炎症和感染得到有效控制后 4~6 周。

(3)外科治疗方法:胆管损伤的重建术式首选胆管对端吻合术。对于合并明显组织缺损,难以对端吻合的胆管损伤,应选择 Roux-en-Y 胆管空肠吻合术重建胆肠连续性。胆管损伤的修复重建应避免使用胆管十二指肠吻合术。对于难以修复重建的二级或二级以上肝管损伤或胆管损伤合并局限性肝病变难以通过其他技术手段进行治疗的患者,如未受累区域的肝功能代偿充分,可通过规则性肝切除术去除病变的胆管和肝组织。用于修复重建的胆管应选择无瘢痕、无炎症、血供良好的健康胆管。胆管损伤继发终末期胆病患者应联合胆管外科专家、肝移植专家等共同评估再次胆管重建手术的可能性。对于估计无法通过常规技术进行治疗的胆管损伤患者应尽早纳入肝移植等候名单,以降低患者在等待肝移植期间的病死率和肝移植手术后并发症的风险,胆管损伤确定性修复术后可常规放置经吻合口的胆管引流管或依据吻合口的条件选择性放置胆管引流管,但常规进行胆管引流的时间应小于 3 个月。

3. 随访

胆管损伤确定性治疗后应至少随访 3~5 年,随访指标应包括常规的肝功能检查和必要的影像学检查,应注意患者有无胆管炎发作的临床症状。

五、预后

大量文献报道,90%的胆管损伤患者行胆肠吻合后有良好预后,没有黄疸和胆管炎等并发症的发生。这很大程度上与早期发现损伤并积极治疗有关。较差的预后很可能与胆管损伤后的胆管炎、不详尽的术前胆管影像评估相关,肝纤维化等慢性肝病也会影响胆管损伤的治疗效果。

（薛小峰）

第十五章

胰　腺　疾　病

第 一 节　急性胰腺炎

一、流行病学

急性胰腺炎(acute pancreatitis,AP)是一种常见急腹症,发病率为(4.9~73.4)/10 万。在美国,每年因 AP 住院的患者超过 270 000 人次,是消化系统疾病中最常见的住院病因,年均花费超过 25 亿美元。AP 患者中 10%~20% 为重症急性胰腺炎(severe acute pancreatitis,SAP),病情危重,病死率达 30% 以上。

二、病因学

1. 胆源性病因

胆石症是 AP 最常见的病因,占 40%~70%。腹部超声是胆石症诊断的"金标准",但对胆总管结石的敏感性略差。AP 患者入院时,若没有大量饮酒史但血清丙氨酸转氨酶(alanine aminotransferase,ALT)水平高于 150 U/L,即使没有发现胆管扩张,也应考虑胆源性 AP 可能。若 AP 发病后 24~48 小时内血清胆红素或氨基转移酶持续升高,就可以推测合并有胆总管结石。CT、MRCP 或 EUS 等其他影像学检查发现结石或胆管扩张等征象,亦能提供证据。

2. 高三酰甘油血症性病因

近年来,我国高三酰甘油血症性(high triglyceride,HTG)AP 的发病率呈持续升高趋势,占 20% 以上。诊断标准如下:血三酰甘油(triacylglycerol,TG)≥11.3 mmol/L,即可诊断为 HTG-AP;血 TG 处于 5.6~11.3 mmol/L,应高度怀疑 HTG-AP。此外,推荐在 AP 起病 24 小时内立即检测 TG 水平,因为绝大部分患者的 TG 水平在禁食 72 小时内可下降至正常范围。

3. 酒精性病因

酒精性 AP 在欧美国家常见,在我国其发生率 <5%。目前对于酒精性 AP 尚缺乏公认的诊断标准,有以下表现时应考虑酒精性 AP 可能:有大量饮酒史或 AP 发病前大量饮酒;每天酒精摄入量 >80 g,持续 5 年以上,或发病前有大量饮酒史;诊断 AP 同时或既往有酒精性相关疾病或症状(如酒精导致的慢性胰腺炎、假性库欣综合征、精神和行为障碍、神经系统的退化),或酒精性各系统病变(如多发性神经病、肌病、心肌病、胃炎和肝病等)。

4. 其他病因

AP 其他病因包括壶腹乳头括约肌功能不良、药物和毒物、ERCP、十二指肠乳头旁憩室、外伤、高钙血症、腹部大手术、胰腺分裂、壶腹周围癌、腺癌、血管炎、感染性疾病(柯萨奇病毒感染、腮腺炎、AIDS、蛔虫

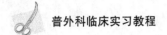
症)、自身免疫性疾病(系统性红斑狼疮、干燥综合征)和 α₁-抗胰蛋白酶缺乏症等。

临床工作中需注意:对 40 岁以上患者,应该考虑胰腺肿瘤所致,应常规筛查 CA19-9、CA125 等;对原因不明且存在胰腺病家族史的年轻患者(30 岁以下),应考虑行基因检测;怀疑免疫性胰腺炎者,应检测 IgG4;经临床、生化、影像学等检查不能确定病因者,称为特发性胰腺炎。

三、病理生理

1. 第一期胰腺腺泡细胞内膜蛋白酶过早活化

胰腺腺泡是人体最大的消化酶合成场所,正常情况下,胰腺有一系列保护机制避免胰腺实质被自身的消化酶所损害,腺泡细胞中的大部分消化酶均以未活化的酶原形式存在。在病理状态下,酶原不适时的提前激活是发生 AP 的始动因素,几种不同的机制参与其中:腺泡细胞钙信号系统崩溃;线粒体功能失调及内质网应激压力;溶酶体水解酶、组织蛋白酶 B 使胰蛋白酶原裂解为胰蛋白酶;腺泡细胞内膜蛋白酶抑制因子(如丝氨酸蛋白酶抑制剂 SPINK1/Spink3)活性下降等。

2. 第二期腺泡细胞坏死及胰腺内炎症

损伤的腺泡细胞释放具有酶解、脂解及肮解作用的酶,一方面直接导致腺泡细胞死亡,另一方面损伤周围组织,导致周围组织水肿、血管损伤及出血等。死亡的腺泡细胞释放细胞内容物,如损伤相关分子模式(damage-associated molecular pattern, DAMP),包括高迁移率族蛋白 B1(high mobility group box1, HMGB1)、DNA、组蛋白、ATP 等,DAMP 会招募一系列免疫细胞(中性粒细胞、单核细胞、巨噬细胞等)浸润并激活炎性信号通路(NF-κB 信号通路、MAPK 信号通路、STAT3 信号通路及炎症小体等),其中 NF-κB 信号通路是 AP 中发挥主要作用的信号通路机制。损伤部位招募并激活的固有免疫细胞进一步导致腺泡细胞的损伤并增加循环中 DAMP 的浓度,形成恶性循环。AP 的严重程度很大一部分取决于腺泡细胞坏死的范围及细胞死亡类型,在此病理生理过程中存在多种形式的细胞死亡方式,其中细胞坏死(necrosis)和细胞凋亡(apoptosis)是研究得最为广泛和深入的。细胞坏死通过释放 DAMP 激发机体炎症反应及免疫刺激反应,但在细胞凋亡过程中,细胞内容物被包裹在凋亡小体中并被吞噬分解,较少引起机体的炎症反应,但过度的细胞凋亡也会释放核 DAMP(nDAMP)和线粒体 DAMP(mitDAMP),从而引发上述过程。除细胞坏死和细胞凋亡外,在胰腺炎病理过程中还存在其他细胞死亡方式如坏死性凋亡、细胞焦亡、细胞自噬等调节 DAMP 的释放与 AP 的进展。

3. 第三期发生胰腺外炎症,包括 ARDS 等

激活的免疫细胞释放一系列的细胞因子,如 IL-1、IL-2、IL-6、IL-8、TNF-α,机体通过细胞因子的作用将局部的炎症扩展至全身,导致远隔器官的毛细血管通透性增加,促进炎性细胞黏附和渗出,从而介导远隔器官功能损伤。10%~20% 的患者因不同途径强化胰腺内和胰腺外炎症而导致全身性炎症反应综合征(systemic inflammatory response syndrome,SIRS)。SIRS 在一定程度上预示多器官功能衰竭和/或胰腺坏死。近年来研究表明,外泌体也在胰腺外炎症损伤中发挥一定作用,外泌体包裹一系列蛋白质和小 RNAs 并发挥体内转运体的功能,从而介导 AP 时远隔器官(特别是肺)的损伤。

四、临床分期

AP 根据病程特点分为早期和后期。

1. 早期

早期通常指发病第 1 周,但也可能延长至第 2 周。表现为 AP 发生后出现的炎症及炎症级联反应;根据病情严重程度的不同,这种炎症级联反应可以发生在胰腺局部,也可以发生在远隔器官如肾、肺等。临床表现上有 10%~15% 的患者出现 SIRS 及器官功能损害,其中 48 小时内缓解的称为一过性器官损伤,器官损伤持续超过 48 小时则称为持续器官损伤。如果器官损伤影响到超过一个器官,则称为多器官损伤。

2. 后期

在时间上没有明确的界限,但一般发生在 AP 发病 2 周以后,多发生于中重度患者;组织病理表现为

胰腺局部的组织坏死或出血,以及在此基础上继发的感染。

五、临床表现

（一）临床症状

1. 急性腹痛

急性腹痛为最早出现的症状,往往发生于油腻饮食、酗酒和暴饮暴食之后。多为突然发作,程度剧烈,非一般镇痛药能缓解,弯腰或前倾坐位可稍减轻。疼痛为持续进行性加重,位于上腹部正中偏左,胆源性患者可开始于右上腹部,后来转至正中偏左,并向左腰背部放射。

2. 腹胀

腹胀与腹痛同时存在,是大多数 AP 患者的共有症状,一般都很严重。极少数的老年患者可只有腹胀而无腹痛。腹胀进一步加重时,表现为腹内高压,严重时引起脏器功能障碍,被称为腹腔间室综合征(abdominal compartment syndrome,ACS),常见于 SAP。

3. 恶心、呕吐

恶心、呕吐发作早而频繁,呕吐物为胃内容物及胆汁,呕吐后不能使腹痛缓解。

4. 发热

早期可出现不同程度的体温升高,一般为中度发热,约38 ℃,3～5 天可下降。胆源性 AP 伴有胆管梗阻者,可有高热寒战。胰腺坏死组织感染时,高热为主要症状之一,体温常在 39～40 ℃,可持续数周不退。

5. 黄疸

部分病例有黄疸,程度一般较轻,可由于胆结石在胆总管下端嵌顿引起,或者系肿胀的胰头压迫胆总管下端所致。

6. 水、电解质及酸碱平衡失调

水、电解质及酸碱平衡失调主要由肠麻痹、呕吐等导致,频繁呕吐者可发生代谢性碱中毒,重症胰腺炎常伴有代谢性酸中毒、低钙血症。

7. 休克

重型患者常出现休克症状,如皮肤苍白、四肢湿冷、脉搏细速、血压下降等。引起休克的原因可有多种,如由于胰液外溢,刺激腹膜引起剧烈疼痛;胰腺组织及腹腔内出血;组织坏死,蛋白质分解引起的机体中毒等,严重者抢救不及时可致死。

8. 脏器功能障碍

SAP 可合并其他脏器功能障碍,常见的为急性呼吸窘迫综合征、急性肾损伤等,可表现为呼吸困难、少尿,甚至无尿等。

（二）体征

1. 腹部压痛及腹肌紧张

腹部压痛及腹肌紧张的范围在上腹正中或偏左,由于胰腺位于腹膜后,一般程度较轻。轻型 AP 患者仅有压痛,无腹膜炎体征。而 SAP 患者腹部出现腹膜炎体征,压痛、反跳痛及腹肌紧张。根据坏死范围及感染的程度,腹膜炎可局限于上腹部或波及全腹部,左侧腰背部多有饱满及触痛。

2. 腹胀

重型腹胀患者有明显肠胀气,肠鸣音减弱或消失,呈麻痹性肠梗阻。大多数患者有移动性浊音。

3. 腹部包块

由于炎症包裹粘连、渗出积聚在小网膜腔等部位,导致脓肿或假性囊肿形成,可在上腹部扪及界限不清的压痛性包块。

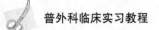

4. 皮肤瘀斑

部分患者腰部皮肤呈片状青紫色改变,称为 Grey-Turner 征;脐周皮肤呈青紫色改变称为 Cullen 征。这种皮肤青紫色改变是胰液外溢至皮下组织间隙,溶解皮下脂肪,使毛细血管破裂出血所致。

5. 胸腔积液

由于渗出液的炎性刺激,可出现胸腔反应性积液,以左侧多见,可引起同侧的肺不张,进而出现呼吸困难。

六、辅助检查

（一）实验室检查

1. 血清脂肪酶

通常血清脂肪酶于起病后 24 小时内升高,持续时间较长(7~10 天)。超过正常上限 3 倍有诊断意义。

2. 血、尿淀粉酶

血淀粉酶在发病 2 小时后开始升高,24 小时后达高峰,可持续 4~5 天。尿淀粉酶在 AP 发作 24 小时后开始上升,持续 1~2 周,下降缓慢。一般认为血、尿淀粉酶的测定值超过正常上限的 3 倍对于 AP 才有诊断价值。

HTG-AP 患者的淀粉酶一般升高不会超过正常上限的 3 倍,慢性胰腺炎急性发作时淀粉酶轻度增高。此外,消化性溃疡穿孔、肠系膜梗死、肠梗阻、阑尾炎胆管感染、病毒性肝炎、异位妊娠、胆石症,非腹部疾病如急性腮腺炎、慢性肾衰竭等也可导致淀粉酶升高。

3. 血钙

由于脂肪组织坏死和组织内钙皂形成导致体内血钙降低,通常发生在发病的第 2 天以后,血钙水平低于 2.0 mmol/L 通常预示病情严重。

4. 其他检查

降钙素原(PCT)在 SIRS 和全身性感染时有较高的诊断价值,AP 期间 PCT 升高,胰腺相关蛋白、胰腺特异蛋白和尿胰蛋白酶原活性肽升高,还会出现暂时性的血糖升高等。

（二）影像学检查

1. 腹部 B 超

腹部 B 超可见胰腺弥漫性肿大,轮廓线呈弧状膨出,胰内及胰周围回声异常。水肿病变时,表现为均匀的低回声分布,有出血坏死时,可出现粗大的强回声。B 超还可了解胆囊和胆管情况、病变的范围等,并结合心脏彩色超声指导患者进行补液治疗,具有无创、简便、灵活、可重复等特点,但对于肥胖或胃肠道胀气的患者,往往显示不满意。

2. CT

CT 不受肠道内气体或患者肥胖的影响,对 AP 的诊断、鉴别诊断及严重程度评估具有重要价值。肾前筋膜增厚是 AP 特征性的 CT 表现。轻度急性胰腺炎(mild acute pancreatitis,MAP)可见胰腺非特异性增大和增厚,边缘模糊;SAP 表现为胰腺周围脂肪层消失,胰腺轮廓不规则,密度不均匀,并可见胸腹腔积液。增强 CT 是诊断胰腺坏死的最佳检查方法,但增强剂有导致过敏和肾毒性的风险。

3. MRI

MRI 表现为胰腺肿大,花边样轮廓消失,边界模糊不清,可以累及全胰腺,也可为胰腺局部改变,T1 加权成像(T1 weightedimaging,T1WI)和 T2 加权成像(T2 weightedimaging,T2WI)均可显示。MRI 对胆胰管改变、区分坏死部分与坏死周围积液等优于增强 CT,且具有无放射性、无造影剂过敏等优点,但检查费昂贵,费时较长,在危重症患者及常规使用中受限。

七、诊断标准

临床上符合以下 3 项特征中的 2 项，即可诊断 AP。

① 与 AP 相符合的腹痛，常表现为刀割样剧烈疼痛，呈持续性，伴或不伴有阵发性加剧，常向左肩、左腰背部放射，一般屈曲位疼痛减轻，仰卧位加剧，普通胃肠解痛药不能缓解。

② 血淀粉酶和/或脂肪酶活性至少高于正常上限值的 3 倍，推荐血脂肪酶检测作为诊断 AP 的主要标准。若血脂肪酶检测困难，则选择血淀粉酶作为主要检测指标。

③ 腹部 B 超、CT 或 MRI 符合 AP 影像学改变。增强 CT 对于镇静状态下、腹痛符合 AP 特点，但血清酶学低于正常上限 3 倍的患者，以及临床怀疑其他原因引起腹痛的患者具有重要价值。

八、鉴别诊断

1. 消化系统急症

消化道脏器穿孔、胆石症、急性胆囊炎、高位阑尾炎或急性阑尾炎发病初期、急性肠梗阻、肝及脾破裂等。

2. 泌尿系统急症

输尿管结石、肾结石、急性肾盂肾炎等。

3. 血管病变

肠系膜血管栓塞、脾栓塞、腹主动脉瘤、腹主动脉夹层等。

4. 妇产科急症

异位妊娠破裂、妊娠期急性脂肪肝、卵巢囊肿蒂扭转、卵巢巧克力囊肿破裂等。

5. 其他

原发于其他脏器的急性腹痛，如心绞痛、心肌梗死、肺栓塞等。某些代谢性疾病，如糖尿病酮症酸中毒等。

九、病理分类

1. 间质水肿型胰腺炎

大多数 AP 患者因炎性水肿会出现胰腺弥漫性增大。在强化电子计算机体层摄影（contrast enhanced computed tomography，CECT）上，胰腺实质相对同质性增强，腰周脂肪显现模糊影或柔和线束的一些炎性改变，也可能存在一些胰周液体积聚。间质水肿型胰腺炎的临床症状通常在 1 周内得以自行缓解。

2. 坏死性胰腺炎

5%～10% 的 AP 患者会发展为胰腺实质、胰周组织或两者的坏死，其中以胰腺与胰周组织同时坏死受累最为常见。胰腺灌注缺损及胰周坏死的征象在数天之后出现，疾病最初几天，在增强缺损区域出现清晰界限及融合之前，增强 CT 上胰腺实质灌注图像可能是斑片状，伴随不同程度的密度减低。1 周以后，胰腺实质非增强区域应考虑为胰腺实质坏死。

3. 感染性胰腺坏死

感染性胰腺坏死即胰腺（周）组织在坏死的基础上合并了感染。根据患者的临床病程或者增强 CT 上坏死组织内存在气体时，应怀疑感染可能，必要时可进行细针穿刺抽吸培养。

十、常见并发症

1. 器官功能衰竭

定义器官衰竭时应当评估以下 3 个器官系统：呼吸、心血管及肾。器官衰竭被定义为使用改良的马歇尔评分系统（表 15-1-1），评分为 2 分或更高。

表 15-1-1　改良的马歇尔评分系统

项目	评分				
	0	1	2	3	4
呼吸（PaO_2/FiO_2）	>400	301~400	201~300	101~200	≤100
血肌酐/（$\mu mol \cdot L^{-1}$）	<134	134~169	170~310	311~439	>439
血肌酐/（$mg \cdot mL^{-1}$）	<1.4	1.4~1.8	1.9~3.6	3.6~4.9	>4.9
循环（收缩压,mmHg）	>90	<90,存在液体反应性	<90,无液体反应性（需要使用升压药物）	<90,pH<7.3	<90,pH<7.2

注:对于非机械通气患者,FiO_2 可按如下计算,吸入气为空气时,FiO_2 为 21%;氧流量为 2 L/min 时,FiO_2 为 25%;氧流量为 4 L/min 时,FiO_2 为 30%;氧流量为 6~8 L/min 时,FiO_2 为 40%;氧流量为 9~10 L/min 时,FiO_2 为 50%。

2. 局部并发症

（1）急性胰周液体积聚:急性胰周液体积聚（acute peripancreatic fluid collection,APFC）通常在 AP 早期发生。在 CECT 上,APFC 没有明确的壁,被腹膜后筋膜限制,并且可能有多个。

（2）胰腺假性囊肿:胰腺假性囊肿指胰周组织的液体积聚（偶然的情况下可能部分或全部位于胰腺中）,长期（通常在 4 周左右）存在,最终被明确的囊壁包围,不含固体成分。

（3）急性坏死积聚:在发病前 4 周,含有不同量的液体与坏死组织积聚称为急性坏死积聚（acute necrotic collection,ANC）。ANC 包括胰腺实质和/或胰周组织坏死。在 CECT 上,ANC 包含不同量的固体坏死组织与液体,可能有多个。MRI、经皮超声或内镜超声对确定积聚内固体内容物的存在也有一定的帮助。

（4）包裹性坏死:包裹性坏死（walled-off necrosis,WON）由包裹在增强囊壁内的坏死组织组成。它是成熟的囊性包裹的胰腺及胰周坏死积聚,有明确的炎性囊壁。通常出现在坏死性胰腺炎发生 4 周之后。CECT 可能无法准确区分 WON 与假性囊肿,为此,需要 MRI、经皮超声或内镜超声等来做出区别。

（5）其他:AP 的其他局部并发症还包括胃排空障碍、门静脉系统血栓、结肠坏死。

3. 系统并发症

系统并发症是指先前就存在的疾病,如冠状动脉粥样硬化性心脏病或慢性肺疾病,由 AP 诱发加重。

十一、严重度分级

最新修订版的亚特兰大标准依据局部并发症和器官功能衰竭两项,将 AP 严重度分为 3 个级别,即轻型 MAP、中型 MSAP 和重型 SAP。

① 轻型 MAP:没有器官功能衰竭,没有局部并发症。

② 中型 MSAP:局部并发症,暂时性器官功能衰竭（<48 小时）。

③ 重型 SAP,持续器官功能衰竭≥48 小时。

十二、常用评分

AP 患者入院后常规评估内容有 2 种:APACHE Ⅱ、SOFA 等非特异性评分和针对 AP 的特异性评分如 RANSON 评分、Balthazar CT 严重指数（CT severity index,CTSI）、AP 严重程度床边指数（bedside index for severity in AP,BISAP）等。前者用于评估患者全身情况及器官功能,后者辅助对 AP 严重程度进行分级。

APACHE Ⅱ、SOFA 应选择入 ICU 最初 24 小时内的最差值,并根据附表分别进行评分,应当选择较高的分值。BISAP 评分包括肌酐、意识、SIRS、年龄、胸腔积液 5 项指标,主要用于早期发现高危胰腺炎患者,在 24 小时内对患者进行风险预测,有利于早期给予相应的监测及治疗,≥3 分提示患者死亡风险较高。

RANSON 评分包括入院时的 5 项临床指标和 48 小时的 6 项指标,评分 >3 分即为重症胰腺炎,分值越高病死率越高,但是其评分是根据患者入院至 48 小时的病情的变化,不能动态观察并估计严重度,而且评分无患者的以往健康状况,并且对比 CT 等影像学检查发现其特异性、敏感性均较差。CTSI 评分是根据急性胰腺炎的 CT 平扫及增强提出的一个影像学表现评分标准,它可以判断炎症反应分期及发现并发症,特别是能发现胰腺实质和胰腺周围坏死的定性和定量分析。CTSI 在胰腺炎 CT 分级基础上,结合胰腺本身坏死百分比进行积分,两者积分累加得到结果,是对 CT 分级的补充。CTSI = AP 分级 + 胰腺坏死程度。

十三、治疗

（一）针对病因的治疗

1. 胆源性 AP 的治疗

胆石症仍是目前 AP 的主要致病因素,凡有胆管结石梗阻者,需要及时解除梗阻,治疗方式包括经内镜或手术治疗。有胆囊结石的轻型 AP,如果 ERCP 胆总管引流成功,可延期行胆囊切除术;轻型 AP 患者在出院前行腹腔镜下胆囊切除术可以预防 AP 的复发;坏死性 AP 患者可在后期行坏死组织清除术时一并处理或病情控制后择期处理。

2. HTG-AP 的治疗

静脉血呈乳糜状或血 TG >11.3 mmol/L 时,须短时间内降低 TG 水平,尽量降至 5.65 mmol/L 以下。这类患者要限用脂肪乳剂,避免应用可能升高血脂的药物。治疗上可以采用小剂量低分子肝素和胰岛素,或血脂吸附和血浆置换快速降脂。

3. 其他病因相关胰腺炎的治疗

高血钙性 AP 多与甲状旁腺功能亢进有关,需要行降钙治疗,后期需行甲状旁腺切除术;妊娠期 AP 须根据病情及时终止妊娠;ERCP 术后 AP 建议放置胰管支架或术前非甾体抗炎药纳肛;酮症酸中毒引起的 AP 须早期纠正酸中毒;胰腺解剖和生理异常、药物、胰腺肿瘤等原因引起者予以对应处理。

（二）非手术治疗

1. 一般治疗

一般治疗包括禁食、胃肠减压;药物治疗包括解痉、镇痛、蛋白酶抑制剂和胰酶抑制治疗,如生长抑素及其类似物。

2. 液体复苏

AP 患者在疾病早期往往出现液体的严重丢失,表现为低血压、心动过速、血细胞比容明显增高等。满足以下 1 条即需进行液体复苏:患者持续心率 >120 次/min;平均动脉压 ≤65 mmHg;血细胞比容 ≥55%;尿量 ≤0.5 mL/(kg·h)。复苏液以晶体液为主,首选平衡盐溶液,如乳酸林格液和醋酸林格液,尽量减少生理盐水的使用;可使用少量胶体,如白蛋白和血浆,不使用人工胶体,以免加重肾损害。关于复苏目标,目前仍存在争论,主要指标包括血尿素氮水平下降、平均动脉压 >65 mmHg、尿量 >0.5 mL/(kg·h)、血细胞比容 <50% 等。对于早期患者,建议快速大量补液,在第 1 个 24 小时内需至少输注 2 500 mL 液体以达到复苏目标,患者如无法达到上述复苏目标则需继续以 250 mL/h 以上速度输注,同时考虑侵入性监测。如果出现严重威胁生命的低血压(输注液体后仍 ≤65 mmHg),在积极液体复苏的同时,早期开始应用升压药,首选去甲肾上腺素,剂量从 1 μg/min 开始。在患者心率 <100 次/min 的情况下,可以加用多巴酚丁胺,起始剂量为 100 μg/min。

3. 器官功能支持

① 针对急性呼吸窘迫综合征的治疗:给予鼻导管或面罩吸氧,维持氧饱和度在 95% 以上,动态监测血气分析结果,必要时应用机械通气。

② 针对急性肾损伤的治疗:早期预防急性肾损伤,主要是容量复苏等支持治疗,稳定血流动力学;治疗急性肾损伤主要采用连续肾脏替代疗法(CRRT)。

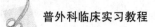

③ 其他器官功能的支持:出现肝功能异常时可予以保肝药物,急性胃黏膜损伤需应用质子泵抑制药或 H_2 受体拮抗药。

4. 营养支持

对于轻型 AP 患者,如果没有恶心、呕吐,腹痛已经缓解,可立即开始经口喂养。所有重症 AP 患者均需要营养支持,首选肠内营养,开始时推荐使用氨基酸或短肽类制剂,根据血糖情况调整碳水化合物和不同种类肠内营养品种。肠内应用剂量逐步增加,目标剂量为 25～30 kcal/(kg·d)。患者耐受情况良好的情况下,一般 3 天可达到目标供给量。以下情况可选用肠外营养:肠内营养耐受不良、严重胃肠道功能障碍、ACS、严重循环衰竭等病理生理状态不能实施肠内营养 1 周以上;处于病程急性期,胰腺炎渗出范围大,胃肠功能障碍明显;感染期或恢复期单纯肠内营养补充不足;肠内营养通道无法安全有效建立;促进胰瘘、肠瘘的愈合时。

5. 抗生素应用

AP 患者不常规使用抗生素预防感染,不常规使用抗生素治疗无菌性坏死。选择性抗生素应用于坏死组织感染,但需基于 FNA 结果。

6. 经皮穿刺腹腔引流

入院后常规行腹部 B 超检查。少量腹水者,至少行诊断性穿刺,排除胃肠穿孔;积液较多,特别是血性腹水者,应常规放置引流管引流。

(三) 手术及微创引流技术

外科手术治疗主要针对胰腺坏死感染(infected pancreatic necrosis,IPN)或产生压迫症状,如消化道梗阻、胆管梗阻等,以及胰瘘、消化道瘘、假性动脉瘤破裂出血等其他并发症。胰腺及胰周无菌性坏死积液无症状者无须手术治疗。

治疗 IPN 的传统方法是开腹手术胰腺坏死组织清除引流术,手术方式主要包括:胰腺坏死组织清除＋腹膜后引流术;腹腔开放＋蝶形引流术。开腹手术对机体造成的创伤巨大,加之此类患者病情多危重,同时合并脓毒症、MODS 等,因此开腹手术术后并发症的发生率达 34%～95%,病死率高达 11%～39%。随着微创引流技术的不断发展及"损伤控制外科"理念的深入人心,利用微创引流技术治疗 IPN 以达到"损伤控制"和"延迟或避免开腹手术引流"的目的是近年来 SAP 治疗领域的热点问题。目前针对 IPN 的微创引流技术主要包括经皮置管引流、内镜下胰腺坏死组织引流术、腹腔镜下坏死组织清除术和视频辅助下腹膜后清创术等。

1. 经皮置管引流

1998 年,Freeny 等首次报道 CT 引导下经皮置管引流(percutaneous catheter drainage,PCD)治疗 34 例 IPN 患者,从此 PCD 在 IPN 的治疗中得到了广泛应用。为减少 PCD 置管并发症的发生,以及保证 PCD 充分有效的引流,尽可能在 CT 引导下穿刺置管。穿刺置管时需避开重要脏器,尽可能从侧腹壁经腹膜后入路,而避免从前腹壁经腹腔入路。SAP 患者行 PCD 治疗需注意以下几个问题:对于无症状的 APFC 或无菌性 ANC,不论位置及范围,不推荐干预治疗;ANC 的干预指征包括高度怀疑或证实为 IPN,以及无法证实为 IPN 但发病数周后器官功能仍进行性恶化;无菌性 ANC 的干预指征包括胃、肠道、胆管梗阻症状进行性加重,疼痛、腹胀等持续不适症状,胰管中断综合征并有疼痛、梗阻症状,尽量在发病 4～8 周形成包裹性坏死时处理。

2. 内镜下胰腺坏死组织引流术

随着 EUS 的发展,内镜下胰腺坏死组织引流术(endoscopic drainage,ED)已经广泛应用于引流 IPN。EUS 可以评估 IPN 的大小和范围,得以在最佳位置放置引流管,还可以根据 IPN 性状的不同(主要是内容物情况)制订不同的 ED 计划,如同时放置鼻脓肿导管,或者放置多根内引流管进行冲洗引流,从而能够冲洗出更多的坏死组织碎片。当然,目前 ED 技术还存在一些不足:此项技术对患者的选择性较高,只适用于坏死灶紧贴胃(十二指肠)壁者,不能同时清除肾旁间隙、盆腔等处的 IPN 病灶;完成这一操作需要术者掌握熟练的腔镜技术,而且目前辅助治疗器械有限,腔道直径最大只能扩张到 20 mm,不利于反复彻底清除坏死物;清创操作需要反复多次,有可能延长患者住院时间;金属支架在远端会刺激 IPN 腔壁造成出血或穿孔,还有可能从胃肠腔完全移位至脓腔内。

3. 腹腔镜下坏死组织清除术

腹腔镜下坏死组织清除术(laparoscopic necrosectomy,LN)利用腹腔镜清除腹膜后胰腺坏死组织主要有以下几种入路:经腹腔经胃后、结肠后入路进入腹膜后胰腺坏死组织内;经腹膜后入路;经腹经胃入路。

4. 视频辅助腹膜后清创引流术

视频辅助腹膜后清创引流术(video-assisted retro-peritoneal debridement,VARD)是在 PCD 的基础上扩张窦道,经窦道置入肾镜或纤维内镜等辅助清除腹膜后 IPN 的微创引流技术。VARD 的优势是能进入远离胃、十二指肠的胰体尾区,同时避免了开腹及传统腹腔镜清创术引起的腹腔感染扩散,提高了清除引流 IPN 的效率。缺点是比经胃、十二指肠进入坏死灶清创术的创伤更大,术中视野有限,出血、消化道瘘等并发症发生的风险较高。

（四）"step-up"引流模式

随着实践的深入,人们逐渐认识到单一的微创引流技术,不论 PCD、ED、LN,还是 VARD,都有各自的优势,但也存在一定的局限性,难以完全达到避免开腹手术引流 IPN 的目标。如何扬长避短,联合应用各种微创引流技术成为新的趋势。其中,最具代表性的是 van Santvoort 等采取的"step-up"引流模式。"step-up"引流模式分为三步:第一步为 PCD 或 ED,第二步为 VARD,第三步为剖腹手术引流。

十四、常见并发症的治疗

（一）腹腔高压及 ACS

SAP 患者中,40% 左右合并腹腔高压(intra abdominal hypertension,IAH),其中约 10% 的患者发生 ACS,危及生命。

1. IAH 分级分类

腹腔压力(intra abdominal pressure,IAP)病理性升高达到 12 mmHg 可诊断 IAH。根据 IAP 的不同程度,IAH 共分为 4 级:I 级,IAP 为 12～15 mmHg;Ⅱ 级,IAP 为 16～20 mmHg;Ⅲ 级,IAP 为 21～25 mmHg;Ⅳ级,IAP > 25 mmHg。ACS 指 IAP 出现稳定升高,并且 > 20 mmHg[伴或不伴有腹腔灌注压(abdominal perfusion pressure,APP)≤60 mmHg],同时合并有新的器官功能障碍和衰竭。

2. SAP 并发 ACS 的发病机制

SAP 早期,SIRS 导致毛细血管通透性增加,胰腺、胰周、腹膜后组织水肿,大量坏死组织形成,腹腔内血性渗液增多,从而导致腹内压升高。随着病程发展,大量蛋白质丢失,加剧腹壁水肿,腹壁顺应性下降,器官病理性肿胀,空腔器官麻痹扩张,使腹内压急剧升高。抢救治疗过程中大量输液使细胞外液增加及手术患者的抢救过程也可以升高腹内压。

3. 临床表现和诊断

SAP 患者出现 IAH 的临床表现主要有胸闷、气短、呼吸困难、心率加快、腹部膨隆、张力高（可伴有腹痛）、肠鸣音减弱或消失等。膀胱是腹膜间位器官,膀胱壁良好的顺应性能很好地反映腹腔内压力的变化,因此膀胱内测压是诊断 IAH 最常见的方法。

4. IAH/ACS 的治疗

尽管存在很多局限性,非手术治疗仍旧是 IAH/ACS 治疗中的第一选择,主要的措施包括:鼻胃管减压,但胃肠道促动力药并未被证实对 IAH 有改善作用;短期而非长期使用肌松药物,可有效改善腹壁顺应性,减轻 IAH 的病理生理影响;利尿药,可以用来排出多余的液体,但在血流动力学不稳定的患者中应谨慎应用,很多体外技术如 CRRT 也可达到类似效果;限制性液体复苏被认为可以降低 IAP,在维持血流动

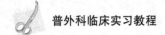
力学稳定的基础上减少液体量有助于改善 IAH/ACS,增加终末器官灌注;经皮穿刺引流,应用简单,腹水较多的患者可以有效地降低 IAP;腹腔开放疗法,只有当非手术治疗无效且威胁生命时才考虑采用。

（二）腹腔出血

腹腔出血是 SAP 的重要并发症之一,在坏死性胰腺炎中的发生率达 10%~30%。

1. 发生机制

SAP 患者发生腹腔出血的确切机制目前不清楚。较为广泛接受的理论认为循环内炎症因子对血管内皮的损伤作用及坏死感染、消化液对血管壁的物理性、生物化学性损伤导致腹腔出血。

2. 危险因素

胰腺坏死感染、持续存在的脏器功能障碍、胃肠道瘘、门静脉系统血栓及左侧门静脉高压、凝血功能异常、医源性损伤等。

3. 临床表现

SAP 合并腹腔出血的临床表现差异较大。一般当患者出现腹腔压力突然升高,血红蛋白迅速下降;经引流管引流出鲜红色液体;不明原因的生命体征变化,如血压下降、心率增快、呼吸急促等表现时,需警惕腹腔出血的可能。

4. 分类

动脉和假性动脉瘤的破裂出血;静脉腐蚀破裂出血、曲张静脉破裂出血;小血管受侵胰腺破裂出血,也称为坏死组织出血。

5. 诊断

对于经过微创引流且带有引流管的患者,引流管直接引流出血性液体者,容易诊断,但具体出血部位的确定需要影像学或外科手术明确。目前首选数字减影血管造影(digital subtraction angiography,DSA)检查寻找异常血管或确定出血点,没有条件做 DSA 检查者,出血量大、危及生命时应剖腹探查明确出血部位。

无腹腔引流管者,短时间内出现生命体征变化,床旁 B 超探查腹腔,血常规中血红蛋白及血小板降低,可协助诊断。

需要注意的是,少数腹腔出血患者以消化道出血为首要表现,原因是该类患者存在消化道瘘,腹腔出血经肠瘘部位进入消化道,从而表现为消化道出血。

6. 治疗

腹腔出血通常根据出血速度、出血量、出血部位等因素综合处理。

（1）一般治疗:生命体征监测,输血,补液,脏器功能支持治疗,积极手术前准备;纠正凝血异常,急查血栓弹力图,合理输注成分血或输注全血;纠正酸中毒、低体温等。

（2）药物治疗:常用治疗药物有促凝血药、凝血因子Ⅶ等。

（3）止血措施:对于窦道出血或原有手术切口的患者,选用绷带局部填塞止血等紧急处理,可暂时止血,为后续检查或介入及手术治疗争取机会。目前填塞方法采用负压辅助"三明治填塞法",即双层无菌敷料填塞,中间加入持续负压冲洗,该法可有效控制感染、改善引流、促进肉芽生长。

（4）DSA 治疗:DSA 治疗是 AP 并发腹腔出血的首选治疗方法,可采取的栓塞方法包括明胶海绵、弹簧栓等,对侧支循环不丰富的血管栓塞须高度谨慎。

（5）手术治疗:对于有栓塞禁忌的血管出血或无法通过栓塞停止的动脉性出血,立即开腹手术止血是唯一的选择。对于危重患者,手术应遵循损伤控制原则。

（三）消化道瘘

SAP 合并消化道瘘发生率为 15%~20%。肠瘘发生的部位和数量往往与胰腺炎严重程度、全身并发症及操作有关。常见的瘘包括结肠瘘、十二指肠瘘、小肠瘘、胃瘘、胆瘘,但合并瘘并不少见。胰腺炎合并消化道瘘可导致消化道完整性受损,致使营养供给困难,可加重胰腺坏死组织感染,延长住院时间。胰腺炎合并消化道瘘预后不一,但较无消化道瘘者预后差,病死率较无消化道瘘者偏高。一般单个瘘较多发瘘预后较好。

1. 发生机制

SAP 患者发生消化道瘘的确切机制目前仍不清楚,一般认为与胰酶侵袭、胰腺坏死感染、血管栓塞等有关。

2. 诊断方法

诊断方法包括窦道造影、胃肠道造影、内镜 ERCP 及造影剂灌肠。极少数可在增强 CT、MRCP 及 ERCP 检查时偶然发现胃肠道瘘窦道,从而诊断胃肠道瘘。

3. 治疗

良好的营养状况及正氮平衡是瘘愈合的基础。保持引流通畅并使局部感染得到控制是瘘愈合的前提。

(1) 胃瘘、十二指肠瘘的治疗:应禁止经口进食。局部尽早充分冲洗、引流;建立良好的经上段空肠的肠内营养途径,置入螺旋形鼻肠管,将营养管送到瘘口以下的部位。同时,合理回收、再利用消化液。目前较小、无水肿的胃瘘可经内镜行胃瘘夹闭术。

(2) 小肠瘘的治疗:早期治疗主要包括漏出液的充分负压冲洗、引流并收集回输消化液。通过人工手段辅助建立完整、通畅的消化道,适时给予肠内营养支持治疗,部分消化道通畅、瘘口局部没有异物、血供良好的患者有自愈的可能。若肠瘘难以愈合则需适时手术。

(3) 结肠瘘的治疗:瘘口较小者可行穿刺引流或局部切开,双套管冲洗引流,辅以低渣饮食等治疗。病情平稳、引流充分的肠瘘患者经保守治疗有自愈可能。瘘口较大,脓肿形成,脓毒症表现明显者需行近段肠道造口、脓肿引流,才能控制感染,恢复肠道营养。日后择期行肠瘘肠段切除,消化道重建手术。持续脓毒症和有胃肠道出血证据者需行结肠节段切除近端造口。目前有治疗中心提出较小的瘘可行内镜下结肠瘘夹闭。

(四) 胰源性门静脉系统血栓

胰源性门静脉系统血栓(portal venous system thrombosis,PVST)曾被认为是 SAP 的一种较罕见且无症状的并发症,但随着影像学技术的发展、患者远期生存率的增加,PVST 发生率逐步升高。最新的研究发现,PVST 发生率为 16%~24%,在坏死性胰腺炎中,发生率高达 36.5%。其发病机制可能与血液的高凝状态、血管内皮细胞的损害和局部持续的压迫因素有关。

1. 临床表现

PVST 可在门静脉主干(portal vein,PV)、脾静脉(splenicvein,Splv)和肠系膜上静脉(superior mesentericvein,SMV)单独或多根血管中发生。PVST 在胰腺炎早期常不导致额外的症状,常常是在行增强 CT 检查评估胰腺炎严重程度时被意外发现。然而在疾病中晚期,不同的血管栓塞也可能会导致不同的症状,其中包括脾静脉栓塞导致胰源性门静脉高压症,最终可能出现脾大、脾功能亢进及胃底曲张静脉破裂出血;肠系膜上静脉栓塞导致的肠内营养耐受不佳、持续难治性腹水、肠缺血,甚至肠坏死;门静脉栓塞导致的肝功能障碍等危及生命的并发症。

2. 辅助检查

目前临床上诊断 PVST 的手段包括增强 CT、腹部超声、MRI 及 DSA。增强 CT 及后处理的门静脉系统被认为是最重要的诊断手段,CT 上可见门静脉系统内缺损影。PVST 导致的胰源性门静脉高压症在 CTV、超声内镜下均可见曲张的静脉,严重时内镜直视下可见明显的静脉曲张影。

3. 治疗

大多 PVST 因无明显症状,有学者建议可以采取期待疗法,仅适用于 SAP 及其他并发症的处理,动态观察 PVST 的进展。脾静脉血栓的自行再通率高达 30%,但当血栓进展到门静脉和肠系膜上静脉血栓时,

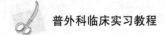
其再通率不明。抗凝治疗的安全性和有效性有待证明。最近的小样本研究表明,抗凝不能改善 PVST 再通率,但也不增加出血风险。对 SAP 中晚期有症状性的门静脉主干栓塞/肠系膜上静脉栓塞患者,目前有个案报道使用经颈内静脉肝内/经肝途径留置门静脉导管溶栓,疗效良好,但需要后续研究去验证这种有创方法的安全性。对脾静脉栓塞导致的胃底静脉曲张和消化道出血,如脾静脉切除术后无门静脉系统继续阻塞,则曲张静脉和消化道出血可治愈。此外,选择性脾动脉插管栓塞或经皮脾动脉栓塞术、曲张静脉内镜下套扎术、硬化剂注射术也可作为不耐受手术的这类患者的治疗手段。

十五、预后及远期并发症

（一）AP 的预后

AP 预后取决于病变程度及有无并发症。轻型 AP 预后良好,多在发病后 5 ~ 7 天恢复,不留后遗症。SAP 病情重且凶险,预后差,胰腺坏死、坏死感染病死率分别为 10% 和 30%。经积极救治后,患者可遗留不同程度的胰腺功能不全,少数存在胰瘘,严重影响生活质量。反复发作可发展为慢性胰腺炎。

（二）远期并发症

1. 胰腺功能不全

胰腺功能不全包括外分泌功能不全和内分泌功能不全,与胰腺坏死严重程度相关,与疾病严重程度相关不明显。轻型 AP 治愈后绝大多数无胰腺功能不全表现,但多次发作可能会导致慢性胰腺炎发生而出现胰腺分泌不足的情况。胰腺小范围坏死的患者多无胰腺分泌不足的情况,但高糖及油腻饮食时可出现相对不足的情况,即糖耐量异常和油脂饮食后脂肪泻。胰腺坏死范围广泛甚至全胰腺坏死患者,需要适宜剂量的胰岛素及胰酶等药物进行补充替代治疗,保证营养物质的消化吸收及血糖的控制。

2. 胰瘘

胰瘘是 AP 常见的并发症,其发生率为 2% ~ 28%。胰瘘瘘量持续时间受胰管损伤大小、胰管损伤部位、括约肌功能影响。低流量瘘(≤200 mL/d)可通过维持水、电解质平衡、营养支持、抑制胰酶分泌等保守治疗,治愈率达 80%。高流量胰瘘(>200 mL/d)及复杂胰瘘经保守治疗难以治愈,需要手术治疗。若合并感染,应给予抗感染治疗。

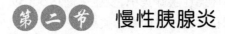

第二节 慢性胰腺炎

一、流行病学

慢性胰腺炎(chronic pancreatitis,CP)的发生受地理环境、经济状况、生活习惯等多种因素的影响,不同国家和地区的致病因素有所不同,疾病亦各具特点。因诊断方法、诊断标准的不同,统计的发病率有较大差异。本病的流行病学资料多来自美国、日本等国家和欧洲地区。近年调查数据显示,CP 的总体患病率约为 50/10 万人,发病率为(5 ~ 12)/10 万人,地区间差异较大,但总体呈上升趋势,且男性发病率高于女性。

二、病因与病理

1. 病因学

引起 CP 的病因很多。胆管疾病和酒精是 CP 最常见的病因。西方国家以酒精性 CP 最常见,我国的 CP 则以胆源性 CP 最为常见,其次是酒精性 CP。2015 年北京协和医院 346 例 CP 统计资料表明,酒精性

CP 的增长速度明显高于胆源性 CP。可见,目前酒精因素引起的 CP 比例正在逐渐增加。此外,虽然自身免疫性慢性胰腺炎(autoimmune chronic pancreatitis,AIP)约占 CP 的 6%,且发病率较低,但随着近年来影像学技术的发展,AIP 已逐渐成为研究热点。其他常见的病因有胰管结石、十二指肠乳头狭窄、先天或后天胰管狭窄、胰腺外伤、高钙血症、高脂血症、营养不良和遗传因素等。

2. 病理学

CP 的基本病理改变是不同程度的腺泡破坏、间质纤维化、导管扩张,最终胰腺萎缩。

(1)肉眼所见:早期胰腺可无明显改变。随着疾病的进展,腺体开始肿大、硬化,呈结节状。胰腺被膜增厚,有隆起的白点,硬化的区域质地如橡皮或石块。炎症、纤维化的腺体可压迫胆总管,引起胆总管狭窄,继发梗阻性黄疸;炎症刺激十二指肠黏液腺增生,导致十二指肠壁肥厚、狭窄,甚至梗阻,其临床表现酷似胰头癌。由于炎症的反复发作,可见一些灶状水肿区域。剖面可见胰管及其分支屈曲、扩张,胰管内结石,胰腺实质斑状钙化。因胰管的狭窄、梗阻,可形成多发性潴留性囊肿;晚期腺体萎缩,体积变小。

(2)镜下所见:早期可见散在的灶状脂肪坏死,坏死灶周围的腺体正常。小叶及导管周围、小叶内纤维化,胰管分支内有蛋白栓及结石形成。进展期,导管狭窄、扩张,主胰管腔内可见嗜酸性蛋白栓及结石。导管上皮萎缩、化生乃至消失,并可见大小不等的囊肿形成和小的脓肿。纤维化进一步加重,伴透明变性,并形成瘢痕。纤维化向小叶间及小叶内扩展,腺泡萎缩,正常结构消失,与导管分离。脂肪坏死灶可有钙盐沉着。胰内神经纤维增粗,数量增加,神经束膜被炎症破坏,神经周围可见炎性细胞浸润。

三、分类

结合其组织学基础,CP 目前可分为以下 4 类。

① 慢性钙化性胰腺炎:酒精、吸烟、遗传、药物及特发性。

② 慢性阻塞性胰腺炎:各种因素所致胰管狭窄、胰腺损伤。

③ 慢性炎症性胰腺炎:临床罕见,与糖尿病和血管因素有关。

④ AIP:分为 1 型和 2 型,1 型为 IgG4 相关性疾病,2 型为特发性导管中心性慢性胰腺炎(idiopathic duct-centric chronic pancreatitis,IDCP)。

四、临床表现

CP 常见的临床表现有腹痛、黄疸、恶心、呕吐、消瘦、腹泻、腹部肿块等。通常将腹痛、体重下降、糖尿病、脂肪泻称为 CP 四联征。

1. 症状和体征

(1)腹痛:腹痛是 CP 最常见、最主要的症状。腹痛多反复发作,与 AP 相似。初期,每年仅发作数次,随着疾病的进展,发作次数逐渐增加,程度加重。腹痛可持续数日,且间歇期变短。腹痛缓解时常伴有不同程度的钝痛,最终呈持续性疼痛的状态。饱餐、劳累、饮酒均可诱发或加重腹痛。腹痛部位以上腹部最为常见,其次为左季肋部、背部。疼痛可向背部、肋缘、肩胛区放射。胆源性胰腺炎患者尚伴有右季肋部疼痛。

(2)恶心、呕吐:恶心、呕吐多为腹痛发作时的伴随症状,同时可伴有腹胀、嗳气、食欲不振等表现。如果呕吐严重,且伴有消化道梗阻的体征,应注意是否合并十二指肠或结肠梗阻。

(3)体重减轻、消瘦:进食后可诱发或加重腹痛,故患者常需限制饮食。加之胰腺外分泌功能损害,影响蛋白质和脂肪的消化和吸收;内分泌功能低下,合并糖尿病,导致葡萄糖代谢障碍;病程越长,病情越重,体重下降越明显。

(4)腹泻:腹泻是由于胰腺外分泌腺体的破坏引起脂肪及蛋白质消化吸收障碍所致,CP 典型的腹泻为脂肪泻,恶臭或酸臭,大便不成形,表面可见发光的油滴。

(5)糖尿病:由于胰腺内分泌腺体的破坏引起糖代谢障碍,导致糖尿病发生。

（6）黄疸：由于 CP 可引起胆管梗阻，多为不完全性，仅表现为轻、中度的黄疸。

（7）腹部肿块：部分患者腹部可触及肿块，多为合并的假性囊肿。

（8）其他：部分 CP 患者可伴有肝大、胸腔积液、腹水，并发胰源性门静脉高压症时出现相应的临床表现。

2. 常见并发症

（1）胰腺假性囊肿：由于胰管狭窄或结石引起胰管压力增高，小胰管破裂导致假性囊肿形成。

（2）胰源性门静脉高压症：由胰腺长期炎症引起脾静脉受压、扭曲，致使脾静脉回流受阻，以上消化道出血为主要表现，伴有脾功能亢进及脾大，通常患者肝功能正常。

（3）消化道出血：胰腺长期炎症引起脾静脉狭窄、闭塞，引起胰源性门静脉高压症，导致消化道出血。另外，CP 可引起十二指肠溃疡导致消化道出血。

（4）营养不良、免疫力低下：胰腺内、外分泌功能受损可引起消化障碍和糖尿病。

五、辅助检查

1. 实验室检查

（1）胰腺外分泌功能检查：胰腺外分泌功能检查包括粪便显微镜检查、粪便弹性蛋白酶-1 测定、苯甲酰-L 酪氨酸-对氨基苯甲酸（BT-PABA）试验、胰泌素试验、Lundh 试验等，但以上实验室检查的敏感性及特异性较低，尤其是在 CP 的早期，诊断价值有限，目前临床上较少使用。

（2）胰腺内分泌功能检查：胰腺内分泌功能检查包括糖化血红蛋白（glycosylated hemoglobin，HbA1c）、空腹血糖（fasting blood glucose，FBG）、葡萄糖耐量试验等，这些检查在胰腺功能严重受损时才有阳性结果，敏感性较差。

（3）其他辅助检查：血、尿的胰酶测定，CP 急性发作时，可出现血、尿淀粉酶升高。血清同工酶、胰蛋白酶、脂肪酶、弹性硬蛋白酶 I 也可同时升高。晚期，因腺体广泛破坏和纤维化，上述酶类水平下降。活检病理 CT/超声引导下穿刺活检或手术中胰腺活检，是 CP 诊断的"金标准"，但是不常规使用。

2. 影像学检查

影像学检查是诊断 CP 最主要的依据，也是决定患者手术时机及术式的主要依据。

（1）超声：超声检查易于开展，费用低，可作为首选检查，亦可作为 CP 初筛检查。超声检查可见胰腺弥漫性或局限性肿大，胰腺内部回声不均，可见不均的光点、光斑，胰管扩张，囊肿形成，合并胆管梗阻者可见胆管扩张。

（2）EUS：EUS 在 CP 的诊断中意义重大，尤其对于 CP 的早期改变或微小改变的检出敏感性高，精准度好。但 EUS 是有创检查，且对设备和技术要求较高，通常检查结果需进一步结合临床表现。

（3）CT：CT 检查可清晰显示胰腺形态及 CP 的继发病理改变，可见主胰管扩张、胰管结石、胰腺钙化、胰腺弥漫性或局限肿大和胰腺囊肿。

（4）ERCP：ERCP 为有创检查，特异性高，曾是 CP 诊断的最优检查，目前多被 MRCP 及 EUS 所替代。ERCP 可见主胰管扩张及一段或几段狭窄，呈串珠样改变，管腔内可有黏稠液体或胰管结石，分支胰管扭曲并呈囊状扩张。

（5）MRCP：MRCP 可显示梗阻近、远端胆胰管形态，可作为了解胆胰管全貌的首选检查方法。但该检查的空间分辨率较低，对胆胰管精细变化的显示不如 ERCP。

六、诊断及鉴别诊断

（一）诊断

诊断主要依靠详细的病史，反复发作的腹痛、体重下降、糖尿病、脂肪泻等临床表现，实验室检查及影像学检查。结合我国制定的《慢性胰腺炎诊治指南（2014）》，CP 的临床诊断标准如下。

① 1 种或 1 种以上影像学检查显示 CP 特征性形态改变。

② 组织病理学检查显示 CP 特征性改变。

③ 患者有典型上腹部疼痛或其他疾病不能解释的腹痛,伴或不伴体重减轻。

④ 血清或尿胰酶水平异常。

⑤ 胰腺外分泌功能异常。

诊断条件为:①或②任意一项典型表现即可确诊,亦可为①或②疑似表现合并③、④、⑤中任意两项可以确诊。可疑患者存在①或②任意一项疑似表现,需进一步临床观察和评估以确定诊断。

AIP 在临床上较难与胰腺癌、胆管癌等鉴别,误诊率、漏诊率较高,导致不必要的手术或延误患者病情,针对 AIP 的诊断应得到更多重视。2011 年,国际胰腺病会议公布了 AIP 诊断标准的国际共识(international consensus diagnostic criteria,ICDC),以下重点讲述 1 型 AIP 的诊断以做参考。1 型 AIP 诊断依据涉及影像学、血清学、胰腺外器官受累、组织病理学和诊断性激素治疗等 5 个方面。典型的影像学常提示胰腺弥漫性增大伴延迟强化,主胰管较长或多发狭窄,且近端无明显扩张。血清学指标仅有 IgG4 1 项:IgG4 水平 >2 倍正常上限。诊断性激素治疗需排除胰腺癌,胰腺或胰腺外影像学表现迅速(<2 周)缓解或改善。ICDC 标准:P(胰腺实质影像学)、D(胰管影像学)、S(血清学)、OOI(其他脏器受累)、H(胰腺组织学)、Rt(激素治疗效果)。证据分级分为 1 级(高度提示)和 2 级(支持)。确诊 1 型 AIP:组织病理学诊断为淋巴细胞浆细胞硬化性胰腺炎(1 级 H);影像学(典型表现,则任意 1 级或 2 级 D 除外的证据;不典型表现,则至少 2 项 1 级或 2 级 D);激素治疗效果不确定(1 级 S/OOI + Rt;1 级 D + 2 级 S/OOI/H + Rt)。拟诊 1 型 AIP:2 级 S/OOI/H + Rt。

(二) 鉴别诊断

1. 胰腺癌

CP 肿块常需要和胰腺癌进行鉴别,影像学检查 CP 患者在肿块内可见到点状强回声,常可见到管腔样结构,为贯穿于肿块中的扩张胰管;胰腺癌引起的胰管扩张,常在肿块处突然中断。另外,CP 肿块外形比较规整,与正常胰腺组织界限不清,内部回声也比较均匀、肿块尾侧胰管无明显扩张。肿瘤标志物 CA19-9 升高对诊断胰腺癌有意义,穿刺活检病理行细胞学检查,可以确定诊断。

2. 其他须与 CP 鉴别的主要疾病

其他须与 CP 鉴别的主要疾病有消化性溃疡、胆管疾病、肠源性慢性腹泻、胃肠动力异常综合征、肝病等。这些疾病会表现出 CP 的一些症状,但无胰腺内、外分泌功能障碍的表现。

七、治疗

在 CP 早期,反复发作的腹痛是患者最主要的症状,此时治疗的主要目的是防止炎症的急性发作,控制腹痛;随着疾病的进展,胰腺组织破坏逐渐加重,以致正常腺体几乎消失,被纤维组织替代,腹痛可明显缓解以至消失,主要表现为因胰腺内、外分泌功能障碍和一些并发症引起的多种症状,此时要针对糖尿病、消化吸收障碍及各类并发症进行治疗。

1. 非手术治疗

治疗主要目的是缓解疼痛、补充胰腺内分泌和外分泌不足。

① 病因治疗:治疗胆管疾病,禁饮酒。

② 镇痛:口服非甾体止痛药物,慎用吗啡类药物,防止成瘾,可通过腹腔神经丛阻滞控制疼痛。

③ 饮食疗法:少食多餐,高蛋白、高维生素和低脂饮食有助于减少炎症发作。

④ 补充胰酶:出现消化不良症状,特别对有脂肪泻的患者,应给予足量的外源性胰酶制剂,并加用碳酸氢钠和胃酸分泌抑制药。

⑤ 控制血糖:并发糖尿病时,控制饮食并采用胰岛素替代疗法。

⑥ 营养支持:长期 CP 多伴有营养不良,可有计划给予肠内和/或肠外营养。

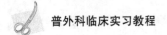

2. 内镜治疗

近20年来,随着纤维十二指肠镜的普及与应用,特别是治疗性 ERCP 的开展,为 CP 的治疗开辟了一个新的途径。与外科手术相比,内镜疗法具有创伤小、并发症低、安全等优点。

① 内镜下胆胰管括约肌切开术:可解除胆胰管开口的狭窄,降低胰管内压,减轻疼痛。

② 胰管扩张术:由于 CP 的腺体硬韧,狭窄段胰管难以通过单纯狭窄扩张收到满意效果。单纯扩张后,多数患者症状复发,故胰管扩张术常与支架置入、取石等疗法联合应用。

③ 胰管支架术:该方法是内镜治疗 CP 的最主要措施。十二指肠乳头周围及胰头部胰管狭窄,伴远端胰管扩张者是胰管支架术的最主要适应证。

④ 胰腺结石取出术:该方法主要适用于主胰管内的结石,如结石较小,可通过冲洗将其排出。对有结石残留且症状明显者应行手术治疗。

⑤ 胰腺假性囊肿的内镜治疗:根据囊肿与胰管是否相通,可选用经十二指肠乳头的间接引流和经胃或十二指肠壁的直接引流。经十二指肠乳头间接引流术适用于囊肿与主胰管有交通者。经胃或十二指肠壁引流术适用于囊肿向胃或十二指肠腔内突出、薄壁、囊肿与消化道紧密相贴或粘连,且两者间无大血管的囊肿。

⑥ 胰瘘的内镜治疗:CP 时并发的胰瘘多为胰液从假性囊肿、破裂胰管漏出而形成的内瘘,可经内镜向胰管内置入支架或鼻胰管引流,通常引流管的尖端应置于胰瘘口远端。对内镜治疗失败者应行手术治疗。

3. 手术治疗

手术治疗的主要目的在于纠正原发疾病、解除胰管梗阻、减轻疼痛、延缓疾病的进展。

(1)胰管引流手术:此类手术仅限于大导管型 CP。胰管梗阻致内压增高是此类胰腺炎腹痛的主要原因。胰管引流手术既缓解了症状,又最大限度地保留了胰腺组织,被认为是比较理想的术式之一。常用方法如下。

① 胰管开口成形术:适应证为合并胆管下端狭窄的胆源性 CP,胰管开口局限性狭窄和经胰腺无法取出胰管开口结石嵌顿者。

② 胰尾切除、胰腺空肠吻合术:适用于胰体尾部胰管扩张者。

③ 胰管空肠侧侧吻合术:适用于胰管全程扩张,直径 >8 mm 者;在各类胰管减压引流术中,胰管空肠侧侧吻合术是引流减压效果最充分、应用最广泛的术式。

(2)胰腺切除术:根据病变部位、程度与范围可选择下列手术。

① 胰十二指肠切除术(Whipple 手术):适用于胰头部炎性肿块较大、多发性胰腺结石或囊肿,合并胆总管、十二指肠梗阻的患者。

② 保留幽门的胰十二指肠切除术:适用于胰头病变而无明显胰管扩张者。

③ 保留十二指肠的胰头切除术:适用于胰头病变而无胆管、十二指肠梗阻者。

④ 胰头中心部分切除、胰管空肠侧侧吻合术(Frey 法):适用于胰头部炎性肿大,伴体尾部胰管明显扩张者。

⑤ 远侧胰腺切除术:适用于胰体、胰尾病变。

⑥ 全胰切除术:适用于病变范围广的顽固性疼痛患者。

(3)内脏神经切断术:对于顽固性疼痛,其他方法无效时可施行该手术,也可采用无水酒精注射到内脏神经周围,有近期效果。该手术亦可作为其他手术方法的一种辅助手术。

八、预后

CP 的预后受病因、并发症及严重程度、治疗方案的选择等多方面因素的影响,但 CP 造成的胰腺功能损害是无法恢复的。良好控制 CP 相关并发症将有助于延长患者的生存时间、改善患者的生存状态。

第三节 胰腺囊性疾病

胰腺囊性疾病是一组临床上以胰腺囊肿为主要影像学表现的疾病。经典意义上的胰腺囊性病变主要包括胰腺囊性肿瘤、胰腺假性囊肿及胰腺先天性囊肿等，其疾病谱随着现代影像技术和病理学分类的发展逐渐演化，一些新的病理类型得以重新定义，如胰腺导管内乳头状黏液性肿瘤(intraductal papillary mucinous neoplasm, IPMN)。胰腺囊性病变的临床表现大多数无明确症状，在体积较大时，可表现出推挤等占位性表现，但在引发胰管及胆管梗阻时，会出现胰腺炎及梗阻性黄疸等表现。因此，不同的病理类型和发病部位，其临床表现也不尽相同。近年来多排螺旋CT及MRI技术的进步和广泛应用显著提高了胰腺囊性病变的诊断率。有文献报道，利用MRI或腹部CT在普通人群中进行筛查，约有2%的人伴有胰腺囊性病变。随着年龄增长，胰腺囊性病变的发生率逐步增加，在70岁以上的人群中，其发生比例达到10%。总体来说，大部分的胰腺囊性病变预后良好，如有机会进行手术治疗，疗效较好，术后复发率低。但是部分恶性肿瘤预后较差，如胰腺囊腺癌，因此应当及时诊断，并彻底切除肿瘤。

一、胰腺囊腺瘤

(一) 病因与病理

1. 胰腺浆液性囊腺瘤

浆液性囊腺瘤(serous cystadenoma, SCN)占胰腺囊性肿瘤的32%~39%，绝大多数情况下均为良性肿瘤，但也有发生恶性变的个例报道。

胰腺SCN包括浆液性微囊腺瘤(serous microcystic adenoma, SMA)、浆液性寡囊性腺瘤(serous oligocystic adenoma, SOA)及von Hippel-Lindau(VHL)相关囊性肿瘤。这些肿瘤的细胞组成基本相同，细胞的胞质内富含糖原，在免疫组织化学上具有导管上皮的特征。尽管3种类型的SCN在组织细胞学上具有相似之处，但在好发部位、大体形态、性别比例等方面并不一致。

SMA是较常见的浆液性囊性肿瘤，文献报道占50%左右。SMA多数为单发的圆形肿瘤，边界清楚，包膜完整，直径范围从几厘米到十几厘米。大体标本中，肿瘤切面呈蜂巢样，可见众多直径约几毫米的小囊肿，纤维间隔较厚，部分肿瘤内可伴有间质部分的钙化。小囊内含有无色清亮液体，液体富含糖原，不含黏蛋白，各囊腔间不相互连通。显微镜下可见囊壁由单层立方上皮构成，囊壁内含有纤维组织和小血管。几乎所有的SMA均发生于女性，可发生在胰腺的任何部位，但大部分位于胰腺体尾部，也可出现在胰头及胰腺钩突部，常常是查体发现的，或无意中摸到上腹部包块。

SOA占SCN病例的10%~35%，由一些相对较大的囊肿构成，囊肿数量少，多见于胰头部，少数情况下可压迫胆总管引起黄疸。SOA男女发病比例相当，临床上不易与黏液性囊腺瘤进行鉴别诊断。

VHL相关胰腺囊肿可发生在胰腺的任何部位，随病情进展逐步累及整个胰腺，就诊时往往表现为胰腺多灶性囊肿，一般情况下与其他性质的胰腺囊肿鉴别并不困难。

2. 胰腺黏液性囊腺瘤

胰腺黏液性囊腺瘤(mucinous cystadenoma, MCA)常见于女性，绝大部分位于胰腺体尾部，可以表现为厚壁单腔囊肿，通常内部有分隔。1978年，Compagno和Oertel首先对MCA进行了描述，提出其临床病理特点。MCA的直径大小不一，出现症状后往往可以表现为大的圆形或分叶状囊肿。肿瘤切面可见单房或多房结构，囊壁内可伴有乳头状突起和结节。囊壁薄厚不一，囊肿周边可以出现钙化，在CT上被称为蛋壳样钙化。囊内为乳白色、黄褐色或棕色的黏液，富含黏蛋白。伴有囊内出血时，囊液为暗红色或咖啡色。光学显微镜下，囊腔内壁为可产生黏液的柱状上皮细胞。MCA是有恶性变倾向的肿瘤，有文献指出，

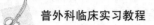

17.5%的MCA在就诊时已发生恶性变。病理学检查发现：大多数MCA在细胞形态和排列上表现出不同程度的异型性；在发生恶性变时，细胞失去正常形态和排列，向间质浸润性生长，细胞核出现异形，染色质丰富，核分裂较多。

（二）临床表现

胰腺囊腺瘤多见于女性患者，由于肿瘤生长缓慢，早期多无症状，很多患者是在查体时偶然发现。当肿瘤体积较大时，可能会引发一些非特异性的临床症状，常见的有餐后出现上腹部坠胀不适、上腹部疼痛，常不被重视，或被误认为是胃部疾病，因此有的患者病程可长达数年。极少数情况下，肿瘤向后方生长，压迫脾静脉造成胰源性门静脉高压症导致脾大及食管胃底静脉曲张，严重时出现食管胃底血管破裂出血。部分位于胰头的肿瘤可能会压迫胆总管，导致梗阻性黄疸。MCA发生恶性变时，可能会阻塞主胰管，引发胰腺炎，出现腹痛、腹胀、发热、呕吐等消化道症状。在恶性肿瘤晚期，患者可出现体重下降、食欲减退、梗阻性黄疸等症状。

患者的全身情况一般较好，大部分患者在就诊时肿物直径较大。随着健康意识的不断增强，越来越多的患者在定期体检中通过腹部超声发现胰腺囊性占位就诊。一般情况下，常规腹部查体无明确发现，当肿瘤体积较大时，可在上腹部扪及肿物，一般没有明显的压痛及反跳痛，绝大多数情况下，肿瘤的边界较清楚，活动度较小。

（三）辅助检查

1. 超声

超声检查是常用的腹部筛查手段。对于胰腺囊肿，特别是胰头部、颈部及体部的囊肿，有较高的敏感性，可以明确肿物的直径、边界、与胰管及胆管的关系。但胰腺位于胃后方，位置较深，检查结果常常会受到前方胃内气体及检查医师经验的影响，因此超声对于胰腺疾病，特别是胰腺尾部占位的诊断往往不令人满意，可能会出现漏诊。由于超声无放射性辐射，同时价格便宜，因此可用于对胰腺囊性病变的长期随访复查。

2. 腹部CT

腹部增强CT是目前诊断胰腺囊腺瘤的最佳影像学手段，具有很好的空间分辨率，成像直观清楚，通常还可以利用图像三维重建技术，进一步明确肿瘤与胆管、胰管、脾血管的关系，有利于确定肿瘤的部位、大小、范围、毗邻关系，以便在术前确定手术策略，减少手术相关并发症。但该检查具有一定放射辐射，需要静脉注射造影剂，因此不能用于孕妇、肾功能不全及造影剂过敏者。

3. MRI

MRI对于胰腺囊性病变具有较好的诊断效果。由于胰腺周围胃肠内液体对成像的影响，常规的MRI检查在成像质量和定位准确性等方面略逊于增强CT检查，但由于这种检查避免了放射辐射，对囊性占位具有较高的分辨率，因此也具有相当的应用前景。对于肾功能不全及对造影剂过敏的患者，MRI可以替代腹部增强CT。MRCP可以明确胆管、胰管状况，以及与囊肿的位置关系，同时能更好地显示囊肿内的状况，因此MRI是胰腺增强CT的有力补充。

4. PET/CT

PET/CT融合了PET及CT两种技术的优势，有效提高了PET显像的空间定位准确性，成为目前鉴别肿瘤良恶性的有效手段。借鉴于MRI对囊性病变的良好鉴别能力，最新的PET/MRI技术将MRI融合到PET技术中，对囊内结节的良恶性鉴别，较传统PET/CT更具优势，目前其应用价值正在评估过程中。

5. EUS

EUS是近年来发展迅速的一项检查技术，它通过内镜将超声探头置于胃后壁，对胰腺进行超声检查，不仅有利于发现胰腺内小病变，而且能有效提高分辨率。此外，进行EUS的同时可以开展FNA，通过抽取囊液及悬浮细胞，进行病理学检查，并检测囊液内淀粉酶、CEA、黏滞度等指标，还可以开展相关基因标志物诊断,如 K-ras 基因检测。在有经验的医疗单位中,EUS 的总体并发症发生率是非常低的。最近,EUS 引导下 FNA 共聚焦激光纤维内镜(EUS-guided needle-based confocal laser endomicroscopy)成为一种新的检查手段。这种技术能对囊肿内壁进行亚细胞水平的检查,在显微水平下实时观察囊壁组织结构,有望进一步提高 EUS 的诊断准确性。

（四）诊断及鉴别诊断

通过临床诊断及影像学检查,一般不难诊断胰腺囊腺瘤。患者的各项血清生化指标和肿瘤标志物基本正常。胰腺囊性肿瘤中囊液淀粉酶水平正常,囊液内淀粉酶水平低于 250 U/L,可以排除胰腺假性囊肿。囊液中的肿瘤标志物(CEA 及 CA19-9)在部分胰腺良性肿瘤中可能会升高。有文献报道,囊液中 CEA 水平超过 192 μg/L 时,倾向于诊断 MCA 或 IPMN,而 SCN 的囊液中 CEA 水平大多正常。

IPMN 是一种沿主胰管和/或分支胰管弥漫性生长的肿瘤,可以表现为单发或多发囊肿,或表现为主胰管的扩张。此类病变多伴有消化道症状或反复胰腺炎表现。在影像学上,CT 或 MRI 检查发现病变与主胰管或分支胰管相通是其主要特征。在影像学上,SCN 多表现为多囊性病变,可以出现在胰腺的各部位,而 MCA 则表现为少囊性病变,绝大多数情况下出现在胰腺体尾部。

临床工作中,胰腺囊腺瘤需要与胰腺假性囊肿和胰腺囊性恶性肿瘤进行鉴别。通过询问病史,特别是既往胰腺炎、胰腺外伤及胆管结石病史,有助于与胰腺假性囊肿进行鉴别。对照患者胰腺炎发作时的有关影像学检查,往往不难与胰腺假性囊肿进行鉴别。术前影像学及其他辅助检查有助于鉴别诊断,但是不能替代术中的囊壁组织病理检查。如将胰腺囊腺瘤误诊为胰腺假性囊肿,而行囊肿内引流术,不仅不能缓解病情,还会增加再次手术的难度,同时可能延误诊治,导致肿瘤恶性变,影响患者的预后。

胰腺恶性肿瘤患者往往伴有消瘦、食欲下降、腹痛、背痛等症状。部分患者的血清肿瘤标志物会升高,CT 及 MRI 等影像学检查显示肿物多为实性或以实性为主,并向周围组织内呈浸润性生长,表现为肿瘤边界不清,侵犯血管,囊壁内结节及囊壁增厚等。对拟诊为 MCA 的患者要警惕囊腺癌的可能性。

（五）治疗

手术切除是胰腺良性肿瘤最主要、最有效的治疗手段。10%~50% 的 MCA 会发生恶性变,对于 MCA 目前主张积极实施手术,完整切除病变。由于 SCN 很少发生恶性变,因此对于 SCN,很多国外学者主张仅对伴随临床症状、体积持续增长或不能排除恶性肿瘤可能的 SCN 实施手术。术前 CT 及 MRI 等影像学检查可以用于评估肿瘤能否手术切除,以及是否已经发生转移等。

胰腺囊腺瘤可以根据病变的性质、部位及与胰管胆管关系选择相应的手术方式。胰腺囊腺瘤应做到完整切除,不宜行开窗术或内引流术。位于胰头的 MCA 可选择保留十二指肠的胰头切除术或胰十二指肠切除术,位于胰颈者可选择胰腺节段切除术,位于胰体尾者可选择保留脾的胰体尾切除术。对于与胰管无关的 SCN,如能排除恶性肿瘤的可能性,在保证肿瘤完整切除的情况下,可以选择局部切除。

二、胰腺导管内乳头状黏液性肿瘤

（一）病因与病理

IPMN 是一种特殊类型的胰腺囊性疾病,其特点是分泌黏液、胰腺导管囊性扩张及上皮乳头状增生。IPMN 以导管内黏液生成细胞的增多为特征,这些增生的细胞排列成乳头状。由于分泌过量的黏蛋白最终导致受累导管的囊性扩张。随着时间的延长,IPMN 可以呈现出从腺瘤到侵袭性腺癌的连续性转变。IPMN 的肿瘤细胞根据增生程度可分为腺瘤、交界性肿瘤及导管癌。肿瘤组织生长缓慢,但是有约 30% 可发展为导管癌。

大部分 IPMN 发生在胰头或胰腺钩突部位,根据病变累及的胰管类型,IPMN 可以被分为主胰管型(MD-IPMN)、分支胰管型(BD-IPMN)和混合型(mixed-type IPMN),目前尚不清楚混合型是单独类型还是由主胰管型或分支胰管型发展而来。约有 15% 的病例存在多发病变,甚至累及整个胰腺。显微镜下,

IPMN 可以表现为低度或中度的细胞异性,也可以出现原位癌及浸润性癌,目前认为这种变化是随时间变化的一个连续过程,伴随着相应基因的累积性改变。目前研究认为,主胰管型 IPMN 发生恶性变的风险远高于分支胰管型 IPMN。有研究报道,45% 的主胰管型 IPMN 伴随着侵袭性癌,另有 20% 的患者伴发原位癌。目前学术界根据肿瘤细胞形态及黏液蛋白表达状况,将 IPMN 分为 4 种病理亚型,分别是胃型、肠型、胰胆管型和嗜酸细胞型。这 4 种病理亚型在恶性变风险及临床预后方面存在差异。

（二）临床表现

IPMN 常见于 50～70 岁的中老年人中,男女发病比例基本相当,多为散发病例,尚未发现遗传性及家族性发病倾向。发病部位主要集中在胰头部。约 50% 的 IPMN 患者是通过查体发现的。IPMN 常见的症状包括腹胀、腹痛、脂肪泻、体重下降、消化不良等,可伴发糖尿病。部分患者因胰管梗阻会出现 AP 或 CP 表现,少数患者可能会伴随假性囊肿形成,掩盖原发的 IPMN 病变,在临床上被误诊为胰腺假性囊肿,因此对 AP、CP 患者进行随访观察是非常必要的。有文献报道,IPMN 患者胰腺外原发性恶性肿瘤的发生率会增高,如结肠息肉及结肠癌的发生率高于一般人群,因此有学者提出应常规对 IPMN 患者做结肠镜检查。

（三）辅助检查

腹部增强 CT 和 MRI 对于胰腺囊性病变具有较好的诊断效果,不仅可以明确肿瘤的位置、大小、数量,还可以明确病变与周围血管、胰管及胆管等重要结构的关系,为手术方式的选择提供依据。但对于 IPMN 来说,MRCP 的优势在于能更好地显示囊肿与胰管之间的关系,这是 IPMN 与胰腺囊腺瘤的重要鉴别点之一,也可以用于区分主胰管型、分支胰管型及混合型 IPMN。

EUS 不仅能确定 IPMN 与胰管的关系,还可通过超声造影,鉴别囊内结节的良恶性。FNA 活检或共聚焦激光纤维内镜等方法也有助于鉴别 IPMN 的良恶性。但也有研究表明,无论是 EUS,还是 FNA 活检,以及穿刺液细胞学病理诊断,均与操作者及病理科医师的经验密切相关。穿刺活检或穿刺液细胞学检查阴性不能排除恶性肿瘤的可能性。

血清肿瘤标志物 CEA、CA19-9 及囊液内 CEA 水平有助于鉴别 IPMN 的良恶性,但这些指标的诊断价值有限,不能单独作为预后或手术指征。

（四）诊断及鉴别诊断

根据临床症状,结合 CT、MRI 及 EUS 检查结果,可以诊断大部分的 IPMN 病变,但这些检查均有一定的局限性,尚不能在术前准确地鉴别所有 IPMN 病变的良恶性。少数 IPMN 病变的囊内实性部分较多,需要与实性假乳头状瘤或胰腺癌囊性变进行鉴别。对于伴发胰腺炎的患者,需要通过密切随访来排除 IPMN 病变的风险。

（五）治疗

主胰管型和混合型 IPMN 具有较高的恶性变风险,有文献报道,30%～60% 的主胰管型 IPMN 合并侵袭性癌。因此,学术界认为根治性手术切除是治疗主胰管型 IPMN 的主要手段,常用的是胰十二指肠切除术、胰体尾切除术及全胰切除术。考虑到全胰切除术的手术风险和术后生活质量下降,一般尽量不做预防性的全胰切除术。手术前可以根据影像学资料规划手术切除范围,但术中冷冻病理将能提供更多的决策依据。如手术切缘冷冻病理报告为中重度不典型增生或侵袭性癌,则需要进一步扩大手术范围。

文献报道 12%～30% 的分支胰管型 IPMN 伴发恶性变。对于分支胰管型 IPMN 的手术指征,尽管国内外已经出现多个专家共识,目前尚缺乏大样本量的长期随访研究,没有形成统一意见。目前认为,出现临床症状、主胰管直径超过 6 cm、梗阻性黄疸、囊内实性结节及囊肿进行性增大是手术切除的指征,而对于囊肿直径超过 3 cm、囊壁增厚、无强化的囊壁结节,则需要行 EUS 或 FNA 活检进一步评估。如果不能排除恶性肿瘤的风险,对于分支胰管型 IPMN,也应该采取根治性切除手术。对于恶性变风险不大的病灶,也可以采取局部切除手术。因此,对于手术切除范围,需要结合患者年龄、全身状况、随访条件等情况综合考虑。

术后随访对 IPMN 患者尤为重要。非侵袭性 IPMN 患者由于存在多发病灶的可能性,有文献报道其复发率为 5% ~ 10%,在术后也需要进行长期严密随访观察。对于术后复发的患者,再次手术仍能使患者受益。

三、胰腺囊腺癌

胰腺囊腺癌是比较少见的胰腺恶性肿瘤,部分可能从良性囊腺瘤恶性变而来,多见于 MCA。女性多见,大多数情况下生长较慢,恶性程度相对较低,切除率较高,预后相对较好。

(一)病理

胰腺囊腺癌大体呈不规则圆形或分叶状,周围常有明显的包膜,大多数情况下癌不呈浸润生长,剖面为多房性,囊壁厚薄不一,房腔大小不等,内壁光滑或呈乳突状,内含不同浊度和不同黏稠度的液体,有时呈血性。囊腔和胰管不通,故囊液中淀粉酶含量一般不增高。组织学特点为囊壁覆盖高柱状分泌黏液的上皮,癌细胞可向间质内浸润生长。有的病例在病理上仅部分组织发生恶性变,多在囊壁或房间隔出现局部恶性病灶,需多处取材检查才能发现,部分囊腺癌可以发生肝或淋巴结的转移。

(二)临床表现

患者一般情况均良好,以至于在发现上腹肿块时才就诊。最早出现的症状为腹胀及腹痛,主要表现为上腹胀、闷痛或上腹部不适,往往餐后加重,这些症状与囊内压力增高和囊肿的占位推挤有关。但出现肿块并不意味已属晚期。肿块一般无触痛,位于胰体尾部者可能仍有一定活动度。位于胰头部的肿瘤,可能因压迫或侵袭胆管而出现梗阻性黄疸。此外,肿瘤压迫脾静脉可引起门静脉高压、脾大、脾功能亢进等表现。肿瘤晚期如引起胰腺萎缩时,可导致糖尿病或糖耐量降低。

(三)辅助检查

参照胰腺囊腺瘤章节。

(四)诊断及鉴别诊断

大部分患者在就诊时可无阳性体征。常见的体征为上腹部肿块,呈不规则圆形或椭圆形,质地中等或稍硬,压痛亦不明显,需要进行相关影像学检查以确定。

根据临床表现和影像学检查结果,常常不易诊断胰腺囊腺癌,与良性胰腺囊腺瘤进行鉴别诊断尤为困难,往往是在术中发现肿瘤转移或术后病理诊断证实。虽然超声、CT、MRI 可以确定囊肿的部位、来源、形状和大小,目前尚不能在术前与假性囊肿、浆液性或黏液性囊腺瘤进行准确的鉴别诊断。即使是在手术过程中,因瘤体外观表现无显著特征,也难以区别囊肿的性质。在病理诊断过程中,病理检查的结果与取材部位有关,在同一囊内可有多种病理表现,需要对肿瘤的各部位进行全面取材和检查,否则易造成漏诊或误诊。

胰腺囊腺癌需要和下列病变进行鉴别诊断。

1. 胰腺假性囊肿

胰腺假性囊肿多发生在胰腺外伤或 AP、CP 后,一般都有明确的相关病史和临床表现,囊肿通常突出于胰腺轮廓外,其囊壁内无上皮细胞覆盖,多为纤维结缔组织构成。胰腺假性囊肿在 EUS 和腹部 CT 上均显示单腔囊性占位,囊腔直径一般较大,密度接近水样,腔内无分隔或分隔较少。MRCP 及 ERCP 可显示胰管有变形,部分患者假性囊肿与胰管相通,囊内液浑浊,含有坏死物,囊液淀粉酶明显增高。有文献报道,术前穿刺囊液分析 CEA、CA19-9 水平及 K-ras 基因突变有助于鉴别诊断。

2. 胰腺实性假乳头状肿瘤

胰腺实性假乳头状肿瘤易与胰腺囊腺癌相混淆,两者肿瘤边界清楚,瘤体内均有实性区域及囊性区域,但胰腺实性假乳头状肿瘤易发生于年轻患者,瘤体实性部分往往更多,囊壁厚薄不规则。少数胰腺实性假乳头状肿瘤也呈局部浸润性生长,远处转移比较少见,恶性程度低,实施根治性切除手术后,绝大多

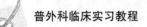
数患者可以长期生存,即使复发,再次手术仍能获得较好的预后。

3. IPMN

IPMN 囊壁内衬均为柱状上皮,囊内充以大量的黏液。多发生于胰头及钩突部,也可表现为多发囊肿,呈葡萄串状或葫芦状,是由主胰管及分支胰管囊状扩张所致,囊内无分隔,部分囊内有壁内结节。ERCP 常常能发现十二指肠乳头明显水肿,并有黏液溢出。MRCP 和胰管造影显示囊腔与主胰管相通,充满造影剂,主胰管内常常因为充满黏液而出现充盈缺损。

（五）治疗

手术切除是胰腺囊腺癌的唯一治疗方法。由于本病和周围脏器浸润性粘连少,故即使肿瘤较大,仍有根治性手术切除的可能。如果囊腺癌位于胰体尾部,可行胰体尾及脾切除术,位于胰头部位者可行胰十二指肠切除术。囊腺癌有时囊腔较大,但不可做外引流术或内引流术,因为这种肿瘤系多房性,往往不能引流黏液,反而会引起囊内感染,贻误手术根治机会,影响患者预后。

（六）预后

胰腺囊腺癌的总体预后优于胰腺导管腺癌,有报道指出,胰腺囊腺癌手术切除后的 5 年生存率在70% 以上,如能早发现、早手术,预后佳。但对于不能切除的胰腺囊腺癌,其预后不佳。故凡有原因不明的上腹痛和不适,发作多次者均应应用增强 CT 检查胰腺状况,可早期发现肿瘤。

四、胰腺假性囊肿

胰腺假性囊肿(pancreatic pseudocyst)是一类较常见的胰腺囊性病变,多继发于 AP、CP 或胰腺损伤之后,是富含胰酶的液体被纤维结缔组织构成的囊壁包裹所致。有文献报道,AP 如果出现胰周液体集聚,30%～50% 会演变成胰腺假性囊肿。大多数情况下,胰腺假性囊肿是单发囊肿,也可以出现多发囊肿。

（一）病因与病理

引发胰腺假性囊肿最常见的原因是酒精或胆石导致的 AP、CP。其他导致胰腺假性囊肿的原因包括创伤性胰腺炎、特发性胰腺炎及高脂血症导致的胰腺炎。

AP 在炎症反应区域发生胰管损伤及破裂,导致胰液直接溢出,聚集在胰腺周围,形成急性液体集聚。这种积液渗出多发生在小网膜囊内,严重时会向胰腺周围扩散,甚至累及盆腔。大多数情况下,积液会自行吸收。如果病程超过 4 周,积液周围组织的炎症反应将会促进结缔组织增生和纤维化,形成囊壁。

约50%的胰腺假性囊肿会自然消退,其原因可能是受损的胰管自行愈合恢复,或是囊肿因腐蚀再次与胰管相通或通入胃、结肠,形成自发引流,此时,患者可能出现腹痛、腹泻及消化道出血等表现。

（二）临床表现

胰腺假性囊肿的临床表现与囊肿的大小及是否有并发症密切相关。常见的症状包括腹胀、腹痛、食欲下降、体重下降、发热等,这些均与囊肿压迫胃及十二指肠相关。如囊肿压迫胆管,可能会出现梗阻性黄疸。有时会出现反应性胸腔积液。腹部查体可能会发现上腹部包块,表面光滑,往往无压痛。

（三）辅助检查

1. 实验室检查

多数患者会出现血、尿淀粉酶水平上升,这是胰腺炎持续存在的表现。部分患者因胰腺内分泌功能受损,可能出现不同程度的糖尿病表现。如果胰腺假性囊肿压迫胆管,可出现肝功能异常。

2. 囊液分析

经腹壁超声或 EUS 引导下穿刺抽取囊液进行分析,有利于鉴别诊断。胰腺假性囊肿的囊液中淀粉酶水平明显升高,而部分胰腺囊性肿瘤中,肿瘤标志物 CEA 和 CA19-9 可显著升高。囊液脱落细胞学检查可为肿瘤诊断提供依据,但往往阳性率较低。

3. 经腹超声

经腹超声是胰腺假性囊肿的首选检查方法,特别是在持续随访过程中,其具有无创伤及费用低的优点。超声检查除可显示胰腺假性囊肿的位置和大小外,还可提示囊内坏死、出血或感染,观察脾血管、门静脉、胆管、胰管有无受压及堵塞等异常表现。

4. 腹部 CT

腹部 CT 对胰腺假性囊肿的诊断敏感性和准确性高于经腹超声,其表现为单房或多房性囊肿,囊壁厚薄不均,形态多样,内部可见分隔。增强 CT 还可进一步了解囊肿与周围脏器的关系,如胰管狭窄梗阻、胆管受压、消化道瘘、门静脉系统血栓、门静脉高压等。

5. MRI 及 MRCP

由于易受到周围胃肠腔内液体的影响,MRI 检查一般不作为胰腺假性囊肿首选检查手段,但是 MRCP 能清楚地显示胰管、胆管状况,同时对囊壁结构显示的分辨率较高,常用于与其他囊性病变的鉴别诊断。

6. EUS

EUS 可清楚显示囊壁结构,还可显示囊肿与周围血管及胰管的关系。EUS 还可以通过对囊壁结节的检查,鉴别假性囊肿和囊性肿瘤。内镜治疗方面,可在 EUS 的引导下行胰腺假性囊肿与胃或十二指肠间的造瘘,EUS 不仅可以避开穿刺通道上的血管,还可以帮助选择最佳的引流路径。

7. ERCP

ERCP 可以很好地显示囊肿和胰管的关系,但胰腺导管内注射造影剂可能会加重胰腺炎症,或致造影剂进入囊肿,部分患者发生继发性感染,引起相关并发症,故 ERCP 较少单独用于胰腺假性囊肿的诊断。在内镜治疗前进行 ERCP 检查,可用于证实胰腺假性囊肿与胰管系统相通,行经十二指肠乳头引流囊肿。

（四）诊断及鉴别诊断

1. 诊断

根据患者 AP、CP 或上腹部外伤病史,胰腺炎持续发作,血清淀粉酶水平上升,结合影像学检查发现胰腺周围出现囊肿,一般不难诊断胰腺假性囊肿,但需要和胰腺囊性肿瘤进行鉴别诊断。进一步利用超声、CT 及 MRCP 等检查手段确定囊肿的部位、大小、与主胰管的关系、是否存在内瘘等,有助于确定胰腺假性囊肿的治疗策略。

2. 鉴别诊断

胰腺假性囊肿需要与胰腺囊性肿瘤进行鉴别诊断。如术前影像学、肿瘤标志物及囊肿穿刺检查均不能排除胰腺囊性肿瘤,可以考虑手术探查,以获得病理诊断。无论术前是否获得诊断,术中需要常规留取足够量的囊壁组织进行冷冻病理学诊断。

除与肿瘤性囊肿进行鉴别外,胰腺假性囊肿还需要与胰腺先天性囊肿、周围器官(如肝、脾、肾等)囊肿、淋巴管囊肿进行鉴别。

（五）治疗

如能排除恶性肿瘤的可能性,无症状的胰腺假性囊肿可采取保守治疗,在保守治疗无效或出现相关并发症后,需及时实施介入或手术治疗。近年来,随着介入治疗,特别是内镜介入治疗技术的不断进展,许多患者避免外科手术创伤。但每种治疗方法都有其优势和不足,因此需要严格掌握适应证,实施个体化治疗。

1. 保守治疗

由 AP 引发的胰腺假性囊肿,如直径在 6 cm 以下,发病在 6 周以内,可先予保守治疗,观察其自行吸收的可能性。保守治疗主要包括禁食、抗感染、营养支持和抑制胰液分泌等。对于无症状的胰腺假性囊肿,如囊肿无进一步进展,也可进一步观察。

2. 外科治疗

胰腺假性囊肿外科治疗包括传统开腹手术、腹腔镜手术、放射介入治疗及内镜治疗。

（1）适应证：胰腺假性囊肿出现临床症状；胰腺假性囊肿出现感染、出血、破裂、压迫周围器官等并发症；囊肿直径超过 6 cm；保守治疗后囊肿持续增大；不能排除胰腺囊性肿瘤。

（2）胰腺假性囊肿的经典外科手术：常用的手术方法为囊肿外引流术、内引流术和假性囊肿切除术 3 种。对于囊肿引流手术，需要在术中常规切取足量的囊壁组织做术中病理检查，以排除胰腺囊性肿瘤的可能。

① 胰腺假性囊肿内引流术：胰腺假性囊肿内引流术是将假性囊肿与胃腔或小肠腔进行吻合，将囊肿内容物引入消化道内，从而闭合囊肿。一般情况下，囊肿在术后 4 周内可完全消失。有文献报道，术后复发率仅 2%。内引流术包括假性囊肿空肠吻合术、假性囊肿胃吻合术和假性囊肿十二指肠吻合术，其中前两者较为常用，具体内引流手术方式的选择是由囊肿与消化道间的位置关系来决定的。一般要求根据囊肿的位置就近引流，吻合口需位于囊肿最低点，切除部分囊壁作为吻合口，保证引流通畅，有足够材料进行病理诊断，同时在术中尽量将囊肿内的分隔打通以便充分引流。

② 胰腺假性囊肿切除术：胰腺假性囊肿切除术在理论上是此病的根治性方法，术后少有复发，但由于胰腺假性囊肿的囊壁与腹腔内其他脏器粘连往往很重，实际操作中存在很多的困难，容易引起相关的并发症，因此不是首选手术方式，主要适用于胰腺假性囊肿体积小或内外引流效果不佳时。

③ 外引流术：对胰腺假性囊肿进行外引流后，不能彻底解决胰瘘问题，患者术后可能需长期使用引流管，因此外引流术主要用于假性囊肿继发感染且放射介入外引流失败、假性囊肿破裂或囊肿内引流术中发现囊壁不成熟被迫行外引流等情况。

（3）腹腔镜下胰腺假性囊肿内引流术：随腹腔镜手术技术的不断进步，胰腺假性囊肿内引流术也逐渐被尝试开展，主要有胃囊肿吻合术及空肠囊肿吻合术。但是，腹腔镜内引流术有造成腹腔污染及吻合难度大等缺点，目前尚处于尝试阶段，尚未广泛开展应用。

（4）经皮穿刺置管引流：在经腹超声或 CT 引导下，行胰腺假性囊肿穿刺外引流术，其具有创伤小、操作简单的特点，必要时可以反复多次放置多根引流管，以保证充分引流，文献报道成功率在 90% 以上，适于一般情况较差，手术风险大或假性囊肿发生感染需要迅速引流的患者。但外引流术后可能会出现长期的胰瘘，同时存在引流不充分及出血等并发症，因此需要结合病情严格把握适应证。囊内出血和胰性腹水是经皮穿刺的禁忌证。

（5）内镜治疗：近年来，通过消化内镜行胰腺假性囊肿内引流成为临床治疗的热点，甚至在一些临床中心成为治疗假性囊肿的首选方法。内镜治疗胰腺假性囊肿的原理，与传统手术内引流相同，是通过内镜在假性囊肿与胃肠道间造瘘，并放置支架引流管，将囊内容物引流至胃肠道内，从而达到消除囊腔的目的。具体方式包括内镜下囊肿胃造瘘术、囊肿十二指肠造瘘术及内镜下经乳头囊肿引流术（endoscopic trans papillary cyst drainage，ETCD）等。EUS 能准确确定假性囊肿与胃肠道间的位置关系，避开胃肠壁上的血管，选择最佳位置穿刺置管，从而提高治疗疗效，降低风险。

（六）并发症

1. 感染

绝大多数情况下，胰腺假性囊肿内囊液均是无菌性的。囊液发生感染后，将会出现发热、腹痛、呕吐等相关症状，严重时可能导致感染性休克。CT 扫描发现假性囊内气泡是发生感染的特异性表现。假性囊肿发生感染时的治疗原则是及时进行引流，最常用的方法是经皮穿刺置管引流，大多数情况下能迅速降低囊内压力，缓解症状。但对脓液黏稠或较多分隔的胰腺假性囊肿，单次置管不能充分引流，因此需要间断冲洗囊腔或多次多角度置管，才能使脓液排空。如穿刺置管引流无效，则需要及时改为手术引流。开腹手术外引流可在术中打开囊内分隔，达到充分排空的目的，同时可以在术中放置大口径的引流管，增加引流效果。

2. 出血

胰腺假性囊肿内含各种胰腺消化酶，会对囊肿周边器官及血管产生腐蚀作用，导致出血。如出血量大,应及时进行急诊动脉血管造影,对出血血管进行介入栓塞治疗止血。如介入治疗失败,则被迫采取手术止血。此时,手术的主要目的是止血,根据临床表现及术前影像学资料,结扎或缝扎假性囊肿供血血管,同时行假性囊肿外引流术。

3. 梗阻

体积较大的胰腺假性囊肿会导致胃肠道及胆管的梗阻,实施囊肿引流减压后,梗阻症状多能缓解。在假性囊肿得到治疗前,也可通过 ERCP 置入胆管支架缓解梗阻。

4. 破裂

胰腺假性囊肿因挤压或囊壁腐蚀,导致破裂而自发破溃入腹腔、胸腔或胃肠道,是胰腺假性囊肿自发消散的原因之一。破溃入消化道可导致呕吐、腹泻、呕血或黑便。破入腹腔可导致腹膜炎或休克。此时需要急诊剖腹探查,冲洗腹腔并放置外引流。对于无症状的患者,可采取保守治疗措施,进行观察。少数患者会出现胰源性腹水或胸腔积液,实施腹腔或胸膜腔穿刺置管引流,可获得较好的疗效。如疗效不佳,可考虑 ERCP 或手术治疗。

5. 门静脉高压

胰腺假性囊肿的压迫及门静脉或脾静脉血栓都可以导致门静脉高压,临床上表现为食管胃底静脉曲张、脾大及脾功能亢进。出现食管胃底静脉出血,则可考虑脾切除术联合胰腺假性囊肿切除术或囊肿引流术。

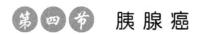

第四节 胰腺癌

一、流行病学

胰腺癌是一种发病隐匿、发展迅速、治疗效果及预后极差的消化道恶性肿瘤。2012 年,全球胰腺癌新发病例 33.8 万例(男性 17.8 万例,女性 16.0 万例),占全部癌症新发病例的 2.4%。目前,胰腺癌居常见癌症死因的第 4 位,居消化道癌症死因的第 2 位,仅次于大肠癌。胰腺癌诊断后的 5 年总体生存率约为7.7%。胰腺癌的发病率与年龄呈正相关,60~80 岁者占发病总人数的 80%,男性发病率略高于女性。胰腺癌多发生于胰头部,占 60%~70%,其次是体尾部,全胰癌较少见。

二、解剖学

胰腺分为头、颈、体、尾 4 部,右侧为头部,嵌于十二指肠肠袢内,中间为体部,横过第 1~2 腰椎的前方,左端为狭细的尾部,靠近脾门,全长 12~15 cm,宽 3~4 cm,厚 1.5~2.5 cm。除头部外,其余部分横断面呈三角形。胰腺前面被腹后壁腹膜遮盖,隔网膜囊与胃后壁相对。胰头上、右、下三面均被十二指肠环绕,有时十二指肠降部内侧也有一部分被胰腺组织所覆盖。

三、病因与病理

（一）病因学

吸烟是公认的胰腺癌的危险因素,高蛋白、高胆固醇饮食可促进胰腺癌的发生,糖尿病和 CP 也被认为是胰腺癌的危险因素,家族性胰腺癌罕见。

中华医学会胰腺外科学组提出的胰腺癌高危人群如下。

① 年龄: >40 岁,有上腹部非特异性不适者。

② 糖尿病史:突发糖尿病者,特别是不典型糖尿病,年龄在 60 岁以上,缺乏家族史,无肥胖,很快形成

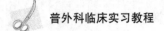

胰岛素抵抗者,40%的胰腺癌患者在确诊时伴有糖尿病。

③ CP:目前认为 CP 在小部分患者中是一个重要的癌前病变,特别是慢性家族性胰腺炎和慢性钙化性胰腺炎。

④ 癌前病变:导管内乳头状黏液瘤亦属癌前病变。

⑤ 家族史:有胰腺癌家族史者,或患有家族性腺瘤息肉病者。

⑥ 手术史:良性病变行远端胃大部切除者,特别是术后 20 年以上的人群。

⑦ 烟酒暴露史:胰腺癌的高危因素有吸烟、大量饮酒及长期接触有害化学物质等。

（二）病理学

1. 导管腺癌

80%~90%的胰腺癌为导管腺癌,系从导管的立方上皮细胞发生而来,这种癌的特点为长而致密的纤维性硬癌或硬纤维癌,肿瘤硬实,浸润性强而没有明显界限。切面常呈灰白色。小胰腺癌指肿瘤最大直径 <2 cm,无论有无淋巴结转移;早期胰腺癌是指肿瘤直径 <2 cm,无淋巴结转移,无胰腺被膜浸润和胰腺后方浸润,没有血管和邻近脏器侵犯的 I 期癌,或者是肿瘤直径 <1 cm 的微小胰腺癌、胰腺原位癌、胰腺导管内癌。

2. 特殊的导管腺癌

泡沫腺体型、大导管型、空泡型、实性巢状型。胰腺癌细胞特别容易侵犯神经和神经周围淋巴管。

3. 胰头癌

远处转移较少而局部浸润早,常早期浸润胆总管、门静脉和转移至局部淋巴结,晚期可转移至肝。而胰体尾癌易侵入血管,尤其是脾静脉,而且易发生广泛的远处转移。

四、临床分期

根据 UICC 和 AJCC 公布的第 8 版 TNM 分期系统(表 15-4-1),对该疾病进行分期。

（1）原发肿瘤(T)。

Tx:原发肿瘤无法评估。

T0:无原发肿瘤证据。

Tis:原位癌。

T1:肿瘤最大径 ≤2 cm。

T2:肿瘤最大径 >2 cm,且 ≤4 cm。

T3:肿瘤最大径 >4 cm。

T4:肿瘤无论大小,侵犯腹腔干、肠系膜上动脉和/或肝总动脉。

（2）区域淋巴结(N)。

Nx:淋巴结转移无法评估。

N0:无区域淋巴结转移。

N1:1~3 枚区域淋巴结转移。

N2:4 枚以上区域淋巴结转移。

（3）远处转移(M)。

M0:无远处转移。

M1:有远处转移。

表 15-4-1　UICC/AJCC 胰腺癌 TNM 分期系统

分期	标准		
0 期	Tis	N0	M0
Ⅰ A 期	T1	N0	M0
Ⅰ B 期	T2	N0	M0
Ⅱ A 期	T3	N0	M0
Ⅱ B 期	T1、T2、T3	N1	M0
Ⅲ期	任何 T	任何 N2	M0
	T4	任何 N	M0
Ⅳ期	任何 T	任何 N	M1

五、临床表现

（一）临床症状

1. 腹痛

腹痛是胰腺癌的常见或首发症状,出现在 2/3 以上的患者中,腹痛通常表现为上腹部持续性疼痛,与进食无关。胰腺癌疼痛的主要原因是肿块压迫胰管,使胰管呈不同程度的梗阻、扩张、扭曲及压力增高,引起上腹部持续或间歇性疼痛。胰腺癌的腹痛有以下几个特点:胰头癌疼痛位置偏右,胰体尾癌疼痛位置偏左;疼痛为持续性、进行性加剧的钝痛或钻痛;在部分患者,坐位或前倾或屈膝侧卧位等使腹壁前屈的位置可以使疼痛有所缓解,出现这种情况提示脊柱前方的腹膜后神经已经受到侵犯;腰背部疼痛的出现通常与腹痛伴随发生。

2. 黄疸

50% 以上的胰腺癌患者可以出现黄疸,大部分病例的黄疸是胰头癌压迫或浸润胆总管所致,约 10% 是胰体尾癌转移至肝门部由增大的淋巴结压迫所致。黄疸的特征为肝外阻塞性黄疸,持续性、进行性加深,伴皮肤瘙痒、尿色加深及白陶土样大便。

3. 消瘦

绝大多数的胰腺癌患者都会有不同程度的体重减轻,此症状虽然不是胰腺癌的特异性表现,但其发生频率高于腹痛和黄疸,故应给予足够的重视。

4. 消化道症状

最常见的消化道症状是食欲缺乏和消化不良,其他还有恶心、呕吐、腹胀、腹泻、便秘等,晚期可以出现脂肪泻。

5. 神经精神症状

部分胰腺癌患者表现出抑郁、焦虑、个性狂躁等神经精神障碍,其中以抑郁最为常见,可能与顽固性腹痛、失眠等有关,其机制尚未完全阐明。

6. 糖尿病

许多研究均提示胰腺癌与糖尿病的关系密切。胰腺癌患者合并糖尿病的临床特点如下:发病年龄相对较大,常 >60 岁,女性多见;无糖尿病家族史;无多饮、多食、多尿的三多症状,短期内体重下降较明显;起病时常有腹痛或腹部不适感。

7. 其他表现

多数胰腺癌患者有持续或间歇性低热,少数还可以有急腹症表现。晚期胰腺癌患者可发生血栓性静脉炎或动静脉血栓形成,以髂静脉、股静脉栓塞最为多见,在胰体尾癌患者多见,可能与肿瘤分泌某些促凝物质有关。

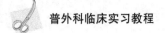

（二）体征

早期胰腺癌一般无明显体征。典型的胰腺癌可见消瘦、上腹部压痛和黄疸，可出现肝大、胆囊增大、库瓦西耶征（Courvoisier 征）、胰腺肿块和血管杂音。晚期胰腺癌患者可有腹水，少数患者还可有左锁骨上淋巴结肿大。

1. 肝大

胰腺癌患者出现梗阻性黄疸后，约半数会出现不同程度的肝大，主要是肝外胆管梗阻、胆汁淤积、肝内胆管和毛细胆管扩张所致。

2. 胆囊大

约50%的胰腺癌患者可触及增大的胆囊，这通常与胆总管下段梗阻有关。临床上对梗阻性黄疸伴有胆囊增大而无压痛者称为 Courvoisier 征，此对胰头癌具有诊断意义。

3. 腹部肿块

胰腺为腹膜后器官，通常难以触及，若胰腺癌时可以触及肿块则多为晚期。肿块的位置通常位于剑突和脐连线中点略偏左或偏右，边界不规则，表面有结节感，质硬，大多较固定，可以有轻压痛，并可传导腹主动脉的搏动。

4. 腹水

腹水一般出现在胰腺癌的晚期，多为肿瘤腹膜转移所致，亦可由肿瘤压迫门静脉或因门静脉、肝静脉发生血栓所致。腹水的淀粉酶含量较高，此时的腹水并不意味着肿瘤晚期，不可轻易放弃手术机会。

5. 脾大

当肿瘤压迫脾静脉或脾静脉血栓形成时，可出现脾大及胰源性门静脉高压的表现，以胰体尾癌多见，多提示肿瘤为中晚期。

6. 其他体征

其他体征包括上腹部压痛、腹部听诊血管杂音、游走性血栓性静脉炎及皮下脂肪坏死形成的结节等。

六、辅助检查

（一）生化检查

1. 血、尿淀粉酶和脂肪酶

胰腺癌导致胰管梗阻的早期，血、尿淀粉酶和脂肪酶可升高，对胰腺癌早期诊断有一定价值。

2. 血糖和糖耐量

由于肿瘤破坏胰岛细胞，约40%的胰腺癌患者中可出现血糖升高及糖耐量异常。

3. 肝功能

胰腺癌伴胆管梗阻患者的血清胆红素可升高，且常超过 427 $\mu mol/L$，高于胆石症、CP 所致的胆管梗阻。氨基转移酶和碱性磷酸酶多明显升高。

4. 胰腺外分泌功能

约80%的胰腺癌患者可出现外分泌功能低下。胰头癌引起的胰管梗阻比胰体尾癌严重，因而胰腺分泌障碍也比较明显。

（二）肿瘤标志物

1. CA19-9

CA19-9 是一种糖类抗原，其结构为唾液酸化乳-N-岩藻乳糖，其抗原决定簇位于 CA19-9 的糖链部分，与 Lewis 血型系统有关，是胰腺癌最常用的一种标志物，目前已广泛应用于临床。近年研究提示，CA19-9 对胰腺癌的灵敏度为79%～81%，特异度为82%～90%，其结果优于 CEA。血清 CA19-9 水平作为诊断胰腺癌最有效的肿瘤标志物，可用于胰腺癌与其他良性疾病鉴别和评价胰腺癌复发、手术及放化疗效果；但其早期诊断胰腺癌的灵敏度较低,难以独立解决早期诊断问题。

CA19-9 特异性较低,部分胰腺癌患者血清 CA19-9 水平在正常范围内;3%~7% 的胰腺癌患者为 Lewis 抗原阴性血型结构的患者,这类患者不表达 CA19-9,故即使患胰腺癌,CA19-9 亦不升高。当无症状人群的血清 CA19-9 升高时,只有低于 1% 的人会最终诊断为胰腺癌。

2. CEA

CEA 是一种酸性糖蛋白,在胰腺癌患者血清中有较高的表达率(50%~85%),但其特异性低,增高也见于其他消化道肿瘤,因此也限制了其应用价值。

3. CA24-2

CA24-2 是一种唾液酸化的黏蛋白类型的糖抗原。与 CA19-9 相比,两者对诊断胰腺癌的敏感性无显著区别。

4. 其他肿瘤标志物

胰腺癌的其他辅助诊断标志物包括胰腺癌胚抗原及 CA50 等。近年研究致力于寻找新型胰腺癌标志物,包括 microRNA 在内的一批标志物对于胰腺癌诊断的效果正在进行临床或临床前的验证。

(三)影像学检查

1. 腹部超声

腹部超声是对疑似胰腺癌患者进行筛查的一种检查方式,可发现胆管系统扩张、胰管扩张,以及肿瘤直径在 1 cm 以上者。该方法的优点在于安全、无创;不足在于受操作者经验及胃肠道气体影响较大,故敏感性及特异性不高。彩色多普勒血流显像可直接地显示胰腺癌患者的门静脉、肠系膜上动静脉、脾静脉和腹主动脉等胰腺周围血管与胰腺的解剖关系。超声导向经皮胰管造影可以了解胰管形态、直径、走行等。术中超声定位活检可迅速明确诊断。

2. 胰腺 CT

胰腺 CT 检查作为一种无创的影像学检查方法,可清楚地显示胰腺的轮廓和内部结构,对胰腺癌的诊断准确性高,是诊断胰腺癌及进行分期的首选影像学手段。胰腺癌的 CT 表现分为直接征象、间接征象和周围浸润征象。直接征象主要为胰腺肿块,可边界不清,呈等密度或不均匀稍低密度改变,增强后有轻度不均匀强化,但强化程度低于正常胰腺。近年来薄层 CT 的应用,增加了对胰腺肿块的检测灵敏度,由于胰腺癌的血供相对较少,动态或螺旋 CT 易检出直径 <2 cm 的小胰腺癌。间接征象包括胰管和胆总管扩张。周围浸润征象包括肿瘤侵犯血管、胰周脂肪层消失、侵犯胰腺周围结构、淋巴结转移(常发生在腹腔动脉和肠系膜上动脉周围)、远处器官转移(胰腺癌易发生早期血行转移,常转移至肝和肺)。

3. 胰腺 MRI

在对病情评估上,胰腺 MRI 与胰腺 CT 具有同等重要性,胰腺 MRI 影像学表现亦可分为直接征象、间接征象和周围浸润征象。直接征象包括胰头部肿块,表现为胰头增大,局限于钩突部的胰头癌表现为钩突饱满、增大,失去正常的锐角三角形形态。间接征象包括胆管系统全程扩张,胆总管远端呈不规则的充盈缺损或杯口状闭塞。由于胰腺癌侵犯胰腺包膜和周围网膜组织,高信号脂肪内出现低信号的网条状影,称为脏脂肪征。周围浸润征象可提示胰腺癌对周围脏器的侵犯情况,特别是在检测有无肝转移灶方面具有较高的灵敏度和特异性。

4. EUS

EUS 是另一种评估胰腺癌病情程度及范围的检查手段,特别是在判断周围血管累及、门静脉及肠系膜上静脉累及、淋巴结转移等方面具有一定优势。该项检查受操作者经验及技术水平影响较大。

5. PET/CT

胰腺癌组织的测量标化摄取率(standardized uptake ratio,SUR)明显高于良性病变及正常胰腺组织。PET 可显示早期胰腺癌,并可显示肝及远处器官的转移,腹部可以测出直径 0.5 cm 的转移淋巴结。该项检查可用于术前评估是否存在远处转移,特别对原发灶较大,有可疑区域淋巴结转移及 CA19-9 显著升高

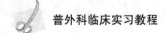

的患者,应推荐该检查。治疗有效者,首先表现为病灶的氟代脱氧葡萄糖代谢率降低,然后是体积缩小。PET/CT鉴别肿瘤复发及手术后改变的情况优于CT。

6. ERCP

ERCP检查不但能够提供胰腺癌影像学的间接征象,如主胰管狭窄、管壁僵硬、扩张、中断、移位及不显影等,而且能够观察十二指肠乳头及其周围情况,并可取胰液做脱落细胞检查。

7. 经皮肝胆管穿刺引流

经皮肝胆管穿刺引流(percutaneous transhe cholangial drainage,PTCD)主要用于梗阻性黄疸患者。PTCD的目的是引流胆管梗阻者的胆汁,减轻黄疸,保护肝、肾等器官的功能。一般认为梗阻性黄疸时若血浆总胆红素浓度高于256 μmol/L,即可进行PTCD。PTCD的主要作用如下:术前进一步了解梗阻部位的解剖和病理关系;经皮经肝的介入放射治疗技术,如胆管引流、胆总管支架置入、结石套取等的重要引导步骤。

8. MRCP

MRCP可评估胆管、胰管等情况,可能出现的表现如下:胆管扩张、截断或远端梗阻;胰管受累,呈不规则狭窄和梗阻,远端胰管扩张;"双管征",即胆总管和主胰管扩张同时存在,具有一定的特征性;梗阻近端的胆总管扩张,扭曲呈水平位,并向中线偏移,呈牵拉状。

9. 放射性核素扫描

放射性核素扫描可同时观察胰腺的形态和功能,为胰腺癌提供了一种简便、无创的诊断方法,对胰腺癌的早期诊断具有重要的价值。胰腺肿瘤的放射性核素诊断主要有两类:胰腺背景显像或胰腺肿瘤的"阴性显像";肿瘤特异性显像或称为"阳性显像"。

10. X线检查

传统X线检查不能直接显示胰腺的轮廓及病变,只能通过胰腺周围消化道器官的影像学形态改变间接提示胰腺病变,局限性较大,已被敏感性较高的其他影像学检查所代替。

七、诊断及鉴别诊断

(一)诊断

根据临床症状、体征及影像学表现,胰头癌主要表现为无痛性阻塞性黄疸,进行性加重,伴消瘦、白陶土样大便,查体可以发现无痛增大的胆囊,结合CT检查和CA19-9升高,诊断并不困难。胰体尾癌临床症状不明显,一般没有明显的黄疸,CA19-9升高也不明显,只能依靠CT等影像学检查进行诊断。

(二)鉴别诊断

1. 壶腹部癌

壶腹部癌可以表现为阻塞性黄疸、消瘦、CA19-9升高,CT提示壶腹部占位,但是壶腹部癌黄疸出现比较早,且表现为间歇性黄疸,常合并胆管感染,大便隐血可为阳性。主要靠ERCP进行鉴别,明确诊断。

2. 胆总管结石

胆总管结石一般表现为Charcot三联征,即腹痛、寒战高热、黄疸。查体可以发现右上腹压痛,有时可以触及肿大触痛的胆囊,B超和MRI可以显示胆总管内的结石,故鉴别诊断并不困难。

3. 胰腺良性肿瘤

胰腺良性肿瘤一般不会出现黄疸,无明显消瘦,CA系列不升高,CT表现大多有完整的包膜,和周围胰腺组织界限较清楚,无侵袭性生长。胰腺内分泌肿瘤还可有血清内分泌激素水平的升高。

4. 急性及慢性胰腺炎

AP有发病诱因,可出现明显的腹痛,部分患者还有恶心、呕吐的消化道症状,腹部有明显压痛和反跳痛,血、尿淀粉酶明显升高,AP时血常规明显升高,而CA系列变化不大。影像学检查显示胰腺均匀增大。

CP 一般有反复发作的 AP 病史,可以有胰腺增大,淀粉酶升高不明显。

八、治疗

根治性手术切除是唯一有望治愈胰腺癌的方法,延长生存时间和改善生活质量。但是绝大多数胰腺癌患者就诊时已属晚期,失去根治机会。胰腺癌术前可做切除性评估,对合理地选择治疗方法、提高手术切除率、降低手术病死率和提高患者生活质量均具有重要意义。对具有明确手术指征的患者,行切除手术前无须病理学诊断;对拟行新辅助治疗或放化疗的患者,治疗前需获取病灶组织或细胞行病理学诊断以明确病理诊断。

1. 胰腺癌可切除的标准

(1)肿瘤的大小:肿瘤的大小与患者的预后明显相关。一般而言,肿瘤越大,发生周围血管浸润、淋巴结转移及血行播散的可能性就越大,手术切除率就越低,预后越差。

(2)肿瘤局部浸润:肿瘤仅侵犯胆总管、十二指肠、脾或胃并不是手术的禁忌证。胰腺癌可侵犯血管,影响可切除性的评估,主要需要评估肠系膜上静脉、门静脉、腹腔动脉干、肝动脉、肠系膜上动脉、胃十二指肠动脉等血管的情况。Loyer 等将胰腺癌与血管的关系分为 6 种类型:A 型,肿瘤和/或正常胰腺与邻近血管之间有脂肪分隔;B 型,低密度肿瘤与血管之间有正常胰腺组织;C 型,低密度肿瘤与血管为凸面状接触;D 型,肿瘤部分包绕血管;E 型,肿瘤完全包绕血管,两者之间脂肪间隔模糊或消失;F 型,肿瘤阻塞血管。

其中 A、B 型为可切除型;E、F 型为不可切除型;C、D 型有切除可能性,C 型需根据术中对血管受侵与否的探查决定肿瘤可否切除,D 型可切除者常需术中血管切除、静脉移植。

(3)淋巴结转移:淋巴结转移是胰腺癌早期的主要转移途径,多发生在胰头后、前,或肠系膜上静脉旁、肝动脉旁、肝十二指肠韧带,脾动、静脉和脾门淋巴结。手术切除范围以外存在淋巴结转移应视为不可切除。

(4)其他脏器和远处转移:胰腺癌最常见的远处转移是肝和腹膜。已发生远处转移病例的平均存活时间较短。

综上所述,术前胰腺癌可切除性评估如下。

可切除:头/体/尾部无远处转移;影像学检查显示肠系膜上静脉或门静脉形态结构正常;腹腔动脉干、肝动脉、肠系膜上动脉周围脂肪境界清晰。

可能切除:无远处转移;肠系膜上静脉或门静脉局限受累、狭窄、扭曲或闭塞,但其远、近端正常,可切除重建;肿瘤包裹胃十二指肠动脉或肝动脉局限性包裹,但未浸润至腹腔动脉干;肿瘤紧贴肠系膜上动脉,但未超过 180°。

不可切除:胰头癌远处转移;肠系膜上动脉包裹 >180°,肿瘤紧贴腹腔动脉干;肠系膜上静脉或门静脉受累,不可切除重建;主动脉或下腔静脉浸润或包裹。胰体尾癌远处转移;肠系膜上动脉或腹腔动脉干包裹 >180°;肠系膜上静脉或门静脉受累,不可切除重建;主动脉受浸润。

2. 胰腺癌根治术

(1)胰十二指肠切除术。

① 手术指征:肿瘤位于胰头,无肝门、腹腔动脉周围、肠系膜根部及远处的淋巴结转移,无肠系膜上动脉或下腔静脉的侵犯,未侵及或仅局部侵及门静脉,无脏器转移,可以施行胰十二指肠切除术。

② 术前准备:主要包括以下几个方面。

a. 术前胆管引流:胰头癌患者出现黄疸可以引起肝、肾损害。术前胆管引流可缓解阻塞性黄疸,但在降低围术期并发症发生率及病死率方面,其有效性和必要性存在争议,故不建议常规行胆管引流术前减黄。对于血清胆红素 >256 μmol/L、肌酐和尿素氮不正常、黄疸时间超过 8 周的患者,胆管引流后,黄疸减轻,肝功能有所恢复,2 ~ 3 周后再行胰十二指肠切除术。对合并发热及胆囊炎等感染表现的患者,术前胆管引流可帮助控制感染,提高手术安全性。

b. 改善肝功能:可以给予维生素 K、保肝药、复合维生素 B 等;静脉输注高渗葡萄糖加胰岛素和钾盐,有利于增加肝糖原储备,并纠正低钾血症。

c. 纠正凝血功能障碍:除补充维生素 K 外,必要时可输注氨基己酸和氨甲苯酸以抑制纤维蛋白溶酶,纠正凝血功能障碍。

d. 加强营养支持:除正常饮食外,还要加强肠内和肠外营养,应尽可能选用肠内营养,留置鼻肠营养管,滴注肠内营养液和 PTCD 回收的胆汁,一般应用 10 ~ 14 天,与此同时纠正电解质紊乱、贫血和低蛋白血症,以维持机体血流动力学的稳定,增强患者耐受手术的能力。

③ 切除范围:完全切除肿瘤、胰腺头部(包括胰腺钩突)、胰颈、相关脏器(肝门以下胆管、十二指肠及部分空肠、部分胃)及区域结缔组织和淋巴结。避免任何肉眼可见的肿瘤残留,包括胆管、胃肠、胰腺切缘、腹膜后结缔组织和淋巴结。在能够达到切缘阴性切除目的时,可以联合切除受侵的肠系膜上-门静脉和累及的邻近脏器。若有任何肉眼可见的肿瘤组织残留,应视为姑息性切除。伴有腹膜后淋巴结广泛转移是全身疾病的标志,此时合并广泛淋巴结清扫并不能改变预后,也应该视为姑息切除。

a. 胰头癌切除术:清除下腔静脉和腹主动脉之间的淋巴结、结缔组织;清除肝门部软组织;在门静脉左侧断胰颈;切除胰腺钩突;将肠系膜上动脉右侧的软组织连同十二指肠系膜一并切除;若肿瘤局部侵犯门静脉,在保证切缘阴性的情况下,将门静脉切除一段,进行血管重建。

b. 胰体尾癌切除术:需切除胰体尾(约 80% 的胰腺)、脾、腹腔动脉周围和肠系膜根部的淋巴结及腹主动脉前淋巴结、结缔组织。

c. 广泛的腹膜后淋巴结清扫:淋巴结清扫作为胰十二指肠切除术的一部分仍存在争议。目前没有循证医学证据显示,在标准的胰十二指肠切除基础上附加广泛的腹膜后淋巴结清扫能够改善生存期,因此区域性淋巴结清扫不作为胰十二指肠切除术的常规部分。

d. 肠系膜上-门静脉切除和重建:有文献报道,在选择接受联合静脉切除的胰十二指肠切除术较姑息治疗生存期延长。因此,能够获得阴性切缘效果的病例,可选择进行联合静脉切除。血管重建包括使用自身和外源性血管。

④ 术后并发症:常见有如下术后并发症。

a. 胰瘘:胰十二指肠切除术后最常见的并发症和死亡的主要原因,其发生率为 5% ~ 25%,病死率为 20%~50%。胰瘘的危险因素包括非技术因素和技术因素。非技术因素包括年龄 >65 岁、术前黄疸、胰管细小、胰腺柔软、急诊手术、术中失血量增加及放置胰管支撑管失败。技术因素是胰腺残端的处理,套入式端端胰空肠吻合、黏膜对黏膜端侧胰空肠吻合和胰胃吻合术是预防和减少胰瘘的肯定术式。约 80%的胰瘘经过非手术治疗能自行愈合。长期不愈者需再行手术治疗。如患者情况稳定,无腹腔脓毒症或出血,应予以非手术治疗,包括禁食、肠外营养、应用生长抑素及保持引流管通畅。少数患者合并其他严重并发症如脓毒症或出血,需手术干预,切除全部残胰。

b. 腹腔内出血:发生在手术后 24 ~ 48 小时,主要是由术中止血不彻底,如钩突部系膜切断处或胰腺断端、胃十二指肠动脉、胰十二指肠下动脉处理不当引起。治疗上应积极纠正凝血功能障碍,保护肝功能,使用止血药。

c. 消化道出血:以 5 天为界分为早期出血和晚期出血。早期出血往往是胰腺残端或胃肠吻合口出血。治疗在于重视仔细的手术操作,积极纠正凝血功能障碍,保护肝功能。晚期出血多为应激性溃疡或吻合口溃疡出血,且往往发生在术后 1 周左右。治疗上主要是通过纤维胃镜检查发现出血的来源,经过内科非手术治疗多能够好转。

d. 感染并发症:术后感染可分为局部或全身性,从病原学上又分为细菌感染和真菌感染,最常见的是术后腹腔内局部性细菌感染。主要治疗措施是应用广谱抗生素,应用肠外营养,加强全身支持治疗。

e. 胆瘘:往往发生在术后 5 ~ 7 天,表现为自引流管流出大量胆汁,每日数百毫升。术后早期发生高流量胆瘘应及时再手术并放置 T 管引流,以免电解质和营养物质的大量丢失。低流量胆瘘只要远端引流通畅,大多可以自行愈合。

f. 胃排空延迟:指术后 10 天以后仍不能规律进食或需胃肠减压者。胃排空延迟的处理原则是去除病因、应用胃肠动力药物及营养支持。多数患者经非手术治疗后 3～6 周能恢复。术中预防性行胃造瘘术可以有效避免患者长期留置胃管的痛苦。

(2) 保留幽门的胰十二指肠切除术。

① 手术切除范围:保留幽门的胰十二指肠切除术保留全胃、幽门、十二指肠球部,在幽门下 2～4 cm 处切断十二指肠,在十二指肠水平部与升部之间或空肠起始部切断肠管,其余步骤与传统的胰十二指肠切除术相同。

② 手术适应证:胰头及周围的良性病变,如肿块型 CP、胰胆管合流异常等;壶腹部和胆管中下端癌;恶性程度较低的胰头部肿瘤(囊腺癌、胰岛细胞癌和腺泡细胞癌);癌肿尚未侵及幽门和十二指肠,并且不伴第 5、第 6 组淋巴结转移的胰头癌。

(3) 姑息性治疗方法的选择。

姑息性胰十二指肠切除术(肉眼下肿瘤切除干净,镜下切缘阳性):有资料表明,术后 1 年的存活率高于姑息性双旁路手术,围术期并发症的发生率和病死率并未增加,仅住院时间有所增加。虽然姑息性手术切除相对安全,但是目前没有足够的证据表明应常规使用。

(4) 采用胆管空肠 Roux-Y 解除胆管梗阻。

可附加胃空肠吻合,以解除或预防十二指肠梗阻。过去经常忽视胰管梗阻造成的腹痛和胰腺内、外分泌功能异常,在行胆肠、胃肠吻合的同时,附加胰管空肠吻合,可解决胰管高压造成的疼痛,胰腺外分泌功能不足的状况亦有所改善。

(5) 其他。

随着内镜和介入技术的发展,通过内镜放置胆管内支架、胰管内支架和肠道内支架,以及腹腔镜胆肠吻合、胃肠吻合等手段解决胰头癌患者的黄疸、十二指肠症状等,已经得到越来越多的应用。

2. 化疗和放疗

对需要进行化疗和放疗的患者,需获取病理学诊断证据,获取的方式包括 EUS 引导 FNA 活检、超声或 CT 引导下经皮穿刺、ERCP 胰液细胞刷取等。对局部进展期或转移性胰腺癌患者,积极的化疗有助于生存期的延长及生活质量的改善。目前可选用的化疗方案包括:吉西他滨单药、氟尿嘧啶单药、吉西他滨＋氟尿嘧啶类药物、吉西他滨＋白蛋白结合型紫杉醇类药物、FOLFIRINOX(奥沙利铂＋伊立替康＋氟尿嘧啶＋亚叶酸钙)方案等。放疗包括术前放疗、术中放疗、同步放化疗及诱导化疗后放疗等方案,需依据不同患者病情予以个体化评估。

3. 其他辅助治疗

其他辅助治疗包括射频组织灭活、冷冻、高能聚焦超声、γ 刀及放射性粒子植入等,目前尚没有明确证据显示其能够延长生存期。

胰腺癌诊治流程见图 15-4-1。

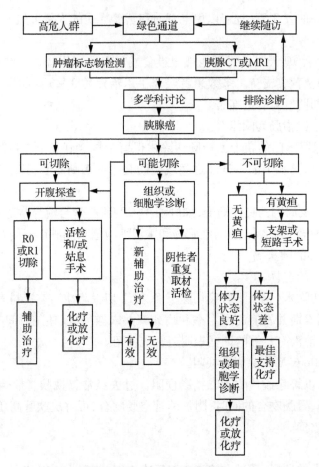

图 15-4-1 胰腺癌诊治流程

九、预后

胰腺癌病死率高、生存期短,5 年总体生存率仅为 7.7%。诊断时胰腺癌病情越重,其 5 年总体生存率越低。

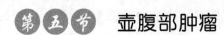 壶腹部肿瘤

壶腹部肿瘤指发生在肝胰壶腹周围区域的肿瘤。这类肿瘤可起源于胰腺、十二指肠、胆总管下段或壶腹复合体结构。

一、病理

原发性壶腹腺瘤及恶性肿瘤的组织学特性与肠道来源的腺瘤和腺癌相似,有研究认为,壶腹腺瘤是一种癌前病变。其可分为肠型、胰胆管型、低分化腺癌、肠-黏液型和侵袭性乳头型亚型。

二、临床表现和诊断

常见临床症状为阻塞性黄疸,由肿瘤压迫胆管下端所致。其他症状还包括腹痛、发热、脂肪泻、体重减轻和乏力。较大病变可能出现恶心、呕吐等幽门梗阻症状。除早期黄疸症状外,壶腹部占位在影像学上最具特征性的征象为胆总管扩张、胰管扩张的"双管征"。

对有黄疸且怀疑存在恶性胆管梗阻的患者,诊断性评估旨在排除良性肿瘤或胆石的鉴别诊断,并明确肿瘤浸润和扩散的范围。尽管目前先进的内镜技术可以帮助区分壶腹腺瘤和壶腹癌,但壶腹腺瘤可能出现恶性转化,并且在主要为良性的腺瘤中,可能存在隐匿的癌变病灶,故仍需病理诊断。ERCP 是诊断壶腹部肿瘤最优选的检查方法,可识别肿瘤,进行活检,如有需要还可用来减压。EUS 检测小的壶腹部肿瘤的敏感性与 ERCP 相当,且优于 CT 和经腹超声,但 EUS 通常并不是诊断所需要的。CT 可用于观察胰腺及其周围结构,但在判断局部肿瘤浸润的程度方面欠佳,可用于排除远处转移。超声可用于黄疸患者的初步检查,识别肝内和肝外胆管扩张和结石。然而,肠道气体常使胆管下段、壶腹部和胰腺显示不清。对于有 ERCP 禁忌证的患者,可采用 MRCP 或 PTC,对壶腹部的梗阻情况进行评估。

血液生化检查不能确定壶腹癌的诊断,但当壶腹部肿瘤导致胆管部分或完全梗阻时,它可能提示存在胆汁淤积。血清肿瘤标志物对壶腹癌的诊断无特异性,诊断性应用的价值有限。

三、治疗及预后

壶腹癌的预后优于胰腺或胆管起源的壶腹周围恶性肿瘤。因此,需对壶腹周围肿瘤采取积极的诊断和治疗措施,以确保肿瘤预后相对较好的患者得到最佳的治疗。

胰十二指肠切除术(Whipple 手术)被认为是壶腹癌的标准处理方法。壶腹部占位局部切除术可用于范围局限而无明显周围浸润、远处转移的局部恶性肿瘤但由于高龄、合并症多等无法耐受根治性手术的患者,以及无恶性证据的良性肿瘤。术前胆汁引流对壶腹周围肿瘤患者的作用尚有争议,但由于梗阻性黄疸会造成肝、肾等功能损害,术前减轻黄疸可能降低这些损害,并降低胰十二指肠切除术的术后并发症发病率和病死率。

早期诊断、早期手术切除可直接影响患者预后,根治性胰十二指肠切除术后患者一般 5 年生存率达40% 以上,而按照指征进行局部切除术的恶性肿瘤患者平均中位生存期也可达 1 年以上,良性患者基本可治愈。因此,术前明确诊断,选择合理、有效的手术方案尤为重要。

 胰腺神经内分泌肿瘤

一、疾病概况及流行病学

胰腺神经内分泌肿瘤(pancreas neuroendocrine neoplasms,pNENs)来源于胰腺组织中的胰岛细胞,约占原发性胰腺肿瘤的 3%。随着影像学及血清标志物检查手段的进展及普及,每年确诊为 pNENs 的患者数不断增加,尽管如此,pNENs 仍是一种发病率相对较低的疾病。

依据激素的分泌状态和患者的临床表现,本病分为功能性和无功能性 pNENs。

功能性 pNENs 根据其分泌的主要激素及典型的临床症状进行命名。按照年发病率排序,最常见类型为胰岛素瘤,其他更少见的肿瘤包括胰高血糖素瘤、胃泌素瘤、血管活性肠肽瘤、生长抑素瘤等。

无功能性 pNENs 的血清激素水平通常正常、无特异性临床表现。

二、临床表现及辅助检查

(一) 功能性 pNENs

熟悉不同类型功能性 pNENs 高激素水平的典型临床表现,进行相应血清激素水平测定,是诊断功能性 pNENs 的第一步。对 pNENs 患者均需仔细采集病史及进行体格检查,包括各内分泌器官相应的症状和体征,并详细询问家族史,进行相关激素水平的测定,以排除多发性内分泌肿瘤(multiple endocrine

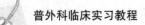

neoplasia，MEN）。定性明确后，须进行影像学定位，首选无创检查手段，对疑难病例进一步选用有创检查方法。对通过手术切除的 pNENs，术后可通过免疫组织化学染色明确病理类型和性质，测定 Ki-67 能帮助界定肿瘤的良、恶性。以下将对各常见类型的功能性 pNENs 进行分点详述。

1. 胰岛素瘤

（1）定性诊断：符合 Whipple 三联征［反复发生低血糖，发作时血糖 < 2.8 mmol/L（50 mg/dL），进食或补充葡萄糖后症状迅速缓解］；同步血清胰岛素浓度 ≥36 pmol/L，血清胰岛素水平和血糖比值 >0.3，C 肽浓度 ≥200 pmol/L，胰岛素原 ≥5 pmol/L；必要时可在密切监护下进行延长至 72 小时的饥饿试验；建议测定血清钙、PTH、胃泌素、催乳素等激素水平，以排除 MEN。

（2）定位诊断：上腹部 B 超，注意大量饮水后半卧位检查，有条件时行六氟化硫微泡造影；上腹部薄层 CT、MRI 或镓（Ga）标记的 PET/CT，对 CT 应增强多期动脉薄层扫描，对 MRI 建议采用频率选择预饱和法抑脂技术和动态增强快速干扰梯度回波序列扫描，在明确胰腺病变时应同时注意有无肝转移性病灶；有条件时可行 EUS 胰腺扫描，必要时 EUS 定位行肿瘤 FNA 细胞学检查。

2. 胃泌素瘤

（1）定性诊断：对经正规药物治疗或手术治疗后仍反复发作的消化性溃疡、少见部位的消化性溃疡、消化性溃疡伴腹泻、MEN-1 型患者需怀疑胃泌素瘤可能；血清胃泌素浓度 >1 000 pg/mL，胃酸 pH <2；对血清胃泌素浓度 >2 pg/mL，但 <1 000 pg/mL 者进行胰泌素或钙离子激发试验，即注入 2 μg/kg 的胰泌素后 30 分钟，胃泌素水平上升超过 200 pg/mL，或 3 小时内静脉点滴 54 mg/（kg·h）的葡萄糖酸钙，胃泌素 >395 pg/mL，可诊断胃泌素瘤；建议测定血清钙、PTH、胃泌素、催乳素等激素水平，以排除 MEN。

（2）定位诊断：上腹部薄层 CT 或 MRI 平扫加增强，明确胰腺病变同时注意有无肝转移性病灶；有条件时可行 EUS 胰腺扫描、奥曲肽核素扫描；十二指肠镜检，排除十二指肠内病灶。

3. 胰高血糖素瘤

（1）定性诊断：对发生坏死性游走性红斑的糖尿病患者需怀疑胰高血糖素瘤可能；血清胰高血糖素浓度 >800 pg/mL；建议进行红斑处活检；建议测定血清钙、PTH、胃泌素、催乳素等激素水平，以排除 MEN。

（2）定位诊断：上腹部薄层 CT 或 MRI 平扫加增强，明确胰腺病变同时注意有无肝转移性病灶；奥曲肽核素扫描。

4. 胰血管活性肠肽瘤

（1）定性诊断：胰血管活性肠肽瘤三联征，即水样泻、低血钾和无（低）胃酸；血清胰血管活性肠肽浓度 >200 pg/mL；建议测定血清钙、PTH、胃泌素、催乳素等激素水平，以排除 MEN。

（2）定位诊断：上腹部薄层 CT 或 MRI 平扫加增强，明确胰腺病变同时注意有无肝转移性病灶；奥曲肽核素扫描。

（二）无功能性 pNENs

无功能性 pNENs 可能因压迫症状而被影像学检查检出，另一部分患者由于其他原因进行腹部影像学检查而偶然发现。增强 CT 或 MRI 显示多数无功能性 pNENs 血供丰富，可以借此与胰腺癌鉴别。建议测定血清钙、PTH、胃泌素、催乳素等激素水平，以排除 MEN。

三、治疗

（一）功能性 pNENs

1. 胰岛素瘤

定性诊断明确即有手术探查指征，但应尽可能明确定位。术前注意维持血糖正常水平和电解质平衡。如无低血糖发生，当日术前及术中不输含糖液体。手术日清晨抽血测定空腹血糖及胰岛素。建议气管内插管全身麻醉。

手术入路应能充分暴露并探查全部胰腺,特别是胰头钩部及胰尾部,因该部位胰组织较厚或部位深在,或及脾门部;不少患者胰尾直抵脾门、脾门部有凹陷,小的肿瘤易忽略。即使术前定位明确,亦需要进行全胰腺探查,可辅以术中超声,避免遗漏可能存在的多发小病灶,并明确肿瘤与周围血管和胰管关系。凡是明确扪及的肿物,切除后必须常规送冷冻活检以证实是胰岛素瘤。如结节较小且在胰腺深部,可以对可疑部分进行 FNA 活检,明确诊断后再切取。

肿瘤摘除是主要的手术方式。对胰腺实质内的肿瘤、胰体尾多发肿瘤或恶性胰岛素瘤,可进行局部胰腺切除,包括保留或切除脾的胰腺体尾部切除。位于胰头和钩突部的巨大肿瘤(直径 >5 cm)或胰头多发肿瘤,可行保留十二指肠的胰头切除、保留幽门的胰头十二指肠切除或经典胰头十二指肠切除术。

如未发现胰腺病变,要仔细探查肝、十二指肠韧带、脾门等处。对确实未能找到肿瘤的病例,不宜盲目行胰体尾切除。肿瘤切除后,术中及术后均需密切监测血糖,以判断肿瘤是否切除彻底,并及时处理术后高血糖。

2. 胃泌素瘤

对散发病例首选手术切除,以开腹手术为主要方式,全面探查整个腹腔和盆腔。彻底游离十二指肠和整个胰腺,对胃、网膜及胰腺均需仔细扪摸,并辅以术中超声,十二指肠纵行切开 3 cm 左右直视观察整个黏膜面,根据病变数量、涉及部位做不同手术。位于胰头的肿瘤,如直径 <5 cm、非浸润性,可行肿瘤摘除,如直径 >5 cm 或为浸润性,则应行胰十二指肠术。胰体尾的肿瘤可行肿瘤摘除或远端胰腺切除术。十二指肠的病灶多位于降部,常为多发性,需切开十二指肠,逐个摘除;如有多枚位于壶腹部的肿瘤,宜行胰十二指肠切除术。所有手术均需清扫胃泌素三角区(以胆囊管与胆总管交会处为上点,十二指肠第二、三部分接合处为下点,胰颈体部接合处为中点的三角区域)的淋巴脂肪组织。所切除标本进行术中冷冻快速病理检查,术后再进行石蜡切片免疫组织化学染色。全胃切除术不是常规治疗方法,但为有效的姑息治疗方法。

质子泵抑制药、中长效生长抑素类药物适用于无法手术或术后复发的患者,常用的化疗药物包括链脲霉素、氟尿嘧啶和多柔比星。

对于有胃泌素瘤的 MEN-1 型患者,需排除或首先治疗甲状旁腺功能亢进,纠正高血钙。由于 MEN-1 型相关的胃泌素瘤大多是多发的、恶性的,术后有很高的复发率,而质子泵抑制药、中长效生长抑素类药物能控制大多数患者的症状,因此手术的价值仍有争议。具体手术方式类似于散发病例。

3. 胰高血糖素瘤

首选手术切除,手术切除方式同胰岛素瘤。由于肿瘤多较为巨大或为恶性,建议行开腹手术。其他治疗包括中长效生长抑素类药物、氮烯唑氨、化疗或肿瘤栓塞。

4. 胰血管活性肠肽瘤

胰血管活性肠肽瘤首选手术切除。术前补钾,纠正水、电解质和酸碱平衡紊乱。应用中长效生长抑素类药物抑制肿瘤激素分泌。手术方式同胰高血糖素瘤。所切取标本进行术中快速冷冻病理检查,术后再进行石蜡切片免疫组织化学染色。化疗药物可选用链脲霉素和氟尿嘧啶。

(二)无功能性 pNENs

根据肿瘤的部位、大小和病理分型做局部摘除、胰头十二指肠切除术或保留十二指肠的胰头摘除等。所切取标本进行术中快速冷冻病理检查,术后再进行石蜡切片免疫组织化学染色。局部或全身条件欠佳时,宜通过创伤较小的方法解除胆管和消化道的梗阻。其他治疗包括应用中长效生长抑素类药物和化疗。

四、预后

pNENs 患者的 5 年生存率与多种因素相关,如诊断时疾病的广泛程度及肿瘤的分化程度。

(薛小峰)

第十六章

脾 脏 疾 病

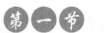 脾脏解剖及生理

脾是人体最大的外周淋巴器官,又是造血器官,具有重要的免疫及造血功能。脾曾被认为是可以随便切除的"无用之物"。近30年来,随着对脾功能研究的深入和临床实践的积累,人们逐渐认识到脾是具有重要功能的器官。从发现脾切除术后凶险性感染(overwhelming post splenectomy infection,OPSI)到发现促吞噬肽(tuftsin)具有抗肿瘤作用,逐步确立脾在外科领域的重要地位。

一、脾脏解剖

脾是人体最大的免疫器官,血供丰富,质软而脆,色泽暗红,形似蚕豆。正常成人的脾约拳头大,体积为(12~14)cm×(7~10)cm×(3~4)cm,重0~300 g。脾位于左季肋部后外侧,在膈与左肋弓的下面,大体与第10肋平行,被第9、10、11肋骨保护,在胃的左侧、膈肌的下方、左肾的前侧和结肠脾曲的上方,其长轴与第10肋平行。正常情况下,肋缘下不能触及脾,当其肿大1倍以上时才能触及。肿大的脾因不受胸廓的保护,加上质地脆弱,下胸部及腹部外伤时容易破裂,引发腹腔内大出血。

脾的上表面被腹膜覆盖,将其与胸膜分隔开。正常脾有一定的活动度,其活动度的大小取决于脾韧带的松弛程度和脾血管的长短,正常活动度在4 cm以内。脾的韧带实质上是由腹膜反折形成的结构,对脾起支持和固定的作用。脾内前方与胃大弯之间为胃脾韧带,在韧带上方有胃短动、静脉,下部有胃网膜左动、静脉及上极动脉,分离切断胃脾韧带时应仔细结扎,避免出血或伤及胃底。脾肾韧带位于网膜囊左后面,包绕脾血管及胰尾。脾肾韧带有前后两层,前层是由胃脾韧带的后层腹膜自脾门向后移行至左肾前面部分的腹膜组成,后层是由脾外后面移行至脾门,再转折至左肾前面的腹膜组成。脾切除术时应先切开脾肾韧带后层腹膜,易于游离脾并将其翻出腹腔外,术中注意对胰尾的保护。脾膈韧带是脾肾韧带向膈肌延伸的腹膜皱襞。此韧带较短,切断后使脾上极容易游离。脾结肠韧带位于脾下端与结肠脾曲之间。胰脾韧带位于胰尾与脾蒂浅面之间。正常情况下,脾韧带内含有少量血管,可以轻易游离切断,但在病理条件下,这些韧带内有丰富的侧支循环,构成脾重要的循环通路,术中需小心结扎,防止出血。

脾血供丰富,脾动脉绝大多数起始于腹腔干,少数起始于腹主动脉和肠系膜动脉。它走行迂曲,向下达到胰腺上缘,再向左沿胰腺后上缘到达脾门。脾静脉是由脾门各属支汇合而成,主要是脾叶静脉、胃短静脉、胃网膜左静脉和胰静脉支等。脾静脉和脾动脉是伴行的,关系密切。脾静脉多在胰腺背侧、脾动脉深面下方右行,在胰腺颈部先后与肠系膜下静脉和肠系膜上静脉汇合成门静脉。脾动脉在进入脾门前分为脾叶动脉(Ⅰ级分支多为脾上、下叶动脉2支或脾上、中、下叶动脉3支),脾叶动脉再分为脾段动脉(Ⅱ级分支,多为1~3支),通常与脾纵轴相垂直进入脾内,分别供应相应的一个脾段。脾段动脉可以分出

2~3个Ⅲ级分支称为亚段动脉。脾亚段动脉再依次分为小梁动脉(Ⅳ级分支)、中央动脉(Ⅴ级分支)、笔毛动脉(髓动脉、鞘动脉,Ⅵ~Ⅶ级分支),再经动脉毛细血管末端开放于脾索或连于血窦。脾呈节段性血管供应及脾叶、脾段之间存在少血管区,为脾叶段切除术及脾栓塞术提供解剖学依据。进入脾的血管大部分经脾门、脾蒂进入脾,但是脾极动脉不经过脾门而直接进入脾。脾极动脉分为上极动脉和下极动脉,前者常起自脾动脉主干,后者可由胃网膜左动脉或脾下叶动脉发出。脾的淋巴管不发达,脾的淋巴引流汇集于脾门淋巴结,然后沿脾血管右行,进入腹腔淋巴结。

脾被膜由一层致密结缔组织构成,主要成分为胶原纤维、网状纤维和弹性纤维及成纤维细胞。脾被膜向脾实质内伸展形成许多索状分支的小梁,并与由脾门部伸入的粗大小梁连接,构成脾内不规则的支架结构,将脾实质分成许多小叶。脾的血管、神经、淋巴管经脾门沿着脾小梁进入脾内。脾的主要成分是脾髓,可分为白髓、红髓和介于两者之间的边缘区。白髓由动脉周围淋巴鞘和脾小体(淋巴滤泡)两部分构成。动脉周围淋巴鞘主要由T淋巴细胞构成,还有一些树突细胞和巨噬细胞散在分布,B淋巴细胞分布于外周。脾小体多呈圆形或椭圆形,主要由B淋巴细胞汇集而成,T淋巴细胞、巨噬细胞包绕于其外周。当受到抗原刺激引起体液免疫反应时,淋巴滤泡数量增多,生发中心明显扩大。红髓占脾实质的2/3,包括脾索和脾窦。脾索由相互连接呈索状的网状组织构成,脾索内含有巨噬细胞、淋巴细胞、浆细胞和其他细胞。脾索内的巨噬细胞可以发挥吞噬异物颗粒、衰老破坏的红细胞、血小板等的功能。脾索也是B淋巴细胞的主要居留场所和血液滤过、抗体产生的重要部位。脾窦是纡曲成网的管道结构,窦腔大小可随血容量的多少而改变。脾索与脾窦间为窦壁分隔,壁上附有直径为2~3 μm的滤孔。血液从脾索中的毛细血管进入脾窦需流经此孔,红细胞也需经过塑形才能通过。故血液进入脾索后流速缓慢。边缘区位于红髓与白髓之间,是脾内直接接触抗原并引起免疫应答的重要部位。

脾具有独特的微循环系统,一种形式为脾动脉毛细血管直接开口于脾窦内,另一种形式是血液先经脾索再流入脾窦。这种循环使血液中的血细胞和其他颗粒物质,沿着脾索,通过脾窦壁的滤孔,再进入脾静脉,使脾能过滤吞噬细菌、不正常或衰老的红细胞和其他颗粒物质。

脾有极丰富的血液循环,实际上是插在脾动脉与脾静脉间的一个大血窦;脾又是体内最大的淋巴器官,约占全身淋巴组织总量的25%,内含大量的淋巴细胞和巨噬细胞,其功能和结构上与淋巴结有许多相似之处,故脾又是一个重要的免疫器官。

二、生理功能

(一)储血功能

脾的红髓中有丰富的脾血窦,是血细胞重要的储存库。正常人脾储血量为150~200 mL,当脾显著增大时,储血量可达全身血量的20%甚至更多。因此,脾具有调节血量的功能。脾的被膜和间隔中的弹性纤维组织和平滑肌的舒缩受内脏神经支配,使脾产生舒缩功能,调节脾的储血功能。脾平滑肌收缩,脾体积缩小,将储存的血液输入血液循环,起到补充血液的作用。当平滑肌舒张时,脾的体积增大,使来自脾动脉的血液滞留脾内。此外,脾可以储存体内全血中1/3的血小板。血小板在红髓主要富集在窦壁,也可黏附在脾内网状纤维上不受破坏,并可重复进入血液循环。

(二)滤血毁血功能

脾是有效的血液滤过器官,对维持血液的净化发挥着重要的作用。10%的脾动脉血直接汇入静脉窦,90%的血流汇入红髓。脾红髓是滤血的主要场所。脾有丰富的血窦,窦壁表面含有吞噬细胞,包括网状细胞和巨噬细胞,血管内皮之间有缝隙。血液在脾索内从小梁动脉、脾窦回流入脾的微小静脉,在这种缓慢的微循环过程中,脾窦内的巨噬细胞、淋巴细胞、单核细胞和中性粒细胞有足够的时间将血液中的细菌、异物、颗粒性抗原或抗原抗体复合物及衰老的血细胞清除。此外,脾对经过的红细胞也具有破坏和剔除作用。红细胞在脾索进入脾窦是依靠其变形能力通过窦壁缝隙的。红细胞老化后细胞膜稳定性差,红细胞变形能力严重下降,通过脾网状内皮系统时间延长,从而被清除。此外,老化的红细胞表面表达一些新抗原,使其在脾索内停留时与单核巨噬细胞系统充分接触,被巨噬细胞识别、捕捉和破坏。正常成人,每天经脾清除约 20 g 红细胞。除选择性过滤清除外,脾还具有除核作用,在红细胞膜完整的情况下,细胞内的 Howell-Jolly 小体、Heinz 小体、铁颗粒、疟原虫和抗沉积的珠蛋白等通过脾索静脉窦间的小孔时被去除,但不破坏红细胞。此外,衰老的血小板在脾中被吞噬。当脾大、脾功能亢进时,其毁血功能增强常造成血细胞(包括血小板)减少,致贫血或反复感染。

(三)造血功能

在胎儿时期,脾是主要的造血器官,在胚胎发育第 6~7 周时,脾内可见造血干细胞,脾的红系和粒系造血功能从胚胎 12 周开始一直持续到胎儿出生。胚胎发育第 10 周,网孔内开始出现大量的红细胞、粒细胞、巨噬细胞等,在胚胎发育第 12~13 周时,脾内出现淋巴细胞。在胚胎 20 周后,其造血功能逐渐由骨髓取代,但造血干细胞功能则持续到出生,造血淋巴细胞的功能持续终身。出生后脾成为淋巴器官,仅在应激或病理情况下具有代偿造血作用。在大量失血、严重缺氧、慢性溶血性贫血、骨髓硬化症和骨髓纤维化等血液疾病时,脾功能可与骨髓相类似,产生粒系、红系和巨核系幼稚血细胞,称为骨髓样化生或髓外造血或骨髓样化。

(四)免疫功能

脾有产生免疫反应的重要功能,血液中的抗原在脾中可引起有力的细胞免疫和体液免疫反应。边缘区是免疫反应启动的重要位置。细胞免疫反应时动脉周围淋巴鞘明显增大和免疫活性细胞输出增多。体液免疫反应引起白髓淋巴滤泡和脾索中浆细胞增多,同时,脾输出血液中抗体浓度增加。与淋巴结相比,脾中 B 淋巴细胞的比例更大,还存在有许多抗体依赖细胞毒性淋巴细胞,在特异性抗原存在条件下实现对靶细胞的直接杀伤作用。脾还能产生对免疫反应有调节作用的物质。总之,脾的免疫功能在机体的淋巴器官中占有重要地位。在脾中,白髓环绕中央小动脉形成动脉周围淋巴鞘,为胸腺依赖区,即 T 细胞聚集区。而白髓中的淋巴滤泡和红髓为非胸腺依赖区,主要为 B 细胞聚集区。此外,脾中含有 NK 细胞、K 细胞、LAK 细胞和树突状细胞等,产生 tuftsin 因子、调理素、补体、备解素和内源性细胞毒因子等免疫活性因子,具有抗肿瘤免疫等重要功能。

临床上同种脾移植治疗血友病 A 获得成功,说明脾还是生产和合成抗血友病球蛋白(凝血因子Ⅷ活性部分)的场所之一。

三、脾脏与感染

OPSI 的发现,揭示了脾具有重要的抗感染免疫功能。1952 年,King 和 Schumacker 首次提出脾切除术后患儿凶险性败血症和脑膜炎发生率增加,与脾切除直接相关。OPSI 特点如下:多发生于脾切除术后 2 年左右,起病突然、凶猛,病情迅速恶化,短期内陷入休克,常出现 DIC 和肾上腺皮质出血,血细菌培养阳性(多为肺炎球菌),机体无特定局限性化脓性感染灶。其根本预防方法在于避免一切不必要的脾切除。但在成人中,OPSI 很少发生。

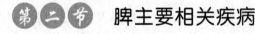

第二节 脾主要相关疾病

一、副脾和脾发育不全

副脾指在正常脾以外,存在与正常脾结构相似、功能相同的组织。其发生可能因胚胎期脾始基芽融合不全,或异位脾芽形成,或部分脾组织脱离主脾块发育而成。它可与正常脾完全分离或有结缔组织相连,多呈球形,并具有单独的动、静脉,常为单个,也可多达 4~5 个。发生部位 70% 为脾门和胰尾,然后依次是大网膜、胃脾韧带、脾结肠韧带和脾动脉周围。此外,如小肠或结肠系膜、骶前、左侧附件或左侧睾丸附近等也可存在副脾。副脾发生率的统计结果很不一致,根据手术及大组尸检统计,其发生率为 10%~25%,并随着年龄增长而退化;但在因先天性溶血性贫血等血液疾病而进行脾切除术者,其发生率较高。在这种情况下必须同时切除副脾,否则将因术后副脾增生而使原有疾病症状复现。

脾发育异常还可表现为表面呈深凹的裂口,呈分叶脾,在腹内出血手术中可误认为脾破裂;也可完全隔离呈双脾状或多个几乎大小相同的脾。此外,可因为发育不全而完全无脾,或者仅有多个发育不全脾组织而正常部位脾缺如,这种情况下常合并先天性心血管畸形及内脏异位,称为先天性脾综合征,常致婴儿早夭。

核素脾扫描及选择性腹腔动脉造影可作为检查副脾的手段,但直径小于 4 cm 者仍难以发现。

二、脾功能亢进

脾功能亢进是一种综合征,临床表现为脾大、外周血一种或多种血细胞减少和骨髓呈增生现象;脾切除可使血常规正常或接近正常,症状缓解。

脾功能亢进分为原发性和继发性两类。原发性脾功能亢进是原因不明的脾功能亢进,临床少见。临床上多见的是继发性脾功能亢进,指在不同类型原发病基础上并发脾功能亢进。其常见原因有:门静脉高压所致的肝硬化、门静脉和脾静脉血栓形成、肝静脉阻塞;感染性疾病,如疟疾、血吸虫病、黑热病、病毒性肝炎和亚急性细菌性心内膜炎等;造血系统疾病,如慢性粒细胞白血病、慢性淋巴细胞白血病、毛细胞白血病、恶性淋巴瘤、恶性组织细胞病和骨纤维化等;类脂质沉积症、尼曼-匹克病;结缔组织病、系统性红斑狼疮、Felty 综合征。

一般认为肿大的脾使血细胞在脾内滞留,脾窦的增生对血细胞的吞噬和破坏作用加强,是产生脾功能亢进临床表现的主要原因。但不同的原发病各有其特殊性,其导致脾功能亢进的病理机制也不尽相同。

(一)血液疾病

1. 溶血性疾病

溶血性疾病通常与先天性或遗传性因素和自体免疫功能紊乱有关,脾主要作为血细胞破坏的场所或产生自身抗体的场所参与发病。先天性溶血性贫血主要包括遗传性球形红细胞增多症、遗传性椭圆形细胞增多症、丙酮酸激酶缺乏、镰形细胞性贫血、珠蛋白生成障碍性贫血和红细胞生成性血卟啉病等,主要的临床表现是贫血、黄疸和脾大。脾切除是遗传性球形红细胞增多症最有效的治疗方法。同时注意遗传性球形红细胞增多症多伴有胆囊结石,术前应完善检查,可考虑一并行胆囊切除术。由于幼儿脾切除术后易发生感染,故除非严重贫血、明显发育障碍或反复出现溶血危象等,一般 4 岁以下儿童不宜行脾切除术。自体免疫性溶血性贫血因机体产生自身抗体而异常破坏红细胞引起,按血清学特点分为温抗体型和冷抗体型。温抗体型多见,且脾切除有效。

2. 血小板减少性紫癜

(1) 特发性血小板减少性紫癜:亦称免疫性血小板减少性紫癜,是一种由血小板减少引起的全身出血性疾病,特征是外周血中血小板减少,血小板寿命缩短,骨髓中巨核细胞增多。目前多认为本病与免疫有关。临床上可分为急性和慢性两型。急性型多见于儿童,常在发病前有感染病史。急性型起病急骤,全身皮肤出现瘀斑,牙龈、口腔、鼻腔黏膜出血,胃肠道和泌尿系统也可出血,严重者可发生颅内出血,血小板显著减少,常在发病数周内缓解,亦有发展为慢性者。慢性型较常见,以青年女性为多。慢性型起病缓慢,出血症状一般较轻,主要为持续或反复发作的皮肤瘀点或某个部位的出血。女性患者也可以月经过多为主要症状。实验室检查提示血小板计数常在 $50 \times 10^9/L$ 以下,急性型可低于 $20 \times 10^9/L$,出血时间

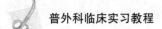

延长,血块收缩不良,但凝血功能检查正常。骨髓中巨核细胞数量增多或正常。少数患者可有脾大。

脾切除术适用于下述情况:严重出血不能控制,危及生命,特别是发生颅内出血可能者;经糖皮质激素治疗 6 个月以上无效或治疗后缓解期较短,仍多次复发者;大剂量激素治疗虽然能暂时缓解症状,但是鉴于激素治疗的不良反应,而剂量又不能减少者;激素应用禁忌者。脾切除后约80%的患者获得满意效果,出血迅速停止,血小板计数在几天内迅速上升。

(2)血栓性血小板减少性紫癜:目前认为可能是由自身免疫引起,临床表现为皮肤黏膜出血、溶血性贫血、发热。可出现神经症状和肾功能不全。病情急起者,呈进行性恶化,可于数周内死亡。单纯应用糖皮质激素或单纯行脾切除均可使少数患者获得缓解,而联合应用糖皮质激素和脾切除术治疗,可提高疗效。

3. 原发性脾功能亢进

原发性脾功能亢进亦称原发性脾源性中性粒细胞减少和全血细胞减少症,主要表现为中性粒细胞减少和全血细胞减少,骨髓正常或增生。临床上大多为慢性病程,可有苍白、乏力、发热、反复感染、出血性紫癜和左上腹痛等表现。脾大者,脾切除术有时有良好的疗效。

4. 白血病

(1)慢性粒细胞性白血病:如伴脾功能亢进,血小板明显减少,巨脾引起明显症状或因脾梗死引起脾区疼痛,若全身情况允许,可考虑脾切除术。但脾切除术不能延缓其加速期及急变时间,不能延长患者总的生存时间,故现已极少应用。

(2)慢性淋巴细胞白血病:脾切除主要适用于并发自身免疫性贫血或血小板减少,脾大较显著,而采用糖皮质激素治疗效果不显著者。

(3)毛细胞白血病:一种少见的慢性白血病,以脾大、血细胞减少、骨髓和外周血可见典型绒毛状突起的淋巴细胞为特征。好发于中、老年男性。本病化疗和放疗无显著效果。目前公认嘌呤类似物如2-氯脱氧腺苷(2-chlorodcoxyadenosine,2-CAD)、2-脱氧可福霉素(2-dcoxycoformycin,DCF)和α-干扰素是最有效的药物。但当全血细胞减少,反复出血或由于粒细胞减少反复出现感染,以及巨脾等,均为脾切除的适应证。脾切除可使血常规迅速改善,生存期明显延长,故仍主张行脾切除治疗。

5. 恶性淋巴瘤

这是一组源于淋巴组织恶性增生的实体肿瘤,分为霍奇金淋巴瘤和非霍奇金淋巴瘤两大类。前者特征为无痛性淋巴结肿大,发热、消瘦、贫血、乏力等全身症状,可有脾大。后者特征为无痛性浅表淋巴结肿大,多呈双侧性或多发性,全身症状相对较少,脾受侵犯概率较高,病情进展较快。霍奇金淋巴瘤组织学类型和病理分期的确定,对于治疗方案和其预后有密切关系。故主张行诊断性剖腹探查和脾切除,后者同时进行肝和淋巴结活检,明确诊断和临床分期,以制订针对性的治疗方案。非霍奇金淋巴瘤病情进展快,临床分期远不如霍奇金淋巴瘤重要,且剖腹探查术后并发症高。故脾切除术适用于原发并局限于脾的非霍奇金淋巴瘤或症状明显的巨脾、脾功能亢进患者,低度恶性者效果好。

6. 骨髓纤维化

骨髓纤维化是一种原始间叶组织增殖性病变,与真性红细胞增多症和慢性粒细胞白血病有密切关系,三者可以相互转化。此病的特征是全身骨髓有弥漫性纤维组织增生,常伴有髓外造血,主要在脾,其次在肝、淋巴结等。主要表现有贫血、脾大、发热、骨骼疼痛和出血。目前脾切除治疗本病的指征为:巨脾或脾梗死引起压迫或疼痛症状;脾功能亢进引起显著贫血或血小板减少,内科治疗无效;无法控制的溶血现象;并发食管曲张静脉破裂出血。但脾切除可能使肝迅速增大或血小板急骤增多,以及导致血栓形成,故应谨慎。

(二)感染性疾病

1. 急性感染

急性感染,如脓毒症、伤寒、传染性单核细胞增多症和亚急性心内膜炎等发生自发性脾破裂、脾脓肿等,可行脾切除术。慢性感染性疾病如黑热病、结核等出现脾大及明显的脾功能亢进时可行脾切除术。

2. HIV 感染

HIV 感染可伴有血小板减少,属于 HIV 感染的一种并发症。有学者主张对糖皮质激素持续治疗无效或长期服用引起不良反应者行脾切除。多数患者术后血小板迅速上升,临床症状消失。目前认为脾切除治疗 HIV 感染伴免疫性血小板减少性紫癜是安全有效的。

3. 充血性脾大

充血性脾大和脾功能亢进都是因为门静脉高压引起的,国内多见为肝炎后肝硬化和血吸虫病肝硬化所致。可施行脾切除或降低门静脉压力的各种分流术进行治疗。脾切除既可以解除脾大,又可以纠正脾功能亢进。

4. 类脂质沉积病

类脂质沉积病是一类遗传性代谢疾病,都是脂类代谢障碍。与外科有关的疾病是脑苷脂网状内皮细胞病(Gaucher 病),由于在单核巨噬细胞系统积蓄大量大分子的脑苷脂和神经磷脂,引起脾大和脾功能亢进。该病多见于幼儿,慢性病例可见于青年或中年。脾大和脾功能亢进明显者可行脾切除,对症状改善有帮助。

5. 风湿性疾病

(1)类风湿关节炎:类风湿关节炎病程在数年以上,如伴有脾大和中性粒细胞减少,即 Felty 综合征。如果不能长期用糖皮质激素治疗,脾切除不但能纠正严重的白细胞减少,也可改善关节炎。

(2)系统性红斑狼疮:可伴有自身免疫溶血性贫血和血细胞减少,当用糖皮质激素治疗效果不佳时,可行脾切除,术后白细胞上升,贫血得到纠正。

三、游走脾

游走脾亦称为异位脾、脾下垂或迷走脾。游走脾很少被发现,多见于儿童和 20 ~ 40 岁的女性。

(一)病因与病理

现有两个关于其病因的推断。一种推断认为是脾通过腹膜粘连悬挂在其正常的解剖位置,而患者因为在胚胎形成时期侧位系膜到后腹壁间缺乏融合,而未能形成这种正常的连接。另一种推论是关于多次生产的女性,其激素改变和腹部松弛可导致脾粘连缺陷。无论哪种原因,没有这些正常的连接,脾蒂似乎异乎寻常的长,而且倾向于扭转。

(二)临床表现

间歇性腹痛,因静脉充血而脾大或严重持续性疼痛应怀疑游走脾和脾蒂紧张或间断的扭转。体格检查可触及一个移动性肿块。

(三)影像学检查及诊断

静脉注射造影、增强腹部 CT 检查可见脾位于非正常解剖部位,可明确游走脾的诊断,一个非强化的脾或脾血管蒂扭转等表现可为诊断提供辅助依据,有助于决定选择脾切除术或脾固定术。

四、脾囊肿

(一)病因与病理

脾囊肿属罕见病,分为真性囊肿和假性囊肿两类。前者包括寄生虫性囊肿。真性非寄生虫性囊肿又称原发性囊肿,其内壁具有衬里细胞,即有内皮或上皮覆盖,如皮样囊肿、表皮样囊肿、淋巴管囊肿及单纯囊肿。这类囊肿,尤其是淋巴管囊肿及单纯性囊肿,可为单个或多个。还有先天性多囊肝、多囊肾偶可同时存在多囊脾。假性原发性囊肿内壁无衬里细胞,多为损伤后脾陈旧性血肿或脾梗死灶液化后形成。真性囊肿也可因囊内压力高或继发炎症等病变,使内壁细胞被压扁或破坏,则在病理形态上不易与假性囊

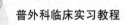

肿区别。寄生虫性囊肿中最常见的是脾包虫病,其发生率占所有包虫病的2%~3%。

（二）临床表现

小的脾囊肿通常不引起临床症状。大的脾囊肿表现为脾大或因牵引压迫邻近内脏引起如左上腹不适、消化不良等症状。腹部检查可在左上腹扪及随呼吸上下移动的圆形肿块。

（三）辅助检查

超声检查可见脾区内有液性囊性病变,核素脾腹部扫描、CT及选择性腹腔动脉造影可显示脾内边界清晰的占位性病变。假性囊肿及脾包虫囊肿壁钙化时,腹部X线检查可显示环形钙化影。

（四）诊断

B超常作为脾囊肿的首选检查,多表现为边界清楚的囊性占位,内为无回声暗区;CT、MRI等对进一步了解脾囊肿的形态、大小、数目,囊腔与囊壁的特点,以及与周围脏器的关系等有重要价值。必要时可以通过动脉造影等协助诊断。临床上通过影像学可以发现脾囊肿,术后诊断方面主要通过病理组织检查确定。

（五）鉴别诊断

1. 胆固醇性肉芽肿

发生于脾的胆固醇性肉芽肿少见,可能与脂质代谢障碍有关。病变区域主要表现为大量泡沫状组织细胞浸润及胆固醇结晶,可见吞噬胆固醇的异物肉芽肿的形成。

2. 畸胎瘤

原发于脾的畸胎瘤罕见,其形态与发生于性腺部位的畸胎瘤相同,由分化为3个胚层的组织构成,与脾囊肿较易鉴别。

（六）治疗

小的无症状的非寄生虫性脾囊肿不需要治疗。大的脾囊肿可根据情况行囊肿摘除术、脾段切除术或脾切除术治疗。国内有报道在B超引导下穿刺抽液注射无水乙醇硬化治疗脾囊肿的。寄生虫性脾囊肿则不应穿刺抽液进行诊断和治疗。

五、脾肿瘤

（一）脾良性肿瘤

脾良性肿瘤包括错构瘤、淋巴管瘤、血管瘤、纤维瘤和脂肪瘤等。良性肿瘤多单发,瘤体体积较小时可无临床症状和体征,偶然在切脾或尸检中发现。

1. 脾错构瘤

（1）病因与发病机制:脾错构瘤是脾红髓成分以异常的数量和错误的结构排列而形成的编样畸形,比较少见,常为单发,也可多发。本病可发生于任何年龄,中老年人多见,女性略多于男性。常发生于皮肤、肺、肝或肾、脾少见。脾错构瘤可能来源于脾胚基局灶性发育异常,使脾正常结构成分的红髓和白髓组成比例发生失调。激素对肿瘤的生长有一定影响。

（2）临床表现:本病一般无临床症状,只是在尸检、查体或其他手术时偶然发现,本病临床症状与肿瘤的大小有一定的关联,而与病变的单发或多发无关。瘤体直径>5cm时容易出现症状,表现为左上腹隐痛、肿胀不适、食欲缺乏、体重减轻、发热和夜间盗汗等。

（3）辅助检查。

① 影像学检查:B超可显示脾轮廓不规则或向脾外突出,脾内圆形或类圆形团块,内部回声不均匀,血流丰富,边界欠清,无包块。CT平扫时病灶呈等、稍低、低密度信号,轮廓不清,中央偶见星状或团块状粗糙钙化。增强扫描早期无明显强化,延迟相可见明显强化,基本与脾呈等密度。

② 实验室检查:大多数脾错构瘤患者实验室检查无异常,个别患者可并发脾大,脾功能亢进可致外周血一系降低伴出血或贫血的症状,或者三系减少。

(4)治疗:术前与脾的良、恶性病变鉴别困难,积极手术不仅可明确诊断,也可避免脾恶性肿瘤的漏诊。故行全脾切除术。

2.脾血管瘤

脾血管瘤是最常见的脾原发性良性肿瘤,偶可伴发机体其他脏器和皮肤的血管瘤,不同年龄均可发病,以女性多见。脾血管瘤多为单发,也可多发或弥漫性生长,肿瘤大小不一,一般直径在2~10 cm,多呈圆形或类圆形,边界较为清楚。

(1)病因:脾血管瘤病因不清,大多认为属于先天畸形。随着器官的发育,于胚胎早期在间质中间单纯由内皮细胞形成的原始脉管网逐渐分化成与器官联系的许多血管丛和淋巴丛。在分化过程中,上述组织成分的任何异常引起的血管-淋巴管系统梗阻均可形成肿瘤,从而发生血管瘤、淋巴管瘤和血管-淋巴管瘤。

(2)临床表现:脾血管瘤临床表现多无自觉症状,多在体检中发现,手术摘除或尸检脾标本时偶然发现,少数瘤体较大者或仅有左上腹不适并伴有疼痛或因胃肠道等邻近内脏被牵引受压而出现恶心、呕吐、心悸、气急、腹胀和便秘等症状。

(3)影像学检查:B超是诊断脾占位性病变的首选方法,但对脾血管瘤的定性诊断帮助不大,易受检查者技术水平、主观因素、肠道气体和肥胖等因素影响。脾血管瘤多表现为单发或多发的高回声实性病灶,边界清楚,回声分布稍不均匀,呈蜂窝状或"筛网状"特征。直径2 cm以下瘤体一般无血流信号,较大肿瘤内可有暗淡的星点状血流。CT平扫呈类圆形低密度灶或等密度灶。增强后从周边呈结节状强化或蜂窝状,继之向中心蔓延,且脾实质强化明显导致肿瘤密度相对减低,边界清楚,到延迟期才逐渐表现为等密度强化。延迟期等密度强化这一征象对海绵状血管瘤的诊断更有特征性意义。

(4)诊断与鉴别诊断。

① 诊断:主要依据脾的病理组织学、免疫组织化学和超微结构特点诊断。

② 鉴别诊断:脾血管瘤须与以下疾病鉴别。

脾破裂出血:常常有脾外伤史,肉眼可见明显的脾破裂,出血,镜下脾被膜下或实质内新鲜出血。

脾囊肿:脾囊肿以单发多见,呈水样密度,边界清楚,CT增强后不强化,囊壁与脾实质密度一致。镜下囊壁内无血管内皮细胞被覆。

淋巴瘤:淋巴瘤为脾最常见的原发肿瘤,脾弥漫性肿大,肿块常单发或多发,常伴脾门及腹膜后淋巴结肿大,镜下为实性淋巴瘤组织,与血管瘤完全不同。

高分化血管肉瘤:该病罕见,属脾原发性非网织细胞性恶性肿瘤。临床表现症状多有腹痛、发热、贫血及血小板减少等,预后较差。

(5)治疗:脾切除是脾血管瘤唯一有效的治疗方法,影像学检查和临床诊断的血管瘤不一定须马上手术,可以谨慎观察随访。但由于脾血管瘤可以合并其他疾病,特别是恶性肿瘤,同时也为了减少或避免脾破裂、脾功能亢进和脾血管瘤恶性变等并发症的发生,对于血管瘤仍建议手术切除。对于脾巨大的血管瘤或广泛粘连病例,防止术中出血是手术成功的关键。

(6)预后:脾血管瘤为良性病变,手术切除安全、有效,预后良好。

3.脾淋巴管瘤

(1)病因:脾淋巴管瘤可能为先天畸形,该病与常染色体异常有关,雌激素在淋巴管瘤的增大和生长中起一定的作用。继发外伤或手术引起的淋巴管损伤也可导致淋巴引流障碍而引起淋巴管瘤的发生。

(2)临床表现:脾淋巴管瘤多无明显临床症状,少数可伴有左上腹脐周隐痛、不适等症状。约50%的脾淋巴管瘤是在无症状的情况下体检偶然发现,或者在尸检时发现。是否出现症状取决于囊肿的大小和数量。囊肿膨胀生长后压迫邻近结构而出现左上腹隐痛不适、胀满或轻微胀痛等与脾大相关的症状,可

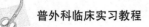

伴有发热、恶心、呕吐、体重减轻、高血压者脾功能亢进等,偶尔可继发外伤或病理性脾破裂、上消化道出血。脾增大,左肋下可达 6 cm。质韧,表面凹凸不平,无压痛。肝和淋巴结不大。

(3)影像学检查:B 超敏感性高,是诊断淋巴管瘤的首选方法。B 超显示脾显著增大,变形,脾实质布满直径 2 ~ 30 mm 的液性无回声区及多房分隔回声结构,边界不清,回声不均匀。无回声区内呈细小光点分布,囊壁薄,其暗区中间有菲薄的脾组织,厚薄不一,回声增强,呈网格状或短管状。CT 表现为脾实质内或被膜下单发或多发液性低密度灶,CT 值与水接近,边界清楚或不清楚及分叶。囊壁规则、一般无钙化,囊内稍高密度网格状或"车轮状"分隔多见,呈蜂窝状聚集,簇状分布。增强后病灶囊壁(囊壁厚度为 3 ~ 5 mm)及分隔中度强化,延迟期仍持续强化,且病灶明显呈分叶状,液性区无强化。

(4)诊断与鉴别诊断。

① 诊断:主要根据肿瘤组织无包膜,瘤组织可见大小不等的囊,囊内充满淋巴液(淡粉色,无红细胞),囊内皮细胞呈假乳头状增生和囊内皮及假乳头细胞 CD34 阴性诊断。

② 鉴别诊断:脾淋巴管瘤须与以下疾病鉴别。

海绵状血管瘤:海绵状血管瘤扩张的血窦内充满成熟红细胞,囊内液透明,不呈淡粉色,囊内皮细胞 CD34 阳性,无假乳头形成。

血管淋巴瘤:瘤组织由淋巴管瘤和血管瘤混合组成,无明显分界。

脾毛细血管瘤:血窦无明显扩张,血窦内充满成熟红细胞,窦内皮无假乳头样增生,窦内皮细胞 CD34 阳性。

其他疾病:如脾囊肿、脾包虫病、脾脓肿、脾囊性转移瘤和脾结核等。

(5)治疗与预后:脾淋巴管瘤是良性间叶组织肿瘤,肿瘤生长慢,呈结节状或弥漫性增大。增大的脾因张力作用,在同等状况下更易发生破裂而危及生命。因此,诊断后及时行脾切除术是脾淋巴管瘤最为合适的治疗方法。脾良性肿瘤切除术后,预后较好。

(二)脾恶性肿瘤

1. 病因与病理

原发性脾恶性肿瘤非常少见,如恶性淋巴瘤、网织细胞肉瘤、纤维肉瘤、血管肉瘤(又称血管内皮细胞瘤),其中恶性淋巴瘤约占 20%。

2. 临床表现

临床表现不典型且无特异性。一般以无明显诱因出现左上腹胀满不适、疼痛、乏力等为主要症状,伴随肿瘤的进行性生长,常有疼痛和压痛,疼痛可以放射到同侧肩背部。胃肠道等邻近内脏受压而引起恶心、呕吐、腹胀、消化不良等症状。此外,体重减轻、消瘦、贫血、恶病质、发热及轻度黄疸等亦常见。

3. 诊断与鉴别诊断

脾区最早出现临床症状和体征,排除其他部位原发癌后可考虑本病。腹部 X 线检查可发现脾影增大及局部压迫征象,B 超可确定有无肿块,但难以区分良恶性。CT、MRI 和数字造影不仅显示脾本身的实质占位性病变,还可以显示肿块与附近脏器的关系。根据病史及实验室、影像学等检查,综合分析,再与脾良性肿瘤、脾囊肿及邻近脏器肿瘤相鉴别,一般可明确诊断。

4. 治疗与预后

早期发现、早期手术是唯一切实可行的治疗措施。脾原发性恶性肿瘤一经确诊,均应行脾切除术。术后可进行放疗、化疗,但收效甚微。

(三)脾转移性肿瘤

脾转移性肿瘤少见,发生率为所有脾恶性肿瘤的 2% ~ 4%。以广泛转移及未分化癌多见。原发灶多在肺、胃、胰腺、结肠,其次为绒毛膜上皮癌、恶性黑素瘤及乳腺癌等。除血行转移外,亦可由邻近脏器癌肿直接侵入或经淋巴逆性转移。由于临床上转移性恶性肿瘤很少发展到脾肿大至足以扪及的程度,故多在尸检时发现。不论是恶性肿瘤直接侵入还是血行转移到脾,均说明已属晚期,不适合外科处理。

六、脾脓肿

脾脓肿是脾的化脓性感染性疾病,临床上较为少见。因脾是血液中微生物的高效滤过器和吞噬活动中心,具有抵抗局部感染的免疫能力,故脾一般不易发生感染,特别是自广谱抗生素应用以来,脾脓肿更为罕见。临床确诊极为困难,非常容易漏诊或误诊。

(一)病因

致病菌主要是需氧菌、厌氧菌、革兰阳性菌和革兰阴性菌,少部分由结核分枝杆菌感染引起。由于剖腹手术、腔镜微创手术或介入手术损伤了脾或由于脾周围器官胃、胰腺、结肠和肾的细菌感染,使细菌直接进入脾,或者由于全身性感染使细菌随血液进入脾,当机体免疫低下时,细菌大量繁殖形成脾脓肿。此外,脾中央破裂、脾梗死、脾动脉栓塞术后,均可继发脾脓肿。

(二)临床表现

临床较少见,早期无特殊表现,当脓肿形成后,通常有寒战、高热、左上腹胀痛、脾大等症状和体征。

1. 发热

多数患者感染中毒症状明显,表现为畏寒、发热、乏力、食欲缺乏,体温多在 38~39 ℃,多呈弛张热型,也可高达 39 ℃以上,呈稽留热型。

2. 腹痛

大部分患者有左上腹疼痛,呈持续性钝痛或隐痛,呼吸时疼痛加重,表明炎症已累及脾被膜,并有脾周围炎,部分患者疼痛时向左侧腹背部放射,提示炎症侵及膈肌或膈下。

3. 脾大

约有50%的患者在左上腹可触及肿大的脾,局部触痛或压痛,腹肌紧张,甚至有左上腹或左季肋部皮肤水肿。

(三)辅助检查

血常规白细胞计数增高,伴分叶核和杆状核粒细胞增多及胞质有中毒颗粒、空泡等,部分患者可有贫血。部分患者血细菌培养可阳性,单发脓肿阳性率为 10%~15% ,多发性脓肿阳性率可达 70% ,骨髓细菌培养阳性率更高。经皮超声引导下脾脓汁穿刺液或剖腹脓汁细菌培养常为诊断的实用方法,尤其是前者。

(四)诊断与鉴别诊断

1. 诊断

由于脾脓肿发病率低,临床表现缺乏特异性,因此其临床误诊率或漏诊率很高。发热、左上腹痛和外周血白细胞及中性粒细胞增高为本病的三联征。当患者出现此三联征时,特别是影像学显示脾有低密度占位时,应想到脾脓肿的可能,经皮 B 超或 CT 引导下穿刺抽脓做细菌学检查以便确诊,药敏试验指导抗生素选择。

2. 鉴别诊断

(1)胸腔积液:B 超、CT 和 X 线检查,特别是 B 超和 X 线透视动态观察有助于胸腔积液的确诊,经皮 B 超引导下胸腔穿刺抽出积液可确诊。

(2)左膈下脓肿:B 超、CT 和 X 线检查,特别是 B 超和 X 线透视动态观察有助于左膈下脓肿的确诊,经皮 B 超引导下穿刺抽出脓汁可确诊。

(3)脾占位性病变:如脾囊肿、脾血肿、脾淋巴瘤和脾梗死等。脾占位性病变的确诊有赖于组织病理学,但影像学能为确诊提供重要的依据。

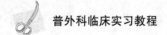

（五）治疗

脾脓肿除应用抗生素外，单发脓肿可在 B 超或 CT 监视下行穿刺抽脓或置管引流术，或行切开引流术。多发脾脓肿或结核性脾脓肿应行脾切除术。早期确诊的单发小脓肿可试行抗感染保守治疗，但不宜用于多发性脾脓肿。

（六）预后

脾脓肿预后取决于病程的长短、诊断的早晚、治疗是否得当和全身感染状况等。若诊治不及时，病死率高达40%~50%，全身感染或败血症性脓肿病死率高达87%，如能得到早期诊断和及时治疗，病死率会显著下降。

七、脾梗死

脾梗死主要是脾动脉分支的突然阻塞，未能及时建立侧支循环导致的局部缺血性坏死。在脾切除标本中较常见，大多数术前不能明确诊断。

（一）病因

脾梗死病因主要有：脾动脉内血栓形成；脾动脉硬化，管腔狭窄发生梗死；动脉内膜下白细胞或瘤细胞浸润使管壁内皮损伤、粗糙及狭窄，加速血栓的形成；微血管的栓塞，如镰状细胞性贫血所发生的微血管内凝血及血流停滞；各种栓子，如细菌性心内膜炎时脱落的附壁栓子、肿瘤细胞（淋巴瘤较常见）团块形成的栓子、脱落的动脉血栓等。尿毒症终末期也可发生脾梗死。

（二）临床表现

大多数患者无自觉症状，少数可有一过性的脾区或肩胛区刺痛感，这可能是由于梗死波及脾被膜神经，引起纤维素性脾炎，呼吸时因为脾被膜受摩擦而使患者感觉疼痛。随之可能出现低热或中度发热。通过脾血管造影可发现不显影区。超声检查也有助于诊断。

有严重脾功能亢进的患者发生广泛的梗死后相当于"自体脾切除"，随后脾功能亢进症状可减轻或消失。尿毒症终末期发生的脾梗死，范围广泛，梗死灶位于脾中心部，切面呈黄色或白色斑点状外观，称"Fleckmilz"或斑点状脾。

（三）辅助检查

脾血管造影或^{51}Cr标记自体红细胞输入法可以发现不显影区，超声检查也有助于诊断。B超提示，脾内一个或数个低密度影，边界清楚，早期呈低密度，晚期回声逐渐增强且不均匀，钙化时呈强回声。

（四）诊断与鉴别诊断

1. 诊断

脾梗死患者多数无自觉症状，大多术前不能诊断，但在术后病理诊断中多见。

2. 鉴别诊断

（1）脾脓肿：脓肿壁有明显强化及壁外水肿，临床表现有寒战、高热及白细胞计数增高。

（2）脾结核：脾结核多表现为低密度肿块或低密度病变，形态多为圆形或椭圆形，CT 值为 25 ~ 45 HU。少数病变可有环形强化，并伴有其他腹腔脏器的结核浸润。

（3）其他：如脾转移瘤、脾血管瘤等。

（五）治疗

脾梗死一般以保守治疗为主，继发脾脓肿时需做脾切除术。镰状细胞性贫血、骨髓纤维化症等疾病，由于脾区严重持续疼痛或反复发作，属脾切除指征。

八、脾动脉瘤

脾动脉瘤是内脏动脉瘤中最常见的动脉瘤，多发于妇女，尤其是多次妊娠者。

（一）病因与病理

脾动脉瘤原因有先天性、动脉硬化及外伤等，一项研究纳入229例病例，20%患者伴有肝硬化、门静脉高压症。脾动脉瘤多呈囊状扩张，其壁常钙化。

（二）临床表现

脾动脉瘤多无症状，部分患者有左上腹疼痛，疼痛可向左肩胛区放射。由于一般病变范围较小，位置较深，难以触及左上腹搏动性肿块。脾动脉瘤最危险的并发症是急性破裂，易发生于妊娠妇女，这可能与腹内压增高有关。一旦发生，死亡率很高。

（三）辅助检查

腹部X线检查可见左上腹囊状钙化影；B超、CT检查和脾动脉造影有助于明确诊断。

（四）诊断与鉴别诊断

1. 诊断

该病的早期诊断主要依赖影像学检查。突发左上腹部疼痛、左肩部放射痛、恶心呕吐等要考虑到脾动脉瘤的可能。少数病例可触及肿块，有搏动感并可闻及血管杂音。多数病例不具有明显症状，直到动脉瘤破裂到胃、肠或腹腔以后才得以诊断。CTA、动脉造影和腹部彩色超声检查有助于明确诊断。

2. 鉴别诊断

腹痛等症状须与急性胰腺炎及消化不良等疾病鉴别，一旦出现伴有休克的急腹症，需考虑本病并与其他内脏动脉瘤相鉴别。CTA及动脉造影有助于鉴别诊断。

（五）治疗

脾动脉瘤的治疗方法是包括动脉瘤在内的脾切除，也可根据动脉瘤所在的不同位置，采取脾动脉瘤切除、脾动脉重建、脾动脉结扎和脾切除术或脾栓塞术治疗。怀疑有脾动脉瘤破裂先兆或发生破裂时，应急诊手术。

九、脾破裂

脾因其解剖及组织学特点，是腹内最容易受损的器官，脾破裂占腹部闭合性损伤的20%~50%，约占腹部开放性损伤的10%。脾破裂多见于男性和年轻人，病死率为3%~23%，合并脾蒂或大血管损伤者病死率高达70%。

（一）病因与病理

脾破裂按病因分为外伤性、自发性和医源性3类，其中由外界因素作用造成的占85%。医源性损伤多由胃或左半结肠手术中过分牵拉胃脾韧带或胃结肠韧带、粗暴的手法探查或牵拉器直接施压引起。纤维结肠镜强行通过结肠脾曲，复苏时猛烈的胸外按压和左季肋部穿刺也偶可伤及脾。自发性破裂发生于病理性肿大的脾，如肝硬化、疟疾、血吸虫病或造血和淋巴系统恶性疾病时。腹内压骤增的诱因有打喷嚏、呕吐，但也可能无任何诱因。按病理解剖，脾破裂分为中央型破裂（脾实质深部破裂而被膜未破裂）、被膜下破裂（脾实质浅层破裂而被膜未破裂）和真性破裂（实质和被膜均破裂）3种。临床所见的脾破裂中85%是真性破裂。前2种因脾包膜完整，出血量受到限制，故症状相对轻微，无明显出血征象，通过非手术治疗可以促进血肿吸收，最终脾破裂口愈合。但有些静止的血肿（特别是被膜下血肿）常于伤后1~2周在某些微弱外力作用下，突然转为真性破裂，造成在诊治和观察中措手不及而令人遗憾的局面，应予警惕。破裂部位多见于脾上缓和膈面。若破裂发生在邻近脾门处，有撕裂脾蒂的可能，绝大多数患者因迅速失血、休克未及时抢救而死亡。

（二）临床表现

开放性损伤伤情一般与脾损伤症状和体征的严重程度相一致。而闭合性损伤除脾蒂及脾组织严重毁损外,临床表现一般会延迟,但病死率、并发症发生率很高。闭合型损伤开始时,常为左上腹部皮肤红肿、瘀斑,其程度和范围不随时间推移而加重或扩大,亦不会出现恶心、呕吐、腹胀或休克等严重症状。当上述症状出现或进行性加重时,说明腹部脏器损伤严重。创口微小、症状轻微的脾损伤可能未引起患者注意,而经过一段时间"无自觉症状"亚临床期,脾破裂自行愈合或症状滞后一段时间后出现脾延迟破裂出血。除单纯脾破裂因素外,多发伤及创伤的生理、病理等复合因素也要综合考虑。

（三）治疗

全脾切除仍是治疗脾破裂主要的、常用的手术方法。但是随着对脾生理功能的深入了解,目前已改变了脾破裂只能行全脾切除治疗的观念。在抢救生命第一的前提下,各种保留脾的术式,如脾破裂缝合修补术、黏合凝固止血术、脾动脉结扎术、脾动脉栓塞治疗、部分脾切除术及自体脾组织移植术得到不同程度的发展。

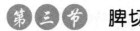

第三节 脾切除的适应证及疗效

脾切除术在我国是一种开展得比较广泛的手术。其对于没有粘连的一般肿大的脾来说,是一种比较典型的手术方法。随着近代医学对脾生理功能的进一步研究和脾切除对机体带来一系列不良后果的认识,常规脾切除的指征受到了挑战。文献报道的各种保脾术式,不下几十余种。但是脾切除术至今仍是外科常见术式之一。

一、脾切除的适应证

1. 脾功能亢进相关的血液系统疾病

脾功能亢进分为原发性和继发性2种,大多与血液病有关。有脾切除指征的血液系统疾病如下。

（1）先天性溶血性贫血:遗传性球形红细胞增多症（先天性溶血性黄疸）发生贫血和脾大,血红蛋白<100 g/L者;有贫血、脾大与溶血性黄疸的遗传性椭圆形细胞增多症者;丙酮酸激酶缺乏出现贫血,反复输血者;血红蛋白病患者脾肝比值>2和脾定位指数增高或输血量大,效果差,巨脾伴脾功能亢进者。

（2）自体免疫性溶血性贫血:以温抗体型原发性自身免疫性溶血性贫血为主,患者药物治疗无效或长期用药停药后复发者;合并血小板减少的伊文思综合征（Evans综合征）,糖皮质激素治疗效果不佳者;^{51}Cr核素测定,红细胞主要在脾内破坏者;单纯28G型库姆斯（Coombs）试验阳性者。

（3）血小板减少性紫癜:特发性血小板减少性紫癜的急性型患者用泼尼松、大剂量人丙种球蛋白等治疗无效,出血严重危及生命时;慢性特发性血小板减少性紫癜患者病程大于半年,内科治疗无效者;血栓性血小板减少性紫癜出现皮肤黏膜出血、溶血性贫血、发热及肾功能不全者。

（4）原发性脾源性中性粒细胞减少症和全血细胞减少症:临床表现为发热、反复感染、脾大、出血性紫癜和左上腹疼痛等。脾切除可有一定疗效。

（5）慢性再生障碍性贫血:患者骨髓增生好、红系偏高,合并溶血,经长期内科治疗无效,^{51}Cr测定红细胞或血小板寿命缩短,主要在脾破坏者。

（6）白血病:慢性粒细胞性白血病巨脾引起压迫症状或因脾梗死引起脾区疼痛者;伴有脾大和脾功能亢进的毛细胞性白血病;慢性淋巴细胞白血病脾切除主要适用于并发自身免疫性溶血性贫血或血小板减少,脾大较明显,而采用糖皮质激素治疗不显著者。

（7）骨髓纤维化:内科治疗无效、发病年龄较轻,有骨髓硬化现象者其造血功能已移至脾,巨脾或脾梗死引起压迫或疼痛症状,脾功能亢进引起贫血或血小板减少,并发食管曲张静脉破裂出血,无效控制的溶血现象。但切脾后出现血小板急骤增高及导致血栓形成的可能,故对脾切除应持谨慎的态度。

（8）某些霍奇金病：某些合并脾功能亢进的霍奇金病为了分级，也可剖腹探查切除脾，并进行肝和淋巴结活检，以明确诊断和临床分期，为选择恰当的治疗提供依据。

脾切除治疗血液系统疾病所致的继发性脾大，有时足以改善脾功能亢进症状，但不能根治原发病。

2．感染性疾病

（1）急性感染：脓毒症、伤寒、传染性单核细胞增多症等发生自发性脾破裂、脾脓肿等可行脾切除术。

（2）慢性感染：黑热病、结核等出现脾大及明显的脾功能亢进时可行脾切除术。

（3）HIV 感染：HIV 感染并发血小板减少，糖皮质激素治疗无效或长期应用引起不良反应者，建议行脾切除术。

3．门静脉高压症所致充血性脾大

门静脉高压症所致充血性脾大，常有继发性脾功能亢进。日本血吸虫病所致脾大经锑剂治疗后，可切脾；肝炎后肝硬化所致的门静脉高压症，若伴有较严重的脾功能亢进，在肝功能较稳定时可行脾切除术，对伴有明显的食管下段或胃底静脉曲张，或有上消化道出血史者，应考虑同时行断流或分流手术；仅有脾大和脾功能亢进症状，晚期肝硬化的现象尚不明显，且肝功能状况良好时，应属脾切除术适应证。

4．类脂质沉积病

脑苷脂网状内皮细胞病（Gaucher 病）有脾大和脾功能亢进者。

5．脾原发性疾病

（1）脾肿瘤：分为良性肿瘤和恶性肿瘤两种。小的良性肿瘤大多数无症状和体征，巨大良性肿瘤表现为脾大及左上腹不适、疼痛或因胃肠道等邻近内脏被牵引受压而出现恶心、呕吐、便秘等症状。脾的良性肿瘤应行脾切除术或部分脾切除术治疗，效果良好。原发的脾恶性肿瘤少见，如恶性淋巴瘤、网织细胞肉瘤、纤维肉瘤等。治疗脾恶性肿瘤应行脾切除联合化疗或放疗。转移性脾肿瘤若为全身广泛性转移的一部分，一般无手术必要；若仅为孤立性脾转移而无其他部位转移，可行脾切除术，效果满意。若合并脾功能亢进或发生自发性脾破裂及继发腹腔内出血，亦需行脾切除术。

（2）脾囊肿：脾囊肿属罕见病，小的无症状的非寄生虫性脾囊肿不需要治疗，大的脾囊肿可以根据情况实行囊肿摘除术、脾节段切除术或脾切除术治疗。

（3）脾感染性疾病：脾感染性疾病如脾脓肿、结核，大多为全身感染性疾病的并发症。单发脓肿可在B 超或 CT 引导下行穿刺抽脓，或置管引流术，或行切开引流术。多发脓肿或结核性脾脓肿应行脾切除术。

（4）游走性脾扭转：游走性脾扭转是一种罕见的急腹症，游走脾如产生压迫症状或当脾蒂发生急性扭转时，可造成脾急性缺血，甚至梗死，均应手术切除。

（5）脾梗死：一般以保守治疗为主，继发脾脓肿、脾区严重疼痛或反复发作时需做切脾处理。但在有条件的医院，上述某些疾病，如较小的良性肿瘤、脾段血管梗死等，可选择各种保脾手术方法。

6．脾破裂

这是脾切除术最常见的原因。凡是创伤引起的脾损伤，伤及脾门大血管或为粉碎性脾破裂，无法行修补或保留部分脾组织治疗时，均应行脾切除术。某些胸腹部手术，因手术暴力，如牵拉、挤压等所致的意外性脾损伤，即医源性脾损伤，此类损伤多为脾上极、下极或局部的损伤，多行保脾手术，除非术者经验欠丰富、条件不具备或患者状况不允许时，可行脾切除术。

7．规范化手术中的脾切除术

如肿瘤外科根治手术时附加脾切除术，常见的有胃癌根治手术，其次是食管下段癌、胰体尾部癌、结肠脾曲部癌、左肾肿瘤及腹膜后恶性肿瘤等根治手术。

8．其他

与脾有关的其他疾病，如类风湿关节炎、系统性红斑狼疮等。值得提及的是，在通常情况下，骨髓硬化症、白血病、红细胞增多症、恶性贫血及霍奇金病不应作为常规脾切除的指征，应根据病情的具体情况，

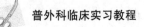

内外科协作,选择最佳的治疗方案,对于因其他因素如急性感染或热带病而伴发继发性脾大的患者,除非有明显的脾功能亢进,一般也不应作为脾切除术的指征。

二、脾切除术

脾切除术虽然已广泛开展,但是对于广泛、紧密粘连或巨大脾,脾切除操作十分困难,手术操作如有不当,常可发生不能控制的大出血,甚至休克、死亡,术后也可出现腹腔大出血和膈下脓肿等并发症。因此,脾切除操作中应注意下列几点。

1. 切口的选择

切口的选择应着重考虑以下4点:脾本身的病变情况,如脾大小、病变性质、有无出血倾向等;脾切除的同时是否施行其他手术,如胆囊结石患者是否需要同时切除胆囊,先天性溶血性贫血患者是否需要行胆管探查术等;患者的全身状况和胸廓外形;外科医师个人习惯和经验。一般可采用左上腹旁中线经腹直肌切口,无须开胸。在巨大脾或有脾广泛粘连的情况下,可将切口从其下端向左横行延长,成为"L"形;要注意切口的上端应足够高,直达肋弓缘,以便较好地暴露左膈下区,并便于处理胃脾韧带的上端。对于位置较高的肿大脾,即肋弓下暴露的脾较少者,也可采用沿左肋弓下大弧形切口。应放置胃管,抽空胃内容物,有利于暴露、分离脾。

皮肤和皮下组织的渗血情况常是判断患者凝血功能的最好标志。如果渗血严重,最好停止手术,缝合伤口,再做必要的术前准备。

2. 手术步骤

(1) 手术探查。

急诊手术的探查和处理:急诊手术探查要求迅速而准确地查明脾损伤情况,及时控制出血。进入腹腔后,可一边吸除腹腔内血液,一边向脾门及血凝块最多处探查,并取出血凝块,以免影响术野。术者用右手沿脾的外侧探查,依次扪脾的后外侧面上、下极和脾门等处,多数情况下有裂伤者并不难发现。分开脾外后方的腹膜,并将脾向内侧翻转,然后用右手捏住脾蒂或用肠钳夹住脾蒂及胰尾,以阻断脾动脉血流,暂时控制出血,然后进一步了解脾损伤的程度。对于脾损伤不重者,可根据具体情况决定是否保脾及采用何种方式保脾,对于不能保脾者,则尽快行脾切除术。

择期手术的探查:首先应了解脾与邻近器官的关系,如有无粘连、粘连的部位,是血管性粘连还是纤维性粘连,从而可决定手术的入路,并可避免因盲目分离粘连而损伤胃、结肠、胰腺、肝左外侧叶等。术中疑有门静脉高压时,应自胃网膜右静脉测定门静脉压力。如有轻度食管曲张静脉存在,切除脾后周围门静脉的压力仍高于正常值 5 ~ 10 cmH_2O,可考虑加门奇静脉断流术。溶血性黄疸患者易形成胆囊或胆管结石。虽然术前应用影像学手段及内镜检查已排除胆管系统结石,但术中应仔细检查胆囊及胆管,如发现结石,只要患者情况允许,可同时切除胆囊和脾。脾功能亢进和血小板减少性紫癜的患者,应特别注意肝,可以发现术前不能发现的肝大,必要时,楔形切除一小块肝组织做活检。25% ~ 30% 的人有副脾存在,因此还应探查胃脾韧带、大网膜、小肠系膜、左下腹部有无副脾。脾门和胰尾部的副脾一般不会遗漏,需要注意的是,有时副脾难以与充血肿大的淋巴结、有血肿的脂肪和肠壁子宫内膜异位症相鉴别。如有副脾,应根据情况决定是否切除。门静脉高压症的副脾应全部切除。

(2) 结扎脾动脉。

当探查决定行脾切除后,最好先设法结扎脾动脉,以防止在脾游离过程中血管撕破而突然发生出血,还可减少手术中操作困难,节约血液用量。但对于急诊脾切除术的病例,该操作不应作为常规操作。一般先将胃脾韧带平展,如无过多脂肪,大多呈半透明状。在无血管区将韧带剪开,对含有较多脂肪的胃脾韧带,应在两把血管钳之间进行结扎,也可再切断部分胃结肠韧带,进入大网膜囊内,用大号"S"形牵开器将胃向左上方牵开,充分暴露胰腺体尾部。在胰腺体尾部上缘可扪及脾动脉的搏动。充血性脾大时,脾动脉常增粗纤曲,有时尚有震颤。从胰腺上缘切开后腹膜和脾动脉鞘,用直角钳在动脉鞘内分离脾动脉长 1.5~2.0 cm，从其下缘绕过 2 根 7 号线或 10 号线，两线相距 3~5 mm 分别结扎。结扎时用力要适中，尤其当脾动脉有粥样变性时，若突然用力结扎，易致断裂，结扎后一般不剪断。在少数情况下，脾动脉位于胰组织背后，从一般位置上分离、结扎有困难时，可将胃结肠韧带向右侧切开，用大"S"形拉钩将胃向上、向前钩起，在脊柱左侧胰腺上缘处进行脾动脉结扎。若在此处结扎仍感困难，不必勉强，可待脾游离后再处理。约 10% 的脾动脉在脾门处分出脾段动脉，有学者主张暂阻断脾蒂血供，分出脾段动脉后，再分别结扎，这样既可靠，又能保证胰尾血供。结扎脾动脉后可见脾缩小，变柔软，脾包膜出现皱褶。必须指出，巨脾的动、静脉会显著增粗，两者常靠拢并行，且有粘连，分离动脉时如有困难，勿强行分离，否则可撕破脾静脉导致大出血。在结扎脾动脉的前、后可测定门静脉压力，以估计减流的效果。

术者用右手沿脾膈面再次探查脾大小、质地、活动度、粘连情况。如有粘连，应了解粘连是疏松的还是致密的，是纤维性的还是血管性的。如无粘连，可用右手托住脾的后缘，并将脾下极托出腹腔。此时，应试探将脾托出腹腔的可能性。如能托出，可在脾窝内填塞纱布，防止脾回缩入腹腔，可获得良好的术野暴露。

（3）处理脾韧带。

脾与周围脏器均以腹膜反折相连并相互固定，一般称为韧带。在韧带夹层间常有脂肪堆积以致与邻近脏器难以分离。术野暴露不清如合并出血时，必然增加手术困难，同时也容易损伤邻近的脏器。因此，应首先分离胃脾韧带，以开放网膜囊前壁，然后向上分离结扎胃脾韧带，直至脾上极。若暴露有困难，可留在最后处理。沿胃脾韧带向下分离即为脾结肠韧带，此韧带分离一般无困难。但脾结肠韧带常有小的动、静脉血管，应钳夹后再切断结扎。体形肥胖的患者此韧带与大网膜常连成一团，使结肠脾曲显现不清。此时，应在脂肪团的夹层间分离结扎，则可分清结肠脾曲与脾的关系，使脾下极游离。沿脾结肠韧带向后、向上，触及脾的后缘并转向内，移行至脾的脏面与后腹膜相连处，因其后有左肾，故称脾肾韧带，此处血管性粘连最多见，分离暴露比较困难，尤其是巨脾更不易暴露，分离时若不仔细，很容易引起大出血。将腹壁和左肋弓向外上方牵开，将脾推向前、内侧，使得脾外侧腹膜紧张并被充分暴露，自下向上用剪刀剪开，然后分离脾肾韧带。此处因空间狭小常无法安置止血钳，亦可快速大片分离，如大出血使视野不清时，勿盲目填塞纱布，以免撕破脾静脉。此时，应耐心地在直视下边分离、边观察，有出血点即予缝扎，这样较安全，脾的出血点可用纱布压迫止血。

继续向上延伸即达到脾上缘的脾膈韧带，它向前与胃脾韧带上端相连。此处位置很高，如遇脾上极脾曲或与肝左外侧叶粘连，则暴露更为困难。分离脾膈韧带时，可将脾向内、向下牵拉，以便在直视下切断结扎。将这些韧带离断后，将脾向下牵拉，此时可清晰显示胃脾韧带。要注意不可撕裂脾和胃壁，应在直视下钳夹切断、结扎含有胃短血管的胃脾韧带。近端胃脾韧带仅 1~2 mm 长，容易与胃壁一起结扎，以致术后发生胃后壁高位坏死穿孔，尤其是有动脉硬化及局部有炎症瘢痕时更易发生，应予注意。

（4）处理脾蒂。

脾挽出切口后，如动脉已结扎，主要是处理静脉和胰尾。在脾门附近，胰尾与脾紧密相连，很容易分破脾静脉。为防止大出血，可在胰尾或胰体部，术者以左手将脾动、静脉捏在手中做血管阻断，再处理脾蒂，以免失血。这时，可安全地分离胰尾与脾动、静脉。三者之间常为疏松的结缔组织包绕，应将脾动、静脉分离清楚。用 3 把血管钳夹住脾蒂，在近脾门的 2 把血管钳之间将脾蒂切断，使近脾门的 1 把血管钳与脾一同离体，可收集脾血回输。在脾蒂近端用粗丝线分别结扎脾动、静脉，此时脾动脉已双重结扎，然后在 2 把血管钳之间再结扎脾静脉 1 次。晚期血吸虫病巨脾患者，胰尾常较粗且伸入脾门内，很难暴露脾动、静脉，此时只能从动、静脉之间以直角钳引过粗丝线分别结扎动、静脉，紧靠脾门处切除脾，然后自胰尾及脾蒂断端中找出脾动、静脉的断端，再分别结扎 1 次。结扎脾蒂时，应避免块状结扎和损伤胰尾，因块状结扎的远端坏死易致术后出血、创口愈合障碍和发热等并发症，最好应分别结扎脾动、静脉，甚至分别结扎脾段血管，结扎后再缝扎一道，以防结扎线松脱而引起大出血。在少数情况下，因脾门及胰体尾部上缘有许多淋巴结聚集或胰腺的慢性炎症，使脾门与后腹膜粘连呈板状，很难从胰腺的腹侧入路找到脾血管。强行分离常引起血管破裂大出血。此时,可在脾肾韧带的壁腹膜缘自下而上地剪开后腹膜,分离腹膜外的疏松结缔组织后将脾向前、向内翻起。对纤细弯曲的小静脉予以结扎切断,即可暴露胰尾的背面及脾血管,将脾动、静脉分别结扎后再分离胰尾,这种从胰尾背侧处理脾蒂的方法,在特殊情况下是一条较安全的入路。

国内在脾外科方面积累了丰富的经验,在实践中,对难以切除的巨脾创造和改进了许多方法,其中包膜下脾切除和逆行脾切除就是两种行之有效的办法。包膜下脾切除是先结扎脾动脉,如有困难,可在胰尾上、下缘后腹膜上各切一小口,用示指伸入脾蒂和脾肾韧带之间,轻轻地向上分离,在脾动脉上方穿出,并在此隧道内穿一细橡皮筋,控制脾蒂后,在粘连部下方切开脾包膜,于包膜下迅速分离脾实质,局部粘连太严密时,可残留少许脾组织。

逆行脾切除是先切断脾蒂,吸出积血,再行脾包膜下分离,逆行切除脾,留于肝、膈的脾包膜渗血可以缝扎或电灼止血,对于脾蒂过短、脾动脉深在或晚期血吸虫病患者有门静脉高压时不宜用此种方法。

(5)脾窝止血、放置引流、缝合腹壁。

① 脾窝止血:脾蒂处理完毕,还应检查几处容易发生出血和渗血的区域,并给予相应处理。

胃短血管:胃短血管单纯结扎不够可靠,还应做缝合结扎。术后可因胃扩张、胃泡膨胀,使单纯结扎线滑脱出血。

胰尾:胰尾是术后易发生出血的位置,特别当胰尾损伤时,更易发生。术中可能已经止血,但术后血压上升又可继发出血或因小胰管渗漏胰液,亦可导致继发出血。因此,胰腺的创面应当用细丝线缝合,并反复检查有无很小的出血点或胰液渗漏。

脾床止血:脾切除后,从脾床取出垫入的纱布,吸净积血,用温热盐水洗净后仔细寻找出血点,小的渗血均应电凝止血,小的血肿应切开缝扎,低血压患者应待血压回升到正常水平,再观察有无渗血,已形成的凝血块,不要再用纱布擦掉。在巨脾和脾广泛挫伤的患者中,脾床总会有渗血,尤其是脾广泛粘连切开后,止血更为困难,此时可采用深大的缝合止血,腹膜后出血亦可通过缝扎,用腹膜覆盖脾床止血,脾膈韧带和腹膜切口游离缘的出血均可间断缝合止血。顽固的片状渗血,宜用纤维蛋白黏合剂覆盖,有很好的止血效果,同时也应注意观察,如有凝血机制障碍,必须及时纠正。

② 放置引流:因脾切除后脾窝常有渗血、渗液或术中胰尾有轻微损伤等,术后应常规放置腹腔引流。引流管置于左膈下,其上端要放在脾窝最低位,稍离开胰尾、脾蒂血管,更不能接触分流血管的吻合口,在左肋缘下腋前线另戳孔引出,戳孔大小适中,注意引流管不要压迫结肠脾曲处的结肠,引流管接闭式低负压吸引或用负压球,根据情况引流管可在术后 24~48 小时拔除。

③ 缝合腹壁:分层缝合腹壁切口,要尽量修复腹腔内的腹膜缺损,对贫血严重或低蛋白血症伴腹水存在者,切口缝合尤应紧密,以防腹水渗漏入切口,影响切口愈合甚至导致切口裂开,也可考虑减张缝合。

3. 术后处理

① 严密监测生命体征的变化,每 30~60 分钟测定血压、脉搏、呼吸 1 次,有条件时,可将患者送入监护室,直到病情稳定。

② 术后应用抗生素,预防感染。

③ 注意监测并纠正水、电解质和酸碱平衡紊乱,根据术中情况及原发病情况及时纠正贫血和低蛋白血症。

④ 术后注意观察尿量,必要时给予利尿药。

⑤ 术后根据手术、麻醉种类及患者情况合理选择体位。一般患者清醒后应取半卧位。鼓励患者深呼吸和咳嗽、咳痰。

⑥ 记录腹腔引流管引流量,观察引流物颜色及性状,有无管腔堵塞、有无大量液体流出,特别注意引流物有无消化液混杂,如无特殊情况,可在术后 24~48 小时拔除引流管。

⑦ 胃管应保持通畅,术后 24 小时可拔除。术后 48 小时进流食。

⑧ 病情允许的情况下,术后应争取让患者早日活动。

4. 术后并发症

术后近期并发症比较多见,总体发生率为25%。术后并发症的发生与原发疾病直接相关。

(1) 大出血:术后短期内出血包括腹腔内出血和上消化道出血,多发生于术后24～48小时。

① 腹腔内大出血:脾手术后约有2%的患者因腹腔内大出血而再次手术,多发生在术后24～72小时。脾切除术后腹腔大出血常见病因包括胰尾血管、脾蒂血管、胃短血管的出血及膈面、脾床的创面渗血。其中血管性出血多由技术因素引起,胰尾血管出血多因为术中损伤胰尾,术后结扎线松动或脱落。术后腹腔出血的原因还包括凝血机制障碍,特别是大量输入库存血者。当怀疑腹腔内出血时,经输血、止血药物的处理后,血流动力学仍不稳定者,应果断实施二次手术。

预防腹腔内大出血应注意按顺序反复探查膈面、胃脾韧带结扎端、侧腹壁、后腹膜及脾蒂和胰尾等处是否有出血点,严格止血。对脆薄的脾动脉或脾静脉要带少许附近的结缔组织一起结扎,以防切割血管,不宜采用脾蒂集束结扎等。

② 早期消化道出血:门静脉高压患者切除脾后,门静脉血流量减少20%～30%,也破坏了许多门-体静脉间的侧支循环,使门静脉系统血流更为集中地经过胃冠状静脉流向胃底和食管下段,加重该区门静脉淤血,使压力升高。此外,术中牵拉和挤压胃体、拉钩操作也可能损伤黏膜下的曲张静脉。术后如鼻胃管引流出大量新鲜血液或患者出现呕血及黑便,并出现休克的早期表现,即可诊断为上消化道大出血。对于上消化道大出血,应尽可能采取非手术治疗,如输血补液、三腔双囊管压迫止血等。

(2) 邻近器官损伤:主要有胰腺、结肠左曲及肾的损伤。

① 胰腺损伤:多发生于巨脾患者的胰尾伸入脾门者,在处理脾门和游离脾蒂时,采取脾蒂的集束大块结扎而导致胰尾损伤,特别是在大出血时盲目用血管钳钳夹脾蒂,更易损伤胰尾。胰腺损伤往往造成术后胰瘘。

② 结肠左曲损伤:脾切除造成的结肠左曲的损伤一般是在处理脾结肠韧带时术野不清,盲目钳夹脾结肠韧带造成的。

③ 胃损伤:脾切除过程中胃损伤较少见,但如果术后出现胃瘘则容易导致严重的后果。

(3) 感染:包括腹腔化脓性感染、肺部感染、创口感染裂开等。其中腹腔化脓性感染是最常见的并发症,以膈下脓肿最常见。脾切除术后常有短暂的发热,一般术后1～2周体温渐趋正常,但体温也可再度缓慢上升,直至持续高热,常伴畏寒、膈肌痉挛、白细胞计数升高,此时应想到膈下脓肿可能。结合B超、胸部X线检查,诊断明确后应立即引流脓腔,清除脓液、坏死组织及线结,并放置粗引流管,以引流和冲洗脓腔。脾切除术中严格止血,处理脾蒂时避免挫伤胰尾,术后在膈下常规放置有效的引流,及时引流出脾窝的积血,这些均是预防膈下脓肿的有效措施。

(4) 脾热:脾切除术后患者常有持续2～3周的发热,很少超过1个月,体温38.5～39.0 ℃。脾热为自限性疾病,无须治疗即可消退。

(5) 血栓性疾病:十分少见,一旦发生于某些部位的血管,如视网膜动脉、肠系膜静脉、门静脉主干等,常会造成严重后果。这一并发症的发生可能与脾切除后血小板计数急骤增多有关,但尚有争议。

(6) 其他并发症:机械性肠梗阻、肝性脑病、高尿酸血症等。

5. 脾切除后对感染抵抗力降低的问题

目前一般认为,脾切除后患者发生感染性疾病的风险增加,特别是4岁以下的儿童。

OPSI是脾切除术后最常见的致死性并发症,可发生于脾切除术后任何时间,多见于术后2～3年。其典型表现为发病时有前驱症状,如发热、寒战,以及其他非特异性症状,包括萎靡、肌肉疼痛、腹泻和呕吐。很多患者无明显的局灶感染灶,只是表现为严重的原发性菌血症。病情进展迅速,短时间内出现低血压、弥散性血管内凝血、呼吸窘迫,数小时内就可以出现死亡。发病后即便及时使用大剂量抗生素治疗,病死率仍很高。50%的患者致病菌为肺炎球菌,其他菌有流感嗜血杆菌、脑膜炎球菌、大肠埃希菌、乙型溶血

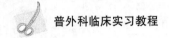

性链球菌等。

根据大量临床资料统计,脾切除后患者因感染性疾病所致的病死率大大高于正常人群,尤其是在儿童。这种风险的增加与原有疾病的种类密切相关。因珠蛋白生成障碍性贫血、单核吞噬细胞系统疾病如霍奇金病、组织细胞增生症 X 等而行脾切除者,发生 OPSI 的风险最高,因外伤、特发性血小板减少性紫癜和遗传性球形红细胞增多症行脾切除者,发生的风险低。

鉴于上述原因,对于全脾切除,特别是 5 岁以下儿童的全脾切除,应持慎重态度。

由于 OPSI 50% 的病原菌为肺炎球菌,可用青霉素(青霉素过敏者,可用红霉素等)或接种多价肺炎球菌疫苗进行预防,主要用于儿童,但 2 岁以下儿童不采用接种疫苗的方法。一旦发生 OPSI,应积极应用大剂量抗生素控制感染,输液、输血、抗休克、纠正水和电解质紊乱等治疗。

开展脾修补缝合、部分脾切除、脾移植等保留脾的手术,有利于保留脾的免疫功能,问题在于究竟应保留多少脾组织,才能防止脾切除后严重感染性疾病,迄今仍不明确。

三、部分脾切除术

通过对脾解剖,特别是脾血管节段性分布的研究,部分脾切除术具有了临床可行性。部分脾切除术包括规则性部分脾切除术和非规则性部分脾切除术两种。前者包括依照脾内血管分布规律所施行的脾段切除、脾叶切除和半脾切除术。当脾破裂时,常很难分辨清楚和处理脾门血管分支。此时可根据脾组织血供及活力情况加以判断和施行非规则性切除。但正如非规则性肝切除一样,术者仍应熟悉并遵循脾血管分布等解剖学的基本规律。

1. 适应证

① 脾上极或下极深面大的裂口,星形损伤或碎裂无法缝合修补保留者,切除损伤部分,行保留性脾部分切除术。

② 脾上极或下极同时重度损伤难以缝合修补者,应切除损伤部分,行保留脾中部的脾部分切除术。

③ 局限在脾某一部分的良性囊肿。

④ 局限性脾内血肿。

⑤ 脾门处的某一叶、段血管损伤无法修补,脾已出现界线明显的部分脾供血障碍,应切除这部分脾。

⑥ 脾实质深面大的裂伤,经缝合后止血不可靠或反而出血加剧,或缝合后部分脾出现血液循环障碍。

2. 术中操作难点和要点

(1) 脾手术应贯彻"抢救生命第一、保脾第二"的基本原则。脾虽然具有许多重要功能,但并非生命必需器官,切不可盲目追求保脾而强行施行保脾手术。应认真选择手术适应证及手术时机。

(2) 多种保脾手术可同时进行:在施行部分脾切除术的同时,如发现残留脾有不太大的裂口,可同时行缝合修补术。

(3) 控制脾蒂:无论是规则性或非规则性的部分脾切除术,均应首先控制脾蒂减少创面失血,然后清除失活的脾组织。

(4) 脾断面的处理:处理脾门的血管后,沿脾缺血的分界线离断脾一般出血甚少,但为了慎重起见,断面还是采用常规"U"形交锁缝合,以策安全。一般以 7 号丝线行交锁"U"字形缝合 3 ~ 4 针后再打结。打结要松紧适度,过紧可切割撕裂脾,过松会导致出血。

(5) 脾门的处理:部分脾切除术时,应注意多保留脾门组织,以免损伤拟保留部分脾的血供。

(6) 存留脾块活力的判断:有时在行部分脾切除术之前,估计存留脾的血供良好,但手术后发现存留脾血供欠佳,术者应考虑为脾血管受压,扭曲或缝扎了脾血管主干,待明确并解除上述因素后再做决定。如果对剩余脾块活力有怀疑,可在术中经墨菲管滴注 0.5 ~ 1.0 mg 稀释的肾上腺素溶液。几分钟后,如出现脾块收缩,表面出现皱褶,说明血供充分。但此法可导致一过性心率加快,血压上升,故对合并心脑血管疾病的患者慎用。

（7）脾保留过少的处理：若在部分脾切除术中发现存留脾组织不足正常脾的1/4，应附加自体脾组织网膜内移植。因为存留脾体积过小，术后脾功能常不足。

（8）注意保护胰尾：术中操作应注意不要伤及胰尾及其血供。证据表明，脾切除术后发热，有的是因为胰尾损伤后胰漏，造成非化脓性炎症反应所致。因此，在处理脾周韧带和脾蒂时应暴露良好，不能盲目操作，务必辨认清楚后再下钳。如果术中发现胰尾损伤，应及时修补，一般不会有严重的后果，但若遗漏，术后则会出现较难处理的并发症。

四、腹腔镜脾切除术

1991年，法国医师实施了第1例腹腔镜脾切除术（laparoscopic splenectomy，LS）。目前，LS是更受欢迎的脾切除术式。这种术式的缺点是较长的手术时间和难以切除巨大的脾，优点是可以缩短住院时间，患者术后恢复更快。

1. 禁忌证

难以纠正的凝血功能障碍；心、肺、肾等重要器官功能不全，不能耐受全身麻醉者；外伤性脾损伤，估计LS不能短时间完成者；有左上腹手术史，腹腔粘连严重者；妊娠；对于巨脾（彩色超声或CT提示脾上下极的距离<11 cm为正常，11~20 cm为中度脾肿，>20 cm为巨脾）及门静脉高压所致的脾周围血管扩张期根据术者掌握腔镜技术的熟练程度视为相对禁忌证。

2. 术中操作难点和要点

（1）充分游离脾周韧带：采用超声刀联合Liga Sure处理脾周韧带。游离脾周韧带过程中，要根据脾周韧带组织的厚度选择离断方法，膜状组织以超声刀处理为佳，较厚组织采用Liga Sure离断，止血效果可靠。

（2）脾蒂的处理：目前LS常规处理脾带的方法有Endo-GIA或钛夹和丝线结扎等，但术中易出血、中转开腹率高、手术时间长、术后胰漏发生率高，且医疗费用高昂。

（3）脾动脉的处理：脾动脉的预处理对于控制术中出血，增加手术安全性至关重要。对于肿大的脾，离断胃脾韧带后沿胰体部上缘寻找纤曲增粗的脾动脉，在此过程中一定要注意避免损伤脾静脉，尤其在门静脉高压症患者中，静脉壁菲薄易破，常发生不可控制的出血而中转开腹手术。

总之，LS与开腹脾切除术相比，具有手术创伤小、术后疼痛轻、恢复快、住院时间短、切口美观等微创效果，是治疗特发性血小板减少性紫癜和遗传性球形红细胞增多症的理想术式。但是，它仍是一种风险较大的手术，随着术者手术经验的不断积累和手术器械的不断改进，相信LS将日益完善，手术安全性会大大提高，此术式必将得到推广应用，从而成为脾切除的首选术式。

五、机器人脾切除术

目前已有一些关于机器人手术治疗脾疾病的报道，尽管机器人手术对患者是安全可行的，但与LS相比，手术时间更长，花费更高。

（郭兴坡）

第十七章

胃十二指肠疾病

胃十二指肠黏膜的局限性圆形或椭圆形的全层黏膜缺损,称为胃十二指肠溃疡(gastroduodenal ulcer),十二指肠溃疡和胃溃疡虽然有很多的共同特征,如酸在溃疡形成的作用,基本的临床表现,抗溃疡药物(H_2受体拮抗药、质子泵抑制药)和迷走神经切断术对溃疡的愈合均有效。但两者在发病情况、年龄、性别、胃酸分泌、发病机制和治疗方法上均有明显不同,胃十二指肠溃疡的治疗近20年来已发生根本性改变。由于强力胃酸分泌抑制药——质子泵抑制药的出现,对幽门螺杆菌(Helicobacter pylori,Hp)在胃十二指肠溃疡致病机制中的作用的认识,以及内镜技术的发展等原因,内科治疗的效果大为改观,需要手术处理者减少。外科手术仅限于并发症的处理,即溃疡穿孔、出血及幽门梗阻的处理;一些特殊情况如膜源性溃疡、胃溃疡发生恶性变等的处理。以往所谓的"难治性"溃疡、巨大溃疡(直径≥2 cm)等作为外科适应证的病例越来越少。胃大部切除、各种形式的迷走神经切断术治疗胃十二指肠溃疡也很少采用,而代之以更加微创、保守且合理的手术方式。

第一节 胃十二指肠的生理功能

胃损伤的主要临床表现取决于损伤的原因、范围、程度及有无其他脏器损伤等,单纯的胃挫伤仅有轻微的腹部不适。若为穿透性胃损伤,胃内容物进入腹腔后,可引起剧烈腹痛和腹膜刺激征表现,可呕吐血性物、肝浊音界消失、隔下游离气体等。化学性胃损伤,轻者可仅表现为胃黏膜充血、水肿、糜烂和溃疡形成,重者可发生黏膜坏死、脱落或穿孔(1~2天后),甚至造成胃十二指肠广泛坏死。胃损伤时常合并肝、脾等其他内脏损伤,而且胃血供丰富,发生损伤时常引起大出血,导致失血性休克。此外,严重胃破裂时胃液对腹膜的化学刺激及严重的腹腔污染也是休克发生的重要因素。

一、胃酸

胃酸分泌异常与胃十二指肠溃疡发病关系密切。1910年,Shmart提出"无酸无溃疡"的观点,十二指肠溃疡患者的基础和餐后胃酸分泌均高于正常人,十二指肠溃疡不发生于胃酸分泌很低、最大胃酸分泌(maximal acid output,MAO)<10 mmol/h者。进餐刺激后胃酸分泌的增加,是十二指肠溃疡发生的重要因素。胃液酸度过高、激活胃蛋白酶原、黏膜产生自身消化是胃十二指肠溃疡的主要发病机制。

胃酸分泌受迷走神经和胃泌素的调控,即所谓的神经性胃酸分泌和体液性胃酸分泌。

① 神经性胃酸分泌:迷走神经兴奋时通过两种机制刺激胃酸分泌。一是通过释放乙酰胆碱直接刺激胃壁细胞;二是作用于胃窦部黏膜促其释放胃泌素。因此,切除胃窦部不仅可以消除体液性胃酸分泌,也可以降低部分神经性胃酸分泌。对视觉、嗅觉和味觉的刺激,胃的膨胀及血糖降低到2.8 mmol/L等,都可刺激迷走神经中枢兴奋,引起胃酸分泌的增加。

② 体液性胃酸分泌:进食后胃窦部黏膜受食物刺激产生胃泌素,胃泌素经血液循环作用于胃壁细胞并促进其分泌胃酸。胃泌素的分泌和释放受胃液酸度的调节。胃液 pH 降低到 3.5 以下时,胃泌素分泌释放减少;pH 降到 1.5 以下时,胃泌素完全不释放。食物进入空肠上段后也可促其释放肠胃泌素刺激胃酸分泌,但这种作用较小。

胃蛋白酶是胃液中的主要作用酶。当胃液 pH > 4.5 时,胃蛋白酶处于非激活状态,而当胃液 pH 达到 1.5 ~ 2.5 时,胃蛋白酶消化蛋白质作用最强。

二、胃十二指肠黏膜屏障

胃十二指肠黏膜屏障由胃黏液和黏膜柱状上皮细胞的紧密连接构成。胃黏液除具有润滑作用外,还有中和、缓冲胃酸的作用。胃的黏膜上皮细胞能够阻止钠离子从黏膜细胞内扩散入胃腔及胃腔内的氢离子逆流入黏膜细胞内。非甾体抗炎药、肾上腺皮质类固醇激素、胆汁酸盐、酒精等均可破坏胃黏膜屏障,造成氢离子逆流入黏膜细胞,引起胃黏膜水肿、出血、糜烂,甚至溃疡。机械性损伤、缺血性病变、营养不良等因素都可减弱胃黏膜的屏障功能。十二指肠通过特异性 pH 敏感的受体,酸化反应反馈性延迟胃的排空,保持十二指肠内 pH 接近中性,且十二指肠黏膜能吸收腔内氢离子和不受胆盐的损伤;十二指肠溃疡患者中,这种反馈延缓胃排空和抑制胃酸的作用减弱,而胃排空加速,使十二指肠球部腔内酸负荷量加大,造成黏膜损害,可形成溃疡。前列腺素 E 不仅有抑制胃酸的作用,而且有直接保护黏膜和促进溃疡愈合的作用。十二指肠溃疡患者的十二指肠黏膜前列腺素 E 的含量较正常对照组明显减低,降低了十二指肠黏膜的保护作用。

三、幽门螺杆菌

Hp 与胃十二指肠溃疡形成之间的关系已得到公认。在我国,胃十二指肠溃疡患者的检出率分别为 70% 和 90% 。Hp 感染也是胃窦炎的主要病因。Hp 是一种微需氧革兰阴性杆菌,呈螺旋形。人的胃黏膜上皮细胞是它的自然定植部位。Hp 能在酸性胃液中存活是由于它具有高活性的尿素酶,能分解尿素产生氨,在菌体周围形成保护层。Hp 菌株还能产生细胞空泡毒素和毒素相关蛋白,可能参与损伤胃十二指肠黏膜和黏膜屏障,导致氢离子内渗,影响碳酸氢盐、胃泌素及胃酸分泌,改变胃血流等。胃酸分泌增多时,十二指肠球部被过度酸化,使十二指肠球部内出现胃上皮化生灶,为 Hp 从胃窦黏膜移植十二指肠球部创造条件,Hp 在球部生存繁殖而发生急性十二指肠炎,在其他致溃疡因素的诱导下发生溃疡。Hp 被清除后,胃炎和胃十二指肠溃疡易被治愈且复发率低,也能降低胃十二指肠溃疡大出血患者的再出血率。

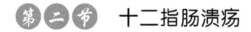

第二节　十二指肠溃疡

一、发病机制

迷走神经张力过高引起胃酸分泌增多是十二指肠溃疡形成的主要原因。十二指肠溃疡患者基础胃酸分泌与 MAO 分别是正常人的 2.2 倍和 1.6 倍,造成胃酸分泌过多的主要原因有迷走神经过度兴奋、壁细胞较正常人多及胃排空过快致酸性胃液损伤十二指肠球部黏膜。临床治疗消化性溃疡的手术均以减少胃酸分泌为主要目的。Hp 感染与十二指肠溃疡的形成相关。

二、临床表现

十二指肠溃疡临床表现为上腹部或剑突下烧灼样或钝性痛。疼痛多在进食后 3 ~ 4 小时发作,饥饿

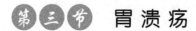
痛和夜间痛与基础胃酸分泌量过高有关。服用抗酸药物或进食能使疼痛停止或缓解,体检可有右上腹压痛。

十二指肠溃疡为慢性过程反复发作,病史可达几年甚至十几年,腹痛有周期性发作的特点,好发季节为秋冬季,可因不良精神情绪或服用解热镇痛药及消炎药物诱发。

三、辅助检查

X 线钡餐和纤维胃镜检查可帮助确诊。

(1)龛影:龛影为诊断十二指肠球部溃疡的直接征象,多见于球部偏基底部。正位,龛影呈圆形或椭圆形,加压时周围有整齐的环状透亮带称"日晕征"。切线位,龛影为突出球内壁轮廓外的乳头状影。

(2)"激惹征":钡剂于球部不能停留,迅速排空,称为"激惹征"。

(3)十二指肠球部畸形:十二指肠球部畸形为十二指肠球部溃疡常见的重要征象,表现为球一侧出现指状切迹,后者不恒定,随蠕动变浅、消失,球部外形呈"山"字形、花瓣形及小球状等畸形。

(4)假性憩室:形态大小可改变,可见黏膜皱襞进入憩室内,龛影形态不变。

(5)黏膜皱襞改变:黏膜皱襞增粗、平坦或模糊,可呈放射状纠集于龛影边缘。

(6)伴发症:十二指肠溃疡常伴胃窦炎。

(7)球后溃疡:球后溃疡较常见,大小不一,多位于肠腔内侧。外侧壁常有痉挛收缩或瘢痕形成,使管腔狭窄,多呈偏心性。凡十二指肠降段上部发现痉挛收缩,应考虑球后溃疡的可能。

四、治疗

随着消化性溃疡与 Hp 感染有关的发现,消化性溃疡的外科治疗发生了很大变化。绝大多数十二指肠溃疡患者得到有效的内科治疗。目前适合外科治疗的十二指肠溃疡仅限于以下情况。

(1)非单纯性十二指肠溃疡:并存各种严重并发症的十二指肠溃疡,包括急性穿孔、急性大出血和瘢痕性幽门梗阻。

(2)经内科治疗无效的十二指肠溃疡:即所谓顽固性溃疡内科治疗无效,一般指应用包括抑酸药和抗 Hp 药在内科正规治疗 3 个疗程后,胃镜复查溃疡仍未愈合的患者。

(3)对于溃疡病史长,症状渐趋加重,发作频繁,每次发作持续时间长,疼痛剧烈,影响身体营养及正常生活与工作者;经胃镜或 X 线钡餐检查发现溃疡深大,十二指肠球部严重变形或溃疡位于十二指肠球后及穿透肠壁者;有过十二指肠溃疡穿孔或反复大出血病史,而溃疡仍在活动,有可能再发急性并发症的患者,也应考虑手术治疗。

手术方式多首选胃大部切除术,高选择性迷走神经切断术现已较少应用。

第三节 胃 溃 疡

一、发病机制

胃溃疡患者的胃酸常正常或低于正常,胃黏膜屏障功能减弱、氢离子逆向扩散或胃潴留是胃溃疡形成的主要原因。

① 胃潴留:胃内容物的潴留刺激胃黏膜分泌胃泌素或胃内的低酸环境减弱了对胃窦黏膜分泌胃泌素的抑制作用,使胃溃疡患者血中胃泌素水平较正常人增高,刺激了胃酸的分泌。临床上复合性溃疡患者约 95% 是先有十二指肠溃疡,幽门痉挛或球部狭窄致胃潴留时,胃溃疡就易于发生。

② 十二指肠液反流:反流液中的胆汁、肠液等既能直接损伤胃黏膜细胞,又能破坏胃黏膜屏障功能,促进氢离子的逆向扩散,导致黏膜出血、糜烂与溃疡形成。临床上发现胃溃疡多合并胃窦炎,且越靠近幽门,炎症越重,也说明胃溃疡的发生与十二指肠液反流有关。

③ 壁细胞功能异常:分泌的胃酸直接排入黏膜内,造成了胃黏膜的损伤。

Hp 感染与胃溃疡的形成有一定的关系。

二、分型

胃溃疡按其部位、临床表现和胃酸分泌情况通常分为 4 型,大部分发生在小弯切迹处。约 60% 的胃溃疡为 I 型溃疡,与过多的胃酸分泌无关,相反可能是低胃酸状态。I 型溃疡大部分位于胃体与胃窦黏膜过渡区的 1.5 cm 之内,与十二指肠、幽门等黏膜异常无关。II 型溃疡(15%)是指溃疡位于胃体和十二指肠溃疡,与高胃酸有关。III 型溃疡位于幽门前,占 20%,与高胃酸有关。IV 型溃疡是高位近贲门溃疡,发生率<10%,与高胃酸无关。另外,有一些大弯溃疡,但是发生率<5%。

三、临床表现

胃溃疡发病年龄一般较十二指肠溃疡高,约 50 岁,以男性多见。胃溃疡腹痛没有十二指肠溃疡腹痛那样有规律。腹痛多发生在进食后 0.5 ~ 1.0 小时,持续 1 ~ 2 小时。进食不能缓解疼痛,甚至加剧疼痛。压痛点多在剑突与脐之间的正中线或略偏左。抑酸药疗效欠佳,不如十二指肠溃疡好,治疗后易复发,原因可能与发病机制不同有关。胃溃疡常易引起大出血、急性穿孔等合并症。约有 5% 的胃溃疡癌变,因此对于年龄较大,典型症状消失,呈不规则持续腹痛或症状日益加重,伴体重减轻、消瘦乏力、贫血等表现的患者,应引起注意。

四、辅助检查

X 线钡餐和纤维胃镜检查可确诊。胃溃疡可见于胃的任何部位,但以胃窦部最为多见,约占 90%,大多数胃溃疡位于胃体与胃窦交界处胃窦一侧的小弯侧和近幽门前方。较少见的有高位溃疡、后壁溃疡和复合性溃疡。龛影为溃疡病的直接征象。切线位,龛影突出于胃内壁轮廓处,呈乳头状或半圆形;正位,龛影为圆形或椭圆形,其边缘光滑整齐。龛影周围黏膜纹:切线位,龛影与胃交界处显示宽 1 ~ 2 mm 的透明细线影,见于龛影的上缘或下缘,或者龛影的整个边缘。"狭颈征":切线位,龛影口部与胃腔交界处有 0.5 ~ 1.0 cm 一段狭于龛影的口径,称为"狭颈征"。"项圈征":在龛影口部有一边缘光滑的细线状密度减低区,如颈部戴的项圈。龛影周围的"日晕征":正位,龛影周围有宽窄不一致的透亮带,边缘光滑。

以龛影为中心的黏膜皱襞纠集,呈放射状分布,其外围逐渐变细消失,为慢性溃疡的另一征象。溃疡病的其他 X 线征象:胃大弯侧指状切迹;胃小弯侧缩短;胃角切迹增宽;幽门管狭窄性梗阻,胃内潴留液。

五、治疗

胃溃疡的手术适应证如下。

① 并发急性穿孔,形成弥漫性腹膜炎;急性大出血;瘢痕性幽门梗阻,严重影响进食及营养者或溃疡已穿透至胃壁外者。

② 经内科系统治疗 3 个月以上仍不愈合或愈合后短期内又复发者。胃溃疡愈合速度一般较十二指肠溃疡慢一些,故观察时间也需要长一些,届时仍不愈合应采取手术治疗。

③ 经 X 线钡餐或胃镜检查证实溃疡直径较大,超过 2.5 cm,不能排除或已经癌变者。

④ 高位溃疡或胃十二指肠复合溃疡。

胃溃疡常用的手术方式是远端胃大部切除术,胃肠道重建以胃十二指肠吻合[毕(Billroth) I 式]为宜。I 型胃溃疡通常采用远端胃大部切除术,胃的切除范围在 50% 左右,行胃十二指肠吻合;II、III 型胃溃疡宜采用远端胃大部切除加迷走神经干切断术,毕Ⅰ式吻合,如十二指肠炎症明显或有严重瘢痕形成,则可行毕Ⅱ式胃空肠吻合;Ⅳ型,即高位小弯溃疡处理困难。根据溃疡所在部位的不同可采用切除溃疡的远端胃大部切除术,可行毕Ⅱ式胃空肠吻合,为防止反流性食管炎也可行 Roux-en-Y 胃空肠吻合术。溃疡位置过高者可以采用旷置溃疡的远端胃大部切除术或近端胃大部切除术治疗。术前或术中应对溃疡做多处活检以排除恶性溃疡的可能。对溃疡恶性变病例,应行胃癌根治术。

第四节 胃十二指肠溃疡急性穿孔

胃十二指肠溃疡急性穿孔是溃疡病的严重并发症之一。起病急、病情重、变化快是其特点,常需紧急处理,若诊治不当,可危及患者生命。

一、流行病学

近 30 年来,胃十二指肠溃疡的发生率下降,住院治疗的十二指肠溃疡和胃溃疡患者明显减少,特别是胃十二指肠溃疡的选择性手术尤为减少,但溃疡的急性并发症(穿孔、出血和梗阻)的发生率和需要手术率近 15 ~ 20 年无明显改变。溃疡穿孔的发生率为每年 7 ~ 10 例/10 万;穿孔占溃疡病住院患者的 7%;穿孔多发生在 30 ~ 60 岁患者中,占 75%。约 2% 的十二指肠溃疡患者中穿孔为首发症状。估计在诊断十二指肠溃疡后,在第 1 个 10 年中每年约 0.3% 的患者发生穿孔。急性十二指肠溃疡穿孔多见于十二指肠球部前壁偏小弯侧,"前壁溃疡穿孔,后壁溃疡出血",即使现在也是适用的。急性胃溃疡穿孔多发生在近幽门的胃前壁,多偏小弯侧。溃疡穿孔直径一般在 0.5 cm,其中胃溃疡穿孔一般较十二指肠溃疡穿孔直径略大。位于胃和十二指肠后壁的溃疡在向深部发展时,多逐渐与周围组织形成粘连,表现为慢性穿透性溃疡,故一般不易发生急性穿孔。

二、病因及发病机制

胃十二指肠溃疡穿孔发生在慢性溃疡的基础上,患者有长期溃疡病史,但在少数情况下,急性溃疡也可以发生穿孔,下列因素可促进穿孔的发生。

① 精神过度紧张或劳累,增加迷走神经兴奋,溃疡加重进而穿孔。

② 饮食过量,胃内压力增加,使溃疡穿孔。

③ 应用非甾体抗炎药和十二指肠溃疡、胃溃疡的穿孔密切相关,这类药物是目前接受治疗的患者发生穿孔的主要促进因素。

④ 免疫抑制,尤其在器官移植患者中应用激素治疗。

⑤ 其他因素,包括患者年龄增加、慢性阻塞性肺疾病、创伤、大面积烧伤和多器官功能障碍。

三、病理生理

急性穿孔后,有强烈刺激性的胃酸、胆汁、胰液等消化液和食物溢入腹腔,引起化学性腹膜炎,导致剧烈的腹痛和大量腹腔渗出液,甚至可致血容量下降、低血容量性休克,6 ~ 8 小时后细菌开始生长并逐渐转为细菌性腹膜炎。病原菌多为大肠埃希菌和链球菌。在强烈的化学刺激、细胞外液丢失的基础上,大量毒素吸收可导致感染脓毒症休克的发生。

四、临床表现

1. 症状

患者多有溃疡病症状或确诊的溃疡病史,而且近期常有溃疡病活动的症状,可在饮食不当后或在清晨空腹时发作。典型的溃疡急性穿孔表现为骤发腹痛,十分剧烈,如刀割或烧灼样,为持续性,但也可有阵发加重。由于腹痛发作突然而猛烈,患者甚至有一过性昏厥。疼痛初起部位多在上腹或心窝部,迅速扩展至全腹,以上腹为重。由于腹后壁及肌腹膜受到刺激,有时可引起肩部或肩胛部牵涉性疼痛,可有恶心感及反射性呕吐,但一般不重。

2. 体征

患者仰卧拒动,急性痛苦病容,可由于腹痛严重而面色苍白、四肢凉、出冷汗、脉率快、呼吸浅。腹式呼吸因腹肌紧张而消失。在发病初期,血压仍正常,腹部有明显腹膜炎体征,全腹压痛明显,上腹更重,腹肌高度强直,即所谓板样强直。肠鸣音消失。如腹腔内有较多游离气体,叩诊时肝浊音界不清楚或消失。随着腹腔内细菌感染的发展,患者的全身感染中毒症状及肠麻痹、腹胀、腹水等腹膜炎症状也越来越重。溃疡穿孔后,临床表现的轻重与漏出至游离腹腔内的胃肠内容物的量有直接关系,亦与穿孔的大小,穿孔时(空腹或饱餐后)胃内容物的多少,以及孔洞是否很快被邻近器官或组织粘连、堵塞等因素有关。穿孔小或漏出的胃肠内容物少或孔洞很快被堵塞,则漏出的胃肠液可限于上腹或顺小肠系膜根部及升结肠旁沟流至右下腹,腹痛程度可以较轻,腹膜刺激征也限于上腹及右侧腹部。

五、辅助检查

考虑为穿孔时,应做必要的实验室检查以评估患者,包括血常规、血清电解质和淀粉酶,穿孔时间较长时需检查肾功能、血肌酐和肺功能、动脉血气分析,监测酸碱平衡。血常规常有白细胞计数升高及核左移,但免疫抑制者和老年患者可没有。血清淀粉酶一般正常,但可升高,通常小于正常值3倍。肝功能检查一般正常。除非就诊延迟,血清电解质和肾功能是正常的。胸部X线检查和立位及卧位腹部X线检查是必需的。约70%的患者可有腹腔游离气体,但无游离气体的不能排除穿孔。疑为穿孔但无气腹者,可做水溶性造影剂上消化道造影检查,确立诊断腹膜炎体征者,无须行这种X线造影。在部分患者中,诊断性腹腔穿刺是有意义的,抽出液中含有胆汁或食物残渣常提示有消化道穿孔。

六、诊断及鉴别诊断

1. 诊断

胃十二指肠溃疡急性穿孔是急腹症的重要病因之一,多数患者有溃疡症状或溃疡病史,而且近期内有溃疡病活动症状,穿孔后表现为急剧上腹痛并迅速扩展为全腹痛伴有显著的腹膜刺激征,结合腹部X线检查发现腹部膈下游离气体,诊断性腹腔穿刺抽出液含有胆汁或食物残渣等特点,正确诊断一般不困难。在既往无典型溃疡病者,位于十二指肠及幽门后壁的溃疡小穿孔,胃后壁溃疡向小网膜腔内穿孔,老年体弱、反应性差者的溃疡穿孔及空腹时发生的小穿孔等情况下,症状、体征不太典型,较难诊断。另须注意的是,腹部X线检查未发现膈下游离气体并不能排除溃疡穿孔的可能,因为约有20%的患者穿孔后可以无气腹表现。

2. 鉴别诊断

(1) 急性胰腺炎:溃疡急性穿孔和急性胰腺炎都是上腹部突然受到强烈化学性刺激而引起的急腹症,因而在临床表现上有很多相似之处,使鉴别诊断变得困难。急性胰腺炎的腹痛发作虽然也较突然,但多不如溃疡穿孔者急骤,腹痛开始时有由轻而重的过程,疼痛部位趋向于上腹偏左及背部,腹肌紧张程度也略轻。血清及腹腔渗液的淀粉酶含量在溃疡穿孔时可以有所增高,但其增高的数值尚不足以诊断。急性胰腺炎腹部X线检查无膈下游离气体,B超及CT提示胰腺肿胀。

(2) 胆石症、急性胆囊炎:胆绞痛发作以阵发性为主,压痛较局限于右上腹而且压痛程度也较轻,腹肌紧张远不如溃疡穿孔者显著。腹膜炎体征多局限在右上腹,有时可触及肿大的胆囊,Murphy征阳性。X线检查无膈下游离气体,B超提示有胆囊结石、胆囊炎,如血清胆红素有增高,则可明确诊断。

(3) 急性阑尾炎:溃疡穿孔后胃十二指肠内容物可顺升结肠旁沟或小肠系膜根部流至右下腹,引起

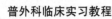

下腹腹膜炎症状和体征,易被误诊为急性阑尾炎穿孔。仔细询问病史能发现急性阑尾炎开始发病时的上腹痛一般不十分剧烈,阑尾穿孔时腹痛的加重也不以上腹为主,腹膜炎体征则右下腹较上腹明显。

(4)胃癌穿孔:胃癌急性穿孔所引起的腹内病理变化与溃疡穿孔相同,因而症状和体征也相似,术前难以鉴别。老年患者,特别是无溃疡病既往史而近期有胃部不适或消化不良或消瘦、体力差等症状者,当出现类似溃疡急性穿孔的症状和体征时,应考虑到胃癌穿孔的可能。

七、治疗

胃十二指肠溃疡急性穿孔的治疗原则首先是终止胃肠内容物继续漏入腹腔,使急性腹膜炎好转以挽救患者生命。经常述及的3个高危因素是:术前存在休克;穿孔时间超过24小时;伴随有严重内科疾病。这3类患者病死率高,可达5%~20%,而无上述高危因素者病死率<1%。因此,对这3类患者的处理要更积极慎重。具体治疗方法有3种,即非手术治疗、手术修补穿孔及急症胃部分切除或迷走神经切断术,现在认为后者(胃部分切除术和迷走神经切断术)不是溃疡病的合理手术方式,已很少采用。术式选择主要依赖于患者一般状况、术中所见、局部解剖和穿孔损伤的严重程度。

1. 非手术治疗

近年来,特别是在我国,对溃疡急性穿孔采用非手术治疗累积了丰富经验。大量临床实践表明,连续胃肠吸引减压,可以防止胃肠内容物继续漏向腹腔,有利于穿孔自行闭合及急性腹膜炎好转,而使患者免遭手术痛苦。其病死率与手术缝合穿孔者无显著差别。为了能够得到满意的吸引减压,鼻胃管在胃内的位置要恰当,应处于最低位。非手术治疗的缺点是不能去除已入腹腔内的污染物,因此适用于腹腔污染较轻的患者。适应证:患者无明显中毒症状,急性腹膜炎体征较轻或范围较局限或已趋向好转,表明漏出的胃肠内容物较少,穿孔已趋于自行闭合;穿孔在空腹情况下发生,估计漏至腹腔内的胃肠内容物有限;溃疡病本身无根治性治疗的适应证;有较重的心肺等重要脏器合并症,致使麻醉及手术有较大风险。但对70岁以上、诊断不能肯定、应用类固醇激素和正在进行溃疡治疗的患者,不能采取保守治疗方法。因为手术治疗的效果确切,保守治疗的风险并不低(腹内感染、脓毒症等),一般认为保守治疗要极慎重。在保守治疗期间,需动态观察患者的全身情况和腹部体征,若病情无好转或有所加重,需及时改用手术治疗。

2. 手术治疗

手术治疗包括单纯穿孔缝合术和确定性溃疡手术。

(1)单纯穿孔缝合术:目前治疗溃疡病穿孔的主要手术方式,简便易行、手术时间短、创伤轻、安全性高。以往无溃疡病史或有溃疡病史未经正规内科治疗,无出血、梗阻并发症,特别是十二指肠溃疡患者,有其他系统器质性疾病不能耐受彻底性溃疡手术,均为单纯穿孔缝合术的适应证。一般认为,穿孔时间超过8小时,腹腔内感染及炎症水肿较重,有大量脓性渗出液,缝闭穿孔、中止胃肠内容物继续外漏后,一定要吸净腹腔内渗液,特别是盆腔内渗液,并用温生理盐水行腹腔冲洗。吸除干净后,腹腔引流并非必须。穿孔修补通常采用开腹手术,在穿孔处以丝线间断横向缝合,再用大网膜覆盖或以网膜补片修补。目前也开展腹腔镜行穿孔缝合大网膜覆盖修补。无论哪种手术方式,对所有的胃溃疡穿孔患者,术中需做活检或快速病理学检查,若为恶性,应行根治性手术。因为穿孔修复术未将溃疡灶切除,故手术后仍需行内科抗溃疡病治疗。Hp感染者需根除Hp,以减少复发。此外,部分患者可因溃疡未愈反复发作及合并出血、幽门梗阻等情况需要再次手术治疗。

利用腹腔镜技术缝合十二指肠溃疡穿孔于1990年由Nathanson等首先报道。后来Mouret等描述一种无缝合穿孔修补技术:以大网膜片和纤维蛋白胶封闭穿孔。以后相继报道了吸收性明胶海绵填塞、胃镜引导下肝圆韧带填塞等技术。无缝合技术效果不确切,其术后再漏的概率很大(约10%),尤其在穿孔直径>5 mm者,因此应用要慎重。缝合技术有穿孔单纯缝合、缝合加大网膜补片加强和以大网膜补片缝合修补等。虽然腔镜手术具有微创特点,而且据报道术后切口的感染发生率较开腹手术低,但未被广大外科医师普遍接受,原因是手术效果与开腹手术比较仍有争议,术后再发生瘘而需要手术处理者不少见,且手术时间较长,花费高。以下情况不宜选择腹腔镜手术:存在前述高危因素(术前存在休克、穿孔时间>24小时和伴随内科疾病);合并有其他溃疡并发症,如出血和梗阻;较大的穿孔(直径>10 mm);腹腔镜实施技术上有困难(上腹部手术史等)。

（2）部分胃切除和迷走神经切断术:随着对溃疡病病因学的深入理解和内科治疗取得良好效果,以往所谓的"确定"性手术方法——部分胃切除和迷走神经切断术已经很少采用。尤其在急性穿孔有腹膜炎的情况下进行手术,其风险显然较穿孔修补术为大,因此需要严格掌握适应证。仅在以下情况时考虑所谓"确定性"手术:需切除溃疡本身以治愈疾病,如急性穿孔并发出血,已有幽门瘢痕性狭窄等,在切除溃疡时可根据情况考虑做胃部分切除手术;较大的胃溃疡穿孔,有癌变可能,做胃部分切除手术;Hp感染阴性、联合药物治疗无效或为溃疡复发时,仍有做迷走神经切断术的报道。

第五节　胃十二指肠溃疡大出血

胃十二指肠溃疡患者有大量呕血、柏油样便,红细胞、血红蛋白和血细胞比容明显下降,脉率加快,血压下降,出现休克前期症状或休克状态,称为溃疡大出血,不包括小量出血或仅有大便隐血阳性的患者。胃十二指肠溃疡出血,是上消化道大出血中最常见的原因,占50%以上。

一、流行病学

十二指肠溃疡并发症住院患者中,出血多于穿孔4倍。约20%的十二指肠溃疡患者在其病程中会发生出血,十二指肠溃疡患者出血较胃溃疡出血多见。估计消化性溃疡患者约占全部上消化道出血住院患者的50%。虽然H_2受体拮抗药和奥美拉唑治疗可减少难治性溃疡择期手术的病例数,但合并出血手术的患者未减少。

二、病因及发病机制

1. 非甾体抗炎药

应用非甾体抗炎药是溃疡出血的一个重要因素,具有这部分危险因素的患者在增加。在西方国家,多于50%的上消化道出血患者有新近应用非甾体抗炎药史。在老年人群中,以前有胃肠道症状,并有短期非甾体抗炎药治疗者,出血风险增加。使用大剂量阿司匹林(300 mg/d)预防短暂性脑缺血发作的患者,其相对上消化道出血的风险比用安慰剂治疗者高7.7倍,其他非甾体抗炎药亦增加上消化道溃疡出血的风险。

2. 甾体类皮质类固醇

皮质类固醇在是否引起消化性溃疡合并出血中的作用仍有争议。最近回顾性研究提示二者不存在联系,而同时应用非甾体抗炎药是更重要的危险因素。联合应用皮质类固醇和非甾体抗炎药时,上消化道出血的风险增加10倍。

3. 危重疾病

危重患者是消化性溃疡大出血的危险人群,尤其是需要在重症监护病房治疗者。例如,心脏手术后,这种合并症的发生率为0.4%,这些患者大多数被证实有十二指肠溃疡,且这些溃疡常是大的或多发性的。加拿大1项大样本的多个医院的联合研究发现,重症监护病房患者上消化道出血的发生率为1.5%,病死率达48%,这些患者常需用抗溃疡药预防。

4. Hp

出血性溃疡患者的Hp感染率为15%~20%,低于非出血溃疡患者,因此Hp根治对于减少溃疡复发

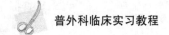

和再出血的长期风险是十分重要的。

三、病理生理

溃疡基底的血管壁被侵蚀而导致破裂出血,大多数为动脉出血。引起大出血的溃疡一般位于胃小弯或十二指肠球部后壁,前者出血常源自胃右、左动脉的分支或肝胃韧带内较大的血管;后者多来自胰十二指肠上动脉或胃十二指肠动脉及其分支。十二指肠前壁附近无大血管,故此处的溃疡常无大出血。溃疡基底部的血管侧壁破裂出血不易自行停止,可引发致命的动脉性出血。大出血后血容量减少,血压降低,血流变缓,可在血管破裂处形成血凝块而暂时止血。由于胃肠的蠕动和胃十二指肠内容物与溃疡病灶的接触,暂时停止的出血有可能再次活动出血,应予高度重视。

溃疡大出血引起的病理生理变化与其他原因造成的失血相同,与失血量的多少及失血的速度有密切的关系。研究证明,出血 50 ~ 80 mL 可引起柏油样便,如此少量失血不致发生其他显著症状,但持续性大量失血可以导致血容量减少、贫血、组织缺氧、循环衰竭和死亡。

大量血液在胃肠道内可以引起血液化学上的变化,最显著的变化为血非蛋白氮增高,主要原因是血红蛋白在胃肠内被消化吸收。在有休克症状的患者中,由于肾血液供应不足,肾功能受损,造成血非蛋白氮增高。胃肠道大出血所致的血非蛋白氮增高在出血后 24 ~ 48 小时出现,如肾功能未受损害,增高的程度与失血量成正比,出血停止后 3 ~ 4 天内恢复正常。

四、临床表现

胃十二指肠溃疡大出血的临床表现主要取决于出血量及出血速度。

1. 症状

呕血和解柏油样便是胃十二指肠溃疡大出血的常见症状,多数患者只有黑便而无呕血,迅猛的出血则表现为大量呕血与紫黑血便。呕血前常有恶心,便血前后可有眼前发黑、乏力、全身疲软,甚至出现晕厥。患者多有典型溃疡病史,近期可有服用阿司匹林或非甾体抗炎药等情况。

2. 体征

一般失血量在 400 mL 以上时,有循环系统代偿的现象,如苍白、脉搏增速但仍强有力,血压正常或稍增高。继续失血达 800 mL 后可出现明显休克的体征,如出汗、皮肤凉湿、脉搏快弱、血压降低、呼吸急促等。患者意识清醒,表情焦虑或恐惧。腹部检查常无阳性体征,也可能有腹胀、上腹压痛、肠鸣音亢进等。约 50% 的患者体温增高。

五、辅助检查

大量出血早期,由于血液浓缩,血常规变化不大,以后红细胞计数、血红蛋白值、血细胞比容均呈进行性下降。依据症状和体检不能准确确定出血的原因。约 75% 的患者过去有消化性溃疡病史以证明溃疡是其出血的病因;干呕或呕吐发作后突然发生出血提示食管下端黏膜撕裂症(Mallory-Weiss Tear);病史及体检有肝硬化证据提示可能是食管曲张静脉出血。为了正确诊断出血的来源,必须行上消化道内镜检查。

内镜检查在上消化道出血患者中有各种作用,除可明确出血的来源外,如来源于弥漫性出血性胃炎、静脉曲张、贲门黏膜撕裂症或胃十二指肠溃疡出血,内镜所见的胃十二指肠溃疡的外貌有评估预后的意义,在有小出血的患者,见到清洁的溃疡基底或着色的斑点预示复发出血率低,约为 2%,这些患者适合早期进食和出院治疗。相反,溃疡基底发现血管或新鲜凝血块预示有较高的再出血率。大的溃疡(直径 >1 cm)同样有高的复发再出血率。由于内镜下治疗技术的发展,非手术治疗的成功率明显提高,手术的需要和病死率显著下降。

内镜下胃十二指肠溃疡出血病灶特征现多采用 Forrest 分级,可分为 3 级:Ⅰ级为镜下活动性出血病灶；Ⅱ级为镜下近期出血性病灶；Ⅲ级镜下基底洁净，而无上述活动性出血征象。其中Ⅰa级可见溃疡病灶处喷血，Ⅰb级可见病灶处活动性渗血；Ⅱa级病灶处可见裸露血管，Ⅱb级病灶处有血凝块附着，Ⅱc级病灶处为黑色基底。研究显示，Ⅰ级患者再出血的概率高达55%。根据上述内镜表现，除Ⅲ级外，只要有其中一种表现均可确定为此次出血的病因及出血部位。

选择性腹腔动脉或肠系膜上动脉造影也可用于血流动力学稳定的活动性出血患者，可明确病因与出血部位，指导治疗，并可采取栓塞治疗或动脉内注射垂体加压素等介入性止血措施。

六、诊断及鉴别诊断

1. 诊断

有溃疡病史者，发生呕血与黑便，诊断并不困难。10%~15%的出血无溃疡病史，鉴别出血的来源较为困难。大出血时不宜行上消化道X线钡餐检查，如果根据病史、体格检查、实验室检查等仍不能做出正确诊断，可考虑行急诊胃十二指肠纤维内镜或经腹腔动脉、肠系膜上动脉造影等检查。出血24小时内胃镜检查阳性率可达70%~80%，超过48小时则阳性率下降。上述检查不仅可以明确病因和出血的部位、指导选择手术方式，而且部分患者可同时获得止血治疗。

2. 鉴别诊断

胃十二指肠溃疡出血需要与应激性溃疡出血、胃癌出血、食管曲张静脉破裂出血、贲门黏膜撕裂综合征、胃黏膜下动脉破裂出血及肝胆疾病相鉴别。上述疾病，除内镜下表现与胃十二指肠溃疡出血不同外，应结合其他临床表现相鉴别。如应激性溃疡出血多出现在重大手术或创伤后；食管曲张静脉破裂出血体检可发现蜘蛛痣、肝掌、腹壁静脉曲张、肝大、腹水、巩膜黄染等肝硬化的表现；贲门黏膜撕裂综合征多发生在剧烈呕吐或干呕之后；胃黏膜下动脉破裂出血一般无胃十二指肠溃疡的病史，患者出血迅猛，容易导致休克，急诊内镜下可明确诊断，内镜下止血是目前首选的治疗方法；胆管大量出血常由肝内疾病（化脓性感染、胆石、肿瘤）所致，典型表现为胆绞痛、便血或呕血、黄疸三联征。

七、治疗

治疗原则是补充血容量防治失血性休克，尽快明确出血部位并采取有效止血措施，防止再出血。总体上，治疗方式包括非手术及手术治疗。

1. 非手术治疗

针对休克的治疗是非手术治疗的关键，主要措施如下。

① 补充血容量，建立可靠畅通的静脉通道，快速滴注平衡盐溶液，做输血配型试验。同时严密观察血压、脉搏、尿量和周围循环状况，并判断失血量指导补液。失血量达全身总血量的20%时，应输注羟乙基淀粉、右旋糖酐或其他血浆代用品，用量约1 000 mL。出血量较大时可输注浓缩红细胞，也可输全血，并维持血细胞比容不低于30%。输入液体中晶体与胶体之比以3∶1为宜。监测生命体征，测中心静脉压、尿量，维持循环功能稳定和良好呼吸、肾功能十分重要。

② 留置鼻胃管，用生理盐水冲洗胃腔，清除血凝块，直至胃液变清，持续低负压吸引，动态观察出血情况。可经胃管注入200 mL含8 mg去甲肾上腺素的生理盐水溶液，每4~6小时1次。

③ 急诊纤维胃镜检查可明确出血病灶，同时施行内镜下注射疗法、电凝止血、激光凝血和套扎止血等方法，可以单用或组合使用。检查前必须纠正患者的低血容量状态。

④ 止血、制酸、生长抑素等药物经静脉或肌内注射；静脉给予H_2受体拮抗药（西咪替丁等）或质子泵抑制药（奥美拉唑等）；静脉应用生长抑素等。

2. 手术治疗

内镜止血的成功率可达90%，使急诊手术大为减少，且具有创伤小、极少并发穿孔、可重复实施的优点，适用于绝大多数溃疡病出血，特别是对高危老年患者。在不能止血的病例中，内镜检查也可明确出血

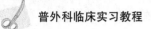

部位、原因,使后续的手术更有的放矢,成功率增加;内镜处理后发生再出血时仍建议首选内镜治疗。当患者存在下列情况时,出血不止的可能性大,可考虑急诊手术治疗:出血后短时间内出现休克,说明出血来自较大的动脉,非手术治疗难以止血;在6~8小时内输入600~800 mL血液后,血压、脉搏及全身状况不见好转或一度好转后又迅速恶化,说明出血仍在继续且速度较快;近期曾发生过大出血,这种患者多难以止血且止血后再出血的可能性大;内科治疗期间发生的大出血,说明溃疡侵蚀性强,非手术治疗效果不佳;年龄在60岁以上,伴有动脉硬化症、心血管疾病、十二指肠球后溃疡及有过相应并发症者,出血多不易停止;并存瘢痕性幽门溃疡或急性穿孔的患者;曾查明溃疡位于胃小弯或十二指肠后壁、基底部瘢痕较多,其出血来自较大动脉的可能性大,出血不易停止;纤维胃镜检查发现动脉搏动性出血或溃疡底部血管暴露,再出血风险很大。

手术治疗的目的在于止血抢救患者生命,而不在于治疗溃疡本身和预防术后的溃疡复发问题。手术介入的方式,经常采用的有以下几种。

① 单纯止血手术,即胃十二指肠切开 + 单纯溃疡底部贯穿缝扎,加或不加腔外血管结扎,多用于重症难以耐受大手术的患者。结合术前胃镜和术中扩大检查,一般可快速确定出血溃疡部位,在溃疡对应的前壁切开,暴露溃疡后稳妥缝扎止血,如在幽门部切开,止血后要做幽门成形术(Heineke-Mikulicz法)。

② 部分胃切除术,一般应做包括溃疡在内的胃部分切除术;十二指肠溃疡患者切除溃疡有困难时,应在溃疡底部贯穿缝扎后再行旷置术。高位溃疡可先行局部切除,缝合后再行胃大部切除术。

③ (选择性)迷走神经切断 + 胃窦切除或幽门成形术。

④ 介入血管栓塞术。

胃部分切除术是前一段时间国内较常采用的一种手术,目前认为切除出血灶本身止血可靠,同时切除了溃疡,也避免术后溃疡的复发。但该手术创伤大,在发生大出血的患者中施行,病死率及并发症发生率均高。由于内科治疗的进步和考虑到胃切除后可能的并发症和病死率,近年来更多地采用仅以止血为目的的较保守的第一类手术,通过结扎溃疡出血点和/或阻断局部血管达到止血目的,术后再辅以正规的内科治疗。因其创伤较小,尤其适合老年和高危患者。血管栓塞术止血成功率也较高,但要求有特殊设备和娴熟的血管介入技术。

第六节 胃十二指肠溃疡瘢痕性幽门梗阻

胃十二指肠溃疡瘢痕性幽门梗阻指幽门附近的溃疡瘢痕愈合后,造成胃收缩时胃内容物不能通过并因此引发呕吐、营养障碍、水与电解质紊乱和酸碱失衡等一系列改变的情况。

一、流行病学

瘢痕性幽门梗阻较胃十二指肠溃疡的其他并发症少见,占手术治疗的溃疡病患者的5%~20%。在引起瘢痕性幽门梗阻的溃疡中,十二指肠溃疡远多于胃溃疡,十二指肠溃疡尤其是十二指肠球后溃疡较胃溃疡更容易引起瘢痕性幽门梗阻。

二、病因及发病机制

溃疡引起幽门梗阻的原因如下:痉挛性,由幽门括约肌反射性痉挛引起;水肿性,幽门附近溃疡炎症水肿所致,炎症水肿消退或减轻后,梗阻缓解;瘢痕性,溃疡在愈合过程中,过多瘢痕组织形成,使幽门狭窄,梗阻为持续性。前2种情况属于间歇性的,不构成外科手术适应证。而瘢痕性幽门梗阻则需手术方能解除梗阻。以上3种情况可以同时存在,但各自程度不同。

三、病理生理

幽门梗阻由不完全性发展到完全性的过程中主要有以下两方面的改变。

① 胃局部:早期属于不完全性梗阻,为克服幽门狭窄,胃蠕动增强、胃壁肌层肥厚、胃腔轻度扩张。晚期发展成完全性幽门梗阻,此时胃蠕动减弱、胃腔高度扩张,大量胃内容物潴留于胃内。食物在胃窦部滞留使促胃液素释放,刺激更多的胃酸分泌,可以导致胃黏膜溃疡的形成。再久之,这种代偿功能渐渐衰退,胃呈高度扩张,蠕动减弱,致使胃内容物潴留愈趋严重,因而引起胃黏膜慢性炎症和萎缩,胃酸分泌减退。

② 全身改变:在幽门高度梗阻时,由于呕吐和肾小管内因缺乏氢离子而增加钾离子的排出,导致大量的氢离子、氯离子和钾离子的丢失,使血液中碳酸氢根离子增加,氯离子和钾离子减少,引起低氯低钾性碱中毒。同时,患者为了减轻症状而自动限制饮食,食物和水分的摄入量也减少,而水分仍然每日从皮肤、呼吸和肾丢失。水和盐的丢失使细胞外液容量减少,有效血浆容量缩小。碱中毒时,游离钙离子减少,长时期呕吐和禁食后会出现镁离子缺乏,可以导致手足抽搐。同时,由于不能进食,体内脂肪分解加速,且因碳水化合物摄入不足,体内脂肪不能完全氧化,酮体增多,可出现酮症。此外,由于脱水和尿量减少,组织蛋白分解的酸性产物不能完全排出而潴留体内,血液内氮质增多,因此也合并存在代谢性酸中毒,引起复杂的酸碱平衡紊乱。

四、临床表现

1. 症状

多数患者有长时期溃疡症状多次发作的病史。在幽门梗阻发生后,症状的性质和节律逐渐改变。原有的空腹疼痛被上腹部膨胀或沉重感代替,后又可出现阵发性胃收缩痛,进食后反而加重。经过一段时期后,症状主要为呕吐,且量很大,一次可达 1 000 ~ 2 000 mL,呕吐物多为隔夜食物,甚至有前 1 ~ 2 天所进的食物,呕吐物内含有大量的黏液,但不含有胆汁并有酸臭味,也不含血液。呕吐后患者自感腹胀明显缓解,因此患者常自行诱吐以缓解症状。在此时期腹痛消失,但全身情况变坏,出现消瘦、便秘、尿少、无力、食欲不振等症状。

2. 体征

体检时所见为营养不良,上腹隆起,有时可见自左肋下至右上腹的胃蠕动波,手拍上腹部时有振水音。少数患者的胃可以极度扩大,其下极可达下腹中部,使整个腹部隆起,易被误认为是肠梗阻。有碱中毒低血钙时,耳前吸指试验(Chvostek 征)和上臂压迫试验(Trousseau 征)可呈阳性。

五、辅助检查

清晨空腹置入胃管,可抽出大量有酸臭味的液体和食物残渣。胃液分析一般有胃酸过多,但在已有长时期幽门梗阻的患者中,胃酸常减少。

血液实验室检查可发现血清钾、氯化物和血浆蛋白低于正常,非蛋白氮增高,血气分析有代谢性碱中毒。

X 线钡餐检查不仅可证明有幽门梗阻存在,并可确定梗阻是否为机械性,以及原发病变的性质。在溃疡瘢痕性幽门梗阻,胃呈高度扩张,在代偿期可见胃蠕动增强,但随后可见胃张力减低,长时间无蠕动波出现。胃内容物有明显滞留,在清晨空腹时透视,可见有液平,钡入胃后有钡剂下沉现象,因此常须先将滞留的胃内容物吸尽后方能进行详细检查。在正常情况下,胃内钡剂4小时后即可排空,潴留者6小时后仍存留1/4以上,瘢痕性幽门梗阻者24小时后仍有钡剂滞留。如钡剂尚能通过幽门区,可见该处变细,形状不规则,且不位于中心位置,十二指肠球部变形。有高度幽门梗阻时,检查后应插管将钡剂吸出。

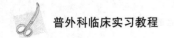
六、诊断及鉴别诊断

1. 诊断

依据长期溃疡病史、典型的胃潴留表现、胃肠减压时引出大量酸臭液体和食物残渣及 X 线钡餐检查发现胃排空障碍等，一般不难做出正确诊断。

2. 鉴别诊断

（1）痉挛水肿性幽门梗阻：由溃疡活动引起，故溃疡性疼痛仍然存在。幽门梗阻为间歇性，呕吐剧烈但无胃扩张，少有隔夜食物。经非手术治疗后梗阻和疼痛可缓解。

（2）胃窦部与幽门的癌肿：胃癌也可引起幽门梗阻，与瘢痕性幽门梗阻相比，胃癌导致的梗阻病史较短，胃扩张程度轻，胃蠕动波少见。X 线钡餐检查可见幽门部充盈缺损或典型胃癌表现，胃镜检查及活检为诊断的"金标准"。由于胃癌预后较差，高度怀疑者必须完善胃镜检查，以免延误病情。

（3）十二指肠球部以下的梗阻性病变：十二指肠良恶性肿瘤、肠系膜上动脉压迫综合征、胰腺肿瘤压迫十二指肠等均可引起十二指肠梗阻，表现为呕吐、胃扩张和胃潴留等，但其呕吐物内多含有胆汁。X 线钡餐和胃镜检查可明确诊断。

（4）成人幽门肌肥厚症：为罕见的疾病，在部分患者，幼年即有幽门梗阻症状，可能为先天性。另一部分患者病期较短，除幽门环状括约肌肥厚外，无其他病变，在临床上难与溃疡瘢痕性幽门梗阻或幽门部癌肿鉴别。由于肥厚的幽门括约肌并不均匀一致，甚至在手术时也不易排除胃癌的可能。如在 X 线钡餐检查时发现幽门管细小而外形光滑，十二指肠球底部有凹形阴影，可考虑幽门肌肥厚症的诊断。

七、治疗

瘢痕性幽门梗阻必须经过手术治疗方能解除梗阻。手术治疗的目的在于解除梗阻、去除病因，使食物和胃液能进入小肠，从而矫正水、电解质及酸碱失衡，改善营养。与此同时，减少胃酸以去除胃溃疡的成因。由于幽门梗阻，患者一般状态不佳。术前必须给患者以必要的准备，全身准备主要为纠正脱水、低氯、低钠、低血钾、碱中毒。这类患者常有重度营养不良，因此在术前应争取给予短时期静脉营养补充，同时可给予抑酸药物以减少胃酸分泌。对胃的局部准备为持续性胃肠减压和温生理盐水洗胃以减轻胃组织水肿，有利于术后愈合，预防吻合口漏等并发症的发生。手术方式如下：胃大部切除术，国内多以此术式为主；迷走神经切断加胃窦部切除术；胃空肠吻合术，适用于胃酸低、全身状况差的老年患者。

第七节　胃十二指肠溃疡手术及其并发症

一、胃十二指肠溃疡手术

胃十二指肠溃疡最常用的手术方式包括胃大部切除术及迷走神经切断术 2 种。

（一）胃大部切除术

在我国，胃大部切除术是治疗胃十二指肠溃疡的首选术式，包括切除远侧胃的 2/3～3/4 和部分十二指肠球部，同时行消化道重建。其治愈溃疡的理论基础在于：切除了胃窦部，消除了由 G 细胞分泌胃泌素引起的体液性胃酸分泌；切除了大部分胃体部，因壁细胞数量减少使神经性胃酸分泌也有所降低；切除溃疡的好发部位，即十二指肠球部和胃窦部；切除溃疡。其中前 3 点较为重要，最后 1 点并非绝对必需。

施行安全的胃切除需要有以下各方面的知识：迷走神经的支配和胃排空的生理；胃表面和血管的解剖；胃切除后重建的主要原则，尤其是毕（Billroth）Ⅰ式胃十二指肠吻合、毕（Billroth）Ⅱ式胃空肠吻合、

Roux-en-Y 胃空肠吻合;吻合器和手法缝合的原则;各型切除和重建手术所特有的早期和后期手术后并发症。

1. 切除原则

（1）胃切除的范围:胃切除范围越大,其降低胃酸的效果越好,溃疡的复发率也低,但切除过多会造成胃容积过小,术后并发症发生率高,也不利于患者的术后营养。一般认为切除胃的 60% 并根据患者的具体情况适当调整是适宜的。具体来说,高泌酸的十二指肠溃疡应比胃溃疡切除的范围要大一些,Ⅱ、Ⅲ型胃溃疡切除范围应不少于胃的 60%,低泌酸的 Ⅰ 型胃溃疡则可略小(约 50%)。60% 的胃切除范围的标志是胃小弯胃左动脉第一分支的右侧至胃大弯胃网膜左动脉第一个垂直分支左侧的连线。

（2）溃疡病灶的处理:胃溃疡病灶应尽量予以切除,十二指肠溃疡若估计溃疡病灶切除很困难时则不应勉强,可改用溃疡旷置术(Bancroft 术式)。毕Ⅱ式胃切除后,酸性胃内容物不再接触溃疡病灶,旷置的溃疡可自行愈合。

（3）吻合口的大小:食物通过吻合口的速度主要取决于空肠肠腔的口径,因此吻合口口径以相当于空肠肠径的口径(3 ~ 4 cm,约 2 横指)为宜。吻合口过大易引起倾倒综合征,过小则可能导致胃排空障碍。

（4）吻合口和横结肠的关系:结肠前或结肠后吻合对治疗效果无明显影响,如操作正确,并发症均很少发生,术者可根据习惯选择。

（5）输入袢长短:靠近十二指肠的空肠抗酸力强,术后不易发生吻合口溃疡。输入袢过长易扭曲,引发输入袢综合征,所以在保证吻合口无张力和不成锐角的前提下,近端空肠段宜短不宜长。吻合口至 Treitz 韧带距离结肠后术式以 6 ~ 8 cm 为宜,结肠前术式以 8 ~ 10 cm 为宜。

（6）空肠输入袢与胃大弯、胃小弯的关系:空肠输入袢吻合于胃大弯或胃小弯侧对胃空肠蠕动排空的影响不大,重要的是空肠输入、输出袢不要形成交叉,以免发生输入袢梗阻。要求近端空肠位置应高于远端空肠,以利排空。

2. 消化道重建方式

胃大部切除后胃肠道重建基本方式是胃十二指肠吻合或胃空肠吻合。

（1）毕Ⅰ式吻合术,即残胃与十二指肠直接吻合,多用于胃溃疡患者。优点如下:方法简单,符合生理;能减少或避免胆汁、肠液反流入残胃,从而减少残胃炎、残胃癌的发生;胆囊收缩素分泌细胞主要位于十二指肠内,毕Ⅰ式吻合术后食物经过十二指肠,能有效地刺激胆囊收缩素细胞分泌胆囊收缩素,降低术后胆囊炎、胆囊结石的发病率。毕Ⅰ式吻合术的不足在于常因溃疡粘连、吻合口张力大等原因难以完成,此时若为了吻合而切除不足,则易引起溃疡复发。

（2）毕Ⅱ式吻合术,将残胃与近端空肠相吻合,十二指肠残端关闭。优点如下:可以切除足够大小的胃而不必担心吻合口的张力问题,术后吻合口溃疡发生率低;对难以切除的十二指肠溃疡可行 Bancroft 溃疡旷置术。该术式最大的缺点是术后后遗症较多,胆汁、肠液必经胃空肠吻合口,致碱性反流性胃炎。

（3）胃空肠 Roux-en-Y 吻合术,即远端胃大部切除后,缝合关闭十二指肠残端,在距 Treitz 韧带 10 ~ 15 cm 处切断空肠,将远端空肠经结肠前或后与残胃吻合,据此吻合口下 50 ~ 60 cm 行近、远端空肠端侧吻合或侧侧吻合。该方法的优点在于能较好地预防胆汁和肠液反流进入残胃,减少反流性胃炎的发生。空肠间的吻合夹角越小,抗反流效果越佳;两个吻合口之间的距离应控制在约 50 cm,过短则抗反流作用不佳。但手术操作较复杂,此外,胃切除术后的后遗症也并未减少,因此适应证很重要。

（二）胃迷走神经切断术

迷走神经切断术治疗十二指肠溃疡在国外应用广泛,国内现在应用较少。该手术通过阻断迷走神经对壁细胞的刺激,消除神经性胃酸分泌。消除迷走神经引起的胃泌素分泌,减少体液性胃酸分泌。按迷走神经切断部位的不同分为以下 4 类。

1. 迷走神经干切断术

在食管膈肌裂孔附近切除迷走神经前、后干各约 2 cm。术后因腹腔失去全部迷走神经支配,故也称

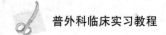

全腹腔迷走神经切断术,术后抑酸效果好但易发生胃潴留等严重并发症,需同时加做幽门成形等手术。

2. 选择性迷走神经切断术

选择性迷走神经切断术又称为全胃迷走神经切断术,是在迷走神经左干分出肝支、右干分出腹腔支以后再将迷走神经予以切断,切断了到胃的所有迷走神经支配,减少胃酸的分泌。该术式抑酸效果显著,且因保留了肝、胆、胰、小肠的迷走神经支配,避免了其他内脏功能紊乱,但仍有术后胃潴留的问题,需同时加做幽门成形术、胃空肠吻合术、胃窦切除等胃引流手术。

3. 高选择性迷走神经切断术

高选择性迷走神经切断术又称近端胃迷走神经切断术或壁细胞迷走神经切断术。手术切断支配胃近端、胃底、胃体壁细胞的迷走神经,消除胃酸分泌,保留支配胃窦部与远端肠道的迷走神经。由于幽门括约肌的功能得以保留,不需要附加引流术,减少碱性胆汁反流发生的概率,而且保留胃的正常容量,是治疗十二指肠溃疡较为理想的手术。方法是自幽门上 7 cm 起紧贴胃壁小弯切断迷走神经前、后支分布至胃底胃体的分支,向上延伸至胃食管连接部。保留迷走神经前后干、肝支、腹腔支及分布到胃窦的"鸦爪"神经支。为减少术后溃疡复发,确保迷走神经切断的彻底性,应注意在食管下段切断迷走神经后干于较高处分出的胃支(Grassi 神经)。

高选择性迷走神经切断术主要适用于难治性十二指肠溃疡,病情稳定的十二指肠溃疡出血和十二指肠溃疡急性穿孔在控制出血与穿孔后亦可施行。手术后倾倒综合征与腹泻发生率很低,胃排空在术后 6 个月内可恢复正常,同时基础胃酸分泌明显减少。高选择性迷走神经切断术后溃疡复发率各家报道相差甚大,有研究显示相差可高达 30%。复发率高与迷走神经解剖变异、手术操作困难、切断不彻底及迷走神经再生等因素有关。高选择性迷走神经切断术不适用于幽门前区溃疡、胃溃疡、有胃输出道梗阻及术后仍需长期服用可诱发溃疡药物的患者,此类患者手术后溃疡极易复发。

4. 保留交感神经的壁细胞迷走神经切断术

该术式有针对性地切断壁细胞区域的迷走神经,而保留胃的血管和交感神经,减少对机体的损伤,抑酸效果更佳。

(三) 手术疗效评定

手术疗效评定可参照 Visick 分级。Ⅰ级,术后恢复良好,无明显症状。Ⅱ级,偶有不适及上腹饱胀、腹泻等轻微症状,饮食调整可控制,不影响日常生活。Ⅲ级,有轻到中度倾倒综合征、反流性胃炎症状,虽然需药物治疗,但是可维持正常的工作与生活。Ⅳ级,中、重度症状,有明显并发症或溃疡复发,无法正常工作与生活。胃大部切除术后患者大多数可达到 Ⅰ ~ Ⅱ级标准。

通过长期随访溃疡复发的情况对不同手术的效果进行评定。胃大部切除术后溃疡复发率为 2% ~ 5%,与手术切除范围是否恰当有关;迷走神经切断术加胃窦切除术后复发率最低,为 0 ~ 2%;迷走神经切断术加以幽门成形为主的引流手术,复发率为 10% ~ 15%,而高选择性迷走神经切断术后的复发率平均为 10% ~ 17%,后者的治疗效果在相当程度上与手术者的经验有关。

二、术后并发症

各类胃十二指肠溃疡手术后早期出现的并发症有些与手术操作不当有关,术后远期发生的一些并发症则常与手术自身带来的解剖、生理、代谢和消化功能改变有关。

(一) 术后出血

(1) 腹腔内出血:原因是血管结扎不够确切或腹腔内有感染或吻合口瘘,使裸露的血管受腐蚀而出血。如果术后发现患者有失血的临床表现,腹腔引流管又有较多的新鲜血引出,可确诊。非手术治疗多难奏效,故一旦明确诊断应立即再手术止血。

(2) 胃出血:正常情况下术后经胃管可吸出少量出血,多为少许暗红色或咖啡色胃液,一般 24 小时不超过 300 mL,并逐渐减少、颜色变淡至自行停止。若术后胃管不断吸出新鲜血液,24 小时后仍未停止,则为术后出血。发生在术后 24 小时以内的胃出血,多属术中止血不确切;术后 4~6 天发生出血,常为吻合口黏膜坏死脱落所致;术后 10~20 天发生出血,与吻合口缝线处感染、黏膜下脓肿腐蚀血管有关。部分病例也可能是旷置的溃疡或遗留的胃黏膜病变出血。多数病例经非手术治疗,如禁食、输血、止血药物及胃镜下止血等措施可使出血停止。术后胃出血多可采用非手术治疗止血,必要时可做纤维胃镜检查或行选择性血管造影,明确出血部位和原因,还可局部应用血管收缩药或栓塞相关的动脉止血。少数患者非手术治疗无效、病情逐渐加重,需手术止血。

（二）十二指肠残端破裂

十二指肠残端破裂多发生在术后 24~48 小时,如不及时处理,有生命危险。主要症状是突然发生右上腹剧烈疼痛、发热、腹膜炎体征及血白细胞升高,腹腔穿刺可有胆汁样液体。原因如下:十二指肠残端处理不当,多因术中强行切除低位、较大且与周围粘连较重的十二指肠溃疡,此时常因局部水肿和瘢痕的影响致十二指肠残端游离不够长、十二指肠残端血运与肠壁受损、缝合与包埋不满意等;空肠输入襻梗阻,积聚在输入襻内的胆汁、胰液和肠液等使输入襻内张力过大,导致十二指肠残端破裂。预防方面应注意:对溃疡切除困难患者应行 Bancroft 溃疡旷置术;术中残端处理不满意的应加行十二指肠内置管造瘘术并在十二指肠残端附近放置引流管;在行胃空肠吻合时注意空肠输入襻长短适宜,不要翻入过多,吻合不满意时可将胃管导入输入襻内,以减轻其内的张力。一旦确诊十二指肠残端破裂,应立即手术。残端破裂如发生在术后 48 小时内,应急诊行破裂口缝合修补、十二指肠造瘘术及腹腔引流术。如伴有输入襻的不全梗阻,应行输入-输出襻的侧侧吻合。残端破裂发生在 48 小时后的患者,因局部炎症水肿重,修补很难奏效,应放弃,此时仅宜行经十二指肠裂口置管引流和腹腔引流。术后应注意纠正水、电解质紊乱和酸碱失衡,给予营养支持,全身应用广谱抗生素。

（三）吻合口破裂或吻合口瘘

吻合口破裂或吻合口瘘是胃切除术后早期严重并发症之一,多发生在术后 1 周左右,包括毕 I 式的胃十二指肠吻合口瘘、毕 II 式与胃空肠 Roux-en-Y 的胃空肠吻合口瘘。主要原因为缝合或吻合技术不良、吻合口有张力、低蛋白血症、组织血供不足及组织水肿等。主要表现为高热、脉速、全身中毒症状、急性弥漫性腹膜炎及腹腔引流管引出混浊含肠内容物的液体。口服或经胃管注入亚甲蓝稀释液后经引流管引出蓝色液或腹腔穿刺抽出蓝色液可确诊。处理方式包括:因吻合口破裂而发生弥漫性腹膜炎者须立即手术修补;无弥漫性腹膜炎患者可禁食、胃肠减压、充分引流,若尚未拔除腹腔引流管应设法保证其通畅,若已拔除应开腹重新放置;肠外营养支持,纠正水、电解质紊乱和维持酸碱平衡;全身应用广谱抗生素。经上述处理后,多数患者在 4~6 周可痊愈。此外,生长抑素联合静脉营养支持能加速瘘口的愈合。非手术治疗期间注意观察,一旦恶化,手术治疗。

（四）术后梗阻

术后梗阻包括吻合口梗阻和输入襻、输出襻梗阻,后两者见于毕 II 式胃大部切除术后。

1. 输入襻梗阻

输入襻梗阻是毕 II 式胃大部切除术后较为常见的并发症,可分为 2 类。

（1）慢性不完全性输入襻梗阻:较为多见。发生在毕 II 式输入襻对胃小弯的术式。导致慢性不完全性输入襻梗阻的原因有:吻合时胃肠组织翻入过多,输入襻过短牵拉成锐角或过长致扭曲、粘连。进食间期胆汁、肠液和十二指肠液潴留在输入襻内,进食后这些消化液分泌明显增多,使输入襻内压突然增高并刺激肠管加强收缩,暂时克服梗阻,于是大量的含胆汁液快速倾入胃内并引发喷射性呕吐。临床上表现为进食后 30 分钟左右,感上腹部胀痛或绞痛,并可放射至肩背部,随即突然喷射性呕吐出大量不含食物的胆汁样液,呕吐后症状立即消失。预防措施为吻合时切勿翻入过多胃肠组织,避免输入襻过短或过长。治疗时可先行非手术治疗,若无好转则多需手术治疗。术式可选择输入襻、输出襻之间的侧侧吻合或改

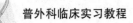

行 Roux-en-Y 胃空肠吻合术。

(2)急性完全性输入袢梗阻:多发生于毕Ⅱ式结肠前输入袢对胃小弯的吻合术式。原因有二:其一,输入袢、输出袢空肠呈交叉状,输出袢在前,若其系膜牵拉过紧形成索带压迫输入袢肠管,可造成急性完全性输入袢梗阻;其二,输入袢过长,穿过输出袢和横结肠系膜之间的间隙形成内疝,因为其为闭袢性梗阻,所以易致绞窄而引起肠管坏死与穿孔。临床表现为突发性上腹部剧烈疼痛,呕吐频繁但量不大,也不含胆汁,呕吐后症状不缓解。上腹部有压痛,甚至可触及可疑包块。急性完全性输入袢梗阻属闭袢性肠梗阻,易发生肠绞窄,病情进展快,不久可出现烦躁、脉快、血压下降等休克表现。急性完全性输入袢梗阻可见于术后任何时期,凡曾接受过毕Ⅱ式胃大部切除术的患者突然出现上述症状时,都应想到有此并发症的可能。预防在于避免输入袢、输出袢形成交叉,注意输入袢长短适宜。诊断明确时应立即手术治疗,方法包括:解除梗阻,复位内疝;缝合关闭输出袢和横结肠系膜之间的间隙或行输入袢、输出袢之间的侧侧吻合;若输入袢空肠已坏死,可切除之并行 Roux-en-Y 吻合术。

2. 吻合口梗阻

吻合口梗阻多在术后由流食改为半流食时出现,主要临床表现为上腹部膨胀感和溢出性呕吐,呕吐物含或不含有胆汁。查体时有时可触到压痛性包块。胃肠减压可引出大量液体,减压后症状也随之缓解,但进食后可再次发作。一般持续 10~20 天开始缓解,且一旦缓解,症状很快消失,2~3 天即可进食。吻合口梗阻常见原因包括胃肠吻合口开口过小、吻合时胃肠壁翻入过多、逆行套叠堵塞吻合口等。预防要点主要是术中避免吻合口开口过小、吻合时胃肠组织不要翻入过多、止血可靠、尽量减少对黏膜的损伤、注意无菌操作、纠正低蛋白血症等。治疗方法包括禁食、胃肠减压,纠正水、电解质紊乱与酸碱失衡,营养代谢支持,适量输入血浆,胃内局部应用高渗盐水及肌内注射多巴胺受体拮抗药甲氧氯普胺或静脉滴注胃动力促进药等。若为吻合口过小需再次手术扩大吻合口,可手术解除梗阻。

3. 输出袢梗阻

毕Ⅱ式术后吻合口下方的输出段肠管因为粘连或大网膜炎性肿块压迫,结肠后胃空肠吻合横结肠系膜孔未固定于胃壁上或滑脱而形成瘢痕压迫空肠输入袢和输出袢,结肠前吻合输出袢空肠疝入横结肠系膜和空肠系膜间形成嵌顿性疝或绞窄性疝、空肠套叠等。临床表现为上腹部饱胀感,呕吐含胆汁胃内容物。消化道造影可以明确梗阻部位。若非手术治疗无效,应手术解除病因。

(五)胃壁缺血坏死、穿孔

胃穿孔是发生在高选择性胃迷走神经切断术后的严重并发症。由于术中切断胃小弯侧的血供,可引起小弯胃壁缺血坏死。缺血坏死多局限于小弯黏膜层,局部形成坏死性溃疡的发生率约为 20%,溃疡直径 > 3 cm 时可引起出血,导致胃壁全层坏死穿孔者少见。术中缝合胃小弯前后缘浆肌层,可预防此并发症。术后若发现胃小弯有缺血坏死,应禁食、严密观察,有穿孔腹膜炎时应再次手术,修补穿孔和进行腹腔引流。

(六)胃排空障碍

胃排空障碍也称胃瘫。胃切除术后排空障碍属动力性胃通过障碍,发病机制尚不清楚,可能与术后抑制性交感神经激活、迷走神经切断等有关,在迷走神经干切断术与选择性迷走神经切断术中常见。多见于术后 4~10 天,拔除胃管后,患者出现上腹持续性饱胀、钝痛,并呕吐带有食物和胆汁的胃液。X 线上消化道造影检查可见残胃扩张、无张力,胃潴留,蠕动波少而弱,胃肠吻合口通过欠佳。治疗方法主要包括禁食、胃肠减压、3% 温盐水洗胃、补钾、应用胃动力促进药(如甲氧氯普胺、红霉素、多潘立酮)等,可使多数患者在 2 周左右恢复,个别患者恢复时间较长。

(七)碱性反流性胃炎

术后碱性肠液、胰液和胆汁反流入残胃,胆盐卵磷脂破坏胃黏膜屏障,导致胃黏膜充血、水肿、糜烂等改变,H^+ 逆向扩散而引起的化学性炎症,称为碱性反流性胃炎。多在毕Ⅱ式术后数月至数年发生。临床表现为上腹部及胸骨后烧灼样疼痛,进食后加重,呕吐胆汁样液,抑酸剂治疗无效,胃液中无游离酸,体重减轻或贫血,胃镜检查见黏膜充血、水肿、糜烂,活检为慢性萎缩性胃炎等。放射性核素^{99m}Tc 静脉注射后在体外检查放射性也有助于诊断。治疗上可采取少食多餐、餐后勿平卧、口服胃黏膜保护药、胃动力促进药、胆汁酸结合药物考来烯胺等。重者可采取手术治疗,改毕Ⅱ式吻合为 Roux-en-Y 吻合,以减少胆汁反流入胃的概率。

（八）倾倒综合征

倾倒综合征(dumping syndrome)系胃大部切除术后,原有的控制胃排空的幽门窦、幽门括约肌及十二指肠球部解剖结构不复存在,加上部分患者胃肠吻合口过大(特别是毕Ⅱ式),导致胃排空过快所产生的一系列综合征。根据进食后出现症状的时间可分为早期与晚期 2 种类型,部分患者也可同时出现。

① 早期倾倒综合征:发生在进食后半小时内,与餐后高渗性食物快速进入肠道引起肠道内分泌细胞大量分泌肠源性血管活性物质有关,加上渗透作用使细胞外液大量移入肠腔,患者可出现心悸、心动过速、出汗、无力、面色苍白等一过性血容量不足表现,并有恶心、呕吐、腹部绞痛、腹泻等消化道症状。治疗主要采用饮食调整疗法,即少量多餐、避免过甜食物、减少液体摄入量并降低渗透浓度,常可明显改善。饮食调整后症状不能缓解者,以生长抑素治疗,常可奏效。手术治疗应慎重,可改作毕Ⅰ式或 Roux-en-Y 胃肠吻合术。

② 晚期倾倒综合征:在餐后 2～4 小时出现症状,主要表现为头晕、面色苍白、出冷汗、脉细弱甚至晕厥等。由于胃排空过快,含糖食物快速进入小肠,刺激胰岛素大量分泌,继而出现反应性低血糖综合征,故曾称为低血糖综合征。采取饮食调整、食物中添加果胶延缓碳水化合物吸收等措施可缓解症状。严重病例可用生长抑素奥曲肽 0.1 mg 皮下注射,每天 3 次,以改善症状。

（九）吻合口溃疡

约 2/3 的吻合口溃疡发生在术后 2 年内,其部位多为吻合口附近的空肠侧。吻合口溃疡的主要原因是胃切除范围不够、输入袢空肠过长、胃窦部黏膜残留、胃迷走神经切断不完全等,使术后胃液仍处于高酸状态,从而易引发溃疡。因为距 Treitz 韧带越远,空肠的抗酸能力越差,所以有学者认为空肠间的 Braun 吻合和胃空肠 Roux-en-Y 吻合也是吻合口溃疡发生的原因之一。此外,绝大多数吻合口溃疡见于十二指肠溃疡术后患者,提示吻合口溃疡与原患疾病有关。处理上可先行内科治疗,如无效,可考虑再次扩大胃切除范围或行迷走神经切断术。二次手术有一定难度,应当做好术前评估与准备。诊断时要警惕胃泌素瘤或胃泌素增多症引起的溃疡复发,为了排除胃泌素瘤引起胰源性溃疡的可能,应测血胃泌素水平。

（十）急性胆囊炎

急性胆囊炎的主要原因是术中切断了迷走神经肝支及术后禁食水使胆囊收缩素分泌减少,致胆汁潴留和腹腔感染。术后急性胆囊炎多在 1～2 周发病,临床表现与一般的急性胆囊炎无异,但体征受腹部手术的影响,可能不典型。轻者可采用非手术治疗,重者可根据病情行胆囊切除等手术。

（十一）术后急性重症胰腺炎

急性重症胰腺炎多在术后数日内发生,发病率约为 1%。病因不清,可能与手术创伤、术后奥狄括约肌痉挛使输入袢胆汁逆流入胰管有关。诊断和治疗与其他原因引起的急性胰腺炎相同。

（十二）营养性并发症

1. 体重减轻

体重减轻指术后不能恢复原体重或无法维持正常体重。体重减轻与胃切除范围有关。术后长期能量摄入不足是主要原因,治疗上主要依靠饮食调节,少食多餐,多食富含维生素、高蛋白质、低脂肪的饮食。此外,口服胰酶、胆盐、多潘立酮等均有一定的治疗作用。

2. 贫血

缺铁性贫血的发生率为 10%～20%,与食物中缺铁、低酸、铁吸收障碍有关,治疗上应注意口服或注射铁

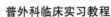

制剂。胃大部切除术后也可发生巨幼红细胞贫血,原因为维生素 B_{12} 吸收不良,少数患者合并有叶酸缺乏。肌内注射维生素 B_{12} 100 ~ 500 µg,每月 10 天,即可纠正。叶酸缺乏时可服用维生素 C 及叶酸制剂。术后饮食调节十分重要,多食含铁食物,如大豆、蛋类、肉类等,通过食物构成的调整结合药物治疗,情况可获改善。

3. 腹泻与脂肪泻

腹泻是迷走神经切断术后的常见并发症,发生率为 5% ~ 40%。以迷走神经干切断术后最为严重多见,高选择性迷走神经切断术后较少发生。脂肪泻多见于毕 Ⅱ 式吻合术后,因食物不再经过十二指肠,过快地排出,致使胰、胆的分泌与食糜的流动不同步,消化液与食糜混合不佳,脂肪因未得到充分的分解与乳化而影响其吸收。饮食上应注意食用少渣、易消化的高蛋白食物。治疗可用考来烯胺、洛派丁胺等。

4. 骨病

约 30% 的术后患者晚期发生代谢性骨病,包括骨软化和骨质疏松。原因为钙在十二指肠内吸收,毕 Ⅱ 式吻合术后,食物不再经过十二指肠,使钙吸收减少。临床表现为持续性、周身性骨痛,下肢无力及血清碱性磷酸酶升高,血钙、血磷偏低。预防方面应注意多食用富含钙、维生素及蛋白质的食物,治疗主要是补充钙剂与维生素 D 制剂。

(十三)残胃癌

胃良性病变行胃大部切除术 5 年以后,残余胃发生的原发癌称为残胃癌。癌变率一般在 2% 左右。残胃在术后 10 年内发生胃癌的很少,多在 20 ~ 25 年间发生。残胃癌的发生率与原发病为胃溃疡或十二指肠溃疡无关,与胃切除术后胃肠道重建方式有关,即毕 Ⅱ 式高于毕 Ⅰ 式。癌变的原因一般认为与术后低酸、胆汁反流及肠道细菌逆流入残胃有关。上述原因可引起吻合口炎症,胃黏膜发生萎缩性胃炎,酸分泌能力下降,胃黏膜屏障功能遭到破坏,使致癌物直接作用于受损部位而发生癌变。患者有上腹疼痛不适、进食后饱胀、消瘦、贫血等症状,胃镜及活检可以确诊。一旦确诊应采用手术治疗。

(十四)与吻合器械有关的并发症

与吻合器械有关的并发症主要有出血、吻合口瘘和狭窄。原因为吻合部位张力过大致血运不良、吻合时调节间距过紧使黏膜断裂出血、吻合的胃肠组织过厚或有炎症、吻合后再加浆肌层缝合使翻入组织过多、术后腹腔感染等。处理的方法同手工缝合后的并发症。

第八节 胃肿瘤

根据 WHO 报道,胃癌的发病率居于恶性肿瘤全球发病率的第 5 位,病死率更是高居第 3 位,仅次于肺癌与肝癌。全球胃癌每年新发病例约 100 万,而我国则占据其中的 40% 以上。纵观世界的胃癌分布,相较于北美、大洋洲、北欧及非洲等低发地区,东亚、拉丁美洲、部分中欧及东欧地区的胃癌相对高发。第二次世界大战之后,全球胃癌的发病率逐渐下降。在北美洲,胃癌是最少见的癌症之一,2015 年,美国胃癌的新发病例估计为 24 590 例,因胃癌死亡的人数约为 10 720 例。而在东亚,中、日、韩 3 国的胃癌患病人数占世界的 58%。国内胃癌分期普遍偏晚,疗效不满意。最近十余年来,经济水平提高和肿瘤普查工作的推广,使早期胃癌比例增加;通过综合治疗,进展期胃癌的疗效得以提高。目前我国胃癌的疗效已经明显改善,5 年生存率达 40% ~ 50%。早期诊断、外科手术进步和综合治疗是提高疗效的重要因素。

一、流行病学

据流行病学统计,东方国家和欧美国家相比,胃癌发病率明显偏高,而其中的原因仍然不得而知。胃癌经常到晚期才得以诊断,这是因为世界上大多数国家并没有开展胃癌筛查,只有日本和韩国经常进行胃癌的早期检测。中国和日本、韩国等国家相比,胃癌发病率接近,但是,我国尚未就胃癌开展成规模的有效筛查及预防措施,内镜检查难以做到常态化、普及化,因此中国的早期胃癌诊断率低于日、韩2国,超过80%的中国胃癌患者一经诊断已处于进展期。文献报道,早期胃癌通过合理的治疗,5年生存率达90%以上,而进展期胃癌的5年生存率为10%~49%,得益于早期筛查的广泛应用及远端胃癌根治术(D_2手术)的规范性,日本早期胃癌比例达65%,其胃癌总体5年生存率达60%以上,而同为局部进展期胃癌,我国患者的分期往往更晚,因此我国胃癌患者的疾病死亡率明显偏高。

有关胃癌发生的部位亦存在一定的流行病学聚集趋势。在发达国家,贲门癌的发病率紧随食管癌之后。近年来,美国上消化道肿瘤的发病部位发生显著变化,欧洲部分地区也观察到上消化道肿瘤组织学和发病部位的改变。西方国家胃癌的发病部位逐渐向近端偏移,最常见于近端胃小弯一侧,如贲门和食管胃结合部。在未来的数十年,南美洲和亚洲可能也会出现这种变化趋势,而在我国,大多数胃癌集中于胃中下部。非贲门部位的胃癌也显示出明显的地区差异:日本、韩国、中国、哥斯达黎加、秘鲁、巴西和智利等国家此类癌的发病率很高。与西方国家近端胃癌发病率升高不同,非近端胃癌仍然是中国及世界其他地区胃癌的主要形式。这种变化的原因目前仍不明确,可能有多种因素参与其中。

胃癌在我国长期以来危害民众健康,根据卫生部门1973—1975年及1990—1992年的恶性肿瘤死亡抽样回顾调查显示,胃癌在各恶性肿瘤中病死率居首位,分别为19.54/10万及25.16/10万,呈上升态势。随着国家经济发展及医疗水平的提高,尽管多数疾病的发病率与病死率呈现下降趋势,但是根据WHO预测,在未来20年,中国的胃癌发病/死亡人数将继续以年均3%的速度递增。2012年我国有32.5万人死于胃癌,到2035年死亡人数将翻倍,达到66.7万人。根据国家癌症中心及全国肿瘤防治研究办公室最新公布的数据显示,2015年我国胃癌的发病率及病死率持续上升,其中总体发病率为679.1/10万,男性发病率明显高于女性(男女发病率比例为2.7:1.0),病死率为498.0/10万,男女胃癌死亡率比例为2.1:1.0;就地区而言,农村居民胃癌年龄标准化发病率与病死率明显高于城市居民。在我国,胃癌的发病率与病死率已双双跃居到第2位,仅次于肺癌。

二、危险因素

胃癌是慢性疾病,发病过程长且复杂。目前没有任何单一因素被证明是人类胃癌的直接病因。胃癌发生与多种因素有关。一般习惯将那些与胃癌发病率增高相关的因子称为危险因素。

1. 饮食因素

(1) 亚硝基化合物:亚硝基化合物是一大类化学致癌物,天然存在的亚硝基化合物是极微量的。在食品加工过程中产生的亚硝基化合物也并非人类暴露于亚硝基化合物的主要来源。人类可以在体内内源性合成亚硝基化合物,而胃则是主要合成场所。经食物摄入胃内的前体物能够进一步内源性合成亚硝基化合物。流行病学研究表明,人群硝酸根和亚硝酸根的暴露水平与胃癌流行呈正相关。胃是亚硝基化合物的致癌器官之一。

(2) 多环芳烃化合物:多环芳烃化合物被认为是重要致癌物,可污染食品或在加工过程中形成。熏、烤、炸等加工过程,可使蛋白质变性,产生大量致癌性多环芳烃化合物,其主要代表物是3,4-苯并芘。有学者举例认为,冰岛居民食用新鲜食品增加,熏制食品减少,使胃癌发病率下降。

(3) 高盐饮食:已有比较充足的证据说明胃癌与高盐饮食及盐渍食品摄入量多有关。摄入高浓度食盐可使胃黏膜屏障损伤,造成黏膜细胞水肿,腺体丢失。在给予致癌性亚硝基化合物同时给予高盐可增加胃癌诱发率,诱发时间也较短,有促进胃癌发生的作用。食盐本身无致癌作用,由食盐造成胃黏膜损伤使其易感性增加或协同致癌可能为增加胃癌危险性的原因。

(4) 吸烟、饮酒:有研究表明,吸烟、饮酒增加胃癌的发病风险。世界各地的流行病学研究一致表明,新鲜蔬菜、水果具有预防胃癌的保护性作用并显示剂量效应关系。经常食用新鲜蔬菜的人患胃癌的相对风险降低30%~70%。含有巯基类的新鲜蔬菜,如大蒜、大葱、韭菜、洋葱和蒜苗等也具有降低胃癌风险的作用。

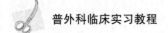

2. Hp

Hp感染是胃癌发病极为重要的因素。据统计,Hp感染者患胃癌的风险是无感染者的6倍以上。在我国,胃癌高发地区成人Hp感染率超过60%。1994年,WHO宣布Hp是人类胃癌的Ⅰ类致病原。Hp感染引起胃癌的可能机制包括:Hp诱发同种生物毒性炎症反应促进胃黏膜上皮细胞过度增殖和增加自由基形成致癌;Hp的代谢产物直接诱导胃黏膜细胞死亡;Hp的DNA转换到胃黏膜细胞中致癌等。综上所述,Hp感染的防治在胃癌预防、治疗中起到极为重要的作用,应受到临床的高度重视。

3. 胃慢性疾病

胃癌,特别是肠型胃癌的发病模式为多因素作用下的多阶段过程。一些胃慢性疾病,如慢性萎缩性胃炎、胃黏膜肠上皮化生和异型性增生与胃癌发病相关。

(1) 慢性萎缩性胃炎:以胃黏膜腺体萎缩、减少为主要特征,常伴有不同程度的胃黏膜肠上皮化生。慢性萎缩性胃炎患者胃癌发病风险增加,对此类患者应该密切随访。

(2) 胃溃疡:根据长期随访研究及动物实验研究结果,目前多数学者认为慢性胃溃疡会发生癌变,其发生率为0.5%~5.0%。

(3) 残胃:残胃作为一种癌前状态,它与胃癌的关系也一直受到重视。一般主张,因良性病变行胃大部切除术后10年以上在残胃发生的癌,称为残胃癌。

4. 遗传因素

根据2016年最新版本的NCCN胃癌指南显示,5%~10%的胃癌有家族聚集倾向,3%~5%的胃癌来自遗传性胃癌易感综合征,包括家族性腺瘤息肉病、幼年性息肉综合征、遗传性弥漫型胃癌、Peutz-Jeghers综合征、林奇综合征等。其中,遗传性弥漫型胃癌是一种具有高外显率的常染色体显性遗传疾病,很难通过组织学和内镜检查在早期诊断该病。根据国际胃癌协会建议,以下家族成员推荐进行CDH1分子检测,确认后可进行预防性全胃切除:家族中2名成员患胃癌,其中之一确诊为弥漫型胃癌且诊断时年龄<50岁,或有3名一级/二级亲属中患病,发病时为任何年龄,或诊断时年龄<40岁且具有家族史,或具有遗传性弥漫型胃癌和乳腺小叶癌的个人或家族史,其中之一诊断时年龄<50岁。该类型患者在整个生命过程中,至80岁发生胃癌的概率男性预计为67%,女性为83%,胃癌平均发病年龄为37岁,女性具有CDH1突变者,其患乳腺小叶癌风险明显增高。

林奇综合征的患者有1%~13%的概率发生胃癌,且亚洲人群风险高于西方人群。胃癌是这类人群结肠外第2常见伴发肿瘤,仅次于子宫内膜癌。林奇综合征的个体同样伴有高发其他肿瘤的风险。幼年型息肉病综合征患者波及上消化道时,整个生命过程中有约21%的概率发生胃癌,他们通常是SMAD4基因突变携带者。Peutz-Jeghers综合征患者有约29%的概率发生胃癌。家族性腺瘤样息肉病患者,加上轻表型家族性腺瘤样息肉病患者,整个生命过程中有1%~2%的概率发生胃癌。

三、病理

1. 组织学类型

在组织病理学上,胃癌主要是腺癌(90%以上),其中又可以细分为乳头状腺癌、管状腺癌、低分化腺癌、黏液腺癌、印戒细胞癌。少见类型包括腺鳞癌类癌、小细胞癌、未分化癌等。

2. 早期胃癌

1962年,日本内镜学会提出早期胃癌的概念,定义为癌组织浸润深度仅限于黏膜层或黏膜下层,而不论有无淋巴结转移,也不论癌灶面积大小。癌灶直径在10 mm以下称为小胃癌,5 mm以下为微小胃癌;癌灶更小仅在胃镜黏膜活检时诊断为癌,但切除后的胃标本经全面取材而未见癌组织,称"一点癌"。根据内镜分型与所见可以将早期胃癌分为以下3型:

(1) Ⅰ型:隆起型(protruded type),明显突入腔内呈息肉状,高出黏膜相当于黏膜厚度2倍以上,约超过5 mm。表面凸凹不平呈颗粒或结节状,有灰白色物覆盖,色泽鲜红或苍白,有出血斑及糜烂。肿物直径

多 >1 cm,基底为广基或亚蒂。

(2) Ⅱ型:浅表型(superficial type),又分为 3 个亚型。Ⅱa 型为浅表隆起型,隆起高度小于 2 倍黏膜厚度,呈平台状隆起。形态呈圆形、椭圆形、葫芦形、马蹄形或菊花样不等。表面不规则,凹凸不平,伴有出血、糜烂,附有白苔,色泽红或苍白。周边黏膜可有出血。Ⅱb 型为浅表平坦型,病灶不隆起亦不凹陷,仅见黏膜发红或苍白,失去光泽,粗糙不平,境界不明显。有时与局灶性萎缩或溃疡瘢痕鉴别困难,应活检予以鉴别。Ⅱc 型为浅表凹陷型,最常见的早期胃癌类型,黏膜凹陷糜烂,底部有细小颗粒,附白苔或发红,可有岛状黏膜残存,边缘不规则,如虫咬样或齿状,常伴有出血,周围黏膜皱襞失去正常光泽,异常发红,皱襞向中心集聚,呈现突然中断,或变细,或变钝如杵状,或融合成阶梯状凹陷。

(3) Ⅲ型:凹陷型,癌灶有明显凹陷或溃疡,底部为坏死组织,形成白苔或污秽苔,易出血,边缘不规则呈锯齿状或虫咬样,周围黏膜隆起,不规则结节,边缘黏膜改变如Ⅱc 型。

(4) 混合型:有以上 2 种形态共存于 1 个癌灶中者称混合型,以深浅凹陷型多见,其次是隆起伴浅凹陷者,其中以主要改变列在前面,如Ⅲ + Ⅱc 型、Ⅱc + Ⅲ型、Ⅱa + Ⅰc 型等。

以上各型中,以Ⅱa 型、Ⅲ型及Ⅱc + Ⅲ型最多,占早期胃癌 2/3 以上,年龄越轻,凹陷型越多,年龄增长则隆起型增多。隆起型面积多比凹陷型大,微小癌灶多为Ⅱc 型。

3. 进展期胃癌

进展期胃癌分型主要基于 Borrmann 分类,此分类与预后及组织学类型的联系较为密切,应用比较广泛。进展期胃癌分为以下 4 个类型。

(1) Ⅰ型:息肉样型,肿瘤主要向胃腔内生长隆起明显,呈息肉状,基底较宽,境界较清楚,溃疡少见,但可有小的糜烂。在进展期胃癌中,这是最为少见的类型,占 3% ~ 5%。

(2) Ⅱ型:局限溃疡型,肿瘤有较大溃疡形成,边缘隆起明显,境界较清楚,向周围浸润不明显。该型占 30% ~ 40%。

(3) Ⅲ型:浸润溃疡型,肿瘤有较大溃疡形成,其边缘部分隆起,部分被浸润破坏,境界不清,向周围浸润较明显,癌组织在黏膜下的浸润范围超过肉眼所见肿瘤边界。这是最为多见的一个类型,约占 50%。

(4) Ⅳ型:弥漫浸润型,呈弥漫性浸润生长,触摸时难以确定肿瘤边界。由于癌细胞的弥漫浸润及纤维组织增生,可导致胃壁增厚、僵硬,即所谓"革袋胃",若肿瘤局限于胃窦部,则形成极度的环形狭窄。该型约占 10%。

多发性胃癌系指同一胃内有 2 个以上癌灶,它们之间在肉眼和组织学上均无联系,间隔以正常黏膜。多发性胃癌在胃癌中约占 3%,发生于隆起型者比溃疡型者多见。

4. Lauren 分型

根据组织结构、生物学行为及流行病学等方面的特征,Lauren 将胃癌分为肠型及弥漫型。该分型目前在世界上广泛应用。

(1) 肠型胃癌:此型相对常见,分化程度高,有腺管形成,与癌前病变、胃黏膜萎缩和肠上皮化生有关。肠型胃癌在远端胃癌中占多数,发病率稳定或下降。一部分此型胃癌与 Hp 感染有关。在这种癌变模式中,环境因素的影响造成腺体萎缩继而胃酸缺乏,胃内 pH 升高。进而细菌(如 Hp)过度增长,亚硝酸盐和亚硝基化合物等细菌产物的增多将加剧胃黏膜萎缩和肠上皮化生,增加癌变风险。

(2) 弥漫型胃癌:此型相对少见,年轻患者中多一些,组织学表现为未分化的印戒细胞,易发生黏膜下播散。通常无明显的癌前病变,也可能与 Hp 感染有关。A 型血人具有易感性。发生在近端的弥漫型胃癌发病率在世界范围内有所升高;相同分期情况下,预后较远端胃癌差。

5. 食管胃结合部癌

食管胃结合部癌的生物学特性、淋巴引流及治疗方式均与胃中下部癌有所不同,因此在组织病理学上应当进行较为细致的区分。国际胃癌协会及美国癌症联合委员会第 7 版 TNM 分期将食管胃结合部癌划分为 3 个类型。Siewert Ⅰ型:肿瘤中心点位于食管胃结合部解剖学界限以上 1 ~ 5 cm 的低位食管腺癌

（通常伴有 Barrett 食管）。Siewert Ⅱ型：食管胃结合部贲门癌，肿瘤中心点位于胃食管结合部以上 1 cm 至胃食管结合部以下 2 cm。Siewert Ⅲ型：贲门下癌，肿瘤中心点位于胃食管结合部以下 2~5 cm，包括从下部向上侵袭浸润至胃食管结合部或低位食管的肿瘤。根据 2016 年 NCCN 胃癌指南，Siewert Ⅰ型及Ⅱ型的外科治疗方式应当参照食管癌及 EGT 癌指南，而 Siewert Ⅲ型病灶归于胃癌，应当按照胃癌来进行治疗。

6. 胃癌的扩散与转移

（1）直接浸润：胃癌组织可沿胃壁浸润生长。侵及黏膜下层后，可沿组织间隙与淋巴网蔓延，扩展距离可达癌灶外 5 cm。向近端可以侵及食管下端，远端可以浸润十二指肠。胃癌突破浆膜后，易扩散至网膜、横结肠及其系膜、脾、胰腺等邻近脏器。

（2）血行转移：癌细胞浸润血液循环可向身体其他部位播散，形成转移灶。常见转移器官有肝、肺、骨骼等处。

（3）腹膜种植转移：胃癌组织浸润至浆膜外，癌细胞脱落并种植于腹膜和腹腔脏器浆膜，形成种植转移结节。腹膜广泛转移时，可出现大量癌性腹水。直肠前凹的种植较大，种植转移灶可以经肛门触及。女性患者的卵巢转移性肿瘤称为库肯勃（Krukenberg）瘤。

（4）淋巴转移：淋巴转移是胃癌转移的主要途径。胃癌淋巴结转移通常循序进行，但也可发生跳跃转移，即第 1 站淋巴结无转移而第 2 站有转移。肿瘤部位不同，需根治性清除的淋巴结分组不同。对胃癌转移相关淋巴结准确的解剖定位意义重大，国内基本沿用日本胃癌研究会《胃癌处理规约》中的淋巴结编号和分站。

四、临床分期

目前胃癌常用的分期方法有 2 种，即日本胃癌学会（Japan Gastric Cancer Association，JGCA）和国际抗癌联盟（International Union Against Cancer，UICC）以 TNM 标准进行分期（表 17-8-1）。

（1）原发肿瘤（T）。

Tx：原发肿瘤无法评估。

T0：无原发肿瘤的证据。

Tis：原位癌，上皮内肿瘤，未侵及固有层。

T1：肿瘤浸润固有层、黏膜基层或黏膜下层。

T1a：肿瘤浸润固有层或黏膜肌层。

T1b：肿瘤浸润黏膜下层。

T2：肿瘤浸润固有肌层。

T3：肿瘤穿透浆膜下结缔组织，而未侵犯脏层腹膜或邻近结构。

T4：肿瘤浸润浆膜（脏层腹膜）或邻近结构。

T4a：肿瘤浸润浆膜（脏层腹膜）。

T4b：肿瘤浸润邻近结构。

（2）区域淋巴结（N）。

Nx：区域淋巴结无法评估。

N0：区域淋巴结无转移。

N1：1~2 个区域淋巴结有转移。

N2：3~6 个区域淋巴结有转移。

N3：7 个或 7 个以上区域淋巴结有转移。

N3a：7~15 个区域淋巴结有转移。

N3b：16 个或 16 个以上区域淋巴结有转移。

（3）远处转移（M）。

M0：无远处转移。

M1：有远处转移。

（4）组织学分级（G）。

Gx：分级无法评估。

G1：高分化。

G2：中分化。

G3：低分化。

G4：未分化。

表 17-8-1　AJCC 第 7 版胃癌 TNM 分期系统

分期	标准		
0 期	Tis	N0	M0
Ⅰ A 期	T1	N0	M0
Ⅰ B 期	T2	N0	M0
	T1	N1	M0
Ⅱ A 期	T3	N0	M0
	T2	N1	M0
	T1	N2	M0
Ⅱ B 期	T4a	N0	M0
	T3	N1	M0
	T2	N2	M0
Ⅲ B 期	T4b	N0	M0
	T4b	N1	M0
	T4a	N2	M0
	T3	N3	M0
Ⅲ C 期	T4b	N2	M0
	T4b	N3	M0
	T4a	N3	M0
Ⅳ 期	任何 T	任何 N	M1

日本分期方法根据肿瘤浸润的精细解剖学,特别是淋巴结分站制定。UICC 分期方法在国际上更为通用,分期主要依据原发肿瘤浸润深度（T）、淋巴结状态（N）和远处转移情况（M）。特别注意,肿瘤可以穿透固有肌层达胃结肠韧带或肝胃韧带或大小网膜,但没有穿透这些结构的脏腹膜。在这种情况下,原发肿瘤的分期为 T3 期。如果穿透覆盖胃周围韧带或网膜的脏腹膜,则应当被分为 T4 期。胃的邻近结构包括脾、横结肠、肝、横隔、胰腺、腹壁、肾上腺、肾、小肠及后腹膜。胃癌如向内扩散至食管或十二指肠,其分期取决于包括胃在内的组织肿瘤最大浸润深度。pN0 指所有被送检的淋巴结均为阴性,而不论被切除和送检的淋巴结数目有多少。

从分期所依据的资料上分类,胃癌分期分为临床分期和病理分期 2 种方式。临床分期指以查体、影像学检查信息为基础进行分期的方式,病理分期则是以手术标本为基础进行评价分期的方式。

按照不同的医疗体系分类,胃癌的分期系统主要有 2 个体系。日本分期系统主要基于肿瘤的解剖侵犯范围,尤其是淋巴结分站,更加细化。由 AJCC 和 UICC 联合制定的分期系统,在西方国家应用更为广泛,我国主要使用该分期。近年来,这2个体系也有逐渐融合的趋势。淋巴结清扫后的检出率对于精确分期有重要影响,目前认为最少需要检出15个淋巴结。目前AJCC第7版分期系统有2个特点值得注意:其一,并未纳入近端5 cm的胃部肿瘤;其二,该分期系统的数据主要基于手术标本,在基线时的临床分期或经术前治疗后的患者中,其准确性并不可靠。

五、临床表现

1. 胃癌的症状

胃癌早期常无特异症状,甚至毫无症状。随着肿瘤的发展,影响胃功能时才出现较明显的症状,但此种症状亦非胃癌所特有,常与胃炎、溃疡病等胃慢性疾患的症状相似,因此早期胃癌诊断率低。主要症状为上腹痛或不适。疼痛和体重减轻是进展期胃癌最常见的症状。随着病情进展,患者出现食欲下降、乏力、消瘦,部分患者可有恶心、呕吐。根据肿瘤的部位不同,也有其特殊表现。胃底贲门癌可有胸骨后疼痛和进行性吞咽困难;幽门附近的胃癌则有幽门梗阻表现;肿瘤破溃可有呕血、黑便等消化道出血症状。

2. 体征

早期胃癌患者常无明显体征,查体难以发现。当疾病发展至进展期,可出现腹部压痛、上腹部包块、锁骨上肿大淋巴结及腹水等。上腹部深压痛常常是查体唯一可以发现的重要体征,当存在明显压痛、反跳痛及肌紧张等腹膜炎体征时提示疾病进展较晚,存在溃疡穿孔。进展期胃癌有时可以在查体时扪及上腹部包块,当存在盆腔转移时或可在直肠指诊时触及直肠前凹包块或结节,女性患者下腹部扪及活动性良好肿块时应考虑Krukenberg瘤可能。当疾病进展至较晚期时,可能于锁骨上触及肿大的转移淋巴结,若移动性浊音阳性或腹腔穿刺发现血性腹水,常提示存在腹膜转移可能。若患者存在幽门梗阻,可有胃型、振水音及液波震颤等。

胃癌病例可出现副癌综合征:皮肤症状,如黑棘皮症、皮肌炎、环状红斑、类天疱疮、脂溢性角化病;中枢神经系统症状,如痴呆、小脑共济失调;其他症状,如血栓性静脉炎、微血管病性溶血性贫血、膜性肾病等。

六、辅助检查

1. 内镜检查

(1)内镜:在胃癌的诊断中是必不可少的。只有内镜检查可以获得组织进行病理学诊断。内镜检查可以对肿瘤进行定位,为确定手术方式提供重要参考。活检是确诊胃癌的必要手段,可明确病理类型,早期胃癌胃镜结合活检确诊率可达95%,进展期胃癌可达90%。对发生于胃任何部位的肿瘤,如贲门、胃底、胃体、胃窦、幽门和累及胃食管结合部等使用标准内镜活检钳进行多点取材(至少6~8个点),为组织学诊断提供足够的材料,尤其在溃疡病灶部位。内镜下黏膜切除术(endoscopic mucosal resection,EMR)或内镜黏膜下剥离术(endoscopic submucosal dissection,ESD)可直接评估小病灶,并进行切取活检。EMR或ESD可安全地切除直径≤2 cm的局灶结节,提供足够的组织标本,更好地评估组织分化程度、脉管浸润情况及浸润深度等,准确地确定T分期。这种切取活检也是一种潜在治疗的方法。

(2)染色法内镜:常规内镜结合活检诊断胃癌不能确诊时可采用黏膜染色法,可提高胃癌的确诊率,有报道显示可达98%,还可用于估计胃癌浸润深度与范围。对比染色,喷入的染料积于黏膜间,显示出胃小凹的高低不平改变;吸收染色,染料被黏膜吸收而着色,用于良恶性病变的鉴别;还有以染料为指示剂的功能染色,以了解胃酸分泌功能。胃癌鉴别诊断多采用吸收染色。

2. EUS

在内镜前端装有超声波探头。EUS是判断胃癌浸润深度的重要方法,在胃癌分期和新辅助治疗效果评判方面有重要意义。有条件的单位建议将EUS作为常规检查项目。EUS不仅可以显示胃壁各层的结构,还可了解胃与邻近脏器的病变,判断胃癌浸润深度及侵犯周围脏器如胰腺、肝情况,估计淋巴结转移范围,对临床判断分型、估计手术切除都有重要帮助。此外,EUS 对胃黏膜下隆起占位肿物的定位与定性也有作用。治疗前的 EUS 检查对于胃癌的临床分期十分重要。EUS 图像可为肿瘤浸润深度(T 分期)的诊断提供证据,可判断是否存在异常或肿大淋巴结(N 评估),有时还可发现远处转移或播散征象,如周围器官转移病灶(M 分期)或存在腹水等。这对于拟行 EMR 或 ESD 者尤为重要。

3. CT

胃癌 CT 检查的重要作用在于进行肿瘤分期判断,包括淋巴结状态、腹腔种植和肝等腹腔脏器情况。这也是判断新辅助治疗疗效的重要手段。

胃癌进行 CT 检查,应该常规进行增强扫描,同时口服对比剂扩张胃腔,有利于消除管壁增厚的假象,更好地显示病变的范围和观察管腔形态及管壁伸展性的变化,同时有助于判断胃肠道走行和显示与周围脏器关系。

正常胃壁厚度在 5 mm 以下,胃窦部较胃体部稍厚。增强扫描,胃壁常表现为 3 层结构,内层与外层表现为明显的高密度,中间为低密度带。内层大致相当于黏膜层,中间层相当于黏膜下层,外层为肌层和浆膜层。胃癌在 CT 扫描可以表现为:胃壁增厚,主要是癌肿沿胃壁深层浸润所致;腔内肿块,癌肿向胃腔内生长,形成突向胃腔内的肿块,肿块表面不光滑,可呈分叶、结节或菜花状,表面可伴有溃疡;溃疡,胃癌形成腔内溃疡,周边表现为环绕癌性溃疡周围的堤状隆起;胃腔狭窄,狭窄胃腔边缘较为僵硬且不规则,多呈非对称性向心狭窄,伴环周非对称性胃壁增厚等。

4. X 线检查

X 线检查是胃癌的基本诊断方法之一。随着胃镜和 CT 技术的普及,此方法的重要性有所降低。但是对于胃癌病变范围的判断(特别是近端胃癌),观察食管下端受侵的范围,确定手术方式有重要作用。最基本的是充盈法,钡剂充盈的程度以立位充盈时钡剂能使胃体中部适度伸展为宜,通常所需剂量为 200 ~ 300 mL。充盈像主要用于观察胃腔在钡剂充盈下的自然伸展状态、胃的大体形态与位置的变化、胃壁的柔软度等,对于显示靠近胃边缘部位如大、小弯侧的病变有很重要的价值。目前最为常用的双对比法,把作为阳性造影剂的钡剂和作为阴性造影剂的气体共同引入胃内,利用黏膜表面附着的薄层钡剂与气体所产生的良好对比,可以清晰地显示胃内微细的隆起或凹陷。气体可作为胃腔的扩张剂,用于观察胃壁的伸展性。在钡剂附着良好的条件下,调整胃内充气量对于显示病变的细微结构和胃壁伸展度的变化有重要意义。

胃癌的基本 X 线表现包括充盈缺损、龛影、环堤等,可伴有胃壁的变形,如胃腔狭窄、胃角变形、边缘异常和小弯缩短。黏膜形态异常可表现为黏膜皱襞的粗大、硬、中断、破坏消失及不规则的沟槽影。

5. MRI

胃癌的 MRI 表现除胃壁增厚外,可发现病变部位的信号强度异常,在 T1WI 呈等或稍低信号,T2WI 呈高或稍高信号;可见向腔内或腔外生长的软组织肿块,肿块的信号强度与上述增厚的胃壁相同,如出现溃疡则呈不规则低信号或呈裂隙状凹陷,胃腔对比剂充填"龛影"及胃壁的破坏,表现为正常胃壁组织信号中断破坏。

近年来,通过弥散加权成像(diffusion weighted imaging,DWI)等许多新的技术手段能够更好地观察胃壁黏膜的细微变化。DWI 是从分子水平探测显示水分子随意运动及水分子运动受限状态的 MRI 序列,是目前唯一能够在活体探测水分子扩散运动的影像学技术,能较早地提供组织空间组成信息和病理生理状态下各组织成分之间水分子交换的功能状态,从而反应黏膜早期的细微改变。

6. 肿瘤标志物

胃癌缺乏特异的肿瘤标志物,CEA 在 40% ~ 50% 的病例中升高,甲胎蛋白(alpha fetal protein,AFP)和 CA19-9 在 30% 的胃癌患者中增高。这些肿瘤标志物的主要意义在于随访而不是诊断或普查。

7. 放射性核素扫描

PET/CT 检查能够获得全身代谢图像,可以扫描其他检查手段无法涉及或准确检查的部位,尤其是针

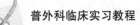

对晚期胃癌患者,能够通过无创的方式判断是否存在全身骨骼、内外分泌腺体、软组织等部位癌转移,对临床治疗决策有重要的参考价值。其缺点是费用高昂,并且存在一定的假阳性结果,需要结合其他临床检查综合考虑。

8. 基因检测

对于不能手术的局部进展、复发或转移的胃及胃食管结合部腺癌,考虑使用曲妥珠单抗治疗的患者应进行 HER2-neu 过表达评估,可以使用免疫组织化学(immunohistochemistry staining,IHC)和荧光原位杂交(fluorescence in situ hybridization,FISH)或其他原位杂交方法检测 HER2-neu 表达。根据最新版本 NCCN 胃癌指南,对于 IHC 检测 HER2-neu 结果(2 +)表达的病例应当再使用 FISH 或其他原位杂交方法检测。IHC 结果为(3 +)或 FISH 检测 HER2-neu 表达(HER2∶CEP17 比例≥2)的病例考虑为阳性,可以使用曲妥珠单抗进行治疗。

9. 诊断性腹腔镜

胃癌转移早期无特异变化,即便是通过 PET/CT 也难以明确诊断。但一旦发生腹膜转移,将完全改变胃癌的临床分期及治疗计划。腹腔镜探查可发现常规影像学技术难以发现的微小腹膜和大网膜转移灶,腹腔镜下超声可检测到肝的微转移灶及肿瘤浸润胰腺的程度,避免无益的开腹探查和姑息手术。但在淋巴结转移与否及融合淋巴结能否切除等的判断上,腹腔镜较之影像学手段无明显优势。现有循证医学依据不支持对所有初诊患者均进行腹腔镜下探查分期,因此目前 NCCN 指南中推荐意见为,当考虑化疗、放疗或手术时,行腹腔镜检查评价腹膜播散情况;如考虑姑息性切除术,则无须腹腔镜检查。

七、治疗

1. 早期胃癌

早期胃癌是指局限于胃黏膜内与黏膜下的胃癌,而不考虑是否存在淋巴结转移,根据浸润的深度可分为胃黏膜内癌与黏膜下癌。

由于早期胃癌治疗效果好、生存期长,患者生活质量的提高近年来越来越受到重视。随着对早期胃癌淋巴结转移规律及生物学行为的认识,早期胃癌的治疗观念发生了很大的变化,提出胃癌缩小手术包括缩小胃切除和淋巴结清扫范围,在根治基础上,保存良好的生活质量。缩小手术技术包括:EMR 和 ESD、胃局部切除术、缩小淋巴结清扫范围。缩小手术要求术前对癌肿浸润深度、大体类型、分化程度、大小有准确的判断,对切除标本进行详尽病理学检查,加强术后随诊。

在采用内镜下切除或局部胃切除(楔形切除)时,选择合适的患者尤为重要。早期胃癌发生淋巴结转移的可能性与肿瘤因素相关,并随肿瘤体积增大、侵犯黏膜下层、肿瘤分化不良和淋巴管及血管浸润而增加。EMR 和 ESD 已用于治疗早期胃癌,包括原位癌(Tis)或局限于黏膜层的 T1a 没有溃疡、淋巴结转移和脉管浸润的、直径≤2 cm 且侧切缘及底切缘干净的高分化或中分化腺癌。

日本胃癌指南推荐 EMR 用于直径 2 cm 且无溃疡形成的早期胃癌。如果早期胃癌经 EMR 或 ESD 治疗后,病理证实为低分化、有脉管浸润、侵犯胃壁黏膜下深层、淋巴结转移或切缘阳性,则认为切除不完全,应该考虑继续行胃切除及周围淋巴结清扫术。

2. 进展期胃癌

近年来研究显示,"新辅助化疗 + 手术"的治疗模式可能优于当前"手术 + 辅助化疗"的治疗模式。

在胃癌的综合治疗方案中,手术一直占据着主导地位,关于扩大手术范围能否给患者带来更好的预后一直存在争议。对于病期较晚(如淋巴结转移已超出第 3 站)患者,肿瘤不再是一个局部问题,仅仅通过局部治疗,即使进行扩大淋巴结清扫、多脏器联合切除等已被证明无法给患者带来益处。单纯外科手术无法达到生物学意义上的根治,即便扩大切除和淋巴结清扫范围仍然如此。经过东、西方学者的反复论证,目前统一的认识是将 D_2(淋巴结清除至第 2 站)手术作为标准式式。

(1)根治性手术:整块切除胃原发病灶并按临床分期标准清扫周围淋巴结,重建消化道。胃壁切缘要求距离肿瘤边缘 5 cm 以上,食管或十二指肠侧切缘应距离肿瘤边缘 3~4 cm。清除大、小网膜,按照规范清除胃周围淋巴结。切除标本至少检出 15 枚淋巴结。T4 肿瘤要求整块切除肿瘤侵犯的结构。D_2 根治术即胃周围淋巴结清除第 2 站的根治手术,是胃癌的标准手术方式。以远端胃癌(L 区)为例,根治性远端胃大部切除应切除远端胃 3/4~4/5,清除第 1、2 站淋巴结,切除大小网膜、横结肠系膜前叶和胰腺被膜;消化道重建可选择毕 Ⅰ 式或毕 Ⅱ 式吻合。手术前应使用(胸部、腹部和盆腔)CT 进行临床分期以评估病变范围,可联合或不联合 EUS。手术的主要目的是达到切缘阴性的完全切除(R_0 切除),然而只有 50% 的患者能够在首次手术时获得 R_0 切除。R_1 指显微镜下肿瘤残留(切缘阳性);R_2 指有肉眼肿瘤残留(切缘阳性)但无远处病灶。远端胃癌首选胃次全切除。这种手术治疗预后与全胃切除术相似,但并发症显著减少。近端胃切除术和全胃切除术均适用于近端胃癌,但术后通常发生营养障碍。

(2)淋巴结清扫范围:淋巴结清扫的范围是胃癌外科手术最具争议的问题。由于各种因素的影响,东西方及欧美各国对于胃癌淋巴结的清扫范围一直存在争议。但大家唯一认同的是胃癌淋巴结转移与否,是影响胃癌预后的独立因素。

日本胃癌研究学会制订了胃周淋巴结分站的病理学检查和评估指南。小弯侧胃周淋巴结(1、3、5 组)和大弯侧胃周淋巴结(2、4、6 组)统一归为 N1 站淋巴结。胃左动脉旁淋巴结(7 组)、肝总动脉旁淋巴结(8 组)、腹腔动脉旁淋巴结(9 组)和脾动脉旁淋巴结(10、11 组)统一归为 N2 站淋巴结。更远处的淋巴结,包括腹主动脉旁淋巴结(N3、N4 站)被认为是远处转移。

根据胃切除术时淋巴结清扫范围,可以分为 D_0、D_1 和 D_2。D_0 切除指 N1 淋巴结没有得到完全清扫。D_1 切除是指将受累的近端胃、远端胃或全胃切除(远端或全胃切除),并包括大、小网膜淋巴结(包含贲门右、贲门左淋巴结,胃小弯、胃大弯,幽门上、幽门下淋巴结)。D_2 切除则是在 D_1 切除的基础上,还要求切除胃左血管旁、肝总动脉旁、腹腔干、脾门和脾动脉旁淋巴结清扫。D_2 切除需要手术者接受过相当程度的训练并拥有相应的专业技能。

在东亚,胃切除术联合 D_2 淋巴结清扫术是可根治性胃癌的标准治疗方法。在西方国家,远处淋巴结广泛清扫可以提供更准确的分期,但是对于生存时间是否延长仍不明确。在西方国家,D_2 切除仅作为推荐而并非治疗规范。对于清扫足够的淋巴结(15 枚或更多)有利于分期已经达成共识。根据解剖学及组织病理学检查,D_2 手术平均淋巴结数至少应在 25~27 枚之间。D_3 手术淋巴结数可增至 43 枚。这些都是淋巴结清扫术质量控制的依据,一般情况下淋巴结数目变化不大。TNM 分期中要求淋巴结最少的数目不能少于 15 枚。目前普遍认为胃癌根治术切除的淋巴结平均数在 16~55 枚之间为宜。

目前国内统一的认识是将 D_2(淋巴结清除至第 2 站)手术作为标准术式。远端胃癌的 D_2 淋巴结清除了传统的第 1、2 站淋巴结外,还应该包括 14v(肠系膜上静脉旁淋巴结)、12a(肝十二指肠韧带动脉旁淋巴结),也就是以往所说的 D_{2+} 手术的清扫范围。

(3)全胃切除与胃大部切除:目前大多数学者更倾向于对于远端胃癌,胃大部切除的效果与全胃切除相当,并发症明显减少,而且生活质量更高。对于近端胃癌,行全胃切除还是胃大部切除存在争议,两种手术方式都会带来生活质量显著下降和营养问题。如何选择近端胃癌的手术方式存在争论。早期近端胃癌可以考虑行近端胃部分切除,其余者建议行全胃切除。术中冷冻切片检查切缘是近端胃癌手术重要的原则,有时需开胸手术以确保切缘阴性。

(4)胰尾脾切除:目前仍没有确实令人信服的结果证明进展期胃癌切除脾与保留脾哪一种方式可使患者受益,但临床医师需要考虑的因素包括保留脾是否可增加脾门转移淋巴结的残留,脾切除可能增加患者术后并发症及死亡的发生率,脾切除对长期生存的影响。脾门淋巴结是否出现转移与肿瘤的部位及浸润深度相关。从日本的资料来看,远端胃、中 1/3 及近端胃淋巴结转移率分别为 0~2% 和 15%,皮革胃为 21%。研究证明,胃癌的淋巴结转移不存在于胰腺的实质内,存在于脾动脉周围的结缔组织中,如包括该动脉在内的淋巴结清除,可达到清除第 10、11 组淋巴结的目的。因此,对于胃中上部癌直接侵入胰体尾或第 10、11 组淋巴结转移明确者,应行全胃联合脾及胰体尾切除术。癌未侵入胰腺,疑有第 10、11 组淋巴结转移者,主张保留胰腺的脾及脾动脉干切除术。预防第10、11组淋巴结转移而行脾及胰体联合切除术应予以否定。

脾切除增加术后并发症发生率和病死率。荷兰的研究提示,切除脾的患者比保留脾的患者容易出现局部复发。除非肿瘤侵及脾门或探查到脾门有肿大淋巴结,绝大多数胃癌手术应保留脾。

(5)新辅助治疗:术前辅助治疗亦称新辅助治疗。其理论依据为肿瘤周围组织在术后的血供改变影响化疗药浓度及放疗效果,新辅助治疗有可能提高疗效;新辅助化疗、放疗的组织病理学反应与预后呈正相关;可减少术中播散的可能性,降低肿瘤细胞活性;消除潜在的微转移灶,降低术后转移复发的可能。术前通过可测量病灶及术后标本准确判定临床缓解率和病理学有效率。新辅助治疗可剔除不宜手术治疗的患者。部分生物学行为差的胃癌,新辅助治疗期间如果出现局部广泛浸润和远处转移,这类患者即便行手术切除也很快复发,因此这类患者不适合进行手术治疗。通过新辅助治疗了解肿瘤对治疗的反应如何,来确定患者术后是否需要继续治疗。

目前证据证明,新辅助治疗能够使局部进展期胃癌患者降期,提高切除率和改善预后,毒副反应可耐受,并不增加围术期死亡和并发症。北京肿瘤医院的研究证实,联合放化疗可降低肿瘤分期,切除率提高至70%(一般为30%~50%)。多数进展期胃癌可由此方法获益。目前新辅助治疗已经被推荐为进展期胃癌的标准治疗方法。手术前分期评估为 T2 以上或淋巴结有转移病例,国际推荐方案为 ECF(表柔比星、顺铂、氟尿嘧啶)及其改良方案。但总体说来,SOX(奥沙利铂、替吉奥)方案或 XELOX(奥沙利铂、卡培他滨)方案效果更好,而且毒性小。

新辅助治疗应该尽可能选择毒性小的方案,减少对手术的影响。时间不宜过长,一般推荐 2~4 个周期。新辅助放化疗是目前正在处于研究阶段的另外一种治疗模式。德国 POET 研究和荷兰 CROSS 研究显示,部分患者能够通过术前放化疗提高局部控制率,但是相关生存获益仍然没有明确结论。目前研究的热点主要集中在食管胃结合部癌,北京肿瘤医院开展的多中心随机对照临床研究显示,食管胃结合部癌患者有通过术前放化疗获益的可能。

(6)腹腔镜技术:腹腔镜切除术是新近出现的一种外科手术方法,除了作为常规检查手段的有效补充、进行准确诊断和分期外,腹腔镜在治疗中也逐渐为大家所认可。对于胃癌患者,它比其他开腹手术有更多重要的优势(术中出血少、术后疼痛轻、恢复快、肠道功能恢复早及患者住院时间缩短)。目前认为,腹腔镜技术适于早期胃癌胃部分切除、D_1 胃切除病例。对于进展期胃癌的腹腔镜下 D_2 根治术,由于文献资料有限、随访时间短,难以对该手术疗效和安全性得出任何结论。Huscher 等进行了 1 项前瞻性随机研究,比较 59 例远端胃癌患者进行腹腔镜切除术或胃次全切除术的早期和 5 年临床结果。2 种方式的手术病死率分别为 3.3% 和 6.7%,5 年总生存率分别为 58.9% 和 55.7%,无病生存率分别为 57.3% 和 54.8%。以上结果显示,尽管并未达到显著性,腹腔镜切除术还是优于开腹手术。但是,要进一步确定腹腔镜切除术在胃癌治疗中的地位还需要更大规模的随机临床研究来评估。

(7)辅助化疗:胃癌术后辅助化疗的争议已久,从欧美到亚洲国家进行了许多相关研究,包括随机对照研究和荟萃分析,早年研究对辅助化疗多趋向于否定,但在近年来的系统综述中,总体分析可见胃癌术后辅助化疗与单纯手术相比可延长生存期、减少复发,如针对某些亚组进行具体分析意义更大。

胃癌辅助化疗的适应人群根据分期决定。由于Ⅰ期胃癌患者术后即便不接受辅助化疗,术后 5 年生存率也达 90%~95%,因此不推荐术后进行辅助化疗。Ⅰa 期患者不推荐化疗,对于Ⅰb 期患者,特别是病理类型差、脉管神经受侵者,术后是否进行辅助化疗在临床尚有争议,但目前无循证医学依据支持在Ⅰb期患者中进行辅助化疗。而对于Ⅱ期或Ⅲ期胃癌患者,原则上均应给予术后辅助化疗。

关于辅助化疗采用方案和化疗期限,不同国家和地区在多年来一直存在较大争议,目前基于 ACTS-GC 和 CLASSIC 研究结果,根据现有循证医学依据,可选择替吉奥胶囊口服至术后 1 年,或者术后 6 个月内完成 8 周期卡培他滨联合奥沙利铂(XELOX)治疗;基于卡培他滨、氟尿嘧啶及替吉奥胶囊、顺铂在晚期胃癌中的疗效和安全性,中国《胃癌诊疗规范(2011 年版)》中推荐我国临床实践中可考虑氟尿嘧啶类药物单药或联合铂类进行辅助化疗。随着精准术前分期的进步及放射治疗技术的提高,围术期化疗及放疗也是提高局部进展期胃癌治疗疗效的重要策略。

（8）靶向治疗:继结直肠癌和乳腺癌等肿瘤后,作用于血管生成或细胞增殖途径的靶向治疗药物近年来也成为胃癌研究的热点,如曲妥珠单抗、贝伐珠单抗、西妥昔单抗、雷莫芦单抗、PARP 抑制药和CLDN18.2 单抗等。近年来,晚期胃癌的姑息化疗发生了巨大的进步,尤其是新型分子向药物的出现及一些治疗模式的转变为胃癌的治疗提供了新的希望。但由于诸多尚未解决的诊治难题,以及药物疗效的局限性,我们期待新化疗药物的临床研究结果,包括放化疗的结合、抗受体药物、疫苗、基因治疗和抗血管生成药物等。在目前情况下,如果患者一般状况良好,应鼓励患者参加临床试验,可能从治疗中获得更大利益,同时为胃癌的治疗发展作出贡献。

（9）腹腔热灌注化疗:腹腔热灌注化疗是将大容量灌注液或含有化疗药物的灌注液加热到一定温度,持续循环恒温灌注入患者腹腔内,维持一定的时间,通过热化疗的协同增敏作用和大容量灌注液循环灌注冲刷作用有效地杀灭和清除体腔内残留癌细胞及微小病灶的一种新的肿瘤辅助治疗方法,对预防和治疗腹腔种植转移尤其是并发的恶性腹水治疗疗效显著。腹膜转移是胃癌常见的转移模式,肿瘤细胞于腹膜表面播散种植使腹膜增厚,腹腔静脉或淋巴管阻塞,重吸收障碍,形成癌性腹水。腹腔内给药可使药物浓度升高达血浆浓度的 20～500 倍,并且药物经腹膜吸收缓慢而能够长时间与腹腔内肿瘤直接接触,提高了局部细胞毒作用。

3. 晚期胃癌

晚期胃癌治疗困难,效果不佳。治疗原则以改善症状、提高生活质量为主。可适当选择姑息性手术、化疗、对症支持治疗。原发病灶无法根治性切除,为了减轻由于梗阻、穿孔、出血等并发症引起的症状,可行姑息性切除、胃空肠吻合、穿孔修补、空肠造瘘等。晚期胃癌化疗应根据患者身体状况进行选择,一般情况良好、重要脏器功能正常者,可选择紫杉醇类、顺铂、氟尿嘧啶的联合方案。反之应选择毒性相对较小的奥沙利铂、卡培他滨类方案。存在梗阻的病例,可行支架置入以缓解症状。

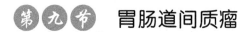

第九节　胃肠道间质瘤

胃肠道间质瘤(gastrointestinal stromal tumor, GIST)是消化道最常见的间叶源性肿瘤(gastrointestinal mesenchymal tumor, GIMT),其中 60%～70% 发生在胃,20%～30% 发生在小肠。GIST 曾被认为是平滑肌(肉)瘤。其免疫表型上表达 KIT 蛋白(CD117)、遗传学上存在频发性 c-kit 基因突变、组织学上主要以梭形细胞和上皮样细胞呈束状交叉或弥漫性排列为特征。GIST 约占胃肿瘤的 3%,可发生于各年龄段,高峰年龄 50～70 岁,男女发病率相近。

一、病理

GIST 不同于胃肠道的其他 GIMT。GIMT 除包括 GIST 外,还包括平滑肌瘤和肉瘤、施万细胞瘤、神经纤维瘤、颗粒细胞瘤、脂肪瘤、卡波西肉瘤和血管肉瘤等。GIST 呈膨胀性生长,可向黏膜下或浆膜下浸润形成球形或分叶状肿块。肿瘤可单发或多发,直径 1～20 cm 不等,质地坚韧,境界清楚,表面呈结节状。瘤体生长较大可造成瘤体出血、坏死及囊性变,并在黏膜表面形成溃疡导致消化道出血。

GIST 的生物学行为从形态学良性、潜在恶性到低、中和高度恶性形成一个连续谱。按 WHO(2002)软组织肿瘤分类的肿瘤生物学行为分为良性、中间性(局部侵袭性)、中间性(偶有转移性)和恶性 4 类的标准来看,文献中报道的 GIST 直径 <2 cm、核分裂数仅 1～2 个/50 HPF,亦偶可发生转移。至今尚无可靠的指标预测其生物学行为,目前使用"良性"GIST 这一术语是不明智的,许多学者推荐依据肿瘤大小和核分

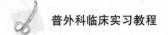

裂数来估计转移风险,但仍值得商榷。

二、临床表现

瘤体小时,通常无症状,常在体检、X线检查、胃镜检查、CT检查或其他手术时偶然发现。瘤体大时,可出现非特异性症状,与部位有关。患者可有不适、上消化道溃疡和出血,有腹痛、腹部肿块、梗阻、便血或穿孔等。恶性肿瘤可有体重减轻、发热,腹腔播散和肝转移时也可出现相应症状。

三、诊断

钡餐造影胃局部黏膜隆起,呈凸向腔内的类圆形充盈缺损,胃镜下可见黏膜下肿块,顶端可有溃疡。黏膜活检检出率低,EUS可以发现直径 <2 cm 的胃壁肿瘤。CT、MRI有助于发现胃腔外生长的结节状肿块及有无肿瘤转移。组织标本的 IHC 检测显示 CD117 和 CD34 过度表达,有助于病理学最终确诊。

四、治疗

首选手术切除。术后切缘阳性或高度恶性者应予辅助治疗。复发或转移者,甲磺酸伊马替尼是首选,根据具体情况结合手术治疗。

(1)手术治疗:切缘阴性的完整切除为外科治疗标准。不同于胃癌或肠癌,间质瘤的生长方式是膨胀式生长。切缘不需要达到 5 cm,切缘 2~3 cm 已经足够。转移方式与上皮来源的癌不同,以腹腔种植和血行转移为主,淋巴结转移的发生率低于 10%,故不主张进行淋巴结清扫。

术前穿刺可能造成肿瘤破裂和出血,增加肿瘤播散风险。对临床怀疑为 GIST 者,手术前不做穿刺活检。对于高危患者(肿瘤直径 >10 cm、腹腔内肿瘤破裂者)建议服用伊马替尼至少1年。

(2)转移病例的治疗:单纯手术治疗复发或转移性肿瘤,绝大多数将复发。伊马替尼结合手术,可使患者获得更长生存期。对伊马替尼治疗已经达到最大受益或治疗无效时,建议采用手术治疗。手术可以显著改善肝转移患者的预后。不适于外科手术切除的转移灶,可行射频消融或动脉栓塞治疗。

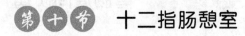

第十节　十二指肠憩室

十二指肠憩室(duodenal diverticulum)是部分肠壁向腔外突出形成的袋状突起。直径从数毫米至数厘米,多数发生于十二指肠降部,可单发也可多发。75%的憩室位于十二指肠乳头周围 2 cm 范围之内,故有乳头旁憩室之称。

一、流行病学

因为十二指肠憩室患者绝大多数无症状,所以其患病率难以精确估计。十二指肠憩室为相对多发病,国外报道发生率为 1%~2%,尸检发现十二指肠憩室的发生率可高达 22%,上消化道钡餐检查发现率为 6%,ERCP检出率为 9%~23%。其发生率仅次于结肠憩室,男女发病率无差异,本病可发生于任何年龄,其发生率随年龄的增长而增高,多见于 50~60 岁患者。据报道,不同年龄组的憩室发生率存在差别,82 例患者中 40 岁以下者仅占 11%,而 60 岁以上者高达 50%,可见年龄因素的确与憩室的发生关系密切。

二、病因与病理

临床上所见多为原发性或假性憩室。憩室壁主要由黏膜、黏膜下层及浆膜构成,肌纤维很少。原发性十二指肠憩室多见于 50 岁以上人群,青年人少见。由于十二指肠乳头附近是血管、胆管、胰管穿透肠壁的部位,肌层薄弱,肠腔内压力增高,因此憩室多发于十二指肠降部,解剖上与胰腺关系密切,多数在胰腺的后方,部分可深入胰腺内。黏膜可通过薄弱处向外突出形成憩室,而高压的产生与憩室远端的肠管运动过激或不协调蠕动有关,近来的研究发现,这一现象可能是由迷走神经退化造成的。2/3 的憩室位于壶腹周围,发生于球部的十二指肠憩室很少;临床上少见的为继发性或真性憩室,是因为周围组织炎症粘连,瘢痕牵拉十二指肠壁而形成的憩室,其憩室壁由肠壁全层构成。十二指肠憩室好发于十二指肠降部乳头旁还可能与下列因素有关:从胚胎发生学来看,乳头部是前肠和后肠的结合部,为先天性薄弱区;奥迪括约肌收缩牵拉十二指肠壁对乳头旁憩室的形成有一定的作用。90% 的憩室为单发,余者可同时患有2 个以上的憩室。憩室多为圆形或呈分叶状,颈部窄,底部宽。大多数憩室并无临床症状,一些较大的憩室因憩室颈窄小,进入其内的肠内容物因排空不畅而发生细菌繁殖,继发憩室炎、溃疡、结石形成,甚至出血、穿孔等并发症。憩室膨胀时可因压迫周围组织、十二指肠、胆总管和胰腺,引起相应的临床表现。壶腹周围憩室患者胆管结石发生率高,可致胆管炎或胰腺炎的发作。

三、分型

十二指肠憩室按其囊袋膨出方向可分为腔内憩室和腔外憩室,按病变形成可分为先天型憩室和后天型憩室,按病理检查肠内有无肌层可分为真性憩室和假性憩室,按腹部 X 线表现又可分为内压性憩室和牵引性憩室。

关于十二指肠憩室的分型和命名,临床报道尚未统一,龚建平等将其分为乳头外型(Ⅰ型)、乳头内型(Ⅱ型),包家林等(1996 年)则将其分为乳头上型(Ⅰ型)、乳头下型(Ⅱ型,最少见)、憩室内乳头型(Ⅲ型),而钟大昌等(1998 年)将十二指肠憩室称为壶腹部周围憩室,并根据其与壶腹的关系分为壶腹旁、壶腹内和壶腹膨大等。卢生等(1996 年)将这类憩室根据其开口位置分为 4 型:乳头旁型(Ⅰ型)、壶腹型(Ⅱ型)、异位型(Ⅲ型,乳头开口于憩室内)、混合型(Ⅳ型)。

四、临床表现

十二指肠憩室大多数无临床症状,临床上仅 10% 的患者出现症状,有无症状与憩室大小、开口大小、发生部位及憩室与周围脏器的关系有关。憩室直径超过 1.5 cm 的患者 80% 以上有不同程度的胆胰疾病的临床表现。症状包括憩室本身的症状和并发症引起的症状。憩室本身的症状是由于食物在憩室腔内潴留,导致憩室膨胀、炎症或并发出血、穿孔等临床症状;并发症引起的症状是由于憩室压迫胆管及胰管,导致胆管及胰腺疾病的症状。表现为上腹饱胀不适或疼痛,偶有恶心,饱食后加重;若憩室并发炎症、溃疡及结石,则症状较重而持续,疼痛可向背部放射;憩室内潴留食物残渣的腐败与感染可致腹泻;乳头旁憩室合并胆管结石,临床则会出现腹部绞痛、黄疸及发热等胆管结石的症状。临床观察发现,在乳头旁憩室同时有胆管症状的患者中,有不少患者的胆管和胰管正常,这种暂时性胆管症状和肝功能的改变可能是由于乳头旁憩室引发的奥迪括约肌功能障碍、轻度的胆管炎及食物进入憩室所致。十二指肠憩室阻塞性黄疸综合征(Lemmel syndrome)是指患有十二指肠憩室并压迫胆总管,影响胆汁和胰液的排泄而发生阻塞性黄疸或胰腺炎病征。1934 年 Lemmel 首先提出本征,并将本征中有明显胆总管和胆管阻塞的病例称为乳头综合征(Pepiller syndrome)。十二指肠憩室的好发部位为十二指肠的内侧,一般无症状,因而易被忽视,一旦憩室压迫了胆总管的十二指肠开口处,可影响胆汁和胰液的排泄,发生胆汁和胰液淤滞,使管腔内压力升高,诱发胰腺的炎症或阻塞性黄疸,个别患者胆总管向憩室内开口,或向憩室呈部分开口,易导致 Lemmel 综合征发生,尤其合并憩室炎,甚至癌变,更易发生本征,且易导致上行感染。本病容易误诊,对于临床反复发作的发热、腹痛、胆管炎、胆囊炎、胰腺炎,尤其 B 超或 CT 未发现胆系结石或肿瘤者,应考虑此诊断。

五、诊断

X 线钡餐检查,特别是低张性十二指肠造影,可见圆形或椭圆形腔外光滑的充盈区,立位可见憩室内呈气体、液体及钡剂三层影。纤维十二指肠镜检查可对憩室的部位、大小、形态等做出较为准确的判断,通过胰胆管造影可明确与胰胆管的关系。螺旋 CT 对十二指肠憩室的发现率较低,有报道 65 例患者 80 个十二指肠憩室中螺旋 CT 共检出 15 个,检出率为 18.75%。胰头后方半圆形气体影是十二指肠憩室的典型表现。当十二指肠肠腔内出现局限性偏心性或肠外出现局限性气体影时,需考虑十二指肠憩室可能。对比剂进入囊袋状结构时诊断可明确。十二指肠憩室须与腹膜后腔局限性积气相鉴别,后者发生于十二指肠球部溃疡后壁穿孔或外伤性十二指肠腹膜后段破裂。位于胰腺实质内的十二指肠憩室,因憩室内常含气体、液体与食物碎屑,有时会误诊为胰腺假性囊肿或腺肿。在十二指肠憩室的诊断工作中,以下几点尤应引起注意,能为合理治疗提供帮助:无法用溃疡病解释的消化道症状和黑便史;胆囊切除术后症状仍存在,反复发作的胆管炎而无残留结石复发者;反复发作的慢性胰腺炎;无原因的胆管感染。

六、并发症

当胆总管直接开口于憩室,可引起十二指肠乳头水肿和逆行性胆管炎,憩室压迫胆总管会造成胆汁淤积和胆石症,同时憩室亦可压迫胰管使之排空不畅和使奥迪括约肌功能失调,造成急、慢性胰腺炎。若合并憩室炎症,炎症反应波及周围组织,更易加重上述损害,长期炎性刺激还可引起慢性缩窄性乳头炎,加重胰、胆系的损害。降部憩室与原发性胆总管结石或胆管术后胆总管结石复发相关,但与胆囊结石无关,降部憩室患者单纯胆囊切除术后的胆管疾病仍有较高的发生率。

七、治疗

无症状者不需要治疗。有憩室炎症状时可行抗炎制酸、解痉等治疗。由于憩室壁薄、周围粘连致密,剥离时易撕裂,尤其是嵌入胰头部时,并发症发生率高且严重,病死率高达 5%~10%,故指征应严格控制。手术适应证为:内科治疗无效的憩室炎;有穿孔、出血或憩室内肠石形成;因憩室引发胆管炎、胰腺炎;憩室内有异物或憩室巨大,造成十二指肠完全或不完全梗阻者;症状明显,憩室颈部狭小,引流不畅,钡剂进入 6 小时以上仍未排空者等。手术治疗的术式主要分为憩室切除和转流手术两大类。

憩室切除术仅适用于十二指肠降部、球部外侧及横、升部容易暴露及游离的憩室,对位于降部、球部内侧及伸入胰腺实质内或切除难度大的憩室,应谨慎从事。术前必须观察正位和左、右、前斜位 X 线钡餐片或行内镜对憩室准确定位,以明确其部位及与乳头的关系。理论上憩室切除术在纠正憩室异常病理解剖的同时,保留了消化道正常的解剖生理功能,避免了转流手术后胃排空障碍、反流性胃炎、吻合口溃疡及残胃癌等远期并发症的发生。但在实践中常遇到困难,十二指肠降部憩室可能伸向胰腺的背侧、腹侧或深埋于胰腺实质内,术中寻找困难;反复的炎症还可能与周围发生粘连,切除亦十分困难,强行分离易导致胆管、胰管损伤出现严重并发症。憩室内翻缝合术是憩室切除的一个补充应变措施,直径<1.0 cm,或远离十二指肠乳头和胰腺实质,或切除憩室有可能损伤胆总管、胰管开口时,或当憩室完全位于胰实质内、勉强剥离时易致严重出血或胰瘘时,可采用该术式。术式较为简单,但不能去除可能存在于憩室腔内的异位胃黏膜或胰腺组织,可能导致日后的出血或穿孔;同时大的憩室内翻缝合势必影响肠道通畅,存在引起十二指肠梗阻的风险。

转流手术的目的是旷置十二指肠,使食物不经过十二指肠,可防止食物进入憩室内滞留,有利于憩室炎的治疗和防止逆行胆管感染。此种术式的适应证包括憩室切除困难、手术本身可能损伤胆管和胰管者,多发性憩室,胆、胰管直接开口于憩室者等。憩室旷置、胃部分切除、毕 Ⅱ 式吻合术,适用于切除困难、多发性、胰腺组织内憩室和/或并发胰腺炎、乳头直接开口于憩室内及憩室穿孔伴腹膜后严重感染者,也特别适用于无胆、胰、十二指肠手术经验者。胃空肠、十二指肠-空肠 Roux-en-Y 吻合术,前者仅适用于发作频繁的胆管炎或合并复发性胰腺炎,胆、胰管直接开口于憩室者或憩室距乳头近难以切除或内翻包埋及十二指肠多发憩室者。后者仅适用于十二指肠憩室伴有胰腺、胆管并发症或手术本身可能损伤胆管或胰腺者。转流手术治疗较大的憩室存在一个明显的不足,即对憩室本身未行处理,对胆管、胰管的压迫并未根本解除。

其他术式,如胆总管-空肠 Roux-en-Y 吻合术仅适用于憩室并发胆总管结石并有奥迪括约肌狭窄、胆管扩张者。奥迪括约肌切开成形术,适用于反复发作的憩室炎导致奥迪括约肌出口狭窄或伴有胆总管出口狭窄,使胆汁、胰液排出受限或有结石不能排出者。胰十二指肠切除术,仅适用于憩室癌变或并发壶腹周围癌或憩室并发严重出血,而又无法切除时,或在切除憩室中见其突入胰腺实质较深,造成胰腺损伤、出血又难控制者。

近年来,有报道通过十二指肠镜用医用胶填塞粘闭治疗十二指肠憩室的新方法,将医用胶填塞于憩室内,达到封闭憩室和黏合憩室的目的。该方法不需要全身麻醉及开腹手术,不改变十二指肠正常的生理结构,风险小,但远期疗效有待观察。

第十一节　良性十二指肠淤滞症

良性十二指肠淤滞症是十二指肠水平部或升部受肠系膜上动脉或其分支(结肠中动脉)压迫导致的肠腔梗阻,也称为肠系膜上动脉综合征(superior mesenteric artery syndrome),亦称十二指肠血管压迫综合征、Wilke 综合征、石膏背心综合征、慢性间歇性肠系膜动脉性十二指肠闭塞征、肠系膜动脉性十二指肠梗阻和慢性十二指肠凝滞征等。本综合征首先由 von Rokifansky 于 1842 年报道,但迄今尚无确切的发病率统计。本病发病年龄平均在 30 岁左右,男女比例大致相等,此征并非临床罕见疾病,如不给予恰当治疗,可导致营养不良,影响发育,且可出现一些因十二指肠高压而引起的急性胃扩张、急性胰腺炎等并发症。

一、病因与病理

十二指肠水平部在第 3 腰椎水平横行跨越脊柱和腹主动脉。肠系膜上动脉恰在胰腺颈下缘从腹主动脉发出,自十二指肠第三部前面越过。在正常人,腹主动脉与肠系膜上动脉的夹角为 40°～60°,当两动脉之间形成夹角变小,肠系膜上动脉将十二指肠水平部压向椎体或腹主动脉造成肠腔狭窄和梗阻。临床上有梗阻症状的患者,这个角度为 15°～20°。发生淤滞症的原因与肠系膜上动脉起始点位置过低,十二指肠悬韧带过短、牵拉,脊柱过伸,体重减轻或高分解状态致腹主动脉与肠系膜上动脉间的脂肪垫消失等有关。瘦长无力体形或精神、神经不稳定者,容易发生此综合征。此外,腹腔内粘连、内脏下垂牵拉肠系膜及环状胰腺也可引发该病。

二、临床表现

良性十二指肠淤滞症常呈间歇性发作,表现为十二指肠通过障碍。症状多在 30 岁以后出现。呕吐是主要症状,常发生在餐后数小时,呕吐物为含胆汁的胃内容物,伴上腹饱胀不适。取俯卧位、胸膝位或呕吐后可使症状缓解。体检见上腹饱满,可有胃型,无明显腹部压痛。缓解期有非特异性上消化道症状,如食欲不振、饱胀等。长期反复发作者可出现消瘦、营养不良、贫血和水、电解质代谢紊乱。肠系膜上动脉压迫引起的急性梗阻,可在脊柱过伸位的躯干石膏固定后突然发生。在烧伤、大手术后体重明显减轻又需长期仰卧的患者中亦可出现。

三、诊断及鉴别诊断

有反复发作呕吐胆汁与胃内容物的患者,特别是体位改变症状减轻的患者,应考虑本病的可能。X

线钡餐的特征性表现:钡剂在十二指肠水平部脊柱中线处中断,有整齐的类似笔杆压迫的斜行切迹("笔杆征"),钡剂在此处通过受阻;近端十二指肠及胃扩张,有明显的十二指肠逆蠕动;切迹远端肠腔凹陷,钡剂在2~4小时内不能排空;侧卧或俯卧时钡剂可迅速通过十二指肠水平部进入空肠。超声检查所见为:肠系膜上动脉与腹主动脉之间夹角<13°,变胸膝位时夹角可>20°;夹角内的肠系膜上动脉压迫处十二指肠水平部最大宽度<10 mm;十二指肠降部及近端水平扩张呈漏斗状或葫芦状。近端十二指肠腔前后径>30 mm;夹角内左肾静脉受压,血流呈高速湍流状态,而正常人绝大多数为低速层流。部分患者合并胃等脏器下垂。CT结合动脉造影或螺旋CT三维图形构建可以暴露肠系膜上动脉与十二指肠之间的关系及在这一水平上的梗阻。

鉴别诊断包括引起十二指肠水平部或升部排空障碍的其他病变。

① 肿瘤:十二指肠良、恶性肿瘤;腹膜后肿瘤,如肾肿瘤、胰腺癌、淋巴瘤;十二指肠的转移癌,邻近肿大的淋巴结(癌转移)、肠系膜囊肿或腹主动脉瘤压迫十二指肠。

② 十二指肠远端或近端空肠浸润性疾病和炎症:如进行性系统性硬化症、克罗恩病及憩室炎性粘连或压迫引起缩窄等。

③ 胆囊和胃手术后发生粘连牵拉十二指肠;胃空肠吻合术后粘连、溃疡、狭窄或输入袢综合征。

④ 其他先天性畸形:十二指肠倒位、胆囊十二指肠结肠索带所致十二指肠梗阻;十二指肠前门静脉;肝胰壶腹位置异常(胆总管开口于十二指肠第三部)。但这些病变的X线钡餐检查所见与肠系膜上动脉压迫的X线特征明显不同。

四、治疗

1. 非手术治疗

治疗取决于病因与梗阻程度。梗阻发作时禁食、胃肠减压、纠正水及电解质平衡和肠外营养支持。针对病因治疗,如因石膏固定后脊柱过伸引起,可去除石膏。也可留置鼻空肠管在透视下推送过梗阻点,行肠内营养支持。缓解期宜少量多餐,以易消化食物为主,餐后左侧卧、胸膝位或俯卧位可预防发作,下床活动时,可用围腰或腹带防止内脏下垂,并改善营养,加强腰肌锻炼,校正脊柱前凸。

2. 手术治疗

手术虽可使部分患者解除梗阻,获得良好疗效,但有一部分效果不理想,术后症状不能解除。因此,手术治疗必须谨慎,严格掌握手术适应证。术前行胃肠造影、胃十二指肠镜和心理学检查,证实诊断并排除其他疾病,尤其是心理障碍,这样才能提高本病疗效。

手术适应证:男性患者,梗阻症状明显,有典型X线血管压迫征象者,特别是45岁以上的中老年人,宜采用手术治疗;出现十二指肠高压引起的并发症者,宜在并发症缓解后,择期行手术治疗;对症状反复发作、影响营养发育者,宜手术解除机械性梗阻,术后仍有症状者,再配合其他综合性非手术疗法;年轻女性患者,病史短或合并有其他神经官能症者,或虽然反复发作,但对营养发育影响不大,均宜先采用手术治疗。

术中应详细探查,确定下述几点:梗阻是否由于肠系膜上动脉压迫所致及压迫程度,为此要仔细探查肠系膜根部、十二指肠空肠曲附近的腹膜后,以排除肿瘤或肿大淋巴结压迫十二指肠,术中可经胃管注气,当十二指肠直径扩张到3~4 cm时可明确暴露十二指肠受压情况;是否合并胃十二指肠溃疡、胆石症或慢性胰腺炎;十二指肠悬韧带是否过短;十二指肠周围是否易于暴露和操作。手术治疗的目的在于彻底解除机械性梗阻因素,因此凡能达此目的而又无其他弊端的术式均可采用。十二指肠悬韧带切断术适用于悬韧带过短、十二指肠空肠曲悬吊位置过高,呈锐角者。手术方法简单,仅切断十二指肠悬韧带和切开该处部分后腹膜,游离十二指肠升部和十二指肠空肠曲,使之下移3~4 cm,肠系膜上动脉与十二指肠间无张力,肠系膜上动脉起始点与十二指肠上缘间能从容通过两横指时,压迫即可解除。胃空肠吻合术不能有效解决十二指肠滞留,胆汁、肠液和十二指肠液经十二指肠逆蠕动进入胃后,再经吻合口排入空肠,因此术后仍常有上腹胀、呕吐胆汁等症状,目前已不被采用。十二指肠空肠侧侧吻合术是 1908 年由 Stavely 首先报道,目前仍是较常用的方式,方法简单,能较好转流十二指肠内容物。十二指肠复位术具体 为手术游离右半结肠至横结肠,再游离十二指肠自降部直至升部的外侧腹膜,切断十二指肠悬韧带,将十 二指肠、小肠在肠系膜上动脉后方移至右侧腹腔,将盲肠、升结肠移至左侧腹腔。据报道,此术式症状缓 解率达 89%,但由于游离肠管范围广,腹腔内剖面大,术后易发生粘连性肠梗阻。且肠管位置处于非正常 解剖位置,国内尤其是成人较少采用此术式。十二指肠血管前移位术可用于症状较轻,胃肠造影显示十 二指肠扩张不重,无强烈频繁性逆蠕动,术中十二指肠内注气后近侧十二指肠直径在 7.5 cm 以下者。游 离十二指肠水平部和升部,在肠系膜上动脉侧方切断十二指肠,在动脉前方重新行十二指肠端端吻合术。 本法优点是从解剖上解除了血管对十二指肠的压迫,肠道的延续性无改变,不出现转流手术,亦不影响十 二指肠蠕动功能。缺点是十二指肠水平部与胰腺关系密切,血管分支多,游离十二指肠时易损伤肠壁营 养血管和胰腺,导致术后十二指肠瘘和胰瘘发生,十二指肠切断后再吻合的手术操作困难。因此,尽管手 术设计合理,亦不宜作为首选术式或常规术式。肠系膜上动脉综合征的术式颇多,疗效均不完全令人满 意,且术中、术后可能出现较严重的并发症。因此,应针对引起梗阻的解剖原因和病理变化,选择恰当术 式。目前国内较普遍认为,除适宜行十二指肠悬韧带切断的病例外,首选术式应是较简单的十二指肠空 肠侧侧吻合术。

第十二节　十二指肠肿瘤

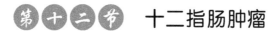

十二指肠肿瘤较少见,以十二指肠癌相对多见,十二指肠腺癌由 Hamburger 在 1746 年首先描述,其发 病率很低,约占消化道恶性肿瘤的 0.35%。按发生部位分类,在全部十二指肠恶性肿瘤中,降部肿瘤所占 比例最大,为 60%~89%,而水平部占 4%~8%。十二指肠良性肿瘤虽属良性,但部分肿瘤有较高的恶性 变倾向,有肿瘤介于良、恶性之间,甚至在镜下也难以鉴别。肿瘤生长的位置常与胆管引流系统有密切关 系,位置固定,十二指肠的肠腔又相对较窄,因此常常引起各种临床表现,甚至发生严重并发症而危及 生命。

一、病因与病理

原发性十二指肠腺癌确切病因尚不清楚,推测可能与胆汁中的胆酸在肠液和细菌的作用下形成具有 致癌特性的胆蒽和甲基胆蒽等产物有关。色素沉着息肉综合征(Peutz-Jeghers 综合征)、肠息肉病合并多 发性骨瘤和多发性软组织瘤(Gardner 综合征)、家族性腺瘤性息肉病(familial adenomatous polyposis,FAP) 等其他疾病与十二指肠腺癌的发生也有一定联系。十二指肠腺癌在家族性腺瘤性息肉病患者中的发病 率随年龄增长而逐渐增加,1.6%~5.0% 的 FAP 患者最终会发生十二指肠腺癌,即使切除病变的结肠,仍 可能发生十二指肠癌,已成为 FAP 患者最主要的死因。

十二指肠癌的大体病理可分为 4 型:息肉型、溃疡型、环状溃疡型和弥漫浸润型。其中以息肉型和溃 疡型多见,息肉型约占 60%。十二指肠腺癌起源于十二指肠黏膜上皮,多为单发,镜下主要为乳头状腺癌 和管状腺癌。十二指肠乳头附近以息肉型乳头状腺癌居多,其他部位多为管状腺癌,呈溃疡型或环状溃 疡型溃疡病灶横向扩展可致十二指肠腔环形狭窄。十二指肠良性肿瘤病理类型有以下几种:管状腺瘤、 乳头状腺瘤、绒毛状腺瘤、间质瘤、平滑肌瘤、Brunner 瘤、神经内分泌肿瘤、错构瘤、血管瘤和脂肪瘤等。 十二指肠腺癌可由腺瘤恶性变而来,镜下可见腺瘤-腺癌转化及腺癌中的残存腺瘤组织。绒毛状腺瘤最易 癌变,腺瘤表面呈绒毛状隆起,基底部宽,无蒂或短蒂,镜下可见此种腺瘤表面由一层或多层柱状上皮覆 盖,间质富含血管,柱状上皮细胞内含有大量黏液细胞,可有不同程度的异形性。约 45% 的该腺瘤发现时

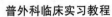

已存在侵袭性癌。胃泌素瘤在胰腺内分泌瘤中的发病率仅次于胰岛素瘤。部分肿瘤位于胰腺外,十二指肠为其好发部位。

二、临床表现

十二指肠肿瘤临床上早期无症状或症状轻微,随着病情的进展,可出现上腹部不适、食欲减退、反酸等类似慢性胃炎、胃十二指肠溃疡的症状,因此易与这些消化道疾病相混。根据肿瘤发生部位和生长方式的不同可出现相应症状。

1. 腹痛

腹痛为原发性十二指肠癌的主要症状,常与十二指肠溃疡相似,但进食或抑酸药不能使之缓解,恶性肿瘤侵及胰腺或后腹膜时可出现腰背部放射痛。肿物如引起肠管梗阻也可造成相应的腹痛和腹胀。带蒂的十二指肠息肉位于降部以下时可引起十二指肠空肠套叠,而球部巨大腺瘤可逆行滑入幽门,导致急性幽门梗阻,称球状活瓣综合征。位于十二指肠的平滑肌瘤由于肿瘤的牵拉,肠管蠕动失调及瘤体中心坏死而继发的炎症反应、溃疡、穿孔等都可以引起腹痛。另外,带蒂的十二指肠息肉位于降部以下时可引起腹痛。

2. 黄疸

十二指肠乳头癌常以阻塞性黄疸为首发症状,为肿瘤阻塞壶腹部所致。由于胆管梗阻不完全,黄疸出现较晚,黄疸不深,进展较慢。因肿瘤常有坏死后脱落,故黄疸程度可有波动,但总体上逐渐加深,可伴有皮肤瘙痒及发热。生长在十二指肠降部乳头附近的良性肿瘤,如压迫胆管下端及乳头开口部位,也可出现不同程度的黄疸。

3. 恶心、呕吐

1/3～1/2 的患者有恶心、呕吐,餐后明显。其原因为肿瘤的生长导致十二指肠腔的堵塞或狭窄。根据呕吐物是否含有胆汁可初步判定肿瘤与十二指肠乳头的关系。

4. 消化道出血与贫血

消化道出血与贫血较为常见,这主要是由肿瘤表面缺血、坏死,溃疡形成所致。主要表现为慢性失血,可导致缺铁性贫血。如大便隐血试验阳性,偶有呕血。也可有部分患者伴有急性出血,以呕血、黑便为主。也有报道十二指肠巨大错构瘤等引起消化道大出血,甚至休克。

5. 腹部包块

巨大的十二指肠良性肿瘤可以腹部包块为主要表现,查体时可在腹部扪及包块,一般较为固定,界限较清楚,质地因病理性质而异,可柔软而光滑,或坚韧而不平。位于十二指肠部位的神经内分泌肿瘤可根据其肿瘤细胞构成情况引起相应的临床表现,如胃泌素瘤导致的佐林格-埃利森综合征,出现消化性溃疡的症状和腹泻。

三、诊断及鉴别诊断

十二指肠良性肿瘤和原发十二指肠癌起病隐匿,早期可无任何症状,即使出现上述临床表现,亦非本病所特有,常不引起患者注意,故早期诊断困难,容易漏诊。关键在于应想到本病的可能性,及时合理地选择内镜活检、X 线钡餐等检查,多可明确诊断,少数诊断困难且具有手术指征者,可行手术探查。

1. 十二指肠镜

纤维十二指肠镜可以直接观察十二指肠肿瘤病变形态并取材活检做出组织学诊断,十二指肠降段及乳头周围区肿瘤,常因阻塞乳头开口而造成梗阻性黄疸,体征明显,行常规内镜检查时,可见降段乳头区占位,相对容易发现。十二指肠乳头癌的内镜下表现多为息肉型和溃疡型。息肉型内镜下表现为乳头部呈息肉样隆起,表面有糜烂,部分似菜花样,质脆,触之易出血。溃疡型为乳头部有溃疡形成,边缘呈堤坝样隆起,底部覆污秽苔,质脆易出血。组织学类型中腺癌占绝大多数,镜下多有绒毛样结构,若活检取材太浅,易被误诊为绒毛状腺瘤。而十二指肠水平部肿瘤的临床症状多无特异性,早期因不影响食物排空,仅有餐后腹痛、腹胀,而没有呕吐等肠梗阻症状,和消化不良难以鉴别,同时因常规内镜对第3、4段的检查操作较困难,故早期诊断较难。因此,有学者主张以小肠镜来检查十二指肠乳头开口以下部分的十二指肠病变,而内镜与气钡低张造影相结合可以有效地提高检出率,降低误诊率。ERCP不仅可于内镜下直接发现乳头周围区的病变,还能显示胆胰管下端梗阻、扩张及充盈缺损等改变,还可以在术前在胆管内行鼻胆管引流,解除胆管梗阻,减轻黄疸和肝损伤,改善凝血功能,提高患者的手术耐受力。但此种检查可能引起急性胰腺炎或胆管感染,应予注意。

2. X线十二指肠气钡低张造影

X线上消化道造影特别是低张十二指肠气钡对比造影,简便易行,无创,患者容易接受,是十二指肠肿瘤术前首选的诊断方法。十二指肠癌的X线征象为肠腔内不规则的充盈缺损,轮廓粗糙;肠道黏膜紊乱,不规则龛影,十二指肠肠壁硬,蠕动减弱或消失;肠腔狭窄,近端肠管不同程度的扩张。十二指肠腺瘤的X线征象为肠腔内圆形充盈缺损或透亮区,边缘光滑,黏膜正常,如有蒂则可有一定活动度。平滑肌瘤多表现为十二指肠有圆形或椭圆形缺损,边缘光滑。低张十二指肠气钡对比造影还能更清晰地显示肠道黏膜面的微小病变、鉴别功能性和器质性狭窄。如果在低张造影时,加用使十二指肠松弛的药物,则成像效果更好。十二指肠的钡剂造影可以弥补内镜对十二指肠第3、4段观察欠佳的不足。但并非所有病变均有阳性发现,且消化性溃疡与溃疡型十二指肠癌在X线下有时不易鉴别,极易漏诊和误诊,需同时结合其他检查。

3. 超声和EUS

由于十二指肠腔内的气体可以干扰超声影像的观察,因此普通超声对十二指肠肿瘤诊断有一定的局限性,但如十二指肠肿瘤生长在壶腹周围,引起胆囊胀大,胆管扩张或胰管扩张;较大的十二指肠球部肿物引起幽门梗阻导致胃扩张等,超声检查可能提供间接影像学诊断。EUS是确定十二指肠肿瘤浸润深度的有效方法,能对消化道管壁准确分层,显示病灶与十二指肠壁各层次的关系,从而判断肿瘤的起源、大小、边界、有无肌层和周围血管的浸润,尤其是十二指肠间质瘤,对指导行内镜下黏膜切除术和肿瘤局部切除手术有重要意义。

4. CT和MRI

CT和MRI作为不受肠道气体影响的无创性检查方法,成为较多大型医院的术前常规检查项目。尤其是对于出现浸润转移的十二指肠癌及较大的间质瘤、平滑肌瘤和神经内分泌肿瘤等,均有一定帮助。对由十二指肠肿瘤引起的其他改变,如胆管扩张、胰管扩张等,也有一定的影像学参考意义。此类影像学检查除可发现十二指肠局部肠壁增厚和巨大肿块外,尚可见胀大的胆囊,胆管、胰管梗阻扩张等间接征象,有助于诊断。还可较好地显示十二指肠病变与周围重要脏器的关系,提示肿瘤浸润深度、区域淋巴结及肝等脏器转移情况,弥补X线胃肠造影和纤维内镜检查的不足,对鉴别诊断、临床分期、指导治疗及预后判断均有较好的参考价值。多层螺旋CT重建后能较好显示十二指肠肿瘤与周围胰腺、腹主动脉分支及肠系膜血管等的关系,一定程度上可以代替传统介入腹腔动脉造影。MRCP能准确显示梗阻部位,如能显示胆管或胰管同时扩张即可明确乳头部梗阻,还能显示管道扩张程度,具有重要的诊断价值,且有无创、多角度成像、定位准确、无并发症等优点。但缺点是对于肿瘤直径<1 cm,胆管下段未完全梗阻的患者难以找到直接证据。

5. 选择性动脉造影

选择性腹腔动脉造影对十二指肠肿瘤有一定诊断意义,可显示十二指肠肿瘤的血供及附近血管侵犯情况,常用于术前评估可切除性及在血管侵犯时准确显示受侵部位。另外,对于内分泌肿瘤,如胃泌素瘤,通过选择性动脉造影,腹腔动脉分支内注射促胰液素后行肝静脉血胃泌素的测定,以达到区域定位的目的。缺点是有创。

6. 实验室检查

部分患者可出现血清直接胆红素、总胆红素、氨基转移酶、碱性磷酸酶及肿瘤标志物CA19-9等的升高,但无特异性。

鉴别诊断包括引起阻塞性黄疸的其他病变,如胰头癌、胆管癌、胆管结石、十二指肠降部憩室等;也需要和引起腹痛及消化道出血的疾病鉴别,如胃、结肠、胆胰肿瘤等;还要和引起呕吐和十二指肠梗阻的疾病鉴别,如肠系膜上动脉综合征、溃疡病幽门梗阻、十二指肠结核等。若十二指肠肿瘤引起狭窄的部位正好位于肠系膜上动脉下方,则可能因 X 线钡餐检查显示"刀切征",并且合并呕吐、消瘦等症状而误诊为肠系膜上动脉综合征。但肠系膜上动脉综合征多见于体形瘦长的年轻人,而十二指肠癌患者以中老年人为主,年龄是重要的鉴别点,并且恶性占位性病变患者症状通常逐渐加重。因此,即使 X 线钡餐检查存在肠系膜上动脉综合征的表现,但是对于临床症状不符合的中老年患者,不能轻易下功能性诊断,必要时需进一步行内镜检查,尤其是合理使用相对较易到达十二指肠水平部的小肠镜,将大大减少误诊概率。此外,临床上对于有反复间歇性呕吐症状、难以解释的单纯腹痛、抑酸药治疗效果不佳,并有消耗性贫血等表现的"顽固性"消化性溃疡,也应警惕十二指肠水平部占位的可能。

四、治疗

十二指肠肿瘤的主要治疗手段为外科手术。对于早期患者,手术切除仍然是患者可能获得根治的唯一方法。对于十二指肠良性肿瘤,尽量避免胰十二指肠切除术,可以选择内镜下十二指肠肿瘤局部切除术,开腹或腹腔镜下的十二指肠肿瘤局部切除术。为防止术后十二指肠肠腔狭窄,在切除部分肠壁后要斜行缝合或纵行切开横行缝合。在切除十二指肠乳头附近的肿瘤,切除及缝合肠黏膜时,避免损伤乳头及壶腹。处理无蒂的肿瘤时,一般距肿瘤周围 0.5 cm 切除,以保证切除的彻底性,对于十二指肠恶性肿瘤,需要根据肿瘤的部位、大小、分期及患者一般情况来选择恰当的术式。十二指肠恶性肿瘤中,位于降部者最多,且多数已有胰腺浸润或淋巴结转移,胰十二指肠切除术是治疗的标准术式。对于病变范围较小,界限清楚,尚未侵及浆膜的早期病变,也可考虑选用节段性十二指肠切除术,尤其是十二指肠水平部及升部的恶性肿瘤。如果患者全身状况差、高龄、器官功能不全,难以耐受根治性手术,也可考虑采用此术式。此外,还可以根据患者的实际情况选择肿瘤局部扩大切除术、乳头部局部切除术、内镜下黏膜切除术等。晚期不能根治的患者可行姑息性手术,目的在于解决因肿瘤引起的肠道和胆管梗阻,提高生存质量。方法主要有胆管空肠吻合术、胃空肠吻合术、内镜下置入胆管或十二指肠支架、鼻胆管引流术、经皮经肝胆管引流术等。

（高　凌）

第十八章

小 肠 疾 病

第 一 节 小肠炎性疾病

一、克罗恩病

克罗恩病(Crohn disease,CD)于 1907 年首次描述,最早在 1932 年由 Crohn、Ginzburg 和 Oppen-heimer 共同报道。CD 是一种慢性非特异性肉芽肿性肠道炎症,属于非特异性炎症性肠病(inflammatory bowel disease, IBD)的一种,可以发生于消化道的任何部位,好发于末端回肠和右半结肠。特征是病变呈跳跃式分布、肠壁全层受累。我国的 CD 患者中累及小肠的比例为 62.53%。

(一)流行病学

CD 散见于世界各地,北美和欧洲为高发区,其年度发病率为 3～5 例/10 万人口,欧美等国可高达 10 例/10 万人口以上,且近年来发病率有增高的趋势。本病好发于年轻人,第一个发病高峰在 30 岁前,第二个发病高峰在 50 岁以后,女性略多于男性。2007 年的调查显示,我国 CD 发病率为 2.29 例/10 万人口,主要分布在东部沿海经济发达地区。

(二)病因与病理

1. 病因

IBD 至今病因不明,目前仍被认为是一种在易感人群中发生的复杂的多基因与环境相互作用引发的异常免疫应答性疾病。其他物种当中也发现 IBD 病变,但至今尚不能构建合适的动物模型以供研究。尽管有多种学说讨论其发病的原因(包括易感基因、环境因素、肠道微生态、肠道黏膜免疫等),但各种因素的确切致病机制还不能得到证实。

2. 病理

病变可以累及胃肠道从口腔到肛门的任何部位,呈节段性分布,可以是大范围的跳跃病变,也可以是局限于肠管某一部分,也可能是点样狭窄。

(1)内镜下活检标本:内镜下活检 CD 的病理形态特征包括斑片状或局灶性炎症细胞浸润、肉芽肿、隐窝形态不规则、溃疡、神经组织增生等。炎症细胞浸润不均一性是 CD 最常见的形态学改变,指黏膜固有层浸润的炎症细胞密度不均一,且不局限于表浅固有层;浸润的炎症细胞主要为淋巴细胞和浆细胞等慢性炎症细胞,浸润细胞密度下重上轻,以黏膜层底部和黏膜下层为重,伴或不伴中性粒细胞浸润。肉芽肿是形态学上诊断 CD 的重要条件,指 5 个以上上皮样组织细胞聚集形成的结节,一般边界不清,中央多无坏死灶或核碎片,肉芽肿可位于黏膜层与黏膜下层,以前者多见。隐窝形态不规则指隐窝扭曲变形,隐窝分支和隐窝缩短。溃疡包括阿弗他溃疡和裂隙状溃疡,阿弗他溃疡又称为口疮样溃疡,部位表浅,贴近集合淋巴小结,是 CD 早期特点;典型的裂隙状溃疡只有在手术标本中才能全面观察,内镜活检标本显示不清。CD 常伴有自主神经丛增生,内镜下活检标本常见黏膜下层神经组织增生,神经束体积增大,有时呈丛状神经瘤样增生,增生的神经束内可见神经节细胞数量增多。目前大部分学者认可肉芽肿加上至少另外一种形态学特征可诊断 CD。

（2）肉眼观察:浆膜面螺旋状血管、"脂衣"、鹅卵石样黏膜改变是小肠 CD 的特征性病变。CD 常造成病变肠段的狭窄,狭窄近端肠管扩张,其浆膜血管随之延长,当狭窄解除肠管回缩,延长的血管也收缩呈螺旋形;小肠浆膜表面脂肪延伸包绕肠管称为"脂衣",同时小肠浆膜表现为颗粒状,术中接触易出血,说明"脂衣"形成与全肠壁炎症有关;肠黏膜面病变溃疡呈不规则形,散在于大面积未受侵犯的黏膜间,肉眼下可见肠壁增厚,浸透全层的溃疡沿黏膜分布呈鹅卵石样改变。

（3）组织学观察:全肠壁炎症纤维化、窄而深的裂隙状溃疡、肉芽肿形成是 CD 的 3 项主要病理特征。CD 的黏膜炎症不同于溃疡性结肠炎,有更少的隐窝腺肿,较少充血,杯状细胞保存完好,病变肠段炎症细胞浸润全层,早期可出现基底浆细胞增多,晚期呈现纤维化背景;肉芽肿可见于肠壁的任何部位,约 2/3 的患者会出现肉芽肿,但是手术切除标本一般是病程长、治疗后的病例,肉芽肿数量少,或者仅见散在多核巨细胞,甚至不见肉芽肿,而感染性疾病也可发生显微镜下的肉芽肿,诊断时应予以鉴别;裂隙状溃疡深而狭长,边界清楚,呈现刀切状,与肠管长轴呈一定角度伸入肠壁深层。溃疡可以穿透内层环肌,甚至穿透肠壁以至于到达邻近肠壁脂肪层形成窦道,窦道可以进一步侵犯其他器官形成瘘。

（三）临床表现

CD 的临床症状很少,主诉也不多,偶有暴发性表现。因其发生部位、病变范围、起病缓急、严重程度的不同,以及是否合并并发症而呈现多样化的特点,依靠临床表现诊断极具挑战性。CD 一般起病较缓慢、病史较长,有长短不等的活动期和缓解期;部分病例的病程中可伴有急性发作期,部分病例可以长期无显著症状或症状轻微而被忽略。

1. 肠道表现

（1）腹痛:腹痛是 CD 常见的症状之一,典型的腹痛可以是脐周、上腹部或右下腹部的间歇性疼痛,可以伴有腹鸣。腹痛的发生可能与肠内容物通过炎症或狭窄肠段引起局部肠痉挛有关,存在肠梗阻时,可出现腹胀伴阵发性痉挛性腹痛,重者可出现严重的绞痛。存在炎症并累及壁腹膜时产生腹部持续性疼痛,腹部出现可以触及并伴有压痛的包块时往往提示脓肿或内瘘的存在。如突发腹膜刺激征则提示穿孔出现。

（2）腹泻:腹泻亦是本病的常见症状,主要由病变肠段炎症渗出、蠕动增加及继发性吸收不良导致。合并肠瘘时还可因消化及吸收不良加重腹泻。疾病早期腹泻呈间歇性,不易引起重视,后期可转为持续性。粪便多为糊状,一般无肉眼脓血,病变还累及远端结肠或肛管时,可有黏液脓血便及里急后重。便血不常见,但偶有以大量出血为首发症状的患者见诸报道。

（3）腹部包块:10%~20% 的 CD 患者会出现腹部包块,多位于右下腹或脐周,常由肠粘连、肠壁增厚、肠系膜淋巴结肿大、内瘘或局部脓肿形成所致。如查体发现肿块固定,则提示已有肠外瘘或腹腔脓肿形成。病程较长的腹部包块还可能穿破腹壁皮肤形成瘘管。

2. 全身表现

（1）CD 发病时可伴有体温升高,与炎症活动及继发感染有关。炎症活动所导致的发热多为间歇性低热;继发感染常导致中重度发热或弛张热;如伴有腹腔脓肿,可出现高热及毒血症状。发热可以是部分患者的首发症状,甚至不明原因发热一段时间后才逐渐出现肠道症状。

（2）85% 的患者出现不同程度的营养不良症状。需要外科处理的患者几乎都存在营养不良。营养不良可引起贫血、低蛋白血症等症状,会进一步导致抵抗力下降、并发症增加等其他严重后果。

3. 肠外症状

约35%的CD患者会伴有肠外症状,包括皮肤病变、关节及骨骼病变、内脏病变、血液系统改变等。部分病变与CD的活动性相关,如非轴性关节炎、结节性红斑、口腔阿弗他溃疡、巩膜外层炎。另外一些肠外表现与CD活动性无关,如葡萄膜炎、轴性关节炎和原发性硬化性胆管炎(primary sclerosing cholangitis, PSC)等。少数病例因肠外症状较原发病症状的表现更加明显,而容易造成误诊或漏诊。

(四)辅助检查

1. 实验室检查

CD患者血常规可出现贫血、血小板升高等异常。粪便常规可见红细胞、白细胞、隐血阳性。部分患者粪便培养可见艰难梭菌生长。血液生化提示白蛋白降低、球蛋白升高,电解质下降。降钙素原、C反应蛋白、红细胞沉降率等指标可能增高,并与疾病活动程度相关。降钙素原和C反应蛋白的敏感性和特异性均较好。部分血清抗体,如中性粒细胞胞质抗体(antineutrophil cytoplasmic antibody, ANCA)、抗胰外分泌腺抗体(pancreatic antibody, PAB)、抗酿酒酵母菌抗体(anti-saccharomyces cerevisiae antibody, ASCA)等在CD患者中均可能有异常。但目前尚未发现具有理想敏感性和特异性的CD实验室诊断方法。

2. 影像学检查

X线造影检查是CD的重要检查手段之一,特别是小肠气钡双重造影,可发现早期病变。当临床出现肠梗阻时,建议使用静脉造影剂代替钡剂,以免钡剂在消化道留存。CD早期在X线下表现为黏膜面粗糙,可见肠黏膜上口疮样改变。疾病进展后,典型的X线表现包括肠黏膜存在黏膜皱襞粗乱、纵向溃疡和裂隙产生条纹状锁影、鹅卵石征、息肉、多发性狭窄或肠壁硬、瘘管形成等。由于肠壁增厚,可见填充钡剂的肠袢呈跳跃式。腹部超声、CT和MRI等检查可显示肠壁增厚、肠腔狭窄、窦道、瘘管、脓肿和包块等。

3. 内镜检查

对于累及小肠的CD,可以使用胶囊内镜观察传统胃肠镜无法探测到的小肠病变。内镜检查主要用于疑诊CD,但结肠镜和影像学检查阴性,而且不耐受或不愿行小肠镜检查时。胶囊内镜阴性时,倾向于排除CD。如需要活检等进一步确诊小肠CD,则需要行小肠镜检查。小肠镜可直视观察病变、取活检和进行内镜下治疗,主要用于小肠病变上述检查阴性而临床高度怀疑需要进行鉴别者,或者已经确诊CD需要小肠镜检查以指导治疗者。小肠镜检查典型镜下所见为结肠跳跃式节段性病变、病变肠段间存在正常黏膜,发现黏膜线性溃疡、鹅卵石样改变、肠管狭窄、瘘管存在等均提示CD。

(五)诊断及鉴别诊断

1. 诊断

目前尚无CD诊断"金标准",需要结合病史、临床表现、内镜及组织病理学、影像学和实验室检查综合分析。2010年WHO和世界胃肠病学组织(World Gastroenterology Organization, WGO)共同推荐的CD诊断要点见表18-1-1。

表 18-1-1　WHO 和 WGO 共同推荐的 CD 诊断要点项目

项目	临床	X线	内镜	活检	切除标本
① 非连续性或节段性改变		+	+		+
② 鹅卵石样表现或纵行溃疡		+	+		+
③ 肠型全层性炎症反应改变	+(包块)	+(狭窄)	+(狭窄)		+
④ 肉芽肿				+	+
⑤ 裂沟、瘘管	+	+			+
⑥ 肛门部病变	+			+	+

注:存在上述情况中的①、②、③项为可疑病例,再加上④、⑤、⑥中任意1项即可确诊;存在上述情况中的④,同时存在①、②、③中的任意2项也可诊断。

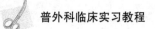

应用 CT、MRI 检查多可以清楚显示全壁炎症而不必局限于发现狭窄。

2. 鉴别诊断

CD 应与阑尾炎、肠结核、溃疡性结肠炎和结直肠肿瘤等相鉴别,尤其是肠结核和肠道淋巴瘤与 CD 在临床表现和内镜所见非常相似,不易鉴别,有时需要进行诊断性治疗及较长时间的评估来进行鉴别诊断。

（六）治疗

CD 无确切的治愈方法,以内科治疗控制临床症状为主,总的趋势是病情会反复发作,并逐渐破坏消化道正常的结构和功能,最终不得不手术治疗。但是随着新一代药物的出现,治疗 CD 的临床经验逐渐积累,目前对 CD 的治疗效果明显提高,可较长时间维持在缓解期。

1. 一般治疗

一般治疗包括戒烟,适度休息,避免饮酒,合理饮食,对症处理腹胀、腹泻,改善肠道微生态环境,纠正贫血等。

2. 内科治疗

（1）营养支持:对 CD 患者恢复至关重要,营养支持不但能够增强 CD 患者免疫力,改善患者营养状况,提高生活质量,同时也能减少手术并发症,并能够诱导和维持 CD 缓解,促进黏膜愈合,改善自然病程。无论是营养支持方案还是一线治疗方案,均推荐肠内营养作为诱导缓解的首选治疗方案。肠外营养作为肠内营养的补充手段,还应注意给 CD 患者补充微量元素和维生素。

（2）药物治疗:水杨酸柳氨磺胺吡啶广泛应用于 IBD 治疗中,但是对小肠型 CD 效果不佳,也不宜用作维持治疗用药。肾上腺皮质激素能够增加抗炎细胞因子转录,抑制致炎因子转录,从而起到抗炎作用,但长期应用激素会导致一系列并发症,不适宜长期维持治疗。嘌呤类药物是抗代谢制剂,主要机制是抑制淋巴细胞增殖、促进凋亡而发挥抗炎作用,这类药物起效较慢,一般用于激素诱导缓解后的维持治疗。甲氨蝶呤可以影响一系列细胞因子从而起到抗炎作用,可以用于上述药物不耐受的患者诱导和维持治疗。近年来以 TNF-α 为靶点的生物制剂在 CD 的治疗上取得较大的成功,多种同类产品正在研发和试验,在未来有望提供更多可选择的药物。此外,部分类型抗生素、肠道益生菌、沙利度胺等也可不同程度地缓解症状,维持缓解。还有造血干细胞或骨髓移植用于难治性 CD 的治疗报道。

3. 外科治疗

手术切除不能根治 CD,绝大多数患者随着手术后时间延长,无论是否使用药物,都不可避免出现复发。因此,手术的目的是缓解症状,解除梗阻,控制感染,消除肠瘘,改善生活质量。手术方式应当尽可能简单,能够解除临床症状即可。CD 外科治疗手术风险高,术前应做好充分的术前准备,对于急诊手术,要遵循损伤控制外科的原则,以最小的风险换取最大的收益。国外学者曾提出 CD 外科治疗的 5 条“金标准”:CD 不能通过外科手段治愈,因此外科医师只能解决并发症;外科手段治疗 CD 的关键是尽可能保证安全;CD 患者术后不可避免地复发和再次手术,因此要尽可能地保留肠管;只有出现并发症的肠管才要切除;在治疗狭窄型病变时,可考虑狭窄成形术或内镜下扩张术。

（1）适应证:CD 的手术适应证包括急性并发症、慢性并发症、药物治疗失败。急性并发症包括急性肠穿孔、肠梗阻、大出血,慢性并发症包括腹腔脓肿、肠内瘘或肠外瘘、肠外表现和癌变。药物治疗失败包括连续正规治疗无效的重度 CD 或药物严重不良反应。

（2）手术方式:小肠 CD 的手术方式主要有肠管切除手术和非切除手术。小肠切除术是相对简单的手术,由于 CD 的病变肠管浆膜层都有明显的肉眼可见的改变,因此确定病变范围并不难。小肠切除的切缘距病变部位最少要有 5 cm,如果有多处跳跃性病变,应努力仅把有可能引起症状的最狭窄的部位切除或行短路手术。如果两段受累的肠管之间距离比较近,将两段病变肠管连同它们之间的正常肠管整块切除可能比做 2 个吻合口更安全。手术过程中不必勉强切除系膜肿大淋巴结。

病程长、病变多的患者如果全部切除,将造成短肠综合征,此时建议行狭窄成形术取代切除术。手术采用处理短狭窄的 Heineke-Mikulicz 术式或处理长狭窄的 Finney 术式,对于复杂的狭窄,有时需要结合两种术式进行处理。当肠管狭窄长度超过 20 cm 时,最好采用顺蠕动侧侧吻合狭窄成形术。

二、急性出血性肠炎

急性出血性肠炎(AHE)又称为急性坏死性肠炎,是一种主要累及小肠的以广泛出血为特征的急性炎性病变。偶见全小肠受累甚至波及胃或结肠;该病起病急骤、病情凶险,病死率为 2%~27%,但早期没有特异性表现,常被误诊。

(一)流行病学

AHE 可发生在任何年龄组。最多见于儿童和青少年,男女性别比为(2~3):1。国内研究显示,其发病具有地域性和季节性的特点,贵州、辽宁、广东、四川等省报道病例较多,夏季和秋季为高发季节,占所有患者比例约 72%。

(二)病因与病理

1. 病因

AHE 的病因至今不明确,感染和过敏被认为发挥作用的可能性最大。该病有季节性发病和好发于经济社会条件落后地区的特点,因此感染和饮食因素可能是病因。近年来有观点认为,AHE 是由产生 β 毒素的 C 型 Welchii 杆菌或肠道内缺乏足够破坏 β 毒素的胰蛋白酶引起的。国内也有链球菌、葡萄球菌、大肠埃希菌等细菌侵入黏膜下层发病的报道。有研究者用免疫球蛋白免疫组织化学法发现免疫球蛋白100% 产生阳性反应,故认为本病与免疫功能有关。

2. 病理

AHE 主要累及小肠,空肠或回肠受累。呈节段性分布的炎症、出血、坏死病变是本病的特征,病变肠段与正常肠段间分界明显;严重时炎症病变融合成片,甚至累及全部小肠。

主要的病理改变是肠壁小动脉内类纤维蛋白沉着、栓塞所致小肠出血和坏死。病变起始于肠管的黏膜层,水肿明显,伴有广泛出血,皱襞顶端可见绿色假膜,病变与正常黏膜分界清楚,可延伸至肌层甚至浆膜层。可见炎症细胞和嗜酸性粒细胞浸润,存在黏膜脱落形成的散在的溃疡灶;黏膜下层亦常表现为显著水肿、血管扩张充血、炎症细胞浸润;肌层除肿胀和出血外,还可见肌纤维断裂,肠壁肌层神经丛细胞有营养不良性改变;浆膜层附有纤维素样或脓性渗出物。黏膜及黏膜下层病变范围往往超过浆膜层病变范围。受累肠段的系膜通常水肿、充血,伴有多发淋巴结肿大、坏死。

(三)临床表现

AHE 起病急,患者常有不洁饮食史。首发症状最常见的是腹痛,腹痛发生后可出现腹泻,12~72 小时后出现血便。血便是本病特征之一,发生率可高达 80%。起病后可出现乏力、发热等全身不适,半数患者合并有恶心呕吐,重症患者可出现脓毒症休克等病症,有肠管坏死患者还会表现为急性弥漫性腹膜炎。根据患者的临床特点和病程演进不同,可归纳为胃肠炎型、脓毒症休克型、腹膜炎型、肠梗阻型、血便型等五种临床类型。

腹部查体的发现相对较少,可有腹胀、腹部压痛,有时可见到肠型。脐周和上腹部,甚至全腹,可有明显压痛,有时还可以触及包块。腹膜炎时腹肌明显紧张,有反跳痛。早期肠鸣音可亢进,而后可减弱或消失。

(五)诊断及鉴别诊断

1. 诊断

诊断主要根据临床症状。有不洁饮食、暴饮暴食史,突发腹痛、腹泻、便血及呕吐,伴有中度发热或突发腹痛后出现休克症状或出现麻痹性肠梗阻,应考虑本病的可能。特别是呈洗肉水样便而无明显里急后重者,应考虑本病的可能。主要依靠临床综合分析确诊并进行临床分型。实验室检查常有血白细胞计数升高,粪便隐血试验阳性。腹部 X 线检查具有一定的诊断价值,早期病例可见到小肠积气扩张、肠间隙增

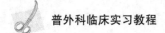

宽和气液平面存在,病程进展后可见到肠壁内气体,腹部 X 线检查出现不规则的致密阴影团提示发生肠段坏死,出现膈下游离气体时则表明并发肠穿孔。肠镜可见肠管内大量新鲜血液但未见病灶。

2. 鉴别诊断

AHE 应与中毒性痢疾、过敏性紫癜、急性 CD、溃疡性结肠炎、绞窄性肠梗阻、肠套叠、阿米巴肠病及肠息肉病等相鉴别。

（六）治疗

AHE 的治疗以内科治疗为主,配合病因治疗及全身支持治疗。早期联合使用抗生素,纠正水、电解质平衡紊乱,解除中毒症状,积极防治脓毒症休克及其他并发症。约 3/4 的病例经非手术治疗后可以治愈。无论何种类型患者,治疗开始时应当完全卧床休息和禁食,禁食时间视病情而定;禁食期间辅以静脉补液和全胃肠外营养;少量输血可以改善症状,缩短病程;糖皮质激素能够缓解肠道中毒症状;胰蛋白酶可以水解 β 毒素,同时水解肠道坏死组织。

AHE 由于病情严重、发展迅速、内科治疗无效而持续加重或出现严重并发症时需考虑实施手术治疗,其指征为:肠穿孔;肠坏死,导致明显腹膜炎;经非手术治疗无法控制的消化道大出血;经非手术治疗肠梗阻不能缓解、逐渐严重;腹部局部体征逐渐加重;全身中毒症状经内科治疗仍继续恶化,出现休克倾向者;诊断不明确,无法排除需手术处理的其他急腹症。

剖腹探查明确为 AHE 的病例,应根据病变的范围和程度选择不同的手术方式。对于病变肠段尚未发生坏死、穿孔或大量出血的病例,可应用普鲁卡因做肠系膜根部封闭以改善肠段血液供应,不做其他外科处理,术后继续内科治疗。对于发生坏死、穿孔或大量出血的病例,应切除病变肠段;如病变较局限,可行肠管的切除吻合手术;病变广泛者可行肠管切除,近侧和远侧肠管外置造口,以后再行二期吻合。由于 AHE 的黏膜病变通常超过浆膜病变范围,手术切除的范围应达出现正常肠黏膜的部位才可行一期吻合。

三、肠结核

肠结核是结核分枝杆菌侵犯肠道引起的慢性特异性感染,绝大多数继发于肺结核,特别是开放性肺结核,好发部位为回肠末端和回盲部。近年来,西方国家 HIV 感染率升高,患者免疫力低下,肠结核发病率提高。我国发病患者以青壮年为主,40 岁以下患者超过 90%。

（一）病因与病理

1. 病因

肠结核多数继发于肺结核,90% 以上的继发性肠结核最常见的感染方式为肺结核患者吞咽自己的痰液,未被消化而进入肠道,少量患者因饮用未消毒的牛奶而感染牛型结核分枝杆菌。因结核分枝杆菌耐酸,可顺利通过胃肠道到达回盲部,由于有回盲瓣的阻挡,在此处停留时间较长,增加了和肠黏膜作用的时间,回盲部有丰富的淋巴组织,是结核分枝杆菌最易侵犯的组织。此外,结核分枝杆菌经血液循环、淋巴途径等感染肠道则是比较少见的感染途径。

2. 病理

肠结核病变可以分布于消化道自十二指肠到直肠的各处,其中回盲部受累的比例为 80%。

肠结核在病理形态上的表现依据患者的免疫状况分为两类:当患者变态反应强的时候表现为渗出型,当感染病菌量大、毒力强时表现为干酪样坏死;如果机体免疫状况良好,则表现为肉芽组织增生,进一步可纤维化,称为增生型肠结核。

（1）溃疡型肠结核:溃疡型肠结核较为多见,继发性肠结核多属此型;其受累部位多在回肠,特别是末端回肠。早期病变见于肠壁的集合淋巴结和孤立淋巴滤泡,出现含有上皮样组织和淋巴组织的结核结节;继而发生干酪样坏死,肠黏膜因坏死脱落而形成小溃疡,并逐渐融合增大。溃疡深浅不一,可能累及浆膜和周围组织,形成局限性结核性腹膜炎或肠系膜淋巴结结核。因病变发展较慢,常与周围组织发生粘连,故急性穿孔少见。病变常沿肠壁淋巴管方向、依肠管的横轴发展,容易造成肠管的环形瘢痕狭窄,但肠梗阻少见。由于病变肠管动脉内膜炎使管壁增厚,故溃疡型肠结核引起消化道大出血的概率较小。

(2)增生型肠结核:增生型肠结核在继发性肠结核中相对少见,而原发性肠结核中约70%的病例为这一类型。增殖型肠结核常见于回盲部。其特点是肠壁明显增厚变硬,仅有回盲部黏膜充血水肿、糜烂、有霜样白斑,其实质是黏膜内结核。随着病情进展,病变向黏膜下层和肌层侵犯。

肠结核的病理类型划分不是绝对的,溃疡型和增殖型可以是肠结核不同病理阶段的表现,可同时存在于同一患者的不同病变肠段。

(二)临床表现

肠结核起病缓慢,患者常伴有肠外结核,故肠结核的症状多被掩盖,早期肠结核缺少特异性的体征和症状。当肠外结核发生消化道症状时,要警惕肠结核的存在。

腹痛和腹泻为溃疡型肠结核的主要症状。腹部疼痛的性质为慢性隐痛或痉挛性绞痛,进食可诱发,在排气或排便后减轻,以右下腹、脐周围或中上腹为著。增生型肠结核可表现为持续性腹痛。腹泻多为稀便或水泻,腹泻和便秘交替出现也很多见,少数增生型结核患者的症状以便秘为主;肉眼血便或脓血便少见。

肠结核也会发生全身毒性症状,尤以溃疡型多见,增生型患者病程长,全身情况好,可无毒血症状。

除了肠穿孔、肠梗阻,伴有腹膜结核或增生型肠结核的病例,大部分患者除了在右下腹部或脐周有压痛外,并没有其他特殊体征。

(三)辅助检查

1. 实验室检查

实验室检查可有中度贫血、血细胞沉降率增快。粪便多为糊状,浓缩找结核分枝杆菌及结核分枝杆菌培养,尽管阳性率不高,但对痰找结核分枝杆菌阴性的患者具有诊断意义。结核菌素试验阳性有助于诊断,但阴性不能排除。

2. 影像学检查

消化道钡剂造影有助于肠结核的诊断,溃疡型肠结核的典型表现为肠管运动加快、痉挛收缩甚至持续性痉挛产生激惹现象,造成肠管无法被钡剂充盈,而病变的上下肠段均充盈良好,出现所谓的跳跃征。增殖型肠结核的典型表现为肠腔狭窄、僵硬、黏膜紊乱、结肠袋正常形态消失、代之以息肉样充盈缺损,回盲部受累时回肠和结肠都有病变,这有助于和其他疾病鉴别,结肠系膜受累时可出现盲肠上移。CT对肠结核的敏感性明显不及X线造影,只有怀疑合并腹腔内结核脓肿或淋巴结核时才使用。

(四)诊断及鉴别诊断

有下述特点应考虑肠结核诊断:青壮年患者,原有肠外结核;有腹痛、腹泻、便秘等消化道症状;右下腹部压痛、肿块;胃肠造影或肠镜活检对诊断有重要意义。最终确诊依靠下述症状之一:肠壁或肠系膜淋巴结找到干酪样坏死肉芽肿;病理切片找到结核分枝杆菌;组织结核培养阳性;病变处取材被动接种有结核改变。肠结核应与CD、溃疡性结肠炎、阿米巴血吸虫病性肉芽肿、肠道恶性肿瘤(包括结肠癌和淋巴瘤等)相鉴别。

(五)治疗

肠结核的治疗主要是消除症状,改善全身情况,促使病灶愈合,防止并发症。如合并有肠外症状更应彻底治疗。主要采用全身支持治疗和标准抗结核药物治疗。肠结核的手术指征:病变穿孔形成局限性脓肿或肠瘘;溃疡型病变伴有瘢痕形成或增生型病变导致肠梗阻;病变游离穿孔合并急性腹膜炎;伴发消化道大出血、经保守治疗无法控制。

手术原则是尽可能切除病变肠段。对小肠结核应行病变肠段切除和吻合术,回盲部结核应行右半结肠切除及回肠横结肠吻合术。如果由于患者全身因素或局部因素不允许行肠切除吻合术,可先行捷径手

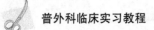

术以解除肠梗阻;选择病变肠段的近端切断肠管,远侧断端闭合,近侧断端与病变远端的正常肠管吻合,避免实施病变远近端肠管的单纯襻式侧侧吻合的短路手术,其疗效较差。手术患者如果术后疾病活动性未能得到控制,会出现愈合不良,形成腹膜炎和瘘。

四、肠伤寒穿孔

伤寒病由沙门菌属伤寒杆菌引起,细菌经口进入肠道,主要病变位于回肠末段。肠穿孔是伤寒病的最严重并发症之一,多见于伤寒流行季节与地区,发生率为 1.4%~4.0%,病死率较高。随着疫苗注射和药物治疗的广泛应用,伤寒病的流行趋势得到有效控制,肠伤寒穿孔的发生率显著下降,目前临床上仅见散发病例。

(一)病理

在病程的第 2~3 周,肠壁上的淋巴结开始发生坏死,坏死组织脱落形成溃疡,并发的肠穿孔也多发生在回肠末端,但也有结肠等其他肠段发生的报道。溃疡多位于肠管的肠系膜对侧,其长径与肠管长轴平行,一般达黏膜下层,部分病例可以深达肌层甚至浆膜层,当肠腔内压力增高时可引起急性穿孔;多数为单发穿孔,多发穿孔占 10%~20%。

(二)临床表现

因肠伤寒极少引起腹膜反应和周围组织的粘连,因此穿孔发生后常迅速出现急性弥漫性腹膜炎。典型的临床症状为突发右下腹疼痛,随后遍及全腹,伴有恶心、呕吐和出冷汗、脉搏细速、呼吸急促、意识模糊、体温与血压下降(休克期),1~2 小时后腹痛及其他症状逐渐减轻(平静期)。此后体温迅速升高并出现腹膜炎表现(腹膜炎期)。体格检查可见急性腹膜炎的表现,包括腹部压痛和肌紧张,以右下腹为明显,并可出现肝浊音界缩小等气腹征象,肠鸣音多数消失或减弱。

(三)诊断及鉴别诊断

当明确诊断为肠伤寒的患者出现突发右下腹痛蔓及全腹,并伴有急性弥漫性腹膜炎的症状和体征时,诊断肠伤寒穿孔多不困难。部分伤寒患者因体弱和长期合并腹胀的症状,造成发生穿孔后腹肌紧张和肝浊音界缩小的体征不明显,或者因病情严重意识不清,难以获得正确的主诉,容易造成肠伤寒穿孔漏诊;少数伤寒患者症状不明显,发生穿孔时易被误诊为急性阑尾炎穿孔。在诊断时,应加强对患者整体病史的询问。部分患者存在明确的肠伤寒症状,但外科医师接诊时主要精力放在腹部体征上,忽略患者的体温和相对缓脉等典型肠伤寒体征,可能导致误诊、漏诊。

(四)治疗

肠伤寒穿孔的诊断确立后,应立即完善术前准备并实施手术治疗。肠伤寒穿孔的预后与治疗时机的把握和外科治疗的方式关系密切,在 24 小时内接受手术治疗者,病死率可以控制在 10% 左右。术中重点探查盲肠和末段回肠,发现穿孔后首先考虑进行穿孔修补手术。若穿孔较大或考虑单纯修补后愈合可能不满意时,可加行病变近侧肠段置管造口;肠伤寒穿孔的患者一般体质虚弱,手术宜简单、快速、有效。一般不应实施肠切除吻合手术。术中应广泛探查肠管,避免遗漏可能存在的多发性穿孔。手术结束前应清洗腹腔、放置引流,以减少残留脓肿的发生概率;术后应加强伤寒病的药物治疗和营养支持,以控制病变进展、降低穿孔再发概率。

第二节　肠梗阻

一、概述

肠梗阻是外科常见的急腹症之一,发病率仅次于急性阑尾炎、胆管系统疾病,居第 3 位。肠梗阻是指任何原因引起的肠内容物通过障碍,临床主要表现为腹痛、腹胀、呕吐、停止排气排便等,常可导致一系列肠管组织损伤及全身病理生理的改变。肠梗阻患者病情多变,且进展较快,常伴有水、电解质及酸碱平衡失调,如得不到及时有效治疗,甚至会出现腹膜炎、肠坏死等严重结果。

（一）病因与分类

1. 肠梗阻病因分类

肠梗阻按照其病因可以分为 4 类。

（1）机械性肠梗阻:最常见,指由于不同原因引起的肠腔狭窄,肠内容物无法通过而导致的肠梗阻。根据梗阻的原因又可分为 3 类。

① 肠腔外病变引起的肠梗阻:粘连及疝是导致肠梗阻的常见肠腔外病变。其余包括先天性环状胰腺、腹膜包裹、小肠扭转、肠壁外的肿瘤、腹腔炎性肿块、肠系膜上动脉压迫综合征,均可引起肠梗阻。

② 肠壁病变引起的肠梗阻:肿瘤是引起肠梗阻的重要肠壁病变,其余包括一些先天性、炎症性或创伤性疾病,如先天性肠扭转不良、憩室病、炎症性肠病、结核、创伤后肠壁内血肿。

③ 肠腔内病变引起的肠梗阻:此类较为少见,如胆石、粪石、寄生虫、异物等可在肠腔内堵塞从而导致肠梗阻。

20 世纪初期,疝是机械性肠梗阻的主要原因,但是随着生活水平的提高及生活方式的变化,手术引起的肠粘连已成为机械性肠梗阻的首要原因,其次为肿瘤、疝和炎症性肠病。

（2）动力性肠梗阻:神经抑制或毒素刺激导致肠壁肌肉运动紊乱,致使肠内容物不能顺利通过。它分为麻痹性肠梗阻和痉挛性肠梗阻 2 类,其中以麻痹性肠梗阻多见。麻痹性肠梗阻是指由于严重的神经、体液及代谢改变引起的肠麻痹从而导致肠管失去蠕动功能,常见于腹部手术后、急性弥漫性腹膜炎、腹膜后血肿及腹部创伤。痉挛性肠梗阻主要因交感神经麻痹或迷走神经兴奋,致肠管肌肉强烈痉挛收缩而肠腔变细,可在慢性铅中毒、急性肠炎或肠道功能紊乱的患者中发生。

（3）血运性肠梗阻:可归于动力性肠梗阻,指肠系膜血管发生血栓或栓塞,引起肠管血运循环障碍,导致肠管失去蠕动功能而出现的肠麻痹,因其可迅速发生肠坏死,进展快,病死率高,应予以重视,积极处理。

（4）原因不明的假性肠梗阻:与麻痹性肠梗阻不同,其无明显病因,属于慢性疾病,也可能是一种遗传性疾病,但不明确是肠平滑肌还是肠壁内神经丛有异常。表现有反复发作的肠梗阻症状,但十二指肠或结肠蠕动可能正常,患者有肠蠕动障碍、腹痛、呕吐、腹胀、腹泻甚至脂肪泻,肠鸣音减弱或正常,腹部 X线检查不显示有机械性肠梗阻时出现的肠胀气与气液平面。假性肠梗阻的治疗主要是非手术方法,仅在并发穿孔、坏死等情况下才进行手术处理。近年来,有研究认为肠外营养是治疗这类患者的一种方法。

2. 其他分类

肠梗阻根据肠壁血运有无障碍、梗阻程度及梗阻部位分类如下。

（1）单纯性肠梗阻和绞窄性肠梗阻:不论发病原因,只根据肠壁血液循环有无障碍分类。无血液循环障碍者为单纯性肠梗阻,有血液循环障碍者为绞窄性肠梗阻。绞窄性肠梗阻发病急,进展快,可短时间引起肠壁坏死、穿孔,最终导致继发性腹膜炎或严重的脓毒症,如处理不及时,患者预后较差,死亡率高。

因此,当诊断或治疗肠梗阻时,应及早鉴别肠道有无血液循环障碍。

(2) 完全性肠梗阻和不完全性肠梗阻:肠腔完全阻塞,患者停止排气排便称为完全性肠梗阻;肠腔部分阻塞,患者仍有少量排气排便称为不完全性肠梗阻。相对于不完全性肠梗阻而言,完全性肠梗阻病理生理改变较为明显,需及时、积极地处理。如果一段肠袢的两端均有梗阻,则称闭袢性肠梗阻。闭袢性肠梗阻是完全性肠梗阻的一种严重类型,其局部肠袢高度膨胀,易发生肠壁血液循环障碍,导致肠壁坏死、穿孔。结肠梗阻常因回盲瓣的抗逆流作用而导致闭袢。

(3) 高位肠梗阻和低位肠梗阻:高位肠梗阻常为小肠梗阻,患者以呕吐为主要症状,呕吐量每次较少,呕吐次数较多,早期可不出现停止排气排便;低位肠梗阻常为结肠梗阻,患者以停止排气排便、腹胀为主要症状,可没有呕吐症状。上述分类在不断变化的病理生理过程中是可以互相转化的。例如,单纯性肠梗阻如治疗不及时,可发展为绞窄性肠梗阻;机械性肠梗阻如时间过久,梗阻以上肠管过度扩张,可以出现麻痹性肠梗阻的临床表现;不完全性肠梗阻可因肠管炎性水肿而发展为完全性肠梗阻。任何一个肠梗阻在诊断后不是不变的,而是在一定的条件下可以转化,因此对于肠梗阻的每一个治疗环节均要重视。

（二）病理生理

肠梗阻可引起全身和局部性的病理和生理变化,概括起来有以下几方面。

1. 全身性病理生理改变

(1) 水、电解质和酸碱失衡:肠梗阻时,肠道吸收功能发生障碍,胃肠道分泌的液体不能被吸收返回全身循环系统而积存在肠腔内。同时,肠壁继续有液体向肠腔内渗出,导致了体液在第三间隙的丢失。如高位小肠梗阻,出现大量呕吐,出现脱水,同时丧失电解质而出现电解质紊乱与酸碱失衡。胆汁及肠液均为碱性,含有的 Na^+、K^+ 较 Cl^- 多,加之组织灌注不良,易导致代谢性酸中毒。但在高位小肠梗阻时,胃液丧失多于小肠液,则有可能出现代谢性碱中毒。K^+ 的丢失可引起肠壁肌张力减退,引起肠腔膨胀。

(2) 休克:肠梗阻如未得到及时适当的治疗,因大量丢失水、电解质可引起低血容量性休克。在术前由于体内代偿性调节,血压与脉搏的改变不明显,但在麻醉后,机体失去调节功能,休克症状可以迅速表现出来。另外,由于肠梗阻引起了肠黏膜屏障功能障碍,肠道内细菌、内毒素易移位至门静脉和淋巴系统,继发腹腔内感染或全身性感染,也可因肠壁坏死、穿孔而出现腹膜炎或脓毒症休克。在绞窄性肠梗阻时,常因静脉回流障碍先于动脉阻断,导致动脉血仍不断流向肠壁、肠腔,从而出现感染和低血容量性休克。

(3) 脓毒症:肠梗阻时,肠内容物淤积,细菌繁殖,从而产生大量毒素,可直接透过肠壁进入腹腔,致使肠内细菌易位引起腹腔内感染与脓毒症,在低位肠梗阻或结肠梗阻时更明显。因肠腔内有大量细菌,在梗阻未解除时,因静脉回流障碍,肠内毒素被吸收较少,一旦梗阻被解除、血液循环恢复后,肠腔内毒素被大量吸收而出现脓毒症休克。因此,在解除梗阻前,应先清除肠内积存的感染性肠液。

(4) 呼吸和心功能障碍:肠腔膨胀时腹压增高,导致膈肌上升和腹式呼吸减弱,从而影响肺内气体交换。同时,血容量不足、下腔静脉被压迫而导致回心血量减少,均可使心排血量减少。当腹腔内压力 > 20 mmHg 时,产生腹腔间室综合征,可导致心、肺、肾与循环障碍。

2. 局部性病理生理改变

(1) 肠腔积气、积液:肠梗阻时,梗阻以上的肠腔内有明显的积气、积液,造成肠管膨胀。一般梗阻性质越急者肠内积气越多,梗阻时间越长者肠内积液越多。梗阻部位以上的肠腔积气来自吞咽的空气、重碳酸根中和后产生的 CO_2、细菌发酵后产生的有机气体。吞咽的空气是肠梗阻时很重要的气体来源,它的含氮量高达 70%,而氮又是一种不被肠黏膜吸收的气体。CO_2 的量虽然大,但是它易被吸收,不是产生肠胀气的主要成分。在小肠梗阻早期,由于吸收功能降低,水、电解质寄存在肠腔内,24 小时后不但吸收减少,而且分泌增加。

(2) 肠蠕动增加:正常时肠管蠕动受到自主神经系统、肠管本身的肌电活动和多肽类激素的调节控制。在发生肠梗阻时,各种刺激增强而使肠管活动增加。在高位肠梗阻,肠蠕动频率较快,每 3～5 分钟可有 1 次,低位肠梗阻间隔时间较长,可每 10 ~ 15 分钟 1 次,但如梗阻长时间不解除,肠蠕动又可逐渐变弱甚至消失,出现肠麻痹。

(3)肠壁充血水肿、通透性增加:正常小肠腔内压力为 2 ~ 4 mmHg,发生完全性肠梗阻时,梗阻近端压力可增至 10 ~ 14 mmHg,强烈蠕动时可达 30 mmHg 以上,在肠内压增加时,肠壁静脉回流受阻,毛细血管及淋巴管淤积,引起肠壁充血水肿,液体外渗。同时由于缺氧,细胞能量代谢障碍,致使肠壁通透性增加,液体可自肠腔渗透至腹腔,在闭袢性肠梗阻中,肠内压可增加至更高点,使小动脉血流受阻,引起点状坏死和穿孔。

总之,高位小肠梗阻易有水、电解质与酸碱失衡。低位肠梗阻容易出现肠腔膨胀、感染及中毒。绞窄性肠梗阻易引起休克。结肠梗阻或闭袢性肠梗阻则易出现肠穿孔和腹膜炎。如治疗不及时或处理不当,任何类型肠梗阻都可以出现上述的各种病理生理改变。

(三)临床表现

不同原因引起肠梗阻的临床表现虽然不同,但是肠内容物不能顺利通过肠腔是一致的,因此有不同程度的腹痛、腹胀、呕吐和停止排气排便等症状。

1. 症状

(1)腹痛:腹痛是机械性肠梗阻最先出现的症状,是由于梗阻以上肠内容物不能向下进行,肠管强烈蠕动所致。呈阵发性剧烈绞痛,在腹痛发作时,患者自觉有肠蠕动感,且有肠鸣,有时还可出现移动性包块。腹痛可呈全腹性或仅局限在腹部的一侧。在高位肠梗阻时,腹痛发作的同时可伴有呕吐,单纯性肠梗阻时,腹痛有逐渐加重再逐渐减轻的过程。减轻可以是因为梗阻有所缓解,肠内容物可以进入远段肠管,但也有可能是因为梗阻完全,肠管高度膨胀,腹腔内有炎性渗出或腹膜炎,肠管进入麻痹状态。这时腹痛虽减轻,但全身症状加重,特别是感染中毒症状明显。绞窄性肠梗阻由于有肠管缺血和肠系膜嵌闭,腹痛往往是持续性腹痛伴有阵发性加重,疼痛也较剧烈。绞窄性肠梗阻也常伴有休克及腹膜炎症状。麻痹性肠梗阻的腹胀明显,腹痛不明显,阵发性绞痛尤为少见。

(2)腹胀:腹胀的发生在腹痛之后,低位梗阻的腹胀较高位梗阻明显。腹壁较为薄弱的患者,常可见梗阻部位上部肠管膨胀出肠型。高位小肠梗阻常表现为上腹尤其是上腹中部有饱胀,低位小肠梗阻为全腹性胀气、以中腹部明显,低位结肠梗阻时呈全腹性广范围的胀气。闭袢性肠梗阻时,临床上常表现为不对称的腹胀,有时能扪到该高度膨胀的肠袢,在确定诊断方面有重要价值。

(3)呕吐:呕吐是机械性肠梗阻的主要症状之一,高位梗阻的呕吐出现较早,在梗阻后短期即发生,呕吐较频繁。在早期为反射性,呕吐物为食物或胃液,其后为胃液、十二指肠液和胆汁。低位小肠梗阻的呕吐出现较晚,呕吐物初为胃内容物,后期为积蓄在肠腔并经发酵、腐败呈粪样带臭味的肠内容物。如肠系膜血管有绞窄,呕吐物因带有血液而呈咖啡色、棕色,偶有新鲜血液。结肠梗阻时少有呕吐的现象。

(4)停止排气排便:完全性肠梗阻时,停止排气排便是肠梗阻的主要症状。在梗阻发生早期,由于肠蠕动增加,梗阻部位以下肠内积存的气体或粪便可以排出,早期开始腹痛时即可出现排气排便现象,易被误认为肠道仍通畅,故在询问病史时,应了解在腹痛再次发作时是否仍有排气排便。在肠套叠、肠系膜血管栓塞或血栓形成时,可自肛门排出血性黏液或果酱样粪便。

2. 体征

单纯性肠梗阻的早期,患者除在发作时出现腹痛外,生命体征等无明显变化,待发作时间较长、呕吐频繁、腹胀明显后,患者可出现脱水,甚至休克。有绞窄性梗阻时可较早出现休克、感染性中毒症状。

腹部查体可观察到有不同程度的腹胀,腹壁较薄患者尚可见到肠型及肠蠕动波,肠型及肠蠕动波多随腹痛的发作而出现,肠型是梗阻近端肠袢胀气后形成,有助于判断梗阻的部位。触诊时,单纯性肠梗阻的腹部虽然胀气,但是腹壁柔软,按之有如充气的球囊,有时在梗阻的部位可有轻度压痛,特别是腹壁切口部粘连引起的梗阻,压痛点较为明显。当梗阻上部肠管内积存的气体与液体较多时,稍加振动可听到振水声。腹部叩诊多呈鼓音。肠鸣音亢进,有时不用听诊器亦可听到,肠鸣音的量和强度均有增加,且可

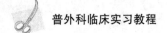

有气过水声及高调的金属音。腹痛、肠型、肠鸣音亢进都是由于肠蠕动增强引起,常可同时出现。

有绞窄性肠梗阻时或单纯性肠梗阻的晚期,肠壁已有坏死、穿孔,腹腔内已有感染、炎症时,体征表现为腹膜炎的体征,腹部膨胀,有压痛、反跳痛及腹肌紧张,肠鸣音微弱或消失。

（四）辅助检查

1. 实验室检查

单纯性肠梗阻早期,实验室检查结果变化不明显。晚期由于失水和血液浓缩,白细胞、血红蛋白、血细胞比容都可增高,血 K^+、Na^+、Cl^- 与酸碱平衡都可发生变化。高位梗阻,呕吐频繁,大量胃液丢失可出现低血钾、低氯与代谢性碱中毒。在低位梗阻时,可有电解质普遍降低与代谢性酸中毒。腹胀明显,膈肌上升影响呼吸时,亦可出现低氧血症与呼吸性酸或碱中毒。因此,动脉血气分析是一项重要的常规检查。当有绞窄性肠梗阻或腹膜炎时,血常规、血液生化指标等改变明显。尿量在肠梗阻早期可无明显变化,但在晚期,如无适当治疗,可出现尿量减少、尿比重增加,甚至出现急性肾功能障碍。

2. 影像学检查

（1）腹部 X 线检查:一般在肠梗阻发生 4~6 小时,腹部立位 X 线检查可以显示肠管胀气或气液平面。空肠黏膜的环状皱襞在肠腔充气时呈鱼骨刺样;回肠扩张的肠管多,可见阶梯状气液平面;结肠胀气位于腹部周边,可显示结肠袋。小肠完全梗阻时,结肠可不显示,左侧结肠梗阻,右侧结肠将有充气,低位梗阻时,左半结肠都有充气。钡剂灌肠可用于疑似有结肠梗阻的患者,它可显示结肠梗阻的部位与性质。但在小肠梗阻时忌用胃肠造影的方法,以免加重病情。

（2）CT:立位腹部 X 线检查因密度和空间分辨率欠佳,只有46%~80%的肠梗阻患者能初步明确有无梗阻及梗阻的大致位置,且对梗阻原因及有无绞窄判断较为困难。CT 具有早期诊断、准确性高、敏感性高等特点,对于肠梗阻的定位和定性诊断均有价值。肠梗阻 CT 特征性表现包括梗阻部位肠壁水肿增厚,边界因有渗出而不清,梗阻部位以上肠管扩张,肠腔内积气、积液等。当有绞窄性肠梗阻致使肠壁缺血时,增强 CT 扫描可观察到肠壁环形增厚、肠壁强化异常、肠系膜积液及其血管增粗模糊、腹水等表现。若肠壁旁出现小的气泡,常常提示肠壁坏死、穿孔可能。

（五）诊断

首先根据肠梗阻临床表现的特点,确定是否为肠梗阻,然后进一步确定梗阻的类型和性质,最后明确梗阻的部位和原因。这是诊断肠梗阻不可缺少的步骤。

1. 是否为肠梗阻

根据腹痛、腹胀、呕吐、停止排气排便四大症状和腹部可见肠型或蠕动波、肠鸣音亢进等,一般可做出诊断。但有时患者可不完全具备这些典型表现,特别是某些绞窄性肠梗阻早期,可能与急性胃肠炎、急性胰腺炎、输尿管结石等混淆。除病史与详细的腹部检查外,实验室检查与腹部 X 线检查可有助于诊断。

2. 机械性还是动力性梗阻

机械性梗阻具有上述典型临床表现,早期腹胀可不显著。麻痹性肠梗阻无腹部阵发性绞痛等肠蠕动亢进的表现,而是肠蠕动减弱或消失,腹胀显著,肠鸣音微弱或消失。立位腹部 X 线检查对鉴别诊断较有价值,麻痹性肠梗阻显示大、小肠全部充气扩张;而机械性肠梗阻限于梗阻以上的部分肠管,即使晚期并发肠绞窄和麻痹,结肠也不会全部胀气。

3. 单纯性还是绞窄性梗阻

单纯性还是绞窄性梗阻该点极为重要,关系到治疗方法的选择及患者的预后。有以下表现者应考虑绞窄性肠梗阻的可能。

① 腹痛发作急骤,初始为持续性剧烈疼痛或阵发性加重之间仍有持续性疼痛。有时出现腰背痛。

② 发展迅速,早期出现休克,抗休克治疗后改善不明显。

③ 有腹膜炎的表现,体温上升,脉率增快,白细胞增多。

④ 腹胀不对称,腹部有局部隆起或触及有压痛的肿块。

⑤ 呕吐出现早而频繁,呕吐物、胃肠减压抽出液、肛门排出物为血性。腹腔穿刺抽出血性液体。

⑥ 腹部 X 线检查见孤立胀大的肠管,CT 扫描有绞窄性表现。

⑦ 经积极的非手术治疗,症状、体征无明显改善。

4. 高位还是低位梗阻

高位小肠梗阻呕吐发生早而频繁,腹胀不明显。低位小肠梗阻腹胀不明显,呕吐出现晚而次数少,并可吐粪样物。结肠梗阻与低位小肠梗阻的临床表现类似,且因回盲瓣的单向通过作用而形成闭袢性肠梗阻。腹部 X 线检查有助于鉴别,低位小肠梗阻扩张的肠管在腹中部,呈阶梯状排列,结肠梗阻时扩大的肠管分布在腹部周围,可见结肠袋,胀气的结肠阴影在梗阻部位突然中断。腹部 CT 可以观察到肠腔由粗变细的部位,从而明确梗阻部位。

5. 完全性还是不完全性梗阻

完全性肠梗阻呕吐频繁,如为低位肠梗阻则有明显腹胀,完全停止排气排便。腹部 X 线检查可见梗阻以上肠管明显充气扩张,梗阻以下结肠内无气体。不完全性肠梗阻呕吐与腹胀均较轻,腹部 X 线所见肠管充气扩张都较不明显,结肠内可见气体存在。

6. 引起梗阻的原因

根据肠梗阻不同类型的临床表现,参考年龄、病史、体征、影像学检查,判断梗阻发生的原因。临床上粘连性肠梗阻最为常见,多发生于以往有过腹部手术、损伤或炎症史的患者。过去嵌顿性或绞窄性腹外疝是常见的肠梗阻的原因,现在 40 岁以上的患者一定要警惕肿瘤的可能。病因的诊断可根据以下方面进行判断。

(1) 病史:详细的病史可有助于病因的诊断,腹部手术史提示有粘连性肠梗阻的可能。腹股沟疝可引起绞窄性肠梗阻。腹部外伤可致麻痹性肠梗阻。慢性腹痛伴有低热并突发肠梗阻可能是腹内慢性炎症如结核所致。近期有大便习惯改变,继而出现结肠梗阻症状的老年患者应考虑肿瘤。饱餐后运动或做体力劳动出现梗阻应考虑肠扭转。心血管疾病如心房颤动、瓣膜置换后应考虑肠系膜血管栓塞等。

(2) 体征:腹部检查提示有腹膜刺激症状者,应考虑为腹腔内炎症改变或绞窄性肠梗阻引起。腹部有手术或外伤瘢痕应考虑腹腔内有粘连性肠梗阻。直肠指诊触及肠腔内肿块、指套上有血液,应考虑是否为肿瘤。腹部触及肿块,在老年人应考虑是否为肿瘤、肠扭转;在幼儿右侧腹部触及肿块应考虑是否为肠套叠。具有明显压痛的肿块多提示为炎性病变或绞窄的肠袢。

(3) 影像学诊断:腹部 X 线检查较为便捷经济,可作为初诊筛查。腹部 CT 准确度高,对于肠梗阻的定位和定性诊断均有价值。

(六) 治疗

肠梗阻的治疗原则是纠正因肠梗阻引起的全身生理紊乱和解除梗阻。治疗方法的选择要根据肠梗阻的原因、性质、部位、全身情况及病情严重程度而定。不论采用何种治疗,均应首先纠正梗阻带来的水、电解质与酸碱紊乱,改善患者的全身情况。

1. 基础治疗

基础治疗是不论采取非手术或手术治疗,均需应用的基本处理。

(1) 禁食、胃肠减压:治疗肠梗阻的主要措施之一。胃肠减压的目的是减少胃肠道积留的气体、液体,减轻肠腔膨胀,有利于肠壁血液循环的恢复,减少肠壁水肿,使某些原有部分梗阻的肠袢因肠壁肿胀而致的完全性梗阻得以缓解,也可使某些扭曲不重的肠袢得以复位,缓解症状。胃肠减压还可减轻腹内压,改善因膈肌抬高而导致的呼吸与循环障碍。有效的胃肠减压在机械性或麻痹性肠梗阻病例可能恢复肠腔的通畅,即使需要手术的病例用减压的方法使腹胀减轻后也可以大大减少手术时的困难,增加手术的安全性。

(2) 纠正水、电解质紊乱和酸碱失衡:这是肠梗阻最突出的生理紊乱,应及早给予纠正。在血液生化结果尚未获得前,要先给予平衡盐溶液。待有测定结果后再添加电解质与纠正酸碱紊乱。在无心、肺、肾功能障碍的情况下,最初输入液体的速度可稍快一些,但需进行尿量监测,必要时行中心静脉压测定,以防液体过多或不足。单纯性肠梗阻的晚期或绞窄性肠梗阻,常有大量血浆或血液渗出肠腔或腹腔,需要输血治疗。

(3)抗感染:肠梗阻后,肠壁血液循环有障碍,肠黏膜屏障功能受损而有肠道细菌移位,或是肠腔内细菌直接穿透肠壁至腹腔内产生感染。肠腔内细菌亦可迅速繁殖。同时膈肌升高影响肺部气体交换与分泌物排出,易发生肺部感染。常用的抗感染药物有以杀灭肠道细菌与肺部细菌为主的广谱头孢菌素或氨基糖苷类抗生素,以及抗厌氧菌的甲硝唑等。

(4)生长抑素:生长抑素是一种由14个氨基酸组成的环状肽类激素。它用于治疗炎性肠梗阻的药理基础是抑制肠管分泌腺分泌肠液,减少肠腔炎症水肿,降低肠腔内压力,从而减轻肠腔内消化液大量积聚导致的肠管扩张和缺血性改变,维护肠黏膜屏障的完整性,从而达到治疗的目的。奥曲肽是一种8肽的生长抑素类似物,与体内14肽的生长抑素一样,在治疗肠梗阻中有重要地位,其作用为:抑制胃酸分泌;抑制多种胃、肠、胰腺激素如胃泌素、血管活性肠肽、促胰液素、胰岛素和胰高血糖素分泌;减少胰液中碳酸氢盐和酶的分泌;抑制肠道蠕动;减少内脏和门静脉血流。奥曲肽可全面抑制胃肠、胰腺及胆汁分泌,增加肠管吸收,减少肠腔内液体潴留,减轻肠管扩张、炎症、坏死,促进肠管再通。

2. 内镜治疗

(1)小肠梗阻:胃镜引导下放置经鼻肠导管法对术后粘连性小肠梗阻有着独特的疗效。肠导管到达小肠梗阻近端后,大大增加肠内容物引流的效率,可以有效减压,减轻梗阻肠管的扩张和水肿,利于肠梗阻的缓解,因而避免开腹手术,减轻患者痛苦,同时避免反复手术造成粘连,降低复发率,目前在日本已成为急性小肠梗阻非手术治疗的主要方法,其临床应用改变了单纯性小肠梗阻手术率较高的现状,增加了采用非手术治疗得到缓解和治愈的概率。该方法有一定的并发症,常见于置管过程中,导丝前端有可能造成食管、十二指肠穿孔和损伤,出血和穿孔可造成腹腔内感染、压迫肠管发生溃疡。减压时由于吸引压力的作用,肠管有可能被吸入导管的侧孔,造成肠管坏死。另外,长时间放置可能导致鼻黏膜损伤、喉头水肿、吸入性肺炎等。

(2)大肠梗阻:内镜在治疗急性大肠梗阻中的应用主要分为2类:一是对肿瘤可以根治性切除者,暂时解除梗阻症状,恢复肠道通畅,替代结肠造瘘术,在此基础上进行充分的术前准备,择期行肿瘤根治性切除加肠吻合术,避免二次手术创伤,改善患者的生存质量;二是作为姑息性治疗的一种措施,适于肿瘤晚期、局部病灶不能切除的原发性、复发性大肠恶性肿瘤或盆腔恶性肿瘤浸润大肠致梗阻者,以及存在严重并发症不能耐受手术和拒绝手术治疗的患者。

采用非手术方法治疗肠梗阻时,应严密观察病情的变化,绞窄性肠梗阻或已出现腹膜炎症状的肠梗阻,经过2~3小时的非手术治疗,实际上是术前准备,纠正患者的生理失衡状况后即进行手术治疗。单纯性肠梗阻经过非手术治疗24~48小时,梗阻的症状未能缓解或在观察治疗过程中症状加重或出现腹膜炎症状或有腹腔间室综合征出现时,应及时改为手术治疗解除梗阻与减压。

3. 手术治疗

手术是治疗肠梗阻的一个重要措施,手术目的是解除梗阻、去除病因,手术的方式可根据患者的情况与梗阻的部位、病因加以选择。手术大体可归纳为下述4种。

(1)单纯解决梗阻的手术:这类手术包括粘连性肠梗阻的粘连松解术、肠切开去除异物、肠套叠或肠扭转复位术等。

(2)肠切除吻合术:肠梗阻由肠道肿瘤所致者,切除肿瘤是解除梗阻的首选方法。在其他非肿瘤性病变者,因梗阻时间较长,或有绞窄引起肠坏死,或是分离肠粘连时造成较大范围的肠损伤,则需考虑将有病变的肠段切除吻合。对于绞窄性肠梗阻,应争取在肠坏死以前解除梗阻,恢复肠管血液循环、正确判断肠管的生机十分重要,如在解除梗阻原因后有下列表现,则说明肠管无生机:肠壁呈黑色并塌陷;肠壁失去张力和蠕动能力,肠管麻痹、扩大,对刺激无收缩反应;相应的肠系膜终末小动脉无搏动。如果判断肠管是否坏死较为困难,可用等渗盐水纱布热敷肠管或用 0.5% 普鲁卡因在肠系膜血管根部注射以缓解血管痉挛。倘若观察 10～30 分钟仍无好转,说明肠管已坏死,应做肠切除术。若肠管生机一时难以确定,切除后会有导致短肠综合征的风险,则可将其回纳入腹腔,缝合腹壁,并于 24 小时后再次行剖腹探查术。但在此期间内必须严密观察,一旦病情恶化,即应随时再行剖腹探查术。

(3)肠短路吻合:当梗阻部位切除有困难,如肿瘤向周围组织广泛侵犯,或是粘连广泛难以剥离,但肠管无坏死征象,为解除梗阻,可分离梗阻部位远、近端肠管作肠短路吻合,旷置梗阻部,但应注意旷置的肠管尤其是梗阻部位近端的肠管不宜过长,以免引起盲袢综合征。

(4)肠造瘘术或肠外置术:肠梗阻部位的病变复杂或患者的身体状况差,不允许行复杂的手术,可在膨胀的肠管上或梗阻部位的近端肠管作肠造瘘术以减压,解除肠管因高度膨胀带来的生理紊乱。小肠可用插管造瘘的方法,可先在膨胀的肠管上切一小口,放入吸引管进行减压,但应注意避免肠内容物污染腹腔及腹壁切口,肠插管造瘘宜选用较粗一些的导管以防阻塞,也应行隧道式包埋造瘘,以防有水肿的膨胀肠管愈合不良而发生瘘。当病变位于高位小肠,特别是完全性梗阻时,因造瘘后肠液丧失极为严重,不宜行肠造瘘术;小肠上部已发生坏死时,也不宜将肠袢外置,最好行一期切除吻合术。结肠宜选择外置造瘘,因远端有梗阻,结肠造瘘宜选用双瘘术式。当有梗阻病变的肠管已游离或已有坏死,但患者状况差、不能接受肠切除吻合术时,可将该段肠管外置后关腹。待患者一般状况好转后再在腹腔外切除坏死或病变的肠管,远、近端固定在腹壁上,近端插管减压、引流,以后再行二期手术,重建肠管的连续性。

二、粘连性肠梗阻

粘连性肠梗阻是肠梗阻最常见的一种类型,占肠梗阻的 40%～60%。

(一)病因与病理

肠粘连或腹腔内粘连带可分为先天性和后天性 2 种。先天性多由发育异常或胎粪性腹膜炎所致,前者多为粘连带,常位于回肠与脐或回肠与盲肠之间;而后者为胎粪所致无菌性腹膜炎的结果,常为部位不定的广泛粘连。后天性多因腹部接受手术、炎症、创伤、出血、异物、肿瘤刺激而产生,可以为广泛的粘连,也可以呈索带状。临床上所见的粘连性肠梗阻绝大多数是后天性的,且多数是继手术后发生的,尤其是在阑尾切除术后或妇科手术后,并发粘连性肠梗阻的概率最大。

粘连形成是机体的一种纤维增生的炎症反应,粘连起到血管桥的作用。腹膜含有大量的吞噬细胞,当腹腔内有任何损害,将释放大量细胞因子、炎性介质进而出现炎症反应,局部将有水肿、充血,释放组胺、多种激肽与其他血管活性物质,大量纤维素渗出并沉积在浆膜面上形成一网络状物,其中含有许多多核白细胞及其他炎性细胞。纤维网络使邻近的浆膜面黏合在一起,其后成纤维细胞出现在其中。局部的炎症反应是否形成纤维性粘连的决定因素之一是局部纤维分解的速度,如纤维素性网络能被迅速吸收,纤维增生将停止而无粘连形成,反之,成纤维细胞将产生胶原束,成为纤维粘连的基础。同时,许多毛细血管伸入其中,成纤维细胞在胶原网中增殖,数周或数月后粘连形成。

粘连的产生是机体对创伤、缺血、感染、异物所做出的炎症反应。因此,在许多情况下,腹腔内均可发生粘连,但粘连的存在却不等于必然会发生梗阻现象。粘连性肠梗阻除粘连这一存在的因素外,还有其他因素:肠腔已变窄,在有腹泻炎症时,肠壁、肠黏膜水肿,使变窄的肠腔完全阻塞不通;肠腔内容物过多过重,致肠膨胀,肠下垂加剧黏着部的锐角而使肠管不通;肠蠕动增加或肠腔内食物过多,体位的剧烈变动,产生扭转。因此,有些患者粘连性肠梗阻的症状可反复发作,经非手术治疗后又多可以缓解。而另一些患者以往并无症状,初次发作即为绞窄性肠梗阻。

粘连性肠梗阻多发生于小肠,引起结肠梗阻者少见,常见类型如下:肠管的一部分与腹壁粘连固定,多见于腹部手术切口部或腹壁曾有严重炎症时,损伤部分肠管呈锐角折叠;粘连带压迫或缠绕肠管形成梗阻;粘连带的两端固定形成环孔,肠管从环中通过形成内疝;较长的一段肠管粘连成团,致使部分肠管

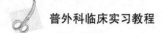

变窄或影响肠管正常蠕动,出现梗阻;肠管以粘连部为支点发生扭转;肠管粘连腹壁或远处其他组织,受肠系膜长度的限制或肠管另一端较固定,肠管呈牵拉性扭折而有梗阻。

（二）临床表现和诊断

粘连性肠梗阻可以表现为完全性或不完全性肠梗阻,可以是单纯性也可以是绞窄性,与粘连的分类及产生梗阻的机制有关。多数患者在术后肠管与切口或腹腔内剥离面呈片状粘连,有肠扭转或绞窄。开始时,多先有部分肠梗阻症状,当肠内容物淤积或肠壁水肿后则出现完全性肠梗阻,经非手术治疗后多能缓解,但常有反复发作。粘连带、内疝或扭折引起的肠梗阻多是初次发作即呈完全性梗阻或绞窄性梗阻。有手术史的患者,因为肠管与切口粘连引起的梗阻,常在切口的某一部位出现膨胀的肠型且有压痛。

手术后并发的粘连性肠梗阻可能在手术后任何时间发生,但临床上基本可分为2种类型:一种是术后早期(5~7天)发生,其除粘连外,还与术后炎症反应相关,须与术后麻痹性肠梗阻鉴别;另一种粘连性肠梗阻是发生在手术后的晚期,多数发生在手术后2年左右,一般诊断并不困难,患者过去有手术或腹膜炎史,术后曾有多次轻度发作,表现为轻度的腹绞痛或腹胀,短期的呕吐或便秘,服轻泻剂或灌肠排便后缓解,以后发作的次数愈加频繁,症状渐趋严重,终至形成完全性梗阻。

（三）预防

手术后粘连是产生肠梗阻的重要原因,主要的预防措施有:防止纤维素的沉积,应用各种抗凝药如肝素、右旋糖酐、枸橼酸钠等,但同时也带来严重出血等并发症,临床应用不多;清除纤维素沉积及炎性介质,应用机械或药物的方法加速清除纤维素,加速纤维蛋白原分解,如以等渗盐水冲洗腹腔清除纤维素、腹腔内注射胰蛋白酶等加速清除细胞外蛋白基质;机械性分离器官接触面,应用腹腔内充气,各种物质的薄膜如腹膜、大网膜、硅膜等覆盖肠管表面;抑制纤维增生,使用肾上腺皮质激素与其他抗炎药物,但伴有组织不愈合的不良反应。

除以上一些不可避免的因素外,尚有一些可避免的因素:清除手套上的淀粉、滑石粉,不遗留丝线头、纱布、棉花纤维、切除的组织等异物于腹腔内,减少肉芽组织的产生;减少缺血的组织,不作大块组织的结扎,有缺血可疑的部分,以大网膜覆盖,即使有粘连产生,已有大网膜相隔;注意无菌操作,减少炎性渗出;保护肠浆膜面,防止损伤与干燥;腹膜缺损部分任其敞开,不作有张力的缝合;清除腹腔内的积液、积血,必要时放置引流;关腹前将大网膜铺置在切口下;及时治疗腹膜内炎性病变,防止炎症的扩散。

（四）治疗

肠梗阻的一般治疗原则适用于粘连性肠梗阻。单纯性肠梗阻可先行非手术治疗,无效时应行手术探查。反复发作者可根据病情行即时或择期手术治疗。以往认为粘连性肠梗阻不宜手术,因为术后仍有可能造成粘连,但目前认为手术仍是一种有效方法。手术方法应视粘连的具体情况选择:粘连带和小片粘连可施行简单的切断和分离;一段肠管紧密粘连成团难以分离,可切除此段肠管作一期吻合,在特殊的情况下,如放射性肠炎引起的粘连性肠梗阻,可将梗阻远、近端肠侧侧吻合作短路手术;为了防止粘连性肠梗阻在手术治疗后再发或预防腹腔内大面积创伤后虽然有粘连产生但是不致有肠梗阻发生,可采取肠排列的方法,使肠袢呈有序的排列、黏着,而不致有肠梗阻。

手术后早期发生的肠梗阻,多由炎症、纤维素性粘连引起,在明确无绞窄的情况下,经非手术治疗后可望缓解。如有肠外营养支持,可维持患者的营养与水、电解质平衡,生长抑素可减少胃肠液的分泌,减少肠腔内液体的积蓄,有利于症状的减轻与消除。

三、肠扭转

肠扭转是一段肠管甚至几乎全部小肠及其系膜沿系膜轴顺时针或逆时针扭转360°~720°。因此,其既有肠管的梗阻,更有肠系膜血液循环受阻,是肠梗阻中病情凶险、发展迅速的一类。

（一）病因

引起肠扭转的主要原因有以下 3 种。

① 解剖因素：如手术后粘连、乙状结肠冗长、先天性中肠旋转不全等。

② 物理因素：在上述的解剖因素基础上，肠管本身需要有一定的重量，如饱餐后肠腔内有较多不易消化的食物、肠管肿瘤、乙状结肠内存积干结的粪便等，都是造成肠扭转的潜在因素。

③ 动力因素：强烈的蠕动或体位的突然改变，使肠管产生了不同步的运动，使已有轴心固定位置，且有一定重量的肠袢发生扭转。

（二）临床表现和诊断

肠扭转是闭袢型肠梗阻加绞窄性肠梗阻，发病急且进展迅速。起病时腹痛剧烈，腹胀明显，早期可出现休克，肠扭转的好发部位是小肠、乙状结肠和盲肠。临床表现各有特点。

小肠扭转患者常突发持续性腹部剧痛，并有阵发性加重，先有脐周疼痛，可放射至腰背部，这是肠系膜根部受牵拉的缘故。患者呕吐频繁，腹胀明显，早期可有压痛，但无肌紧张，肠鸣音弱，可闻及气过水声。立位腹部 X 线可因小肠扭转的部位不同而有不同显示。全小肠扭转时，可仅有胃、十二指肠充气扩张，但也可显示小肠普遍充气并有多个气液平面。部分小肠扭转时，可在腹部某一部位出现巨大胀气、扩大的肠管，且有气液平面。有时可扪及稍有压痛的肿块，叩诊呈鼓音，但有时可叩到移动性浊音。腹膜刺激症状时常存在，至晚期常出现休克状态。

乙状结肠扭转最多见于乙状结肠冗长、有便秘的老年患者。患者有腹部持续胀痛，逐渐隆起，下腹坠痛感但无排气排便。左腹部明显膨胀，可见肠型，叩诊呈鼓音，压痛及肌紧张均不明显。立位腹部 X 线检查可见巨大双腔充气的肠管，且有气液平面。

盲肠扭转较少见，多发生在盲肠可移动的患者。盲肠扭转可分为急性与亚急性 2 型。急性盲肠扭转不常见，起病急，有剧痛及呕吐，右下腹有肿块可触及，有压痛，可产生盲肠坏死、穿孔。亚急性盲肠扭转起病稍缓，患者主诉右下腹部绞痛，腹部很快隆起，不对称，上腹部可触及一弹性包块。立位腹部 X 线检查可见巨大的充气肠管，伴有多个气液平面。当疑有乙状结肠或盲肠扭转而尚无腹膜炎症状时，可考虑应用钡剂灌肠以明确诊断。结肠出现阻塞，尖端呈鸟嘴样或锥形，可明确为乙状结肠扭转。盲肠扭转则显示钡剂在横结肠或肝区处受阻。

（三）治疗

肠扭转是一种较严重的机械性肠梗阻，常在短时期内发生肠绞窄、坏死，若不及时处理，病死率较高，及时地手术治疗，将扭转的肠管回转复位可降低病死率，更可减少小肠扭转坏死大量切除后的短肠综合征。复位后应细致观察血液循环恢复的情况，明确有坏死的肠段应切除。对怀疑有坏死的长段肠管应设法解除血管痉挛，观察生机，争取保留较多的肠管。坏死的乙状结肠或盲肠可行切除，断端明确有良好生机，可行一期吻合，否则应行外置造瘘，待二期手术吻合。

早期乙状结肠扭转可在结肠镜直视下，将肛管通过扭转部进行减压，并将肛管保留 2～3 天。但这些非手术疗法，必须在严密的观察下进行，一旦怀疑有肠绞窄，必须及时行手术治疗。

四、肠套叠

肠的一段套入其相连的肠管腔内称为肠套叠。以小儿最多见，其中以 2 岁以下者居多。

（一）病因与分型

肠套叠可为原发性或继发性，前者多见于儿童，主要与肠蠕动节律紊乱或强烈收缩有关。继发性肠套叠多见于成人，肠腔内或肠壁上有一器质性病变，使肠蠕动节律失调，近端肠管强有力的蠕动将病变连同肠管同时送入远段肠管中。因此，成人肠套叠多继发于息肉、肿瘤、憩室、粘连及异物等。套入部的肠系膜也随肠管进入，不仅发生肠腔梗阻，还会由于肠系膜血管受压，肠管可以发生绞窄而坏死。

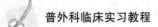

根据套入肠与被套肠部位,肠套叠分为小肠-小肠型、小肠-结肠型、结肠-结肠型。尚偶有胃空肠吻合后的胃-空肠套叠、阑尾-盲肠套叠。小儿多为回结肠套叠。

（二）临床表现和诊断

小儿肠套叠的三大典型症状是腹痛、血便和腹部肿块。表现为突然发作剧烈的阵发性腹痛,伴有呕吐和果酱样血便。腹部触诊常可在腹部扪及腊肠形、表面光滑、稍可活动、具有压痛的肿块。常位于脐右上方,而右下腹扪诊有空虚感。随着病程的进展逐步出现腹胀等肠梗阻症状。由于成人肠套叠多继发于肠管病变,可有反复发作的病史,亦可发生套叠后自行复位,也有套叠后未复位但并不产生不完全性肠梗阻或肠血管绞窄,而出现慢性腹痛的表现,因此成人肠套叠症状常不典型。

胃肠道钡剂造影对诊断肠套叠有较高的准确率,小肠套叠X线钡餐可显示肠腔呈线状狭窄而至远端肠腔扩张,并出现"弹簧状"影像。结肠套叠呈"杯口"状充盈缺损。腹部CT、肠管造影、结肠镜等检查对肠套叠的诊断与治疗均有帮助。

（三）治疗

应用空气、氧气或钡剂灌肠,不仅是诊断方法,也是一种有效的治疗方法,适用于回肠-盲肠型或结肠-结肠型早期。一般空气压力先用60 mmHg,空气经肛管注入结肠内,在X线透视下明确诊断后,继续加压至80 mmHg左右,直至套叠复位。如果套叠不能复位,或者病期已超过48小时,或者怀疑有肠坏死,或者灌肠复位后出现腹膜刺激征及全身情况恶化,都应行手术治疗。术中若肠管无坏死,可轻柔挤压复位,若肠壁损伤严重或已有肠坏死者,可行肠切除吻合术。如果全身情况严重,可将坏死肠管切除后两断端外置造瘘,以后再行二期肠吻合术。

成人肠套叠多属继发,一般都应手术治疗,即使已经缓解,也应继续进行检查以明确有无原发病变,行择期手术。也正由于套叠部位的肠管有病变,不论是否坏死都可能要行肠切除及肠吻合手术。

五、肠堵塞

肠堵塞指由于肠腔内容物堵塞肠腔而引起肠梗阻,是一种单纯性机械性肠梗阻,常见的原因是粪石、吞食的异物、寄生虫、胆石、药物等。

（一）粪石梗阻

粪石梗阻常见于瘫痪、重病等身体虚弱、无力排便的患者,也可见于习惯性便秘的患者,积存的粪便变干成团块状堵塞在结肠造成肠梗阻。患者出现腹胀,伴阵发性腹痛。体检时可沿左侧结肠摸到粪块,直肠指诊可触及填满直肠肠腔的干硬粪块,症状可反复出现。因此,应及时清除直肠内积存的粪便,以防粪便堵塞。如有症状,可采用通便药物及反复灌肠以导泻,必要时可用器械或手指将干硬的粪块取出。值得警惕的是,下端结肠肿瘤也可产生粪石梗阻。

（二）肠蛔虫堵塞

由于肠蛔虫团引起肠堵塞在我国并不少见,特别是在儿童,蛔虫感染率高,蛔虫在肠道大量繁殖,当蛔虫受到某些因素影响时产生强烈的活动致扭结成团堵塞肠管,加之肠管受刺激后出现痉挛加重了梗阻。患者有阵发性剧烈腹部绞痛,伴有呕吐,可呕吐出蛔虫。这类患者多消瘦、腹壁薄,故体检时常可触及包块并随触揉而变形,也可在触诊时感到肠管有痉挛收缩。由于蛔虫梗阻多为部分性,因此腹部一般无明显膨胀,肠鸣音虽有增高但不高亢。临床症状与体征常可明确诊断。腹部X线检查偶可见小肠充气及液平面,有时还可显示肠腔内有蛔虫团块阴影。

诊断明确患者可先行非手术治疗,禁食、减压、给予解痉药、温盐水灌肠、经胃管灌入植物油等。待症状缓解后再行驱虫。如经非手术治疗症状不缓解或出现腹膜刺激征时,应施行手术治疗,术后应继续驱虫治疗。

（三）胆石堵塞

胆石堵塞多是先有胆囊结石,梗阻的部位多在回肠,其次是空肠,十二指肠与结肠被胆结石堵塞者较少。胆石肠堵塞的症状是强烈的肠绞痛,胆结石得以下行时,疼痛可有缓解,引起强烈肠蠕动时又可引起腹痛,临床症状表现为单纯的机械性肠梗阻。立位腹部 X 线检查除见小肠胀气外,还可能看到肠腔内有胆石阴影,如发现胆管内有气体充盈,而既往接受过胆管与肠道吻合或奥迪括约肌成形术的患者,对这一诊断给予有力的佐证。胆石堵塞的肠梗阻一般在做好术前准备后行手术治疗,术中可以试行将结石挤入结肠,但不易成功。也可行肠切开取石,如有肠坏死则需行肠切除吻合,并且要注意探查有无第 2 处堵塞部分。

（四）其他

进食过多含有鞣酸的食物如柿子、黑枣,遇胃酸后成为胶状物,与其他高植物纤维物如竹笋等凝聚成块状物,经常服用氢氧化铝凝胶、考来烯胺(阴离子交换树脂)、胃肠道检查吞服过量的钡剂,有精神障碍的女患者吞食长发等,均可产生不能消化的团状物,出现肠堵塞的症状。一般表现为单纯性肠梗阻,可先用非手术治疗,必要时可剖腹切开肠管取出异物。

六、慢性假性肠梗阻

慢性假性肠梗阻是由于肠道神经病变和/或肌病引起的肠道运动功能障碍性疾病,临床上表现为反复发作或持续存在的肠梗阻,但缺乏机械性肠梗阻的证据。

（一）病因与分类

慢性假性肠梗阻可分为原发性和继发性两类。原发性假性肠梗阻是由肠道平滑肌异常(肌病型)或肠神经系统异常(神经元病型)造成。成人慢性假性肠梗阻常继发于系统性疾病,如结缔组织病、内分泌疾病、神经系统疾病、肿瘤和病毒感染等。无明确病因的称为慢性特发性假性肠梗阻。尽管有报道发现一些患者为家族性发病,患者存在染色体异常,但多数为散发性假性肠梗阻。

（二）临床表现和诊断

慢性假性肠梗阻可表现为各种症状,取决于受影响的消化道部位,症状随受累的自然史而变化。多数患者在发病早期已有数年的间断呕吐、腹胀、腹痛及腹泻史,有甚者为便秘与腹泻交替发生。通常小肠慢性假性肠梗阻表现为恶心、呕吐、腹胀、腹痛和肠蠕动改变,细菌过度生长继发于小肠动力性疾病,这些患者可有腹泻。食管受累时发生吞咽困难或胃食管反流,胃部受累时则出现和胃轻瘫相符的餐后早饱、腹痛、恶心、呕吐。十二指肠受累,表现为十二指肠扩张和动力紊乱。结肠慢性假性肠梗阻时,结肠扩张明显、便秘严重,可形成粪石嵌顿,肠鸣音低下。病程缓慢且常反复发作,严重时出现电解质紊乱、酸中毒、继发性贫血、吸收不良、营养不良和体重下降等。某些基础疾病过程的肠外表现,可作为诊断假性肠梗阻的一个线索。

本病无特征,诊断较为困难。当临床有怀疑时,应设法排除其他肠梗阻的可能性来确诊,并进一步接受腹部 X 线检查、肠道传输功能、肠道动力检查和营养状况评估。剖腹手术或腹腔镜取出的小肠或结肠全层组织活检尚有争议。

（三）治疗

慢性假性肠梗阻主要采用非手术治疗,如胃肠减压、营养支持等。特别是全肠外营养支持对解除症状甚为有效,然而为防止全肠外营养带来的一些不良后果如肠黏膜萎缩、肠道细菌易位等,仍应给予适量的肠内营养。部分药物,如促动力药甲氧氯普胺和红霉素、奥曲肽、抗生素,可在部分情况下运用。电起搏理论上是可行的,并可能成为难以控制的慢性假性肠梗阻的治疗手段之一。目前电起搏研究的焦点是改善胃轻瘫,小肠电起搏仍不能用于临床。如诊断明确,原则上应避免外科手术治疗,仅当非手术治疗无

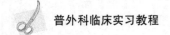

效,病变局限、肠管缺血、坏死或穿孔者可考虑手术治疗。

七、肠系膜血管缺血性疾病

肠系膜血管缺血性疾病是一类肠系膜血管血栓形成或栓塞引起的肠系膜血管闭塞,导致肠管缺血坏死、腹膜炎等,随着人口老龄化加剧,此病发病率增加。该病的特点是起病隐匿、进展迅速,短时间内出现小肠坏死或休克。

（一）病因与分类

根据病因,肠系膜缺血分类如下。

① 动脉栓塞是急性肠系膜缺血最常见的诱因。此类患者既往常有心脏疾病,如心房颤动、附壁血栓形成、心肌梗死、左心房黏液瘤及人工瓣膜等;大动脉疾病如动脉瘤或动脉粥样硬化,医源性操作如动脉造影术等,肠系膜上动脉最易受累及。

② 动脉血栓形成。此类患者既往常有肠系膜动脉粥样硬化,常因肠系膜上动脉起始段的动脉粥样硬化引起栓塞,故急性动脉血栓形成缺血比栓子栓塞缺血更严重。

③ 非闭塞性肠系膜缺血。此类患者既往常有低灌注情况,如休克、药物（洋地黄类、血管升压药等）,当诱因去除后血管痉挛仍会继续存在,使该类缺血患者预后极差。

④ 静脉血栓形成。此类患者既往常有遗传性凝血功能亢进,如补体蛋白 C 和抗凝血酶 Ⅲ 缺乏、获得性凝血功能亢进、恶性肿瘤、口服避孕药、门静脉高压、腹腔感染和腹部大手术后等。

肠系膜血管缺血性疾病中还有一类非肠系膜血管阻塞性缺血,其肠系膜动、静脉并无阻塞。临床诱因如充血性心力衰竭、急性心肌梗死、感染性休克和心脏等大手术后,以及应用大量利尿药或洋地黄中毒等,也可能与低血容量、低心排血量或肠系膜血管收缩所致血流动力学改变有关,易发生于肠系膜上动脉硬化性狭窄的患者。

（二）临床表现和诊断

根据肠系膜血管阻塞的性质、部位、范围和发生的缓急,临床表现有差异。一般阻塞发生越急,范围越广、表现越严重,动脉阻塞又较静脉阻塞急而严重。

肠系膜上动脉栓塞和血栓形成临床表现大致相仿。一般发病急骤,早期表现为突然发生剧烈的腹部疼痛,难以用一般药物缓解,可以是全腹性或局限性。恶心、呕吐频繁,呕吐物多为血性。部分患者有腹泻,并排出暗红色血便。患者腹部平坦、柔软,可有轻度压痛,肠鸣音活跃或正常,特点是严重的症状与轻微的体征不相符。全身改变也不明显,如有广泛的血管闭塞,也可较早出现休克。随着肠坏死与腹膜炎的发展,腹胀渐渐明显,肠鸣音消失,出现腹部压痛、腹肌紧张等腹膜刺激征。呕出暗红色血性液体或出现血便,腹腔穿刺抽出液也为血性。血常规多表现为血液浓缩,白细胞升高明显。

肠系膜上动脉血栓形成的患者,常先有慢性肠系膜上动脉缺血的征象。表现为饱餐后腹痛,以致患者不敢进食而日渐消瘦,伴有慢性腹泻等肠道吸收不良等表现。当血栓形成突然引起急性完全性血管阻塞时,表现与肠系膜上动脉栓塞相似。

肠系膜上静脉血栓形成的症状发展缓慢,多有腹部不适、便秘或腹泻等症状。数日至数周后可突然剧烈腹痛、持续性呕吐,但呕血和便血更为多见,腹胀、腹部压痛、肠鸣音变弱。腹腔穿刺抽出液也为血性。血常规多表现为血液浓缩,白细胞升高明显。该病的诊断主要依靠病史和临床表现,腹部 X 线检查显示受累小肠、结肠轻度扩张或中度扩张胀气,晚期由于肠腔或腹腔内大量积液,立位腹部 X 线检查显示腹部普遍密度增高。血管造影检查对诊断有重要意义。

（三）治疗

应早诊断、早治疗,包括支持疗法和手术治疗。血管造影明确病变的部位和性质后,动脉导管可置于原位给予血管扩张药,并维持至手术后或栓塞病变治疗后,有利于提高缺血肠管的存活率。肠系膜上动脉栓塞可行取栓术。血栓形成则可行血栓内膜切除或肠系膜上动脉腹主动脉旁路移植手术。如果已有肠坏死,应做肠切除术。肠系膜上静脉血栓形成需施行肠切除术,切除范围应包括全部有静脉血栓形成的肠系膜,否则术后静脉血栓有继续发展的可能,术后应继续行抗凝治疗。

第三节 短肠综合征

短肠综合征(short bowel syndrome,SBS)是指由于肠系膜血管梗死、肠扭转、创伤、恶性肿瘤、CD 而切除了大量小肠导致的以消化吸收功能障碍和营养不良为主的临床综合征。手术造成小肠面积大量减少,致使肠吸收面积减少而出现严重腹泻,吸收不良,水、电解质及代谢障碍与进行性营养不良。

一、病理生理

正常小肠黏膜的吸收面积远超过维持正常营养所必需的面积,有较大的储备能力。如术中回盲部和结肠完整,保留 100 cm 的小肠可避免出现短肠综合征;如术中回盲部与部分结肠被切除,则保留小肠的长度应达 150 cm。短肠综合征的发生还与切除的小肠部位有关,十二指肠、近端空肠、远端回肠是小肠消化吸收的主要场所,蛋白质和脂肪在回肠内吸收更充分,铁、钙和叶酸盐主要在十二指肠和上段空肠吸收,胆盐、胆固醇、维生素 B_{12} 等只在回肠吸收。因此,这些重要肠段的切除将会增加短肠综合征发生的概率。此外,剩余小肠是否存在潜在病变,其余器官功能状况也都会影响到短肠综合征的严重程度。

小肠广泛切除后肠腔过短、吸收面积减少,导致大量液体无法被重吸收,出现严重的腹泻症状,进而导致水、电解质、酸碱平衡的紊乱。回肠切除后还会导致胆盐吸收障碍,引起胆汁中胆盐浓度不足,使胆石症的发生率升高;此外,维生素 B_{12}、铁、叶酸的缺乏造成贫血,维生素 C 缺乏使毛细血管壁脆性增加,导致出血倾向加重,其余如钙、镁、锌的缺乏均会造成相应的症状。

小肠被大量切除后,残留的肠段将逐步进行代偿。表现为肠管增粗、延长,肠壁增厚;肠黏膜绒毛变长、皱襞增多,肠腺体加深。这些代偿改变可增加小肠的吸收面积和吸收功能。然而代偿改变需要食物与肠黏膜接触及刺激,如长期接受全胃肠外营养支持,肠黏膜将出现萎缩。

二、临床表现

短肠综合征最初最主要的症状是腹泻,重者每天可达 5～10 L,若处理不及时,可引发一系列水、电解质、酸碱平衡紊乱。由于营养不良,患者可出现体重下降、肌肉萎缩、贫血、低蛋白血症,钙及镁不足可引起肌肉兴奋性增强和手足抽搐,长期缺乏可引起骨质疏松。此外,发生短肠综合征后脂肪吸收不良,脂肪酸与钙的沉淀竞争性抑制草酸盐与钙的沉淀,导致草酸盐从肠道的吸收和从尿中的排出均增多,引起泌尿系统草酸钙结石。

三、辅助检查

通过辅助检查可排除其他并发症,当患者持续发热时,应及时行 B 超或 CT 检查,以早期发现腹部脓肿并有效处理。

四、诊断及鉴别诊断

短肠综合征一般在手术后出现,故在有明确手术史的情况下不难诊断。需鉴别是否有其他原因引起腹泻及营养不良,如急性胃肠炎、假膜性肠炎及其他感染性肠道疾病等。

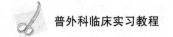

五、治疗

短肠综合征的治疗甚至开始于小肠切除手术前,旨在最大限度降低可预测的并发症,提高远期生存及质量。

1. 术前处理

术前需充分告知患者及家属有关短肠综合征的表现及对于将来生活的影响,对于高龄且合并多种疾病或先前做过小肠切除的患者而言,再次行小肠切除的长度需要外科医师仔细斟酌及讨论以决定。对于先前做过小肠切除的患者,外科医师应在术前充分了解患者先前小肠解剖及疾病情况。此外,术前应对患者营养状况进行评估,以制订围术期的营养治疗方案。

对于急性小肠疾病需要大范围切除的患者,术前处理包括:稳定患者的血流动力学指标,纠正水、电解质紊乱,预防抗生素使用,胃肠减压,肠道准备。此外,如果术后需要造瘘,则术前应与造瘘护理师确定最佳造瘘部位。

2. 术中处理

术中最需要注意的是尽量减少不必要的肠段切除,其他手法如狭窄肠段成形、浆膜修补等可以用来处理特殊病变,以避免肠段切除。在处理缺血肠段时,任何由于肠系膜狭窄形成的梗阻均需要松解,且肠段应给予温、湿纱布覆盖,并观察肠管活性,后者可以借助触诊肠管搏动、多普勒超声或静脉注射荧光造影剂的方法评估肠壁血供,在必要情况下给予血管再通处理。

对于状况不稳定,肠管活性待确定及残留小肠过短(< 90 cm)的患者,推荐进行造瘘处理。此外,在某些情况下,胃肠减压比造瘘处理更加有意义。总之,当远端肠段有活性时,保持肠管活性的连续性尤为重要。

由于短肠综合征患者术后胆石症及急性胆管合并症的发生率会增加,因此可以考虑在术中进行预防性胆囊切除。然而胆囊切除更适用于择期手术、病情稳定的患者。对于急诊手术,需要切除大范围肠段的患者,预防性胆囊切除需斟酌。

3. 术后处理

术后早期,患者可出现严重腹泻症状,病情危重,治疗主要在于控制脓毒症、保持水及电解质平衡,以及营养治疗。初期需要全肠外营养(total parenteral nutrition, TPN),时间为 4 ~ 8 周。多数患者每天每千克体重需要能量 35 kcal(1 kcal ≈ 4. 184 kJ)及蛋白 1 ~ 1. 5 g。对高胃酸者可给予碳酸钙以中和胃酸或应用 H_2 受体拮抗药、质子泵抑制药;口服考来烯胺散(商品名消胆胺)可消除胆盐对结肠的刺激,也能减轻腹泻。总的来说,术后残余长度 180 cm 以上小肠的患者一般不需要长期肠外营养支持;剩余长度 90 cm 以上小肠的患者,尤其保留了回盲瓣的患者,需要 < 1 年的肠内营养治疗;然而对于长度 < 60 cm 小肠的患者,很可能需要永久肠外营养。

当患者水、电解质平衡和酸碱代谢平衡初步稳定,腹泻量显著下降后,可开始混合营养治疗阶段。由肠外营养过渡到肠内营养需根据残留小肠与结肠的长度、部位与活力情况加以调整使之个体化,并且注重缓慢进行、逐步递增、严密监测的原则。目标是保持体重稳定,避免体液过大波动。

肠内营养增加小肠对于切除后状态的适应与代偿能力很重要。在肠道切除术后 6 ~ 12 个月,剩余肠段的表面积会增大,其吸收能力也会有提高,在这期间,脂肪及膳食纤维的供给尤为重要。生长因子也会刺激剩余肠道的功能恢复并提高液体吸收能力。胰高血糖素样肽-2 正处于临床试验阶段。

随着患者剩余小肠吸收、消化功能的逐步代偿和改善,腹泻已基本控制,机体营养状况日益改善,逐步调整到依靠口服摄入营养。理想状态下,多数患者能从肠道获得足够的营养,不需要静脉营养的补充。需要注意的是,由于储备耗尽可出现维生素 B_{12} 缺乏引起的贫血,可通过肌内注射途径长期补充。对于无法摆脱长期肠外营养以维持生命的患者,此类患者一方面需要密切注意预防和治疗长期肠外营养支持治疗可能存在的并发症,另一方面可以考虑实施外科手术治疗。

4.短肠综合征的手术治疗

手术治疗短肠综合征有以下目的。首先,改善剩余肠道的功能。如果存在梗阻则需给予缓解;对于扩张的无功能节段(其存在会加重吸收不良及致使细菌滋生)应给予处理,如肠道缩窄成形术等。其次,剩余肠段延长处理可应用于某些患者,横向肠管成形术(STEP术)与纵向肠管成形术(Bianchi术)有效并有长期效果。最后,降低肠内容物移行速度以改善吸收。有多种方式来达成这一目的,包括人工瓣及括约肌成形术、肠管倒置术等。这些手术的效果无法估计,应仔细遴选合适的患者。

治疗短肠综合征的最终手段是延长剩余肠管。随着近来免疫抑制治疗的进步,小肠移植的效果越来越值得期待,对于适合的患者,小肠移植成为临床较为接受的治疗手段。对于合并不可逆肝衰竭及短肠综合征的患者,可考虑同时行肝移植及小肠移植手术。

对于患者是否适合手术治疗有几个参考因素,最重要的是患者处于何种营养支持状态。对于可以耐受单独肠内营养支持的患者,唯有以下情况考虑手术治疗:进行性加重的吸收不良,存在转换为肠外营养的风险,吸收不良导致严重症状。对于接受肠外营养,但可以耐受较大量肠内营养的患者,有希望通过手术来摆脱肠外营养治疗。对于接受肠外营养并有严重并发症的患者则有明确手术指征,这一情况的大多数患者(尤其儿童)常需要移植手术。此外,患者年龄、潜在疾病等因素也需要考虑以决定患者是否适合手术治疗。

六、预后

短肠综合征患者2年生存率约为85%,5年生存率约为75%,空肠末端造瘘、剩余肠管短于50 cm,肠系膜血管病变均降低生存率。TPN导致的肝病在不进行肝移植手术的情况下,平均生存期约为1年。小肠移植术后1年生存率为85%,但5年生存率降低到50%。

第四节 小肠肿瘤

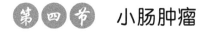

小肠肿瘤是指从十二指肠到回盲瓣为止的小肠肠管所发生的肿瘤。小肠占胃肠道全长的70%～80%,但小肠肿瘤的发病率较胃肠道其他部位为低,占全部胃肠道肿瘤的3%～7%,小肠恶性肿瘤则更为少见,占胃肠道恶性肿瘤的1%～2%。小肠肿瘤发生率低,与小肠内容物通过快、小肠黏膜细胞更新快、小肠内容物为碱性液状、肠壁内含有更高的IgA、小肠内细菌含量较低等因素有关。小肠肿瘤可来自小肠各类组织,包括上皮、结缔组织、血管组织、淋巴组织、平滑肌、神经组织、脂肪组织等,肿瘤类型多样。良性肿瘤中平滑肌瘤、腺瘤较多见,恶性肿瘤中腺癌和淋巴肉瘤较多见。小肠肿瘤的发生部位,以回肠肿瘤较空肠肿瘤发病率高,而空肠肿瘤以胃肠道间质瘤(gastrointestinal stromal tumor,GIST)为多见。

一、临床表现

小肠肿瘤可发生于任何年龄,但多发病于50～60岁,男性稍多于女性。小肠肿瘤临床表现很不典型,近1/3患者无症状,仅在体检或因某些手术行剖腹探查时被发现。临床表现一般与肿瘤的类型、部位、大小、性质及是否有梗阻、出血和转移相关。常表现为以下一种或几种症状。

1.腹痛

腹痛为常见的症状。部分是由肠梗阻引起,另外还有肿瘤的牵拉及其引起的肠管蠕动失调,瘤体中心坏死引起的炎症反应、溃疡、穿孔等,都可以导致腹痛发生。腹痛可为隐痛、胀痛乃至剧烈绞痛,当并发肠梗阻时,疼痛尤为剧烈,并可伴有腹泻、食欲缺乏等。

2.消化道出血和贫血

消化道出血和贫血为常见的首发症状。出血一般是肿瘤在发生溃疡和表面糜烂后出现的症状。约

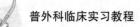

1/3 的小肠肿瘤有出血症状,表现为反复黑便、大量柏油样便或血便或仅有粪便隐血试验阳性。部分因长期反复少量出血未被察觉,而表现为慢性贫血。

3. 腹部包块

部分患者腹部可触及肿块,以向肠腔外生长的肿瘤多见。肿块的硬度可以从柔软到坚硬不等。良性肿瘤多光滑、活动度大,恶性肿瘤活动度较小。良性或恶性肿瘤的早期较少能触及肿块。

4. 肠梗阻

肠梗阻为小肠肿瘤常见并发症,大多数为慢性复发性,可为完全或不全性肠梗阻。肠梗阻多因肿瘤引起的肠套叠及肠管挛缩、狭窄或扭转等所致。

5. 穿孔

小肠良恶性肿瘤均可能发生穿孔,但在晚期恶性肿瘤中更多见。急性穿孔引起弥漫性腹膜炎,慢性穿孔导致局限性脓肿和肠瘘形成。

6. 类癌综合征

小肠类癌患者可出现类癌综合征,主要表现为阵发性面颈部和上部躯体皮肤潮红(毛细血管扩张)、腹泻、哮喘和因纤维组织增生而发生心瓣膜病。常因进食、饮酒、情绪激动、按压肿瘤而激发。类癌综合征多见于类癌伴肝转移患者。

7. 全身症状

小肠肿瘤患者可伴有食欲不振、消化不良、消瘦乏力、低热、体重减轻等非特异性全身症状。

8. 其他症状

十二指肠肿瘤若压迫胆总管则产生梗阻性黄疸。

二、辅助检查

1. X 线检查

(1)腹部 X 线检查:小肠肿瘤导致肠梗阻患者,腹部 X 线检查可见肠腔内气液平面。该类患者不适宜进行钡餐检查,避免发生并发症。

(2)小肠钡剂造影:小肠肿瘤的首选检查方法。病变在空肠者较易查出,而远侧病变由于肠袢迂回重叠、内容物通过快,有些肿瘤不易被发现而出现遗漏。因此,分次口服少量钡剂逐段连续仔细观察有可能提高检出率。

(3)胃肠钡剂双重对比造影:本法对十二指肠癌诊断准确率达 40%～75%,X 线的主要征象有持久的十二指肠黏膜皱襞变形、破坏或消失,肠壁僵硬、充盈缺损、龛影或狭窄。

(4)十二指肠低张气钡造影:检查过程中肠壁松弛,黏膜舒展,在钡剂和空气对比下,易发现十二指肠黏膜早期病变。

(5)钡剂灌肠:如钡剂能进入末段回肠,有时可显示末段回肠肿瘤的部位,但发现率低。

2. 内镜检查

内镜检查有助于提高部分小肠肿瘤的诊断率。小肠镜可选经口、经肛的进镜方式,能发现大多数的小肠肿瘤,但无法取活检,且无法用于可疑肠梗阻患者。十二指肠镜可以直接观察病变部位、大小、形态,并可以做活组织检查,对诊断十二指肠部肿瘤的正确率甚高。行结肠镜检查过程中,对于少数患者,结肠镜可以进入末端回肠,可能发现局部病灶并可取活检。

3. 选择性肠系膜血管造影

选择性肠系膜血管造影对血管丰富或存在出血的病变,或肠壁上的巨大占位性病变可较好地定位显示,尤其是对平滑肌瘤和血管瘤尤为适用。当有消化道出血量超过 3 mL/min 时,选择性肠系膜上动脉造影检出率高且能确定病变部位。

4. CT 检查

CT 检查可发现小肠肠壁弥漫性增厚、肠壁外压迫和肠腔内肿块,通过 CT 及三维重建技术,提高小肠肿瘤的定性、定位诊断准确率。但当肿瘤直径＜1.5 cm时则难以被发现。

5. 实验室检查

慢性出血患者可出现红细胞及血红蛋白降低,粪便隐血试验阳性。肿瘤标志物在小肠肿瘤患者中无特异性变化。十二指肠癌导致梗阻性黄疸时,血中胆红素、碱性磷酸酶升高。对存在类癌综合征表现或怀疑类癌的病例,可以测定患者尿中的5-羟色胺降解物5-羟吲哚乙酸的水平,有助于确定肿瘤的性质。

三、诊断及鉴别诊断

小肠肿瘤发生率较低,缺少特异性的临床表现。术前诊断率较低。当患者以反复发作的黑便和不明原因的腹痛或肠梗阻就诊时,经初步排查常见的病因后仍未能做出明确诊断,应考虑到小肠肿瘤的可能并安排进一步检查。但很多小肠肿瘤经过以上各种辅助检查后仍难以明确诊断,必要时可考虑行剖腹探查或腹腔镜探查,诊断同时行手术治疗。

需要注意的是,妇科卵巢肿瘤多局限于盆腔,而小肠发生肿瘤往往与盆腔脏器相重叠,在术前造成两者临床鉴别的困难。在临床症状与体征较难区分的情况下,依据必要的B超、CT、MRI及肠镜活检以鉴别诊断。多方检查不能明确的患者,亦应积极手术探查。

四、治疗

1. 小肠良性肿瘤

良性肿瘤也可以引起消化道出血、肠套叠、肠梗阻及肠穿孔等一系列严重并发症,并且有恶性变可能。因此,无论是在诊疗过程中发现还是在手术探查中偶然发现,均应实施手术切除。

2. 小肠恶性肿瘤

高度怀疑或已证实的小肠恶性肿瘤,则应实施小肠恶性肿瘤根治性切除术,将肿瘤连同近肠管系膜及区域淋巴结一并整块切除,为清除区域淋巴结,可进行小肠较广泛切除,一般以两端距肿瘤不少于10 cm为宜。十二指肠恶性肿瘤多数需行胰头十二指肠切除。如肿瘤已与周围组织浸润固定无法切除,则可行短路手术缓解梗阻症状。根据术后病理诊断和分期结果进行化疗或放射治疗。

3. GIST

目前GIST的治疗方法主要是手术治疗和分子靶向治疗,而手术治疗是唯一有治愈可能的治疗手段。

国内外学者研究发现,GIST的首次治疗非常重要,假如采取合理的首次治疗,疗效将会明显地提高。GIST治疗方案主要是以手术为主。手术方式根据不同部位、不同肿瘤分级等因素来定,原则同治疗其他实体瘤一致,仍是完整切除肿瘤及其转移或浸润的组织。肿瘤的完整切除是影响患者生存时间的一个很重要的因素,完全切除术患者的生存时间明显高于不完全切除术患者的生存时间。肿瘤的完整切除取决于很多因素,比如肿瘤大小、有无远处转移或腹腔内种植、是否浸润四周组织及器官等。因此,对于因各种原因不能首次完整切除的肿瘤来说,术前可采用辅助治疗措施(如服用分子靶向药物伊马替尼等),待瘤体缩小或肿瘤得到控制后再行手术切除,从而提高肿瘤的完整切除率。

研究表明,术前或术中肿瘤的破裂是不良预后的因素之一。GIST只有一层极薄的包膜,有的甚至无包膜,手术时极易破溃,因此切不可过度牵拉或挤压瘤体,以免造成肿瘤的破裂或腹腔内种植。GIST的淋巴转移较少见,因此一般不必行广泛的淋巴结清扫或扩大根治术。术中常规做快速冰冻切片病理检查是必要的,虽然不能作为GIST确诊的依据,但可以明确组织来源,对判定GIST及其生物学行为是有帮助的。长期随访表明,虽然超过50%的GIST可以完整切除肿瘤,腹腔内局部复发及远处转移率仍很高。有报道指出,首次完整切除肿瘤的患者,在结束长为18个月的中位随访时间后,有90%的患者出现腹腔内、局部或转移复发,大多在术后2年内出现。

GIST对化疗敏感性不强,具体原因还不清楚。放疗对GIST几乎不起作用,同时由于放射线对腹腔内重要器官如肝、肾、脾、肠道等易造成损害,不能达到足够的放疗剂量,因此很少考虑放疗。

近年来随着对间质瘤分子发病机制的研究进展,分子靶向药物成为治疗间质瘤的主要方法之一。分子靶向药物治疗的出现极大地改变了间质瘤的治疗策略和预后。目前用于治疗间质瘤的分子靶向药物主要为伊马替尼(Imatinib)和舒尼替尼(Sunitinib)。其适应证为手术无法切除或复发性的间质瘤,临床上有时也用于术前新辅助治疗,以期缩小肿瘤体积达到完整切除。

(王　斌)

第十九章

阑 尾 疾 病

第一节 阑尾的解剖和生理

阑尾起源于胚胎第 11 周内胚层构成的盲肠突。至胚胎第 21 周左右形成具有黏膜、黏膜下层、肌层、浆膜 4 层结构的阑尾。盲肠突位于中肠袢的尾端,由于中肠袢在消化管形成过程中逆时针旋转 270°,阑尾的位置由右季肋区逐步下降至右髂窝,盲肠和阑尾多位于右髂窝内。但是由于肠旋转不良等情况,盲肠和阑尾可能出现多种异位,出现在右季肋区与右髂窝之间的任何位置,也可以落入盆腔。除了位置差异,还有双阑尾、阑尾发育不全、双盲肠双阑尾、壁内阑尾、阑尾缺如等变异,因此在进行阑尾切除手术时需要特别注意。

阑尾为一段细长肠管,常附着于盲肠的后内侧壁,内腔与盲肠相通,开口于回盲瓣尾侧 1.5 ~ 2.5 cm 处。阑尾末端游离,常蜷曲在回盲后隐窝内。阑尾管腔狭小,长度一般为 6 ~ 9 cm,直径为 0.5 ~ 1.0 cm。阑尾长短粗细个体差异较大,婴儿阑尾基底部较宽,儿童阑尾较长,成人阑尾相对较短,老年人逐渐萎缩。

盲肠 3 条结肠带向下会聚并延续为阑尾的纵肌,因此沿结肠带向回盲部追溯常可找到阑尾基底部。阑尾基底部与盲肠的位置关系比较固定,但阑尾尖端活动个体差异大,可指向不同方向,根据指向不同可区分为以下几个位置。

① 盲肠下位:盲肠下位的阑尾根部在盲肠后内侧壁,游离段指向内下方。

② 盲肠或结肠后位:阑尾位于盲肠后壁和后腹膜之间,间断指向上方,可达升结肠后方。有 2% 的阑尾为腹膜外位器官,完全位于腹膜外结缔组织。通常无系膜,邻近髂腰肌、髂腹股沟神经和生殖股神经。

③ 回肠前位:尖端指向内上方,跨过回盲部前方。

④ 回肠后位:尖端指向内上方,钻过回盲部后方,此型阑尾系膜较短。

⑤ 盆位:尖端指向内下方,跨过髂总血管,落入盆腔内,邻近输尿管盆段、膀胱和直肠侧壁、女性卵巢和输卵管,此型阑尾炎常引起膀胱和直肠刺激征。

国内数据统计显示,阑尾不同位置占比分别为回肠前位 28%,盆位 26%,盲肠或结肠后位 24%,回肠后位 8%,盲肠下位 6%,盲肠外位 4%,高位 4%。

阑尾动脉为回结肠动脉的一个终末分支,主干沿阑尾系膜游离缘行至阑尾末端,分支后供应阑尾壁。阑尾动脉栓塞时,容易发生坏死和穿孔。阑尾静脉回流注入回结肠静脉,其血流经肠系膜上静脉、门静脉进入肝内,当阑尾有化脓性炎症时,细菌、栓子可沿静脉上行,引起化脓性门静脉炎和肝脓肿。阑尾神经来自肠系膜上动脉周围的交感神经丛,与脊髓第 10 胸节相接,因此阑尾炎早期引起的内脏牵涉性疼痛常表现为第 10 胸神经支配的脐周范围。阑尾的淋巴管首先注入阑尾系膜内的淋巴结,阑尾淋巴结的输出管伴阑尾血管注入回结肠淋巴结,向上注入肠系膜上淋巴结。

阑尾能吸收水和电解质,并可蠕动,阑尾蠕动可将进入其腔内的粪便和食物碎屑排出。阑尾可能分泌激素和消化酶。阑尾还具有一定的免疫功能,阑尾壁固有层和黏膜下层有丰富的淋巴滤泡,被认为与回肠末端 Peyer 淋巴滤泡一起可产生淋巴细胞和抗体,参与机体的免疫功能,是消化系统的防御器官。一般认为儿童时期阑尾具有发达的淋巴组织,能发挥一定免疫功能,而成人阑尾为失用器官。目前研究进展认为,阑尾有益于人类肠道微生物中有益细菌的重新生长。因此,预防性阑尾切除术或在腹部行其他手术时随意将无病变的阑尾切除目前来看是不可取的。

第二节 急性阑尾炎

急性阑尾炎是外科急腹症最常见的疾病之一,其发病率约为 1‰。各年龄段及妊娠期妇女均可发病,但以青年最为多见,男性多于女性。急性阑尾炎临床表现变化较多,尽管近半数病例有典型的临床表现,但是也有许多患者症状、体征不典型,几乎所有的急腹症均需要与急性阑尾炎相鉴别。早期明确诊断,及时治疗,可使患者在短期内恢复健康。若延误诊治,则可能出现严重并发症。因此,对本病的诊断和处理须高度重视。

一、病因

急性阑尾炎的主要原因是阑尾腔梗阻和细菌侵入。最常见的梗阻原因是黏膜下淋巴组织增生(60%),其次是粪石(稠便)(35%)、异物(4%)、新生物(1%)或肠道寄生虫(蛔虫)。阑尾梗阻后,阑尾黏膜持续分泌、阑尾炎症加重、阑尾腔扩张、细菌增殖,若病情进一步发展,则阑尾可发生缺血、坏疽和穿孔。阑尾管腔狭窄,走行扭曲,远端封闭,这些解剖因素决定了阑尾容易高发急性炎症。一般认为急性阑尾炎是由下列几种因素综合作用而引起。

1. 梗阻

梗阻为急性阑尾炎发病最常见的基本因素,常见的梗阻原因有:粪石和粪块等;寄生虫,如蛔虫堵塞;阑尾系膜过短,造成阑尾扭曲,引起部分梗阻;阑尾壁的改变,以往发生过急性阑尾炎后,肠壁可以纤维化,使阑尾腔变小,亦可减弱阑尾的蠕动功能;阑尾开口病变。

2. 黏膜下淋巴组织水肿

阑尾黏膜下淋巴组织水肿,造成阑尾腔狭窄。其可能与感染有关。

3. 细菌感染

阑尾炎的发生也可能是细菌直接感染的结果。细菌可通过直接侵入、经由血运或邻接感染等方式侵入阑尾壁,从而造成阑尾的感染和炎症。

4. 其他

与急性阑尾炎发病有关的因素还有饮食习惯、遗传因素和胃肠道功能障碍等。阑尾先天性畸形,如阑尾过长、过度扭曲、管腔细小、血运不佳等都是易于发生急性炎症的条件。胃肠道功能障碍(如腹泻、便秘等)引起内脏神经反射,导致阑尾肌肉和血管痉挛,当超过正常强度时,可致阑尾管腔狭窄、血运障碍、黏膜受损,细菌因此入侵而致急性炎症。

二、病理

根据急性阑尾炎的临床过程和病理解剖学变化,可将其分为 4 种病理类型,这些不同类型可以是急性阑尾炎在其病变发展过程中不同阶段的表现,也可能是不同的病因和发病机制所产生的直接结果。

1. 急性单纯性阑尾炎

阑尾轻度肿胀,浆膜表面充血。阑尾壁各层组织间均有炎性细胞浸润,以黏膜和黏膜下层最为显著;

黏膜上可能出现小的溃疡和出血点,阑尾腔内可能有少量渗出液,临床症状和全身反应也较轻,如能及时处理,其感染可以消退、炎症完全吸收,阑尾也可恢复正常。

2. 急性化脓性阑尾炎

阑尾明显肿胀,壁内有大量炎性细胞浸润,可形成大量大小不一的微小脓肿;腔内有脓性分泌物,有明显的大肠埃希菌和厌氧菌感染征象;浆膜高度充血并有较多脓性渗出物,作为机体炎症防御、局限化的一种表现,常有大网膜下移、包绕部分或全部阑尾。此类阑尾炎的阑尾已有不同程度的组织破坏,即使经保守治疗恢复,阑尾壁仍可留有瘢痕挛缩,致阑尾腔狭窄,日后炎症可反复发作。

3. 坏疽性及穿孔性阑尾炎

该型阑尾炎可发生于阑尾短时血运阻断,也可由化脓性阑尾炎发展而来。根据阑尾血运阻断的部位,坏死范围可仅限于阑尾的一部分或累及整个阑尾。阑尾管壁坏死或部分坏死,呈暗紫色或黑色。阑尾腔内积脓,且压力升高,阑尾壁血液循环障碍。穿孔部位多为阑尾根部和尖端。穿孔如未被包裹,感染继续扩散,则可引起急性弥漫性腹膜炎,可进展为感染性休克,甚至致死。

4. 阑尾周围脓肿

急性阑尾炎化脓坏疽或穿孔,如果此过程进展较慢,大网膜可移至右下腹部将阑尾包裹并形成粘连,形成炎性肿块或阑尾周围脓肿。

阑尾穿孔并发弥漫性腹膜炎最为严重,常见于坏疽穿孔性阑尾炎,婴幼儿大网膜过短、妊娠期的子宫妨碍大网膜下移,故易于在阑尾穿孔后出现弥漫性腹膜炎。由于阑尾炎症严重,进展迅速,局部大网膜或肠袢粘连尚不足以局限之,因此一旦穿孔,感染很快蔓及全腹腔。患者有全身性感染、中毒和脱水等现象,有全腹性的腹壁强直和触痛,并有肠麻痹的腹胀、呕吐等症状。如不经适当治疗,病死率很高,即使经过积极治疗后全身性感染获得控制,也常因发生盆腔脓肿、膈下脓肿或多发性腹腔脓肿等并发症而需多次手术引流,甚至遗留腹腔窦道、肠瘘、粘连性肠梗阻等并发症而使病情复杂、病期迁延。

三、临床表现

急性阑尾炎不论其病因如何,亦不论其病理变化为单纯性、化脓性或坏疽性,在阑尾未穿孔、坏死或合并有局部脓肿以前,临床表现大致相似。多数急性阑尾炎都有较典型的症状和体征,即转移性腹痛、右下腹压痛、反跳痛。

（一）症状

1. 腹痛不适

腹痛不适是急性阑尾炎最常见的症状,约有98%的急性阑尾炎患者以此为首发症状。典型的急性阑尾炎腹痛开始时多在上腹部或脐周围,有时为阵发性,并常有轻度恶心或呕吐,一般持续6～36小时(通常约12小时)。当阑尾炎症涉及壁腹膜时,腹痛变为持续性并转移至右下腹部,疼痛加剧,不少患者伴有呕吐、发热等全身症状。此种转移性右下腹痛是急性阑尾炎的典型症状,70%以上的患者具有此症状。该症状在临床诊断上有重要意义。但也应该指出,不少患者的腹痛可能开始时在右下腹,不一定有转移性腹痛,这可能与阑尾炎病理过程不同有关。没有明显管腔梗阻而直接发生的阑尾感染,腹痛一开始就是右下腹炎性持续性疼痛。异位阑尾炎在临床上虽然也可有初期梗阻性、后期炎症性腹痛,但是其最后腹痛所在部位因阑尾部位不同而异。

腹痛的轻重程度与阑尾炎的严重性之间并无直接关系。虽然腹痛的突然减轻一般显示阑尾腔的梗阻已解除或炎症在消退,但因阑尾腔内压过大或组织缺血坏死,神经末梢失去感受和传导能力,腹痛也可减轻;阑尾穿孔以后,由于腔内压随之减低,自觉的腹痛也可突然消失。故腹痛减轻必须伴有体征消失,方可视为病情好转的证据。

2. 胃肠道症状

恶心、呕吐、便秘、腹泻等胃肠道症状是急性阑尾炎患者常见症状。呕吐是急性阑尾炎常见的症状,

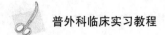

阑尾管腔梗阻及炎症程度较重时更为突出。呕吐与发病前有无进食有关。阑尾炎发生于空腹时,往往仅有恶心;饱食后发生者多有呕吐;偶然于病程晚期亦见有恶心、呕吐者,则多由腹膜炎所致。有学者认为,恶心通常出现在疼痛前,而呕吐通常发生在疼痛出现几小时后。食欲减退、畏食是患者更为常见的表现。

当阑尾感染扩散至全腹时,恶心、呕吐症状可加重。其他胃肠道症状如食欲减退、便秘、腹泻等也偶有出现,腹泻多由阑尾炎症扩散至盆腔内形成脓肿刺激直肠而引起,此时患者常有排便不畅、便次增多、里急后重及便中带黏液等症状。

3. 全身反应

急性阑尾炎患者的全身症状一般并不显著。当阑尾化脓坏疽并有扩散性腹腔内感染时,可以出现明显的全身症状,如寒战、高热、反应迟钝或烦躁不安;当弥漫性腹膜炎严重时,可同时出现血容量不足与脓毒症表现,甚至有心、肺、肝、肾等生命器官功能障碍。

(二)体征

急性阑尾炎的体征在诊断上较自觉症状更具重要性。它的表现决定于阑尾的部位、位置的深浅和炎症的程度,常见的体征有下列几类。

1. 患者体位

不少患者来诊时常见弯腰行走,且往往以双手按在右下腹部。在床上平卧时,其右髋关节常呈屈曲位。

2. 压痛和反跳痛

最主要和典型的症状是右下腹压痛,其存在是诊断阑尾炎的重要依据,典型的压痛较局限,位于麦氏点(阑尾点)或其附近。无并发症的阑尾炎其压痛点比较局限,可以用一个手指在腹壁找到最明显压痛点;待出现腹膜炎时,压痛范围可变大,甚至全腹压痛,但压痛最剧点在阑尾部位。压痛点具有重大诊断价值,即使患者自觉腹痛尚在上腹部或脐周围,体检时往往已能发现在右下腹有明显的压痛点,常以此获得早期诊断。

年老体弱、反应差的患者有时炎症即使很重,但压痛表现比较轻微或必须深压才痛。压痛表明阑尾炎症的存在和其所在的部位,较转移性腹痛更具诊断意义。

反跳痛具有重要的诊断意义,体检时将压在局部的手突然松开,患者感到剧烈疼痛,更重于压痛。这是腹膜受到刺激的反应,可以更肯定局部炎症的存在。阑尾部位压痛与反跳痛的同时存在对诊断阑尾炎比单个存在更有价值。

3. 右下腹肌紧张和强直

肌紧张是腹壁对炎症刺激的反应性痉挛,强直则是一种持续性不由自主的保护性腹肌收缩,多见于阑尾炎症已超出浆膜并侵及周围脏器或组织时。检查腹肌有无紧张和强直要求动作轻柔,患者情绪平静,以避免引起腹肌过度反应或痉挛,导致不正确结论。

4. 疼痛试验

有些急性阑尾炎以下几种疼痛试验可能阳性,其主要原理是处于深部但有炎症的阑尾黏附于腰大肌或闭孔肌,在行以下各种试验时,局部受到明显刺激而出现疼痛。

① 结肠充气试验(Rovsing 征):深压患者左下腹部降结肠处,患者感到阑尾部位疼痛。

② 腰大肌试验:患者左侧卧位,右下肢伸直并过度后伸时阑尾部位出现疼痛。

③ 闭孔内肌试验:患者屈右髋右膝并内旋时感到阑尾部位疼痛。

④ 直肠内触痛:直肠指诊时按压右前壁有疼痛。

四、辅助检查

1. 实验室检查

血、尿常规检查有一定重要性。90%的患者常有白细胞计数增多,是临床诊断的重要依据,一般在

（10～15）×10⁹/L。随着炎症加重，白细胞可以增加，甚至可达到 20×10⁹/L 以上，但年老体弱或免疫功能受抑制的患者，白细胞不一定增多，甚至反而下降。白细胞计数增多常伴有核左移。C 反应蛋白在阑尾炎晚期（穿孔、周围脓肿）时明显升高，此时其诊断价值优于白细胞。急性阑尾炎患者的尿液检查一般无特殊改变，但为排除类似阑尾炎症状的泌尿系统疾病，如输尿管结石，常规检查尿液仍属必要。阑尾远端炎症偶可与输尿管、膀胱粘连，尿中亦可以出现少量红细胞和白细胞。

2. 影像学检查

（1）超声：正常阑尾由内向外分黏膜层（低回声）、黏膜下层（高回声）、环肌层及纵肌层（低回声）、浆膜层（高回声），从外到内回声就是"高低高低"。正常阑尾一般不容易显示，偶尔可见，一般阑尾的超声正常直径是 5～7 mm，不超过 7 mm。最大壁厚（2.0±0.5）mm，通常认为 <3 mm 为正常。以下为典型的超声表现。

① 急性单纯性阑尾炎：阑尾轻度肿胀，腔内积液不多，并见其周围肠腔积气增加。表现为纵切呈双边征，横切呈同心圆征或靶环征，内部低回声盲管样结构。

② 急性化脓性阑尾炎：阑尾蚯蚓状中度肿大，管腔扩张，腔内可见积脓暗区，内有散在强光点，伴粪石者可见强光团，周围可伴少量渗出液无回声暗区。

③ 急性坏疽性阑尾炎：阑尾管壁连续性中断。边界模糊呈不规则实块状，可见粪石，内见散在光点，周边可见较多渗出性无回声区与腔内相同。

④ 阑尾周围脓肿：阑尾结构不清，阑尾区呈形态不规则的低回声和无回声混合性包块。部分患者可在暗区中央发现已坏死的阑尾，呈不均匀的条索状强回声，部分见粪石影。

超声诊断与检查者经验、患者体形、肠管积气情况等关系密切，诊断的准确率约为 82%，因此尚不能完全依赖超声检查。

（2）CT：阑尾与盲肠的关系是固定的，其起始点通常位于距回肠末端 1.5 cm 的盲肠内后方，通过 CT 术前明确病变阑尾解剖位置，为术中寻找阑尾提供重要线索。正常阑尾 CT 表现为一盲管状结构，直径一般不超过 0.7 cm，阑尾壁较薄，甚至没有肌层，呈环状或薄壁管状，腔内可有少量液体或气体存在。

急性阑尾炎共同的直接 CT 征象为阑尾增粗，管径 >0.7 cm，管壁增厚 >3 mm，浆膜面模糊，腔内常较多积液，可有不连续积气，伴或不伴阑尾粪石，粪石可位于腔内任何部位，但以阑尾根部多见。阑尾化脓穿孔时，阑尾腔外局限性积液、积气、阑尾粪石外露，阑尾腔外粪石的出现是阑尾穿孔征象。不同位置的阑尾炎伴随着特征性的阑尾周围炎 CT 间接征象，可以帮助寻找病变阑尾，对急性阑尾炎的诊断有重要意义。

（3）MRI：MRI 偶尔用于小儿阑尾炎，因应用较少，没有明确的数据说明其诊断的准确性，而且在诊断阑尾穿孔时，效能不及超声。

（4）腹腔镜：针对难以确诊的疑似病例可以进行腹腔镜探查，直观地明确阑尾情况及腹腔其他脏器情况。

五、诊断及鉴别诊断

多数急性阑尾炎的诊断以转移性右下腹痛或右下腹痛、阑尾部位压痛和白细胞升高三者为决定性依据。典型的急性阑尾炎（约占 80%）均有上述症状和体征，易于据此做出诊断。对于临床表现不典型的患者，尚需考虑超声及腹部 CT 等一些辅助检查手段，以进一步肯定。

典型的急性阑尾炎一般诊断并不困难，但部分病例由于临床症状并不典型，诊断相当困难，有时甚至诊断错误，以致采用错误的治疗方法或延误治疗，产生严重并发症，甚至死亡。要与急性阑尾炎相鉴别的疾病很多，常见的分类如下。

（一）内科疾病

临床上，不少内科疾病具有急腹症的临床表现，常误诊为急性阑尾炎而施行不必要的手术探查，将无

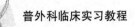

病变的阑尾切除,甚至危及患者生命,故诊断时必须慎重。常见的需要与急性阑尾炎鉴别的内科疾病有如下几种。

1. 急性胃肠炎

一般急性胃肠炎发病前常有饮食不慎或食物不洁史。症状虽然以腹痛、呕吐、腹泻三者为主,但是通常以呕吐或腹泻较为突出,有时在腹痛之前已有吐泻;而急性阑尾炎患者即使有吐泻,一般也不严重,且多发生在腹痛以后。急性胃肠炎的腹痛有时虽然很剧烈,但是其范围较广,部位较不固定,更无转移至右下腹的特点。

2. 急性肠系膜淋巴结炎

本病多见于儿童,往往发生于上呼吸道感染之后。患者过去大多有同样腹痛史,且常在上呼吸道感染后发作。起病初期于腹痛开始前后往往有高热,此与一般急性阑尾炎不同;腹痛初起时位于右下腹,而无急性阑尾炎的典型腹痛转移史。其腹部触痛的范围较急性阑尾炎广,部位亦较阑尾的位置高,并较靠近内侧。腹壁强直不甚明显,反跳痛亦不显著。Rovsing 征和肛门指诊都是阴性。

3. 麦克尔(Meckel)憩室炎

Meckel 憩室炎往往无转移性腹痛,局部压痛点也在阑尾点内侧,多见于儿童,由于 1/3 Meckel 憩室中有胃黏膜存在,患者可有黑便史。Meckel 憩室炎穿孔时成为外科疾病。临床上如诊断为急性阑尾炎而手术中发现阑尾正常者,应立即检查末段回肠至少 100 cm,以视有无 Meckel 憩室炎,以免遗漏而造成严重后果。

4. 乙状结肠憩室炎

乙状结肠憩室炎与急性阑尾炎的症状非常相似,有学者称之为"左侧阑尾炎"。乙状结肠憩室炎早期内脏性疼痛多发生在下腹部,而阑尾炎多发生在上腹部。前者疼痛多在左侧的耻骨弓上区域,有时也能因为乙状结肠冗长、粘连在右髂窝而表现为阑尾炎表现。

5. 局限性回肠炎

局限性回肠炎典型者不难与急性阑尾炎相区别。但不典型急性发作时,右下腹痛、压痛及白细胞升高与急性阑尾炎相似,必须通过细致临床观察,发现局限性回肠炎所致的部分肠梗阻的症状与体征(如阵发绞痛和可触及条状肿胀肠袢),方能鉴别。

6. 结肠肠脂垂炎

肠脂垂梗死时引起疼痛,与急性阑尾炎表现极为相似,疼痛位置相对明确,但是体征没有阑尾炎明确,CT 可能提示诊断,通常不需要手术治疗。

7. 大网膜病变

大网膜梗死是罕见病变,小儿多见,多表现为急性右下腹痛,多为大网膜扭转和绞窄所致。

8. 心胸疾病

心胸疾病如右侧胸膜炎、右下肺炎和心包炎等均可有反射性右侧腹痛,甚至右侧腹肌反射性紧张等,但这些疾病以呼吸循环系统功能改变为主,一般没有典型急性阑尾炎的转移性右下腹痛和压痛。

9. 其他

其他如过敏性紫癜、铅中毒等,均可有腹痛,但腹软无压痛,详细的病史、体检和辅助检查可予以鉴别。

(二)外科疾病

1. 胃十二指肠溃疡急性穿孔

胃十二指肠溃疡急性穿孔为常见急腹症,发病突然,临床表现可与急性阑尾炎相似。溃疡病穿孔患者多数有慢性溃疡史,穿孔大多发生在溃疡病的急性发作期。溃疡穿孔引起的腹痛,虽然起于上腹部并可累及右下腹,但是一般均迅速累及全腹,不像急性阑尾炎有局限于右下腹的趋势。腹痛发作极为突然,程度也颇剧烈,常可导致患者休克。体检时右下腹虽然也有明显压痛,但是上腹部溃疡穿孔部位一般仍为压痛最显著部位;腹肌的强直现象也特别显著,常呈"板样"强直。腹内因有游离气体存在,肝浊音界多有缩小或消失现象;X 线透视如能确定膈下有积气,有助于诊断。

2. 急性胆囊炎

总体上急性胆囊炎的症状与体征均以右上腹为主,常可扪及肿大和有压痛的胆囊。Murphy 征阳性,辅以 B 超不难鉴别。

3. 右侧输尿管结石

有时表现与阑尾炎相似。但输尿管结石以腰部酸痛或绞痛为主,可有向会阴部放射痛,右肾区叩击痛阳性,肉眼或显微镜检查尿液有大量红细胞,B 超检查和肾、输尿管、膀胱 X 线检查可确诊。

（三）妇科疾病

1. 右侧异位妊娠破裂

这是育龄妇女最易与急性阑尾炎相混淆的疾病,尤其是未婚怀孕女性,诊断时更要细致。异位妊娠患者常有月经过期或近期不规则史,在腹痛发生以前,可有阴道不规则的流血史。其腹痛的发作极为突然,开始在下腹部,并常伴有会阴部垂痛感觉。全身无炎症反应,但有不同程度的出血性休克症状。妇科检查常能发现阴道内有血液,子宫颈柔软但有明显触痛,一侧附件有肿大且具有压痛,阴道后穹隆或腹腔穿刺抽出新鲜不凝血,同时妊娠试验阳性可以确诊。

2. 右侧卵巢囊肿扭转

右侧卵巢囊肿扭转可突然出现右下腹痛,囊肿绞窄坏死可刺激腹膜而致局部压痛,与急性阑尾炎相似。但急性扭转时疼痛剧烈而突然,坏死囊肿引起的局部压痛位置偏低,有时可扪及肿大的囊肿,都与阑尾炎不同,妇科双合诊或 B 超检查等可明确诊断。

3. 其他

其他如急性盆腔炎、右侧附件炎、右侧卵巢滤泡或黄体破裂等,可通过病史、月经史、妇科检查、B 超检查、后穹隆或腹腔穿刺等做出正确诊断。

六、治疗

手术切除是治疗急性阑尾炎的主要方法,但阑尾炎症的病理变化比较复杂,非手术治疗仍有其价值。芬兰的 APPAC 随机临床试验显示,对于 CT 证实的非复杂性阑尾炎患者,抗生素治疗可以作为安全的一线治疗方案。

（一）非手术治疗

1. 适应证

① 患者一般情况差或因客观条件不允许,如合并严重心、肺功能障碍。此时也可先行非手术治疗,但应密切观察病情变化。

② 急性单纯性阑尾炎早期,经 CT 确诊的非复杂性阑尾炎,抗生素治疗多有效,其炎症可吸收消退,阑尾能恢复正常,也可不再复发。

③ 当急性阑尾炎已被延误诊断超过 48 小时,病变局限,已形成炎性肿块,也应采用非手术治疗,待炎症消退,肿块吸收后,再考虑择期切除阑尾。当炎性肿块转成脓肿时,应先行脓肿切开引流,以后再择期行阑尾切除术。

④ 急性阑尾炎诊断尚未明确,临床动态观察期间,可采用非手术治疗。

2. 方法

非手术治疗的内容和方法有卧床、禁食和静脉补充水、电解质及热量,同时应用第二代或第三代头孢联合替硝唑、奥硝唑,以及对症处理(如镇静、止痛、止吐)等。

3. 后期随访

阑尾脓肿保守治疗后约 1.2% 的患者可以发生恶性肿瘤,因此推荐对 40 岁以上的患者或实验室检验

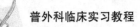

和影像学检查提示存在恶性可能的患者每年进行 CT 和结肠镜检查。

（二）手术治疗

绝大多数急性阑尾炎诊断明确后均应采用手术治疗，以去除病灶、促进患者迅速恢复。急性阑尾炎病情变化较快，研究认为，适当地延长术前观察时间，尤其是针对症状不典型的患者，能够提高诊断准确性，完善术前准备，而不增加阑尾穿孔的风险。急性阑尾炎的病理变化和患者条件常有不同，因此也要根据具体情况，对不同时期、不同阶段的患者采用不同的手术方式分别处理。手术方式目前可以选择传统开腹阑尾切除术、三孔腹腔镜阑尾切除术、单孔腹腔镜阑尾切除术。最近研究证实，腹腔镜阑尾切除术已成为各种类型阑尾炎首选的治疗方式。另外，阑尾周围脓肿形成诊断明确后，可以进行超声引导下穿刺置管引流，待术后 3~6 个月再行阑尾切除术。

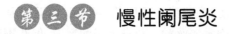

第三节 慢性阑尾炎

一、病因与病理

（一）病因

慢性阑尾炎包括下列 2 种情况：反复发作的轻度或亚急性阑尾炎是既往急性炎症遗留的慢性病变，由此而产生的临床表现颇为常见；慢性阑尾炎多没有急性阑尾炎发病史，症状不确切。慢性阑尾炎主要病因是阑尾腔梗阻、机体抵抗力下降等，现也有学者认为其发生可能与先天阑尾开口异常导致结肠内容物经常进入阑尾，引起炎症反应有关，也可能与阑尾本身收缩和排泄功能减退相关。

（二）病理

慢性阑尾炎的阑尾壁一般有纤维化增生肥厚。阑尾粗短坚韧，表面呈灰白色，可以自行蜷曲，四周可有大量纤维粘连，管腔内存有粪石或其他异物；阑尾系膜也可增厚、缩短和变硬；有时由于阑尾壁纤维化而致管腔狭窄，甚至闭塞，压迫阑尾壁内神经而有疼痛表现。远端管腔内可充盈黏液，形成黏液囊肿，主要是由不同程度的慢性炎症细胞浸润和相应的纤维化增生引起，以淋巴细胞和嗜酸性粒细胞浸润为主，黏膜表面糜烂、表浅溃疡，少数炎症性增生合并充血。

二、临床表现

（一）反复发作的亚急性阑尾炎

患者大多有过一次较典型的急性阑尾炎发作史，亚急性阑尾炎平时多无明显症状，常有间歇性发作，剧烈活动或饮食不当可诱发，但以后的发作往往不如初次剧烈，多表现为一种亚急性阑尾炎的症状。患者在亚急性发作时最主要的症状是右下腹疼痛，而腹痛转移的情况往往不明显。亚急性阑尾炎常有胃部不适，腹泻、便秘或腹泻与便秘交替，症状缺乏特异性。体检常可发现右下腹有较明显的压痛。多次发作后，右下腹偶可扪及索状的阑尾，质硬伴压痛。

（二）经常发作的慢性阑尾绞痛

这类患者过去多无典型急性发作史，右下腹有经常性或反复发作的疼痛，涉及范围较广，但仍然以阑尾为中心。疼痛的程度轻重不等，可以是较轻但是明显的绞痛，也可以是持续性的隐痛或不适，多数为隐痛。此种慢性阑尾绞痛，多因阑尾腔内有粪石、异物等所致的慢性梗阻所产生，偶尔亦可能是过去的急性发作或其他病变引起阑尾腔慢性狭窄的结果。

三、诊断及鉴别诊断

反复发作性阑尾炎有急性阑尾炎发作史,以后症状、体征也比较明显,诊断并不困难。无急性阑尾炎发作史的慢性阑尾炎,不易确诊。钡剂灌肠透视检查,最典型的发现是阑尾狭窄变细、不规则,或者扭曲、间断充盈,甚至固定,显影的阑尾处可有明显压痛。有时阑尾不充盈或仅部分充盈。72 小时后透视复查阑尾腔内仍有钡剂残留,即可诊断慢性阑尾炎。全消化道胃肠造影表现和钡剂灌肠类似。腹部 CT 检查发现阑尾增粗变形、阑尾腔闭塞,阑尾钙化或腔内结石表现也可作为重要参考。总之,慢性阑尾炎的临床表现,如右下腹疼痛和压痛及胃肠道功能紊乱等,并不具有诊断上的特征,钡剂检查也不易得出肯定结论,故慢性阑尾炎的诊断在很大程度上需借助于排除阑尾外的疾患。必须对患者进行详细的病史询问、全面的体格检查和必要的实验室检查,如疑有其他脏器病变时尚应做进一步的特种检查,方能避免误诊。

四、治疗

慢性阑尾炎诊断明确者,仍以手术切除阑尾为宜。手术既作为治疗手段,也可作为最后明确诊断的措施。

如手术发现阑尾增生变厚、系膜缩短变硬,阑尾扭曲,四周严重粘连,则可证实术前慢性阑尾炎的诊断。若阑尾外观正常,应尽可能检查附近器官(盲肠、末段回肠、小肠系膜、右侧输卵管等),必要时还可以另作一右旁正中切口,以探查胃、十二指肠和胆囊、胆管等有无其他疾患,并作相应的处理。因此,对术前诊断不明确者、阑尾粘连严重或有较长病程者,以右侧旁正中切口为佳,以便发现异常时作进一步探查。腹腔镜手术处理慢性阑尾炎有一定难度。

慢性阑尾炎的非手术治疗,除了应用抗生素外,还可采用内镜下治疗。在肠镜下进行阑尾冲洗后注入甲硝唑和硫糖铝混悬液,也有一定的治疗效果,但远期疗效还没有进一步证据。

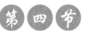 **特殊情况的急性阑尾炎**

一、小儿急性阑尾炎

小儿急性阑尾炎是小儿外科常见的急腹症。小儿阑尾腔相对较大且壁较薄,肌层组织和大网膜均未发育成熟,一旦感染,发展速度很快,穿孔率高,不易局限,弥漫性腹膜炎发生的可能性很大;儿童的腹膜吸收力较强,一旦形成腹膜炎,中毒现象较为严重,而机体抵抗力较弱,易因水、电解质和酸碱平衡失调而有严重的生理紊乱,故病死率甚高。一般发生率为 2%~3%,是成人的 10 倍。

(一) 诊断

小儿急性阑尾炎发展快,穿孔率高,需要及早诊断。腹痛、呕吐、发热是小儿阑尾炎的三大症状。腹痛仍然是主要症状,但小儿不会表达,不能理解和准确回答询问的问题,家长和医师均易疏忽。婴幼儿发病开始时常有哭闹不安,有时仅有面色苍白和身体蜷缩,极易漏诊。胃肠道症状如恶心、呕吐、腹胀、腹泻等也易被误诊为胃肠炎。高热可以较早出现,体温可达 39 ℃以上,同时可有精神萎靡、寒战、惊厥及脓毒症休克等表现。体格检查时应该注意技巧,避免小儿反感而拒绝检查,腹部触痛和腹肌紧张仍是最重要体征。临床上如疑有急性阑尾炎可能,而屡次体检均发现右下腹有明显触痛,应视为急性阑尾炎。小儿急性阑尾炎时,白细胞和 C 反应蛋白往往明显升高,平均为 $15 \times 10^9/L$,甚至更高,对诊断和鉴别诊断均有参考价值。

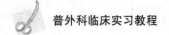

（二）治疗

资料显示,10 岁以下儿童阑尾炎穿孔率高达 40%,而 5 岁以下小儿疼痛 48 小时后阑尾穿孔率为 98%。未穿孔者可无手术死亡,即使穿孔合并腹膜炎,早期手术的病死率也明显低于延迟手术的病死率。因此,小儿急性阑尾炎易早期手术,由于儿童的病情发展较快,一般不主张用保守治疗。治疗的重点在于及时手术,以免延误时机而致阑尾穿孔,引发腹膜炎和休克而危及生命。腹腔镜阑尾切除术是小儿阑尾炎的标准术式,而有条件的医院可以开展单孔腹腔镜阑尾切除术。

二、妊娠期急性阑尾炎

孕妇急性阑尾炎的发病率约为 0.1%,中期妊娠的发病率有所提高,可能与胎儿生长速度快有关。妊娠期阑尾的位置差异较大,大网膜不易覆盖,炎症易于扩散,容易发生流产、早产,危及胎儿、孕妇生命。

妊娠早期急性阑尾炎与一般阑尾炎相似。随着妊娠的发展,子宫逐渐增大,阑尾逐渐向外上移位,此时如发生急性阑尾炎,其腹痛与局部压痛的位置也有所改变,开始时向上偏移,以后逐渐向右侧或外侧偏移。至妊娠 8 个月时,阑尾可位于髂嵴上 2 cm,盲肠和阑尾逐渐被子宫遮盖,胀大的子宫将腹前壁向前推移而与炎症阑尾分开,故局部可无明显阳性体征。右腰部疼痛可能重于腹痛,压痛点也由右下腹转至右腰部或右侧腹部,局部反跳痛和腹肌紧张可能消失。但阑尾炎症严重时可刺激子宫引起收缩增加。

（一）诊断

妊娠早期急性阑尾炎具有较典型的临床表现而易于诊断。中期以后,随着子宫的增大,临床表现逐渐变得不典型,此时应根据妊娠期阑尾位置改变的规律,初步确定阑尾的位置,然后与腹痛和压痛点对照,从而做出是否为妊娠期合并急性阑尾炎的诊断。妊娠后期急性阑尾炎的压痛点转移至右腰部或右侧腹部,患者左侧卧位时子宫偏后部可扪及较明显的压痛,对诊断有重要意义。患者一般难以接受 CT 检查,可行超声检查,孕早期阑尾炎应仔细与异位妊娠进行鉴别诊断。

（二）治疗

治疗以早期阑尾切除术为主。妊娠后期的腹腔感染难以控制,更应早期手术。围术期应加用黄体酮。手术切口须偏高,操作要轻柔,以减少对子宫的刺激。尽量不用腹腔引流。为防胎儿畸形,妊娠早期急性阑尾炎应用抗生素应有所选择,炎症轻者可不用。确实需要使用时也应选择对胎儿无害的抗生素。临产期的急性阑尾炎如并发阑尾穿孔或全身感染症状严重时,可考虑经腹剖宫产术,同时切除病变阑尾。既往认为妊娠期为腹腔镜阑尾切除术禁忌,目前腹腔镜阑尾切除术对早期、中期妊娠的阑尾炎孕妇和胎儿是安全的。妊娠早期、中期阑尾炎容易造成流产,而妊娠中期、晚期阑尾炎容易造成早产,另外还有药物致畸风险,需要详细向患者家属交代此类风险。

三、老年急性阑尾炎

老年急性阑尾炎发病率不高,但并发症较多,病死率较大。老年急性阑尾炎的情况比较严重,主要因为老年人阑尾壁常萎缩变薄,淋巴滤泡逐渐退化消失,阑尾腔变细,阑尾血管多有硬化,再因炎症而栓塞,故阑尾如有感染,发展很快,坏疽穿孔均较早,穿孔率也较高;老年人大网膜多有萎缩,防御功能反应较弱,致急性炎症较易扩散而局限化的概率较小。另外,老年人常合并有明显的循环、呼吸、内分泌和肝、肾障碍,故病死率较高。有学者总结老年阑尾炎特征为"三少四多",即症状少、体征少、全身反应少、误诊多、穿孔多、伴发疾病多、并发症多。

（一）诊断

老年患者的临床表现与青年患者大致相似,然而又常有下列特殊情况:老年人反应弱,症状和体征多较轻,往往与阑尾实际的病变程度不相符合;老年人腹痛症状多逐渐出现,也缺乏典型的转移性右下腹痛,且不会很重。老年人阑尾点压痛和腹肌紧张也不如年轻人明显。有时即使急性阑尾炎病理发展已很严重,如发生穿孔和腹膜炎,但因老年人反应能力差,临床表现可能并不严重,病情常被忽视,这一点应值得注意。老年阑尾炎患者应该警惕阑尾肿瘤可能,推荐进行术中冷冻病理,尤其是反复慢性发作的患者。

（二）治疗

急性阑尾炎的一般治疗原则也适用于老年患者。必须手术时,年龄本身并非手术治疗的禁忌证。由于老年人阑尾病变的程度常较临床表现重,而且老年阑尾炎患者常在就诊时已处于"延误期",加之基础病多,术前准备相对紧张,故凡症状已较明显者,及时手术切除阑尾更为必要。重要的是注意围术期管理,控制并存疾病产生的影响,使老年人安全度过围术期,身体状况允许时建议进行腹腔镜阑尾切除术。

第五节　阑尾肿瘤

阑尾肿瘤比较罕见,近年报道逐渐增多,约占阑尾切除标本的5%,其中大多数为良性,仅有17%属恶性。阑尾肿瘤诊断困难,多为术中或术后偶然发现,术前诊断困难,故治疗上时有延误。以下情况下应高度怀疑阑尾肿瘤:阑尾炎不典型,反复出现右下腹痛及腹部包块,经治疗后症状不消失或消失后复发;X线钡剂灌肠表现为不显影或者明显充盈缺损,回盲部有明显压迹或移位;B超及CT发现右下腹囊性或实质性肿块,阑尾内壁不规则隆起;术中发现阑尾壁厚变形,有实质感及结节状,周围淋巴结肿大。对于可疑病例,术中进行冷冻切片检查,明确性质,进一步选择手术方案。

一、阑尾腺瘤

阑尾腺瘤与结肠腺瘤相似,多为管状腺瘤、绒毛状腺瘤或管状绒毛状腺瘤。如果发生浸润则考虑为低度恶性阑尾黏液性肿瘤。如果出现阑尾外黏液,特别是无细胞性黏液,不能诊断为腺瘤。阑尾腺瘤在生长过程中囊性变,黏液积聚,可形成阑尾黏液性囊腺瘤,但该词已不推荐使用,阑尾腺瘤可通过完整切除而治愈,术中尽量避免将黏液性囊腺瘤弄破。

二、阑尾黏液囊肿

阑尾黏液囊肿可为阑尾腔末端因慢性炎症、粪石阻塞致其黏膜分泌黏液逐渐在腔内累积而成,也可为阑尾黏液性囊腺瘤或黏液性囊腺癌引起。黏液囊肿为描述性词汇,可能是潴留性病变、增生性病变、甚至是恶性肿瘤,因此病理诊断中已很少使用这一名称。囊肿破裂、黏液外溢入腹腔可引起腹腔假黏液瘤。

阑尾黏液囊肿如较小而又无并发症,一般并无症状,多数是其他情况手术时偶然发现,也可表现为右下腹不适。偶尔囊肿较大者可在右下腹表现为一肿块,其特点是急、慢性阑尾炎或阑尾脓肿病史后右下腹出现肿块,肿块表面光滑有弹性,边界清、可活动。需要手术探查以明真相。膨胀性生长可引起阑尾炎、肠梗阻、肠扭转、囊内出血或感染等多种并发症,已经产生各种并发症的阑尾黏液囊肿,术前诊断也很难明确,术中方能明确。B超和CT检查可显示囊性肿块。钡剂灌肠后,盲肠内下方半月形压迹,规则整齐,阑尾不显影,盲肠黏膜正常。这些可以有重要的参考价值。

阑尾黏液囊肿要完整手术切除,按照阑尾切除术进行,完整切除包括囊肿在内的阑尾及其系膜。手术时必须尽最大努力防止囊肿破裂和黏液溢出,以免术后有并发腹膜假黏液瘤的风险;如囊肿已与其他小肠襻粘连或已引起套叠、扭转等并发症,往往需将受累的肠襻一并切除。

三、阑尾腺癌

阑尾腺癌罕见,是阑尾的恶性上皮性肿瘤,约占阑尾切除标本的0.08%,可发生于阑尾的任何部位。

其中位发病年龄为60~70岁,这一特点在临床上有一定的诊断意义。阑尾腺癌病因不明,与结肠其他部位肿瘤有一定关系。

阑尾腺癌术前诊断困难,没有特征性临床表现。多因为侵犯到黏膜下层,致黏膜下淋巴组织肿大,造成阑尾狭窄甚至梗阻,引发炎症而表现出急、慢性阑尾炎的症状,临床上常误诊为阑尾炎。也有部分病例因肿瘤由根部浸润至回盲部和结肠,表现为腹部或盆腔包块,临床常误诊为右半结肠癌。当扩散至腹腔产生大量黏液,形成腹膜假黏液瘤时可出现腹部膨胀。50%以上的患者是在阑尾炎手术中或术后发现的,术中常见阑尾被癌替代,或者发现实性包块浸润性生长,呈灰白色,应在切片确诊后选择手术方案。多数患者在发现时已属晚期,不但局部浸润明显,并可能有远处转移。术前X线钡剂灌肠常显示盲肠内后壁不规则充盈缺损,基底部狭窄与盲肠壁形成锐角。晚期阑尾腺癌有时局部可以扪及包块,B超和CT检查可发现占位病变,回盲部有不规则占位病变。常需术中病理确诊。

阑尾腺癌病理分型:黏液腺癌,黏液超过肿瘤50%;低度恶性阑尾黏液性肿瘤,形态学上类似腺瘤,但肿瘤细胞呈浸润性生长,可穿透阑尾壁形成腹膜假黏液瘤,可出现远处转移;印戒细胞癌,印戒细胞比例占肿瘤50%以上;未分化癌,较少见。低级别阑尾黏液性肿瘤引起的腹膜假性黏液瘤也为低级别病变,而高级别阑尾黏液性肿瘤引起高级别腹膜假性黏液瘤。

进展期、高度恶性及非黏液性阑尾腺癌预后较差。阑尾腺癌治疗原则与结肠癌相同,以根治性右半结肠切除术为主要术式。同时术后积极化疗和放疗,可降低复发率及延长生存期。化疗可采用奥沙利铂(商品名乐沙定)加甲酰四氢叶酸钙方案。预后与盲肠癌相近。黏液性腺癌的治疗同结肠型腺癌,其预后优于结肠型腺癌。当腹腔黏液癌发生时,根据患者整体状况和腹膜癌指数,选择性进行细胞减灭术加腹腔热灌注化疗。在尽可能清除腹腔和脏器表面胶冻样物、反复冲洗的基础上,术中或术后可用腹腔热灌注化疗,仍有相当高的复发率。

四、阑尾神经内分泌肿瘤

阑尾神经内分泌肿瘤指发生于阑尾、源自神经内分泌细胞的肿瘤,包括神经内分泌瘤和神经内分泌癌,是阑尾最常见的肿瘤,占所有肿瘤的50%~77%,出现症状的平均年龄为32~43岁,女性多于男性。大部分病例缺乏特征性临床表现,常在阑尾切除时发现。小部分病例,肿瘤导致阑尾腔阻塞而引起阑尾炎表现。阑尾处的神经内分泌癌较少引起类癌综合征表现,一旦出现综合征表现,常伴有肝、腹膜后等部位的广泛转移。约有75%的阑尾神经内分泌肿瘤位于阑尾尖端,少数表现为体、根部增厚,阻塞阑尾腔引起急性阑尾炎。多数呈灰白色局限性结节,直径常<1 cm。在阑尾炎术中发现阑尾尖端小球状肿胀、膨大,则一定要考虑到阑尾神经内分泌肿瘤的存在,及时送检快速病理检查,避免误诊。

病理上,神经内分泌肿瘤包括神经内分泌瘤(neuroendocrine tumor,NET)、神经内分泌癌、混合性腺神经内分泌癌、EC细胞5-羟色胺生成性NET、杯状细胞类癌、L细胞NET、管状类癌。最常见的是5-羟色胺生成性肠嗜铬细胞NET。

绝大多数阑尾NET预后好,局限性阑尾NET患者5年生存率为88%~94%,区域性阑尾NET患者5年生存率为78%~83%,而转移性NET患者5年生存率仅为25%~31%。阑尾NET治疗的关键在于术中诊断,探明病变大小和范围,以选择手术方式。阑尾类癌直径<1 cm,或临床无功能、局限于阑尾壁、无远处浸润、直径<2 cm的肿瘤,行阑尾切除术。在下列情况下,需行根治性右半结肠切除术及区域淋巴结清扫:直径>2 cm的类癌;累及阑尾系膜、回盲部肠壁的类癌;血管浸润;区域淋巴结肿大、快速活检证实有转移。有时术中并未发现,术后病理意外发现阑尾神经内分泌癌时,年轻患者可考虑再次手术;年老体弱患者可进行观察而不必再次手术,因该类肿瘤可随患者年龄增长而发生退化。类癌合并有肝转移时,应根据原发病灶及肝转移的情况,决定是一期切除还是分期切除。

五、阑尾其他肿瘤

阑尾的其他肿瘤还包括:神经瘤、间质瘤、卡波西肉瘤、平滑肌肉瘤、恶性淋巴瘤和转移性肿瘤。阑尾的其他肿瘤往往与胃肠道系统的其他肿瘤同时发生,治疗原则同胃肠肿瘤。

 阑尾切除术及其并发症

阑尾切除术目前仍是腹部外科中经常施行的一种手术。手术一般并不复杂,但有时也可很困难,特别是当阑尾的位置有异常,阑尾周围有过多的粘连或阑尾组织已因急性炎症、穿孔、坏死而致组织十分脆弱时,阑尾的寻找、分离和切除均可能有一定困难。因此,负责进行阑尾切除术的医师,必须全面了解和熟悉各种不同情况下阑尾处理的方法,不可轻视阑尾切除术,切记阑尾炎手术不是小手术。

随着微创技术的发展,腹腔镜阑尾切除术应用日益广泛,尤其是对疑似阑尾炎患者进行腹腔探查时较开腹手术具有很大的优势。与开腹阑尾手术相比,腹腔镜阑尾切除术具有以下优点:视野清晰、广泛,腹腔、盆腔暴露充分,便于腹腔积脓的处理;创伤小、恢复快;手术切口小、美容效果好;术后并发症,尤其是切口感染发生率低。

目前有多个系统综述、Meta 分析及 RCT 研究证实,腹腔镜阑尾切除术能够安全有效地治疗儿童阑尾炎、肥胖患者阑尾炎、孕期阑尾炎及各类阑尾脓肿,术后并发症发生率低。因此,在有条件的单位,推荐优先选择腹腔镜阑尾切除术。单孔腹腔镜阑尾切除术作为一项新技术能够减少切口手术瘢痕,起到美容效果,与三孔腹腔镜阑尾切除术治疗阑尾炎无明显差异。针对基层医院,应该结合自身腹腔镜器械条件、技术水平及患者经济水平,选择合适的手术方式。

一、开腹阑尾切除术

(一) 术前准备

一般可适当于术前静脉补液、应用抗生素,重要生命脏器功能不全而又必须手术者应尽快于短期内纠正,使患者在尽可能良好的情况下接受手术,取得最佳的手术效果。

(二) 切口选择

1. 麦氏切口

标准麦氏点在右髂前上棘与脐部连线的外 1/3 与中 1/3 交接点上,麦氏切口是做与连线相垂直的 4~6 cm 长的切口。因此,切口多为斜行,也可为横行,与皮纹一致,以减少瘢痕。斜行麦氏切口一般暴露良好,切口偏于一侧,即使阑尾周围已有积脓,术中也不致污染腹腔其他部分;各层组织仅按腹膜和肌肉纤维方向分开,很少伤及腹壁的神经血管,因此切口愈合比较牢固。但在应用时在压痛最明显处做切口比较切合实际。当阑尾异位时,偏离可能很大。斜行麦氏切口的缺点为暴露范围不大,如遇意外,麦氏切口无法完成,因此在决定行麦氏点斜切口前诊断必须肯定。横行麦氏切口开始时应用于儿童,目前也用于成人,是为了保持切口处美观。方法是沿皮纹方向切开皮肤,切口与皮肤皱褶相吻合,余同斜行切口。

2. 右下腹旁正中(或经腹直肌)探查切口

当急性阑尾炎诊断不肯定而又必须手术时,应选右下腹旁正中(或经腹直肌)探查切口,尤其是弥漫性腹膜炎疑为阑尾穿孔所致时,以便可以上下延伸,以获得较大的暴露范围。

(三) 手术步骤

1. 选择适当切口进入腹腔后

选择适当切口进入腹腔后,先在右髂窝内找到盲肠,再进一步找到阑尾。阑尾切除术的关键在于进腹后找出阑尾,阑尾位于盲肠的 3 条结肠带汇合处,回肠末端后方,一般可从盲肠、回肠末端或回肠末端系膜来追寻至找到阑尾。

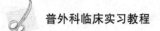

通常有几个方法可以帮助寻找阑尾根部:沿盲肠壁上的结肠带追寻,3条结肠带汇合于盲肠顶端之点即为阑尾根部;沿末段回肠追踪到盲肠,在回肠与盲肠交界处的下方,即阑尾基底部位;沿末段回肠盲肠系膜追寻,该系膜在末段回肠的后侧延伸成为阑尾系膜,找到阑尾系膜即可找到阑尾。

2. 找到阑尾并确定其病变后

找到阑尾并确定其病变后,尽量将其置于切口中部或提出切口以外,四周用纱布隔开,以便于操作和减少污染。手术动作要轻柔,勿挤破阑尾使炎症扩散,尽量不要用手接触已感染的阑尾。

3. 一般可按下述步骤顺行切除阑尾

① 提起阑尾远端,暴露系膜根部,于根部钳夹、切断、缝扎阑尾动脉,使阑尾根部完全游离。

② 在距阑尾根部0.5~1.0 cm的盲肠壁上做一荷包缝合(也有用横跨根部的"Z"字形或间断缝合替代荷包缝合)。

③ 轻轻钳夹阑尾根部后松开,并在此处结扎阑尾。结扎不宜过紧,以防肿胀阑尾被勒断。在其远端钳夹、切断阑尾,剩余阑尾根部一般应<0.5 cm。

④ 残端断面消毒后,用荷包缝合,将残端埋入盲肠。盲肠袋口缝合后形成的腔大小应适中,以刚好将阑尾残端包裹而不留腔隙为宜,残腔过大,易致感染。

⑤ 阑尾切除后,可用湿纱布拭尽周围或局部脓性渗液;当腹腔内也有大量渗液或脓液时,应彻底吸净,并冲洗腹腔,放置引流。

对盲肠后位阑尾或阑尾粘连较多,一时不易暴露整条阑尾者,一般可用逆行法切除,即先在阑尾根部切断阑尾,然后钳住其根部逐步逆行切断其系膜,直至阑尾末端。

当阑尾根部病变严重或坏死以致处理困难时,可紧贴盲肠切除全部阑尾,盲肠创口应两层缝合,术后应适当营养支持,延长禁食时间,以防肠瘘形成。

在急性阑尾炎手术时若发现阑尾炎症很轻,与临床表现不相符合时,或者阑尾仅浆膜层轻度水肿发红,而四周已有较多脓液,说明阑尾炎症可能是继发的。此时,应首先探查发现原发病灶,并给予正确处理。至于阑尾是否切除可视具体情况而定。

(四)关于引流和切口缝合

一般来说,阑尾炎症较轻而且局限,可不必放置引流。但下列情况下,应考虑放置引流。

① 阑尾周围组织的炎症、充血、粘连严重,手术时操作极为困难,且阑尾切除后术野继续有少量渗血出现者。

② 阑尾根部和盲肠壁炎症坏死较为严重,阑尾根部结扎处理不可靠。

③ 位置较深或靠近盲肠后的阑尾,其渗液不易自行引流局限者。

④ 阑尾因坏疽严重或粘连过多,导致可能切除不完全而有部分坏死组织遗留腹内者;或者阑尾周围的纤维脓性沉积很多,且已呈绿黑色坏死状态者。

⑤ 伴有明显腹膜炎者,腹腔内可放置负压引流。

阑尾手术切口一般较小,张力也不大,可用2-0铬制肠线或其他可吸收线间断或连续缝合腹膜、肌层组织和腹外斜肌筋膜,用细丝线缝合皮肤。如切口在手术中受到污染,可在腹膜缝合完成后用生理盐水或抗生素液(如甲硝唑液、庆大霉素液)冲洗,预防术后切口感染。

二、腹腔镜阑尾切除术

(一)术前准备

同开腹阑尾切除术。

(二)器械准备

1. 仪器设备

腹腔镜及配套的光源、视频系统、CO_2气腹机、超声刀主机及超声刀头、冲洗器。

2. 腔镜器械

Trocar(5 mm、10 mm、12 mm)、气腹针、无创钳、分离钳、组织剪、HEMLOCK 血管夹、吸引器、持针器、镜下切割闭合器和取物袋。

（三）手术步骤

① 平卧位,消毒铺巾,连接腔镜用装置。

② 于脐上/下缘做 1.5 cm 弧形小切口,以气腹针穿刺入腹腔,建立气腹,调整气腹压力 12 mmHg。拔出气腹针,刺入 10 mm Trocar,使用预热好的镜头探查腹腔及阑尾区域情况。

③ 腹腔镜直视下,在左下腹(反麦氏点)刺入 12 mm Trocar,在耻骨联合上方 5 cm 处刺入 5 mm Trocar,分别置入超声刀和分离钳。这两个 Trocar 的位置设计多样,如 5 mm Trocar 孔也可以选择在麦氏点内侧。

④ 调整体位头低足高、右高左低,吸引器尽量吸净腹腔脓液,无创钳分离阑尾周围粘连的网膜和肠管,抓钳提起阑尾,超声刀分离解剖阑尾系膜,游离阑尾动脉后使用超声刀电凝切断。

⑤ 仔细辨认阑尾根部,并沿阑尾向根部充分游离,距回盲部 0.5 cm 处用 HEMLOCK 血管夹夹闭阑尾,然后切断阑尾。若发现阑尾根部肿胀、穿孔,建议使用镜下切割闭合器贴近盲肠壁夹闭切断阑尾,之后用腹腔镜取物袋将阑尾完全包裹后,将其按无菌操作取出。腹腔镜下阑尾残端的处理有几种方式:肽夹夹闭、血管夹夹闭、镜下切割闭合器、圈套器套扎、丝线结扎。残端结扎后再行荷包缝合及残端结扎后加"8"字缝合包埋。应该根据术中阑尾肿胀程度、医院手术室条件及患者的经济状况,综合选择残端处理方法。

⑥ 取出阑尾后腹腔冲洗,检查腹腔内无出血,缝合切口,冲洗腹腔,配合小方纱布蘸擦。用 4-0 可吸收缝合线各切口皮内缝合,敷贴覆盖切口,标本送检。

在腹腔镜阑尾炎切除术中,详细的术前准备有利于手术的顺利开展,体位和 Trocar 的布局非常重要。头低、右高,能将无关小肠推开而充分暴露术野。Trocar 的合理布局能避免手术器械间的相互干扰,操作更顺畅。另外,单孔腹腔镜是腹腔镜手术的另一种形式,在建立气腹时需要采用开放直视的方法,准备单孔 Trocar 或充气手套等自制单孔 Trocar。其余操作与腹腔镜阑尾切除术基本无明显差异。

三、术后并发症

1. 切口感染

切口感染是阑尾切除术后最常见的并发症,切口感染的原因主要是手术中创缘遭到污染或止血不善在腹壁内形成血肿。

切口感染重在预防,如及早手术,术前预防性应用抗生素,术中注意保护切口,缝合前抗生素液冲洗,缝合严密不留残腔等。

2. 腹膜炎或腹内脓肿

前述应该引流的情况如不引流,则术后多并发腹膜炎和腹腔内脓肿。患者术后体温持续不退且继续升高,有腹痛、腹胀和中毒症状,腹部检查可以发现腹壁有压痛和肌紧张,并在腹腔穿刺时可抽出脓液以证实诊断。此类并发症出现时应考虑做腹内脓肿的切开引流,并按腹膜炎的处理原则行一般的支持疗法。

3. 肠瘘

肠瘘的形成多是由于以下原因:阑尾水肿时所行的结扎可因术后炎症减轻、阑尾残端回缩导致结扎线脱落而形成粪瘘;严重阑尾炎引起肠壁水肿,手术时误伤附近肠管而未发现,术后残余炎症而溃破,形成肠瘘或粪瘘;阑尾周围脓肿与粪瘘相通,脓肿切开引流后直接出现粪瘘。阑尾炎手术所致的粪瘘一般位置较低,对机体干扰相对较小,保持引流通畅、创面清洁,加强营养支持,粪瘘多可自愈。

4. 出血

阑尾切除术后有时也可并发腹内出血。因急性炎症和广泛粘连而引起的手术时较多渗血,多可自行停止;因阑尾残株结扎不牢而致断端出血者较为罕见,未曾结扎阑尾残端、将残端埋藏在盲肠壁上的荷包缝线内引起肠道出血者亦不多见。这类出血一般不是很严重,多数可在非手术治疗下自行停止。阑尾系膜血管结扎不紧或结扎线脱落引起的出血,有时可达大量,多需二次手术止血。

5. 其他

其他并发症包括阑尾残株炎、盲肠壁脓肿、门静脉炎、肝脓肿、粘连性肠梗阻、切口出血或裂开、术后局部炎性包块等。阑尾残株炎多由于阑尾切除时残端保留过长。盲肠壁脓肿与荷包缝合过宽、残留腔隙较大有关,二者表现与阑尾炎相似,常被延误,B 超和 X 线钡剂灌肠检查对诊断有一定的价值,症状轻者可行抗感染治疗,症状严重或反复发作者需再次手术处理。并发门静脉炎或肝脓肿的患者多有高热、黄疸、肝区疼痛和白细胞升高等,应加强抗感染治疗。肝脓肿一般需根据不同病情行非手术治疗或手术引流。

（郭兴坡）

第二十章

结肠、直肠与肛肠疾病

第一节　乙状结肠扭转

乙状结肠扭转是乙状结肠以其系膜为中轴发生扭转,导致肠管部分或完全梗阻,系膜血管也可因扭转而被拧闭,导致肠壁血运受阻而坏死。乙状结肠是结肠扭转最常见的发生部位,约占90%,其次为盲肠和横结肠。

一、病因与病理

乙状结肠易发生扭转的基础为:乙状结肠冗长,肠管有较大的活动度;肠系膜较长,但系膜根部较窄,对造成扭转起支点作用;肠腔内常有粪便积存、由于重力作用,体位突然改变或强烈的肠蠕动可诱发扭转。因此,乙状结肠扭转多见于有慢性便秘的老年人。

扭转可呈顺时针或逆时针方向,以后者多见,扭转超过180°可造成肠梗阻;超过360°则肠壁血供可能受到影响,扭转形成的肠梗阻为闭袢性肠梗阻。

二、临床表现

临床表现为中下腹急性腹痛,为阵发性绞痛,无排气、排便。发病后不久即有明显腹胀。腹部体征有明显气胀,叩诊为鼓音,可有左下腹轻压痛及高调肠鸣音。如腹痛不断加重并转为持续性,并有体温升高,脉搏加快或出现明显腹膜刺激征时,表明肠壁开始有血运障碍。

三、辅助检查

1. 腹部 X 线检查

腹部 X 线检查于左中下腹见充气的巨大乙状结肠肠袢,常可见 2 个处于不同平面的液气平面,左、右半结肠可有不同程度积气。

2. X 线钡剂灌肠

X 线钡剂灌肠可见钡剂在直肠与乙状结肠交界处受阻,尖端呈锥形或喙突状。有腹膜刺激症状时禁行此项检查。

3. 腹部 CT

腹部 CT 有时可以看到扭转的乙状结肠系膜而做出诊断。

4. 纤维电子结肠镜

纤维电子结肠镜对疑为乙状结肠扭转者可明确诊断,并可同时对肠扭转进行复位,而且可排除诱发

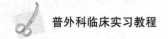

乙状结肠扭转的肠道病变。

四、诊断及鉴别诊断

1. 诊断

根据临床症状、体征及影像学表现,乙状结肠扭转主要见于老年男性,有长期便秘或既往有类似腹痛史,查体左下腹压痛,部分患者可触及左中下腹囊性肿物。结合腹部 X 线和 CT 检查,可以明确诊断。

2. 鉴别诊断

乙状结肠扭转在症状和体征上有时与远段结肠癌造成的梗阻及结肠其他部位的扭转不易区分,应加以重视

四、治疗

(一)非手术治疗

在无绞窄性肠梗阻表现时,可采取非手术治疗。

(1)温盐水低压灌肠复位率不高,为 5%~10%。

(2)乙状结肠插管法在乙状结肠镜下插入粗导尿管或肛管,有气体、液体排出后可固定保留,复位率可达 80%~90%。

(3)纤维电子结肠镜复位直视下边充气边缓慢插入纤维电子结肠镜,通过扭转部位促使其复位。此法盲目性小,比较安全,成功率亦高。

(二)手术治疗

如果非手术治疗失败或怀疑已有肠坏死时,应及时手术。手术时如肠壁无坏死,可将扭转复位。对于过长的乙状结肠,最好不行一期乙状结肠切除和吻合术,以后择期行乙状结肠部分切除术。如果手术时发现肠壁已有坏死或穿孔,则在切除坏死肠段后,多不主张一期吻合,可将近侧端外置造瘘,远端造瘘或缝闭,以后再行二期吻合手术。

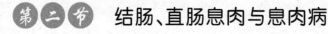

第二节 结肠、直肠息肉与息肉病

结肠、直肠息肉泛指结、直肠黏膜上所有向腔内突出和隆起的病变。在未确定其病理性质前统称为息肉,明确病理性质后则按部位直接冠以病理诊断学名称,如结肠管状腺瘤、直肠炎性息肉等。多发肠息肉并且有特殊临床表现及遗传因素者称为息肉病。

一、结肠、直肠息肉

息肉通常分为非新生物性息肉和新生物性息肉,前者又可分为黏膜性息肉、炎性假息肉、黏膜下息肉、错构性息肉。其中黏膜下息肉包括各种黏膜下病变,如淋巴增生、脂肪瘤、平滑肌瘤、气囊肿、血管瘤、纤维瘤及类癌等,需要注意脂肪瘤、平滑肌瘤属于新生物性息肉。而新生物性息肉包括锯齿状息肉和腺瘤性息肉,其中锯齿状息肉是一组异质性较强、恶性倾向各异的息肉,包括增生性息肉、传统的锯齿状腺瘤和无蒂锯齿状腺瘤,而腺瘤性息肉是最常见的新生物性息肉,具有恶性变潜能,也是本节讨论的重点。

(一)流行病学

约 2/3 的结肠、直肠息肉是腺瘤性息肉。高龄是发生腺瘤性息肉的主要危险因素。无症状人群中肠

镜筛查显示,50 岁时腺瘤的患病率为 25%~30%,而尸检研究显示,70 岁时腺瘤的发病率高达 50%。身体质量指数(body mass index,BMI)增加也与腺瘤发生风险增高相关。一项荟萃分析表明,BMI 每增加 5 个单位,腺瘤发生风险就增高 19%。腺瘤性息肉在男性更常见。

(二)形态学分类

根据内镜下息肉形态可分为无蒂型、有蒂型、扁平型或凹陷型。无蒂型息肉指基底部附着于结肠壁的息肉。有蒂型息肉指息肉和肠壁之间有黏膜蒂连接的息肉。扁平型息肉为高度小于病变直径 1/2 的息肉。凹陷型息肉可能包含重度不典型增生或癌变。后两种腺瘤主要见于亚洲人群。浅表性肿瘤的巴黎分类将胃肠道息肉分为有蒂(Ⅰp)、无蒂(Ⅰs)、轻微隆起(Ⅱa)、扁平(Ⅱb)、轻微凹陷(Ⅱc)和凹陷(Ⅲ)。

(三)病理分类

根据腺体结构不同,腺瘤可分为管状、绒毛状或两者的混合。管状腺瘤占结肠、直肠腺瘤性息肉的80% 以上,以网状分支的腺上皮为特征。绒毛状腺瘤占腺瘤的 5%~15%,其腺体较长,从息肉表面一直向下延伸至息肉中心。绒毛管状腺瘤中,绒毛的成分占 26%~75%。腺瘤根据不典型增生的程度,可以分为轻度、中度或重度不典型增生。重度不典型增生的息肉不包括侵入黏膜肌层的病变,不会发生转移,但进展为癌的风险较高。此外,重度不典型增生是发生异时性结肠、直肠恶性肿瘤的危险因素,应密切随诊。

(四)临床表现

腺瘤通常是无症状的,在结肠癌筛查中被发现。但其表面可能形成溃疡,导致少量的消化道失血。如果腺瘤位于直肠,可有里急后重的症状,巨大腺瘤可导致肠梗阻。腺瘤性息肉的生长速度各自有异,大部分小型息肉生长极为缓慢,平均每年增长 0.5 mm。

(五)恶性变的危险因素

腺瘤发生癌变的危险因素包括组织学检查以绒毛状成分为主、息肉持续增大及存在重度不典型增生。异时性腺瘤和异时性癌的危险因素包括腺瘤的数量和大小。存在直径 >1 cm 的腺瘤性息肉是结直肠癌的危险因素,也是发生异时性癌的危险因素。这些患者在随访期间发生结直肠癌的风险增加 4 倍,最大腺瘤直径 >20 mm 的患者发生异时性高危性腺瘤的绝对风险接近 20%。存在重度不典型增生的腺瘤可能同时存在灶性浸润性癌变,这类腺瘤也是发生异时性癌的危险因素。结肠镜筛查时发现的腺瘤数目及终生腺瘤累积数目,特别是高危性腺瘤的数目,是异时性结直肠癌最重要的危险因素。第 1 次结肠镜筛查时有 1、2、3、4 个和 ≥5 个腺瘤的患者发生异时性高危性腺瘤的风险分别为 9%、13%、15%、20% 和 24%。

(六)辅助检查

结肠镜能在诊断腺瘤性息肉的同时进行治疗,因此结肠镜是首选检查,其敏感性优于钡剂灌肠及 CT 结肠重建。但结肠镜检查仍有一定的漏诊率,研究显示,直径 <5 mm 腺瘤的漏诊率约为 27%,直径 6~9 mm 腺瘤的漏诊率约为 13%,直径 >1 cm 腺瘤的漏诊率为 6%。导致漏诊的可能因素包括肠道准备质量、内镜医师的经验、退镜时间,甚至包括内镜医师的疲劳程度。

(七)治疗

切除大肠腺瘤性息肉可以降低结直肠癌发病率。在长期随访的研究中,切除腺瘤的患者因结直肠癌导致的死亡例数与一般人群预计死亡数相比减少约 50%。结肠镜下切除腺瘤性息肉有多种技术可以选择,如冷活检钳、热活检钳、冷圈套切除、标准圈套切除(单极电切)、单纯电灼除(包括氧等离子凝固术)、分块切除、生理盐水辅助内镜下黏膜切除(endoscopic mucosal resection,EMR)、内镜下黏膜剥离术(endoscopic submucosal dissection,ESD)等。

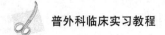
直径 <5 mm 的小息肉使用活检钳或圈套切除术即可,当这些息肉位于盲肠或升结肠时,使用冷活检钳或冷圈套切除可以降低并发症发生率。直径 >5 mm 且≤10 mm 的息肉,采用圈套切除术能最完整地切除腺瘤组织。研究显示,息肉的不完全切除是间期结直肠癌的重要危险因素。

直径 >10 mm 的息肉根据其形态不同,结肠镜下最佳切除方法也不同。有蒂型息肉易于圈套切除,无蒂型息肉采用生理盐水黏膜下注射抬举技术,可以更完整和安全地切除。直径 >2 cm 或 3 cm 的无蒂息肉通常需要分块切除,或者进行 ESD。

ESD 对医师和设备的要求更高,可选择的切开、止血配件也日益增多。若大息肉位于直肠,且可疑浸润者,应考虑行经肛门内镜微创手术(trans anal endoscopic microsurgery,TEM),将标本完整切除的可能性更大,可以指导后续治疗。

切除的息肉标本病理提示重度不典型增生,如果切缘没有肿瘤组织,则不需要进一步治疗。

存在早期浸润性癌变的腺瘤发生淋巴转移的风险较低,如果符合下述病理标准,则不需要进一步治疗:息肉完整切除且被全部送交病理检查,可以对浸润深度、分化程度进行准确评估;非低分化癌;无脉管受累;切缘阴性。如果上述标准不能完全符合,则进行手术切除的选择应个体化,要考虑到患者的年龄和基础病情况。如果患者一般情况好,无蒂腺瘤中存在浸润性癌通常推荐手术切除。

（八）监测与预防

根据腺瘤癌变的风险可分为高危和低危,符合下述标准之一为高危腺瘤:直径≥10 mm、绒毛状腺瘤或重度不典型增生。如果第 1 次结肠镜检查中发现 1 个高危腺瘤或 3~10 个腺瘤,则复查结肠镜的间隔应为 1~3 年。目前,低脂高纤维的饮食对于预防腺瘤性息肉可能有益,COX-2 抑制药或阿司匹林能降低高危性或异时性腺瘤的发生率。

二、结肠、直肠息肉病

结肠、直肠息肉病包括多种异质性较强的疾病,按发病机制可分为遗传性和非遗传性,按病理类型可分为腺瘤性和错构瘤性,从预后来看,有些癌变风险明显高于一般人群,有些发生结直肠癌的风险并不明确。下面介绍几种相对常见的、癌变风险较高的结肠、直肠息肉病。

（一）家族性腺瘤性息肉病

家族性腺瘤性息肉病(familial adenomatous polyposis,FAP)是一种常染色体显性遗传疾病,由位于染色体 5q21-q22 的 APC(结肠腺瘤性息肉病基因)突变所致。当患者一生中累计腺瘤数目超过 100 枚,应考虑临床确诊 FAP。Gardner 综合征是 FAP 的一种临床变异型,存在明显的肠外病变,包括硬纤维瘤、皮脂腺囊肿或表皮样囊肿、脂肪瘤、骨瘤、多生牙及青年性鼻咽纤维血管瘤。Turcot 综合征是一种罕见的 FAP 变异型,与髓母细胞瘤相关。

有下述情况的个体应评估是否存在腺瘤性息肉病综合征:结直肠腺瘤累计超过 10 枚;有腺瘤性息肉病综合征家族史;有腺瘤史和 FAP 型结肠外表现。FAP 的结肠外表现包括十二指肠或壶腹腺瘤、乳头状甲状腺癌、硬纤维瘤、先天性视网膜色素上皮增生、表皮样囊肿和骨瘤。对腺瘤性息肉病综合征的遗传学检测应包括 APC 和 MUTYH 基因分析。对于基因携带者或有风险的家族成员,应从其 10~12 岁开始每年进行结肠镜检查。2015 年,美国胃肠病学会推荐对于 FAP 患者,应在 25~30 岁时开始进行上消化道内镜(使用前视型内镜与侧视型内镜两者)检查,监测的间隔时间取决于患者十二指肠息肉病的 Spigelman 分期。

对于息肉密度较高,确诊或疑似结直肠癌的患者及出现结肠肿瘤相关临床症状的患者,应尽快行结肠切除术。对于腺瘤直径 >1 cm 或有重度不典型增生的患者,以及在两次结肠镜监测之间腺瘤数量显著增加的患者,或者由于各种原因无法内镜下减轻息肉负担的患者,也应考虑手术。最彻底的手术方式是结肠、直肠中上段切除,下段黏膜剥除,回肠贮袋肛管吻合术(ileal pouch anal anastomosis,IPAA)。结肠切除后,患者应每年复查内镜评估残余直肠和回肠造瘘处。对直肠病变较重者应行全大肠切除,末端回肠造瘘术。

（二）MUTYH 相关息肉病

MUTYH 相关息肉病(MUTYH-associated polyposis,MAP)是常染色体隐性遗传的息肉病综合征,由 MUTYH 基因中双等位基因突变引起。MAP 是目前唯一已知的隐性遗传性结肠癌综合征。MAP 的临床表现多种多样,多数患者临床特征与经典型 FAP 重叠,也有部分患者早发(<50 岁)癌症而无息肉病。

（三）Peutz-Jeghers 综合征

Peutz-Jeghers 综合征(Peutz-Jeghers syndrome,PJS)是一种常染色体显性遗传病,致病基因定位在染色体 19p13.3 上,为编码 STKI1(丝氨酸苏氨酸激酶)的基因突变。该病的临床特点是唇颊黏膜出现大量色素斑及胃肠道多发性错构瘤性息肉。错构瘤最常发生于小肠(65%~95%),也可发生在结肠(60%)和胃(50%)。患者易反复发生小肠套叠、梗阻和出血,常需要反复行肠切除术。符合下列任何 1 种情况时,可做出 PJS 的临床诊断:组织学上证实的 Peutz-Jeghers 息肉≥2 个;有近亲患 PJS 家族史的个体被检测到存在 Peutz-Jeghers 息肉;有近亲患 PJS 家族史的个体出现特征性的黏膜皮肤色素沉着;有特征性黏膜皮肤色素沉着的个体检测到存在 Peutz-Jeghers 息肉。PJS 患者的胃肠道和胃肠道以外部位发生癌症的总体风险均显著增加。据估计,其发生任何癌症的相对风险都比一般人群高 15 倍。PJS 患者的监测方案包括:常规检查,即每年行全血细胞计数、肝功能检查;内镜监测,成年开始每 3 年复查胃肠镜,50 岁以后每年复查胃肠镜。直径 >1 cm 的息肉应行内镜下息肉切除。

（四）家族性幼年性息肉病

家族性幼年性息肉病(familial juvenile polyposis,FJP)患者存在 10 个或以上的幼年性息肉,同时有至少 1 位一级亲属存在类似病变史。FJP 是一种罕见的高外显率的常染色体显性遗传病。该病的基因突变与转化生长因子(transforming growth factor,TGF)-β 信号通路相关。患儿通常在 4~14 岁出现症状,通常表现为直肠出血和/或贫血,不常见的症状包括直肠息肉脱垂、腹痛或肠梗阻。FJP 患者发生结直肠癌的风险增加,癌是由于错构瘤内的异型增生而继发的。FJP 患者无症状的一级亲属存在幼年性息肉病和结直肠癌的风险,合理的筛查策略为:12~40 岁每年做粪便隐血试验,每 3~5 年进行结肠镜检查。对于有症状的患者不论年龄大小均应进行评估。已证实的基因携带者或受累患者应进行监测直到 70 岁。下列情况可考虑预防性外科手术治疗:息肉数目较多;具有腺瘤样改变和重度不典型增生的多发性息肉;不能在内镜下切除的息肉;出现不易控制的并发症(如出血);有结直肠癌家族史者。

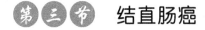

第三节 结直肠癌

一、流行病学

结直肠癌是一种常见的恶性肿瘤,欧美国家较中国常见。近二三十年来,随着诊疗技术的提高,诊疗理念的改进,肿瘤预防和筛查的普及,结直肠癌的发病率和病死率有下降趋势。美国的一组数据显示,结直肠癌的发病率从 1976 年的 60.5/10 万下降至 2011 年的 40.0/10 万,近年来以每年 4% 的速度递减。2012 年中国肿瘤资料显示,男性结直肠癌的发病率为 27.24/10 万,居第 5 位;女性发病率为 21.55/10 万,居第 3 位。在肿瘤病死率中,结直肠癌居第 5 位。

我国结直肠癌与西方比较有 3 个特点:直肠癌比结肠癌发病率高,两者之比为(1.5~2.0):1;低位直肠癌在直肠癌中所占比例高,约占 70%,大多数直肠癌可在直肠指诊时触及;青年人(<30 岁)比例较高,

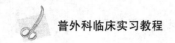

约占15%。但近几十年来,随着人民生活水平的提高及饮食结构的改变,结肠癌比例亦逐渐增多。直肠癌的发病率比较稳定,而结肠癌的发病率上升较快。

结肠癌根治性切除术后5年生存率一般为60%~80%,直肠癌为50%~70%。TNM分期Ⅰ期的患者根治性切除术后的5年生存率可达90%以上,而Ⅳ期患者约为10%。

二、病因与病理

（一）病因

结直肠癌的发病原因尚不清楚,可能与下列因素有关。

1.遗传因素

目前认为约20%的结直肠癌与家族性的基因相关,如Lynch综合征[也称为遗传性非息肉性结直肠癌(hereditary non-polyposis colorectal cancer. HNPCC)]、FAP。

Lynch综合征是明确的具有基因遗传倾向的结肠癌,在结直肠癌中占2%~4%。由错配修复基因(mismatch repair,MMR)的DNA突变所致,包括mLHI、MSH2、MSH6和PMS2。可以通过免疫组织化学方法分析MMR蛋白的表达,以及分析微卫星不稳定性(microsatellite instability,MSI)来明确诊断。

2.饮食与致癌物质

目前还不能明确奶制品与结直肠癌的发生存在必然联系。研究认为,奶制品可以降低结直肠癌的发生风险,发酵的奶制品也可能增加结直肠癌的发生风险。阿司匹林、非甾体抗炎药可能会降低结直肠癌发生风险。糖尿病和胰岛素的使用可能会增加肠癌发生风险。

3.结、直肠的慢性炎症

炎性肠病,如溃疡性结肠炎、CD、血吸虫病,可以使肠黏膜反复破坏和修复而发生癌变。

4.癌前病变

结直肠腺瘤分为腺管状腺瘤、绒毛状腺瘤和混合型,均可能在不同的时间内演变为恶性,尤其是绒毛状腺瘤更为显著。人们已逐渐接受了结直肠癌并非在结、直肠黏膜上突然发生病变的观点,而是通过"正常黏膜—腺瘤—癌变"这样一种顺序发展的规律。

（二）病理

在手术前可以通过结肠镜、肛门镜等方式,通过活检取得病理诊断。

手术后的病理分期是疾病分期、制订辅助治疗方案、判定预后的重要依据,规范的病理报告中应该包含以下内容:原发病灶的浸润深度(T分期),淋巴结状况(N分期),肿瘤周围腹膜或脏器是否存在转移(M分期);肿瘤所在肠管的远切缘、近切缘和侧切缘;淋巴、血管、神经浸润状况;淋巴结外是否存在癌结节;免疫组织化学应该检测错配修复基因相关的蛋白表达情况。

1.大体分型

大肠癌的大体形态随病期不同。

（1）早期结直肠癌:早期结直肠癌指癌组织局限于结直肠黏膜层及黏膜下层者,大体形态分为息肉隆起型、扁平隆起型及扁平隆起伴浅表溃疡型。临床不易发现。

（2）进展期结直肠癌:肿瘤侵犯肌层及其以上的分期称为进展期肠癌,如T2~4N0或TanyN+。根据大体外观可分为3型。

①隆起型:肿瘤向肠腔内生长,瘤体一般较大,呈息肉状或菜花状,可表现为球形、半球形或盘状,向周围浸润少,转移较晚,预后较好。

②溃疡型:最常见,占直肠癌的50%以上。肿瘤向肠壁深层生长并向周围浸润,多为圆形或卵圆形,早期可有溃疡形成,表现为中央凹陷,边缘凸起,易发生出血、感染或穿孔,转移较早,预后较差。

③浸润型:又称狭窄型,肿瘤沿肠壁内浸润性生长,表现为肠壁弥漫性增厚,肠腔狭窄,转移早,浸润

广,预后差。

隆起型肿瘤常见于肿瘤的早期,随着病程的进展,肿瘤体积增大,中央坏死、溃烂,形成大小、深浅不一的溃疡。右半结肠的肿瘤以隆起型及局限溃疡型为多见,而左半结肠癌则以浸润型多见,且常可导致肠管的环形狭窄。

2. 组织学分类

(1) 腺癌:结、直肠腺癌细胞主要是柱状细胞、黏液分泌细胞和未分化细胞。进一步分类主要为管状腺癌和乳头状腺癌,占 75%～85%,其次为黏液腺癌,占 10%～20%。

① 管状腺癌:最为常见的组织学类型,癌细胞排列呈腺管或腺泡状排列。根据其分化程度可分为高分化腺癌、中分化腺癌和低分化腺癌。

② 乳头状腺癌:癌细胞排列组成粗细不等的乳头状结构,乳头中心索为少量血管间质。

③ 黏液腺癌:由分泌黏液的癌细胞构成,癌组织内有大量黏液为其特征,恶性程度较高。

④ 印戒细胞癌:肿瘤由弥漫成片的印戒细胞构成,胞核深染,偏于胞质一侧,似戒指样,恶性程度高,预后差。

⑤ 未分化癌:癌细胞弥漫呈片或呈团状,不形成腺管状结构,细胞排列无规律,癌细胞较小,形态较一致,预后差。

(2) 腺鳞癌:腺鳞癌亦称腺棘细胞癌,肿瘤由腺癌细胞和鳞状细胞癌细胞构成。其分化多为中度至低度。腺鳞癌和鳞癌主要见于直肠下段和肛管,较少见。

结直肠癌可以 1 个肿瘤中出现 2 种或 2 种以上的组织类型,且分化程度并非完全一致,这是结直肠癌的组织学特征。

3. 组织学分级(Broders 分级)

按癌细胞分化程度分为 4 级。1 级,75% 以上癌细胞分化良好,属高分化癌,呈低度恶性。Ⅱ级,25%～75% 的癌细胞分化良好,属中度分化癌,呈中度恶性。Ⅲ级,分化良好的癌细胞不到 25%,属低分化癌,高度恶性;Ⅳ级,为未分化癌。

(三) 扩散和转移

1. 直接浸润

结直肠癌可向 3 个方向浸润扩散,即肠壁深层、环状浸润和沿纵轴浸润。结肠癌向纵轴浸润一般局限在 5～8 cm 内,直肠癌沿纵轴向下浸润发生较少。多组大样本临床资料表明,直肠癌标本向远侧肠壁浸润超过 2 cm 的在 1%～3% 之间,下切缘无癌细胞浸润的前提下,切缘的长短与 5 年生存率、局部复发无明显相关,说明直肠癌向下的纵向浸润很少,这是目前保肛术的手术适应证适当放宽的病理学依据。估计癌肿浸润肠壁一圈需 1.5～2.0 年。直接浸润可穿透浆膜层侵入邻近脏器如肝、肾、子宫、膀胱等,下段直肠癌由于缺乏浆膜层的屏障作用,易向四周浸润,侵入附近脏器如前列腺、精囊、阴道、输尿管等。

2. 淋巴转移

淋巴转移是结直肠癌的主要转移途径。

引流结肠的淋巴结分为 4 组:结肠上淋巴结、结肠旁淋巴结、中间淋巴结、中央淋巴结。淋巴转移通常呈逐级扩散。

直肠癌的淋巴转移分 3 个方向:向上沿直肠上动脉、腹主动脉周围的淋巴结转移;向侧方经直肠下动脉旁淋巴结引流到盆腔侧壁的髂内淋巴结;向下沿肛管动脉、阴部内动脉旁淋巴结到达髂内淋巴结。

近年研究发现,无论直肠癌肿瘤位置高低,其淋巴转移的规律是:肿瘤位于腹膜返折以上,其淋巴转移方向只有向上;肿瘤位于腹膜返折以下,其淋巴转移方向仍是向上,可有向侧方的淋巴转移,但当向上的淋巴管被阻塞时,才有可能逆行向下转移;只有肛管癌才有向上方、侧方和下方 3 个方向淋巴转移。

3. 血行转移

癌肿侵入静脉后沿门静脉转移至肝,也可转移至肺、骨和脑等。结直肠癌手术时有 10%～20% 的病

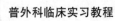

例已发生肝转移。结直肠癌致结肠梗阻和手术时的挤压易造成血行转移。

4. 种植转移

腹腔内播散,最常见为大网膜的结节和肿瘤周围壁腹膜的散在砂粒状结节,亦可融合成团块,继而全腹腔播散。在卵巢种植生长的继发性肿瘤,称 Krukenberg 肿瘤。腹腔内种植播散后产生腹水。结直肠癌如出现血性腹水多为腹腔内播散转移。

5. 前哨淋巴结

1977 年,Cabana 用淋巴管造影证实引流原发肿瘤的第 1 个淋巴结是最可能发生肿瘤转移的淋巴结,称为前哨淋巴结(sentinel lymph node,SLN)。结直肠癌 SLN 的测定可采用术中或术后切除标本,30 分钟内在结直肠癌标本的 4 个象限的黏膜下注射亚甲蓝,然后在肠系膜内辨认蓝色淋巴管并追踪至蓝染的SLN。术后尚可依此行病理的免疫组织化学分析证实肿瘤转移情况。有学者认为该淋巴结对判断预后有帮助。

三、临床分期

(一) Dukes 分期

1932 年提出结直肠癌 Dukes 分期的基本原则为国际所公认,称为 Dukes 分期,之后出现了不少改良 Dukes 分期法。A 期癌肿浸润深度限于直肠壁内,未穿出深肌层,且无淋巴结转移。B 期癌肿侵犯浆膜层,亦可侵入浆膜外或肠外周围组织,但尚能整块切除,无淋巴结转移。C 期癌肿侵犯肠壁全层或未侵犯全层,但伴有淋巴结转移。C1 期癌肿伴有癌灶附近肠旁及系膜淋巴结转移。C2 期癌肿伴有系膜根部淋巴结转移,尚能根治切除。D 期癌肿伴有远处器官转移、局部广泛浸润或淋巴结广泛转移不能根治性切除。

(二) TNM 分期

1978 年 AJCC 建议的 TNM 分期方法在 UICC 得到认可和推荐。现多采用 AJCC/UICC 结直肠癌 TNM 分期系统(2010 年第 7 版)(表 20-3-1)。

(1) 原发肿瘤(T)。

Tx:原发肿瘤无法评价。

T0:无原发肿瘤证据。

Tis:上皮内或侵犯黏膜固有层。

T1:肿瘤侵犯黏膜下层。

T2:肿瘤侵犯固有肌层。

T3:肿瘤侵透固有肌层到达浆膜下层,或者侵及无腹膜的结肠或直肠周围组织。

T4a:肿瘤侵透肠壁全层达到脏腹膜表面。

T4b:肿瘤直接侵犯其他脏器、结构,或者与之粘连。

(2) 区域淋巴结(N)。

Nx:区域淋巴结无法评价。

N0:无区域淋巴结转移。

N1:有 1~3 枚区域淋巴结转移。

N1a:有 1 枚区域淋巴结转移。

N1b:有 2~3 枚区域淋巴结转移。

N1c:浆膜下、肠系膜、无腹膜覆盖结肠或直肠周围组织内有肿瘤种植(tumor deposit,TD),无区域淋巴结转移。

N2:有 4 枚以上区域淋巴结转移。

N2a:有 4~6 枚区域淋巴结转移。

N2b:有 7 枚及更多区域淋巴结转移。

（3）远处转移(M)。

M0:无远处转移。

M1:有远处转移。

M1a:转移局限于 1 个器官或部位(如肝、肺、卵巢、非区域淋巴结)。

M1b:转移多于 1 个器官/部位,或者腹膜转移。

注:Tis 包括肿瘤局限于腺体基底膜内(上皮内)组织或黏膜固有层(黏模内)组织,浸润深度不超过黏膜肌层达黏膜下层。T4 期的直接侵犯包括侵犯其他器官或结直肠肠管,导致直接穿透浆膜,并能在镜检下发现(如直肠癌侵犯乙状结肠);对于腹膜后方或腹膜下方的肿瘤,肿瘤穿透固有肌层侵犯其他器官或结构(如降结肠后壁肿瘤侵犯左肾或侧腹壁;中、远段直肠癌侵犯前列腺、精囊腺或子宫颈、阴道),肿瘤与其他器官或结构粘连。粗略分为 cT4b 期。但是,如果镜下没有发现粘连部分有肿瘤存在,这时的分期应该根据肿瘤浸润肠壁的深度判定为 pT1~4a。V 和 L 的分期用于判定是否存在血管和淋巴管的浸润,PN 部位特异性因素应该用于神经周围浸润的判定。

表 20-3-1　AJCC/UICC 第 7 版结直肠癌 TNM 分期系统

分期	T	N	M	Dukes	MAC
0	Tis	N0	M0	—	—
I	T1	N0	M0	A	A
	T2	N0	M0	A	B1
II A	T3	N0	M0	B	B2
II B	T4a	N0	M0	B	B2
II C	T4b	N0	M0	B	B3
III A	T1~T2	N1/N1c	M0	C	C1
	T1	N2a	M0	C	C1
	T3~T4a	N1/N1c	M0	C	C2
	T2~T3	N2a	M0	C	C1/C2
	T1~T2	N2b	M0	C	C1
III C	T4a	N2a	M0	C	C2
	T3~T4a	N2b	M0	C	C2
	T4b	N1~N2	M0	C	C3
IV A	任何 T	任何 N	M1a	—	—
IV B	任何 T	任何 N	M1b	—	—

注:cTNM 指临床分期,pTNM 指病理分期。前级 y 用于新辅助治疗之后的肿瘤分期(如 ypTNM),完全病理缓解的患者标记为 ypT0N0cM0,类似于 0 期或 1 期;前级 r 表示无病间隔之后出现复发的病例,如 rTNM。DukesB 期包含了预后较好、较差的 2 组患者,T3N0M0 和 T4N0M0;DukesC 期亦如此,TAnyN1M0 和 TAnyN2M0。MAC 是改良 Astler-Coller 分期。

四、临床表现

结直肠癌早期无明显症状,肿瘤生长到一定程度,依其生长部位不同而有不同的临床表现。

（一）右半结肠癌的临床表现

1. 腹痛

右半结肠癌有 70%~80% 的患者有腹痛,多为隐痛。

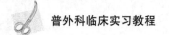

2. 贫血

因癌灶的坏死、脱落、慢性失血引起,50%~60%的患者血红蛋白<100 g/L。

3. 腹部肿块

腹部肿块亦是右半结肠癌的常见症状。腹部肿块同时伴梗阻的病例临床上并不少见。

（二）左半结肠癌的临床表现

1. 便血、黏液血便

70%以上的患者可出现便血或黏液血便。

2. 腹痛

约60%的患者出现腹痛,腹痛可为隐痛,当出现梗阻表现时,亦可表现为腹部绞痛。

3. 腹部肿块

约40%的患者可触及左下腹肿块。

（三）直肠癌的临床表现

1. 直肠刺激症状

便意频繁,排便习惯改变,便前有肛门下坠感,伴里急后重,排便不尽感,晚期有下腹痛。

2. 肠腔狭窄症状

癌肿侵犯致肠管狭窄,初时大便变形、变细、严重时出现肠梗阻表现。

3. 癌肿破溃感染症状

大便表面带血及黏液,甚至脓血便。

此外,癌肿侵犯前列腺、膀胱时,可出现尿频、尿痛、血尿等表现,侵犯骶前神经可出现骶尾部持续性剧烈疼痛。

五、辅助检查

辅助检查应遵循由简到繁的步骤进行。常用方法有以下几项。

1. 粪便隐血

粪便隐血检查作为大规模普查时或对高危人群结直肠癌的初筛手段,阳性者需作进一步检查。

2. 肿瘤标志物

对结直肠癌诊断和术后监测较有意义的肿瘤标志物是 CEA。大量统计资料表明,大肠癌患者的血清 CEA 水平与 Dukes 分期呈正相关,与大肠癌预后有一定关系,作为早期直肠癌的诊断则缺乏价值。CEA 主要用于术后监测复发,但作为对术前不伴有 CEA 升高的结直肠癌患者术后监测复发的指标仍存在争议。

3. 直肠指诊

直肠指诊是诊断直肠癌最简便而又最重要的方法,80%的直肠癌可经直肠指诊发现。直肠指诊可以触及质地坚硬、表面不平的肿块或溃疡,或者肠壁增厚狭窄,指套可血染。触及肿块时应注意肿块离肛门的距离、位置、质地、活动度,与前列腺、阴道、子宫及骶骨的关系。女性患者应同时行直肠、阴道指诊。

直肠指诊阴性时,应作进一步检查。直肠指诊是诊断直肠癌最重要的方法。我国直肠癌中约75%为低位直肠癌,大多能在直肠指诊中触及。因此,凡遇患者有便血、大便习惯改变、大便变形等症状均应行直肠指诊。

4. 内镜检查

内镜检查包括直肠镜、乙状结肠镜和结肠镜检查,可了解肿瘤的外观和形态,同时可以提供肿瘤部位等参考信息,其重要价值在于它是目前唯一可以进行活检及病理的检查方法。一般主张行纤维全结肠镜检,可避免遗漏同时性多源发癌和其他腺瘤的风险。该检查可以提供直观的检查画面,纤维结肠镜的定位诊断价值在于肿瘤与肛门的距离,距离越远,其定位的准确性越差。如果肿瘤较小或未累及浆膜,腹腔镜下可能无法准确判定肿瘤的位置,此时可以通过术中肠镜帮助定位。直肠指诊与纤维全结肠镜检是结直肠癌最基本的检查手段。

5. 影像学检查

(1) X线钡剂灌肠:X线钡剂灌肠检查是传统的结直肠检查方法,可以对肿瘤的位置提供直接而且客观的信息,定位诊断准确率高,同时病变肠段的形态改变亦可协助诊断肿瘤的性质。缺点是对于较小的肿瘤或位置很低的直肠肿瘤,其诊断的准确性较差。

(2) 超声诊断:腹部超声可以了解肝是否存在转移病灶。用腔内超声探头可探测癌肿浸润肠壁的深度及有无侵犯邻近脏器,可以探测直肠癌周围淋巴结情况,是直肠癌术前 TNM 分期的常用方法。

(3) CT:肝、肺是结直肠肿瘤常见的远处转移脏器,胸腹盆 CT 可以了解胸部、腹腔和盆腔内转移、扩散情况,局部淋巴结有无转移及有无侵犯膀胱、子宫及盆壁,是术前常用的检查方法。胸腹盆 CT 也可判断肝、腹主动脉旁淋巴结是否有转移。增强 CT 能够提高诊断准确率。

(4) 结肠 CT 重建:结肠 CT 重建及虚拟结肠镜是一种新兴的结直肠检查方法。通过对充气后结肠的CT 扫描层面进行虚拟重建,可以构建出结直肠的全貌,包括肠腔内外的视野情况。该检查能与 X 线钡剂灌肠一样,准确地判断肿瘤或病变肠段的位置,其优势还在于能了解肿瘤周围的浸润情况、淋巴结转移等,为手术方案的制订提供更多的信息。另外,该项检查前需要清洁肠道,检查时只需向结肠充气,其后无须再次肠道准备即可接受手术。

(5) MRI:MRI 对肝等实体脏器中病变诊断的准确率高于超声和 CT,对直肠癌术后盆腔、会阴部复发的诊断较 CT 优越。直肠 MRI 可以较为准确地判断肿瘤浸润层次及周围淋巴结转移状况,也是直肠癌术前 TNM 分期的常用方法。

六、诊断及鉴别诊断

(一) 诊断

结直肠肿瘤的术前定性和定位检查甚为重要,明确肿瘤的性质可以帮助确定手术方式和手术范围,明确肿瘤的位置对手术切口的选择和术野暴露至关重要。

1. 定性检查

定性检查包括纤维结肠镜检查和活检、肿瘤标志物检查和 PET 扫描等。

① 结肠镜是目前唯一可以进行活检的检查方法。血清生物标志物有 CEA、CA50、CA242 等,总体而言,准确率不高,定性诊断不能依赖于此。

② 理论上 PET 扫描检查对恶性肿瘤有较高的诊断价值,而且与 CT 扫描结合后可以明显提高诊断准确率,但在炎性疾病的鉴别诊断方面仍存在不足。

2. 定位检查

临床常用的定位检查有 X 线钡剂灌肠检查、纤维结肠镜等,结肠 CT 重建及虚拟结肠镜正逐渐在临床广泛使用。

① X 线钡剂灌肠检查是传统的结直肠检查方法,定位诊断准确率高。

② 纤维结肠镜的定位诊断价值在于肿瘤与肛门的距离,距离越远,其定位的准确性越差。但如果定位困难,可以在术中开腹前和开腹后使用帮助定位。结肠 CT 重建的定位作用类似于 X 线钡剂灌肠,具有准确、客观的优点。

(二) 鉴别诊断

1. 炎症性肠病

本病可以出现腹泻、黏液便、脓血便、大便次数增多、腹胀、腹痛、消瘦和贫血等症状,伴有感染者尚可

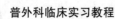

有发热等中毒症状,与结肠癌的症状相似,结肠镜检查及活检是有效的鉴别方法。

2. 结直肠息肉

结直肠息肉的主要症状可以是便血,有些患者还可有脓血样便,与结直肠癌相似,钡剂灌肠检查可表现为充盈缺损,行结肠镜检查并取活组织送病理检查是有效的鉴别方法。腺瘤性息肉是癌前病变,需要积极处理。

3. 肠结核

肠结核好发部位在回肠末端、盲肠及升结肠。常见症状有腹痛、腹泻、便秘交替出现,部分患者可有低热、贫血、消瘦、乏力、腹部肿块,与结肠癌症状相似。但肠结核患者全身症状更加明显,如午后低热或不规则发热、盗汗、消瘦乏力,需注意鉴别,本病在我国较常见。

4. 痔

痔一般多有无痛性便血,血色鲜红不与大便相混合,直肠癌便血常伴有黏液而出现黏液血便和直肠刺激症状。对便血患者必须常规行直肠指诊。

七、治疗

结直肠在胚胎学、组织学、解剖学方面存在共同之处,没有截然的分界。发生在结直肠的恶性肿瘤在病理学、肿瘤转移途径方面也存在相似之处,因此内科、外科治疗原则大同小异。但是结肠癌和直肠癌在解剖部位、肿瘤生物学行为、基因特征等方面也确实存在诸多区别,因此在治疗方面差异较大,在某些治疗方式上宜分别叙述。

不同分期的结直肠癌,治疗选择存在较大的区别。早期结直肠癌可以通过局部切除达到较高的生存预后;进展期直肠癌可以通过新辅助治疗再手术治疗模式,可以获得较好的局部控制率;远处脏器转移的Ⅳ期病例经过转化治疗后,仍有手术切除可能,并获得远期存活的机会。因此,准确的术前分期评估,可以选择适合的治疗模式,提高患者的生活质量和生存时间。

（一）早期结直肠癌的治疗

早期结直肠癌是指未累及固有肌层的黏膜上皮来源肿瘤,T 分期判断为 T1 期。局限于黏膜内的肿瘤由于未累及黏膜下的淋巴网,极少出现转移情况。T1 期肿瘤的淋巴转移概率约为 12%,因此对于早期结直肠癌患者可以实施局部切除术。根据美国的 SEER 数据显示,T1N0 期结肠癌患者,接受根治性手术和局部切除术的 5 年肿瘤相关存活率分别为 96.2% 和 94.9%,差异不显著;总存活率分别为 77.8% 和 67.8%,差异非常显著。T2N0 期结肠癌患者,接受根治性手术和局部切除术的 5 年肿瘤相关存活率分别为 93.9% 和 82.5%,差异非常显著;总存活率分别为 71.2% 和 45.9%,差异非常显著。T1N0 期直肠癌患者,接受根治性手术和局部切除术的 5 年肿瘤相关存活率分别为 94.4% 和 92.3%,没有差异;总存活率分别为 80.6% 和 71.8%,差异非常显著。T2N0 期直肠癌患者,接受根治性手术和局部切除术的 5 年肿瘤相关存活率分别为 91.5% 和 85.2%,差异非常显著;总存活率分别为 75.6% 和 63.1%,差异非常显著。

现认为符合以下条件的早期直肠癌患者可以选择局部切除:肿瘤距肛缘 10 cm 以内;肿瘤直径 <3 cm;肿瘤占肠壁周径 <30%;T1 期肿瘤;组织学类型为高、中分化腺癌;无血管、淋巴管浸润或神经浸润;治疗前无淋巴结肿大的影像学证据。

以下按不同手术路径分述早期结直肠癌的手术方式。

1. 经消化内镜手术

（1）电切:适用于直径 <5 mm 的黏膜内癌,切除的组织可送病理检查。

（2）套圆切除:适用于有蒂、亚蒂或无蒂的早期结直肠癌。

（3）黏膜切除术或黏膜下剥离术:适用于表面型病变,特别是平坦、凹陷型病变。

2. 经肛门入路手术

（1）经肛门切除术:可以实施全层切除原发病灶,缺点是操作困难,适用于距离肛门 5 cm 以内的肿瘤。大多数的低位直肠癌的局部切除手术都可以经肛门的入路来完成。传统经肛门切除术(trans anal excision,TAE)对局部解剖结构的损伤最小,但因暴露、视野、操作精确度的局限性,该手术方式仅适合于远端直肠癌。

(2)经肛门内镜显微外科手术:经肛门途径采用腹腔镜设备实施原发病灶的切除,适用于距肛门4～12 cm 的早期直肠癌。优点是可以全层切除肠壁,并可在切除后进行肠壁的缝合,减少术后出血、吻合口瘘等并发症。该术式提供良好的术野暴露,能使手术切除更精细,伤口愈合更好。缺点是需要具备相应的腹腔镜设备和特殊的手术器械,达到熟练操作需要一定的学习时间。

3. 经骶尾部入路

Kraske 最早提出经骶尾部入路的直肠手术。麻醉后,患者俯卧位,经尾骨至肛门联系纵向切开骶尾部,经过盆底肌达直肠后间隙,可以将直肠纵向剖开,暴露较好,外科手术操作由于经肛门手术,手术部位可达距肛缘8 cm 的位置。如果需要切除尾骨时,手术创伤较大,且直肠皮肤瘘发生率较高。York-Mason 手术或经括约肌的手术,是在 Kraske 手术基础之上纵向切开肛门外括约肌肌群,可以完整暴露末段直肠。术野暴露较经肛门入路的好,但术中需要离断肛门括约肌,术后肛门功能障碍的发生率较高。

(二)进展期结肠癌的手术治疗

1. 结肠癌根治性切除术的总体原则

(1)肠管切除长度和淋巴结清扫范围:肠管切除的长度取决于系膜血管的断离范围和淋巴清扫的范围,于肿瘤两端5～10 cm 处切断正常肠管,才能最大限度地保证肠周淋巴结的清扫,降低吻合口或局部复发率。区域淋巴结的切除应该清扫至滋养血管的根部,如果肿瘤位于2 支滋养血管的中间,则需于根部切断2 支滋养血管。

(2)遵循外科无瘤技术原则:优先处理滋养血管根部,尽量不接触肿瘤的原则。对于肿瘤已经侵至浆膜的病例,首先用纱布包裹瘤体,两端通过穿透系膜的布带结扎固定于肠管。目的在于防止瘤细胞脱落、种植腹腔,防止术者在操作过程中反复触摸瘤体,形成整个手术创面肿瘤细胞播散;或者防止反复挤压瘤体后,肿瘤细胞通过血管向近心端转移。

(3)完整系膜切除的原则:21 世纪提出的结肠完整系膜切除(complete mesocolic excision,CME)术,为一种手术原则和理念,它主张沿胚胎时期形成的自然间隙进行解剖,完整切除结肠系膜的前叶和后叶,以及其中所包含的系膜脂肪、饲养血管、淋巴结等,并且强调清扫中央区淋巴结。这样能够最大范围地切除病变肠管及其完整的系膜,提高了淋巴结获取数目。一些回顾性研究显示,患者的远期生存得到提高。因此,目前这一手术原则正在成为结肠癌根治术的规范。值得注意的是,欧美国家的 NCCN 指南、ESMO 指南并未明确界定淋巴结清扫的范围,只是要求淋巴结获检数目应该超过12 枚;在日本的大肠癌规范和中国的结直肠癌诊治规范中,要求对进展期的肿瘤实施中央区域淋巴结清扫的 D_3 根治术。

(4)其余部位结肠探查的必要性:虽然多原发性大肠癌的发生率不超过3%,如果一旦出现漏诊、漏治,对患者而言将是一次灾难。术前全程肠镜检查、术中全大肠探查及术后定期纤维结肠镜随诊是提高多原发性大肠癌诊断和预后的关键。

(5)腹腔镜技术在结肠癌中的应用:自 Jacobs 于1991 年将腹腔镜技术应用于结肠手术以来,该技术在全球范围内得到了迅速的推广,而且随着腹腔镜设备和器械的不断改进,近30 年来腹腔镜技术已经覆盖了结直肠外科所有领域。在这期间,几项多中心的临床研究显示,腹腔镜技术在近期疗效(创伤小、恢复快、美观)方面优于传统开腹手术,远期疗效(生存时间)不亚于开腹手术。这些研究结果的公布,以及与医师实际工作经验相结合,为推动腹腔镜技术的普及提供了坚实的理论支持。

2. 右半结肠癌的手术

右半结肠癌包括盲肠、升结肠、结肠肝曲部癌及右侧 1/2 的横结肠癌,都应行右半结肠切除术。无法切除时可行回-横结肠侧侧吻合,解除梗阻。右半结肠癌的切除范围包括末端回肠 10～20 cm、盲肠、升结肠、横结肠右半部和大网膜。

在剥离结肠系膜时应该沿着右结肠系膜与肾周筋膜之间的 Toldt 间隙进行分离,以充分保证结肠系膜前后叶及其所包裹的脂肪、淋巴、血管组织的完整性。传统 D_2 手术在根部结扎回结肠动脉、右结肠动脉和中结肠动脉右支。淋巴结的清扫范围包括结扎血管根部的淋巴结及其切除区域系膜的淋巴结。如果按照 CME 手术原则,结肠系膜的切除范围应该延伸至根部,包括升结肠系膜根部和右 1/2 横结肠系膜根部,此时连同中央淋巴结的清扫,清扫区域包括肠系膜上静脉、动脉表面的淋巴脂肪组织,并于根部结扎右结肠区域的滋养血管。

3. 横结肠癌的手术

由于横结肠肝曲、脾曲癌在治疗上分别采取右半结肠切除术和左半结肠切除术,因此多数情况下,横结肠癌切除术主要用于横结肠中部癌。手术切除范围包括肿瘤两端 10 cm 的肠管和相应的横结肠系膜、大网膜,根据横结肠长度的个体差异,决定是否游离并切除肝曲结肠或脾曲结肠。淋巴结清扫范围应至结肠中动脉起始部。

结肠中动脉是肠系膜上动脉的分支血管,于胰腺钩突部的下缘进入横结肠系膜,位于横结肠系膜的前叶和后叶之间,部分人群中该动脉可能缺如。沿横结肠系膜前叶向系膜根部解剖,可达胰腺被膜,于此处剪开系膜前叶的腹膜组织,沿胰腺体部和尾部的下缘解剖,在转向钩突部时可以找到结肠中动脉和伴行的静脉。

4. 左半结肠癌的手术

左半结肠癌包括结肠脾曲、降结肠和乙状结肠癌。切除范围包括远端 1/3 的横结肠、脾曲结肠和降结肠。淋巴结清扫范围上至结肠中动脉的左侧支,下至肠系膜下动脉的起始部。切除结肠相应的系膜。

5. 乙状结肠癌的手术

乙状结肠癌切除范围包括肿瘤两端 10 cm 的肠管和相应的乙状结肠系膜,淋巴结清扫范围应至肠系膜下动脉或乙状结肠动脉起始部。

(三)进展期直肠癌的手术

1. 直肠癌根治性切除术的总体原则

(1)肠系膜下血管的解剖:直肠总长 12～15 cm,由肠系膜下血管供血。肠系膜下动脉于十二指肠水平段的下方从主动脉发出,并于主动脉前方下行。肠系膜下动脉根部附近的淋巴结在直肠癌手术中属于第 3 站淋巴结,是否有必要进行此站淋巴结的清扫,目前还没有定论。可以刮除肠系膜下血管周围的淋巴脂肪组织,并将其主干骨骼化,在其发出第 1 分支(左结肠血管)之后,或者在直肠上动脉根部水平,切断血管主干。这样既可以保留剩余结肠的血运,又可以达到肿瘤根治、细化肿瘤分期的目的。

(2)全直肠系膜切除原则:该原则将直肠及其全系膜视为由直肠深筋膜包绕的统一整体,直肠系膜中可能存在肿瘤的散在病灶,手术中如果直肠深筋膜破损或直肠系膜切除不完全,即可能存在肿瘤细胞的残留,这是造成直肠癌术后局部复发的重要因素。全直肠系膜切除(total mesorectum excision,TME)原则有 2 个基本概念:第一,在游离直肠及其全系膜时,前方应该沿 Denonvillier 筋膜解剖,即直肠与阴道或精囊腺/前列腺之间的结缔组织间隙;后方应该沿直肠深筋膜与骶前筋膜之间的直肠后间隙进行解剖。前方的 Denonvillier 筋膜较为致密,后方的直肠后间隙较为疏松,在进行这些筋膜的解剖时,均应采用剪刀或电刀进行锐性游离。第二,关于直肠及其系膜的远切缘。肠管的断离可在肿瘤下缘远端的 2 cm 处,而直肠系膜的断离应该在肿瘤下缘远端的 5 cm 处。

TME 原则最早由英国的 Heald 医师提出,同期英国 William 医师的研究证实中低位直肠癌远切缘 2 cm 的安全性。TME 原则的提出很快得到了广大外科医师的认可,按此原则进行中低位直肠癌的外科切除,可以提高保肛手术的成功率,同时也明显降低了直肠癌术后的局部复发率。因此,该原则很快推广至全世界,并成为目前中低位直肠癌外科手术的"金标准"。

值得注意的是,当肿瘤浸透直肠深筋膜并累及骶前、侧盆壁或直肠前方的器官,肿瘤为低分化或未分化癌时,无法按照 TME 原则实施手术。

（3）保留自主神经：近年来保留盆腔自主神经（pelvic autonomic nerve preservation，PANP）的直肠癌手术越来越受到广大医师的重视，以前的保功能手术重点在于是否能保留肛门，而今，除此之外，能否保留患者的排尿功能、性功能日益受到关注。在直肠手术中容易损伤交感神经和副交感神经，并引起相应的功能障碍。交感神经源于 T12～L3，位于腹主动脉前方并沿其方向走行，直至腹主动脉分叉下方，沿骶前继续向下走行，将其称为下腹神经丛（交感神经）。于骶前分为左右两支，主要司射精功能、阴道润滑和储尿功能。副交感神经源于 S2～S4，位于盆壁两侧，称之为盆神经丛，主要司勃起功能和排尿功能。直肠癌根治性手术中无视这些神经的存在，或者扩大的根治性手术，或者广泛的淋巴结清扫是造成患者术后排尿功能、性功能障碍的主要原因。结直肠外科医师应该熟悉自主神经在其走行过程中的具体解剖位置，在保证规范淋巴清扫范围的同时，注意解剖层次和间隙，对保留自主神经的完整性至关重要。例如，在断离肠系膜下血管时勿贴近其根部，避免损伤主动脉前方的交感神经主干，可以剔除肠系膜下动脉根部周围的淋巴结之后，使血管骨骼化，在其第一分支（左结肠动脉）以远断离血管主干，这样既达到系膜血管根部淋巴结清扫的目的，又可以最大限度地保留剩余结肠的血供。

（4）侧方淋巴结清扫：直肠癌的侧方淋巴结是指存在于直肠深筋膜以外的盆腔淋巴脂肪组织，超越了直肠前方的 Denonvillier 筋膜和直肠后方的直肠后间隙（TME 所界定的切除范围），包括位于髂内动脉及其分支在内和其以外的淋巴脂肪组织。

常规的中低位直肠癌手术是否进行侧方淋巴结清扫，目前没有统一的认识，这主要因为在提高患者存活率、降低局部复发率、提高生活质量等方面还存在异议。日本学者和国内部分学者认为侧方转移的比例不能忽视，并提出保留自主神经的扩大清扫术，其目的在于保留术后生理功能，提高远期存活率。但是，侧方清扫和保留自主神经之间存在必然的对立，因此欧美国家的学者认为，直肠癌的侧方淋巴结转移率较低，如果进行侧方清扫并不能降低局部复发率，更谈不上提高远期存活率，反而，付出的代价是损害患者的排尿功能和性功能。侧方淋巴结转移的发生率各家报道不一，且与肿瘤类型、分化程度和 T 分期等有明显关系。因此，有学者认为，如果肿瘤浸润范围已经超过直肠深筋膜，侧方的淋巴结转移病变已不再是单一的局部病灶，而是肿瘤全身病变的一部分，过分强调手术的局部治疗作用对患者的近期生活质量和远期存活没有积极意义。

目前许多医院对侧方淋巴结清扫的必要性没有取得共识，而且这方面也没有足够的循证医学证据，因此多数结直肠疾病指南中不推荐进行常规的侧方淋巴结清扫。

（5）环周切缘：环周切缘是指在直肠及肿瘤的横断面上，肿瘤浸润边缘与外周手术切缘的最短距离。传统的术后病理检测在肿瘤切缘上注重肿瘤远近肠管断端的阳性与否，而忽略了环周切缘的情况。目前多数学者的意见认为，环周切缘 1 mm 以上才能称之为阴性。环周切缘的阳性是造成术后局部复发的主要因素，而且患者的远处脏器转移和远期存活也与之密切相关，切缘阳性患者的局部复发率明显升高，而5 年存活率明显降低。对于 T3/T4 期肿瘤而言，术前放疗是降低患者切缘阳性率的有效方法。

（6）腹腔镜技术在直肠癌手术中的应用：不同于腹腔镜技术在结肠癌手术中的应用，针对直肠癌的临床研究得出的结论不一致，因此采用腹腔镜进行直肠癌外科手术的循证医学证据仍然存在争议。其中赞成的证据来自于长期随访的生存期；而反对观点的证据来自于近期手术标本质量的差别，这种差别能否转化成生存期差异，还需时间的验证。如此状况虽然不能阻挡腹腔镜技术普及的步伐，但是开展这项技术的手术医师应该具备腔镜下 TME 手术的经验。经过严格培训、具有熟练腹腔镜技能的外科医师，对可切除直肠癌实施腹腔镜手术是可行的。

2. 直肠癌根治性切除手术方式

（1）腹会阴联合直肠癌切除术：腹会阴联合直肠癌切除术即 Miles 手术，原则上适用于腹膜返折以下的直肠癌。切除范围包括乙状结肠远端、全部直肠、肠系膜下动脉及其区域淋巴结、全直肠系膜、肛提肌、坐骨直肠窝内脂肪、肛管及肛门周围约 5 cm 直径的皮肤、皮下组织及全部肛管括约肌，于左下腹行永久性结肠造瘘。

（2）直肠低位前切除术：直肠低位前切除术即 Dixon 手术或称经腹直肠癌切除术，是目前应用最多的直肠癌根治术，原则上适用于腹膜返折以上的直肠癌。大样本临床病理学研究提示，直肠癌向远端肠壁浸润的范围较结肠癌小，只有 <3% 的直肠癌向远端浸润超过 2 cm。是否选择 Dixon 手术主要取决于患者的全身情况、肿瘤分化程度、浸润转移范围及肿瘤下缘距齿状线距离。应在术前做好评估，正确判断肿瘤浸润、进展的程度并结合术中具体情况个体化对待。一般要求肿瘤距齿状线 5 cm 以上，远端切缘距肿瘤下缘 2 cm 以上，以能根治切除肿瘤为原则。由于吻合口位于齿状线附近，在术后的一段时期内患者出现大便次数增多，排便控制功能较差，可通过行结肠"J"形储袋改善排便功能。

（3）经腹直肠癌切除、近端造瘘、远端封闭手术：适用于无法进行一期吻合的直肠癌患者或一般条件较差的患者，即 Hartmann 手术。直肠癌侵犯子宫时，可一并切除子宫，称为后盆腔脏器清扫；直肠癌侵犯膀胱时，可行直肠和膀胱（男性）或直肠、子宫和膀胱（女性）切除，这种手术称全盆腔清扫。

（四）术后病理

术后病理是肿瘤分期、预后判断、治疗选择的依据。

术后病理报告单应该包括的项目：肿瘤类型；肿瘤分级；肿瘤 T 分期（浸润深度、是否累及腹膜或邻近器官）；肿瘤 N 分期（获取的区域淋巴结总数，阳性淋巴结数目）；肿瘤 M 分期（获取的非区域淋巴结总数，阳性淋巴结数目，或者其他脏器病灶）；切缘情况（远近端切缘、侧切缘、环周切缘）；是否存在不良因素（淋巴浸润、血管浸润、神经浸润、癌结节）；免疫组织化学，应该包含可以造成微卫星不稳定性相关的蛋白，如 MMR 相关的蛋白表达情况；对于术前接受放疗、化疗的患者，还应该包含肿瘤消退程度的分级，pTNM 表示术后病理的 TNM 分期，ypTNM 表示经过术前治疗后的 TNM 分期。

（五）辅助治疗

1. 化疗

药物化疗是结直肠癌综合治疗模式中重要的环节之一，在经历了临床试验验证辅助化疗的必然性、新型药物的研发和临床实践之后，术后辅助化疗已经成为进展期结直肠癌的治疗规范。

（1）术后化疗：在 2005 年相继的几届 ASCO 会议上，先后公布 MOSAIC 研究、NSABPC-07 研究等临床试验的结果。这些多中心、随机对照的临床研究结果确立了奥沙利铂在结直肠癌术后常规辅助化疗中的主导地位，其优势主要体现在Ⅲ期患者接受联合化疗后的生存率提高。术后常规辅助化疗适用于Ⅲ期病例和高危的Ⅱ期病例，一般于术后 1 个月内开始化疗，为期 6 个月。目前常用的联合化疗方案是氟尿嘧啶制剂联合奥沙利铂，如 FOLFOX 系列方案、XELOX（CapeOX）方案等。单药方案主要采用不同剂型的氟尿嘧啶制剂，如氟尿嘧啶、卡培他滨等，方案有氟尿嘧啶/LV、卡培他滨单药等。化疗方案的选择主要取决于肿瘤的临床分期、侧重于化疗的疗效还是安全性等。

（2）术前化疗：许多报道显示，在术前化疗联合放疗可使肿瘤缩小和降期，有利于提高直肠癌保肛手术成功率，降低局部复发率，且对生存期无不利影响。

（3）术中化疗：主要包括以下几方面。

① 肠腔化疗：1960 年 Rousselot 等首先倡导使用术中肠腔内灌注氟尿嘧啶化疗作为辅助治疗。

② 门静脉化疗：肝是结直肠癌最常见及最早发生转移的远处脏器。预防肝转移是提高结直肠癌术后 5 年生存率的关键。具体方法是经肠系膜上静脉分支或胃网膜右静脉插管，手术当天起连续缓慢滴入氟尿嘧啶进行门静脉化疗。

③ 术中温热灌注化疗：近年结直肠癌术中腹腔内温热灌注化疗受到国内外的重视，临床研究表明它可减少肿瘤术后的复发及转移。

2. 放疗

术中放疗（intra-operative radio therapy，IORT）可以发挥最大的肿瘤特异效应，补充体外放疗的剂量不足，IORT 的生物效应是体外照射的 2~3 倍。IORT 也有合并症，主要是神经病变和输尿管狭窄，应予注意和预防。IORT 对医院的规模、条件、设施要求较高,不利于普及;目前还缺乏足够证据开展此项工作。

进展期直肠癌的术后放疗可以降低局部复发率,但是术后放疗主要毒副作用是皮炎、腹泻、膀胱炎和肠炎等,现在对于进展期直肠癌,多倾向于术前实施放疗。

3. 新辅助治疗

针对直肠癌术前采取的一些治疗方法统称为新辅助治疗。新辅助治疗包括新辅助化疗、新辅助放疗和新辅助放化疗等。

经过二三十年的临床实践,虽然新辅助治疗对于远期存活没有显示出优势,但是其治疗的作用在于缩小肿瘤体积、降期,提高低位直肠癌的保肛率,降低术后局部复发率。对于距离肛缘 10 cm 以内的中低位、可切除直肠癌,术前实施同步的联合放疗、化疗(新辅助治疗)成为进展期直肠癌规范化治疗的模式。

目前新辅助治疗多采用总剂量 45 ~ 50 Gy 的长程放疗、分割 25 次完成;同步的化疗药物使用氟尿嘧啶制剂为基础的单药或联合用药。

4. 其他辅助治疗

免疫治疗、导向治疗、基因治疗目前仍处于实验室和临床研究阶段,有着良好的应用前景。近年来,靶向治疗药物的诞生和应用,如表皮生长因子受体(EGFR)拮抗药(Cetuximab, C225)、重组人源性抗VEGF 单克隆抗体(Bevacizumab, Avastin)等对晚期或转移性结直肠癌的治疗提供令人振奋的治疗效果。

(六)结直肠癌肝转移的治疗

肝是结直肠癌最常见的转移脏器,根据诊断时间不同可以分为 2 种情况。同时性肝转移是指结直肠癌确诊前或确诊时发现的肝转移;而结直肠癌根治术后发生的肝转移称为异时性肝转移(又可分为"早期异时性肝转移"和"晚期异时性肝转移")。许多研究表明,未经手术治疗的肝转移患者 5 年生存率为零,并且肝转移是大多数患者的死亡原因。最近研究显示,结直肠癌肝转移患者在得到根治性切除手术之后的 5 年生存率可以达到 40% ~ 50%。因此,患者是否适宜手术,或者是否有可能适宜手术,以及后续的转移性结直肠癌手术的选择,是处理结直肠癌肝转移的关键问题。

肝转移病灶是否适合手术切除的标准一直在演变,但主要应从以下 3 方面来判断:结直肠癌原发灶能够或已经根治性切除;根据肝解剖学基础和病灶范围,肝转移灶可 R_0 切除,且要求保留足够的肝功能(剩余肝体积 ≥30%);患者全身状况允许,没有不可切除的肝外转移病变,或者仅为肺部结节性病灶,但不影响肝转移灶切除决策的患者。

随着技术的进步,肝转移灶的大小、数目、部位、分布等已不再是影响判断结直肠癌肝转移患者是否适宜手术的单一决定因素。

既往结直肠原发灶为根治性切除且不伴有原发灶复发,肝转移灶能完全切除且肝切除量 <70%(无肝硬化者),应予以手术切除肝转移灶,也可考虑先行新辅助治疗。

对于可切除结直肠癌肝转移,多主张采用新辅助治疗,主要基于以下几方面原因:新辅助化疗提供了"窗口期",观察有无新的无法切除转移灶,减少没有必要的手术;新辅助治疗可增加 R_0 手术的概率,增加术后剩余肝体积;新辅助化疗可作为评价化疗方案敏感性的依据,指导术后化疗方案的选择;新辅助化疗的疗效,可作为患者预后评估的一个指标;新辅助化疗结合辅助化疗,可能改善接受治愈性手术患者的预后。

然而,新辅助治疗也有一定的弊端:化疗可能会造成肝损伤,如与奥沙利铂治疗相关的肝血管性病变、与伊立替康治疗相关的非酒精性脂肪肝等,这些损害均可能增加肝切除术后的并发症;影像学检查消失的转移灶仍应切除,但术者无法在术中对肝转移灶精确定位;转移灶进展致使无法切除。

对于不可切除结直肠癌肝转移的综合治疗包括全身和介入化疗、分子靶向治疗及针对肝病灶的局部治疗如射频消融、无水乙醇注射、放疗等,治疗方案的选择应基于对患者治疗前的精确评估。

部分初诊无法切除的肝转移灶,经过系统的综合治疗后可转为适宜手术切除,其术后 5 年生存率与初始肝转移灶手术切除的患者相似。此类患者应当采取较为积极的诱导方案,应用有效的强烈化疗,并

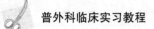

考虑联合肝动脉灌注化疗及分子靶向药物治疗。对于肝转移灶始终无法根治性切除的患者,综合治疗也可明显延长中位生存时间,控制疾病快速进展,明显改善生命质量。因此,积极的综合治疗对于适合强烈治疗的不可切除结直肠癌肝转移患者同样意义重大。

八、预后

来自美国国立癌症研究院(National Cancer Institute,NCI)SEER 网站的数据显示,结直肠癌的总体治愈率为 65.1%,其预后与分期密切相关。总体而言,如果肿瘤局限于初始的部位,而且没有发生转移,称为局限性疾病,其 5 年存活率可达 90.1%;如果肿瘤转移至初始部位附近或区域淋巴结,此时称为区域性病变,5 年存活率为 71.2%;如果肿瘤转移至远处脏器,称之为远处转移,5 年存活率为 13.5%。

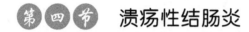

第四节 溃疡性结肠炎

一、流行病学

溃疡性结肠炎(ulcerative colitis,UC)是一种病因尚不明确的结直肠慢性非特异性炎症性疾病,是北美和欧洲的常见病,近 10 年来我国 UC 发病率亦呈逐步增高的趋势。UC 最常发生于青壮年期,根据我国资料统计,发病高峰年龄为 20~49 岁,男女性别差异不明显[男:女为(1.0~1.3):1.0]。

二、病因与病理

(一)病因学

UC 病因至今尚不明确,有可能是多种因素交互作用的结果。自身免疫因素、感染因素、过敏因素、精神因素和种族遗传因素等均是曾经受到关注的发病学说,但均未获得明确的证据,仍在继续深入探究之中。

(二)病理学

UC 的病理学改变缺少特异性,早期典型病变是结肠黏膜弥漫炎症,炎症病变主要累及结直肠的黏膜和黏膜下层,其显著特征之一是大量炎症细胞聚集在肠腺隐窝底部;病变严重者可有较大面积的肠黏膜剥脱,可以侵及肌层和浆膜层,甚至导致肠穿孔或中毒性结肠扩张。UC 最常累及乙状结肠和直肠,病变可以向近侧以连续性而非跳跃式蔓延至全结肠,甚至累及回肠末段。慢性 UC 的长期炎症变化可导致结肠袋消失、肠壁增厚,部分患者可出现结直肠狭窄,黏膜上皮异型增生或癌变。

三、临床分期

1. 病变范围

推荐采用蒙特利尔分型:E1,病变局限于直肠,未达乙状结肠;E2,病变累及左半结肠(脾曲以远);E3,广泛病变,累及脾曲以近乃至全结肠。

2. 疾病活动性的严重程度

UC 病情分为活动期和缓解期,活动期疾病按严重程度分为轻、中、重度。目前临床较为常用的是改良 Truelove 和 Witts 疾病严重程度分型标准。

四、临床表现

临床表现为持续或反复发作的腹泻、黏液脓血便伴腹痛、里急后重和不同程度的全身症状,病程多在

4~6周。肠外表现可有皮肤、黏膜、关节、眼、肝胆等的症状。黏液脓血便是 UC 最常见的症状。

UC 的临床类型可简单分为初发型和慢性复发型。初发型 UC 指无既往病史而首次发作,该类型在鉴别诊断中应特别注意,亦涉及缓解后如何进行维持治疗的考虑。慢性复发型 UC 指临床缓解期再次出现症状,临床上最常见。

五、辅助检查

常规检查包括血常规、白蛋白、电解质、红细胞沉降率、C 反应蛋白等。有条件的单位可行粪便钙卫蛋白和血清乳铁蛋白等检查作为辅助指标。结肠镜检查并活检是 UC 诊断的主要依据。

结肠镜下 UC 病变多从直肠开始,呈连续性、弥漫性分布,表现为:黏膜血管纹理模糊、紊乱或消失、充血、水肿、质脆、自发性或接触性出血和脓性分泌物附着,亦常见黏膜粗糙、呈细颗粒状;病变明显处可见弥漫性、多发性糜烂或溃疡;结肠袋变浅、变钝或消失及假息肉、黏膜桥等。

钡剂灌肠检查主要改变为:黏膜粗乱和/或颗粒样改变;肠管边缘呈锯齿状或毛刺样改变,肠壁有多发性小充盈缺损;肠管短缩,袋囊消失呈铅管样。

六、诊断及鉴别诊断

UC 缺乏诊断的"金标准",主要结合临床、内镜和组织病理学表现进行综合分析,在排除感染性和其他非感染性结肠炎的基础上做出诊断。需要和急性感染性肠炎、阿米巴肠病、肠道血吸虫病、肠结核、白塞病、抗菌药物相关性肠炎(包括假膜性肠炎)、缺血性结肠炎、放射性肠炎等其他疾病鉴别诊断。

七、治疗

UC 的治疗以内科治疗为主,主要的治疗手段包括:充分休息、避免疲劳、饮食调整;纠正贫血,纠正水、电解质平衡失调或酸碱代谢紊乱,改善全身状况;应用氨基水杨酸制剂;对氨基水杨酸制剂治疗无效者,特别是病变较广泛者,可改用口服全身作用激素。

急性重症 UC 患者病情重、发展快,是一种潜在威胁生命的状态,应及时收入院治疗。急性重症 UC 的一线治疗是给予静脉足量激素及肠内、肠外营养支持治疗,如果 3 天后评估激素治疗无效,应转换治疗。转换治疗方案包括转换药物治疗和手术治疗。转换药物治疗包括环孢素 A 或英夫利昔单抗(infliximab),治疗 4 天后再次评估疗效,没有改善的患者需要即刻手术干预。

UC 的手术治疗适应证:经内科积极治疗后无效的急性重症 UC 患者,合并中毒性巨结肠内科治疗无效者宜更早行外科干预;大量便血或反复严重出血,经内科治疗不缓解;并发结肠穿孔和中毒性巨结肠症;肠腔狭窄合并肠梗阻,经保守治疗不缓解;合并严重的肠外并发症,症状持续加重;慢性反复发作的 UC 影响儿童的生长发育;经病理活检证实或高度怀疑癌变;慢性病程反复发作,因长期存在的贫血、营养不良等严重全身表现使患者无法维持正常工作及生活。

UC 外科手术治疗方式主要包括:全结直肠切除、回肠储袋肛管吻合手术(ileal pouch-anal anastomosis,IPAA)指在切除全部结直肠后,用末端回肠构建储袋与肛管吻合,是目前 UC 的首选手术方式,回肠储袋形状设计包括"J"形、"S"形、"H"形和"W"形储袋,目前较为普遍的是"J"形储袋。结直肠全切除及回肠造瘘术,是治疗 UC 的传统手术方法,对于有明显储袋失败风险或不愿接受 IPAA 的 UC 患者,全结直肠切除及回肠造瘘术这一传统术式仍是首选,安全有效。结肠次全切除加回肠末端造瘘术是急性重症 UC 恰当的急诊手术方式,待患者一般情况改善后二期行 IPAA。结肠全切除及回肠直肠吻合术仅适用于经过慎重选择的 UC 患者,这一术式需要相对正常的直肠来做安全的吻合,严重的直肠炎症或直肠扩张性明显下降是禁忌证;残余直肠存在发生癌变的风险,术后需定期检查。

腹腔镜下 UC 手术在临床逐渐开展。多个随机对照试验结果显示,腹腔镜 IPAA 具有切口美观、出血少、术后住院时间短等优点,并能降低术后肠粘连等并发症的发生,提高年轻女性患者术后自然怀孕的成

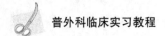

功率。最新的 UC 手术共识亦推荐在技术条件成熟的中心选择腹腔镜全结直肠切除及 IPAA。

八、并发症

手术并发症主要表现为切口感染、腹腔脓肿、小肠梗阻及回肠造瘘并发症。术后吻合口瘘及盆腔感染是储袋失败的主要原因之一。储袋炎是 IPAA 术后最常见的远期并发症，其术后 10 年发生率高达50%，治疗主要依靠抗菌药物，如甲硝唑和环丙沙星；约 10% 的急性储袋炎可以发展为慢性储袋炎。

九、预后

术后 10 年的储袋失败率为 5%～10%，其原因分为机械性和感染性两大类，机械性原因主要包括吻合口狭窄、储袋扭转或容积过小、"S"形储袋输出段肠管过长等；感染性原因包括慢性难治性储袋炎及储袋 CD。

第五节 直肠脱垂

直肠脱垂指肛管、直肠，甚至乙状结肠下端向下移位，仅有黏膜脱出者为不完全脱垂，直肠全层脱出者为完全脱垂，如脱出部分在肛管直肠内，称为内套叠。本病常见于儿童及老年女性。儿童的直肠脱垂是一种自限性疾病，常可在 5 岁前自愈，故以非手术治疗为主。成人完全性直肠脱垂则需要手术治疗。

一、病因与发病机制

引起直肠脱垂的病因比较复杂，目前认为有以下因素。

1. 解剖因素

Douglas 窝过深、直肠乙状结肠过长，骶尾弯曲度过小、直肠与骶骨之间固定结构弱等解剖学因素可能是直肠脱垂的先天性易感因素。

2. 盆底和肛门节制功能缺陷

各种原因导致的盆底肌肉松弛，如老年、损伤性手术、肛门松弛等均可致肛提肌及盆底筋膜发育不全、萎缩，不能支持固定直肠于正常位置。

3. 长期腹内压力增加

长期腹内压力增加，如长期便秘、慢性腹泻、前列腺增生伴发的排尿困难、慢性支气管炎伴发的长期咳嗽等因素，均可致直肠脱垂。

4. 其他

一些神经性疾病，如脊髓损伤、马尾损伤、阴部神经损伤、结肠套叠等也与直肠脱垂相关。

目前对直肠脱垂发生的确切机制还不清楚，主要有 2 种学说。第 1 种学说称为滑动性疝学说，Alexis Moschowitz 在 1912 年提出直肠脱垂是直肠突出部通过盆底缺陷形成的滑动疝，在腹腔内脏的压迫下，盆腔陷凹的腹膜皱襞逐渐下垂，将覆盖于腹膜部分的直肠前壁压于直肠壶腹内，最后经肛门脱出。第 2 种为肠套叠学说，Broden 和 Snellman 认为直肠脱垂起始于直肠上段和直乙交界部肠套叠，在慢性咳嗽、便秘等腹内压增加的持续作用下，套入直肠内的肠管逐渐增加，并因肠套叠及套叠复位的反复，致直肠侧韧带、肛提肌损伤，肠套叠逐渐加重，最后经肛门脱出。也有学者认为以上 2 种学说是一种疾病过程的不同阶段。另外，直肠脱垂可能同时伴有子宫下降，子宫脱垂及膀胱膨出，形成更加复杂的、涉及多个学科的盆底异常。

二、分类

根据脱垂程度,直肠脱垂分为部分脱垂和完全脱垂2种。

（一）部分脱垂（不完全脱垂）

脱出部分仅为直肠下端黏膜,故又称黏膜脱垂。脱出长度为2~3 cm,一般不超过7 cm,黏膜皱襞呈放射状,脱垂部为2层黏膜组成。脱垂的黏膜和肛门之间无沟状隙。

（二）完全脱垂

完全脱垂为直肠的全层脱出,严重者直肠、肛管均可翻出至肛门外。脱出长度常超过10 cm,甚至20 cm,呈宝塔形、黏膜皱襞呈环状排列,脱垂部分为2层折叠的肠壁组成,触之较厚,2层肠壁间有腹膜间隙。

三、临床表现

1. 直肠黏膜或直肠部分或全层脱出

直肠黏膜或直肠部分或全层脱出是直肠脱垂的主要症状,早期排便时直肠黏膜脱出,便后自行复位;随着病情的发展,直肠全层甚至部分乙状结肠脱出,甚至咳嗽、负重、行路、下蹲时也会脱出,而且不易复位,需要用手推回复位。

2. 出血

一般无出血症状,偶尔大便干燥时,擦伤黏膜有滴血,粪便带血或手纸擦拭时有血,但出血量较少。

3. 潮湿

由于直肠脱出没有及时复位,或者反复脱出导致的肛门括约肌松弛,黏液自肛内溢出刺激肛周皮肤而引起,并导致瘙痒。

4. 坠胀

由于黏膜下脱,引起直肠或结肠套叠,压迫肛门部,产生坠胀,有的还感觉股部和腰骶部酸胀。

5. 嵌顿

直肠脱出未能及时复位,局部静脉回流受阻,肠黏膜和肠壁炎症肿胀可导致嵌顿。嵌顿后黏膜逐渐变成暗红色,甚至出现表浅黏膜糜烂、坏死,或者脱垂肠段因肛门括约肌收缩而绞窄坏死。患者疼痛、坠胀、出血等症状加剧,发生肠梗阻症状。

6. 其他

部分患者合并有便秘的症状,长期脱垂可以伴发大便失禁。

四、诊断及鉴别诊断

直肠外脱垂诊断不难,患者蹲下或俯卧折刀位做模拟排便动作,脱垂即可出现。部分脱垂的特征是脱出物为圆形、红色、表面光滑的肿物,黏膜呈“放射状”皱襞、质软,排便后可自行缩回。完全脱垂时则脱出较长,脱出物呈“宝塔样”或球形,表面可见环状的直肠黏膜皱襞。

直肠指诊括约肌松弛无力,部分脱垂患者仅触及2层折叠的黏膜,若为完全脱垂,因是2层肠壁折叠则感觉较厚。如脱垂内有小肠,有时可听到肠鸣音。如肛管没有脱垂,肛门和脱出肠管之间有环状深沟。应行结肠镜检查排除结肠疾病。排便造影也是有效的诊断手段,特别对直肠有阻塞及排便不全感的患者,可直观地观察到肠套叠、不典型的直肠黏膜内脱垂、直肠和骶骨间距增大,还可以排除是否伴有巨结肠、大便失禁、肛管直肠角异常、会阴下降和耻骨直肠肌收缩异常等。如有条件也可进行MRI动态盆底功能检查。

直肠黏膜脱垂需特别注意与环状内痔的鉴别。除病史不同外,环状内痔脱垂时,可见到充血肥大的

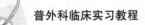

痔块,呈梅花状,易出血,且在痔块之间出现凹陷的正常黏膜。直肠指诊括约肌收缩较正常,而直肠黏膜脱垂则松弛,这是一个重要的鉴别点。尽管不常见,直肠肿瘤也可以引起直肠套叠,且直肠癌和直肠脱垂均好发于老年人,因此在手术治疗前行肠镜或钡剂灌肠检查有助于鉴别诊断。

五、治疗

（一）非手术治疗

儿童直肠脱垂大多为部分脱垂,随着小儿的生长发育,骶骨弯曲度的形成,在积极改善体质,治疗诱发因素如便秘后,直肠脱垂多可自愈。如脱出时间长,脱垂充血、水肿,应取俯卧位或侧卧位,立即手法复位,将脱垂推入肛门,回复后应做直肠指诊,将脱垂肠管推到括约肌上方。手法复位后,用纱布顶在肛门部,再将两臀部用胶布固定,可防止因啼哭或因腹压增高而于短期内再发。若患病时间较长,上述方法不见效,可采用注射疗法。方法:将5%石炭酸植物油注射于直肠黏膜下或直肠周围一圈,分4～5处注射,每处注射2 mL,总量10 mL。可经肛门镜在直视下将药物注射到黏膜下层,使黏膜与肌层粘连;或者经肛周皮肤,在直肠指诊下做直肠周围注射,使直肠与周围粘连固定。在非手术治疗中,纠正便秘,养成规律性排便习惯和注意会阴部锻炼是必要的基础治疗。

（二）手术治疗

成人的直肠脱垂多需手术治疗,文献报道的手术方式超过100种,但大多数目前已经不采用。目前常用的手术方式主要包括以下几方面:缩窄肛门口、消除Douglas窝,修补盆底,切除脱出的肠管(经腹、经会阴均可),固定或悬吊直肠,或者上述方法联合应用。

应特别注意针对患者的具体病情和检查缺陷制订手术方案,首先选择简单的方式。对成人部分脱垂或轻度完全脱垂,若括约肌张力正常或稍弱,可行硬化剂注射治疗、胶圈套扎治疗、痔切除、促使黏膜和黏膜下粘连。若括约肌松弛,可考虑做肛门环缩小术或括约肌成形术。有时对同一患者需要联合采用几种手术治疗。目前临床常用的方法如下。

1. 脱垂肠管切除术

① 经会阴部手术:适用于老年不宜经腹手术者,或脱垂时间长、不能复位或肠管发生坏死者。优点在于创伤小、易耐受、能同时消除宽大而深在的盆腔窝,并切除冗长的肠管,病死率低。但本法仍有一定的并发症,如吻合口瘘、盆腔脓肿等,复发率也较高。常用的有Delorme手术、Altemeier手术及其改良术式。

② 直肠前切除术:采用经腹切除乙状结肠甚至部分直肠,然后再将直肠壁与骶骨或耻骨骨膜固定。手术中还可以采用消除Douglus窝、缝合紧缩肛提肌和修补松弛的盆底等方法。该方法特别适用于直肠脱垂合并便秘或者乙状结肠冗长的患者。该手术效果好,术后复发率低,是目前治疗直肠脱垂较为满意的手术方式。

2. 直肠悬吊及固定术

① Ripstein手术:该手术方式较简单,经腹切开直肠两侧腹膜,将直肠后壁游离到尾骨尖,提高直肠。用宽5 cm矩形网片围绕上部直肠前方,并固定于骶骨隆凸下的骶前筋膜和骨膜,将悬带边缘缝于直肠前壁及其侧壁,不修补盆底。最后缝合直肠两侧腹膜切口及腹壁各层。术后的并发症包括大肠梗阻、骶前出血、狭窄、粘连性小肠梗阻、感染和悬带滑脱等。该手术方式可以改善大便失禁的症状,但该手术最突出的并发症为新发的便秘(15%)或原有的便秘症状加重,故有学者建议术前伴发便秘的患者不适宜行Ripstein手术,另外,采用可吸收的脱细胞生物补片可能有益于减少上述情况。

② Ivalon海绵植入术:此术又称Well手术或直肠后方悬吊固定术,由于直肠前方不放置网片,术后肠梗阻和便秘的发生率低。方法:经腹游离直肠至肛门直肠环的后壁,用不吸收缝线将半圆形Ivalon海绵薄片缝合在骶骨凹内,将直肠向上拉,并放于Ivalon薄片前面,或者仅与游离的直肠缝合包绕,不与骶骨缝合,避免骶前出血。将Ivalon海绵与直肠侧壁缝合,直肠前壁保持开放2～3 cm宽间隙,避免肠腔狭窄。

最后以盆腔腹膜遮盖海绵片和直肠,目的是使直肠与骶骨固定,防止肠套叠形成,病死率及复发率均较低。该手术最主要的并发症为术后盆腔脓肿,发生率高。采用可吸收的脱细胞生物补片代替海绵,可加强上提效果,并减少盆腔脓肿的发生。

③ 将直肠悬吊在骶骨上:早期 Orr 用两条大腿阔筋膜(每条宽约 2 cm,长约 10 cm)将阔筋膜带的一端缝于抬高后的直肠前外侧壁,另一端缝合固定在骶骨岬上,达到悬吊目的。近年来主张用尼龙或丝绸带或由腹直肌前鞘取下两条筋膜代替阔筋膜。采用可吸收的脱细胞生物补片是更好的选择。

④ 直肠前壁折叠术:经腹游离提高直肠,将乙状结肠下段向上提起,在直肠上端和乙状结肠下端前壁浆肌层做数层横行折叠缝合,每层用丝线间断缝合 5~6 针。每折叠一层可缩短直肠前壁 2~3 cm,每两层折叠相隔 2 cm,肠壁折叠长度一般为脱垂 2 倍,一般折叠以不超过 5 层为宜。由于折叠直肠前壁,使直肠缩短、变硬、并与骶部固定(有时将直肠侧壁缝合固定于骶前筋膜),既解决了直肠本身病变,也加固了乙状结肠、直肠交界处的固定点,符合其肠套叠起源的观点。

3. 肛门圈缩小术

肛门圈缩小术又称 Thiersch 修复,将宽 1.5 cm 的筋膜式尼龙网带或硅橡胶网带置于肛管周围,使肛门缩小,制止直肠脱垂。仅适用于老年和身体衰弱者。术后易发生感染和粪便嵌塞,复发率较高。

值得特别指出的是,因病例数有限,上述方法并无较好的循证医学支持,应在综合考虑病情、技术条件的情况下,谨慎选择手术方法。既往采用的各类合成材料类补片,因可导致盆腔和直肠侵蚀、僵硬或变形,可能是症状加重的重要因素,应吸收进步的新技术成果,采用完全可吸收的脱细胞生物补片。在具体选择术式时,应汲取经肛手术 TaTME 的进步技术,适当地应用于本病。

直肠肛管周围脓肿

直肠肛管周围脓肿指在肛门和直肠周围的软组织间隙中发生的化脓性感染,这些脓肿最终在肛门附近的体表形成肛管或直肠下段与会阴部皮肤相通的慢性感染性窦道。直肠肛管周围脓肿是肛肠疾病中的常见病,发病高峰年龄在 20~40 岁,男性多于女性。

一、病因与发病机制

直肠肛管周围脓肿最主要的原因是肛隐窝腺体感染,肛隐窝腺体位于齿状线并开口于肛窦,腺管向外下方伸展于黏膜下层,有一部分腺管穿过内括约肌。因为肛隐窝开口向上,所以肛窦内容易积存肠道细菌和损伤,是造成感染的诱因。感染由肛腺管进入肛腺,并通过腺体的走行方向和穿行范围向周围扩散到肛管直肠周围间隙,形成各种不同部位的脓肿;肠道细菌通过肛腺引起括约肌间隙感染,感染灶沿下行的纵肌纤维引起低位括约肌间隙;沿上行的纵肌纤维引起高位括约肌间隙;向后可以穿过肛管后部薄弱的 Minor 三角形水平位间隙形成肛门后部脓肿;并且可以在 Courtney 间隙形成深部脓肿,脓肿还可以向一侧或双侧坐骨直肠窝扩散而形成单侧或双侧坐骨直肠窝脓肿。导致肛周脓肿的细菌种类常是链球菌及大肠埃希菌、葡萄球菌、魏氏梭形芽孢杆菌和其他厌氧菌,多为混合感染。此外,肛管直肠外伤、CD、结核、肿瘤和肛周手术均可以导致直肠肛管周围脓肿。

二、临床表现及分类

直肠肛管周围脓肿的临床表现与脓肿位置有关。不同部位的直肠肛管周围脓肿临床表现也不尽相同。

1. 肛门周围脓肿

肛门周围脓肿最常见,初起表现为肛周局部红肿、硬结,逐渐发展为疼痛加重,甚至有搏动性疼痛,触

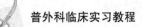

痛明显并有波动感。自溃或切开后形成低位肛瘘。全身症状轻微。

2. 坐骨直肠窝脓肿

坐骨直肠窝脓肿是肛提肌以下的脓肿,较常见。病灶多为肌间感染引发肛管后部的 Courtney 间隙感染并向单侧或双侧坐骨直肠窝扩散形成脓肿,也可能是低位肌间脓肿沿联合纵肌纤维组织伸入外括约肌的纤维间隔蔓延而形成。初发时感肛门直肠疼痛坠胀,随着炎症发展,症状逐渐加重,肛周甚至臀部大片红肿,明显触痛,排便时疼痛剧烈,有时影响排尿。患者常同时伴有全身症状,如发热、乏力,甚至寒战。

3. 骨盆直肠间隙脓肿

脓肿位于肛提肌以上,顶部为盆腔腹膜,位置深,属高位肌间脓肿。全身感染症状明显,如发热、乏力、寒战等,直肠内有明显沉重坠胀感。排便、排尿不畅。指诊可感觉到直肠内温度增高,直肠壁饱满隆起,有压痛和波动感。

4. 其他

直肠后脓肿、直肠黏膜下脓肿少见,亦由肛窦和肛腺感染引起,括约肌间脓肿、直肠损伤、直肠狭窄、直肠炎、骶骨和尾骨炎症也可引起。以全身症状为主,如畏寒、发热、乏力、食欲下降。直肠内常有重坠感,骶尾部有酸痛并放散至股部后方。指诊发现尾骨与肛门之间有深压痛,直肠后壁隆起并有波动感。直肠黏膜下脓肿位于直肠黏膜和肌层间结缔组织内,少见。一般较小,多位于直肠下部后方或侧方。肛门内有沉重坠胀感,排便、行走时加重。指诊可及直肠壁上卵圆形隆起,有触痛。破溃则形成内瘘。

三、辅助检查

多数直肠肛管周围脓肿依据上述症状和体征可获得诊断,部分深部脓肿诊断可能比较困难,必要时可以采用体表 B 超或经肛超声、CT,甚至 MRI 检查辅助诊断。

四、诊断及鉴别诊断

直肠肛管周围脓肿应注意与以下疾病鉴别。

1. 泌尿生殖器官炎症

男性肛门前部脓肿向前扩展至尿道球部时常与尿道周围脓肿混淆。尿道炎、尿道狭窄和曾使用过尿道探子或膀胱镜检查等病史可帮助鉴别。破溃或切开引流的会阴肿胀漏出尿液时,尿道周围脓肿破向尿道的诊断可确立。女性的前庭大腺(又称巴氏腺)化脓感染常被误诊为肛门前部低位肌间脓肿,但前者位置特殊,且无肛门周围疼痛。

2. 肛周皮肤感染

肛门周围毛囊炎和疖肿等急性皮肤感染范围局限,顶端有脓栓,易识别。较大的皮下脓肿易与肛门直肠周围脓肿相混淆,皮下脓肿局部疼痛虽然明显,但是与肛门直肠无关,无直肠坠胀感,对排便影响不大。

3. 骶前囊肿和骶尾部囊性畸胎瘤感染

成人骶前囊肿和骶尾部囊性畸胎瘤感染易误诊为肛门后部脓肿,仔细询问病史可有局部感觉和排便异常现象。肛门指诊可在直肠后壁触及包块或囊性肿块,挤压可从窦道口排出脓液、皮脂。骶骨侧位 X 线摄影可见骶前间隙显著增宽,有占位性肿物轮廓。

4. 肛门附近或臀部蜂窝织炎

少数臀部的蜂窝织炎接近肛门部位,与肛门周围脓肿表现相似,但不会累及直肠,应注意鉴别。

五、治疗

直肠肛管周围脓肿一旦形成,除部分自行破溃形成肛瘘外,大多需手术治疗。特别强调早期切开引流,是控制感染和减少肛瘘形成的有效方法。直肠肛门周围间隙结构疏松,脓肿形成后易扩大并导致相应功能的损害。因此,肛周脓肿一旦确诊,不要像体表脓肿一样等成熟后再切开,应早期切开引流,清创冲洗,这样可减轻感染造成的后果,并提高完全愈合的比例。切开引流需要注意以下几点:定位要准确,切开前应做脓肿穿刺,证实后再手术引流;不同的脓肿切口选择不同,浅部脓肿应做放射状切口,而深部脓肿应行与肛门相应的轮辐状切开,以免损伤肛门括约肌;引流要充分,可用手指分开纤维隔膜,但对尚未彻底形成脓肿的硬结,不要求一次彻底清除。

切开后,浅部脓肿可不用抗生素,对深部脓肿,高龄和高危患者,如伴发糖尿病、心瓣膜病、免疫缺陷状态的患者,建议使用广谱抗生素。对切开的脓液进行细菌培养有助于抗生素的调整。另外,如果培养结果是非肠道菌,此后形成肛瘘的概率较小。

一部分患者在脓肿引流时可明确脓肿与肠壁相通的内口,可在切开脓肿引流的同时,一并切除或挂线,目的是使其一期愈合,缩短病程,减轻患者的痛苦。方法如下。

① 脓肿一期切除术:在切开引流的同时处理内口,包括肛腺导管和感染的肛腺。主要适用于低位脓肿(皮下脓肿、肛门直肠后间隙脓肿、坐骨直肠间隙脓肿及直肠黏膜下脓肿)。

② 脓肿一期切开挂线术:对于肛管直肠环以上的高位骨盆直肠间隙脓肿或坐骨直肠间隙脓肿,在切开引流的同时予以橡皮筋或粗丝线挂线法。上述方法也有一定的并发症,如脓肿复发、肛瘘复发等,因此手术应该在不致影响肛门括约肌和肛门功能的情况下由经验丰富的医师施行。另外一个简单可行的方案是,首先引流脓肿,待形成肛瘘后再处理肛瘘,手术简单且更微创。

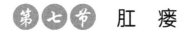

第七节　肛　瘘

肛瘘是指肛管或直肠与会阴部皮肤相通的慢性感染性管道,为常见的肛管直肠疾病,发病率仅次于痔,好发于青壮年男性。

一、病因与发病机制

大多数肛瘘由肛周脓肿发展而来,是炎症的慢性阶段,少数由特异性感染引起,如结核和CD。直肠肛管外伤、化脓性汗腺炎、皮脂腺囊肿的继发感染、直肠肛管恶性肿瘤破溃也可成瘘管,临床上较少见,并与化脓性感染所形成的肛瘘有明显区别。

肛瘘一般有内口、瘘管和外口,少数肛瘘没有外口。内口是感染源的入口,多在齿状线附近的肛窦内。瘘管有直有弯,少数有分支。外口即脓肿破溃处或切开引流部位,多位于肛周皮肤。

二、分类

肛瘘的分类方法较多,主要以原发脓肿所在部位、瘘管行程与肛管括约肌的关系而划分。临床上常简单地将肛瘘分为低位和高位2种,瘘管位于肛管直肠环以下者称为低位肛瘘,瘘管位于肛管直肠环以上者称为高位肛瘘。只有1个内口、1个窦道和1个外口的肛瘘称为简单性肛瘘,有多个外口和窦道的则称为复杂性肛瘘。另外,美国结直肠肛门外科学会2004年发布的肛瘘治疗指南把治疗后可能造成肛门失禁的以下情况均列为复杂性肛瘘:瘘管穿越外括约肌的30%~50%(高位括约肌间、括约肌上方、括约肌外方)、女性前侧瘘管、复发性瘘管、伴有肛门失禁、局部放疗后肛瘘、CD肛瘘、多个瘘管。临床上还可根据瘘管的形状分为直瘘、弯瘘及蹄铁形瘘。从病理变化上又可分为化脓性肛瘘及特异性感染所致的肛瘘。目前多按瘘管与括约肌的关系分为4类。

1. 括约肌间瘘

括约肌间瘘多为低位肛瘘,最常见,约占70%,为肛门周围脓肿的结果。瘘管只穿过内括约肌,外口

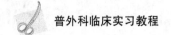
常只有 1 个,距肛缘 3~5 cm。

2. 经括约肌瘘

经括约肌瘘可以为低位肛瘘,也可以为高位肛瘘,约占 25%,多为坐骨直肠窝脓肿引流后形成。瘘管穿过内括约肌、外括约肌浅部和深部之间,外口常有数个,并有支管相互沟通。外口距肛缘约 5 cm。

3. 括约肌上瘘

括约肌上瘘为高位肛瘘,少见,仅占 5%。肛瘘向上穿过肛提肌,然后向下至坐骨直肠窝穿透皮肤。因为瘘管累及肛管直肠环,所以治疗较困难。

4. 括约肌外瘘

括约肌外瘘最少见,约占 1%,为骨盆直肠脓肿合并坐骨直肠窝脓肿的后果。瘘管穿过肛提肌直接与直肠相通。病因多为 CD、肠癌或外伤,治疗要注意原发病。

三、临床表现及诊断

肛瘘常有肛门周围脓肿破溃或切开排脓的病史。主要症状为反复自外口流出少量脓液或粪水,脓液刺激周围皮肤产生瘙痒感。若外口暂时封闭,局部引流不畅,则可再次形成脓肿,并可在其他部位形成新的外口,如此反复发作使病变范围扩大,并可形成复杂的瘘管和数个外口,检查时见外口呈乳头状突起或肉芽组织的隆起,压之有少量脓液流出,低位肛瘘可在皮下摸到一硬索条,自外口通向肛管。高位肛瘘位置较深,不易摸到索条,外口常有数个。如肛管在肛门左、右均有外口,应考虑为蹄铁形瘘。

肛瘘的内外口具有一定规律性,Goodsall 于 1900 年提出 Goodsall 定律:在肛门中间画一横线,若外口在横线前方,瘘管常是直形,内口往往位于与外口呈辐射线相连处;若外口在横线后方,瘘管常是弯形,且内口常在肛管后正中处。该规律可作为寻找瘘管和内口的一般规律,但并非所有的肛瘘都符合该规律。

临床检查内口的方法包括肛管直肠指诊、肛门镜检查,瘘管内注过氧化氢或亚甲蓝也是 2 种常用的方法。瘘管 X 线造影术在瘘管管道粗大无阻塞的情况下,对瘘管的走行、内口的位置有良好的显示作用,但常常由于瘘管和脓腔内有坏死组织和脓液而阻碍造影剂通过。经肛门内镜超声检查可发现黏膜下缺陷而协助确定内口。近年来,一些新的技术已应用于复杂性肛瘘的术前诊断。如 MRI 软组织分辨率高,能直接三维成像,显示肛瘘瘘管的走行及与括约肌的关系。2000 年,Morris 等提出肛瘘的 MRI 分类标准:Ⅰ级,简单线形括约肌间瘘;Ⅱ级,括约肌间瘘伴脓肿或继发性瘘管;Ⅲ级,非复杂性经括约肌瘘;Ⅳ级,经括约肌瘘伴坐骨直肠脓肿或继发性坐骨直肠瘘管;Ⅴ级,经肛提肌或肛提肌上瘘伴或不伴继发性脓肿。探针检查对于瘘管管道垂直、管道直径较粗的病例探查准确,但对复杂的瘘管探查时容易造成假道或人工内口,引起误诊,目前主要用于术中探查。

值得注意的是,慢性肛瘘可能癌变或伴发恶性肿瘤,表现为肛周类似炎症侵犯、边界不清的硬块,需要与直肠乃至盆腔内恶性肿瘤破溃相鉴别,更要避免误诊为脓肿或炎症,对可疑表现者应及时进行病理检查,以免误诊。

四、治疗

肛瘘不能自愈,必须手术治疗。传统上讲,手术治疗的原则是将瘘管切开,必要时将瘘管周围瘢痕组织同时切除,使伤口自基底向上逐渐愈合。影响肛瘘疗效最为重要的是内口和瘘管的处理,准确的内口和瘘管定位是肛瘘手术治疗的基础。经典的手术方法包括肛瘘切开术、肛瘘切除术和肛瘘挂线术,近年来纤维蛋白胶注射、脱细胞异体真皮基质材料也用于肛瘘的治疗。

1. 肛瘘切开术与肛瘘切除术

肛瘘切开术将瘘管全部切开,并将切口两侧边缘的瘢痕组织充分切除,使引流通畅的切口逐渐愈合。肛瘘切开术适用于低位肛瘘或作为高位肛瘘瘘管位于肛管直肠环以下部分的辅助疗法,常与挂线术一起应用。肛瘘切开术的优点是:创面开放,引流通畅;可经切开处彻底清除瘘管内的肉芽和假性上皮;手术切除组织少,不遗留较大的缺损创面;切断的肛门括约肌两断端回缩不多,形成肛门失禁的概率较切除者为少;创口愈合相对较快。而肛瘘切除术,虽然可去除全部瘘管及其周围瘢痕组织,但是平均愈合时间明显延长,术后复发和肛门失禁的发生率两者差异无显著性,因此瘘管切开术应该是括约肌间瘘或低位经括约肌肛瘘的首选治疗方法。对部分瘘管明显的直瘘,可行肛瘘切除一期缝合术,以减少术后的愈合时间,但须注意术前行肠道准备,瘘管须完全切除,伤口各层完全缝合对齐不留死腔,术中严格无菌操作,防止污染。

2. 肛瘘挂线术

肛瘘挂线术对于高位经括约肌肛瘘或括约肌上肛瘘是非常有效的方法,挂线应用于高位复杂性肛瘘治疗的优点在于能较好解决高位肛瘘完全切开所致肛门失禁的问题。远端瘘管切开联合挂线治疗可用于高位肛管或直肠开口的肛瘘,由于同时具有切割挂线和引流挂线的作用,术后肛门自制功能满意。挂线在肛瘘治疗中的作用主要是引流脓液、瘘管异物刺激、慢性切割。挂线作为固定在病灶深部的导线,具有良好引流作用,可减轻感染。一些脓肿及肛瘘经过单纯的充分引流可以自愈。线或橡皮筋作为一种异物,可刺激局部组织产生炎症反应。以线代刀,使肌肉缓慢地切开,括约肌断端与周围组织粘连固定,从而减少肛门失禁。针对肛瘘挂线术术后愈合时间长的缺点,挂线治疗也在不断改进。

① 挂线范围限于窦道经肛管直肠环范围:随着肛瘘解剖学切除的广泛开展,术中内口的寻找及处理更加准确,瘘管处理彻底,挂线范围仅选择在瘘管经肛管直肠环范围而非全程挂线,后期切开挂线部;术中应尽可能敞开病灶,只对肌肉组织部分行挂线处理。从而使挂线的目的更加明确,同时亦可避免单纯挂线容易遗漏支管、残腔等问题。

② 合理地选用切开挂线和引流挂线:对以防止肛门失禁为目的的挂线,术中系紧线,从而达到慢性切割的目的;合并有难以处理的残腔时,应选用引流挂线,术后换药、冲洗、引流,从而达到刺激残腔去腐生肌的目的,然后再紧线切开。本方法缺点是病程较长,紧线时疼痛明显,术后仍有一定的复发率。

3. 经括约肌间瘘管结扎术

2006 年,Rojanasakul 设计了一种新的术式,即经括约肌间瘘管结扎术(ligation of intersphincteric fistula tract,LIFT)。该术式基于肛腺感染学说,从括约肌间沟入路、分离瘘管后,在内括约肌处缝扎闭合瘘管,从而将内口下方的肛腺闭合。LIFT 术式是全括约肌保留术式,肛门括约肌几乎没有损伤,通过结扎闭合括约肌间沟瘘管,使内口下方的肛腺组织闭合,恢复肛门局部解剖生理结构。本方法成功率高,技术规范,已成为肛瘘治疗的重要方法。有文献回顾性分析了 77 例高位单纯性肛瘘患者的临床资料,其中 LIFT 37 例和切开挂线法 40 例。2 组手术时间差异无统计学意义,LIFT 术后疼痛程度及持续时间均明显低于切开挂线法,LIFT 和切开挂线法创口愈合时间分别为(26 ±9)天和(40.7 ±2.8)天,术后中位肛门功能评分分别为 1 分和 4 分,2 组比较差异均有统计学意义($P < 0.05$)。

4. 脱细胞基质材料肛瘘栓治疗肛瘘

肛瘘的瘘管切开切除、瘘管挂线等手术方式的缺点是创伤大、愈合时间长、肛门功能受损等。近年来有文献报道采用生物蛋白胶封堵肛瘘,但成功率差异很大,国内试用成功率不高。近期美国学者应用猪小肠黏膜制作的生物材料通过填塞的方法治疗 20 例因 CD 引起的肛瘘,成功率达到 80%。近年来,国外采用猪小肠脱细胞基质肛瘘栓,国内率先采用异体脱细胞真皮基质(acellular extracellular matrix,AEM)填塞治疗肛瘘,形成一类肛瘘栓治疗方法,成功率约在 50%,但具有创伤小、痛苦轻、愈合快、并发症发生率低、不损害肛门功能、失败后不影响其他治疗方法的效果等优点,代表了一类新的微创的肛瘘治疗新思路。

5. LIFT-plug 和 BioLift 手术

在 LIFT 基础上,又出现了 LIFT-plug 和 BioLift 2 种术式,以期提高 LIFT 术式的治愈率和缩短愈合时间,同时改善肛瘘栓填塞术偏高的失败率。该术式结合了 LIFT 及肛瘘填塞术之长,采纳 LIFT 对内口处理的方式,利用生物材料填塞远侧瘘管,以便提高瘘管愈合率,加速软组织修复和减少愈合时间。一项前瞻

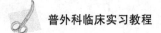

性多中心随机对照研究显示,235 例患者被随机分为 LIFT 组(118 例)和 LIFT-plug 组(117 例),中位愈合时间分别为 22 天和 30 天($P < 0.001$)。一期愈合率分别为 94.0% 和 83.9%($P < 0.001$)。结果显示,LIFT-plug 手术能够提高愈合率,同时缩短愈合时间。BioLift 手术是在 LIFT 的基础上,在内外括约肌间置入 4 cm × 6 cm 大小的脱细胞生物材料,亦可提高疗效,但瘘管愈合较慢。

6. 肛瘘镜的应用

利用纤细的肛瘘镜,可对肛瘘内感染组织予以清除、冲洗,是一种新出现的辅助技术。

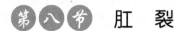 肛 裂

肛裂是位于肛管的疼痛性线形溃疡,自齿状线向下延伸至肛门缘,疼痛程度与病变大小不相符。本病多见于青、中年人,无性别差异。肛裂好发于后肛门正中线;前壁的肛裂多见于女性,男性少见。

一、病因与分类

肛裂与下列因素有关。

1. 外伤

通常认为便秘或腹泻引起的肛管损伤是最重要的原因,大便干硬,排便时用力过猛,损伤肛管皮肤,反复损伤使裂伤深及皮肤全层,形成慢性感染性溃疡。

2. 解剖因素

肛尾韧带较坚硬,伸缩性差,且肛门后方承受压力大,故后正中易受损伤。

3. 感染

齿状线附近的慢性炎症,如后正中的肛窦炎症,向下蔓延形成皮下脓肿,破溃形成慢性溃疡。

4. 其他

其他危险因素有 CD、肛管手术瘢痕和分娩创伤。结核、梅毒、HIV 和疱疹等感染原因少见。

肛裂分为急性和慢性。急性肛裂发病时间短,裂口新鲜整齐,色红底浅,无瘢痕形成,多可自行愈合;部分转为慢性,需要药物或手术干预。慢性肛裂发病时间长,反复发作,边缘纤维化和水肿,基底部可见内括约肌纤维。常形成肛裂三联征:肛裂、上端有肥大肛乳头、下端有前哨痔或称裂痔。晚期可并发肛周脓肿及皮下肛瘘。

二、临床表现及诊断

肛裂的典型临床表现为疼痛、便血和便秘。

1. 疼痛

周期性疼痛是肛裂的主要临床表现。排便时感到肛门口灼痛,便后数分钟缓解,此期为疼痛间歇期。不久内括约肌痉挛,又产生剧痛,常为便后严重的烧灼样或刀割样疼痛,持续数分钟或数小时,直至括约肌疲劳后,疼痛方缓解。再次排便时又产生疼痛,因此称为肛裂疼痛周期。

2. 便血

粪便表面或便纸上见有少量鲜血或滴鲜血。大出血少见。

3. 便秘

因疼痛不愿排便,久之引起大便干结、便秘。便秘又使肛裂加重,形成恶性循环。

根据典型的排便时及便后疼痛的临床症状,诊断不困难。体检时,大多数肛裂可以通过向两侧拉开臀部诊断,有时皮垂可能是唯一标志。检查时发现肛裂三联症,则诊断明确。如已确诊肛裂,一般不需做

指诊和内镜检查,以免引起剧痛。必要时可使用利多卡因凝胶、较细的手指和儿童乙状结肠镜,可以排除括约肌内脓肿或肿瘤等疾病,建议考虑在麻醉下体检。

三、治疗

治疗原则是保持大便通畅,制止疼痛,中断恶性循环,促使创面愈合。超过90%的急性肛裂会自行愈合或经过简单处理后愈合。慢性肛裂经非手术治疗无效时考虑手术治疗。具体措施如下。

(一)非手术治疗

1. 软化大便,保持大便通畅

增加膳食纤维饮食及水的摄入量,口服缓泻药或液状石蜡,使大便松软润滑,防止大便干燥和腹泻,纠正便秘的发生,养成定时排便的习惯。

2. 保持局部清洁

排便后用 1:5 000 高锰酸钾温水坐浴,保持局部清洁。

3. 镇痛药物治疗

镇痛药物治疗包括硝酸盐类,外源性一氧化氮,如硝酸甘油酯、单硝酸异山梨酯和二硝酸盐可以通过鸟苷酸环化酶提高循环鸟苷—磷酸(GMP)的水平,引起平滑肌松弛,该途径降低肛管静息压,具有治愈慢性肛裂的作用,从而可以避免手术。钙离子通道阻滞药通过阻断慢 L 型钙离子通道,可以引起平滑肌松弛。舌下含服硝苯地平可以降低健康志愿者和括约肌高压患者的肛管静息压。慢性肛裂患者每天口服 2 次 20 mg 硝苯地平缓释剂,8 周时的治愈率为 60%。硝苯地平凝胶局部治疗肛裂亦有较好的疗效。肉毒毒素(botulinum toxin,BT)是一种与胆碱神经末梢多个蛋白结合的多肽,能够防止乙酰胆碱囊泡相互融合,从而阻滞乙酰胆碱的释放。BT 对乙酰胆碱的阻滞是不可逆的,但神经元并不退化,当 3 个月后新的神经末梢再生后,其功能可以恢复。BT 注射治疗通常在门诊实施,不需要镇静和麻醉。患者取左侧卧位,使用 25 ~ 27 号针头,靠近肛裂注射,或 3 点或 9 点位置注射入内括约肌或外括约肌。注射 BT 后可出现短暂肛门失禁、血肿、肛周血栓、感染和脓毒症,还可引起严重心脏和血压疾病。由于括约肌注射的复杂性、疼痛和价格昂贵,BT 尚未广泛用于治疗慢性肛裂。

4. 肛管扩张

肛管扩张适用于无三联症的肛裂患者。优点是操作简便,疗效迅速,不需要特殊器械。方法:在局部麻醉下以两示指用力扩张肛管,以后逐渐伸入两中指,维持扩张 5 分钟。此法可去除肛管括约肌痉挛,术后能立即止痛。扩肛后肛裂创面扩大并开放,引流通畅,创面能很快愈合,术后需每日坐浴。

(二)手术疗法

对于非手术治疗无效,经久不愈的肛裂需手术治疗,方法如下。

1. 肛裂切除术

在局部麻醉或蛛网膜下腔阻滞(简称腰麻)下梭形或扇形切除肛裂及周围的皮肤,切除前哨痔和肥大肛乳头,必要时切断部分内括约肌。该方法的优点是切除全部病变,创面宽大,引流通畅,便于创面生长,但愈合较缓慢。

2. 内括约肌切开术

内括约肌痉挛是造成肛裂疼痛的主要原因,故可用内括约肌切开术治疗肛裂,还可以使肛管压力降低,使肛管黏膜血流增加,对慢性肛裂的治愈率较高,复发率为 1% ~ 6%。内括约肌切开术操作简单,可在门诊局部麻醉下进行,但要注意术后并发症,如大便失禁、出血、脓肿形成和肛瘘。大便失禁的发生率约为 30%,但永久性失禁的发生率 <1%。

有少数慢性肛裂患者,合并有感染,局部可形成肛缘脓肿、分泌物增多且为脓性,疼痛加重,应及时手术治疗,否则患者因害怕疼痛而恐惧排便,可能加重便秘。

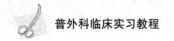

第九节　痔

肛垫是由肛管内壁黏膜、血管、纤维支持结构共同构成的一种正常解剖结构，对维持肛门自制功能有重要的作用。痔则是肛垫病理性肥大、移位及肛周皮下血流淤滞形成的局部团块。痔是最常见的肛门良性疾病，可发生于任何年龄。

一、病因与发病机制

痔的病因并不完全清楚，对痔的本质和发病机制一直存在争议。痔的传统概念主要源于静脉曲张学说，直肠静脉回流至门静脉，无静脉瓣，血液易于淤积而使静脉扩张，便秘、妊娠、前列腺增生等因素可导致静脉回流受阻，致使直肠静脉扩张迂曲成痔。1975 年，Thompson 提出肛垫是由肛管内壁黏膜、血管、纤维支持结构共同构成的一种正常解剖结构，肛垫的病理性肥大即为痔或痔病，即肛垫学说是形成痔病的现代概念。我国制定的《痔诊治暂行标准》中定义痔是肛垫病理性肥大、移位及肛周皮下血流淤滞形成的局部团块。

二、痔的分类和内痔的分度

根据痔与齿状线的关系可分为 3 类。

1. 内痔

内痔位于齿状线上方，由痔内静脉形成，表面由黏膜覆盖。常见于左侧正中、右前及右后 3 处。内痔的症状主要为便血和脱垂。

2. 外痔

外痔位于齿状线下方，由痔外静脉形成，表面由皮肤覆盖。常见有血栓性外痔、结缔组织外痔（皮赘）、静脉曲张性外痔及炎性外痔。

3. 混合痔

在齿状线附近，为皮肤黏膜交界组织覆盖，由痔内静脉和痔外静脉之间彼此吻合相通的静脉形成，有内痔和外痔 2 种特性。

内痔的分度如下。Ⅰ度，出血但不脱出，出血较多但无自觉症状。Ⅱ度，便血可有可无，排便时痔脱出，便后可自行还纳。Ⅲ度，排便时或腹压增高时脱出，不能自行还纳，需要手动还纳。Ⅳ度，脱垂痔长期在肛门外，不能还纳或还纳后又立即脱出。嵌顿内痔和涉及环周直肠黏膜脱垂的血栓嵌顿痔也属于Ⅳ度痔。痔发展到Ⅲ度、Ⅳ度，通常包括内痔和外痔成分，范围从皮赘一直到肛管内，即为混合痔。准确分度对于选择治疗方法和评价疗效具有重要的意义。

三、临床表现

1. 便血

便血是痔最常见的症状，主要源于内痔。由于肛垫内动静脉交通支的存在，典型表现为鲜红色出血，常滴入或喷入便盆中。无痛性间歇性便血是其特点。便后数日常可自行停止。这对诊断有重要意义。便秘、粪便干结、饮酒及食用刺激性食物等都是出血的诱因。长期出血可导致贫血。

2. 痔脱垂

痔脱垂常为晚期症状，肛垫的非正常肿胀、悬挂支持肌肉的过度牵拉及黏膜下动静脉丛的扩张可导致晚期痔组织体积增大，排便时脱出肛门。轻者可自行还纳，重者需用手推回，更严重者其痔长期在肛门外不能还纳或还纳后又立即脱出。有少数患者诉说脱垂是首发症状。

3. 疼痛

单纯的内痔无疼痛,少数有坠胀感,当内痔或混合痔脱出嵌顿,出现水肿、感染、坏死时,则有不同程度的疼痛。大多数的外痔没有疼痛症状,如发生血栓则表现为剧烈疼痛的肛周肿块。血栓溶解后形成的皮赘可导致肛门潮湿不洁及继发的刺激症状。

4. 瘙痒

晚期痔脱垂导致肛周皮肤黏膜下移,常有分泌物流出,由于分泌物刺激,肛门周围可有瘙痒和不适,甚至出现皮肤湿疹,极为痛苦。

四、诊断及鉴别诊断

（一）诊断

痔的诊断主要依靠仔细的肛门直肠检查。首先为肛门视诊,除Ⅰ度内痔外,其他内痔多可在肛门视诊下发现,视诊还很容易发现皮赘、血栓性外痔、混合痔和嵌顿痔。很多肛门直肠疾病有相似的肛门直肠症状,因此视诊有助于发现诸如肛周脓肿和肛瘘等疾病。肛裂的主要症状是便后疼痛,也常便血。牵拉肛周皮肤很容易看到肛裂。其次为直肠指诊,内痔无血栓形成或纤维化时不易触及,指诊的主要目的是了解直肠内有无其他病变,特别是排除直肠癌和息肉。最后行肛门镜检查,先观察直肠黏膜有无充血、水肿、溃疡及肿块等,排除直肠内其他病变,再观察齿状线上有无内痔,有内痔时应注意其大小、部位及数目等。

（二）鉴别诊断

痔的诊断一般无困难,但须与下列疾病鉴别。

1. Ⅰ度直肠黏膜脱垂

此类直肠脱垂与Ⅱ、Ⅲ度内痔易混淆,Ⅰ度直肠黏膜脱垂脱出的直肠黏膜呈放射状,有环状皱褶,色鲜红,质软,易还纳,无分界线,无痛,括约肌松弛,多见于儿童和老年人。痔不论单个或多个脱出时呈血管瘤状,是暗红色团块,无括约肌松弛。

2. 直肠息肉

低位带蒂的直肠息肉,脱出至肛门外有时被误诊为内痔。但直肠息肉常见于儿童,为圆形、实质性、有蒂、可移动。

3. 直肠炎

直肠炎亦可有便血症状,肛门镜检查可识别。直肠炎的直肠黏膜呈红色或紫红色,充血明显,可见散在的或弥漫的点状出血。

4. 直肠癌

直肠指诊可扪及凸凹不平的肿块,表面常有溃疡,肠腔可有不同程度的狭窄,指套上有暗红色陈旧的血迹。气钡对照灌肠或肠镜检查可确诊。

便血是痔和直肠癌共有的症状,对有便血症状的患者要提高警惕,特别是45岁以上或有家族史的患者,即使发现了痔,也不应满足于痔的诊断。如果不能用痔来解释便血,或者肛门直肠检查没有发现出血源,或者患者有明确的结肠肿瘤高危因素时,则必须进行结肠镜或钡剂灌肠检查。

5. 门静脉高压引起肛管静脉曲张

门静脉高压引起肛管静脉曲张和痔是不同的,不是痔的病因。实际上,有门静脉高压及静脉曲张患者的痔发病率并不高。曲张静脉出血不同于痔出血,不能使用常规治疗痔的方法来治疗曲张静脉出血。治疗直肠曲张静脉出血最好应纠正相应的门静脉高压,经颈静脉肝内门腔分流术已被成功地用于治疗顽固性出血。如果需要局部治疗的话,应缝扎曲张静脉而不要切除它。

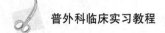

五、治疗

在痔的治疗上,一定要遵循以下原则:如果没有出血、脱垂和疼痛等症状,则不能诊断为痔而进行治疗;痔治疗的目的是消除或减轻其主要症状,不存在所谓的"根治"。在治疗时务必保护正常或病变不严重的肛垫。因此,对痔应依据其程度进行治疗。Ⅰ度内痔可以仅用药物治疗或非手术治疗。Ⅱ度内痔和相对较小的重度内痔可以使用非手术治疗。外科手术治疗适用于Ⅲ度内痔或Ⅳ度内痔、混合痔、急性嵌顿痔、血栓性外痔及非手术治疗无效的患者。

（一）一般处理

一般处理是注意饮食,减少刺激性食物的摄入,增加膳食纤维,保持大便通畅,避免排便费力,保持会阴部清洁,预防症状出现。

（二）药物治疗

药物治疗是痔治疗的首选方法,是Ⅰ度、Ⅱ度内痔治疗的主要方法。

① 局部药物治疗:目前,临床上使用的具有收敛、减轻充血、出血、保护黏膜作用的各种栓剂,如复方角菜酸酯栓、马应龙痔疮栓等,可以达到消除或减轻症状的目的。

② 口服药物治疗:针对改善痔静脉血管张力的口服药物,是近年来治疗痔的一个热点。口服药物包括复方银杏叶萃取物胶囊、草木樨流浸液片、地奥司明（商品名爱脉朗）等。目前认为以上药物均作用于痔血管,提高静脉张力、促进淋巴回流、稳定毛细血管使其通透性正常,而起到治疗作用。

（三）非手术治疗

这些技术的原理均是使齿状线水平以上的痔血管凝固、闭塞、退化或硬化,最终在治疗部位形成纤维粘连固定。

1. 胶圈套扎疗法

胶圈套扎疗法通过对痔进行紧密套扎,使痔缺血、坏死、脱落而治愈。该疗法适用于各期内痔及混合痔内痔部分,不能用于外痔的治疗,以Ⅰ度或Ⅱ度内痔最适合。套扎部位在齿状线上方（不超过 2 cm）,否则会引起剧烈的疼痛。一次最多可套扎 3 个内痔。常见的并发症是疼痛,通常较轻,可通过坐浴和止痛药缓解。其他并发症,如脓肿、尿潴留、胶圈滑动、邻近痔的嵌顿和血栓形成、溃疡的少量出血,发生率<5%。

2. 硬化治疗

① 注射治疗。它是最早应用的非手术治疗方法之一。该方法适用于Ⅰ度、Ⅱ度及Ⅲ度内痔,对于Ⅰ度的出血症状效果显著,亦可预防和减轻Ⅱ度、Ⅲ度内痔的脱垂。具体方法为在痔黏膜下注射 5 mL 5% 的苯酚油剂,5% 奎宁和尿素,或者高渗氯化钠溶液（23.4%）,引起血管栓塞,结缔组织硬化和黏膜的缩小和固定。尽管硬化治疗是微创性的,也会引起并发症。不同文献报道,12% ~ 70% 的患者出现疼痛。阳痿、尿潴留和盆腔脓肿也有报道。30% 的患者在治疗 4 年后复发。

② 枯痔钉疗法。其原理是将枯痔钉插入痔块中心引起异物刺激炎症反应,使痔组织液化坏死而纤维化。该疗法适用于Ⅰ度、Ⅱ度内痔和混合痔内痔部分,枯痔钉分为有砒和无砒 2 种,目前大多采用二黄柏痔钉,既有枯痔钉疗效,又无砒中毒的风险。

3. 双极透热疗法和铜离子疗法

直流电治疗和红外线激光凝固法,通过照射产生黏膜下纤维化,鼓动肛垫,减轻脱垂,达到治愈目的。该疗法适用于Ⅰ度、Ⅱ度内痔。此方法操作简便,疗效快,无疼痛,可以多次治疗,但复发率较高。

4. 冷冻治疗

应用液氮通过特制探头与痔接触,达到痔组织冻结坏死脱落的目的。该疗法适用于Ⅰ度、Ⅱ度内痔,如能正确掌握冷冻范围和深度,效果良好。但伤口愈合时间长,冷冻部位有长时间的疼痛,异味,复发率高,目前已很少应用于痔的治疗。

（四）外科治疗

外科治疗指征为非手术治疗无效的Ⅱ度、Ⅲ度或Ⅳ度内痔患者,特别是以外痔为主的混合痔,以及伴随需要手术处理的其他疾病(如肛裂或肛瘘)。有5%～10%的患者通常需要外科手术治疗。

痔切除术的手术方法、术式很多,临床上常用式包括外剥内扎法和痔环形切除术:外剥内扎法即外痔剥离内痔结扎,是目前最常使用的传统术式;痔环形切除术适用于严重的环形痔并伴有直肠黏膜脱垂的患者。其缺点是创面较大,术后常导致肛门狭窄,并发症多,目前已不常采用,并逐渐被痔上黏膜切除钉合术(PPH)代替。术后疼痛是痔切除术的主要缺点。通常需要麻醉止痛,多数患者术后2～4周不能恢复工作。痔切除术的并发症通常较轻但发生频率很高。这些并发症包括尿潴留(2%～36%)、出血(0.03%～6.00%)、肛门狭窄(0～6%)、感染(0.5%～5.5%)和失禁(2%～12%)。对于嵌顿、坏疽型痔的急诊痔切除术是安全的,其疗效与限期痔切除术相当。

1998年,Longo首次报道,PPH切除痔上方冗余的直肠黏膜及近端的部分痔组织,其目的是重新悬挂肛管内脱垂的痔组织,并中断贯穿切除部分的动脉血流。PPH主要适用于严重的Ⅲ度、Ⅳ度内痔,以及混合痔患者。该技术与传统痔切除术同样安全,可减少手术时间、康复时间和术后肛门功能损伤的发生,但手术费较高。PPH仍有一定的并发症,如术后疼痛和里急后重感,还有严重并发症的报道,包括直肠穿孔、腹膜后脓肿和盆腔脓肿等。

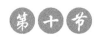 肛管及肛周恶性肿瘤

肛管及肛周癌较结肠癌和直肠癌少见,占大肠癌的1%～4%。肛管癌较肛周癌多见,两者之比约7:1。肛管癌多见于女性,肛周癌多见于男性,多发生在60岁以上的老年人,中青年少见。肛管及肛周癌病因不明,过去认为是由于肛瘘和瘢痕组织恶性变所致,近年研究发现,慢性炎性肠病发生癌肿的风险增加,也有同性恋者发生肛门部癌的报道。肛管及肛周常见的原发性恶性肿瘤包括肛管及肛周的鳞状细胞癌、肛管皮肤的基底细胞癌、恶性黑素瘤、一穴肛原癌及肛周佩吉特病。其中以肛管及肛周的鳞状细胞癌最为多见,具有代表性,本节将重点介绍肛管及肛周的鳞状细胞癌,并简要介绍其他类型的肿瘤。

一、鳞状细胞癌

肛管及肛周的鳞状细胞癌最为多见,占肛管及肛周癌的50%～75%。本病多来源于肛缘部的鳞状乳突状瘤,极少数来源于皮肤癌前病变,如鲍温病(Bowen病)。预后与肿瘤大小及淋巴转移有关。肛管癌转移方式主要为局部侵犯、淋巴转移及血运转移。肛管癌的淋巴引流与肿瘤位置有关,近端肛管癌的淋巴引流类似直肠癌,主要沿肠系膜下血管区域引流;近齿状线上缘的肿瘤淋巴引流方向主要是阴部内区淋巴结和髂内血管淋巴结;齿状线下缘和肛周的淋巴引流方向主要是腹股沟、髂外血管淋巴结。

（一）病因

肛管鳞状细胞癌的确切病因并不清楚,但与以下因素密切相关:人乳头状病毒(human papillomavirus,HPV)感染、同性恋、肛交、艾滋病、器官移植后长期服用免疫抑制药物、吸烟。在西方国家,HPV感染被认为是第1位的病因,有80%～85%的患者HPV阳性,主要为HPV-16型和HPV-18型。HPV感染可导致肛管上皮细胞病变,称为肛管上皮内瘤变(anal intraepithelial neoplasia,AIN),AIN是肛管癌的癌前病变。

（二）临床表现

1. 肛管癌

以持续性疼痛为主要临床症状,便后加重,排便习惯改变,次数增加,有排便不净的感觉。早期少有

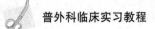

血便,病情发展,血便增加。直肠指诊,肛管触及肿物,早期呈疣状,可活动,肿瘤坏死形成溃疡则有压痛,患者常因疼痛拒绝检查,有时需在麻醉下进行检查。

2．肛周癌

以肛缘肿块为最先发病,生长缓慢,常伴不适及瘙痒。当肿瘤侵犯肛管及括约肌则有疼痛。病程后期常形成溃疡并伴有疼痛及出血。查体时肛门周围有较硬的肿块并有溃疡常提示本病。晚期患者可触及腹股沟淋巴结肿大。

（三）辅助检查

肠镜检查可以了解肿瘤生长部位,并取活检明确病理诊断。CT 及 MRI 可以明确肿瘤浸润范围,有无淋巴结转移。

（四）诊断及鉴别诊断

1．肛管癌

因其疼痛、便血、排便习惯改变等临床症状与痔、肛瘘及肛裂等肛周良性病相似,临床上常将肛管癌误诊为上述良性疾病,凡怀疑本病者应行活检以明确诊断。还应与下列疾病加以鉴别。

（1）直肠癌:可侵犯齿状线及肛管,依靠病理检查确诊。

（2）恶性黑素瘤:较少见,其外观似血栓性内痔,但为硬性结节。活检及病理检查可确诊。

（3）肛门窦道:感染性肛门窦道的临床症状类似肛管癌,但其发病位置多在前后正中,肛管黏膜正常。活检及病理检查可确诊。

2．肛周癌

凡肛周皮肤或瘢痕发硬伴有瘙痒、肛周肿块伴溃疡者均应考虑本病。确诊依靠活检及病理检查。应与下列疾病鉴别。

（1）肛门湿疣:表现为环绕肛门的许多肿块,大小不一,多个病变之间有正常组织分隔,无溃疡,无恶性浸润表现。

（2）肛门瘙痒症:肛周皮肤呈广泛性增厚,疑似癌变,但无深部浸润现象。

（3）肛裂:多位于后正中,常有前哨痔,以典型的疼痛为主要症状。

（4）肛周 CD:为无痛性溃疡,周围有水肿,肠镜检查可见肠道内病变。

（5）非特异性溃疡:病因不清,溃疡面很大,但病变较浅、边缘稍高,基底部有清洁的肉芽组织,病理结果可确定。

（6）基底细胞癌:多位于肛门口处,不侵犯肛管,肿瘤局限,表浅,可以活动。病程长,病变小,生长缓慢,很少转移。

（7）癌肿并发肛瘘:多为黏液腺癌,肛瘘病史较长,肿瘤位于肛瘘处,可能源于肛腺。在肛周形成溃疡并向深部浸润。

（五）临床分期

肛管癌的临床分期采用第 7 版 AJCC 肛管恶性肿瘤的 TNM 分期系统,具体如下（表 20-10-1）。

（1）原发肿瘤（T）。

Tx:原发肿瘤不能确定。

Tis:原位癌（鲍温病,扁平上皮内瘤变,AIN 2～3 级）。

T1:肿瘤直径最大径≤2 cm。

T2:肿瘤直径≥2 cm 但≤5 cm。

T3:肿瘤直径≥5 cm。

T4:不论肿瘤大小但已侵犯邻近器官（如阴道、尿道、子宫、膀胱）。

（2）区域转移（N）。

Nx:区域淋巴结不能确定。

N0:无区域淋巴结转移。

N1:肿瘤转移至直肠周围淋巴结。

N2:单侧器内和/或腹股沟淋巴结转移。

N3:同时伴有直肠周围和腹股沟淋巴结转移和/或双侧髂内和/或腹股沟淋巴结转移。

（3）远处转移（M）。

M0:无远处转移。

M1:远处转移。

表 20-10-1　AJCC 第 7 版肛管恶性肿瘤 TNM 分期系统

分期	T	N	M
0 期	Tis	N0	M0
Ⅰ 期	T1	N0	M0
Ⅱ 期	T2	N0	M0
	T3	N0	M0
ⅢA 期	T1	N1	M0
	T2	N1	M0
	T3	N1	M0
	T4	N0	M0
ⅢB 期	T4	N1	M0
	任何 T	N2	M0
	任何 T	N3	M0
Ⅳ期	任何 T	任何 N	M1

（六）治疗

1. 局部切除

局部切除适合于 T1、N0、肛缘肿瘤、肿瘤分化好的患者。切缘距肿瘤至少 1 cm。如果切缘不够,可以考虑扩大切除或同步放化疗。

2. 同步放化疗

同步放化疗为目前治疗肛管鳞状细胞癌的标准治疗方案,适用于没有远处转移的肛管鳞状细胞癌,80%~90% 的患者可以达到完全缓解,复发率约为 15%。其中的化疗药物为氯尿嘧啶或卡培他滨联合丝裂霉素,放疗剂量一般为 45~50 Gy,对于 T2 及 T2 以上或 N1 的患者,肿瘤或淋巴结区域常加量 9~14 Gy。

3. 腹会阴联合切除加永久性人工肛门

腹会阴联合切除加永久性人工肛门（Miles）手术为治疗肛管癌的经典术式,随着同步放化疗的广泛应用,手术作为主要方式的治疗模式被舍弃。手术的适应证为放化疗后肿瘤不能完全缓解,复发或进展,既往盆腔接受过放疗。

4. 化疗

Ⅳ期患者以化疗为主,具体方案取决于先前的治疗方案,并没有标准方案。目前常用的方案为顺铂联合氟尿嘧啶。

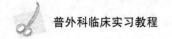

二、基底细胞癌

基底细胞癌又名基底细胞上皮癌或侵蚀性溃疡,由基底细胞恶性增殖所致,极少见。大部分肿瘤位于肛缘,少部分肿瘤伸入到肛管内及齿状线上。

(一)临床表现及诊断

多数患者有肛门肿块及溃疡。肿块早期呈结节状,缓慢增大,中央常形成溃疡,溃疡周边围绕以珍珠样隆起的边缘,即所谓侵蚀溃疡。其他症状包括出血、疼痛、瘙痒及分泌物。本病早期诊断困难,临床常误诊为痔、肛裂及肛周湿疹等肛周良性疾病,确诊依靠病理检查。

(二)治疗

治疗以广泛局部切除为主,术后配合放疗。文献报道 5 年生存率达 72.6%。

三、恶性黑素瘤

恶性黑素瘤好发于皮肤和眼,肛管为第 3 位,占原发性肛管肿瘤的 0.2%~1.2%。70%~90% 的恶性黑素瘤发生于齿状线肛管处,其余发生于肛周皮肤。男女发病率无差异,以老年人多见。恶性黑素瘤预后差,90% 以上患者 3 年内死亡。

(一)病理

目前多数学者认为肛管恶性黑素瘤是原发的,但对于直肠恶性黑素瘤是原发还是继发,尚有分歧。有学者认为直肠恶性黑素瘤是肛管部的黑素细胞恶性变后向上扩展的结果,应视为转移。镜下特点:肿瘤细胞呈多角形或菱形,细胞核大畸形,核仁明显,大多数胞质中可以发现数量不等的黑素颗粒,但有约 30% 的患者癌细胞中没有黑素颗粒,S-100 及 HMB45 染色有助于诊断。血行转移是主要转移方式,50% 以上患者确诊时已发生远处转移,主要转移至腹腔淋巴结、肝、脾及脑。

(二)临床表现及诊断

1. 肛门肿块脱垂

早期肿块小可自行还纳,后期增大如核桃或鸡卵大,常需用手托回。

2. 便血

便血多为鲜血,或者有黑色溢液,味恶臭。

3. 肛管直肠刺激症状

瘤体突入肠腔刺激直肠感受器产生肛管直肠刺激症状。若肿瘤侵犯肛管括约肌,则有剧痛。

4. 肿块

局部可见突起型肿块,一般直径 3~6 cm,呈结节状,似菜花,有短而宽的蒂。大部分呈紫黑色或褐黑色。本病初诊时确诊率低,临床易被忽视,常被误诊为脱垂性痔、血栓性外痔、息肉出血坏死及直肠癌。对有上述临床表现的可疑病例,都应行病理活检。病理检查主张切除整个瘤体,不应行切取活检,因活检易造成医源性扩散,且活检确诊率低。

(三)治疗

本病以手术切除为主要治疗方法,放疗不敏感。手术方式主要有腹会阴联合切除和局部扩大切除术。早期无转移者,可行腹会阴联合根治术;如有转移,失去根治机会,可改经肛门行肿瘤的局部扩大切除术,术后辅以化疗及免疫治疗,可有一定疗效。本病预后极差,各种治疗效果都很不理想。影响预后的主要因素是肿瘤侵犯深度及转移。若肿瘤侵犯深度在 1.7 mm 以上,5 年生存率为 0.85%,85% 在 2 年内死亡。有远处转移者,即使转移灶被切除,平均生存期也仅 8 个月。早期诊断及以手术为主的综合治疗是改善生存率的主要措施。

四、一穴肛原癌

齿状线上方狭窄的环形区是胚胎一穴肛的残余,在此区域有柱状上皮、鳞状上皮、移行上皮及 3 种混合上皮。由此区移行上皮发生的癌称为一穴肛原癌。现已确认本病是一种特殊起源的肿瘤,较少见,约占直肠肛管肿瘤的 1%。好发部位为齿状线及上下,女性多见。病理分为分化良好型、中度分化型及未分化型。

（一）临床表现

主要临床表现为便血、肛门坠胀及肛门肿块,与肛管直肠癌相似。直肠指诊多在齿状线处扪及不规则结节。确诊依靠病理检查,须与鳞状上皮细胞癌、基底细胞癌及腺癌相鉴别。

（二）治疗

肿瘤较大、浸润较广泛者,应行腹会阴联合根治术,术后辅以放疗。肿瘤较小者,可行局部切除加放化疗。预后与细胞分化程度及有无转移有关。分化好及分化中等者,5 年生存率可达 50%,未分化者生存不到 5 年。临床所见多属晚期,预后不良。

五、肛周佩吉特病

肛周佩吉特病是一种少见的上皮内腺癌,属于乳腺外佩吉特病。病变特征为边界清楚的湿疹样斑伴有顽固性瘙痒。组织学特征为表皮内有分散或成群的佩吉特细胞。

（一）病因与病理

组织学起源存有争议,目前有 3 种假说:其一,肛周表皮佩吉特细胞,由深层癌转移而来;其二,佩吉特细胞发源于肛周表皮;其三,佩吉特细胞可能由一种未知的致癌因子作用于上皮、大汗腺或直肠肠腺而产生。

病理分 3 型:发生于肛周部而不伴有较深的附件癌;伴有大汗腺癌或小汗腺癌;发生于肛周部伴有更深部位的直肠癌、尿道癌、宫颈癌或乳腺癌。

（二）临床表现及诊断

本病好发于老年人,平均年龄约 60 岁,无性别差异。起病慢,病史长,确诊时间平均约 4 年。肛周皮疹为最常见首发症状,病变肛周初为丘疹或鳞屑状红斑,逐渐扩展为浸润斑,肛周潮红,以后形成溃疡。长期不愈,有灼痛感。若累及肛管黏膜、尿道及子宫颈,则伴发直肠癌、尿道癌及宫颈癌。

肛周顽固性瘙痒伴湿疹,外用皮质类固醇药物不能缓解,排除其他疾病可能的患者,应高度怀疑本病。病理检查是确诊的唯一方法。

（三）治疗

手术切除为主要治疗方法。原则上若病变单纯累及肛周表皮,则将局部病变及其周围 >1 cm 的正常皮肤切除;病变侵犯较深层的附件,切除范围应包括肿瘤基底的深筋膜和肿瘤周围 >1 cm 的正常组织;病变累及直肠、尿道及子宫颈等,除切除包括肿瘤基底的深筋膜和肿瘤周围 >1 cm 的正常组织外,还需行直肠癌、尿道癌或宫颈癌等相应的根治术。近年来研究认为,早期病变也应广泛深层切除病灶,必要时植皮。因佩吉特细胞常沿毛囊进入皮下组织,单纯切除皮肤常无效。化疗不能消除病变,1% 氟尿嘧啶局部应用可改善瘙痒症状。放疗可延缓病变发展。

六、原发性肛周黏液腺癌

原发性肛周黏液腺癌是肛门癌中一种少见的类型,有特殊的临床表现、病理组织学特征和缓慢生长的生物学行为,1977 年 Philip 首次报道 2 例并命名。

（一）病因与病理

有关本病的病因及组织学起源尚有争论,由于多数病例以肛瘘为主要表现,因此许多学者认为它起源于肛导管或肛腺,是小凹引流不畅导致慢性炎症刺激上皮细胞恶性变的结果。Jemses 等报道 1 例肛周皮肤溃疡型黏液癌的病例,在含有直肠、肛管和肛周皮肤的组织学标本中,观察到肛周肿瘤与肛导管鳞状和柱状上皮的移行关系,证实了本病起源于肛导管观点。至于肛瘘与癌的因果关系的认识,有学者认为本病常有长期肛瘘史,因此瘘先于癌。亦有学者认为肿瘤在深部缓慢生长,瘘管继发于肿瘤。还有学者认为肛周大汗腺在炎症或其他刺激下发生黏液样化生,继而恶性变为黏液腺癌。另有学者认为是先天发育的异常,可能是在泄殖腔下部末端重复的基础上癌变。

组织学上可见大多数病例为分化良好的黏液腺癌、具有黏液分泌的腺管,可因黏液潴留而有管腔不规则的扩张,有时产生大量的细胞外黏液,在间质中形成黏液湖而无明显的腺管形成。组织化学染色细胞内外黏液均显示黏液卡红阳性,肿瘤细胞轻至中度异型性,根据黏液的多少,细胞可呈高柱状或立方状,瘘管开口处可见鳞状上皮、移行上皮和黏液柱状上皮的移行,皮肤鳞状上皮常见增生或假上皮瘤样增生。

（二）临床表现

本病特点为缓慢生长,病程迁延、肛瘘病史常在 10 年以上,甚至达数十年。病变呈管外型生长,浸润肛周纤维、脂肪组织及臀肌,一般不侵犯直肠和肛门。

因此,患者大体无明显改变。肛门指诊或镜检阴性。肛瘘或溃疡的分泌物呈明胶样,肿块穿刺可见黏液样分泌物。肛瘘型肿块位于瘘管或瘘管附近,有时在肛管和肛隐窝处可见瘘管开口。生长方式以局部浸润为特点,切除不净可复发,很少转移或偶尔转移至腹股沟淋巴结。临床上可分为 3 型。

1. 隆起型

隆起型表现为肛周疼痛或无痛性肿块,位置较深、固定、境界不清。

2. 溃疡型

溃疡型常在肛周肿块的基础上发生经久不愈的慢性溃疡,有时溃疡广泛累及臀部。

3. 肛瘘型

肛瘘型多表现为复杂属性肛瘘,臀部瘘口呈多发性。

（三）诊断及鉴别诊断

症状和体征可提示本病。通过肛门指诊及直肠镜检可确定有无肛管和直肠肿瘤;通过对溃疡表面、窦道刮出物涂片或肿瘤穿刺细胞学检查可查到癌细胞;确诊需要病理诊断。由于肛瘘外口或溃疡边缘的皮肤组织常见慢性炎症,因此活检必须避开炎症带,自臀部肿块、溃疡或瘘管深部取材。如为多发性溃疡或肛瘘,应多点取材,以防漏诊。诊断时应注意与浸润或转移的直肠、肛管腺癌鉴别。

（四）治疗

病变早期采用局部或经腹将直肠连同臀部肿块广泛切除,可获得满意效果。但因本病病程长,确定诊断时病灶多已十分广泛,造成手术困难,此时可采用中医中药姑息性治疗。由于本病局部窦道型溃疡较深,病理渗出黏液分泌较多,且有腥臭味,因此采用中医中药治疗时必须内外兼治。

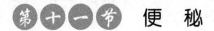

第十一节　便　秘

便秘不是一种病,而是多种疾病的一个综合征,表现为粪便排出困难、排便不规则、排便次数少、便量少、粪便硬、局部不适或疼痛,或合并一些特殊症状,如长时间用力排便、直肠胀感、排便不尽感,甚至需用手法帮助排便。在不使用泻药的情况下,1 周内自行排空粪便不超过 2 次或长期无便意,即为便秘。随着饮食结构的改变及精神心理和社会因素的影响,便秘的发病率显著上升,严重影响了患者的生活质量。

一、病因与发病机制

正常排便需要含有一定量膳食纤维的胃肠内容物以正常速度通过消化道各段,及时抵达直肠,并能刺激直肠肛管,诱发排便反射。排便时盆底肌群协调活动,完成排便。导致便秘的因素是多方面的,上述排便过程的任何一个环节障碍,均可引起便秘。

1. 一般病因

不合理的饮食习惯,膳食纤维摄入不足是常见原因;不良排便习惯;长期抑制便意;不合理使用泻药;环境或排便体位改变;妊娠;老年、营养障碍。

2. 结直肠和盆底器质性病变及功能性障碍

① 结肠机械性梗阻:良、恶性肿瘤。

② 直肠或肛管出口梗阻:肛裂、肛管或直肠狭窄、内括约肌失弛缓、直肠前突、直肠内脱垂、盆底痉挛综合征、耻骨直肠肌肥厚、骶直分离、盆底疝等。

③ 结直肠神经病变及肌肉异常:假性肠梗阻、先天性巨结肠、特发性巨结肠、巨直肠、慢通过型即传输性结肠运动缓慢、(便秘型)肠易激综合征等。

3. 结直肠外神经异常

结直肠外神经异常病因如下:中枢性疾病,如各种脑部疾病、肿物压迫、脊髓病变、多发性硬化等;神经支配异常。

4. 精神或心理障碍

精神或心理障碍病因:精神疾病、抑郁症、神经性厌食。

5. 医源性病因

① 药物:可待因、吗啡、抗抑郁药、抗胆碱制剂、铁剂、钙拮抗药等。

② 制动。

6. 内分泌异常及代谢性疾病

常见的引起便秘的内分泌异常及代谢性疾病有甲状腺功能低下、甲状旁腺功能亢进、低血钾症、糖尿病、垂体功能低下、嗜铬细胞瘤和铅中毒等。

7. 结缔组织性疾病

引起便秘的常见结缔组织性疾病有硬皮病等。

二、便秘的检查方法及评估

针对有关便秘的特殊检查应在详细询问病史并进行各种常规检查如肛门直肠指诊、钡剂灌肠及结肠镜检查排除器质性病变后选用。

（一）重视询问病史

详细询问有关便秘的症状及病程、饮食习惯、胃肠道症状、伴随症状和疾病及用药情况;便秘症状特点(便次、便意、是否困难或不畅、便后有无便不尽、下坠感及粪便性状);评估精神、心理状态;注意有无肿瘤预警症状,如便血、贫血、消瘦、发热、黑便和腹痛等。

（二）认真做好一般检查

肛门直肠指诊不仅能了解直肠内有无粪便滞留及性状,肛管、直肠狭窄和直肠占位等,还可了解肛管括约肌、耻骨直肠肌的功能状况及有无直肠前突、直肠内脱垂等;血常规、粪便常规、粪便隐血试验是排除结直肠、肛门器质性病变的重要又简易的检查;必要时进行有关生化、激素水平和代谢方面的检查;对可

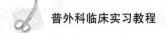

疑肛门、结直肠病变者,应行肛门镜、结肠镜检查或钡剂灌肠。

（三）便秘的特殊检查

对长期慢性便秘患者,可以酌情选择以下检查。

1. 胃肠传输试验

胃肠传输试验常用不透 X 线标志物。检查前 3 天起禁服泻药及其他影响肠功能的药物。早餐时随试验餐吞服 20 个标志物,相隔一定时间后(服标志物后 6 小时、24 小时、48 小时、72 小时)拍摄腹部 X 线片 1 张,计算排出率。正常情况下服标志物 48～72 小时后,大部分标志物可排出。根据腹部 X 线片上标志物的分布,有助于评估便秘是慢传输型便秘(slow transit constipation, STC)还是出口梗阻型便秘（outlet obstructive constipation, OOC）,此项检查简易,目前仍为常用的方法。目前,国内有报道采用口服小剂量钡剂法的胃肠传输试验,其优点是不仅可以判断是否有胃肠传输功能障碍,而且可以观察传输障碍的结肠形状、部位及范围。其不足是不能量化。对需外科手术治疗的患者,可采用不同的方法分别行胃肠传输试验,可为术前诊断提供更可靠的依据。

2. 排粪造影

造影前应排空粪便。用稠钡剂加适量羧甲基纤维素钠(CMC)或钡糊剂 300 mL 灌肠,以充盈至降结肠为准,并涂抹肛管标记肛门。拍摄侧坐于特制排粪桶上的静息、提肛、力排、排出造影剂后的黏膜相。摄片应包括骶尾骨、耻骨联合和肛门。正常者,肛直角采用后肛直角,力排较静息时增大,其角度应 > 90°,提肛时最小。肛上距、乙耻距、小耻距以耻尾线为基线测量,耻尾线以上为负值,以下为正值。肛上距力排 > 静息,但肛上距必须 < 30 mm(经产妇 < 35 mm),乙耻距、小耻距均为负值。骶直间距测量骶 2～4 骶尾关节、骶尾间及尾骨尖与直肠后端 5 个位置的距离,骶直间距应 < 10 mm 或 < 20 mm 且均匀。直肠前膨出为壶腹部远端呈囊袋状突向前方,深度应 < 5 mm。钡剂排出顺畅。排粪造影有助于诊断直肠、肛管解剖及功能障碍异常。必要时排粪造影可与盆底腹膜造影术同步进行,有助于盆底疝及直肠内套叠的诊断。

3. 肛管直肠测压

肛管直肠测压有液体、气体、感应计测压法,常用灌注或液体测压法,测定指标包括直肠压力、肛管静息压和肛管收缩压及肛门直肠抑制反射,还可测定直肠感觉功能和直肠顺应性。肛管直肠测压有助于评估肛管括约肌、直肠有无动力和感觉功能障碍。

4. 盆底、盆腔肌电图检查

盆底、盆腔肌电图检查常用电极有同心针电极和肛塞电极。记录肛管肌电图的波幅和动作电位,可以判断有无肌源性病变;阴部神经潜伏期测定能显示阴部神经有无损伤。

5. 结肠压力监测

结肠压力监测将压力传感器放置到结肠内,在相对生理的情况下连续 24～48 小时监测结肠压力变化,从而确定有无结肠无力。其对选择外科治疗特别是节段性肠切除术治疗便秘有重要指导意义。

6. 肛门超声内镜检查

肛门超声内镜检查可了解肛门括约肌有无缺损或功能异常。

7. 盆底动态 MRI

盆底动态 MRI 可准确评价盆腔器官脱垂和盆底形态。动态 MRI 对出口梗阻型便秘,尤其是复合性盆底功能障碍引起的便秘有重要的诊断价值。盆底动态 MRI 通过观察盆底肌肉及邻近结构的形态变化,更完整、更充分地展示盆底解剖,可对肛管直肠和盆底疾病做出完整的、系统的评价。动态 MRI 因其对软组织分辨率高,比排粪造影更精确、更真实,更全面直观地了解并观察盆底功能性疾病形成原因及盆底解剖结构的细微变化。盆底动态 MRI 有利于发现盆底功能障碍及伴发的器官下垂,其敏感性和特异性都大大高于排粪造影检查。

三、临床表现

根据罗马Ⅲ诊断标准,可将便秘的临床表现归纳如下。

① 排便困难、费力。

② 排出粪便干燥。

③ 排便不尽感。

④ 肛门直肠阻塞感。

⑤ 手法辅助排便。

⑥ 排便次数 <3 次/周。

⑦ 无便意。

根据便秘临床表现的严重程度分为:轻度,症状较轻,不影响生活,经一般处理能好转,无须用药或少用药。重度,便秘症状持续,患者异常痛苦,严重影响生活,不能停药或治疗无效。中度,介于两者之间。所谓的难治性便秘常是重度便秘,可见于出口梗阻型便秘、结肠无力及重度便秘型肠易激综合征等。

四、分类

根据临床症状及病因,便秘可分为 3 个基本类型:结肠慢传输型便秘、出口梗阻型便秘及混合型便秘。出口梗阻型便秘最为常见,许多主诉便秘的患者都有直肠排空异常,结肠慢传输型便秘和出口梗阻型便秘同时存在,即为混合型。

(一)结肠慢传输型便秘

排便次数减少,便意少,粪质坚硬,因而排便困难。肛门直肠指诊时无粪便或触及坚硬粪便,而肛管外括约肌的缩肛和用力排便功能正常;全胃肠或结肠传输时间延长;缺乏出口梗阻型便秘的证据,如排粪造影和/或肛门直肠测压正常。符合分型依据的症状②、⑥、⑦项中的 1 项或以上,而无③、④、⑤项。

(二)出口梗阻型

便秘粪便排出障碍,可表现为排便费力、不尽感或下坠感,排便量少,有便意或缺乏便意。肛门直肠指诊时直肠内存有粪便,用力排便时肛门外括约肌、耻骨直肠肌可能呈矛盾性收缩或阵挛性收缩;全胃肠或结肠传输时间正常,多数标志物可潴留在直肠内;排粪造影可呈现异常;肛门直肠测压显示,用力排便时肛门外括约肌呈矛盾性收缩或直肠壁的感觉阈值异常等。符合分型依据的症状①、③、④、⑤项中的 1 项或以上,而无②、⑥、⑦项。出口梗阻型便秘依病因不同分为:直肠前突;直肠内脱垂;盆底疝(会阴下降综合征);耻骨直肠肌综合征。

(三)混合型便秘

混合型便秘具备结肠慢传输型和出口梗阻型便秘的特点;分型依据的症状可全部或交替出现。

便秘型肠易激综合征是一类和腹痛或腹胀有关的便秘,同时,也可能有以上各类型的特点。

五、诊断

对便秘的诊断应包括便秘病因和/或诱因、程度及便秘类型。应了解导致便秘有关病变的累及范围,有无局部结构异常及与便秘的因果关系,对制订治疗方案和预测疗效至关重要。

六、治疗

治疗原则:根据便秘轻、中、重程度和病因及类型,采用个体化的综合治疗,恢复正常排便。

(一)非手术治疗

改善生活方式,加强排便生理教育,增加膳食纤维摄取,养成良好的排便习惯,增加运动,调整心理状

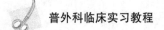

态,有助于建立正常排便反射。

尽可能避免药物因素影响,减少药物可能引起的便秘。治疗原发病和伴随病有利于治疗便秘。

对出口梗阻型便秘,应针对不同的类型决定具体治疗方案。对于以直肠内脱垂等为代表的松弛型便秘,提倡采用胸膝位提肛锻炼,必要时应用硬化剂注射。对于以耻骨直肠肌综合征为代表的痉挛型便秘,可首选生物反馈治疗,使排便时腹肌、盆底肌群活动协调运动,辅助以热水坐浴、扩肛治疗。

选用适当的通便药物,以选用不良反应及药物依赖产生少的药物为原则。常用的药物有:膳食纤维制剂,为治疗便秘的一线药物,尤其是不溶性膳食纤维制剂,如小麦纤维素(商品名非比麸)可软化粪便、增加粪便容积、促进结肠蠕动、调节肠道微生态平衡,有效解除便秘各类症状。按分级治疗原则,应在膳食纤维治疗无效时,再使用渗透性通便剂,如聚乙二醇4000(商品名福松)、乳果糖(商品名杜密克)。应避免长期应用或滥用刺激性泻药。多种中成药具有通便作用,应注意长期治疗可能带来的不良反应。对粪便嵌塞的患者,清洁灌肠或联合短期刺激性泻药解除嵌塞后,再选用膳食纤维制剂或渗透性药物,保持排便通畅。开塞露和甘油栓有软化粪便和刺激排便的作用;复方角菜酸酯栓(商品名太宁栓)对缓解便秘症状有效;合理选用容积性泻药、润滑性泻药和刺激性泻药;应避免滥用泻药。中、重度便秘患者常有焦虑甚至抑郁等,应给予认知疗法,使患者消除紧张情绪。

(二)外科治疗

经过一段时间严格的非手术治疗后效果不明显,经特殊检查显示有明确的解剖及功能异常者,可考虑手术治疗。应慎重掌握手术适应证,针对病变选择相应的术式,有多种病变同时存在时应手术解决引起便秘的主要病变,但也要同时解决次要的或继发的病变。术前需要进行预测疗效,应注意有无严重心理障碍,有无结肠以外的消化道异常。手术指征:符合罗马Ⅲ诊断标准;多次结肠传输试验明显延长(一般 > 72 小时);系统非手术治疗无效,疗程在 3 ~ 5 年;严重影响日常生活工作;无严重的精神障碍。

1. 结肠慢传输型便秘

经结肠传输试验证实结肠传输功能障碍者可考虑手术治疗。结肠传输功能障碍包括先天性巨结肠、成人巨结肠、继发性巨结肠、结肠冗长症、结肠无力等。手术方式推荐采用次全结肠切除或全结肠切除术。对于能够精确判断结肠节段性传输功能障碍和结肠冗长症的患者,可慎重考虑选择部分结肠切除术。年老、体弱、全身状况差的患者,宜采用结肠旷置术或回肠造瘘术。

在我国,结肠慢传输型便秘多选用各类结肠次全切除术,如结肠直肠次全切除、升结肠(或盲肠乃至小肠)直肠吻合、次全结肠切除加逆蠕动盲肠直肠吻合术、金陵术等方式。结肠慢传输型便秘的手术并发症主要有以下几种。

① 粘连性肠梗阻:发病率较高。预防措施为减少对手术区域的干扰,手术创面腹膜化、应用防粘连的药物与制剂,采用腹腔镜的手术方式等。

② 腹泻:多在 2 周至 3 个月逐渐缓解。腹泻严重者应用蒙脱石散(商品名斯密达)、洛哌丁胺(商品名易蒙停)等药物治疗能减轻腹泻。

③ 便秘复发:主要是由于手术切除结肠范围不够,混合型便秘未纠正出口处梗阻所致。术前对病情做出准确、全面的判断,根据病情选择恰当的手术方式是减少手术后便秘复发的关键。便秘手术后复发可先采用非手术治疗,必要时可再次手术治疗。

④ 手术创面淋巴瘘:手术后创面的淋巴瘘关键是要保持通畅的引流,2 ~ 3 周都可自行闭合。手术创面的腹膜化是预防淋巴瘘发生的最佳手段。应用超声刀作肠管游离可减少淋巴瘘的发生。

2. 出口梗阻型便秘

(1)直肠内脱垂:对于直肠黏膜内脱垂,推荐首先采用经肛门手术,如直肠黏膜纵行折叠术加硬化剂注射、吻合器 PPH、Delorme 手术等。对于直肠全层套叠、症状严重者,可考虑经腹手术,包括各种直肠悬吊固定手术,对女性患者建议同时行子宫前位固定、盆底抬高术,多数情况下需要切除部分冗长的乙状结肠。手术指征:经非手术治疗无效,包括体位锻炼、粗纤维饮食、软化粪便、适当应用缓泻药无效;排粪造影示直肠内脱垂;结肠传输试验、肌电图、肛管测压等检查,全面分析多种因素对排便的影响。

（2）直肠前突:建议行经阴道的直肠前突修补术,修复直肠阴道隔及松弛扩张的肛提肌脚;也可行经肛门的直肠前突修补术,修复直肠阴道隔及松弛扩张的肛提肌脚。手术指征:前突深度应 > 3 cm;直肠前突内有造影剂存留;有明显症状;需要用手辅助排便。

（3）盆底疝:往往同时伴随有直肠内脱垂,处理方法同直肠内脱垂全层套叠,但重点是盆底的抬高,修复盆底疝。

（4）耻骨直肠肌综合征:耻骨直肠肌综合征(puborectal muscle syndrome,PRS)也称为盆底痉挛综合征。PRS 是指排便时耻骨直肠肌异常或反常收缩或不能松弛的行为障碍,它易于诊断却难以治疗。对于这一类型的出口梗阻型便秘患者,建议以生物反馈结合扩肛治疗为主,也可采用肉毒毒素注射法,手术应十分慎重。可选择的手术方式有经肛门或经骶尾入路的耻骨直肠肌部分肌束切断术和闭孔内肌筋膜耻骨直肠肌融合术。手术指征:排粪造影和肛肠肌电图诊断耻骨直肠肌痉挛;排便困难症状严重。

3. 混合型便秘

在手术处理结肠慢传输型便秘的同时,处理伴随的出口梗阻型便秘。但需要注意的是,如果伴随有痉挛型便秘,术前应进行生物反馈及扩肛治疗。

值得注意的是,便秘的治疗效果目前并不满意,临床医师应慎重选择治疗方式,综合采用各种治疗措施,注重患者伴发的心理异常的治疗。外科手术治疗后务必重视采取非手术治疗的措施,防止症状复发,以巩固治疗效果。

（高　凌）

第二十一章

血管外科疾病

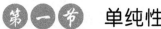 单纯性下肢浅静脉曲张

单纯性下肢浅静脉曲张又称为原发性下肢浅静脉曲张,指由于隐-股静脉瓣膜功能不全,导致下肢大隐及小隐静脉主干或其分支突起迂曲,形成可触及的皮下静脉。由于病情一般较轻,手术治疗常可取得满意效果。

一、流行病学

下肢浅静脉曲张是血管外科的常见疾病,在西方国家中发病率超过 20% ,据统计,美国 40~80 岁人群中,男性静脉曲张患者达 1 100 万,女性患者更是达到 2 200 万。在我国,下肢静脉曲张尚无系统性流行病学统计资料,在上海、安徽、山东 15 岁以上人群中下肢静脉曲张发病率为 9.26% ,40 岁以上人群中发病率为 16.38% 。高龄、女性、久站或久坐、吸烟、肥胖、较高的身高均为下肢静脉曲张的危险因素。

二、解剖学

下肢的浅静脉系统主要包括足背静脉弓、大隐静脉和小隐静脉。

（一）足背静脉弓

每个足趾的内、外侧各有一条趾背静脉,向后行至足背互相吻合形成足背静脉弓,其内侧端移行为大隐静脉,外侧端移行为小隐静脉。

（二）大隐静脉

大隐静脉为全身最长的静脉,起自足背静脉弓内侧,沿小腿内侧上行,逐渐偏向小腿后方。经胫骨与股骨内侧髁的后部至大腿内侧,逐渐向上,最后在耻骨结节外下方 3~4 cm 处,穿隐静脉裂孔汇入股静脉。大隐静脉在隐静脉裂孔处有 5 条属支:旋髂浅静脉、腹壁浅静脉、阴部外静脉、股内侧静脉和股外侧静脉。进行大隐静脉高位结扎术时,应将其一一辨认、结扎、切断,否则容易复发。

（三）小隐静脉

小隐静脉起自足背静脉弓的外侧缘,经外踝后方上行至小腿的后方,在腘窝下角处,穿入深筋膜,经腓肠肌的两头间上行,最终汇入腘静脉。小隐静脉主要收集足外侧部和小腿后部浅层结构的静脉血。

三、病因与病理

先天性静脉壁薄弱和静脉瓣膜功能不全是发病的重要原因。静脉曲张患者常有周身或局限性的静

脉壁缺陷,主要表现为静脉壁中层肌纤维、胶原纤维及弹性纤维的缺乏,造成静脉壁的强度减弱,以致管腔扩大,加上静脉瓣膜的功能受损,防止血液反流的机制遭到破坏,大量血液从深静脉或近端静脉反流,即造成静脉迂曲扩张。静脉曲张发生的部位与下肢浅静脉解剖学的差异也具有明显关系。在大隐静脉主干、静脉壁中层肌肉纤维较发达,并且静脉壁周围有大量的纤维结缔组织支持,并与深筋膜相连,故很少发生静脉曲张,而其各属支位于皮下浅层脂肪内,周围结缔组织少,管壁肌肉层较薄,则常发生静脉曲张。此外,血柱的重力,以及任何增加重力的行为,如长时间站立、重体力劳动、慢性咳嗽、习惯性便秘等都可使瓣膜承受过度的应力,导致静脉曲张的出现。

在静脉曲张的区域,同时有大量毛细血管增生,其内皮细胞间孔径增大,导致渗透活性粒子,尤其是纤维蛋白原的大量漏出,而此时静脉的纤维蛋白溶解能力下降,于是大量纤维蛋白在毛细血管周围堆积成鞘,阻碍了毛细血管与周围正常组织间氧气与养分的交换,于是在皮肤和皮下组织出现营养性变化。

四、临床表现

单纯性静脉曲张所引起的临床表现一般并不严重,常见的可归纳为下列几种。

(一)皮下静脉迂曲成团

隐股瓣及隐静脉功能不全后,浅表静脉压力增高,进而引起浅静脉扩张、增长而形成迂曲,继续破坏远侧瓣膜后,更增加了曲张的严重性。静脉曲张的位置和程度,与局部静脉壁内压力高低和管壁厚薄有关。通常小腿静脉曲张的范围和程度都比大腿严重,因为小腿部大隐静脉管径较小、管壁较薄而承受压力比大腿高。同样道理,静脉分支又比主干严重,所以蜿蜒、扩张而迂曲的静脉,大多出现在小腿的前内侧和后面。

(二)酸胀不适

因静脉外膜感受刺激,患者多有酸胀不适和疼痛的感觉,其疼痛的性质多为钝痛,同时有肢体沉重感,容易疲劳乏力。患者多在久站或午后感觉加重,在平卧、肢体抬高或穿弹力袜时明显减轻,有时可伴有小腿肌肉痉挛现象。

(三)水肿

单纯性静脉曲张患者,临床上很少合并水肿,即使存在也仅位于踝部、足背部,比较轻微,休息一夜后大多可以缓解。如合并有严重的下肢水肿,应考虑到其他原因,如原发性深静脉瓣膜功能不全或深静脉血栓形成等。

(四)皮肤营养改变

病程较长者,在小腿,特别是踝部皮肤常出现营养性改变,包括皮肤萎缩、脱屑、瘙痒、色素沉着,皮肤和皮下组织硬结,甚至湿疹和溃疡形成。

五、辅助检查

下肢浅静脉曲张具有明显的形态特征,诊断并不困难。辅助检查主要是评估深静脉通畅性及瓣膜功能,排除继发性因素导致的静脉曲张。

(一)物理检查

1. 静脉瓣膜功能试验(Brodie-Trendelenburg 试验)

该试验可发现有无大、小隐静脉和交通支静脉瓣膜功能不全。患者仰卧,抬高下肢,使曲张静脉内血液排空,将止血带缠缚于腹股沟下方,压迫大隐静脉,拇指于腘窝处压迫小隐静脉近端,然后嘱患者站立,观察浅静脉的充盈程度和速度并进行如下检查:若放开止血带(不放松拇指)时,静脉顿时充盈,表示大隐静脉瓣膜关闭不全;若只放松拇指(不放开止血带),静脉顿时充盈,表示有小隐静脉瓣膜失效。如果两者

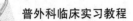

均不放松,而排空的静脉半分钟内顿时充盈,表示有深组和浅组静脉间的交通瓣膜关闭不全。此时,将止血带或拇指放松,静脉的充盈程度如再行增加,表示浅组静脉和交通静脉的瓣膜均失效。

2. 交通静脉瓣膜试验(Pratt试验)

该试验专门用于检测交通静脉瓣膜功能。患者仰卧,抬高下肢,使充盈的浅静脉空虚,在卵圆窝处扎止血带,先从足趾向上至腘窝处缠缚第1根弹力绷带,再自止血带处向下扎第2根弹力绷带,让患者站立,一边向下解开第1根弹力绷带,一边向下继续缠缚第2根弹力绷带,在2根绷带之间的间隙内出现任何曲张静脉,认为该处存在功能不全的交通静脉。

3. 深静脉通畅试验(Perthes试验)

患者取立位,用止血带在腹股沟下方压迫静脉,曲张的静脉充盈后,患者迅速用力伸展膝部20次,如充盈的曲张静脉迅速消失或明显减轻,表示深静脉通畅,为阴性;相反,静脉曲张程度加重,表示深静脉存在堵塞。

（二）彩色多普勒超声

超声可提供下肢静脉的解剖和功能信息,不仅能对浅静脉曲张做出明确诊断,而且可以通过对深静脉的观察分析其发病原因。它可以实时动态节段性观察管壁的扩张度、通畅度,瓣膜功能不全的病变部位、深浅静脉及穿静脉之间血流动力学的变化,静脉血管的变异,达到整体快速的定性及定位诊断。

（三）多普勒无创血管检查

多普勒无创血管检查在检查下肢静脉交通支反流方面较血管彩色超声敏感。在检查深静脉是否通畅或深浅静脉是否存在反流时,虽然它也能显示反流时间和反流速度,但因为不能显示管腔的二维结构,故诊断的准确率略低于血管彩色超声。

（四）下肢静脉造影

对于单纯性浅静脉曲张而言,无损伤检查已能基本确诊本病,故很少进行造影检查。只有在无损伤检查不能做出明确的诊断或怀疑深静脉血栓及原发性深静脉瓣膜功能不全时,才进行造影检查。

六、鉴别诊断

单纯大隐静脉曲张在站立时具有明显的形态特征,仅凭大体观察就能发现。由于多种疾病可能引起下肢静脉曲张,因此在确定诊断前须与下列疾病相鉴别。

1. 原发性下肢深静脉瓣膜功能不全

原发性下肢深静脉瓣膜功能不全均继发有下肢大隐静脉曲张,但其临床表现比较重。除浅静脉曲张、长时间站立后酸胀疼痛外,早期可出现交通静脉破坏,尤其是足靴区,迅速出现营养性变化,包括色素沉着和溃疡形成。大隐静脉瓣膜功能试验阳性,深静脉通畅试验阴性,交通瓣膜功能试验阳性。多普勒超声检查可以发现股浅静脉或腘静脉处有血液倒流。顺行及逆行深静脉造影能进一步确定诊断。

2. 下肢深静脉血栓形成后遗综合征

下肢浅静脉曲张多属该综合征的一种代偿性症状表现。病程早期,患者出现肢体均匀一致性肿胀,疼痛伴有发热,检查可见股三角区及腓肠肌有明显压痛,向背侧用力弯曲时即感腓肠肌处疼痛(Homans征阳性),此时下肢深静脉被血栓阻塞,形成回流障碍,Perthes试验阳性。病程后期,血栓机化后再通,静脉瓣膜遭破坏,演变成倒流性病变,患者表现为下肢浅静脉曲张,下肢水肿,站立时下肢皮肤发红或发绀,并有肢体沉重发胀,或酸痛感,或营养性变化,可继发淋巴水肿。深静脉造影有助于明确诊断。

3. 动静脉瘘

动静脉瘘多发生在外伤,尤其是贯通伤以后,偶尔亦有先天者。在动静脉瘘部位可扪及震颤,听诊可闻及连续性血管杂音,其近端肢体增粗、发热、多毛、易出汗,远端肢体发凉并可出现水肿。抬高肢体时,下肢曲张静脉内血液不易排空,静脉压明显增高,穿刺静脉时为鲜红色氧合血。

4．静脉畸形骨肥大综合征

静脉畸形骨肥大综合征（Klippel-Trenavnay 综合征）为一种罕见的先天性疾病。患者除表现为浅静脉曲张，同时有皮肤毛细血管畸形、肢体不对称等特征性表现，鉴别诊断一般无困难。

七、治疗

单纯性下肢浅静脉曲张的治疗可分为保守疗法及手术治疗。

（一）保守疗法

保守疗法适用于妊娠期妇女，早期轻度静脉曲张患者及周身情况较差、难以耐受手术的患者。嘱患者避免久站、久坐，适当抬高患肢，同时给予弹力袜压迫治疗。弹力袜的压力有一定梯度，足踝高，向近端逐渐降低，能够减少浅静脉内血流淤积，改善活动时腓肠肌血液回流。通常膝关节以下使用弹力袜可获得较满意的效果。

（二）手术治疗

凡是具有如酸胀、坠重感、曲张静脉分布广泛等症状，又无手术禁忌者，都可施行手术。

1．大隐静脉高位结扎剥脱联合交通支静脉结扎术

这是治疗静脉曲张的经典术式，主要分 3 个步骤：高位结扎大隐静脉，剥脱曲张静脉和结扎切断交通静脉。该术式治疗效果肯定，但切口多、创伤大、影响美观，且有一定的并发症发生率，如隐神经损伤、切口感染、血肿、深静脉血栓形成及罕见的肺栓塞等。

2．硬化剂注射治疗

此法是向曲张静脉内注入化学性硬化剂，如 5% 鱼甘油酸钠、酚甘油液等，使静脉管壁继发炎症反应，术后持续压迫使静脉萎陷，达到治疗目的。硬化疗法具有操作简单、痛苦轻、无须住院、费用低、不破坏肢体美观等优点。近年来，超声引导下导管内注射及数字减影血管造影下直接注射硬化剂疗效更为确切。但随着时间延长，硬化剂注射治疗后浅静脉曲张复发率明显增高。

3．下肢静脉曲张透光直视旋切术

该方法更适合面积广泛、曲张严重、伴有皮肤色素沉着和/或皮肤溃疡、硬化剂注射后复发的静脉曲张。不足之处为治疗创伤较大，术后并发症较多。

4．血管腔内射频和静脉腔内激光治疗

2 种方法都是运用了热能量使管腔收缩、迅速机化并形成纤维条索，最终使静脉闭合，以达到消除反流的目的。优点是速度快、操作简便、创伤小。

八、并发症及其治疗

（一）血栓性浅静脉炎

曲张静脉内血流缓慢，内膜多不健康，容易并发血栓形成。主要症状是局限的曲张静脉突然出现红肿、发热、疼痛，可扪及线条状的硬索。老年人多发，但发生在青年患者时，症状往往更为严重。治疗上应嘱患者抬高患肢，局部热敷，口服肠溶阿司匹林、胰激肽原酶肠溶片祛聚治疗，Aescuven forte（商品名迈之灵）等减轻水肿，可以使用磺酸酯糖胺聚糖局部外用。如果病变比较严重，局部症状明显，可以卧床休息，皮下注射低分子肝素抗凝治疗。待炎症消退后行静脉曲张手术治疗。

（二）湿疹和溃疡

湿疹见于下肢重症静脉曲张患者，多在踝部及小腿下 1/3 处，出现皮肤浸润性增厚、脱屑、色素沉着及水肿，此种病变可因淤血同时并发真菌病，伴有严重瘙痒。

溃疡多见于小腿内侧下 1/3 及足靴区，呈单发或多发。其大小不一，常为圆形或不规则形，溃疡较浅，其边缘坚硬呈斜坡状，底部的肉芽组织为淡红色或灰白色，比较松弛，表面高低不平，上覆以脓性分泌

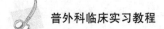

物,溃疡的周围皮肤呈深褐色色素沉着,并有水肿,常伴发湿疹。

其治疗包括抬高患肢以利于静脉回流,外穿弹力袜控制静脉高压,局部可采用洛合碘消毒,必要时给予静脉用抗生素。待感染控制后实施手术治疗。需要注意的是,静脉曲张性溃疡多为难治性溃疡,很难自愈。因此可在溃疡肉芽组织洁净时,适时手术,以利溃疡面早日愈合。

（三）出血

静脉曲张成团后,血管壁较薄,轻微的外伤可使曲张静脉破裂出血,由于静脉内压力较高,静脉壁缺乏弹性,因此出血很难自行停止,此时应抬高患肢,并用弹力绷带压迫止血,以后再进行手术治疗。

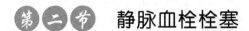

第二节 静脉血栓栓塞

深静脉血栓形成(deep venous thrombosis,DVT)与肺栓塞(pulmonary embolism,PE)合称为静脉血栓栓塞(venous thromboembolism,VTE)。

一、流行病学

美国 2001 年的调查显示,VTE 每年的发病率为 71/10 万,欧洲的资料与美国相似。约 1/3 的患者同时合并 DVT 和 PE,其余 2/3 的患者系单纯 DVT。超过 1/3 的 VTE 患者会复发,美国每年至少 50 000 例患者死于 VTE。

我国尚无确切的 VTE 发病率数据。有关住院患者的统计资料显示,在脑卒中患者中,DVT 总体发生率为 21.7%,其中缺血性脑卒中重度偏瘫患者 DVT 发生率约为 40%;内科的慢性阻塞性肺疾病、肺癌、老年内科病房患者中,VTE 发生率分别为 9.7%、11.5%、9.7%;ICU 的住院患者的 DVT 患者新发率为 15%~19%;骨科的住院患者 DVT 总体发病率约为 40%。在总体术后患者中 PE 发生率约为 16.5%,其中死亡率约为 28%。

二、病因与病理

（一）病理学

最初 Virchow 提出静脉血栓高凝状态、血流瘀滞、内皮损伤三要素。VTE 的发生是多因素共同作用的结果。当然,每个 VTE 患者所涉及 Virchow 三要素的具体情况是存在差异的。20 世纪 70 年代,Gwendylen Stewart 提出血栓和炎症反应之间存在关联。

内皮细胞提供血管扩张和局部纤溶的环境。在这种背景下,凝血、血小板黏附、血小板活化、炎症反应和白细胞激活受到抑制。在内皮细胞异常期间,会出现血栓和促炎症反应状态。

急性下肢深静脉血栓形成的诸多危险因素,与制动和静脉血流缓慢有关。和搏动血流相比,静脉层流与在静脉瓣膜处的严重缺氧有关,并可能诱发内皮损伤。同时,血液瘀滞可使活化的凝血因子聚集,并将凝血抑制物消耗在易于形成血栓的部位。

生理性血栓的形成与溶栓过程相平衡,以防止病理性的血管内血栓形成。纤溶酶是主要的纤维蛋白溶解酶,作用于纤维蛋白、纤维蛋白原和其他凝血因子,还可以干扰血小板的黏附。当纤溶酶原激活受到抑制时,平衡倾向于血栓形成。

凝血激活可能是 VTE 病理生理过程中的关键。凝血级联反应的作用模式是一系列酶原在内源性凝血和外源性 TF 途径中的激活,最终通过促凝血酶原复合物生产凝血酶。

（二）病因学

影响产生 Virchow 三要素状态的情况,均可能导致 VTE 发生。

1. 制动状态

肢体活动受限的状态,可以导致 VTE 发生。例如,长期旅行(经济舱综合征)、脑卒中致活动受限、ICU 重症患者、膝关节/髋关节术后或脊髓术后活动受限、骨折后制动等。

2. 恶性肿瘤

首次发生 VTE 的患者中,约 20% 与恶性肿瘤有关。恶性肿瘤患者发生 VTE 的风险 4 倍于无恶性肿瘤患者。在各种原因导致死亡的癌症住院患者中,死于 PE 者约 1/7。肿瘤压迫静脉、与癌相关的血小板增多、行动不便、化疗或放疗,均是 VTE 的危险因素。肿瘤可分泌多种细胞因子,如血管内皮生长因子、肿瘤坏死因子(tumor necrosis factor,TNF-α)、白介素(interleukin,IL)-1 等,是血栓形成的潜在因素,可通过多个途径诱导血栓形成。大部分癌症患者的凝血参数出现异常,包括凝血因子水平上升、纤维蛋白原升高或纤维蛋白降解产物和血小板增多。恶性肿瘤导致血栓的机制仍在广泛研究中。

3. 遗传性因素

常见的遗传性因素包括凝血酶原基因突变、因子 V 莱顿突变、蛋白 C/蛋白 S/抗凝血酶缺乏症。自身免疫性疾病抗磷脂抗体综合征、白塞病是较易发生 VTE 事件的自身免疫性疾病。炎性肠病(如 CD、UC)也可合并发生 VTE。

4. 髂静脉受压

髂静脉受压也称为 May-Thurner 综合征,或 Cockett 综合征,主要指左侧的髂总静脉受右髂动脉和第 5 腰椎压迫,由于长期的动脉搏动和机械性梗阻导致静脉壁内膜增厚并继发静脉阻塞。

5. 中心静脉导管

应用中心静脉导管进行血流动力学监测、输液、安装心脏起搏器等,会导致 DVT 发生,尤其是上肢静脉血栓,65% 与其有关。

6. 其他

妊娠、应用口服避孕药和激素、高同型半胱氨酸血症、先天性解剖畸形和静脉曲张等,均可导致 VTE 发生。

三、临床表现

(一)DVT 的临床表现

DVT 的临床表现可以根据血栓部位、血栓时间、侧支循环代偿情况、血栓进展程度、患者体位、治疗手段的不同呈现不同的表现,可以从无症状到肢体肿胀,甚至肢体坏疽。

1. 症状

(1)肢体肿胀和张力升高:肢体肿胀是 DVT 常见的症状之一。肿胀同时可以伴有患肢张力升高。双侧肢体不对称性肿胀可提示肿胀侧肢体 DVT 可能。但是下腔静脉内血栓形成也可以引起双下肢对称性水肿。同理,上腔静脉内血栓形成也可以引起双上肢对称性水肿。根据下肢肢体肿胀的平面可大致估计静脉血栓的上界:小腿中部以下水肿为腘静脉;膝以下水肿可能为股浅静脉;大腿中部以下水肿为股总静脉;臀部以下水肿为髂总静脉;双侧下肢水肿为下腔静脉。如果治疗不及时,随着血栓的进展,静脉内血栓的上界可以逐渐上升,导致下肢肿胀程度加重,肿胀范围增加,卧床或抬高患肢可以使肿胀得到明显缓解。

(2)肢体疼痛:DVT 引起的肢体疼痛多数不严重,主要为肢体沉重感或钝痛,可以通过卧床或抬高患肢得到缓解。当肢体高度水肿、张力升高明显时,疼痛较为剧烈。尤其是由于张力极度升高影响到动脉血流时(股青肿、股白肿),肢体远端可表现为缺血,疼痛尤为剧烈。

2. 体征

(1)皮肤颜色、温度变化:DVT 时由于肢体静脉血液回流受阻,患肢皮肤多呈现紫红色,患肢皮肤温度略升高。当患肢张力极度升高影响动脉血流时,肢体远端皮肤可出现颜色苍白、发绀,甚至花斑,同时

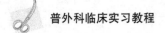

伴有患侧肢体皮肤温度降低。

(2)肢体压痛:沿深静脉走行深压痛阳性;腓肠肌挤压痛(Neuhof征);患侧足背屈时小腿后侧肌群处疼痛(Homan征)。

(3)浅静脉怒张:深静脉回流受阻,浅静脉系统回流压力增加,会导致浅静脉怒张,或者皮下网状的小静脉扩张。如果深静脉长期回流受阻,浅静脉系统会出现代偿性浅静脉增多、曲张。

(4)血栓性浅静脉炎:浅静脉代偿性扩张、迂曲后,可出现曲张静脉内的血栓形成,伴静脉周围无菌性炎症。主要表现为曲张静脉部位红、肿、热、痛。在该部位可触及痛性索状硬条或串珠样硬性结节。

(5)血栓后综合征:下肢深静脉血栓形成后,由于长期深静脉梗阻所造成的血液回流障碍,以及血栓再通后由于瓣膜功能破坏导致的静脉血液反流,均可导致下肢静脉高压的相应症状及表现,统称为血栓后综合征。主要表现为肢体沉重不适、肿胀,久站或活动多后加重;可伴有间歇性静脉性跛行;浅静脉曲张、皮肤色素沉着、增厚、粗糙、瘙痒、湿疹样皮炎,可形成经久不愈或反复发生的慢性溃疡。

(二) PE 的临床表现

PE 的临床表现为栓子阻塞肺动脉及其分支后导致血流动力学改变的结果,其严重程度与肺动脉阻塞的范围及患者原有的心肺功能状态有关。大多数 PE 无症状或症状表现轻微。少部分 PE 可出现与肺梗死、呼吸功能受损或血流动力学变化相关的症状。

1. 症状

(1)呼吸困难:呼吸困难为 PE 最常见的症状之一,84%~90%的患者出现呼吸困难症状。尤以活动后明显,常于大便后、上楼梯时出现,静息时缓解,称为劳力性呼吸困难。呼吸困难程度与栓塞的范围大小有关。其成因与通气/血流(V/Q)比值失调及气道痉挛有关。

(2)胸痛:胸痛是 PE 的常见表现,75%为胸膜样疼痛,突然发生,多与呼吸有关,咳嗽时加重,主要由于肺实质及其表面的胸膜水肿和炎症渗出引起,也可以由肺梗死或缺血所致。一般认为小栓子累及部位靠近周边,易出现胸膜受累。较大的栓子可引起剧烈的挤压痛,位于胸骨后,向肩和胸部放射,酷似心绞痛发作,可能与肺动脉高压、冠状动脉痉挛、心肌缺血有关。

(3)咯血:咯血常提示肺梗死或肺不张引起的肺泡出血。多在梗死后24小时内发生,量不多,大咯血少见,鲜红色,数天后可变成暗红色。

呼吸困难、胸痛、咯血称为 PE 三联征。真正出现典型三联征表现的患者不到 PE 患者的 1/3,有症状性患者多数仅表现为其中 1 个或 2 个症状,其中尤以原因不明的劳力性呼吸困难最为常见。

(4)发热:约43%的患者出现发热,常为低热。个别患者体温可达 39 ℃以上。发热可持续 1 周左右。其可能与肺梗死、肺出血、血管炎、肺不张或感染有关。

(5)晕厥、休克和猝死:PE 时由于心排血量突然下降造成的短暂性脑缺血发作,可出现晕厥。PE 所致休克类型属心外梗阻性,大块栓子阻塞肺血管床,加之强烈的肺血管痉挛引起心排血量急剧下降,血压下降,患者常大汗淋漓、焦虑,严重者出现猝死。其发生率约为 10%,此类患者检查时常可见肘静脉压力明显升高,但无心源性休克的体位、啰音等体征,故在临床上可借此与其他类型的休克相鉴别。

(6)其他临床表现:发绀与缺氧、低血压和体循环淤血有关。咳嗽多为干咳,或有少量白痰,也可伴有喘息。恐惧可能与胸痛或低氧血症有关。

2. 体征

查体时可发现患者呼吸频率增加、心率增快,听诊可闻及呼吸频快、胸膜摩擦音、湿啰音或哮鸣音、呼吸减弱(多为胸腔积液、肺不张等所致),可出现肺动脉区第二心音亢进或主动脉和肺动脉区第二心音增宽,但在吸气相减弱。如为大块 PE,可产生急性右心室功能不全,伴颈静脉怒张,右心室抬举性搏动,室性前期(S4)或舒张初期(S3)奔马律,有时伴有低血压和周围血管收缩。

四、辅助检查

1. D-二聚体检测

D-二聚体是纤维蛋白的降解产物。当发生 VTE 时,D-二聚体水平升高,其灵敏度达 96.8%。但是 D-二聚体升高并非 VTE 特异的,诸多病理情况可导致 D-二聚体升高,如弥散性血管内凝血、恶性肿瘤、大手术后、感染、创伤等,D-二聚体诊断 VTE 的特异度仅 35.2%。对于验前概率为低、中度的患者,D-二聚体正常则不必进行其他检查,可以排除急性 VTE。

2. 静脉加压超声

静脉加压超声(compression ultrasonography,CUS)是一种常用的、非常经济、无创的检查方法,可以作为检查 DVT 的首选且安全有效的方法,可直接探及病变部位静脉直径及腔内情况,可了解血栓的大小及其所在部位,即静脉壁情况、彩色血流信号情况。通过局部加压,可以了解管腔被压扁的情况,进一步证实血栓的部位及大小。CUS 对症状性深静脉血栓的诊断灵敏度为 90%~100%,特异度达到 95%~100%。

3. CT 血管造影

通过增强 CT 及其三维重建技术,可以了解下肢静脉、下腔静脉及肺动脉的管腔情况,明确诊断 VTE 的部位。CT 血管造影(CT angiography)与静脉造影相比,方便、快捷、创伤小,诊断符合率高,目前已被临床作为诊断 VTE 的重要方法。CT 肺动脉造影(CTPA),还可以明确患者是否有 PE 以外的其他疾病存在。

4. 静脉造影

静脉造影被认为是诊断 DVT 的"金标准"。通过从足部静脉注入造影剂,止血带限制浅静脉显影,以充分显示深静脉系统。在静脉充分显影的本底基础上出现充盈缺损视为阳性结果。同样,可以通过导管到达肺动脉主干或超选入肺动脉各分支,注入造影剂显示肺动脉情况。但造影是有创检查,临床应用受到一定限制。

5. 肺通气/灌注扫描

肺通气/灌注扫描由于具有高度的敏感性,曾经在 PE 诊断过程中起关键作用。但近年来其价值已逐渐被 CTPA 所替代,尤其是螺旋 CT 肺动脉造影。CTPA 与肺通气/灌注扫描相比具有以下特点:可以快速实施;很少需要再进行其他影像检查;排除 PE 的患者可以提供其他正确诊断;大多数医院都可进行检查;更易安排急诊检查。肺通气/灌注扫描仅用于无法进行 CTPA 检查或存在肾功能不全及对造影剂有不良反应的患者。多排 CT(MSCT)的出现使亚段 PE 的诊断率进一步提高,16 排 CT 对肺段及段下 PE 的灵敏度分别达到了 94% 及 88%。

五、诊断及鉴别诊断

(一)诊断

目前公认的下肢 DVT 危险因素分为遗传因素和环境因素两部分,环境因素包括年龄 >40 岁、长期卧床、肿瘤、胸腹盆腔下肢或骨科手术、肥胖、静脉曲张、心力衰竭、心肌梗死或脑卒中、糖尿病、骨折、炎性肠病、肾病综合征、长期留置中心静脉导管、口服避孕药等。诊断深静脉血栓,首先要根据患者的症状、体征和可能的危险因素将患者分为低危、中危和高危人群,分级有助于有效诊断 DVT。验前概率的评估有利于医师从总体上把握患者患病的可能性,并且有利于选择合适的检查手段及对检查结果做出合理的解读。通过量化指标进行验前概率评估有利于减少经验性错误,提高诊断效率。

诊断 VTE,需要结合患者的症状、体征和可能的危险因素(Wells 评分),以及辅助检查的结果,不难得出结论。

（二）鉴别诊断

1. 急性下肢深静脉血栓的鉴别

（1）急性肢体动脉栓塞：急性肢体动脉栓塞时，主要表现为肢体远端皮温厥冷、剧痛、麻木、自主运动及皮肤感觉丧失，一般肢体无肿胀。肢体远端的动脉搏动消失。病因常为心房颤动后心脏内附壁血栓脱落。

（2）急性下肢弥散性淋巴管炎（丹毒）：以下肢多见。发病急，一般表现为肢体（以小腿为主）红、肿、热、痛，常伴有寒战、高热。无相关的浅静脉曲张表现。血常规提示白细胞计数显著升高。

（3）慢性淋巴水肿：常见于恶性肿瘤的淋巴清扫术后，如妇科恶性肿瘤、结直肠癌、乳腺癌等。为非凹陷性水肿，张力一般不高。肢体的淋巴放射性核素显像可以明确诊断。

（4）其他原因导致的肢体水肿。

① 心力衰竭：可以同时出现对称性的肢体可凹性水肿或合并颜面部水肿。如为左心衰竭，可合并出现肺水肿。

② 肾病综合征：由于大量的蛋白经肾丢失，导致肢体出现低蛋白性的可凹性水肿。检测尿液可发现大量的尿蛋白。

③ 甲状腺功能减低症：可出现下肢尤其是踝部的非凹陷性水肿。检测甲状腺功能可提示甲状腺功能减退。

（5）外伤导致的肌肉损伤、血肿形成：有明确的外伤史，痛点比较固定。部分患者可出现皮下瘀斑。

2. 关于 PE 的鉴别诊断

（1）急性冠状动脉综合征：以左侧胸前区疼痛多见，发作时心电图多为异常，检测心肌酶谱可见肌钙蛋白 I（cTnI）升高，部分患者休息后或应用硝酸甘油类药物后可缓解。

（2）肺部感染：可有呼吸困难、发热、咳嗽、咳痰，甚至胸痛等症状，肺部查体可依感染轻重情况，听诊可闻及啰音，部分患者肺部叩诊为浊音，胸部 X 线或肺部 CT 可有提示。特殊感染，如肺结核，可伴咯血表现。

（3）肺部肿瘤：可出现咳嗽、咯血、胸痛等表现。肺部 CT、纤维支气管镜可明确。

（4）肺水肿：常继发于左心衰竭。肺部听诊可闻及啰音，尤以双侧下肺为著。

（5）哮喘：可出现呼吸困难、低氧血症，肺部听诊可闻及哮鸣音。

六、治疗

VTE 患者主要的治疗目的是预防致死性 PE、防止复发性 VTE 及防止血栓后综合征。治疗手段主要包括抗凝治疗、溶栓治疗、取栓/血栓抽吸治疗和放置腔静脉滤器。

（一）抗凝治疗

1. 抗凝治疗指征和常用抗凝药

抗凝治疗是 VTE 的主要治疗措施，可以有效防止血栓再形成和复发。对于确诊的急性 VTE 患者，以及临床高度疑似 VTE 的患者，建议除禁忌证外，即刻开始抗凝治疗。常用的抗凝药包括普通肝素、低分子肝素、华法林和各类新型口服抗凝药（novel oral anticoagulant，NOAc，如利伐沙班、达比加群酯等）。初始抗凝治疗可以采用静脉注射普通肝素、皮下注射普通肝素、皮下注射低分子肝素、皮下注射磺达肝癸钠或服用 NOAc 等。各种常用抗凝药剂量及使用方法如下。

（1）静脉注射普通肝素：普通肝素通过与抗凝血酶Ⅲ（antithrombin Ⅲ，AT Ⅲ）结合，激活 AT Ⅲ，从而抑制凝血酶与活化的 X 因子（activated factor X，Xa）。用法为先静脉推注负荷剂量（80 U/kg），然后序贯持续静脉泵入[18 U/（kg·h）]。肝素过量时可以用鱼精蛋白抵抗。

① 肝素应用与部分凝血活酶时间监测：相同剂量的肝素在不同的患者中抗凝效果是不同的，因此应

用肝素时,必须要求监测其疗效,临床主要根据部分凝血活酶时间(activated partial thromboplastin time,APTT)调整肝素用量,要求 APTT 达到并维持于正常值上限的 1.5~2.5 倍。APTT 的监测频率为自开始给予肝素后 4~6 小时监测,以及每次调整肝素剂量后的 4~6 小时。当 APTT 达标并稳定后,可每天监测 1 次 APTT。APTT 在初始 24 小时内达到治疗标准,则 VTE 复发率仅 4%~6%,远远低于初始 24 小时不达标的患者(VTE 复发率为 23.3%)。根据体重设计的肝素抗凝用药剂量比常规的标准计量更容易让 APTT 在 24 小时内尽快达到治疗目标。

② 肝素诱导的血小板减少症:肝素抗凝的主要并发症包括出血、肝素诱导的血小板减少症(heparin-induced thrombocytopenia,HIT)和长期应用导致的骨质疏松等。出血风险将在下文中提及。HIT 通常发生在肝素开始后的 5~10 天,很少在肝素治疗后 2 周出现。1%~2% 接受肝素治疗的患者会出现血小板计数低于正常范围或计数虽然正常,但数值较基础水平下降超过 50%。严重的 HIT 会诱发动脉血栓或 DVT。持续使用肝素的患者,应在开始应用肝素的 3~5 天、7~10 天及 14 天监测血小板计数。HIT 诊断一旦明确,则必须停止应用各种类型的肝素。如果患者需要继续抗凝治疗,可以选取替代抗凝治疗措施,如达那肝素、水蛭素或凝血酶抑制药阿加曲班等。患者血小板计数一般在停药后 10 天内逐渐恢复。

(2)皮下注射普通肝素:普通肝素还可以采取皮下给药的方式。剂量约为 250 U/kg,每天 2 次,注射 6 小时后监测 APTT 并根据 APTT 调整肝素用量,APTT 需要达到正常值上限的 1.5 倍。初始 24 小时内 APTT 达治疗标准,有助于减少 VTE 复发。

(3)皮下注射低分子肝素:低分子肝素与普通肝素相比,生物利用度更高(皮下注射的生物利用度 > 90%),半衰期更长,发生 HIT 的概率低。疗效与静脉用普通肝素等同。皮下注射低分子肝素,推荐剂量为 100 U/kg,每天 2 次。合并严重肾功能不全的患者,尤其是肌酐清除率 < 30 mL/min 者需慎用,如必须应用,应减量并监测血浆抗 Xa 因子活性。

(4)皮下注射磺达肝癸钠:人工合成的、活化因子 X 选择性抑制药。其抗栓作用是通过 AT Ⅲ 介导的对 Xa 选择性抑制的结果。推荐剂量为每天 1 次皮下注射 2.5 mg。

(5)服用 NOAc:以利伐沙班为例,VTE 急性期,推荐剂量为 15 mg,每天 2 次,应用 3 周后改为 20 mg/d。肝、肾功能不佳者,需酌情减量。

(6)口服华法林:华法林是最常使用的长期口服抗凝药。华法林起效往往较慢,因此须与肝素重叠应用进行桥联抗凝。急性 VTE 患者建议普通肝素或低分子肝素抗凝当天即开始同时口服华法林,普通肝素或低分子肝素需要与华法林重叠 5 天以上,当连续 24 小时国际标准化比值(international normalized ratio,INR)超过 2.0 时,可停用低分子肝素。后续华法林的剂量需要根据 INR 监测值确定,INR 目标值 2.0~3.0,高龄患者(>65 岁)INR 控制在 1.8~2.5 也是可以接受的。华法林过量时,如果合并出血,需立即停用华法林,必要时可补充维生素 K,补充冷冻血浆和凝血酶等。如果 INR 明显升高,但不合并出血,可暂停华法林,随后将华法林减量。

抗凝治疗的出血风险,除了与 APTT 和 INR 值相关以外,更重要的是与患者潜在的出血风险有关,临床中尤其应该注意并认识到这些潜在的出血风险,这些出血风险也是抗凝治疗的相对或绝对禁忌证。出血风险包括:年龄超过 65 岁;大手术后 2 周以内的患者;3 个月以内发生脑血管事件(脑梗死、短暂性脑缺血发作、脑出血);合并出血倾向;肝衰竭,尤其是合并凝血功能障碍的患者;10 天以内消化道出血病史,合并消化道溃疡、消化道恶性肿瘤等;3 个月以内有神经系统(颅内、脊髓)手术病史;3 个月以内发生颅内创伤性疾病;10 天以内心肺复苏病史;10 天以内的重大非血管手术或创伤病史;未获良好控制的高血压患者,其中收缩压 ≥180 mmHg,舒张压 ≥110 mmHg;颅内肿瘤;近期眼外科手术史。

(二)溶栓治疗

1. 急性 DVT 溶栓治疗

对于急性近段性 DVT,症状不超过 14 天,一般身体状况良好,预计出血风险小的患者,可考虑溶栓治疗。溶栓可迅速开通静脉血管,缓解急性期症状,减少血栓后综合征的发生。急性 DVT 的溶栓用药方法

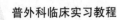

不推荐全身静脉溶栓，而建议导管溶栓（catheter directed thrombolysis，CDT）。如果有条件的话，CDT 应与其他机械性溶栓方法（如血栓破碎、抽吸）等结合。CDT 后对于残存的静脉病变，可采用球囊扩张和支架的方式作为辅助处理措施。CDT 后仍应积极给予抗凝治疗，抗凝治疗措施与未溶栓患者相同。

2. 急性 PE 的溶栓治疗

与原来将 PE 分为"大面积 PE""次大面积 PE""非大面积 PE"不同，2008 年，欧洲心脏病学会（European Society of Cardiology，ESC）急性 PE 诊疗指南明确提出对于急性 PE 患者按照死亡风险进行分级：高危为存在低血压或心源性休克，其 PE 相关的死亡风险 >15%；中危为不伴有低血压或心源性休克，但是有右心室功能不全表现（心脏彩色超声提示右心室功能不全或胸部 CT 提示右心室增大）或合并心肌损伤（心脏肌钙蛋白升高，提示右心室微梗死），其 PE 相关的死亡风险为 3%~15%；低危为 PE 相关死亡风险 <1%。高危的 PE 患者，除非存在较大的出血风险，建议立即进行溶栓治疗，这一点已获大家共识。但是中危患者是否需要溶栓治疗，目前尚存在争议。部分学者认为，中危的 PE 患者，如果经过评估出血风险较低，可以考虑溶栓治疗。笔者也赞同此观点，因为溶栓与单独抗凝治疗相比，能加速肺动脉内血栓的溶解，迅速开通闭塞的肺动脉血管，降低肺动脉压力，促进受损的右心室功能恢复，改善患者的临床结局，提高患者生活质量。如果溶栓前充分评估出血风险，排除出血风险较高的患者，溶栓的安全性从某种程度而言，是与单独抗凝可比拟的，这也就是为什么一些随机对照研究中溶栓与单独抗凝相比并不增加出血风险的原因。

3. 常用的溶栓药物

目前国内两种常用的溶栓药物为尿激酶和重组型人组织纤溶酶原激活剂（recombinant human tissue-type plasminogen activator，rt-PA）。

（1）尿激酶：尿激酶可直接作用于内源性纤维蛋白溶解系统，催化裂解纤溶酶原成纤溶酶，后者不仅能降解纤维蛋白凝块，亦能降解血液循环中的纤维蛋白原，凝血因子 V 和凝血因子Ⅷ等，从而发挥溶栓作用。尿激酶首次负荷量约为 25 万 U，之后尿激酶的实际用量需根据血栓负荷量、患者纤维蛋白原水平、血栓溶解情况来确定。溶栓期间，需严格监控 APTT 和纤维蛋白原，当纤维蛋白原下降至 1.5 g/L 时，谨慎溶栓，而纤维蛋白原低于 1.0 g/L 则停止溶栓。

（2）rt-PA：rt-PA 与纤维蛋白结合后被激活，可诱导纤溶酶原转化为纤溶酶，导致纤维蛋白降解，血栓溶解。给药方式：短程给药（如 2 小时灌注）比长程给药（如 24 小时持续灌注）疗效确切且出血风险小；经肺动脉置入导管直接给药与经外周静脉给药相比，不会加速溶栓过程、缩短溶栓时间，但会增加插管部位的出血。因此，rt-PA 用于 PE 的治疗，建议 2 小时内给予 100 mg，具体方式为：10 mg 在 1~2 分钟内静脉推注，剩余 90 mg 在 2 小时内静脉滴注。体重 65 kg 以下患者，给药剂量不超过 1.5 mg/kg。

4. 溶栓注意事项

溶栓治疗的同时，应给予静脉肝素抗凝，将 APTT 值调整控制于正常值的 1.5~2.5 倍。溶栓过程中要注意监测患者症状和体征变化，监测纤维蛋白原变化情况，还需要根据溶栓情况复查静脉造影，了解溶栓进展，确定下一步溶栓计划。当纤维蛋白原低于 1.0 g/dL 时应谨慎溶栓，当纤维蛋白原低于 0.5 g/dL 时应停止溶栓。出血是溶栓常见并发症，如发生导管周围渗血，可采取局部加压包扎的方式，如出血血红蛋白下降明显，或出现活跃性出血、消化道出血、脑出血等，须尽快停止溶栓。

（三）急性 DVT 取栓治疗

下肢深静脉血栓取栓适应证包括：股青肿、股白肿或其他症状严重的急性髂股静脉血栓，症状不超过 7 天，一般身体状况良好。取栓禁忌证包括：病史过长或周围型血栓患者，既往有陈旧性血栓病史，一般情况较差无法耐受手术，患肢合并感染，合并凝血功能障碍或恶性肿瘤等。取栓手术目的主要是迅速开通静脉血管，缓解急性期症状，减少血栓后综合征的发生。取栓后仍应积极给予抗凝治疗，其抗凝治疗措施与非导管溶栓患者相同。

（四）急性 DVT 的血栓抽吸治疗

对于急性期的 DVT,目前尚可应用血栓抽吸导管(如 AngioJet)进行血栓抽吸治疗。主要针对中心型 DVT,采取腘静脉穿刺入路,将导丝自血栓内向近端穿行,达到血栓的近心端以近。再沿导丝置入抽吸导管,对于 AngioJet 导管,先自导管喷入溶栓药物,等待 20 分钟以后,再以导管自远心端向近心端进行逐段血栓抽吸。

（五）腔静脉滤器

急性 DVT 患者不建议常规放置腔静脉滤器。但是,如果患者存在抗凝禁忌,或者为严格抗凝基础上的复发血栓或 PE,建议放置腔静脉滤器。已经放置腔静脉滤器的患者,一旦出血风险消除,建议继续抗凝治疗。

颅外颈动脉闭塞性疾病

一、流行病学

颅外颈动脉闭塞性疾病指可引起脑卒中的颈总动脉和颈内动脉狭窄和闭塞,其发病率约为 2.5%。在 60～79 岁年龄段,10.5% 的男性及 5.5% 的女性通过超声检查可发现颈动脉狭窄。年龄在 50 岁以上的健康人群中,约 6.4% 的人颈动脉狭窄 >50%,0.4% 的人颈动脉狭窄 >80%。研究显示,发生短暂性脑缺血发作或者脑卒中的风险与颈动脉狭窄程度呈正相关。而在颈动脉狭窄程度 >70% 的无症状患者中,5 年短暂性脑缺血发作发生率约为 11%,严重脑卒中发生率约为 5.3%。

二、解剖学

左颈总动脉起自主动脉弓,右颈总动脉起自头臂干,经胸锁关节后方,沿食管、气管和喉外侧上行,平甲状软骨上缘分颈内、外动脉。颈内动脉平甲状软骨上缘自颈总动脉分出,垂直上行穿颈动脉管入颅,在颈部无分支;颈外动脉自颈总动脉分出,初位于颈内动脉前内侧,经其前方转至外侧,向上穿腮腺至下颌颈处分为颞浅动脉和上颌动脉。颈外动脉自下而上依次分出:甲状腺上动脉、舌动脉、面动脉、枕动脉、耳后动脉、咽升动脉,穿腮腺至下颌颈处,分为颞浅动脉和上颌动脉 2 终支。

三、病因与病理

（一）病因学

1. 动脉粥样硬化斑块

动脉粥样硬化斑块是颈动脉狭窄形成最常见的原因。吸烟是动脉粥样硬化的重要危险因素,尤其是较年轻的患者。吸烟也会使脑卒中的发生率增加。高血压、高脂血症、糖尿病、血液高凝状态同样可以促使动脉粥样硬化斑块的形成。

2. 慢性炎性动脉狭窄

慢性炎性动脉狭窄包括放射性动脉炎、巨细胞动脉炎、大动脉炎等可以导致颈动脉中膜增厚,引起动脉进展性狭窄。

3. 肌纤维发育不良

肌纤维发育不良的发病机制尚不明确,可能与缺血、女性激素、抗胰蛋白酶缺乏、组织缺氧、免疫、感染等因素相关。

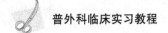

（二）病理学

1. 动脉粥样硬化斑块

动脉粥样硬化斑块由良性的脂纹病变进展成纤维斑块。脂质在动脉壁持续浸润导致巨噬细胞积聚、生长因子生成，同时引起炎症反应和斑块增大。蛋白溶解酶释放引起巨噬细胞溶解，伴随脂质进一步浸润。在脂质聚集部位，坏死碎片、进行性慢性炎症和钙化最终导致复合斑块形成。动脉壁炎症、愈合反复循环造成动脉壁斑块和新生血管形成。斑块内出血可以导致斑块突然膨胀而形成动脉狭窄或闭塞，或者斑块破裂造成急性动脉栓塞事件发生。

2. 多发性大动脉炎

多发性大动脉炎病变累及血管壁三层组织，急性病变血管壁中膜平滑肌和弹力纤维及外膜呈重度纤维组织增生，慢性病变下可见内膜增生、中膜弹力纤维降解及外膜的纤维化。恶性肿瘤放疗时可能会导致病灶附近的大血管炎症，使得内皮损伤、内膜增厚和平滑肌纤维化；巨细胞动脉炎累及病变内的炎性浸润细胞由 T 细胞和巨噬细胞组成，炎症反应造成内膜细胞的肥大增生。

四、临床表现

（一）临床症状

1. 短暂性脑缺血发作

局灶性缺血引起的局部神经症状或功能丧失，可在 24 小时以内完全消退。如短暂的偏瘫，一过性的肢体感觉和运动功能障碍、黑蒙或失语等。

2. 可逆性缺血神经功能障碍

脑缺血神经功能障碍持续 1 天以上，但在 1 周内完全恢复。

3. 缺血性脑卒中

遗留不能完全消退症状和体征的缺血性神经功能障碍。

（二）体征

可在颈部患侧闻及颈动脉杂音，颈动脉搏动减弱提示颈动脉近端病变。

五、辅助检查

（一）数字减影血管造影

数字减影血管造影是诊断颈动脉狭窄的"金标准"，可显示病变形态，准确测量内径、狭窄程度、侧支循环，尤其在有颈内动脉严重病变或颈部上段颈内动脉迂曲严重的患者中有很大优势。但数字减影血管造影是有创性检查，并发症包括血管造影性脑卒中、栓塞、血管损伤、肾功能损害等。

（二）彩色多普勒超声

彩色多普勒超声检查是无创检测手段，具有安全、有效、简便、经济等特点，可对颈动脉进行形态学和血流动力学的观察，并对斑块的形态学性质进行判断；同时对于术后是否有局部血栓、人工补片后期感染的提示有一定作用，在早期发现补片"褶皱"提示感染可能，并可开始预防性使用抗生素。但该检查对操作人员技术要求较高。

（三）磁共振血管成像

磁共振血管成像已广泛用于颈动脉的检查，不仅可以测定颈动脉的狭窄程度，还可以进行颅内动脉成像，了解颅内血管和脑实质的病变，但容易夸大狭窄度，对斑块内钙化显示不佳，血管闭塞有时会漏诊，体内有金属者禁忌。

（四）计算机体层血管成像

颅外颈动脉适宜该检查,可通过表面遮蔽显示方法、最大密度投影法显示颈动脉管腔形态和三维立体图像。

六、诊断及鉴别诊断

（一）诊断

根据突然发作的脑神经功能障碍表现,如一过性黑蒙、肢体感觉和功能障碍、复视、眩晕、晕厥等,症状可反复发作,老龄,以及有动脉硬化病史的患者,需考虑颈动脉硬化性病变。诊断主要依靠影像学检查。

（二）鉴别诊断

1. 癫痫

癫痫发作常有意识障碍,短暂性脑缺血发作一般没有。局限性癫痫发作常为刺激症状,如抽搐、发麻等,有时可查到脑部器质性病灶。

2. 心脏病

心律失常、主动脉瓣狭窄、心肌梗死伴血压过低,可表现为晕厥等全脑缺血症状。

3. 梅尼埃病

患者常有晕厥、耳鸣、呕吐。除眼球震颤、共济失调外,较少有其他神经功能障碍。

4. 其他

需要鉴别的疾病有偏头痛、颅内占位病变等。

（三）治疗

治疗包括一般治疗、药物治疗、外科手术治疗和血管腔内治疗。

1. 一般治疗

一般治疗包括危险因素的控制,如控制高血压、高脂血症、高血糖,戒烟,血液高凝状态的干预等。

2. 药物治疗

药物治疗主要是抗血小板、抗凝药。抗血小板药物有阿司匹林、氯吡格雷等,抗凝药目前较少应用于颈动脉闭塞性疾病来预防脑缺血。

3. 外科手术治疗

外科手术治疗的目的是预防脑卒中,预防和减少短暂性脑缺血的发作,改善脑血液供应。手术方式是颈动脉内膜剥脱术,颈动脉旁路移植术较少用。国内外临床随机对照试验证实颈动脉内膜剥脱术可有效预防脑卒中的发生。对于伴有神经症状的颈动脉狭窄70%~90%的患者及无神经症状且颈动脉狭窄60%~99%的患者,颈动脉内膜剥脱术预防脑卒中的效果优于内科治疗。

颈动脉内膜剥脱术的绝对指征包括:6个月内1次或多次短暂性脑缺血发作,表现为24小时内明显的局灶性神经功能障碍或一过性黑蒙,颈动脉狭窄≥50%;6个月内1次或多次轻度非致残性脑卒中,症状和体征持续超过24小时,颈动脉狭窄≥50%。

相对指征包括:无症状性颈动脉狭窄≥70%;有症状或无症状性颈动脉狭窄<70%,但血管造影或其他检查提示狭窄病变处于不稳定状态,如狭窄表面不光整、溃疡或有血栓形成;有症状性颈动脉内膜剥脱术后再狭窄伴有症状者。双侧病变间隔2周以上,以狭窄重或有症状一侧优先。颈动脉完全闭塞、脑卒中后遗症等情况下不宜手术。

颈动脉内膜剥脱术可在颈丛麻醉和全身麻醉下进行,可根据颈动脉阻断试验、颈动脉反流压的测定、脑电图的改变等选择是否应用颈动脉转流。如颈内动脉直径<4 mm,动脉内膜切除长度>3 cm,严重的动脉扭曲成角需考虑补片成形术。

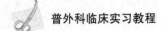

4. 血管腔内治疗

颈动脉支架术主要适用于高危患者，对于有症状且颈动脉狭窄≥50%，无症状且颈动脉狭窄≥70%者可考虑颈动脉支架术。颈动脉支架可使用脑保护装置减少脑栓塞的发生。

颈动脉支架术主要适应证：近颈总动脉近段或颈内动脉远端（分叉部位上方≥3 cm），高分叉（C2以上），颈粗短，对侧颈动脉闭塞，颈动脉内膜剥脱术解剖学高危患者；合并有严重的冠心病，有严重心肺疾病，麻醉和手术有禁忌；颈部放疗术后或颈部泛清扫术后，颈动脉内膜剥脱术后再狭窄者。

颈动脉支架术的禁忌证：主动脉弓或弓上动脉严重迂曲和动脉硬化；病变处或病变以远有血栓，病变处和周围严重钙化；颈动脉严重迂曲和成角；最近2周有脑卒中史；抗血小板治疗禁忌者。

七、并发症

（一）颈动脉内膜剥脱术的并发症

1. 心脏事件

颈动脉内膜切除术后发生围术期死亡的病例中，心肌梗死占全部死因的25%~50%。此外，与脑卒中或其他病因相比，术后远期死亡与心肌梗死关系更为密切。这些结果都体现了动脉粥样硬化是全身系统病变的性质，以及在颈动脉严重狭窄的患者中，冠状动脉病变的发生率相应升高。

2. 围术期脑卒中

围术期脑卒中包括缺血性和出血性脑卒中，主要原因有术中阻断时间较长，术中斑块碎屑脱落、术后血栓形成等，出血性脑卒中、脑缺血再灌注损伤和持续的高血压状态有关，预防措施如尽量缩短阻断时间、术中注意精细操作、注意血压等的变化。

3. 脑过度灌注及脑过度灌注综合征

该并发症发生在术后5~7天，多数患者表现为术侧偏头痛，严重者可出现视网膜水肿、恶心、呕吐，甚至出现脑出血、脑疝。发生率为1%~2%，与颈动脉狭窄程度及对侧颈动脉病变情况有关。术后控制血压平稳是降低脑过度灌注的最主要手段，如患者出现过度灌注的症状，可给予甘油果糖、甘露醇等脱水、降低颅内压的药物缓解。

4. 颈部神经损伤

舌下神经和迷走神经等容易损伤，面神经、交感神经也可受损，舌咽神经、副神经及皮肤感觉神经少数情况下也可损伤，术中操作应轻柔，避免损伤。

5. 切口血肿

常见的原因是止血不彻底、术中或术后抗凝药的使用。术中完善的止血、凝血指标的监测和切口引流可预防血肿的发生。

6. 颈动脉再狭窄

主要原因是内膜增生，目前尚无预防的有效方法。术后应定期随访监测。

7. 血流动力学不稳定

如果颈动脉内膜切除术后血压低，通常发生在术后2小时内，一般与心动过缓有关，最可能的原因是压力感受器功能障碍。大量证据表明，颈动脉分叉处部位固定的动脉粥样硬化斑块对脉搏压力有慢性缓冲的作用，手术去除后其敏感性会增加。

（二）颈动脉支架术的并发症

颈动脉支架术的并发症主要有远端栓塞、短暂的心率下降及低血压、持续的低血压、造影剂脑病、颈动脉痉挛、颈动脉夹层、脑过度灌注综合征、颈动脉穿孔破裂、支架内血栓形成、脑出血、脑栓塞。远期并发症主要是支架再狭窄。预防措施主要是术中操作需精细，尽量避免损伤血管，术中注意血压等的监测，选用合适直径和长度的支架，应用脑保护装置等。

八、预后

在有症状的患者中,围术期30天死亡率为1.1%,致残率为0.9%,非致残性脑卒中发生率为4.5%。在无症状且颈动脉狭窄>60%的患者中,围术期死亡率为0.1%,而急性脑卒中发生率为1.3%。在一组实施过颈动脉内膜切除术的13 622例患者中,联合脑卒中的死亡率仅为3.4%。在另一项研究中,患者在颈动脉支架术后,发生再狭窄有关同侧脑卒中的发病率仅为0~2%。但相关研究组的患者情况可能存在差异。

 肠系膜血管缺血性疾病

一、流行病学

肠系膜血管缺血性疾病可分为急性缺血和慢性缺血,急性缺血根据发病原因可分为急性肠系膜动脉栓塞、肠系膜动脉血栓形成、孤立性肠系膜上动脉夹层、肠系膜静脉或门静脉血栓形成。慢性缺血多是由于动脉粥样硬化引起的肠系膜上动脉开口狭窄或闭塞。

急性肠系膜血管缺血性疾病是一种非常凶险的腹部急症,临床以症状、体征分离的绞窄性肠梗阻为主要特征,其病理生理的终点为肠坏死,预后极差,死亡率可达60%~80%。诊断不明和治疗延误仍然是急性肠系膜缺血性疾病高死亡率的主要原因。本病男性多于女性,40~60岁多发。多数患者有形成动脉栓子的心脏病史,如心肌梗死后形成心肌室壁瘤、房性心律失常、风湿性瓣膜疾病、主动脉粥样硬化等病史。1/3以上的患者伴有肢体或脑血管栓塞史。

二、解剖学

肠系膜上动脉约在第1腰椎高度起自腹主动脉前壁,在脾静脉和胰头的后方下行,跨过胰腺钩突的前方,在胰腺下缘和十二指肠水平部之间进入小肠系膜根部,斜行向右下,至右髂窝处其末端与回结肠动脉的回肠支吻合。肠系膜上动脉的主干呈向左侧稍凸的弓状,从弓的凸侧依次发出胰十二指肠动脉和十余支空、回肠动脉,从弓的凹侧依次发出中结肠动脉、右结肠动脉和回结肠动脉。

门静脉系统由位于肠系膜上动脉右侧的肠系膜上静脉和脾静脉汇合而成,在功能和结构上具有以下特点:门静脉是肝的功能血管,收集了消化道、脾、胰、胆囊的血液,携带丰富的营养物质输送入肝,除作为肝本身的代谢能源外,还合成新的物质,供给全身组织的需要。其起止端均为毛细血管,起始于胃、肠、胰、脾的毛细血管网,终端为肝血窦状隙。门静脉主干及较大的属支均无瓣膜结构。门静脉与腔静脉之间存在较多的交通支,在门静脉高压时,为了使淤滞在门静脉系统的血液回流,这些交通支大量开放,建立侧支循环,其主要侧支循环有:食管下段与胃底静脉曲张;脐静脉的重新开放;门静脉系的痔静脉与腔静脉系中、下痔静脉吻合,形成痔核。

三、病因与病理

(一)病因学

急性肠系膜血管缺血性疾病的最终结果均为肠道缺血坏死,但发病原因却不尽相同。

肠系膜上动脉栓塞的栓子主要来源于心脏,如心肌梗死后的室壁瘤内的血栓,亚急性细菌性心内膜炎的瓣膜赘生物,风湿性心脏瓣膜病变处的赘生物和左心耳、左心房附壁血栓的脱落及人工瓣膜置换术后形成的血栓脱落等,也有来源于胸主动脉瘤内附壁血栓的脱落。还有少数患者的栓子来源于心室黏液

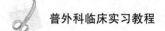

瘤等瘤栓的脱落。

急性肠系膜上动脉血栓形成往往是在肠系膜上动脉本身存在动脉硬化狭窄的基础上形成血栓或肠系膜上动脉斑块破裂造成的急性血栓形成。

孤立性肠系膜上动脉夹层的发病原因还不十分明确,好发于45~55岁中年男性,其缺血原因是肠系膜上动脉夹层导致真腔变小,肠系膜上动脉的血供不足。

肠系膜静脉血栓形成所引起的肠缺血是一种继发性肠缺血,其形成原因是肠系膜静脉血栓形成,导致肠道回流受阻,肠壁和肠系膜组织水肿,继而出现动脉血供的不足。

慢性肠缺血往往是由于动脉硬化斑块导致肠系膜上动脉的管腔变窄或闭塞。

（二）病理生理学

急性肠缺血性疾病在出现肠系膜上动脉供血不足的区域发生肠管缺血,早期可为功能亢进表现,引起肠蠕动加快或逆向蠕动,后期迅速出现肠麻痹、缺血坏死。肠道黏膜屏障破坏、消失,随之出现菌群移位并进入血液而出现菌血症的表现。胃肠道内大量渗出,加之肠道菌群产生的毒素吸收,可迅速出现感染脓毒症休克。如肠缺血较重而发展为肠坏死,会导致腹膜炎。肠道处于相对高温的腹腔环境中,耐受缺血的能力差,肠系膜上动脉主干发生闭塞时常在数小时内迅速发展为大面积肠坏死。轻度肠缺血恢复后或肠缺血范围较小,坏死肠管范围不大,也可能不出现腹膜炎表现或感染脓毒症休克,仅在部分肠壁出现坏死,随后瘢痕愈合,可反复出现不全肠梗阻,坏死段肠管蠕动消失,在坏死段肠管近端出现肠管扩张。

四、临床表现

（一）急性肠系膜动脉缺血

急性肠系膜动脉缺血发病急骤,突发剧烈腹痛,腹痛持续不缓解,往往伴有频繁呕吐、腹泻等强烈的消化道排空症状,肠鸣音亢进。初期时腹痛症状和体征不相符,腹痛剧烈而腹部体征轻微,腹软,全腹压痛但早期多无反跳痛、肌紧张体征。当患者出现呕吐血性水样物或排出暗红色血便时,腹痛症状反而减轻,但出现腹部反跳痛、腹肌紧张等腹膜刺激征象,肠鸣音减弱直至消失。叩诊检查有移动性浊音时,腹腔穿刺可抽出血性渗出液,此时提示肠管已发生坏死。病情往往进展迅速,随病程进展,患者可在8~24小时出现腹胀、脉无力、唇及指端发绀、皮肤湿冷等周围循环衰竭的征象。由于肠道菌群移位且缺血坏死破坏肠道的屏障作用,患者很快出现感染脓毒症休克表现。

（二）慢性肠系膜动脉缺血

慢性肠系膜动脉缺血主要表现为肠道间歇性症状,静息状态下多无腹痛症状,进食半小时后出现腹痛症状,呈间断性,腹痛症状与进食多少呈明显相关性。一些患者会因为惧怕进食而出现进食量下降、体重下降、消瘦的临床表现。部分患者会因肠道蠕动过快及消化吸收功能下降,出现脂肪泄及直接排出未消化的食物。慢性肠系膜动脉缺血往往无明确体征,一部分患者可于剑突下听诊到收缩期杂音。部分患者可在慢性肠缺血基础上发生急性肠系膜动脉血栓形成,此时临床表现与急性肠缺血相似,但症状相对较轻。

五、辅助检查

（一）实验室检查

白细胞计数可见明显升高,多在$(20\sim30)\times10^9$/L,并可有血液浓缩和代谢性酸中毒的表现。血清酶学检查可见血清乳酸脱氢酶、肌酸激酶升高。实验室检查结果对肠系膜上动脉栓塞诊断无特异性,但能反映病情的危重程度,有助于提出疑似诊断和排除诊断。

（二）腹部X线检查

腹部X线检查难以明确有肠缺血的现象,早期无特殊表现,只用于排除其他疾病,可见大小肠均有轻度或中度扩张充气,晚期由于肠腔和腹腔内大量积液,腹部普遍密度增高,也可见到气液平面。

（三）多普勒彩色超声

多普勒彩色超声检查可根据血流方向及速度,判断有无栓塞及栓塞的部位,但已发生绞窄性肠梗阻时,肠管扩张积气,超声很难清楚看到位于后腹膜的血管,可干扰诊断正确性。

（四）CT

普通 CT 检查对急性肠系膜上动脉栓塞诊断无特异性。CT 血管成像技术对肠系膜血管栓塞诊断的特异度和灵敏度可分别高达 100% 和 73% ,不仅可以观察到肠系膜血管情况,还可反映肠管、腹腔内脏器、周围组织的变化。影像学表现除肠系膜上动脉主干因栓塞而充盈缺损外,尚可见肠壁强化减弱,肠壁增厚,肠管弥漫性积气扩张,肠系膜水肿和腹水。

（五）血管造影

选择性肠系膜上动脉造影被认为是诊断急性肠系膜上动脉栓塞的"金标准",可以在肠坏死及剖腹探查术前明确诊断。肠系膜上动脉的栓子阻塞一般位于距肠系膜上动脉起点 3～10 cm 内及大的分支起点处。选择性肠系膜上动脉造影可清晰显示栓子位置、有无侧支循环存在。结束血管造影后,留置造影管于肠系膜上动脉处,以便应用药物如解痉药或溶栓药治疗,而且在手术后可通过该插管灌注药物行辅助治疗,并且可再次造影观察治疗效果。主要影像学表现为肠系膜上动脉或分支突然中断、半月征、充盈缺损、肠壁强化减弱,诊断灵敏度为 96% 。

六、诊断及鉴别诊断

（一）诊断

腹部不适、腹痛起病,急性动脉性肠缺血病情进展快。多合并有其他可以导致高凝状态的基础疾病。出现肠缺血后,疾病可进展加速,并出现休克表现。应迅速通过辅助检查明确肠系膜动静脉情况。多普勒彩色超声、CT 血管成像或血管造影检查可明确诊断。

（二）鉴别诊断

急性肠系膜缺血性疾病需要与引起腹痛的其他外科急腹症进行鉴别,如阑尾炎、胆囊炎、胆管炎、胰腺炎及泌尿系统结石等,但由于肠系膜血管疾病病变进展迅速,后果严重,需要尽早明确或排除肠系膜血管病变的诊断。

七、治疗

（一）一般治疗

1. 抗凝治疗

普通肝素或低分子肝素,防止肠道血供的进一步恶化。

2. 循环稳定和循环复苏

急性肠系膜缺血患者胃肠道内体液丢失严重,加之较早出现感染中毒,来诊时往往处于休克状态或休克前状态,应尽早进行循环支持。

3. 抗生素治疗

急性肠系膜缺血患者菌群移位和肠道屏障的破坏均使得感染中毒症状发展迅速,应早期给予广谱抗生素抗感染治疗。

4. 胃肠道休息

胃肠道休息的措施包括禁食水,胃肠外营养,减少胃肠道的消耗,减少胃肠道对血供的需求。

5. 解痉扩血管

罂粟碱、前列地尔扩张侧支循环和小动脉。

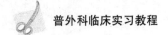

6. 纠正出血

已出现消化道出血的患者,消化道内应用凝血酶止血。

经明确诊断急性肠系膜缺血患者,需要及时采取积极外科手段重建胃肠道血供,同时去除诱发疾病,如治疗心律失常,防止其他部位的栓子脱落。对于孤立性肠系膜上动脉夹层患者,出现肠缺血坏死相对较晚,可经抗凝保守治疗观察临床症状的变化。

(二) 手术治疗

对于原有心脏瓣膜疾病或心房颤动的患者出现急性腹痛、恶心、呕吐、白细胞升高和代谢性酸中毒等表现时,应积极施行剖腹探查术。急性肠系膜上动脉栓塞手术术式如下。

1. 动脉切开取栓术

急性肠系膜上动脉栓塞早期,可单纯行肠系膜上动脉切开取栓术,如能恢复肠系膜上动脉血流,重新评估受累的肠段生机,切除无生机的肠段并决定是吻合还是外置。即使患者发生肠坏死也应先行取栓术,改善缺血肠管血液供应,肠切除范围缩小,避免短肠综合征。经肠系膜上动脉切开用 Fogarty 球囊导管取栓是主要的手术方法。

2. 肠系膜上动脉转流术

如栓塞段较长,栓子取出后仍无血液流出或血流不畅,说明近端动脉有阻塞性病变,可施行转流术。临床上多采用自体大隐静脉(也可用人造血管)在腹主动脉或髂动脉与栓塞段以远通畅的肠系膜上动脉间做旁路移植手术。

3. 肠切除术

重建肠道血供后需要观察肠道血供恢复情况,将缺血坏死肠管切除。对于不能完全肯定肠管是否仍有活力者,可将可疑肠管外置,待患者度过急性期后再行二次处理。

(三) 介入治疗

1. 肠系膜上动脉支架置入术

该术式适用于慢性肠系膜缺血患者或孤立性肠系膜上动脉夹层经保守治疗无缓解的患者。

2. 经肠系膜上动脉置管溶栓术

该术式对于肠系膜上静脉血栓或门静脉血栓患者有治疗效果,但肠系膜上动脉血栓形成或肠系膜上动脉栓塞患者肠缺血坏死进展迅速,溶栓治疗需要时间,此类患者在进行溶栓治疗等待血管开通的过程中会发生更大范围的肠坏死,因此溶栓治疗并不推荐。

3. 血栓抽吸治疗

对于尚无明确肠坏死的患者可进行尝试血栓抽吸治疗,但需要密切观察腹部症状、体征的变化。此外,血栓抽吸也可用于经皮经肝肠系膜上静脉血栓的治疗。

八、并发症

1. 短肠综合征

急性肠系膜缺血由于疾病进展迅速,早期由于症状体征分离,明确诊断时往往已发生大面积肠坏死,在剖腹探查时发现大面积肠坏死,由于切除小肠范围过大,术后会导致肠道吸收功能障碍,出现短肠综合征。

2. 门静脉高压

肠系膜上静脉血栓形成患者在度过急性期后会因为门静脉系统回流受阻,逐渐发展为门静脉高压,后期会出现上消化道出血、痔等并发症。

3. 肠瘘

术中未能正确判断肠道活性,将即将坏死肠道进行吻合会造成肠道吻合口愈合障碍,导致术后出现肠瘘。

4. 局限性肠纤维化狭窄

部分肠壁坏死或短段肠道环形坏死,此后肠壁出现瘢痕愈合,会出现局限性肠纤维化狭窄,导致肠蠕动中断,在纤维化部位造成肠道内容物无法通过,反复出现不全肠梗阻,近端肠道扩张。

九、预后

急性肠系膜上动脉闭塞预后较差,未经手术治疗者死亡率为85%,栓塞患者死亡率为75%~80%,血栓形成者为96%~100%。早发现、早诊断、早期手术治疗可改善预后。二次开腹探查对减少术后并发症有积极意义。

(郭兴坡)

参考文献

[1] 吴金术.肝胆胰外科急症病案精选[M].长沙:湖南科学技术出版社,2011.

[2] 倪世宇,苏晋捷,奚拥军,等.实用临床外科学[M].北京:科学技术文献出版社,2014.

[3] 王少文,蔡建辉,闻兆章.肿瘤科微创学[M].北京:科学技术文献出版社,2011.

[4] 李海燕,于兰贞,王淑云.外科疾病健康教育指导[M].北京:军事医学科学出版社,2010.

[5] 张书信,赵宝明,张燕生.肛肠外科并发症防范与处理[M].北京:人民军医出版社,2012.

[6] 方先业,刘牧林.急腹症与腹部损伤诊疗学[M].北京:人民军医出版社,2010.

[7] 杨春明.实用普通外科手术学[M].北京:人民卫生出版社,2014.

[8] 吴在德,吴肇汉.外科学[M].7版.北京:人民卫生出版社,2010.

[9] 万远廉,严仲瑜,刘玉村.腹部外科手术学[M].北京:北京大学医学出版社,2010.

[10] 赵玉沛,姜洪池.普通外科学[M].2版.北京:人民卫生出版社,2014.

[11] 雷鸣.外科疾病[M].北京:科学出版社,2011.

[12] 汤文浩.普外科精要[M].北京:科学出版社,2010.

[13] 赵华,皮执民.胃肠外科学[M].北京:军事医学科学出版社,2011.

[14] 王深明.血管外科学[M].北京:人民卫生出版社,2011.

[15] 姜洪池.普通外科疾病临床诊疗思维[M].北京:人民卫生出版社,2012.

[16] 王宇.普通外科学高级教程[M].北京:人民军医出版社,2010.

[17] 周奇,匡铭,彭宝岗.肝胆胰脾外科并发症学[M].广州:广东科技出版社,2012.

[18] 高志清.普通外科临床经验手册[M].北京:人民军医出版社,2014.

[19] 杨玻,宋飞.实用外科诊疗新进展[M].北京:金盾出版社,2015.

[20] 刘昌伟,王深明.血管外科手术学[M].北京:人民军医出版社,2013.

[21] 王新刚.现代临床普通外科手术学[M].西安:西安交通大学出版社,2014.

[22] 林擎天,黄建平.消化外科临床解剖与常用手术技巧[M].上海:上海交通大学出版社,2013.

[23] 杨雁灵.普通外科基础手术精讲[M].北京:科学出版社,2017.

[24] 唐博,吴风金,杨秋军,等.实用临床医学外科学[M].北京:知识产权出版社,2013.

[25] 郭万学.超声医学[M].6版.北京:人民军医出版社,2011.

[26] 张延龄,吴肇汉.实用外科学[M].3版.北京:人民卫生出版社,2016.

[27] 李敬东,王崇树.实用临床普通外科学教程[M].北京:科学出版社,2014.

[28] 徐国成,韩秋生,罗英伟.普通外科手术要点图解[M].北京:中国医药科技出版社,2013.

[29] 黎介寿,吴孟超,黄志强.普通外科手术学[M].2版.北京:人民军医出版社,2005.

[30] 林擎天.普通外科临床解剖学[M].上海:上海交通大学出版社,2015.